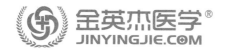

口腔执业医师资格考试
同步金题

金英杰医学教育研究院 ◎ 编

化学工业出版社

·北京·

图书在版编目（CIP）数据

口腔执业医师资格考试同步金题/金英杰医学教育研究院编. —北京：化学工业出版社，2023.3
ISBN 978-7-122-42896-7

Ⅰ.①口… Ⅱ.①金… Ⅲ.①口腔科学-资格考试-习题集 Ⅳ.①R78-44

中国国家版本馆CIP数据核字（2023）第022652号

责任编辑：满孝涵　邱飞婵　杨燕玲　　　　　　　　　　　装帧设计：关　飞
责任校对：王　静

出版发行：化学工业出版社（北京市东城区青年湖南街13号　邮政编码100011）
印　　装：三河市延风印装有限公司
880mm×1230mm　1/16　印张30　字数1082千字　2023年4月北京第1版第1次印刷

购书咨询：010-64518888　　　　　　　　　　　　　　　售后服务：010-64518899
网　　址：http://www.cip.com.cn
凡购买本书，如有缺损质量问题，本社销售中心负责调换。

定　　价：128.00元　　　　　　　　　　　　　　　　　　　　　　　版权所有　违者必究

编写人员名单

赵庆乐	苏　静	郭晓华	温　桐	郝立辉	赵　爽
杨凯丽	赵　哲	郭小姣	邓　斌	王冬竹	郭　楠
张　健	康怀潮	刘宇飞	袁　媛	王　恺	马文妮
刘冰华	李　宁	翟丹妮	李　山	杨晓兰	赵博儿
元子路	邵建民	张　乾	汤　圆	王海燕	詹　星
安　欣	马　彬	李文娟	韩秀旺	曲筱雪	徐婉玲
张群芝	王文秀	黄晓丹	汪　海	鲁　超	王　婷
韩凤首					

编写说明

随着人们健康意识的日益提高，社会对于医务工作者的素质要求也越来越高。如何一次性通过执业医师资格考试，取得执业证书已经成为广大考生所关注的首要问题。为了满足不同类型、不同程度考试的需求，金英杰医学教育研究院出品了相配套的练习题——《口腔执业医师资格考试同步金题》。力争帮助考生及时了解命题规律，进而加强对基础理论知识和基本技能的掌握。

1. 强强联手，融会贯通

本书提炼重点、难点、易混点以及常考知识点，甄选近4000道金题，将考点与习题融会贯通，帮助考生巩固所学知识，在有限的复习时间里紧抓重点，提高学习效率，不仅达到做一题会一题，更要做到会一道题就会一类题。

2. 精选试题，直击考点

在深刻把握考试大纲，归纳总结历年真题和分析核心考点全攻略的基础上总结考查规律，对试题进行筛选，将近年高频考点加入其中，并对重点考题进行精确解析，以试题带动考点复习，在学与练中将考点逐个击破，轻松应对考试。同时通过对真题的深入研究，将各章节考点全面梳理，总结出每一章节在考试中所占的比例，有效帮助考生抓住重点，着重练习。

口腔执业医师考试各科比例

类别	科目	所占比例
基础医学综合	生物化学	2%
	药理学	2%
	医学免疫学	1%
	医学微生物学	1%
人文医学综合	医学心理学	1.5%
	医学伦理学	1.5%
	预防医学	1.5%
	卫生法规	1.5%
临床医学综合	临床医学综合	8%
口腔医学综合	口腔组织病理学	5.5%
	口腔解剖生理学	5.5%
	口腔预防医学	8%
	牙体牙髓病学	12%
	牙周病学	5%
	儿童口腔医学	3%
	口腔黏膜病学	3%
	口腔颌面外科学	18%
	口腔修复学	19%
	口腔颌面部影像诊断学	1%

3. 双色印刷，专注体验

为了更加贴合考生需求，我们采用双色印刷，在使用过程中给考生以新鲜感的同时，更加美观大方。

最后，金英杰以"始于细微，成于执着"为理念指导，秉承"一流师资、专业服务"的宗旨，力求为广大考生打造权威、实用的辅导用书。致力于为广大考生提供最优质的服务！也希望各位考生在使用过程中将发现的问题及时反馈给我们，以使我们的图书能够日臻完善。预祝各位考生在国家执业医师资格考试中顺利通关！

目录

第一章 口腔组织病理学 / 001
- 第一单元 口腔颌面部发育……001
- 第二单元 牙的发育……004
- 第三单元 牙体组织……007
- 第四单元 牙周组织……014
- 第五单元 口腔黏膜……017
- 第六单元 唾液腺……020
- 第七单元 牙齿发育异常……023
- 第八单元 龋病……025
- 第九单元 牙髓病……026
- 第十单元 根尖周病……027
- 第十一单元 牙周组织疾病……029
- 第十二单元 口腔黏膜病……030
- 第十三单元 颌骨疾病……033
- 第十四单元 唾液腺疾病……034
- 第十五单元 口腔颌面部囊肿……037
- 第十六单元 牙源性肿瘤……038
- 第十七单元 其他肿瘤及瘤样病变……042

第二章 口腔解剖生理学 / 045
- 第一单元 牙体解剖生理……045
- 第二单元 𬌗与颌位……057
- 第三单元 口腔颌面颈部解剖……065
- 第四单元 口腔生理功能……073

第三章 口腔预防医学 / 078
- 第一单元 绪论……078
- 第二单元 口腔流行病学……078

第三单元　龋病预防⋯⋯⋯⋯⋯⋯⋯⋯⋯⋯⋯⋯⋯⋯⋯⋯⋯⋯⋯⋯⋯⋯⋯⋯⋯⋯081
　　第四单元　牙周病预防⋯⋯⋯⋯⋯⋯⋯⋯⋯⋯⋯⋯⋯⋯⋯⋯⋯⋯⋯⋯⋯⋯⋯⋯094
　　第五单元　其他口腔疾病的预防⋯⋯⋯⋯⋯⋯⋯⋯⋯⋯⋯⋯⋯⋯⋯⋯⋯⋯⋯099
　　第六单元　口腔健康促进⋯⋯⋯⋯⋯⋯⋯⋯⋯⋯⋯⋯⋯⋯⋯⋯⋯⋯⋯⋯⋯⋯100
　　第七单元　特定人群的口腔保健⋯⋯⋯⋯⋯⋯⋯⋯⋯⋯⋯⋯⋯⋯⋯⋯⋯⋯⋯101
　　第八单元　社区口腔卫生服务⋯⋯⋯⋯⋯⋯⋯⋯⋯⋯⋯⋯⋯⋯⋯⋯⋯⋯⋯⋯104
　　第九单元　口腔医疗保健中的感染与控制⋯⋯⋯⋯⋯⋯⋯⋯⋯⋯⋯⋯⋯⋯⋯105

第四章　牙体牙髓病学 / 107

　　第一单元　龋病⋯⋯⋯⋯⋯⋯⋯⋯⋯⋯⋯⋯⋯⋯⋯⋯⋯⋯⋯⋯⋯⋯⋯⋯⋯⋯⋯107
　　第二单元　牙发育异常⋯⋯⋯⋯⋯⋯⋯⋯⋯⋯⋯⋯⋯⋯⋯⋯⋯⋯⋯⋯⋯⋯⋯116
　　第三单元　牙急性损伤⋯⋯⋯⋯⋯⋯⋯⋯⋯⋯⋯⋯⋯⋯⋯⋯⋯⋯⋯⋯⋯⋯⋯120
　　第四单元　牙慢性损伤⋯⋯⋯⋯⋯⋯⋯⋯⋯⋯⋯⋯⋯⋯⋯⋯⋯⋯⋯⋯⋯⋯⋯124
　　第五单元　牙本质过敏⋯⋯⋯⋯⋯⋯⋯⋯⋯⋯⋯⋯⋯⋯⋯⋯⋯⋯⋯⋯⋯⋯⋯127
　　第六单元　牙髓疾病⋯⋯⋯⋯⋯⋯⋯⋯⋯⋯⋯⋯⋯⋯⋯⋯⋯⋯⋯⋯⋯⋯⋯⋯130
　　第七单元　根尖周病⋯⋯⋯⋯⋯⋯⋯⋯⋯⋯⋯⋯⋯⋯⋯⋯⋯⋯⋯⋯⋯⋯⋯⋯140

第五章　牙周病学 / 150

　　第一单元　概论⋯⋯⋯⋯⋯⋯⋯⋯⋯⋯⋯⋯⋯⋯⋯⋯⋯⋯⋯⋯⋯⋯⋯⋯⋯⋯⋯150
　　第二单元　牙龈炎⋯⋯⋯⋯⋯⋯⋯⋯⋯⋯⋯⋯⋯⋯⋯⋯⋯⋯⋯⋯⋯⋯⋯⋯⋯152
　　第三单元　牙周炎⋯⋯⋯⋯⋯⋯⋯⋯⋯⋯⋯⋯⋯⋯⋯⋯⋯⋯⋯⋯⋯⋯⋯⋯⋯165
　　第四单元　反映全身疾病的牙周炎⋯⋯⋯⋯⋯⋯⋯⋯⋯⋯⋯⋯⋯⋯⋯⋯⋯170
　　第五单元　牙周炎的伴发疾病⋯⋯⋯⋯⋯⋯⋯⋯⋯⋯⋯⋯⋯⋯⋯⋯⋯⋯⋯⋯170
　　第六单元　牙周病的治疗⋯⋯⋯⋯⋯⋯⋯⋯⋯⋯⋯⋯⋯⋯⋯⋯⋯⋯⋯⋯⋯⋯171
　　第七单元　种植体周围组织病变⋯⋯⋯⋯⋯⋯⋯⋯⋯⋯⋯⋯⋯⋯⋯⋯⋯⋯⋯173
　　第八单元　牙周医学⋯⋯⋯⋯⋯⋯⋯⋯⋯⋯⋯⋯⋯⋯⋯⋯⋯⋯⋯⋯⋯⋯⋯⋯174

第六章　儿童口腔医学 / 177

　　第一单元　龋病⋯⋯⋯⋯⋯⋯⋯⋯⋯⋯⋯⋯⋯⋯⋯⋯⋯⋯⋯⋯⋯⋯⋯⋯⋯⋯⋯177
　　第二单元　牙髓病与根尖周病⋯⋯⋯⋯⋯⋯⋯⋯⋯⋯⋯⋯⋯⋯⋯⋯⋯⋯⋯⋯180
　　第三单元　咬合发育问题⋯⋯⋯⋯⋯⋯⋯⋯⋯⋯⋯⋯⋯⋯⋯⋯⋯⋯⋯⋯⋯⋯183
　　第四单元　牙发育异常⋯⋯⋯⋯⋯⋯⋯⋯⋯⋯⋯⋯⋯⋯⋯⋯⋯⋯⋯⋯⋯⋯⋯184
　　第五单元　牙外伤⋯⋯⋯⋯⋯⋯⋯⋯⋯⋯⋯⋯⋯⋯⋯⋯⋯⋯⋯⋯⋯⋯⋯⋯⋯185

第七章　口腔黏膜病学 / 187

　　第一单元　口腔黏膜感染性疾病⋯⋯⋯⋯⋯⋯⋯⋯⋯⋯⋯⋯⋯⋯⋯⋯⋯⋯⋯187

第二单元　口腔黏膜变态反应性疾病 …………………………………… 191

　　第三单元　口腔黏膜溃疡性疾病 ………………………………………… 192

　　第四单元　口腔黏膜大疱类疾病 ………………………………………… 195

　　第五单元　口腔黏膜斑纹类疾病 ………………………………………… 196

　　第六单元　唇、舌疾病 …………………………………………………… 199

　　第七单元　性传播疾病的口腔表征 ……………………………………… 201

第八章　口腔颌面外科学 / 203

　　第一单元　口腔颌面外科基本知识及基本技术 ………………………… 203

　　第二单元　麻醉与镇痛 …………………………………………………… 207

　　第三单元　牙及牙槽外科 ………………………………………………… 211

　　第四单元　牙种植术 ……………………………………………………… 214

　　第五单元　口腔颌面部感染 ……………………………………………… 217

　　第六单元　口腔颌面部创伤 ……………………………………………… 223

　　第七单元　口腔颌面部肿瘤及瘤样病变 ………………………………… 230

　　第八单元　唾液腺疾病 …………………………………………………… 237

　　第九单元　颞下颌关节疾病 ……………………………………………… 240

　　第十单元　颌面部神经疾病 ……………………………………………… 243

　　第十一单元　先天性唇裂和腭裂 ………………………………………… 246

　　第十二单元　牙颌面畸形 ………………………………………………… 249

　　第十三单元　口腔颌面部后天畸形和缺损 ……………………………… 250

第九章　口腔修复学 / 253

　　第一单元　口腔检查与修复前准备 ……………………………………… 253

　　第二单元　牙体缺损 ……………………………………………………… 254

　　第三单元　牙列缺损 ……………………………………………………… 271

　　第四单元　牙列缺失 ……………………………………………………… 302

第十章　口腔颌面部影像诊断学 / 326

第十一章　生物化学 / 330

第十二章　药理学 / 339

第十三章　医学免疫学 / 346

第十四章　医学微生物学 / 351

第十五章　医学心理学 / 359

第十六章　医学伦理学 / 368

- 第十七章 卫生法规 / 375
- 第十八章 预防医学 / 388
- 第十九章 临床医学综合 / 397
  - 第一单元 呼吸系统··397
  - 第二单元 心血管系统··409
  - 第三单元 消化系统··415
  - 第四单元 泌尿系统··424
  - 第五单元 女性生殖系统··427
  - 第六单元 血液系统··438
  - 第七单元 代谢、内分泌系统··442
  - 第八单元 精神、神经系统··447
  - 第九单元 儿科学··452
  - 第十单元 传染病··459
  - 第十一单元 其他系统··461

第一章 口腔组织病理学

第一单元 口腔颌面部发育

1. 上颌突与下颌突联合过多将形成
   A. 小口畸形　　　　　　　　B. 大口畸形　　　　　　　　C. 横面裂
   D. 斜面裂　　　　　　　　　E. 侧鼻裂
   【答案】A
   【解析】此题是关于面部畸形形成原因的判断题。上颌突与下颌突未联合或部分联合将发生横面裂，裂隙可自口角至耳屏前，较轻微者可为大口畸形；如联合过多则形成小口畸形。上颌突与侧鼻突未联合将形成斜面裂。侧鼻突与中鼻突之间发育不全，可在鼻部形成纵行的侧鼻裂，极少见。因此答案应选A。

2. 舌的发育始于第几周
   A. 第2周　　　　　　　　　B. 第3周　　　　　　　　　C. 第4周
   D. 第5周　　　　　　　　　E. 第6周
   【答案】C

3. 形成面部的突起不包括
   A. 上颌突　　　　　　　　　B. 下颌突　　　　　　　　　C. 侧鼻突
   D. 联合突　　　　　　　　　E. 中鼻突（包括球状突）
   【答案】D
   【解析】面部是由下颌突、上颌突、侧鼻突和中鼻突（包括球状突）联合形成的。随着胚胎发育，约在第6周，已形成的突起与相邻的或对侧的突起联合。两个球状突中央部分联合，形成人中。球状突与同侧的上颌突联合形成上唇。侧鼻突与上颌突联合，形成鼻梁的侧面、鼻翼和部分面颊。上颌突与下颌突由后向前联合，形成面颊部，同时使口凹缩小至正常口裂的大小。至第8周面部各突起联合完毕。联合突与舌根的形成有关，不参与面部的形成。

4. 下列部位不起源于第一鳃弓的是
   A. 上颌前磨牙　　　　　　　B. 上颌切牙　　　　　　　　C. 上颌后牙
   D. 上颌后牙牙龈　　　　　　E. 下颌骨
   【答案】B

5. 因致畸因子影响，面部突起联合失败，导致面部畸形的时间是胚胎
   A. 第6周和第7周　　　　　　B. 第8周和第9周　　　　　　C. 第10周和第11周
   D. 第12周和第13周　　　　　E. 第14周和第15周
   【答案】A
   【解析】胚胎发育至第6周，面突一面生长，一面与相邻对侧的突起联合。第7~8周联合完毕，颜面各部初具人形。因此，在第6~7周因致畸因子影响，面部突起联合失败，导致面部畸形。

6. 颌面部发育过程中，前腭突来自于
   A. 上颌突　　　　　　　　　B. 额鼻突　　　　　　　　　C. 中鼻突
   D. 球状突　　　　　　　　　E. 侧鼻突
   【答案】C
   【解析】前腭突来自于中鼻突。故本题答案是C。易错选A。

7. 上颌切牙由哪个突起发育完成
   A. 上颌突　　　　　　　　　B. 下颌突　　　　　　　　　C. 球状突
   D. 额鼻突　　　　　　　　　E. 侧鼻突
   【答案】C
   【解析】面部是由下颌突、上颌突、侧鼻突和中鼻突（包括球状突）联合而形成的。球状突与同侧的上颌

突联合形成上唇。侧鼻突与上颌突联合，形成鼻梁的侧面、鼻翼和部分面颊。上颌突与下颌突由后向前联合，形成面颊部，同时使口凹缩小至正常口裂的大小。口角即两侧两个突起联合的终点。下颌突将形成下颌的软、硬组织；中鼻突形成鼻梁、鼻尖、鼻中隔，中鼻突末端的球状突除形成部分上唇外，还形成前颌骨及上颌切牙；侧鼻突形成鼻侧面、鼻翼、部分面颊、上颌骨额突和泪骨；上颌突形成大部分上颌软组织、上颌骨及其上颌尖牙和磨牙。至第8周面部各突起联合完毕。故本题选C。

8. 口咽膜破裂的时间是胚胎发育的
   A. 第2周初　　　　　　　　B. 第2周末　　　　　　　　C. 第3周初
   D. 第4周末　　　　　　　　E. 第5周
   【答案】D
   【解析】这是颌面部发育过程的基本知识题。大约在胚胎第24天时，在下颌突两端的上缘，又长出两个圆形隆起，此即上颌突。这时上以额鼻突、下以下颌突、两侧以上颌突为界，围成一个凹陷，称为口凹，就是未来的口腔。口凹底部与前肠之间有口咽膜相隔。第4周末口咽膜破裂，口腔与前肠相通。所以答案应选D。

9. 两个球状突未融合将形成
   A. 单侧唇裂　　　　　　　　B. 双侧唇裂　　　　　　　　C. 正中唇裂
   D. 斜面裂　　　　　　　　　E. 颌裂
   【答案】C
   【解析】此题考查面部畸形形成原因。在胚胎第6周，面部已形成的突起一方面继续生长，另一方面又与相邻的或对侧的突起联合。两个球状突中央部分联合，形成人中。球状突与同侧的上颌突联合形成上唇。侧鼻突与上颌突联合，形成鼻梁的侧面、鼻翼和部分面颊。唇裂多见于上唇，由一侧或两侧的球状突与上颌突未联合或部分联合所致。唇裂还常伴有上颌侧切牙与尖牙之间的颌裂与腭裂。两侧球状突在中央部分未联合或部分联合，则形成上唇正中裂。因此答案应选C。

10. 腭裂发生于胚胎
    A. 第3周　　　　　　　　　B. 第6周　　　　　　　　　C. 第7周
    D. 第8周　　　　　　　　　E. 第9周以后
    【答案】E
    【解析】胚胎第8周末，前腭突和侧腭突发生反转，逐渐发生融合，此过程持续数周（第9～12周），如果在此期间发育受到影响，会形成腭裂。所以选E。

11. 患者男，1岁，自出生时发现有"大嘴"，检查见左侧口裂大，止于口角耳屏连线1/2处，口腔内组织暴露，该患儿的畸形是由于
    A. 上颌突和下颌突联合不全　　B. 两侧下颌突联合不全　　　C. 一侧上颌突和球状突联合不全
    D. 球状突和侧鼻突联合不全　　E. 中鼻突和侧鼻突联合不全
    【答案】A
    【解析】口腔组织胚胎学中较重要内容，强调面部发育畸形的原因，涉及口腔颌面部发育及畸形，要求掌握、记忆。

12. 神经嵴可衍化为下列细胞，除了
    A. 成釉细胞　　　　　　　　B. 成牙本质细胞　　　　　　C. 成牙骨质细胞
    D. 牙髓细胞　　　　　　　　E. 牙周膜成纤维细胞
    【答案】A
    【解析】神经嵴所衍化的组织称为外胚间叶组织，包括牙乳头和牙囊，并发育为牙体组织。答案中的B、C、D和E，它们的性质是间叶组织或细胞，可以排除。牙体牙周组织中唯一来自于外胚层的组织是釉质，由来自于外胚层的成釉细胞形成，因此成釉细胞不是来自于神经嵴衍化的组织，应选A。

13. 前腭突与上颌突及侧腭突之间未联合或部分联合形成
    A. 横面裂　　　　　　　　　B. 斜面裂　　　　　　　　　C. 上颌裂
    D. 腭裂　　　　　　　　　　E. C+D
    【答案】E

14. 斜面裂形成的原因是
    A. 中鼻突与侧鼻突未联合或联合不全　　　　B. 侧鼻突与上颌突未联合或联合不全
    C. 中鼻突与上颌突未联合或联合不全　　　　D. 上颌突与下颌突未联合或联合不全

E. 上颌突与球状突未联合或联合不全

【答案】B

15. 颈窦的形成是由于以下哪个鳃弓生长速度快并与颈部组织融合形成的

A. 第一鳃弓　　　　　　　　B. 第二鳃弓　　　　　　　　C. 第三鳃弓
D. 第四鳃弓　　　　　　　　E. 第五鳃弓

【答案】B

【解析】颈窦：第二鳃弓生长速度快，朝向胚胎的尾端，并覆盖了第二、三、四鳃沟和第三、四、五鳃弓，并与颈部组织融合。被覆盖的鳃沟与外界隔离，形成的一个暂时的由外胚层覆盖的腔。在以后的发育中消失。残余形成囊肿或瘘管。此题选B。

16. 患儿，女，3岁，自出生时右上唇唇裂。检查见患儿右侧上唇Ⅲ度唇裂，至鼻底，右侧鼻翼塌陷。该患儿唇裂是由于

A. 上颌突和下颌突联合不全　　B. 两侧下颌突联合不全　　C. 一侧上颌突和球状突联合不全
D. 球状突和侧鼻突联合不全　　E. 中鼻突和侧鼻突联合不全

【答案】C

17. 耳屏前形成的皮肤盲管可能是由于

A. 第一鳃沟发育异常　　　　　B. 第二鳃沟发育异常　　　　C. 第三鳃沟发育异常
D. 第四鳃沟发育异常　　　　　E. 面突发育异常

【答案】A

【解析】第一鳃沟和第一、二鳃弓发育异常时，可在耳屏前方形成皮肤的狭窄盲管或点状凹陷。这种异常多为先天性，又称先天性耳前窦道。此盲管亦可向深部延长，与鼓室相通，此时称为耳前瘘管。故此题选A。

18. 上颌尖牙来源于哪个突起

A. 上颌突　　　　　　　　　　B. 下颌突　　　　　　　　　C. 球状突
D. 鼻突　　　　　　　　　　　E. 侧鼻突

【答案】A

【解析】上颌突和下颌突由后向前联合，形成面颊部，其联合的终点即口角。下颌突在中线联合形成下唇、下颌软组织、下颌骨和下颌牙。上颌突形成大部分上颌软组织、上颌骨、上颌尖牙和磨牙，选A。

19. 侧腭突来源于

A. 上颌突　　　　　　　　　　B. 下颌突　　　　　　　　　C. 侧鼻突
D. 球状突　　　　　　　　　　E. 中鼻突

【答案】A

【解析】胚胎第7周，从左右两个上颌突的口腔侧中部向原始口腔内各长出一个突起，称侧腭突或继发腭。故A正确。

20. 口腔颌面部发育基本上在哪期发育完成

A. 受孕后1周　　　　　　　　B. 受孕后2周　　　　　　　　C. 受孕后10周
D. 受孕后3～8周　　　　　　　E. 受孕后9周

【答案】D

【解析】一般可将人出生前的发育分为三阶段：①增殖期：此期为自受孕至受孕后2周（受精、植入和二胚层形成）。②胚胎期：指受孕后第3～8周，此期分化出不同类型的组织并构成器官、系统，胚胎初具人形。口腔颌面部发育基本在此期完成。③胎儿期：受孕后第9周至出生，胎儿生长期。腭的发育在此期的开始阶段完成。故D正确。

21. 神经嵴细胞分化成的组织和细胞不包括

A. 面神经的膝状节　　　　　　B. 甲状腺的降钙素细胞　　　　C. 牙釉质
D. 牙本质　　　　　　　　　　E. 牙骨质

【答案】C

【解析】神经嵴细胞可分化为的组织和细胞有：神经系统Schwann细胞、面神经的膝状节等；内分泌组织甲状腺的降钙素细胞、颈动脉体的化学感受器细胞和颈动脉窦的压感受器细胞；头面部结缔组织（外胚间叶组织），如颅骨、鳃弓软骨、牙本质、牙骨质、牙髓、牙周膜等。牙釉质来自于外胚层。故选C。

22. 参与形成小口畸形的突起是
   A. 球状突与上颌突　　　　　　B. 球状突与球状突　　　　　　C. 球状突与侧鼻突
   D. 上颌突与下颌突　　　　　　E. 上颌突与侧鼻突

【答案】D

【解析】上颌突和下颌突由后向前联合终点为口角，故当上下颌突联合过多即可形成小口畸形。

23. 腭裂发生的原因是
   A. 上颌突和下颌突未联合或部分联合　　　　　　B. 中鼻突和球状突未联合或部分联合
   C. 上颌突和侧鼻突未联合或部分联合　　　　　　D. 球状突和同侧上颌突未联合或部分联合
   E. 两侧侧腭突及鼻中隔未融合或部分融合

【答案】E

【解析】面部发育异常常见如下。

唇裂，是球状突与同侧上颌突未联合或部分联合所致。上唇正中裂，是两个球状突在中线处未联合或部分联合所致。下唇唇裂，是两个下颌突在中线处未联合或部分联合所致。

横面裂，是上颌突和下颌突未联合或部分联合所致。

斜面裂，是上颌突和侧鼻突未联合或部分联合所致。

腭裂，是两侧侧腭突及鼻中隔未融合或部分融合所致。

24. 口腔颌面部发育中发生融合的部位是
   A. 人中　　　　　　　　　　　B. 口角　　　　　　　　　　　C. 腭部
   D. 颊部　　　　　　　　　　　E. 下颌

【答案】C

【解析】颌面部发育中只有腭部是一侧侧腭突与对侧侧腭突及上方鼻中隔融合形成。其余面突皆为联合。

25. 原始口腔在第4周时是由以下哪组突起形成的
   A 上颌突、下颌突和额鼻突　　　　B. 中鼻突、侧鼻突和上颌突　　　　C. 中鼻突、侧鼻突和下颌突
   D. 球状突、侧鼻突和上颌突　　　　E. 球状突、上颌突和下颌突

【答案】A

【解析】胚胎第4周，额鼻突、上颌突、下颌突的中央形成一个凹陷，称口凹，即原始口腔。第4周，口咽膜破裂。

26. 残余上皮可发生囊肿或鳃瘘的结构是
   A. 咽囊　　　　　　　　　　　B. 原腭　　　　　　　　　　　C. 嗅窝
   D. 颈囊　　　　　　　　　　　E. 奇结节

【答案】D

【解析】颈窦若未完全闭锁消失，出生后若干年其上皮分化为黏液性腺上皮，分泌物聚集并使窦腔扩大成为囊肿，即颈囊。颈囊多位于下颌角下方和胸锁乳突肌的前缘。如颈囊开放于体表或与咽相通，即颈瘘，黏液可从瘘管排出。所以可引起囊肿或鳃瘘，所以D正确，其他结构不能形成，所以排除A、B、C、E。因此此题选D。

第二单元　牙的发育

1. 牙发育中由上皮细胞形成的是
   A. 牙釉质　　　　　　　　　　B. 牙本质　　　　　　　　　　C. 牙髓
   D. 牙骨质　　　　　　　　　　E. 牙槽骨

【答案】A

【解析】这是牙体组织来源的基本概念题。牙胚由成釉器、牙乳头和牙囊构成。牙胚将形成4种牙体组织和部分牙周组织，其中牙乳头形成牙本质和牙髓，牙囊形成牙骨质、牙周膜和固有牙槽骨，成釉器形成牙釉质。确切地说是成釉器的内釉上皮分化成的成釉细胞形成的牙釉质。所以答案应为A。

2. 以下关于牙板结局的描述不正确的是
   A. 帽状期与成釉器还有广泛接触　　　　　　　　B. 残留的牙板上皮可成为牙源性肿瘤的来源

C. 残留的牙板上皮以上皮岛或上皮团的形式存在于颌骨中　　D. 钟状早期开始断裂、退化
E. 可发育形成多生牙
【答案】D

3. 钟状期的成釉器不包括哪种
A. 外釉上皮层　　　　　　　B. 内釉上皮层　　　　　　　C. 星网状层
D. 中间层　　　　　　　　　E. 成牙本质细胞层
【答案】E

4. 乳牙的发育大约是从胚胎第几周开始的
A. 2周　　　　　　　　　　B. 4周　　　　　　　　　　C. 6周
D. 8周　　　　　　　　　　E. 10周
【答案】D
【解析】在胚胎第8周，牙板末端20个定点上的上皮细胞迅速增生，形成圆形或卵形的上皮芽，这是乳牙最早的成釉器。所有乳牙牙胚，在胚胎的第9～10周（2个月）发生；恒牙牙胚，在胚胎的第4个月到4岁发生。

5. 牙板来自于
A. 口腔上皮　　　　　　　　B. 帽状期成釉器　　　　　　C. 钟状期成釉器
D. 牙乳头　　　　　　　　　E. 牙囊
【答案】A
【解析】在胚胎第5周，原口腔上皮由两层细胞组成，在上下颌弓的特定点上，局部增生形成原发性上皮带。在胚胎第7周上皮带继续增生分裂，在唇（颊）侧形成前庭板，在舌侧形成牙板。故答案为A。

6. 形成牙槽骨的结构是
A. 牙板　　　　　　　　　　B. 牙囊　　　　　　　　　　C. 牙乳头
D. 成釉器　　　　　　　　　E. 前庭板
【答案】B
【解析】牙乳头形成牙本质和牙髓；成釉器形成釉质；牙囊形成牙骨质、牙周膜、固有牙槽骨。故本题答案是B。

7. 钟状晚期成釉器外釉上皮的形态特点是
A. 直线排列的低柱状细胞　　B. 直线排列的假复层柱状上皮　　C. 与牙囊组织无明显关系
D. 皱褶样排列的低立方状细胞　　E. 皱褶样排列的高柱状细胞
【答案】D
【解析】在钟状晚期，成釉器的体积增大，外釉上皮由先前的立方状转变为低立方状并呈皱褶样排列，以增大与牙囊的接触面积，同时包绕在皱褶中的牙囊组织中有较多的血管。此种结构有利于成釉器从牙囊中吸取营养，为釉质的形成创造条件。此题选D。

8. 釉基质形成时矿物质占有
A. 10%　　　　　　　　　　B. 20%　　　　　　　　　　C. 30%
D. 40%　　　　　　　　　　E. 50%
【答案】C
【解析】釉质形成包括两个阶段，即细胞分泌有机基质，并立即部分矿化，矿化约30%，这一阶段完成之后，釉质进一步矿化，与此同时大部分有机基质和水被吸收。此题选C。

9. 形成牙釉质的细胞为
A. 外釉上皮细胞　　　　　　B. 内釉上皮细胞　　　　　　C. 星网状层细胞
D. 中间层细胞　　　　　　　E. 成牙本质细胞
【答案】B
【解析】内釉上皮层：随着成釉器的发育，内釉上皮细胞开始分化为成釉细胞，继而形成牙釉质。

10. 形成牙周膜的结构是
A. 成釉器　　　　　　　　　B. 牙乳头　　　　　　　　　C. 牙囊
D. 牙板　　　　　　　　　　E. 前庭板
【答案】C
【解析】牙板向深层的结缔组织内伸延，在其最末端细胞增生，进一步发育成牙胚。牙胚由三部分组成：①成釉器，起源于口腔外胚层，形成釉质；②牙乳头，起源于外胚层间充质，形成牙髓和牙本质；③牙囊，起

源于外胚层间充质，形成牙骨质、牙周膜和固有牙槽骨。牙胚的发生是口腔上皮和外胚层间充质相互作用的结果。此题选C。

11. 形成牙骨质的结构是
    A. 成釉器　　　　　　　　B. 牙乳头　　　　　　　　C. 牙囊
    D. 牙板　　　　　　　　　E. 前庭板
    【答案】C
    【解析】牙板向深层的结缔组织内伸延，在其最末端细胞增生，进一步发育成牙胚。牙胚由三部分组成：①成釉器：起源于口腔外胚层，形成釉质；②牙乳头：起源于外胚层间充质，形成牙髓和牙本质；③牙囊：起源于外胚层间充质，形成牙骨质、牙周膜和固有牙槽骨。牙胚的发生是口腔上皮和外胚层间充质相互作用的结果。此题选C。

12. 牙体硬组织的形成始于
    A. 帽状早期　　　　　　　B. 帽状晚期　　　　　　　C. 钟状早期
    D. 钟状晚期　　　　　　　E. 牙板形成期
    【答案】D
    【解析】最先形成的牙体组织为牙本质，开始于钟状晚期。故D正确。

13. 前期牙本质的描述不正确的是
    A. 是未矿化的牙本质　　　　　　　　B. 位于矿化牙本质内侧
    C. 活髓牙中总有一层　　　　　　　　D. 发育完成的牙比正在发育的牙厚
    E. 是成牙本质细胞分泌的
    【答案】D
    【解析】前期牙本质是成牙本质细胞分泌的，牙本质的形成是持续性的，在成牙本质细胞和矿化牙本质之间是一层未钙化的牙本质。前期牙本质在牙本质形成活跃期最厚，随着增龄变薄。此题选D。

14. 侧支根管的形成是由于
    A. 上皮根鞘连续性破坏　　　　　　　B. 上皮根鞘过度增殖
    C. 上皮隔过度增殖　　　　　　　　　D. 成牙本质细胞过度增殖
    E. 成牙釉质细胞过度增殖
    【答案】A
    【解析】牙根发育过程中，上皮根鞘至关重要，若上皮根鞘在不该断裂时连续性受到破坏或在根分叉处上皮隔的舌状突起融合不全，成牙本质细胞分化障碍，则该处牙本质缺如，牙髓直接与外界相通而形成侧支根管；若上皮根鞘在规定时间内没有发生断裂则该处牙骨质缺如，牙本质直接暴露导致牙本质过敏，多发生于颈部。

15. 牙发育时，X线片上最先出现的是
    A. 牙骨质　　　　　　　　B. 牙本质　　　　　　　　C. 釉质
    D. 低密度牙髓影　　　　　E. 圆形密度低的牙囊影
    【答案】E
    【解析】在牙发育阶段，最初为颌骨内出现一边缘清晰的圆形低密度影，周围可有致密骨质线包裹，该影像为牙囊影像。随着牙齿的发育，逐渐形成牙釉质、牙本质等牙硬组织，在X线上即依次可观察到牙囊影像内出现致密的生长中心（牙尖），逐渐发展成牙冠外形，而后继续形成牙根。故此题应选E。

16. 钟状期的成釉器由几层细胞构成
    A. 2层　　　　　　　　　　B. 3层　　　　　　　　　　C. 4层
    D. 5层　　　　　　　　　　E. 6层
    【答案】C
    【解析】成釉器的发育是一个连续的过程，可分为蕾状期、帽状期、钟状期。帽状期成釉器分化为三层细胞，即外釉上皮层、内釉上皮层和星网状层。钟状期成釉器分化为四层细胞，即外釉上皮层、内釉上皮层、星网状层、中间层。故C正确。

17. 决定牙齿形态的重要的结构是
    A. 成釉器　　　　　　　　B. 牙囊　　　　　　　　　C. 牙乳头
    D. 缩余釉上皮　　　　　　E. 上皮根鞘
    【答案】C

18. 上皮隔出现后再开始发育的组织是
   A. 牙板　　　　　　　　　B. 釉质　　　　　　　　　C. 冠部牙本质
   D. 根部牙本质　　　　　　E. 冠部牙髓

【答案】D

【解析】当牙冠发育即将完成时，牙根开始发育。首先是内釉上皮和外釉上皮在颈环处合并为两层细胞，向未来的根尖孔方向生长，形成上皮隔。上皮隔形成以后，其位置相对固定。此时牙冠逐渐向殆向移动，颈环处的细胞增生、延伸呈桶状，称为上皮根鞘，将决定牙根的形态。上皮根鞘的内层细胞诱导邻近的牙髓细胞，分化为成本质细胞进而形成牙本质。因此答案应选D。

19. 具有形成牙釉质功能的组织是
   A. 星网状层　　　　　　　B. 成釉器　　　　　　　　C. 牙乳头
   D. 牙囊　　　　　　　　　E. 牙髓

【答案】B

20. 残留的牙板上皮以上皮岛或上皮团的形式存在于颌骨或牙龈中，婴儿出生不久，偶见牙龈上出现针头大小的白色突起，称为上皮珠，俗称
   A. 马牙子　　　　　　　　B. 上皮隔　　　　　　　　C. 釉小皮
   D. 上皮剩余　　　　　　　E. 牙蕾

【答案】A

【解析】残留的牙板上皮形成上皮岛或上皮团，存在于颌骨或牙龈中。又称Serre腺或Serre上皮剩余。婴儿出生后不久，偶可见牙龈上出现针尖大小的白色突起，即为上皮珠，俗称马牙子，故A正确。

(21～26题共用备选答案)
   A. 成釉器　　　　　　　　B. 牙乳头　　　　　　　　C. 牙囊
   D. 缩余釉上皮　　　　　　E. Malassez上皮剩余

21. 形成釉质的是
22. 形成牙周膜的是
23. 上皮根鞘的残余上皮是
24. 形成牙本质的是
25. 形成牙髓组织的是
26. 形成牙骨质的是

【答案】A、C、E、B、B、C

【解析】牙胚由三部分组成：成釉器，形成釉质；牙乳头，形成牙本质和牙髓；牙囊，形成牙骨质、固有牙槽骨、牙周膜。牙周膜上皮剩余是指Malassez上皮剩余，来自于上皮根鞘。

第三单元　牙体组织

1. 牙髓腔周围排列的成牙本质细胞是
   A. 1层　　　　　　　　　B. 3～5层　　　　　　　　C. 5～8层
   D. 8～10层　　　　　　　E. 10～15层

【答案】A

【解析】此题考查牙髓细胞分布特点。成牙本质细胞位于牙髓周围，呈柱状紧接前期牙本质排成一层，排列成栅栏状。细胞核不在同一水平上。因此，正确答案是A。

2. 代表成釉细胞每天形成的速度的结构是
   A. 横纹　　　　　　　　　B. 芮氏线　　　　　　　　C. 埃布纳生长线
   D. 欧文线　　　　　　　　E. 牙面平行线

【答案】A

【解析】此题是牙体组织基本知识题。
横纹是釉柱上与釉柱的长轴相垂直的细线，透光性低，在釉柱上呈规律性重复分布，间隔2～6μm。横纹的形成与成釉细胞每天周期性形成牙釉质有关，代表每天牙釉质形成的速度。芮氏线是牙釉质生长线的别名，

代表 5～10 天牙釉质沉积的厚度；生长线到达牙釉质表面时，形成横行的嵴状结构，即牙面平行线。埃布纳生长线是牙本质的生长线；如在牙本质发育期间受到障碍，形成加重的生长线，称为欧文线。

3. 关于牙髓成纤维细胞的描述错误的是
   A. 又称为牙髓细胞
   B. 细胞呈星形，有胞质突起互相连接
   C. 合成胶原和其他细胞外基质
   D. 降解胶原和其他细胞外基质
   E. 是牙髓免疫防御系统中的重要组成部分
   【答案】E
   【解析】此题为牙髓成纤维细胞基本知识题。在牙髓中起免疫防御作用的有巨噬细胞、树突状细胞和淋巴细胞，成纤维细胞没有免疫防御功能。

4. 下列无功能的牙骨质是
   A. 无细胞无纤维牙骨质
   B. 无细胞外源性纤维牙骨质
   C. 有细胞固有纤维牙骨质
   D. 无细胞固有纤维牙骨质
   E. 有细胞混合性分层牙骨质
   【答案】A
   【解析】此题考查各型牙骨质的特点。无细胞外源性纤维牙骨质是含牙周膜穿通纤维的牙骨质，有细胞固有纤维牙骨质中无牙周膜纤维插入，如修复牙本质缺损的牙骨质；无细胞固有纤维牙骨质形成于对外力的适应性反应，其内不含牙骨质细胞。有细胞混合性分层牙骨质为无细胞外源性纤维牙骨质和有细胞固有纤维牙骨质不规则交替沉积而成，通常分布在根分歧区及根尖区。无细胞无纤维牙骨质内不含纤维和细胞，属无功能牙骨质，例如覆盖牙釉质的牙骨质。

5. 釉质中有机物聚集不包括
   A. 釉质生长线
   B. 釉板
   C. 釉丛
   D. 釉梭
   E. 无釉柱釉质
   【答案】E

6. 牙髓中合成胶原的细胞主要是
   A. 牙髓细胞
   B. 成牙本质细胞
   C. 成骨细胞
   D. 树突状细胞
   E. 未分化间充质细胞
   【答案】A
   【解析】此题是关于牙髓中各种细胞功能的基本知识题。成纤维细胞是牙髓中的主要细胞，又称为牙髓细胞，主要功能是合成胶原。成牙本质细胞主要功能是形成牙本质。树突状细胞是牙髓免疫防御系统中重要的组成部分。未分化间充质细胞有多向分化的潜能，平时保持未分化的静止状态，不行使功能。牙髓中无成骨细胞。因此正确答案为 A。

7. 生理情况下，牙根发育完成，牙和对颌牙建立咬合关系之后形成的牙本质是
   A. 原发性牙本质
   B. 继发性牙本质
   C. 修复性牙本质
   D. 硬化牙本质
   E. 小球间牙本质
   【答案】B
   【解析】此题为牙本质增龄变化规律的基本知识题。牙根发育完成，牙和对颌牙建立了咬合关系之后形成的牙本质为继发性牙本质。继发性牙本质在本质上是一种牙本质的增龄性改变，其形成的速度较慢。

8. 关于牙骨质的描述，正确的是
   A. 组织学结构与松质骨相似
   B. 不含血管和神经
   C. 对吸收的抵抗性比骨弱
   D. 无细胞牙骨质位于牙根近冠端 1/3 的牙本质表面
   E. 不含穿通纤维
   【答案】B

9. 含胶原纤维最少的牙本质是
   A. 前期牙本质
   B. 小球间牙本质
   C. 小管周牙本质
   D. 小管间牙本质
   E. 修复性牙本质
   【答案】C
   【解析】此题考查牙本质结构特点。在镜下观察牙本质的横剖磨片时，可清楚地见到围绕成牙本质细胞突起的间质与其余部分不同，呈环形的透明带，称为小管周牙本质，它构成牙本质小管的壁。小管周牙本质矿化

程度高，含胶原纤维极少。在观察脱矿切片时，由于脱矿后该处结构消失，故在成牙本质细胞突起周围呈现一环形的空隙。其他选项的牙本质类型中均含较多的胶原纤维。

10. 在牙骨质中，全部为细胞牙骨质区域的可能是
A. 自牙颈部至近根尖1/3处　　B. 根中1/3处　　C. 根尖1/3处
D. 根尖2/3处　　E. 自牙颈部至近根尖2/3处

【答案】C
【解析】无细胞牙骨质也称原发性牙骨质，分布于自牙颈部到近根尖1/3处，牙颈部往往全部由无细胞牙骨质所占据；而细胞牙骨质也称继发性牙骨质，常位于无细胞牙骨质的表面，或与无细胞牙骨质交替排列，但在根尖部1/3可以全部为细胞牙骨质。故此题选C。

11. 关于釉质的描述，错误的是
A. 是人体中最硬的组织　　B. 无机物占釉质总重量的96%～97%
C. 有机物约占釉质总重量的1%　　D. 大部分水是以游离水的形式存在
E. 主要以由钙、磷组成的羟基磷灰石晶体的形式存在

【答案】D
【答案】釉质是人体中最硬的组织。无机物占釉质总重量的96%～97%，主要以由钙、磷组成的羟基磷灰石晶体的形式存在。晶体内可含其他元素，如氟的存在可使晶体稳定性加强，具有耐龋性。有机物约占釉质总重量的1%。釉质基质蛋白主要有釉原蛋白、非釉原蛋白和蛋白酶。釉质中的水有两种形式：结合水和游离水。大部分水是以结合水的形式存在，分布在晶体周围。

12. 釉质结构的临床意义的叙述，错误的是
A. 临床上常用氟化物来预防釉质龋的发生　　B. 釉质的咬合面常成为龋的始发部位
C. 早期窝沟封闭，对龋的预防有一定的帮助　　D. 绞釉的存在可增强釉质的抗剪切强度
E. 如需劈裂牙冠，施力方向必须尽量与釉柱排列方向垂直

【答案】E
【答案】临床上常用氟化物来预防釉质龋的发生。这是因为龋病的始发往往与釉质磷灰石晶体的溶解破坏有关，而氟离子的进入使釉质的结构变得更稳定，从而可增强釉质的抗龋能力。在釉质的咬合面有许多的点隙裂沟，细菌和食物残渣易滞留而不易清洁，常成为龋的始发部位。临床上采取早期窝沟封闭，对龋的预防有一定的帮助。绞釉的存在可增强釉质的抗剪切强度，咀嚼时不易被劈裂。在手术时如需劈裂牙冠，施力方向必须尽量与釉柱排列方向一致。在治疗龋病制备洞型时，不宜保留失去牙本质支持的悬空釉柱，否则充填后，当牙受压力时，此种薄而悬空的釉质常易破碎。

13. 牙骨质的分类中，按细胞分布及纤维来源不包括
A. 继发性牙骨质　　B. 无细胞无纤维牙骨质　　C. 无细胞外源性纤维牙骨质
D. 有细胞混合性分层牙骨质　　E. 无细胞固有纤维牙骨质

【答案】A
【解析】牙骨质的分类较为复杂。根据形成时序可分为原发性和继发性牙骨质；根据组织中有无细胞可分为细胞性牙骨质和无细胞牙骨质。近年来采用光镜和电镜观察，根据牙骨质中的细胞分布和纤维来源，分为5种类型：①无细胞无纤维牙骨质。②无细胞外源性纤维牙骨质。③有细胞固有纤维牙骨质。④无细胞固有纤维牙骨质。⑤有细胞混合性分层牙骨质。

14. 牙本质钙化过程中，钙化团之间遗留的钙化不全区是
A. 原发性牙本质　　B. 罩牙本质　　C. 前期牙本质
D. 硬化牙本质　　E. 小球间牙本质

【答案】E
【解析】球形钙化的牙本质中，钙质小球之间遗留的未被钙化的间质称为小球间牙本质。故本题答案是E。易错选C。

15. 关于小管间牙本质的正确描述是
A. 胶原纤维较多　　B. 刚形成尚未矿化　　C. 构成牙本质小管的壁
D. 围绕成牙本质细胞突起　　E. 矿化程度较其余牙本质高

【答案】A

【解析】小管间牙本质胶原纤维多，矿化程度低。构成牙本质小管壁的是小管周牙本质，小管周牙本质围绕成牙本质细胞突起。故本题答案是A。

16. 矿化程度最高的牙本质为
   A. 小管周牙本质　　　　　B. 小管间牙本质　　　　　C. 前期牙本质
   D. 小球间牙本质　　　　　E. 修复性牙本质
【答案】A
【解析】矿化程度最高的牙本质为小管周牙本质。故本题答案是A。

17. 牙骨质与骨组织的不同之处在于
   A. 层板状排列　　　　　　B. 有陷窝　　　　　　　　C. 能新生
   D. 无血管　　　　　　　　E. 有细胞
【答案】D
【解析】牙骨质的组织学结构与密质骨相似，由细胞和矿化的细胞间质组成；细胞位于陷窝内，并有增生沉积线。但不同于骨的是牙骨质无哈弗斯管，也无血管和神经。故选D。

18. 牙髓腔随增龄而缩窄，是由于形成了
   A. 原发性牙本质　　　　　B. 继发性牙本质　　　　　C. 透明牙本质
   D. 小管周牙本质　　　　　E. 修复性牙本质
【答案】B
【解析】原发性牙本质是指在牙发育过程中形成的牙本质。小管周牙本质是位于成牙本质细胞突起周围的牙本质。牙髓腔增龄性变窄是由于继发性牙本质的形成。修复性牙本质是牙髓受到龋、磨损、酸蚀的时候所形成的。牙本质受到刺激以后，牙本质小管内的成牙本质细胞突变性，变性后矿物盐沉着矿化封闭小管，管周的胶原纤维变性，此时小管和周围间质折射率没有差异，在磨片上呈透明状，称为透明牙本质。故本题答案是B。

19. 以下矿化程度最低的牙本质为
   A. 小管周牙本质　　　　　B. 小管间牙本质　　　　　C. 小球间牙本质
   D. 修复性牙本质　　　　　E. 继发性牙本质
【答案】C
【解析】牙本质钙化不良时，钙化球之间遗留未被钙化的间质，叫作小球间牙本质。钙化程度最低。故本题答案是C。

20. 釉面横纹来源于
   A. 釉质生长线　　　　　　B. 釉板　　　　　　　　　C. 釉丛
   D. 釉梭　　　　　　　　　E. 釉柱
【答案】A
【解析】釉板是薄板层结构，位于釉质或者到达釉牙本质界，是釉质发育时期由于某些釉柱排列急剧变化或者矿化差异而发生应力改变的结果；釉梭位于釉牙本质界处，与成牙本质细胞胞浆突的末端膨大并穿过釉质牙本质包埋在釉质中有关。釉丛位于釉牙本质界，是一部分矿化较差的釉柱。故本题答案是A。

21. 釉质中仅占0.4%～0.8%的成分是
   A. 磷灰石　　　　　　　　B. 胶原　　　　　　　　　C. 水
   D. 氟化物　　　　　　　　E. 有机物
【答案】E
【解析】釉质中的无机物占总重量的96%～97%，有机物和水占3%～4%。无机物主要是羟基磷灰石晶体，有机物仅占0.4%～0.8%，主要为釉原蛋白。釉质中不含胶原。氟化物的含量无单独记载。因此答案应选E。

22. 牙髓中清除死亡细胞和异物的细胞是
   A. 成牙本质细胞　　　　　B. 成纤维细胞　　　　　　C. 成骨细胞
   D. 树突状细胞　　　　　　E. 巨噬细胞
【答案】E
【解析】巨噬细胞可清除死亡的细胞和异物，还可与其他炎症细胞相互作用，清除细菌。因此答案应为E。其他细胞无这些功能。

23. 关于牙髓神经的描述，不正确的是
 A. 牙髓内的神经很丰富
 B. 伴同血管自根尖孔进入牙髓
 C. 神经末梢可进入牙本质小管
 D. 多数是有髓神经
 E. 其反应为痛觉和区分冷、热感受
【答案】E
【解析】牙髓内的神经很丰富，伴同血管自根尖孔进入牙髓，并逐渐分成很多更细的分支。最后的神经末梢进入成牙本质细胞层，止于牙髓牙本质交界处的成牙本质细胞突起之间或牙本质小管内。牙髓内的神经大多数是有髓神经，传导痛觉，而不能区分冷、热、压力及化学变化等不同感受。

24. 肯定有神经分布的牙本质是
 A. 小管周牙本质
 B. 小管间牙本质
 C. 前期牙本质
 D. 罩牙本质
 E. 透明牙本质
【答案】C
【解析】肯定有神经分布的牙本质是前期牙本质。在前期牙本质和靠近牙髓的矿化牙本质中的成牙本质细胞突周围存在神经纤维。故本题答案是C。易误选E。

25. 下列关于牙髓组织不正确的是
 A. 有增龄性变化
 B. 是疏松的结缔组织
 C. 血管和神经非常丰富
 D. 牙髓神经有定位能力
 E. 随年龄的增长细胞成分减少
【答案】D

26. 釉质外观呈淡黄色的原因是
 A. 釉质形成不全
 B. 釉质矿化不全
 C. 釉质矿化程度高，透出深部牙本质的颜色
 D. 色素沉着
 E. 氟牙症
【答案】C
【解析】釉质外观呈乳白色或淡黄色，其颜色与釉质的厚度与矿化程度都有关系，矿化程度越高，釉质越透明，其深部牙本质的黄色越容易透过而呈淡黄色；矿化程度低则釉质透明度差，牙本质颜色不能透过而呈乳白色。故本题选C。

27. 关于牙骨质组织学特点的描述正确的是
 A. 组织学结构与松质骨相似
 B. 由矿化的细胞间质组成
 C. 无类似骨的增生沉积线
 D. 组织内有血管分布
 E. 含穿通纤维
【答案】E
【解析】牙骨质的组织学结构与密质骨相似，由细胞和矿化的细胞间质组成。细胞位于陷窝内，并有增生沉积线，但无骨单位。细胞间质由纤维和基质构成，有一些来自牙周膜的纤维称穿通纤维或沙比纤维（Sharpey's fiber），与牙根表面垂直并穿插于其中，其作用是把牙固定于牙槽窝内。因此答案为E。

28. 关于釉柱的描述不正确的是
 A. 贯穿釉质全层
 B. 在近牙颈部排列几乎呈水平状
 C. 直径在表面者较深部的稍小
 D. 近表面1/3较直，称为直釉
 E. 纵断面可见有规律的横纹
【答案】C
【解析】釉柱起自釉牙本质界向釉质表面走行贯穿釉质全层；在近牙颈部排列几乎呈水平状，在窝沟处向窝沟底部聚集；近表面1/3较直，称为直釉；纵断面可见有规律的横纹。釉质表面积比釉牙本质界处宽大，因此直径在表面者较深部的大。

29. 胶原纤维排列与牙本质小管平行的牙本质是
 A. 小管周牙本质
 B. 小管间牙本质
 C. 前期牙本质
 D. 小球间牙本质
 E. 罩牙本质
【答案】E

【解析】胶原纤维排列与牙本质小管平行的牙本质是罩牙本质。其他牙本质纤维的排列大部分与牙本质小管垂直而与牙表面平行。故本题答案是 E。易误选 C。

30. 釉梭是
A. 是起始于釉质牙本质界，伸向牙本质的纺锤状结构
B. 在牙颈部及窝沟处较多见
C. 是起始于釉质表面，伸向釉质的纺锤状结构
D. 在牙尖及切缘部位较多见
E. 是釉质形成早期，成釉细胞的末端膨大所遗留的空隙

【答案】D

31. 以下说法正确的是
A. 无釉柱的釉质存在于近釉牙本质界处的釉质和多数乳牙和恒牙表面 20～100μm 厚的釉质中
B. 牙本质小管近髓端凸向牙冠方向
C. 施雷格板位于釉质厚度的外 4/5
D. 成牙本质细胞是牙髓中的主要细胞
E. 釉牙骨质界 30% 为二者不相连

【答案】A

【解析】牙本质小管近髓端凸向根尖方向，故 B 错误；施雷格板位于釉质厚度的内 4/5，故 C 错；牙髓中的主要细胞是成纤维细胞，故 D 错。釉牙骨质界 10% 为二者不相连，故 E 错。

32. 在根尖孔形成后所形成的牙本质称为
A. 前期牙本质
B. 小球间牙本质
C. 透明牙本质
D. 原发性牙本质
E. 继发性牙本质

【答案】E

【解析】前期牙本质，在成牙本质细胞层和矿化牙本质之间的一层未矿化的牙本质，发育完成的牙比正在发育的牙的前期牙本质薄。小球间牙本质，牙本质钙化为球形钙化，钙化球之间遗留未被钙化的间质。透明牙本质，是指牙本质受到刺激以后，牙本质小管内的成牙本质细胞突然变性，变性后矿物盐沉着矿化封闭小管，管周的胶原纤维变性，此时小管和周围间质折射率没有差异，在磨片上呈透明状。原发性牙本质，是指在牙发育过程中形成的牙本质。

33. 成熟釉质中的有机物重量不足
A. 1%
B. 2%
C. 3%
D. 4%
E. 5%

【答案】A

【解析】成熟釉质中有机物重量不足 1%，按体积计占 2%。主要是由脂类和蛋白质组成。其中釉质蛋白主要有釉原蛋白、非釉原蛋白和蛋白酶。

34. 可能为龋病病原菌侵入途径的釉质结构是
A. 釉质生长线
B. 釉板
C. 釉丛
D. 釉梭
E. 釉牙本质界

【答案】B

【解析】釉质生长线又名芮氏线，与釉质周期性沉积相关低倍镜下观察釉质横磨片时，此线呈深褐色，呈同心环状列。纵向磨片中，生长线自釉质牙本质界向外，在牙尖部呈环形排列包绕牙尖，近牙颈处渐呈斜行线。釉丛起自釉质牙本质界向釉质内散开，呈草丛状，其高度约为釉质厚度的 1/3。釉梭是釉牙本质交界处的纺锤状结构，在牙尖部位较多见，为成牙本质细胞胞浆突起的末端膨大，穿过釉质牙本质界包埋在釉质中。釉板是一薄层板状结构，垂直于牙面，自釉质表面向釉牙本质界延伸，含有较多的有机物，故为龋致病菌侵入的途径。故本题答案是 B。易误选 E。

35. 有关釉柱的描述，不正确的是
A. 光镜下釉柱的横断面呈鱼鳞状
B. 釉柱的长度等于相应部位釉质的厚度
C. 釉柱的直径在表面较深部大
D. 釉柱由有一定排列方向的扁六棱柱形晶体组成
E. 釉柱是釉质的基本结构

【答案】B

【解析】釉柱作为釉质的基本结构，是由排列整齐的扁六棱柱状羟基磷灰石晶体组成，其横剖面在电镜下

观察呈球拍样，在光镜下观察时呈鱼鳞状。釉柱是细长的柱状结构，起自釉牙本质界，贯穿釉质全层到达牙表面，其走行方向反映了成釉细胞形成釉质时向后退缩的路线，而此路线并非直线，因此釉柱的长度与其相应部位釉质的厚度并不相等，B选项错误。釉质的表面积比釉牙本质界处宽大，因此釉柱的直径在表面处要大于深部。

36. 关于牙本质小管的描述正确的是
    A. 贯通整个牙本质　　　　　　　　　　B. 自牙髓表面向釉质牙本质界呈水平排列
    C. 在牙颈部呈直线排列　　　　　　　　D. 越向表面越粗
    E. 近髓端和近表面单位面积内小管数目之比约为2∶1

【答案】A

【解析】牙本质小管：贯通牙本质全层，内含成牙本质细胞胞浆突起和组织液。小管在牙尖部及根尖部较直；牙颈部则弯曲呈"～"形，且近牙髓端的凸弯向着根尖方向。小管直径，近髓2.5μm、近表面1μm；单位面积内近髓端：近表面数目比为2.5∶1。

37. 牙髓中的细胞不包括
    A. 成牙本质细胞　　　　　B. 成纤维细胞　　　　　C. 成骨细胞
    D. 树突状细胞　　　　　　E. 未分化间充质细胞

【答案】C

【解析】成骨细胞位于牙周膜中。

38. 釉牙本质界的形态特点是
    A. 直线相连接　　　　　　B. 小弧形线相连　　　　C. 指状镶嵌
    D. 桥粒连接　　　　　　　E. 曲线相连

【答案】B

【解析】釉质和牙本质的交界面称为釉牙本质界，不是一条直线，而是由许多小弧形线相连而成。

39. 釉质新生线见于
    A. 恒切牙　　　　　　　　B. 恒尖牙　　　　　　　C. 恒前磨牙
    D. 第一恒磨牙　　　　　　E. 第二恒磨牙

【答案】D

【解析】在乳牙和第一恒磨牙的磨片上常可见一条加重了的生长线即釉质新生线。形成原因为乳牙和第一恒磨牙的釉质一部分形成于胎儿期，一部分形成于婴儿出生以后。当婴儿出生时，由于环境及营养的变化，该部位的釉质发育一度受到干扰所致。因此答案应选D。

40. 牙髓的组织学分层由外向内正确的是
    A. 成牙本质细胞层、多细胞层、无细胞层和髓核　　B. 成牙本质细胞层、无细胞层、多细胞层和髓核
    C. 髓核、多细胞层、无细胞层和成牙本质细胞层　　D. 髓核、无细胞层、多细胞层和成牙本质细胞层
    E. 成牙本质细胞层、髓核、无细胞层、多细胞层

【答案】B

【解析】牙髓是疏松结缔组织，由外向内可分为四层，即成牙本质细胞层（紧贴前期牙本质的一层细胞）；Weil层（无细胞层、乏细胞层）、多细胞层、髓核（固有牙髓）。

(41～44题共用备选答案)
    A. 牙釉质　　　　　　　　B. 牙本质　　　　　　　C. 牙骨质
    D. 牙槽骨　　　　　　　　E. 牙髓

41. 完全没有再生能力的组织是
42. 正常情况下只有再生没有吸收的组织是
43. 所含无机盐占重量70%的组织是
44. 能够不断改建和重塑的组织是

【答案】A、C、B、D

【解析】釉质是全身唯一无细胞性，由上皮细胞分泌而矿化的组织，且不可再生。牙骨质在生理状况下只能新生不吸收。牙本质无机物含量占重量70%；牙釉质无机物含量占重量96%～97%；牙骨质无机物含量占重量45%～50%。牙槽骨是全身骨骼中改建最活跃的，且受压力吸收，受牵引力增生。

第四单元　牙周组织

1. 牙槽骨中有许多骨小梁者见于
   A. 固有牙槽骨　　　　　　B. 束骨　　　　　　　　C. 松质骨
   D. 牙槽骨外骨板　　　　　E. 类骨质
   【答案】C
   【解析】此题为牙槽骨结构特点的基本知识题。5个选项中，固有牙槽骨、束骨和牙槽骨外骨板的结构均属于密质骨，其中无骨小梁结构；类骨质是由成骨细胞分泌的骨基质，无骨小梁结构。松质骨的主要结构为骨小梁和骨髓。

2. 下列关于牙周膜主纤维束的说法，不正确的是
   A. 牙槽嵴组纤维存在于邻面，在颊舌侧无此纤维
   B. 水平组纤维是维持牙直立的主要力量
   C. 斜行组牙周膜中数量最多、力量最强的一组纤维
   D. 根尖组起于根尖区牙骨质，呈放射状至根尖周围牙槽骨
   E. 根间组只存在于多根牙，可防止牙根向冠方移动
   【答案】A
   【解析】此题是牙周膜主纤维束分布及其功能的基本知识题。牙周膜主纤维束中的牙槽嵴组纤维存在于颊舌侧，在邻面无此纤维。因此答案应为A。其他选项的说法均正确。

3. 牙周膜中平时呈静止状态的细胞是
   A. 上皮剩余细胞　　　　　B. 成牙骨质细胞　　　　C. 成纤维细胞
   D. 成骨细胞　　　　　　　E. 未分化间充质细胞
   【答案】A

4. 牙周膜的功能不包括
   A. 支持功能　　　　　　　B. 分泌功能　　　　　　C. 感觉功能
   D. 营养功能　　　　　　　E. 形成功能
   【答案】B
   【解析】此题是有关牙周膜功能的基本知识题。由于牙周膜中的主要结构是胶原纤维束，起悬吊牙齿的作用，对牙具有支持作用；其内含血管和神经，所以具有营养和感觉功能；牙周膜细胞中含成纤维细胞、成牙骨质细胞和牙周膜干细胞等，具有形成功能。因此正确答案选B。

5. 龈沟的正常深度为
   A. 0.1mm　　　　　　　　B. 0.15～0.38mm　　　　C. 0.5～3mm
   D. 4mm　　　　　　　　　E. 5mm
   【答案】C
   【解析】龈沟的正常深度为0.5～3mm，平均深度1.8mm。

6. 牙槽嵴组纤维分布于
   A. 牙体的四周　　　　　　B. 牙体的近远中侧　　　C. 牙体的唇侧
   D. 牙体的颊舌侧　　　　　E. 牙体舌侧
   【答案】D
   【解析】牙槽嵴组：起于釉牙骨质界下方的牙骨质，止于牙槽嵴顶，呈放射状向牙冠方向走行，止于牙颈部的牙骨质。此纤维存在于颊舌侧，在邻面无此纤维。

7. 牙龈固有层的纤维束中最多的是
   A. 龈牙组　　　　　　　　B. 牙槽龈组　　　　　　C. 环形组
   D. 牙骨膜组　　　　　　　E. 越隔阻
   【答案】A
   【解析】牙龈固有层的纤维束中最多的是龈牙组。

8. 牙周膜最薄处位于
A. 牙根颈 1/3　　　　　　　　B. 牙根中 1/3　　　　　　　　C. 牙根尖 1/3
D. 根尖处　　　　　　　　　　E. 以上均错

【答案】B

【解析】牙周膜厚度范围为 0.15～0.38mm，在牙根中 1/3 最薄，随着年龄的增加其厚度逐渐减小。故本题选 B。

9. 牙槽骨的组成包括
A. 筛状板和硬骨板　　　　　　B. 硬骨板和支持骨　　　　　　C. 固有牙槽骨和硬骨板
D. 固有牙槽骨和筛状板　　　　E. 固有牙槽骨和支持骨

【答案】E

【解析】牙槽骨可分为固有牙槽骨、密质骨和松质骨。固有牙槽骨又称筛状板。固有牙槽骨在 X 线片表现为围绕牙周膜外侧的一条白色阻射线，称硬骨板。密质骨和松质骨称为支持骨。因此选 E。

10. 牙髓和牙周膜中均含有
A. 成牙本质细胞　　　　　　　B. 成骨细胞　　　　　　　　　C. 成釉细胞
D. 成牙骨质细胞　　　　　　　E. 未分化间充质细胞

【答案】E

【解析】牙髓中所包含的细胞有成牙本质细胞、成纤维细胞、巨噬细胞、未分化的间充质细胞、树突状细胞、淋巴细胞、血管周细胞、血管内皮细胞以及施万细胞等。牙周膜中所含有的细胞有成纤维细胞、牙周膜干细胞（存在于牙周膜中的一种未分化的间充质细胞）、成牙骨质细胞、上皮剩余、成骨细胞、破骨细胞。故牙髓和牙周膜中均含有的是成纤维细胞和未分化的间充质细胞，故 E 对，A、B、C、D 不选。

11. 牙周膜中数目最多、力量最强大的是
A. 牙槽嵴组　　　　　　　　　B. 水平组　　　　　　　　　　C. 斜行组
D. 根尖组　　　　　　　　　　E. 根间组

【答案】C

【解析】牙周膜中的主纤维自牙颈部向根尖部的排列方向不尽相同，可以分为以下几组：牙槽嵴组（邻面无）、水平组（是维持牙直立的主要力量）、斜行组（是牙周膜中数量最多、力量最强的一组纤维）、根尖组（固定根尖的作用）、根间组（只存在于多根牙中）。故 C 对。

12. 关于牙槽骨不正确的为
A. 分为固有牙槽骨、密质骨和松质骨　　　　　B. 是高度可塑性组织
C. 受压则增生，受牵引则吸收　　　　　　　　D. 可以进行改建
E. 牙槽骨受全身骨代谢的影响

【答案】C

【解析】牙槽骨按其解剖部位可分为固有牙槽骨、密质骨、松质骨，A 不选。牙槽骨是高度可塑性组织，也是人体骨骼最活跃的部分，B 不选。它不但随着牙的生长发育、脱落替换和咀嚼压力而变动，而且也随着牙的移动而不断地改建，D 不选。牙槽骨具有受压力被吸收，受牵引力会增生的特性，C 项叙述有误。牙槽骨与身体其他骨一样可出现生理性的骨质疏松，故不选 E。该题选 C。

13. 牙周膜中可以转化为其他细胞成分的细胞是
A. 成纤维细胞　　　　　　　　B. 上皮剩余　　　　　　　　　C. 成骨细胞
D. 成牙骨质细胞　　　　　　　E. 间充质细胞

【答案】E

【解析】存在于牙周膜中的间充质细胞实际上是一种未分化的间充质干细胞，又称牙周膜干细胞，具有自我更新及多向分化潜能，不仅能维持牙周组织的稳态，而且参与牙周组织的再生，E 对。A、B、C、D 不对。

14. 口腔黏膜上皮中无
A. 颗粒层　　　　　　　　　　B. 透明层　　　　　　　　　　C. 棘层
D. 基底层　　　　　　　　　　E. 角化层

【答案】B

【解析】典型的口腔上皮由四层细胞构成，从深层至表面依次为：基底层、棘层、颗粒层、角化层。故排除 A、C、D、E，选 B。

15. 关于固有牙槽骨不正确的为

A. 衬于牙槽窝的内壁　　B. 又称筛状板　　C. 属于束状骨
D. X线上称硬骨板　　E. X线片上为围绕牙根的黑色透光带

【答案】E

【解析】固有牙槽骨位于牙槽窝内壁，包绕牙根并与牙周膜相邻，故A不选。固有牙槽骨是一层多孔的骨板，所以又称筛状板，B不选。组织学上固有牙槽骨属于密质骨，C不选。在X线片上表现为围绕牙周膜外侧的一条白色阻射线，称硬骨板，D不选。故答案选择E。

16. 牙龈的组织学特征是

A. 没有角化层　　B. 血管丰富　　C. 无黏膜下层
D. 缺乏颗粒层　　E. 固有层为疏松结缔组织

【答案】C

【解析】牙龈上皮分为三种，分别是牙龈上皮、龈沟上皮和结合上皮，其中牙龈上皮有角化，故A错。牙龈有上皮层和固有层（固有层为致密结缔组织）而无黏膜下层，故C正确、E错。牙龈上皮有颗粒层。

17. 牙周膜中的细胞成分不包括

A. 成纤维细胞　　B. 成骨细胞和破骨细胞　　C. 成牙骨质细胞
D. 上皮剩余细胞　　E. 成牙本质细胞

【答案】E

【解析】成牙本质细胞位于牙髓中。

18. 牙槽骨吸收处的Howship陷窝内的细胞是

A. 成纤维细胞　　B. 成牙骨质细胞　　C. 成骨细胞
D. 破骨细胞　　E. 未分化间充质细胞

【答案】D

【解析】以上选项中的细胞皆为牙周膜中的细胞。成纤维细胞，为牙周膜中最多、最重要的细胞，功能为合成胶原，吞噬、降解变性老化胶原纤维；成牙骨质细胞，形成牙骨质；成骨细胞，牙槽窝表面的骨形成细胞；破骨细胞为多核巨细胞，牙槽骨发生吸收时，在骨吸收处出现蚕食状凹陷，称为Howship陷窝。未分化间充质细胞，适当刺激时，可分化为成纤维细胞。

19. 牙周膜的正常厚度为

A. 0.1～0.28mm　　B. 0.15～0.38mm　　C. 0.4～0.68mm
D. 3～4mm　　E. 1～2mm

【答案】B

【解析】牙周膜又称为牙周韧带，为致密的结缔组织，环绕牙根，位于牙根和牙槽骨之间。牙周膜的宽度（厚度）0.15～0.38mm，牙颈部及根尖部较厚，牙根中部1/3最薄。

20. 以下说法错误的是

A. 复层鳞状上皮由外向内是角化层、颗粒层、棘层、基底层
B. 棘层的细胞是上皮中层次最多的
C. 颗粒层的细胞胞质中含有嗜碱性透明角质颗粒
D. 颗粒层有很强的增殖能力，故称为生发层
E. 基底层细胞靠半桥粒与结缔组织相连

【答案】D

【解析】基底细胞和近的棘层细胞有增殖能力，称为生发层。

21. 正常结合上皮的组织学特点是

A. 无角化，有上皮钉突　　B. 无角化，无上皮钉突　　C. 正角化，有上皮钉突
D. 不全角化，有上皮钉突　　E. 不全角化，无上皮钉突

【答案】B

【解析】结合上皮为牙龈上皮附着在牙表面的部分，呈领口样包绕牙颈部，无角化，无上皮钉突的上皮。龈沟底部有15～30层细胞，且向根方逐渐变薄。一旦出现炎症，结合上皮可出现上皮钉突。

（22～26题共用备选答案）

A. 牙槽嵴组　　B. 水平组　　C. 斜行组

D. 根间组　　　　　　　　　　E. 根尖组

22. 数目最多、力量最强大的纤维，起悬吊牙齿的作用的是
23. 呈放射状，保护根尖孔的血管和神经的是
24. 位于多根牙的根分叉之间，防止牙根向冠方移动的是
25. 起自牙槽嵴顶，呈放射状向牙冠方向走行，将牙向牙槽窝内牵引的是
26. 与牙弓的𬌗平面大致平行，维持牙直立的主要力量的是

【答案】C、E、D、A、B

【解析】牙周膜中的五组纤维分别是：牙槽嵴组，起于牙槽嵴顶，呈放射状向牙冠方向走行，止于釉牙骨质界的下方牙骨质。主要分布在牙的唇（颊）、舌（腭）侧，在邻面无此纤维。其功能是将牙向牙槽窝内牵引，对抗侧方力，保持牙直立。水平组，在牙槽嵴纤维的根方，呈水平方向分布，并与牙槽嵴纤维共同对抗侧方力，防止牙侧方移动。斜行组，是牙周膜中数量最多、力量最强的一组纤维，将牙悬吊在牙槽窝内，这可限制牙的转动。根尖组，起于根尖区牙骨质，呈放射状止于根尖周围的牙槽骨，具有固定牙根尖的作用，保护进出根尖孔的血管和神经。根间组，只存在于多根牙，起自根分叉处的牙根间骨隔顶，止于根分叉区牙骨质，有防止牙根向冠方移动的作用。

第五单元　口腔黏膜

1. 覆盖在游离龈龈沟内壁的牙龈上皮为
   A. 结合上皮　　　　　　　B. 龈沟上皮　　　　　　　C. 龈谷上皮
   D. 上皮根鞘　　　　　　　E. 口腔黏膜上皮

【答案】B

【解析】龈沟上皮的部位是牙龈上皮在游离龈的边缘转向内侧覆盖龈沟壁的上皮。

2. 不属于口腔黏膜上皮层的细胞是
   A. 角质形成细胞　　　　　B. 成纤维细胞　　　　　　C. 黑色素细胞
   D. 梅克尔细胞　　　　　　E. 朗格汉斯细胞

【答案】B

【解析】此题是关于口腔黏膜结构的基本知识题。5个选项中，角质形成细胞、黑色素细胞、梅克尔细胞、朗格汉斯细胞均见于黏膜上皮中，唯有成纤维细胞见于结缔组织性质的黏膜固有层，而且是固有层的主要细胞成分。因此正确答案选B。

3. 以下为口腔上皮透明细胞的是
   A. 黑色素细胞　　　　　　B. 粒层细胞　　　　　　　C. 棘层细胞
   D. 基底层细胞　　　　　　E. 生发层细胞

【答案】A

【解析】此题考查口腔上皮中非角质形成细胞形态及分布特点。口腔黏膜上皮层内尚分布着一些不参与上皮细胞增生和成熟的非角质形成细胞，约占口腔上皮细胞总数的10%，细胞内无张力细丝和桥粒，在制片过程中胞质皱缩，环绕胞核形成一个透明环，所以又称透明细胞。这些细胞包括黑色素细胞、朗格汉斯细胞及梅克尔细胞等。

4. 在一名牙龈白色病变患者的活检标本中，镜下见牙龈上皮中有带突起的细胞，表现为抗原提呈细胞的免疫细胞化学特点。此细胞最可能为
   A. 基底细胞　　　　　　　B. 黑色素细胞　　　　　　C. 朗格汉斯细胞
   D. 颗粒细胞　　　　　　　E. 梅克尔细胞

【答案】C

【解析】此题考查口腔黏膜非角质形成细胞功能。口腔黏膜中的朗格汉斯细胞是一种树突状细胞，位于口腔黏膜上皮的深部，在透射电镜下观察时显示胞质内有特殊的朗格汉斯颗粒，它们的功能和细胞的表面特征与巨噬细胞类似，是一种抗原提呈细胞，与黏膜的免疫功能有关。

5. 下列有角化的口腔黏膜是
   A. 颊黏膜　　　　　　　　B. 唇黏膜　　　　　　　　C. 舌腹黏膜

D. 软腭黏膜　　　　　　　　　　E. 牙龈黏膜

【答案】E

【解析】此题考查咀嚼黏膜和被覆黏膜结构不同点。咀嚼黏膜包括硬腭和牙龈黏膜，承受咀嚼压力，特点是：上皮较厚，上皮表层有正角化或不全角化，有粒层，细胞间隙宽并见细胞间桥；固有层厚，胶原纤维粗大，排列紧密呈网状，固有层的乳头多而长，与上皮钉突呈指状镶嵌，形成良好的机械附着，可有效地防止上皮在外力作用下与下面的结缔组织分开。正确答案应选E，其他备选答案所列的黏膜均为被覆黏膜，上皮无角化。

6. 组成口腔黏膜的上皮细胞是
A. 角化细胞
B. 鳞状细胞和黑色素细胞
C. 角质形成细胞和非角质形成细胞
D. 角质细胞和朗格汉斯细胞
E. 非角质细胞和成纤维细胞

【答案】C

7. 以下哪一项不是舌体上分布的乳头
A. 丝状乳头　　　　B. 轮廓乳头　　　　C. 切牙乳头
D. 叶状乳头　　　　E. 菌状乳头

【答案】C

8. 非角质形成细胞被称为透明细胞是因为
A. 不参与上皮细胞增生　　B. 不含有细胞角蛋白　　C. 不含有黑素颗粒
D. 普通切片染色胞浆不着色　　E. A+B+C

【答案】D

9. 来源于造血组织的细胞是
A. 黑素细胞　　　　B. 朗格汉斯细胞　　　　C. 梅克尔细胞
D. 树突状细胞　　　　E. 以上都不是

【答案】B

10. 口腔黏膜中既属咀嚼黏膜又属被覆黏膜的是
A. 硬腭黏膜　　　　B. 软腭黏膜　　　　C. 舌腹黏膜
D. 舌背黏膜　　　　E. 口底黏膜

【答案】D

11. 黏膜下层无小唾液腺分布的是
A. 颊　　　　B. 软腭　　　　C. 舌腹
D. 唇红　　　　E. 硬腭

【答案】D

【解析】唇红黏膜下层没有小唾液腺分布，所以容易出现干燥，故此题选D。

12. 复层鳞状上皮由表层向内的排列顺序为
A. 颗粒层、角化层、棘层和基底层
B. 角化层、颗粒层、棘层和基底层
C. 颗粒层、棘层、角化层和基底层
D. 基底层、棘层、颗粒层和角化层
E. 基底层、角化层、棘层和颗粒层

【答案】B

【解析】复层鳞状上皮主要由角质细胞构成，从深层到表层依次分为：基底层、棘层、颗粒层和角化层，所以选B。

13. 上皮层中胞质内含嗜碱性透明角质颗粒的细胞是
A. 角化层　　　　B. 颗粒层　　　　C. 棘层
D. 基底层　　　　E. 黑色素细胞

【答案】B

【解析】颗粒层一般由2～3层细胞组成，胞质内含嗜碱性透明角质颗粒，染色深，胞核浓缩，表面正角化时，此层明显；表面为不全角化时，此层可不明显，故选B。

14. 下列哪项不是咀嚼黏膜的特征
A. 有角化层　　　　B. 颗粒层不明显　　　　C. 上皮钉突多而细长

D. 固有层较厚　　　　　　　　　E. 胶原纤维粗大

【答案】B

【解析】咀嚼黏膜的特点有：上皮有角化（不选A），正角化时颗粒层明显，不全角化时，不明显。固有层厚（不选D），与上皮钉突呈指状镶嵌（不选C），胶原纤维粗大并排列紧密（不选E）。故选B。

15. 下列哪项不是被覆黏膜的特征
A. 无颗粒层　　　　　　　　　B. 无角化层　　　　　　　　　C. 上皮钉突短
D. 固有层界限不清　　　　　　E. 无黏膜下层

【答案】E

【解析】被覆黏膜的特点是：表面平滑，粉红色，无角化（不选B），无颗粒层（不选A），黏膜下层与固有层无明显界限（不选D），上皮钉突短（不选C），被覆黏膜有较疏松的黏膜下层，被覆黏膜富有弹性，有一定的活动度。故应选E。

16. 舌黏膜中是味觉感受器的结构是
A. 味蕾　　　　　　　　　　　B. 丝状乳头　　　　　　　　　C. 轮廓乳头
D. 叶状乳头　　　　　　　　　E. 菌状乳头

【答案】A

17. 下列口腔黏膜中不属于被覆黏膜的是
A. 唇黏膜和颊黏膜　　　　　　B. 硬腭黏膜和舌背黏膜　　　　C. 口底黏膜和舌腹黏膜
D. 软腭黏膜和唇红黏膜　　　　E. 牙槽黏膜和口底黏膜

【答案】B

【解析】口腔黏膜根据所在部位和功能可分为三类，分别为：①咀嚼黏膜，包括牙龈、硬腭。②被覆黏膜，除咀嚼黏膜和舌背黏膜以外均是，包括唇、颊、口底、舌腹等。③特殊黏膜，包括舌背。故应选B。

18. 不属于硬腭部软组织特点的是
A. 黏膜下层前部无腺体　　　　B. 黏膜下层后部无腭腺　　　　C. 两侧部黏骨膜较厚
D. 中部黏骨膜缺乏弹性　　　　E. 骨膜与黏膜、黏膜下层附着紧密

【答案】B

【解析】硬腭的牙龈区和中间区无黏膜下层，固有层与骨膜紧密相连，附着牢固，不能移动，故不选D、E选项。而脂肪区和腺区有黏膜下层，其中脂肪区位于前部，腺区位于后部。所以不选A选项。因为两侧有牙龈，固有层有致密结缔组织存在，所以较厚，故不选C选项。综上本题选B。

19. 属于角质形成细胞的是
A. 黑色素细胞　　　　　　　　B. 朗格汉斯细胞　　　　　　　C. 梅克尔细胞
D. 淋巴细胞　　　　　　　　　E. 基底细胞

【答案】E

【解析】角质形成细胞是指能够分化角质层的细胞，基底层、棘层、颗粒层和角化层中的大部分细胞都属于角质形成细胞，其中就包括基底层中的基底细胞。黑色素细胞、朗格汉斯细胞、梅克尔细胞属于非角质形成细胞，淋巴细胞为免疫细胞，非上皮特有细胞，故应选E。

20. 含较多味蕾的结构是
A. 丝状乳头　　　　　　　　　B. 菌状乳头　　　　　　　　　C. 轮廓乳头
D. 叶状乳头　　　　　　　　　E. 结缔组织乳头

【答案】C

【解析】味蕾主要分布于轮廓乳头靠近轮廓沟的侧壁上皮，其他处如菌状乳头和软腭、会厌等上皮内也有味蕾分布。故本题答案是C。易误选E。

21. 下列部位的口腔黏膜上皮有角化，除了
A. 唇红　　　　　　　　　　　B. 硬腭　　　　　　　　　　　C. 牙龈
D. 舌腹　　　　　　　　　　　E. 舌背

【答案】D

【解析】口腔黏膜分为咀嚼黏膜、被覆黏膜和特殊黏膜。咀嚼黏膜（如牙龈、硬腭）上皮有角化，因此可排除B、C。唇红部向外与唇部皮肤相延续，表皮也有角化，因而可排除A。特殊黏膜中的舌背的丝状乳头也有角化，因此可排除E。舌腹黏膜为被覆黏膜，没有角化，所以此题应选D。

22. 唇红部组织的特征是
   A. 上皮无角化
   B. 固有层结缔组织乳头狭长，含有毛细血管袢
   C. 含有丰富的黏液腺
   D. 偶尔会有皮脂腺
   E. 含有明显的粒细胞层

【答案】B

【解析】唇红处于唇黏膜与皮肤的移行区域，上皮薄，有角化。固有层乳头狭长，几乎达到上皮表面，乳头中含许多毛细血管袢，血色可透过透明性的表面上皮使唇部呈朱红色。唇红部黏膜下层无唾液腺及皮脂腺，易发生干裂。故本题选B。

23. 以下说法错误的是
   A. 咀嚼黏膜包括硬腭和牙龈
   B. 被覆黏膜包括唇和颊
   C. 被覆黏膜有角化层
   D. 咀嚼黏膜纤维粗大，有明显角化层
   E. 被覆黏膜上皮钉突短，无颗粒层

【答案】C

【解析】咀嚼黏膜包括牙龈和硬腭黏膜，在咀嚼时承受压力和摩擦。咀嚼黏膜的上皮有角化，棘层间桥明显，固有层厚，乳头多而长，与上皮钉突呈指状镶嵌，形成良好的机械附着；胶原纤维束粗大并排列紧密。咀嚼黏膜与深部组织附着牢固，不能移动。口腔内除咀嚼黏膜和舌背黏膜以外者均为被覆黏膜，其表面平滑，粉红色，无角化。固有层含胶原纤维、弹力纤维和网状纤维。胶原纤维束不如咀嚼黏膜粗大，上皮与结缔组织交界比较平坦，结缔组织乳头较粗短，有疏松的黏膜下层，有弹性及一定活动度。故本题选C。

（24～26题共用备选答案）
   A. 朗格汉斯细胞
   B. 梅克尔细胞
   C. 角质形成细胞
   D. 组织细胞
   E. 成纤维细胞

24. 与感觉功能有关的细胞是

25. 与免疫功能有关的细胞是

26. 构成黏膜上皮的主要细胞是

【答案】B、A、C

【解析】口腔黏膜由角质形成细胞和非角质形成细胞两类细胞构成。其中角质形成细胞构成口腔黏膜的主体细胞。非角质形成细胞（又称透明细胞）：不参与上皮细胞增生和分化，包括黑色素细胞，朗格汉斯细胞（与黏膜的免疫功能有关，是一种抗原呈递细胞），梅克尔细胞（一种压力或触觉感受细胞）。

（27～30题共用备选答案）
   A 丝状乳头
   B 菌状乳头
   C. 轮廓乳头
   D. 叶状乳头
   E. 味蕾

27. 体积较小，数目最多，呈锥体形，舌尖部位最多的是

28. 数目较少，分散于丝状乳头之间，呈圆形头大颈细的是

29. 体积最大，数目最少，排列在界沟前方的是

30. 味觉感受器，位于轮廓乳头的环沟侧壁上的是

【答案】A、B、C、E

【解析】舌背上几种乳头的特点：丝状乳头数目最多，遍布于舌背，舌尖部最多。菌状乳头数目较少，分散于丝状乳头之间，位于舌尖和舌侧缘，色泽较红，呈圆形头大颈细的突起状。轮廓乳头在舌乳头中体积最大，数目最少，为8～12个，沿界沟前方排成一列，乳头的侧壁即轮廓沟壁上皮无角化，其上皮内有许多染色浅的卵圆形小体，称味蕾。叶状乳头位于舌侧缘后部，在人类此乳头为退化器官，呈5～8条平行排列的皱襞。

第六单元 唾液腺

1. 唾液腺中不属于混合性腺的是
   A. 腮腺
   B. 舌下腺
   C. 颌下腺
   D. 唇腺
   E. 磨牙后腺

【答案】A

2. 关于浆液性腺泡，错误的叙述是
A. 粗面内质网比黏液性腺泡发达
B. 可分泌酶原颗粒
C. 胞浆嗜酸性
D. 胞核为圆形，位于基底部 1/3 处
E. 所分泌的颗粒为 PAS 阳性

【答案】C

3. 以下关于黏液性腺泡的叙述，不正确的是
A. 呈管状，由黏液细胞组成
B. 光镜下黏液细胞呈锥体形
C. 胞质内含丰富的黏原颗粒
D. 染色过程中见透明呈网状结构
E. 能形成半月板的结构

【答案】E

4. 关于闰管描述哪项是正确的
A. 由单层柱状细胞组成
B. 胞浆丰富
C. 基底部有垂直于基底膜的纵纹
D. 有可能分化为分泌细胞或肌上皮细胞
E. 以上均正确

【答案】D

5. 关于肌上皮细胞，错误的叙述是
A. 位于腺上皮和基底膜之间
B. 具有收缩功能
C. 又称为篮细胞
D. 常规切片中容易辨认
E. 细胞内充满肌微丝

【答案】D

6. 位于腺泡和小导管外，扁平状、有分支状突起的细胞是
A. 浆液细胞
B. 黏液细胞
C. 闰管细胞
D. 分泌管细胞
E. 肌上皮细胞

【答案】E

【解析】肌上皮细胞位于腺泡和小导管的腺上皮与基底膜之间。光镜下，细胞体小，形扁平，发出 4～8 个分支状突起，该突起呈放射状包绕着腺泡表面。胞核大而扁，几乎占据整个细胞。肌上皮细胞内有肌动蛋白，肌上皮细胞有收缩功能，协助腺泡或导管排出分泌物。故选 E。

7. 下列有关肌上皮细胞描述错误的是
A. 肌上皮细胞位于腺泡和小导管的腺上皮与基底膜之间
B. 肌上皮细胞形态扁平，发出 4～8 支分支状突起
C. 肌上皮细胞内含肌动蛋白和肌球蛋白
D. 肌上皮细胞具有收缩功能
E. 肌上皮细胞的细胞核小

【答案】E

【解析】肌上皮细胞位于腺泡和小导管的腺上皮与基底膜之间。光镜下，细胞体小，形扁平，发出 4～8 个分支状突起，该突起呈放射状包绕着腺泡表面，形似篮子，故又称篮细胞。胞核大而扁，几乎占据整个细胞。肌上皮细胞内有肌动蛋白，肌上皮细胞有收缩功能，协助腺泡或导管排出分泌物。可能为上皮来源。研究证实肌上皮细胞内含肌动蛋白和肌球蛋白。故选 E。

8. 能主动吸收钠、排出钾的是
A. 闰管
B. 分泌管
C. 小叶间导管
D. 排泄管
E. 细胞间小管

【答案】B

【解析】唾液腺的导管分为闰管、分泌管、排泄管三段。闰管是导管最细小的终末分支部分，闰管细胞有可能发挥干细胞作用，或分化为分泌细胞，或分化为肌上皮细胞。分泌管与闰管相延续，当腺泡分泌物流经分泌管时，上皮细胞能主动吸收钠、排出钾，并转运水，改变唾液的量和渗透压。排泄管起于小叶内，与分泌管相延续，可能发挥干细胞作用。因此本题选 B。

9. 哪种结构又称为纹管
A. 闰管
B. 分泌管
C. 排泄管
D. 肌上皮细胞
E. 以上都不是

【答案】B

【解析】分泌管与闰管相连，管径较粗，由单层柱状上皮细胞构成。胞质丰富，呈强嗜酸性。胞核圆形，位于细胞中央或近基部。细胞基底部有垂直于基底面的纵纹是该管细胞的明显特征，因此又称为纹管。

10. 光镜下胞质透明呈网状结构的细胞是
    A. 浆液性腺泡细胞   B. 黏液性腺泡细胞   C. 分泌管上皮细胞
    D. 肌上皮细胞   E. 半月板细胞

【答案】B

【解析】此题考查腺泡细胞镜下形态特点的基本知识。

黏液性腺泡呈管状，由黏液细胞组成。光镜下，黏液细胞呈锥体形。胞质内含丰富的黏原颗粒，在固定及染色过程中，黏原颗粒常被破坏，故胞质透明呈网状结构。因此答案应选B。其他选项中的细胞质均不是透明呈网状结构。

11. 腺腔延伸到细胞之间形成
    A. 细胞间小管   B. 分泌管   C. 排泄管
    D. 闰管   E. 总排泄管

【答案】A

【解析】腺腔延伸到细胞之间形成细胞间小管。

12. 下列腺体中可能具有内分泌功能的是
    A. 舌下腺   B. 腭腺   C. 腮腺
    D. 颊腺   E. 舌腺

【答案】C

【解析】腮腺是人体最大的唾液腺，成人的腮腺全部由浆液性腺泡组成，属纯浆液腺。腮腺闰管长，分泌管多而短。腮腺的分泌物含有大量唾液淀粉酶及多种蛋白物质。

13. 腺泡中被称为篮细胞的是
    A. 浆液细胞   B. 黏液细胞   C. 闰管细胞
    D. 肌上皮细胞   E. 储备细胞

【答案】D

【解析】肌上皮细胞位于腺泡和小导管的腺上皮与基底膜之间。光镜下，细胞核大而呈扁圆形，细胞体积小，形态扁平，有分枝状突起呈放射状包绕腺泡表面，形似篮子，又称为篮细胞。肌上皮细胞有收缩功能，协助腺泡或导管排出分泌物。

14. 能形成半月板的结构是
    A. 浆液腺泡   B. 黏液腺泡   C. 混合性腺泡
    D. 闰管   E. 分泌管

【答案】C

【解析】混合性腺泡由黏液细胞和浆液细胞组成，前者组成腺泡之大部分，紧接闰管；后者呈新月状覆盖于腺泡的盲端表面，又称半月板。故选C。

15. 唾液分泌性IgA主要来源于
    A. 腮腺   B. 颊腺   C. 唇腺
    D. 舌腺   E. 腭腺

【答案】C

【解析】唇腺为以黏液性腺泡为主的混合性腺体。在唇腺纤维结缔组织中，浆细胞分泌IgA，并与腺细胞分泌的分泌片结合形成分泌性IgA，具有免疫作用，且为唾液中分泌性IgA的主要来源。

16. 电镜下含有酶原颗粒的细胞是
    A. 浆液细胞   B. 黏液细胞   C. 闰管细胞
    D. 分泌管细胞   E. 肌上皮细胞

【答案】A

17. 基底部有纵纹、能主动吸收钠的唾液腺上皮细胞是
    A. 闰管细胞   B. 肌上皮细胞   C. 分泌管细胞
    D. 浆液性腺泡细胞   E. 黏液性腺泡细胞

【答案】C

【解析】分泌管基底部有垂直于基底面的纵纹（纹管），其作用是吸钠排钾，转运水。故选C。

18. 不属混合性腺体范畴的是

A. 舌下腺　　　　　　　　B. 唇腺　　　　　　　　C. 颊腺

D. 腭腺　　　　　　　　　E. 磨牙后腺

【答案】D

19. 关于分泌管的叙述，错误的是

A. 管壁由单层柱状细胞组成

B. 上皮细胞基底面的细胞膜可形成许多垂直的皱褶

C. 可吸钠排钾

D. 胞浆强嗜酸性

E. 上皮中含有许多储备细胞

【答案】E

【解析】分泌管与闰管相连，管径较粗，由单层柱状上皮细胞构成。胞质丰富，呈强嗜酸性。胞核圆形，位于细胞中央或近基部。细胞基底部有垂直于基底面的纵纹是该管细胞的明显特征，因此又称为纹管。这种结构使此段上皮细胞具有主动吸收钠、排出钾和转运水的功能，在分泌物通过时可调节唾液的量和渗透压。

第七单元　牙齿发育异常

1. 下列哪项不是遗传性乳光牙本质的病理改变

A. 牙本质小管数减少　　　　B. 牙本质中出现血管组织　　　　C. 釉牙本质界呈直线

D. 牙釉质钙化不全　　　　　E. 牙髓呈急性炎症反应

【答案】E

【解析】遗传性乳光牙本质镜下见牙本质小管数目减少，方向紊乱，部分区域牙本质小管消失。可见到成牙本质细胞变性，合成分泌的基质蛋白异常，牙本质中出现血管组织，为残留的成牙本质细胞和牙髓组织。釉牙本质界呈直线非波浪形。大部分患者的牙釉质正常，约1/3患者有形成不全和钙化不全。此题选E。

2. 关于釉质发育不全的病理变化的描述中错误的是

A. 釉梭数目增多　　　　　　B. 柱间质增宽　　　　　　C. 釉柱横纹及生长线明显

D. 釉丛数目增多　　　　　　E. 釉板数目增多

【答案】E

【解析】光镜观察釉质发育不全的形态学特征为牙冠部釉质变薄，冠部各处厚度不均匀，严重时缺乏釉质。轻症釉质发育不全时，可见柱间区增宽，釉柱横纹和釉质生长线明显，釉丛、釉梭亦明显，且数目增多。重症釉质发育不全时，除镜下可见到轻症的诸多表现外，还可见釉质表面不规则，高低不平，甚至见不到釉质结构。因此选E。

3. 男，12岁，前牙切缘变薄，釉质表面高低不平，出现小的凹陷。镜下可见釉质变薄，表面高低不平，柱间质增宽，釉柱横纹及生长线明显，釉丛釉梭数目增多。病理诊断为

A. 釉质发育不全　　　　　　B. 牙本质发育不全　　　　　　C. 氟斑牙

D. 先天性梅毒牙　　　　　　E. 四环素牙

【答案】A

4. 下列有关氟牙症描述，正确的是

A. 病变严重程度与摄取氟的剂量、时间无关　　　　B. 釉质形成早期和分泌期对氟牙症形成的敏感性一样

C. 牙与牙之间的严重程度相同　　　　　　　　　　D. 发生于乳牙的病变很多

E. 病变在牙弓上对称性发生

【答案】E

【解析】氟牙症是牙发育过程中由于饮水中氟含量高或经其他途径摄入过多的氟导致的釉质形成不全和钙化不全。病变严重程度与摄取氟的剂量、时间呈正相关。在釉质形成的早期对氟特别敏感，而分泌期最不敏感。病变在牙弓上对称性地发生，但牙与牙之间的严重程度不同，主要见于恒牙列。由于胎盘的屏障作用，很

少发生于乳牙。

5. 牙本质发育不全症的组织学表现是
   A. 牙髓腔增大 B. 牙本质小管细小 C. 牙本质小管致密
   D. 小球间牙本质明显增多 E. 釉质牙本质界凹凸不平明显

【答案】D

【解析】牙本质发育不全症又称牙本质形成缺陷症，分为Ⅰ、Ⅱ、Ⅲ三型，其中Ⅱ型又称遗传性乳光牙本质，组织学表现为近釉质的一薄层罩牙本质结构正常，但其余牙本质结构改变。牙本质内小管数目减少，方向紊乱，许多小管形态不规则、管径变大，并存在无小管的牙本质。牙本质基质可呈颗粒状，并见小球间钙化。异常牙本质过度形成导致髓室、根管部分或完全消失。釉牙本质界呈直线而非波浪形，表面釉质易剥脱。故本题选D。

6. 四环素色素主要沉着在
   A. 牙本质 B. 牙釉质 C. 牙骨质
   D. 牙髓 E. 以上都不是

【答案】A

7. 关于先天性梅毒牙，不正确的是
   A. 是由于梅毒螺旋体感染使釉质发育障碍 B. 病变在上颌中切牙最为明显
   C. 第二恒磨牙的病变称为桑葚牙 D. 可伴有牙本质发育障碍
   E. 病变切牙称为Hutchinson切牙

【答案】C

8. 属于氟牙症病理改变的是
   A. 釉柱间区发育不全或消失 B. 小球间牙本质明显增多 C. 牙本质小管稀疏
   D. 釉牙本质界变得平直 E. 髓腔狭窄或闭锁

【答案】A

【解析】碱性磷酸酶可以水解多种磷酸酯，在骨牙代谢中提供充分无机磷，作为骨盐形成的原料。当氟浓度增高时，可抑制碱性磷酸酶的活力，而造成釉质发育不良、矿化不全和骨质变脆等骨骼疾患。结果是柱间质矿化不良和釉柱的过度矿化。这种情况在表层的釉质更显著，所以A正确；氟牙症对釉质影响比较大，而对牙本质和牙髓影响较小，所以B、C、D、E不选。此题应选A。

9. 釉质发育不良，其表面上形成凹陷的原因如下，除外
   A. 成釉细胞分泌釉质基质障碍 B. 牙乳头组织向成釉器突起 C. 釉质基质不能及时矿化而塌陷
   D. 基质分泌和矿化都有缺陷 E. 成釉细胞不能分化成高柱状细胞

【答案】B

【解析】釉质发育不良，其表面上形成凹陷是成釉细胞分泌釉质基质障碍，釉质基质不能及时矿化而塌陷，基质分泌和矿化都有缺陷，成釉细胞不能分化成高柱状细胞。

10. 氟牙症的病理变化是
    A. 牙本质矿化不良 B. 牙釉质矿化不良 C. 牙本质表面矿化不足
    D. 牙釉质表面矿化不足 E. 釉牙本质界弧形结构模糊

【答案】B

【解析】氟斑牙镜下可见釉质矿化不良，尤其是在釉柱之间及有机物较多的薄弱处。但釉质表层过度矿化，釉柱方向不规则，釉牙本质界的弧形结构较正常牙更明显。表层矿化良好，其深方的表层下区存在弥漫性的矿化不良。因此选B。

(11～14题共用备选答案)
   A. 釉质发育不全 B. 氟牙症 C. 四环素牙
   D. 牙本质发育不全症 E. 牙骨质发育不全症

11. 在牙齿发育阶段，如果饮用水中氟含量高于百万分之一，或经其他途径摄入过多的氟，可导致釉质形成不全和钙化不全的是

12. 在牙的发育阶段，由于局部和全身因素造成釉质结构异常的是

13. 在牙的发育阶段，服用过量的四环素药物，使牙着色的是

14. 是一种常染色体遗传病，牙冠呈微黄半透明，光照下呈现乳光色的是
【答案】B、A、C、D
【解析】氟牙症，又称氟斑釉主要由于牙齿发育期间，水中含氟量过高引起的一种特殊的釉质发育不全。釉质发育不全可由局部或全身因素引起，如全身因素（婴儿肺炎等），严重的营养障碍（维生素A、维生素D、钙、磷的缺乏等）或局部因素（乳牙根尖感染、乳牙外伤等）。四环素牙，在牙的发育阶段，服用过量的四环素药物，使牙着色。遗传性乳光牙本质又称牙本质发育不全症，是常染色体显性遗传病，表现为一种特殊的半透明或乳光的色彩，牙冠短。

第八单元 龋 病

1. 牙本质龋的病理改变是
A. 透明层　　　　　　　　B. 脱矿层　　　　　　　　C. 细菌侵入层
D. 坏死崩解层　　　　　　E. 以上都是
【答案】E

2. 牙骨质龋细菌侵入的主要通道是
A. 生长线　　　　　　　　B. 成牙骨质细胞突起　　　C. 牙骨质细胞陷窝
D. 穿通纤维　　　　　　　E. 牙骨质层板
【答案】D
【解析】引起牙骨质龋的细菌常沿着穿通纤维的方向侵入，并沿着牙骨质生长线向四周扩散，使牙骨质脱矿，有机物分解。

3. 釉质龋暗层的孔隙容积占釉质体积的
A. 0.1%　　　　　　　　　B. 1%　　　　　　　　　　C. 2%~4%
D. 5%　　　　　　　　　　E. 25%
【答案】C
【解析】正常釉质时，孔隙容积占釉质体积的0.1%；而发生龋病时，孔隙容积加大其中透明层1%，暗层2%~4%，病损体部5%~25%，表层5%。

4. 牙本质龋的四层病理改变不含
A. 脱矿层　　　　　　　　B. 暗层　　　　　　　　　C. 坏死崩解层
D. 细菌侵入层　　　　　　E. 透明层
【答案】B
【解析】牙本质龋按病变的组织形态、脱矿程度、细菌侵入情况的不同，由深部向表面可分为透明层、脱矿层、细菌侵入层和坏死崩解层。

5. 为了防止继发龋产生，临床窝洞制备时应彻底清除的组织是
A. 透明层　　　　　　　　B. 脱矿层　　　　　　　　C. 细菌侵入层
D. B+C　　　　　　　　　E. A+B+C
【答案】C
【解析】应彻底清除的是细菌侵入层，应清除到脱矿层。

6. 关于早期釉质龋病变，错误的是
A. 肉眼观察为灰白色不透明区
B. 透明层位于病损前沿
C. 脱矿主要发生在表层
D. 暗层孔隙增加，占釉质容积的2%~4%
E. 病损体部生长线及横纹较清楚
【答案】C
【解析】早期釉质龋肉眼观察为灰白色不透明区，因此不选A。典型的早期釉质龋常呈三角形改变，病变的深部与正常釉质相连接处为透明层，脱矿较轻，因此不选B，其表面依次为暗层、病损体部和表层。暗层孔隙增加，占釉质容积的2%~4%，因此不选D。病损体部脱矿最重，常常在生长线和横纹处较明显，因此不选E。釉质龋的表层由于氟含量高及再矿化的缘故，脱矿程度较轻，因此应选C。

7. 在釉质结构中，抗龋能力较强的一层是
   A. 表层 0.3mm 以上　　　　B. 表层 0.1～0.2mm　　　　C. 表层 0.25～0.3mm
   D. 表层下　　　　　　　　　E. 各层抗龋能力一致

【答案】B

【解析】釉质中的有机和无机成分在外、中、内层里不尽相同。表层釉质 0.1～0.2mm，含微量元素氟、锌和铅等较多而水较少，由于氟较多而碳酸盐浓度低，故在酸中的溶解度也低，抗龋力较强，故 B 正确；A、C、E 均错误；答案 D 较笼统，因此 D 错误。应选 B。

8. 平滑面龋的病损形态是
   A. 烧瓶状，口大底小　　　　　　　　B. 烧瓶状，口小底大
   C. 三角形，底位于釉质表面　　　　　D. 三角形，底位于釉牙本质界（窝沟龋）
   E. 浅碟状，口大底浅

【答案】C

【解析】平滑面龋的病损是指发生在牙邻接面或接触点下方、唇颊舌面龈缘上方牙颈部的龋。病损呈三角形，其底位于釉质表面，顶部朝向釉牙本质界。故 C 正确。

9. 光镜下早期牙釉质龋未脱矿的磨片，其病损四层结构由内向外分别是
   A. 透明层→暗层→病损体部→表层　　　　B. 暗层→透明层→病损体部→表层
   C. 暗层→病损体部→透明层→表层　　　　D. 病损体部→透明层→暗层→表层
   E. 病损体部→暗层→透明层→表层

【答案】A

10. 釉质龋中脱矿最严重的区域是
    A. 透明层　　　　　　B. 暗层　　　　　　C. 病损体部
    D. 表层　　　　　　　E. 脱矿层

【答案】C

【解析】釉质龋病理变化四层（由内向外）分别是透明层、暗层、病损体部、表层。其中病损体部是范围最广、脱矿最严重的一层，且该层釉质生长线和横纹更为清晰，故此题选 C。

11. 早期釉质龋病损区分层不包括
    A. 表层　　　　　　　B. 透明层　　　　　　C. 暗层
    D. 脂肪变性层　　　　E. 病损体层

【答案】D

【解析】早期平滑面釉质龋纵断磨片，由深层至表层病变可分为四层，即透明层、暗层、病损体部、表层。故选 D。

12. 典型早期釉质龋病损的前沿是
    A. 表层　　　　　　　B. 再矿化层　　　　　C. 暗层
    D. 病损体部　　　　　E. 透明层

【答案】E

【解析】透明层位于病损的前沿，和正常釉质相连并呈透明状。故本题答案是 E。易误选 C。

第九单元　牙髓病

1. 下列有关慢性增生性牙髓炎的描述错误的是
   A. 多见于儿童和青少年　　　　　　　B. 又称为牙髓息肉
   C. 上皮型外观常呈红色或暗红色，探之易出血　　　D. 溃疡型主要为增生的炎性肉芽组织
   E. 患牙有较大的穿髓孔

【答案】C

【解析】慢性增生性牙髓炎多见于儿童和青少年。患牙有较大穿髓孔，根尖孔大，牙髓血运丰富，使炎性牙髓组织增生呈息肉状，又称为牙髓息肉。根据其构成成分不同可分为溃疡型和上皮型。溃疡型外观常呈红色或暗红色，镜下主要为增生的炎性肉芽组织。上皮型呈粉红色，较坚实，镜下由大量成纤维细胞和胶原纤维构成。

2. 下列有关髓石的描述不正确的为
   A. 多位于根管内
   B. 由钙盐层层沉积而成
   C. 可能影响根管治疗
   D. 可附着在髓腔壁
   E. 可见不规则牙本质小管样结构

【答案】A

【解析】牙髓钙化包括髓石和弥散性钙化两种形式，其中髓石多见于髓室内，弥散性钙化多散在于根管内。

3. 以下病变不会造成牙外吸收的是
   A. 根尖周肉芽肿
   B. 根尖周囊肿
   C. 牙髓息肉
   D. 牙周炎
   E. 成釉细胞瘤

【答案】C

【解析】牙髓息肉常造成牙内吸收。此题是口腔病理学中的基础内容，强调牙体吸收及其形成原因。

4. 牙髓息肉又称为
   A. 急性浆液性牙髓炎
   B. 急性化脓性牙髓炎
   C. 慢性闭锁性牙髓炎
   D. 慢性溃疡性牙髓炎
   E. 慢性增生性牙髓炎

【答案】E

【解析】牙髓息肉又称为慢性增生性牙髓炎。慢性增生性牙髓炎的临床表现即为牙髓息肉。故本题答案是E。易误选C。

5. 牙体组织切片中，见牙髓中有一周围有纤维组织包绕的脓肿，其诊断应为
   A. 急性浆液性牙髓炎
   B. 急性化脓性牙髓炎
   C. 慢性闭锁性牙髓炎
   D. 慢性溃疡性牙髓炎
   E. 慢性增生性牙髓炎

【答案】C

【解析】慢性闭锁性牙髓炎的病理表现为牙髓中有周围有纤维组织包绕的脓肿。故本题答案是C。易误选E。

6. 慢性增生性牙髓炎的特征不包括
   A. 多为青少年发病
   B. 临床症状不明显
   C. 根尖孔粗大
   D. 穿髓孔小
   E. 牙髓组织增生呈息肉状

【答案】D

【解析】慢性增生性牙髓炎多见于青少年的乳、恒磨牙，患牙有较大的穿髓孔，根尖孔粗大，血运丰富，牙髓组织增生呈息肉状，探诊不痛易出血，冷测敏感或迟缓反应。

7. 炎性肉芽组织形成主要见于
   A. 釉质龋
   B. 牙本质龋
   C. 牙髓变性
   D. 慢性牙髓炎
   E. 急性牙髓炎

【答案】D

【解析】慢性牙髓炎的典型病理变化为炎性肉芽组织形成。故D正确。

8. 急性牙髓炎的主要病理变化是
   A. 淋巴细胞浸润
   B. 浆细胞浸润
   C. 肉芽组织形成
   D. 巨噬细胞浸润
   E. 中性粒细胞浸润

【答案】E

第十单元 根尖周病

1. 下列有关根尖周肉芽肿的描述，错误的是
   A. 多数无明显自觉症状
   B. 表现为以增生为主的炎症反应，有肉芽组织形成
   C. 可见吞噬脂质的泡沫细胞
   D. 可见胆固醇结晶裂隙
   E. 不会见到增生的上皮

【答案】E

【解析】根尖周肉芽肿内有时可见增生的上皮交织成网状，这些上皮可能来源于Malassez上皮剩余、经瘘道口长入的口腔黏膜上皮或皮肤、牙周袋壁上皮、呼吸道上皮。

2. 上皮性根尖周肉芽肿转化成根尖周囊肿的途径不包括
   A. 增生的纤维组织包绕脓肿而形成
   B. 增生的上皮中心部分因营养障碍，液化变性而形成
   C. 增生的上皮被覆脓腔，当炎症减轻后形成
   D. 增生的上皮包裹肉芽组织，发生退变坏死后形成
   E. B+C+D

【答案】A

【解析】上皮性根尖周肉芽肿转化成根尖周囊肿的途径有：增生的上皮中心部分因营养障碍，液化变性而形成；增生的上皮被覆脓腔，当炎症减轻后形成；增生的上皮包裹肉芽组织，发生退变坏死后形成。

3. 下列哪项不是急性根尖周炎的病理变化
   A. 根尖牙周膜血管扩张充血
   B. 根尖牙周膜形成脓肿
   C. 根尖牙槽骨死骨形成
   D. 根尖牙槽脓肿
   E. 根尖牙周膜坏死

【答案】C

4. 根尖周囊肿表现为下列病理改变，除了
   A. 囊壁内衬复层鳞状上皮
   B. 基底细胞呈柱状，胞核呈栅栏状排列
   C. 囊壁内常有慢性炎症细胞浸润
   D. 常含胆固醇裂隙
   E. 可见透明小体

【答案】B

【解析】根尖周囊肿是炎症性囊肿，镜下见囊壁的囊面内衬无角化的复层鳞状上皮，薄厚不一。囊壁中多有慢性炎症细胞浸润，有时衬里上皮和纤维囊壁内可见透明小体，囊腔和囊壁内可有针状胆固醇裂隙。备选答案中，A、C、D、E 都符合此囊肿的改变，唯有 B 项所叙述特点符合牙源性角化囊肿，一般不出现在根尖周囊肿中，故应选 B。

5. 根尖周肉芽肿中增生的上皮不可能来源于
   A. Malassez 上皮剩余
   B. 缩余釉上皮
   C. 牙周袋壁上皮
   D. 口腔黏膜上皮
   E. 呼吸道上皮

【答案】B

【解析】根尖周肉芽肿中增生的上皮可能来源于：Malassez 上皮剩余；经瘘道口长入的口腔黏膜上皮或皮肤；牙周袋壁上皮；与上颌窦或鼻腔相通的病例可能来自呼吸道上皮。因此本题选 B。

6. 根尖周肉芽肿内增生的上皮成分绝大多数来自
   A. 异位的腺上皮
   B. 口腔上皮
   C. 缩余釉上皮
   D. Malassez 上皮剩余
   E. 牙板上皮

【答案】D

7. 男，26 岁，前牙残根，拔除后可见根尖附着一团组织，镜下见增生的肉芽组织，内见淋巴细胞、浆细胞浸润，并见成纤维细胞和血管内皮细胞增生，并见泡沫细胞和上皮团块。可能的诊断为
   A. 慢性根尖周炎
   B. 牙周炎
   C. 根尖周脓肿
   D. 根尖周囊肿
   E. 根尖周肉芽肿

【答案】E

8. 男，45 岁，自述后牙咬合无力，偶有疼痛。X 线片示左下颌第二磨牙根尖有边界清楚的透射区。镜下可见边界清楚的炎性团块，内有新生的毛细血管、成纤维细胞及各种炎细胞。这是
   A. 慢性根尖周囊肿
   B. 慢性根尖周脓肿
   C. 慢性根尖周肉芽肿
   D. 慢性牙髓炎
   E. 以上都不是

【答案】C

9. 患牙严重龋坏，拔除后见根尖区附着一团组织。镜下以淋巴细胞、浆细胞和巨噬细胞浸润，血管内皮细胞和成纤维细胞增生为特征，并见不规则上皮增殖岛和泡沫细胞。其病理诊断应为
   A. 急性根尖周炎
   B. 根尖周囊肿
   C. 牙槽脓肿
   D. 根尖周肉芽肿
   E. 慢性根尖脓肿

【答案】D

10. 患者主述经治疗后的死髓牙有咀嚼痛，拔牙后送检物为囊壁样组织。镜下囊壁内衬复层鳞状上皮，厚薄不均，由不规则上皮钉突形成；囊壁内常有炎细胞浸润，主要为淋巴细胞、浆细胞，也混有中性粒细胞，部分囊壁区域可见针形裂隙。其病理诊断为
   A. 慢性牙周炎　　　　　　　B. 根尖周囊肿　　　　　　　C. 牙槽脓肿
   D. 根尖周肉芽肿　　　　　　E. 慢性根尖脓肿
   【答案】B

11. 根尖周囊肿囊壁的病理特点不包括
   A. 衬里上皮无上皮钉突　　　B. 内衬复层鳞状上皮　　　　C. 囊壁内有胆固醇裂隙
   D. 衬里上皮可见炎细胞浸润　E. 能看到泡沫细胞
   【答案】A
   【解析】根尖周囊肿囊壁特点：根尖周囊肿由衬里上皮、纤维囊壁、囊内容物组成。衬里上皮无角化，有上皮钉突。

12. 镜下有成片聚集的泡沫细胞，并见针状透明裂隙的改变见于
   A. 慢性溃疡性牙髓炎　　　　B. 慢性闭锁性牙髓炎　　　　C. 急性牙槽脓肿
   D. 慢性牙槽脓肿　　　　　　E. 根尖周肉芽肿
   【答案】E
   【解析】根尖周肉芽肿病理表现，镜下根尖区可见增生的肉芽组织团块，外有纤维组织包绕。有胆固醇结晶，呈针形裂隙，伴有异物巨细胞和聚集的泡沫细胞存在。根尖周肉芽肿中有上皮团块和泡沫细胞，符合题目描述，所以E正确。成片聚集的泡沫细胞、针状透明裂隙在慢性牙髓炎和急、慢性牙槽脓肿中不出现，所以A、B、C、D不选。此题选E。

第十一单元　牙周组织疾病

1. 下列哪项不是进展期牙周炎的病理变化
   A. 结合上皮下方的胶原纤维水肿、变性、丧失
   B. 牙槽嵴顶的固有牙槽骨吸收、消失
   C. 结合上皮向根方增殖、延伸，形成深牙周袋
   D. 牙周袋内有大量炎性渗出物
   E. 结缔组织内出现大量的淋巴细胞
   【答案】E

2. 关于活动期牙周炎病理变化描述哪项是错误的
   A. 结合上皮向深部增生并与牙面分离，形成深牙周袋
   B. 基质和胶原纤维变性溶解，大部分丧失
   C. 牙槽骨吸收与修复都比较明显
   D. 炎症浸润向深部蔓延、扩展，浆细胞增多
   E. 牙周袋内的炎性渗出物中，抗体和补体成分较多
   【答案】C

3. 牙周炎发展过程中的始发期一般持续
   A. 2～4天　　　　　　　　　B. 4～6天　　　　　　　　　C. 6～8天
   D. 8～10天　　　　　　　　 E. 1个月
   【答案】A
   【解析】龈沟区的沟内上皮与结合上皮周围表现为急性渗出性炎症反应。中性粒细胞浸润，其下方可见少量淋巴细胞及巨噬细胞。一般持续2～4天左右。

4. 慢性龈炎时，自上皮下方的炎症细胞浸润层依次是
   A. 淋巴细胞、中性粒细胞　　B. 中性粒细胞、淋巴细胞　　C. 白细胞、淋巴细胞
   D. 淋巴细胞、巨噬细胞　　　E. 肥大细胞、中性粒细胞
   【答案】B

5. 静止期牙周炎的病理变化不包括
   A. 牙槽骨可见大量破骨细胞
   B. 固有牙槽骨表面可见新的类骨质形成
   C. 牙周袋与牙槽骨之间可见大量新生的纤维结缔组织
   D. 牙骨质出现新生现象
   E. 袋壁组织可见炎性肉芽组织

【答案】A
【解析】静止期牙周炎袋壁上皮及结合上皮周围炎症明显减少,在牙周袋与牙槽骨之间可见大量新生的纤维结缔组织。牙槽骨的吸收呈静止状态,一般看不到破骨细胞,原吸收陷窝区有新的类骨质形成。牙根面被吸收的牙骨质也出现新生现象。

6. 骨上袋的病理变化主要是
   A. 假性牙周袋 B. 牙槽骨无吸收 C. 牙槽骨高度降低
   D. 固有牙槽骨吸收 E. 牙周膜破坏明显

【答案】C
【解析】牙周炎的主要病理变化是牙周袋形成和牙槽骨吸收。骨上袋是牙周炎的一种表现,即牙周袋的底部位于牙槽嵴顶的上方,同时伴有牙槽骨的水平吸收、牙槽骨的高度降低,因此C正确。A、B、E未涉及牙槽骨吸收,为非正确答案。D代表牙周炎时牙槽骨水平吸收导致的骨内袋,因此D也错误。

7. 关于活动期牙周炎病理变化哪项是错误的
   A. 牙周袋内有大量炎性渗出物 B. 沟内上皮出现糜烂
   C. 结合上皮向根方增殖 D. 牙槽骨内出现活跃破骨细胞
   E. 牙周膜间隙变窄

【答案】E
【解析】由于骨的吸收、破坏,导致牙周膜间隙增宽。

8. 牙周袋形成,尚无明显牙槽骨吸收的病理变化见于牙周炎的
   A. 始发期 B. 早期病变 C. 病损确立期
   D. 进展期 E. 静止期

【答案】C
【解析】牙周炎的发展是一个连续过程,现将菌斑诱发的炎症过程人为地分为始发期、早期、病损确立期及进展期四个阶段。在病损确立期,结合上皮继续向根方增殖,形成较浅的牙周袋。此时炎症仅限于软组织中,尚未见明显的牙槽骨吸收。

第十二单元 口腔黏膜病

1. 以下哪项不是扁平苔藓的病理表现
   A. 上皮不全角化 B. 基底细胞液化变性 C. 黏膜固有层淋巴细胞带状浸润
   D. 出现胶样小体 E. 胶原纤维变性

【答案】E
【解析】口腔扁平苔藓的典型病理表现是:上皮不全角化、基底层液化变性,以及黏膜固有层有密集的淋巴细胞,呈带状浸润;颗粒层明显、棘层肥厚者居多,上皮钉突呈不规则延长,其下端有时变尖呈锯齿状;在上皮的棘层、基底层或黏膜固有层可见圆形或卵圆形的胶样小体。故选E。

2. 下述哪种变化不可能出现在天疱疮
   A. 天疱疮细胞 B. 棘层内疱 C. 棘层松解
   D. 棘层增生 E. 嗜酸性粒细胞浸润

【答案】D
【解析】天疱疮的病理特征为棘层松解和棘层内疱形成。增生性天疱疮上皮层内见大量嗜酸性粒细胞浸润。

3. 下列有关白斑的描述,不正确的是
   A. 白斑是一个临床病名 B. 白斑恶变潜能随上皮异常增生程度的增加而增大

C. 白斑上皮异常增生是指原位癌 D. 非均质型白斑比均质性白斑恶变风险高
E. 白斑上皮表面过度角化或过度不全角化
【答案】C

4. 上皮内形成微小脓肿的是
A. 肉芽肿性唇炎 B. 念珠菌病 C. 天疱疮
D. 扁平苔藓 E. 慢性盘状红斑狼疮
【答案】B
【解析】A 选项主要表现为上皮下结缔组织内炎细胞浸润，血管周结节样聚集。C 选项主要表现为棘层松解和棘层内疱。D 选项主要表现为黏膜固有层有密集的淋巴细胞浸润。E 选项病理特点为血管周围有淋巴细胞浸润。B 选项念珠菌病常在上皮内形成微小脓肿，故选 B。

5. 以下哪个为扁平苔藓的主要病理变化
A. 基底细胞液化、变性 B. 出现棘层松解 C. 上皮表面见角质栓塞
D. 上皮内形成小脓肿 E. 结缔组织发生纤维变性
【答案】A
【解析】扁平苔藓的主要病理改变包括基底细胞液化、变性，固有层淋巴细胞密集浸润带等。其他的病理改变非扁平苔藓的主要病理变化。

6. 下列有关慢性盘状红斑狼疮的描述，错误的是
A. 免疫荧光检测可见翠绿色狼疮带 B. 面部鼻梁两侧出现蝴蝶斑
C. 属于癌前病变 D. 基底细胞液化、变性
E. 上皮表面过度角化或不全角化
【答案】C

7. 下列哪项不是单纯增生性白斑的病理改变
A. 可有过度正角化 B. 粒层明显
C. 可有非典型细胞 D. 棘层增生
E. 固有层和黏膜下层有淋巴细胞和浆细胞浸润
【答案】C
【解析】白斑无非典型细胞。

8. 剥脱性龈病损不包括
A. 牙龈白斑 B. 牙龈红斑狼疮 C. 牙龈类天疱疮
D. 牙龈天疱疮 E. 牙龈扁平苔藓
【答案】A
【解析】剥脱性龈病损不是一个单独的疾病，而是多种疾病在牙龈上的表现。包括牙龈红斑狼疮（病理可见狼疮带），牙龈类天疱疮（上皮基层下疱），牙龈天疱疮（上皮棘层内疱），牙龈扁平苔藓。

9. 红斑的病理变化不包括
A. 原位癌 B. 早期浸润癌 C. 上皮萎缩
D. 上皮不典型增生 E. 上皮单纯性增生
【答案】E
【解析】红斑的病理变化包括上皮萎缩、上皮不典型增生、原位癌、早期浸润癌。

10. 以下关于扁平苔藓的病理变化描述错误的是
A. 上皮增生或萎缩 B. 上皮棘层松解 C. 上皮基底细胞液化
D. 上皮钉突增生呈锯齿状 E. 上皮下淋巴细胞呈带状浸润
【答案】B
【解析】扁平苔藓棘层增生，少数萎缩。天疱疮主要病理变化是棘层松解。

11. 慢性盘状红斑狼疮的病理变化不包括
A. 上皮表面角化，可见角质栓塞 B. 上皮基底细胞液化
C. 上皮下血管扩张，可见玻璃样血栓 D. 上皮下血管周围有类纤维蛋白沉积
E. 上皮下血管周围有中性粒细胞浸润
【答案】E

12. 当白斑癌变时，除了上皮异常增生表现外，肯定出现
    A. 上皮过度不全角化层   B. 粒层明显
    C. 棘层增生   D. 上皮钉突伸长且变粗，但仍整齐，基底膜清晰
    E. 固有层和黏膜下层有淋巴细胞和浆细胞浸润
    【答案】A

13. 下列哪项不是艾滋病的口腔表现
    A. 念珠菌病   B. 毛状白斑   C. 坏死性龈炎
    D. 牙周炎   E. 红斑狼疮
    【答案】E
    【解析】艾滋病的口腔表现有毛状白斑、念珠菌病、龈炎、坏死性龈炎、牙周炎、Kaposi 肉瘤、非霍奇金淋巴瘤。

14. 慢性盘状红斑狼疮毛细血管病理改变不包括
    A. 毛细血管大量增生   B. 毛细血管扩张，管腔不整
    C. 血管内可见玻璃样血栓   D. 血管周围有类纤维蛋白沉积，PAS 染色阳性
    E. 管周有淋巴细胞浸润
    【答案】A
    【解析】上皮过度角化或不全角化，基底细胞液化变性，毛细血管扩张，管周淋巴结浸润（诊断标志），胶原蛋白发生变性，纤维水肿、断裂，上皮基底膜区有翠绿荧光带，又称之为狼疮带。

15. 关于增殖性红斑描述哪项是错误的
    A. 指口腔黏膜上出现的鲜红色、天鹅绒样斑块   B. 在临床和病理上不能诊断为其他疾病者
    C. 红斑边界清楚，范围固定   D. 红斑恶变率与白斑相似
    E. 红斑不如白斑多见
    【答案】D
    【解析】红斑易癌变，不少红斑已经是原位癌。

16. 男，23 岁，颊部黏膜近口角处白色斑块数月，质硬、不易擦去。镜下见上皮表层水肿，角化层内有中性粒细胞浸润，常形成微小脓肿。上皮棘层增生，上皮钉突呈圆形，基底膜部分被炎症破坏。PAS 染色见角化层有垂直于上皮表面的丝状阳性着色物，结缔组织中有充血的毛细血管及大量淋巴细胞、浆细胞和中性粒细胞浸润。病理诊断应为
    A. 白斑   B. 红斑   C. 肉芽肿性唇炎
    D. 白念珠菌病   E. 口腔结核
    【答案】D
    【解析】白念珠菌病由白念珠菌感染，婴、幼儿营养不良，全身重度消耗性疾病（如糖尿病、血液病、肿瘤等），或长期大量使用广谱抗生素、皮质激素、免疫抑制剂等，皆可诱发念珠菌感染。

    本题"诊断要点"为：白色斑块，微小脓肿及 PAS 染色见角化层有垂直于上皮表面的丝状阳性着色物（菌丝）。

17. 女，45 岁，颊黏膜有红斑样病损，表面糜烂，周围有白色放射状条纹。鼻梁两侧皮肤有蝴蝶斑。镜下可见上皮层萎缩变薄，表层过度角化，可见角质栓塞，基底细胞层液化变性，固有层浅层胶原纤维水肿，变性。小血管周围有慢性炎细胞浸润，以淋巴细胞为主。病理诊断是
    A. 白斑   B. 扁平苔藓   C. 天疱疮
    D. 红斑   E. 慢性盘状红斑狼疮
    【答案】E
    【解析】慢性盘状红斑狼疮镜下所见上皮表面有过度角化，多为过度正角化。粒层明显，角化层可有剥脱，有时可见角质栓塞；棘层萎缩变薄，有时可见上皮钉突增生、伸长；基底细胞发生液化变性，上皮与固有层之间可形成裂隙和小水疱，基底膜不清晰；上皮下结缔组织内有淋巴细胞浸润，毛细血管扩张，管腔不整，血管内可见玻璃样血栓，血管周围有 PAS 阳性类纤维蛋白沉积，管周有淋巴细胞浸润；胶原纤维发生类纤维蛋白变性，纤维水肿、断裂；基底膜可增厚。上述病理变化不一定同时存在。本题"诊断要点"为：蝴蝶斑、角质栓。

18. 口腔黏膜下纤维化病理表现为大量肌纤维坏死时，临床表现为
   A. 无症状	B. 口腔有烧灼感	C. 出现大疱
   D. 有自发痛，口干，味觉减退	E. 张口严重受限
【答案】E
【解析】口腔黏膜下纤维化主要变化为结缔组织发生纤维变性，可分为最早期、早期、中期、晚期四个阶段，在晚期病变中，上皮萎缩、上皮钉突变短或消失，有的上皮增生、钉突肥大，上皮细胞内有空泡，上皮有时出现异常增生。如果出现大量的肌纤维坏死，患者会出现张口度严重受损。故本题选E。

第十三单元　颌骨疾病

1. 患者，女，23岁。下颌骨区疼痛1年余。检查可见右下颌骨膨隆。X线片可见境界明显的密度降低区。病理可见骨质膨隆，有点状出血。镜下可见病变区域大量的纤维结缔组织，含有多核巨细胞。多核巨细胞较小。则患者所患疾病为
   A. 朗格汉斯细胞组织细胞增生症	B. 巨细胞肉芽肿
   C. 骨纤维结构不良	D. 颌骨骨髓炎
   E. 颌骨创伤
【答案】B
【解析】巨细胞肉芽肿好发于下颌骨的前牙区，颌骨吸收破坏，并使颌骨膨隆。病理变化为肉眼观骨质膨隆，可有出血、坏死和囊性变。镜下见病变由纤维结缔组织构成，其中含有多核巨细胞。血管较丰富，并常见出血。巨细胞分布不均匀，数量少，而且多核巨细胞较小，所含细胞核的数量也少。

2. 男，14岁，下颌骨后部无痛性肿胀，进展缓慢。X线咬合片显示外骨皮质板呈灶性骨膜下骨质增生。镜下见骨膜下密质骨反应性新骨形成，其中有少量淋巴细胞和浆细胞浸润，无化脓及死骨形成。最可能的疾病是
   A. Garré 骨髓炎	B. 致密性骨炎	C. 慢性化脓性骨髓炎
   D. 结核性骨炎	E. 慢性局灶性骨髓炎
【答案】A
【解析】慢性硬化性骨髓炎伴增生性骨膜炎，又称Garré骨髓炎或骨化性骨膜炎，双层骨皮质，表面平滑，有反应性新骨形成，无化脓及死骨形成。

3. 骨纤维异常增生症的特点是
   A. 骨小梁增生	B. 骨内纤维组织减少	C. 骨内纤维组织增多
   D. 骨膜增生	E. 骨皮质增生
【答案】C
【解析】纤维结缔组织增多，可见较多幼稚骨小梁。

4. 朗格汉斯细胞组织细胞增生症的慢性局限型是
   A. 嗜酸性淋巴肉芽肿	B. 嗜酸性肉芽肿	C. 汉-许-克病
   D. 勒-雪病	E. 巨细胞肉芽肿
【答案】B

5. 慢性化脓性颌骨骨髓炎特征性表现是
   A. 大量中性粒细胞浸润	B. 坏死的炎症细胞和液化的组织共同形成脓液
   C. 死骨形成	D. 有新骨形成
   E. 窦道流脓，经久不愈
【答案】E
【解析】慢性化脓性骨髓炎窦道流脓经久不愈，有感染性骨腔或死骨存在。

6. 关于骨纤维异常增生症描述哪项是错误的
   A. 病变内有囊腔形成	B. 病变包膜完整	C. 病变内有大量成纤维细胞
   D. 病变内有大量纤维组织	E. 病变内有新骨形成
【答案】B

第十四单元 唾液腺疾病

1. 关于腺淋巴瘤，以下哪项是错误的
   A. 最常见于腮腺
   B. 女性多见
   C. 肿瘤部分呈囊性
   D. 由上皮和淋巴样组织组成
   E. 肿瘤上皮细胞排列成双层（假复层）
   【答案】B

2. 舍格伦综合征的病理表现不包括
   A. 淋巴细胞浸润
   B. 小叶轮廓仍保留
   C. 形成上皮岛
   D. 病变常从小叶周边开始
   E. 导管增生扩张
   【答案】D

3. 黏液表皮样癌的主要构成细胞是
   A. 黏液细胞、嗜酸细胞、表皮样细胞
   B. 黏液细胞、透明细胞、表皮样细胞
   C. 黏液细胞、中间细胞、透明细胞
   D. 黏液细胞、中间细胞、表皮样细胞
   E. 中间细胞、嗜酸细胞、表皮样细胞
   【答案】D
   【解析】黏液表皮样癌是由黏液细胞、中间细胞和表皮样细胞构成的恶性唾液腺肿瘤。

4. 多形性腺瘤的上皮性成分可排列成
   A. 筛孔状结构
   B. 玫瑰花样结构
   C. 滤泡状结构
   D. 腺管样结构、肌上皮细胞和鳞状细胞团片
   E. 不规则大腺管或囊腔呈乳头状
   【答案】D
   【解析】多形性腺瘤基本结构为上皮性成分形成的腺管样结构、肌上皮细胞、鳞状细胞团片、黏液样组织和软骨样组织。

5. 低分化黏液表皮样癌的病理特点是
   A. 黏液细胞成分少
   B. 中间细胞成分少
   C. 表皮样细胞成分少
   D. 多形成囊腔
   E. 鳞状上皮化生
   【答案】A

6. 常用于诊断舍格伦综合征的病理取材部位是
   A. 腮腺
   B. 下颌下腺
   C. 舌下腺
   D. 颊腺
   E. 唇腺
   【答案】E
   【解析】舍格伦综合征患者唇腺的病理变化与大唾液腺基本相似，因此多取唇腺组织做病理检查。病变处仍保留腺小叶轮廓，小叶中心病变较重，并有导管扩张及囊腔形成，浸润细胞破坏基底膜进入导管壁深层。此题选E。

7. 下列唾液腺肿瘤中不含肌上皮细胞的是
   A. 多形性腺瘤
   B. 肌上皮瘤
   C. 腺样囊性癌
   D. 黏液表皮样癌
   E. 多形性低度恶性腺癌
   【答案】D
   【解析】肌上皮细胞位于腺泡和小导管的腺上皮与基底膜之间，光镜下细胞体小，形态扁平，发出4～8支分支状突起，呈放射状包绕腺泡表面，其胞核较大呈扁圆形，几乎占据整个细胞。多形性腺瘤其基本结构为腺上皮、肌上皮、黏液、黏液样组织和软骨样组织，排除A。肌上皮瘤具有双相性结构，导管内层衬覆上皮细胞、透明的肌上皮细胞，排除B。腺样囊性癌光镜观察，肿瘤实质细胞主要为导管内衬上皮细胞和变异肌上皮细胞，排除C。多形性低度恶性腺癌肿瘤细胞主要由肿瘤性肌上皮和肿瘤性导管上皮细胞构成，排除E。黏液表皮样癌由黏液样细胞、表皮样细胞和中间细胞组成，此题选D。

8. 多形性低度恶性腺癌的病理学特点是
   A. 细胞多形性
   B. 细胞一致、结构多形和转移率低

C. 细胞多形、结构一致和转移率低　　　　　　　　D. 细胞和结构多形，而恶性度低
E. 低度恶性的多形性腺瘤

【答案】B

【解析】多形性低度恶性腺癌表现为组织结构的多样性，而细胞形态却表现为一致性，容易与细胞形态和结构都多样的多形性腺瘤混淆，但其实两者是截然不同的两种肿瘤。该肿瘤恶性度低，转移率也很低。

9. 以下哪项不是多形性腺瘤的病理特点
  A. 上皮和肌上皮细胞形成条索　　　　　　　　B. 上皮和肌上皮细胞形成片块、密集排列
  C. 与黏液样或软骨样组织混合　　　　　　　　D. 鳞状化生
  E. 包膜完整、厚薄一致

【答案】E

【解析】表面光滑多呈结节状或分叶状，包膜较完整，剖面呈实性灰白色，浅蓝色的软骨样区域，半透明胶冻状的黏液样区域。多形性腺瘤可有完整、不完整的包膜，故选 E。

10. 常发生神经浸润的唾液腺肿瘤是
  A. 腺样囊性癌　　　　　　B. 腺泡细胞癌　　　　　　C. 黏液表皮样癌
  D. 囊腺癌　　　　　　　　E. 肌上皮癌

【答案】A

【解析】唾液腺肿瘤中，腺样囊性癌具有嗜神经性，常沿神经浸润，故又称"圆柱瘤"，本题选A。

11. 坏死性唾液腺化生的病理改变不包括
  A. 腺小叶坏死　　　　　　B. 上皮出现明显异型性　　　C. 上皮呈假上皮瘤样增生
  D. 鳞状细胞团块　　　　　E. 鳞状化生

【答案】B

12. 舍格伦综合征与其他腺体慢性炎症的区别是
  A. 腺泡破坏、消失　　　　B. 淋巴细胞浸润　　　　　　C. 腺小叶内缺乏纤维结缔组织修复
  D. 导管上皮增生　　　　　E. 导管扩张

【答案】C

【解析】舍格伦综合征肉眼观察，唾液腺腺体弥漫性肿大或呈结节状包块，剖面呈灰白色。弥漫性肿大者腺小叶界限清楚；结节状包块者腺小叶不明显，但仔细观察仍可辨认。与周围病变轻者或正常腺小叶有界限，但两者之间无被膜间隔。镜下见病变从小叶中心开始。早期淋巴细胞浸润于腺泡之间，将腺泡分开，进而使腺泡破坏、消失，密集的淋巴细胞形成滤泡。病变严重时，小叶内腺泡全部消失，而为淋巴细胞、组织细胞所取代，但小叶外形轮廓仍保留。腺小叶内缺乏纤维结缔组织修复，此表现可区别于腺体其他慢性炎症。故选 C。

13. 下列哪种细胞不是多形性腺瘤中肌上皮细胞可能出现的形态
  A. 浆细胞样细胞　　　　　B. 梭形细胞　　　　　　　　C. 嗜酸性粒细胞
  D. 透明肌上皮细胞　　　　E. 上皮样细胞

【答案】C

【解析】多形性腺瘤其基本结构为腺上皮、肌上皮、黏液、黏液样组织和软骨样组织。腺上皮形成腺管样结构，腺管的外围为梭形的肌上皮细胞或柱状的基底细胞。管腔内有粉染的均质性黏液。肌上皮细胞可分为浆细胞样、梭形、透明和上皮样四种形态。肌上皮细胞常与黏液样组织和软骨样组织相互过渡，即逐渐移行为黏液样组织和软骨样组织。肿瘤的间质较少，纤维结缔组织常发生玻璃样变性。此题选 C。

14. 腺泡细胞癌表现下列生长方式，除了
  A. 实性型　　　　　　　　B. 筛管状　　　　　　　　　C. 微囊型
  D. 乳头状　　　　　　　　E. 以上都不是

【答案】B

15. 腺样囊腺癌可表现以下组织学类型，除了
  A. 腺状　　　　　　　　　B. 筛孔状　　　　　　　　　C. 乳头状
  D. 小管状　　　　　　　　E. 实性

【答案】C

16. 腮腺肿瘤镜下见肿瘤细胞体积小、核深染，密集成团，团片周边部细胞呈单层柱状排列，基底膜增厚明显。最可能的病理诊断是

　　A. 基底细胞腺瘤　　　　　　B. 管状腺癌　　　　　　　C. 乳头状囊腺瘤
　　D. 腺泡细胞癌　　　　　　　E. 多形性低度恶性腺癌

【答案】A

【解析】基底细胞腺瘤由基底细胞样肿瘤细胞构成，缺乏多形性腺瘤中的黏液软骨样成分。约75%发生于腮腺，5%发生于下颌下腺，其他发生于小唾液腺，尤其上唇多见。多见于60～70岁。多数肿瘤为实性，界限清楚，活动，表面呈结节状，常有局部囊性感。膜性型可为多发性，可与皮肤圆柱瘤或毛发上皮瘤同时发生。临床表现为生长缓慢的无痛性肿块。

　　题干中团片周边部细胞呈单层柱状排列，基底膜增厚明显——单层柱状排列即为特征性栅栏状排列，为基底细胞形态。

17. 患者，男，76岁，左耳下肿物10年，近半年来肿物生长加快，出现疼痛及烧灼感。检查：左侧腮腺区可见一结节状肿物，10cm×8.5cm×5cm，肿物固定，病理学检查见肿物包膜不完整。镜下见部分组织为腺管样结构及黏液软骨样区，另见部分组织细胞发生间变，出现部分低分化腺癌和鳞状细胞癌，肿瘤细胞突破包膜生长。该肿物应诊断为

　　A. 多形性腺瘤癌变　　　　　B. 腺泡细胞癌　　　　　　C. 腺样囊性癌
　　D. 多形性腺瘤　　　　　　　E. 腺淋巴瘤

【答案】A

【解析】腺管样结构及黏液软骨样区——指向多形性腺瘤；近半年来肿物生长加快，出现疼痛及烧灼感，另见部分组织细胞发生间变——指向恶变。

18. 慢性唾液腺炎表现以下病理变化，除了

　　A. 导管扩张　　　　　　　　B. 腺泡萎缩　　　　　　　C. 胶原纤维增生
　　D. 腺小叶坏死　　　　　　　E. 鳞状化生

【答案】D

【解析】慢性唾液腺炎的病理变化主要有唾液腺导管扩张，导管内有炎症细胞，导管周及纤维间质中有淋巴细胞和浆细胞浸润，或形成淋巴滤泡；腺泡萎缩、消失而为增生的纤维结缔组织取代；小叶内导管上皮增生，可见鳞状化生。腺小叶坏死通常在急性唾液腺炎中出现，因此本题选D。

19. 男，35岁，腭部黏膜溃疡6周，位于硬软腭交界处。溃疡表面呈火山口样。镜下见溃疡周围的表面上皮呈假上皮瘤样增生，腺小叶坏死，腺导管有明显的鳞状化生，形成大小不等的上皮岛或上皮条索，腺体内见弥漫的中性粒细胞、淋巴细胞及浆细胞浸润。最可能的病理诊断是

　　A. 变性型唾液腺肿大症　　　B. 复发性阿弗他溃疡　　　C. 复发性坏死性黏膜腺周围炎
　　D. 坏死性唾液腺化生　　　　E. 巨细胞病毒感染

【答案】D

【解析】坏死性唾液腺化生，是一种病因不明、有自愈倾向的唾液腺良性病变，有特征性火山口样溃疡，其临床和病理表现易误认为恶性肿瘤。因受物理、化学和生物损伤，使局部缺血而发生坏死性炎症。好发于软硬腭交界处。坏死性唾液腺化生的病理改变：溃疡周围的表面上皮呈假上皮瘤样增生，腺小叶坏死，腺泡壁溶解消失，黏液外溢形成黏液池。腺导管有明显的鳞状化生，形成大小不等的上皮岛或上皮条索。有的腺小叶完全被鳞状细胞团取代，易被误认为高分化的鳞状细胞癌或黏液表皮样癌。但化生的鳞状细胞形态较一致，无核异形性或间变。

　　题干中位于硬软腭交界处，溃疡表面呈火山口样，镜下见溃疡周围的表面上皮呈假上皮瘤样增生——指向坏死性唾液腺化生。

20. 男，45岁，左口底肿块一年，有疼痛及麻木感，首先应该考虑的是

　　A. 腺淋巴瘤　　　　　　　　B. 腺泡细胞癌　　　　　　C. 多形性腺瘤
　　D. 鳃裂囊肿　　　　　　　　E. 腺样囊性癌

【答案】E

【解析】口腔颌面部常见肿瘤，强调肿瘤浸润神经的临床特征，涉及唾液腺肿瘤。

第十五单元 口腔颌面部囊肿

1. 纤维囊壁内含有大量淋巴样组织并形成淋巴滤泡的囊肿是
   A. 黏液囊肿　　　　　　　　B. 萌出囊肿　　　　　　　　C. 鳃裂囊肿
   D. 含牙囊肿　　　　　　　　E. 甲状舌管囊肿
   【答案】C
   【解析】鳃裂囊肿的纤维囊壁内含有大量淋巴样组织并形成淋巴滤泡。符合题目描述，所以C项正确。

2. 下列有关鳃裂囊肿的描述，**不正确**的是
   A. 可来自第一、第二、第三、第四鳃裂　　　　B. 常发生于颈中部
   C. 第一鳃裂来源的囊肿壁缺乏淋巴样组织　　　D. 多数内衬复层鳞状上皮
   E. 术后几乎无复发
   【答案】B
   【解析】鳃裂囊肿常位于颈上部近下颌角处、胸锁乳突肌上1/3前缘。

3. 含牙囊肿囊壁与所含牙齿的位置关系是
   A. 囊壁附着于牙冠　　　　　B. 囊壁附着于牙颈部　　　　C. 囊壁附着于牙根中部
   D. 囊壁附着于牙齿任何部位　E. 牙齿完全位于囊腔内
   【答案】B
   【解析】含牙囊肿是指囊壁包含一个未萌出牙的牙冠并附着于该牙牙颈部的囊肿。

4. 肉眼观察，含牙囊肿的囊壁附着于
   A. 牙冠1/2处　　　　　　　B. 牙根冠方1/3处　　　　　C. 牙根根方1/3处
   D. 釉牙骨质界　　　　　　　E. 釉牙本质界
   【答案】D

5. 根尖周囊肿的纤维囊壁内不见
   A. 泡沫状吞噬细胞　　　　　B. 多核巨细胞　　　　　　　C. 胆固醇结晶裂隙
   D. 影细胞　　　　　　　　　E. 透明小体
   【答案】D

6. 球状上颌囊肿诊断条件不包括
   A. 囊肿位于上颌恒侧切牙和尖牙之间　　　　　B. 邻近牙齿为活髓牙
   C. 呈边界清楚的倒置的梨形放射透光区　　　　D. 有时可见含有未萌出牙的牙冠
   E. 组织学上可能是牙源性囊肿
   【答案】D

7. 纤维囊壁内含有大量淋巴样组织，并形成淋巴滤泡的囊肿是
   A. 黏液囊肿　　　　　　　　B. 萌出囊肿　　　　　　　　C. 鳃裂囊肿
   D. 含牙囊肿　　　　　　　　E. 甲状舌管囊肿
   【答案】C
   【解析】鳃裂囊肿又称颈部淋巴上皮囊肿。常位于颈上部下颌角附近，胸锁乳突肌上1/3前缘。上皮衬里为复层鳞状上皮（90%以上）、假复层柱状上皮。囊肿上皮可癌变。纤维囊壁含有大量淋巴样组织并形成淋巴滤泡，是鳃裂囊肿的特异性表现，其他囊肿没有这种表现，所以A、B、D、E不选。此题应选C。

8. 以下囊肿中不属于发育性牙源性囊肿的是
   A. 含牙囊肿　　　　　　　　B. 成人龈囊肿　　　　　　　C. 萌出囊肿
   D. 腺牙源性囊肿　　　　　　E. 根尖周囊肿
   【答案】E
   【解析】发育性牙源性囊肿包括婴儿龈囊肿、含牙囊肿、成人龈囊肿、萌出囊肿、腺牙源性囊肿、发育性根侧囊肿。此题选E。

9. 多数情况下，无上皮衬里的囊肿是
   A. 牙源性角化囊肿　　　　　B. 甲状舌管囊肿　　　　　　C. 含牙囊肿

D. 鳃裂囊肿　　　　　　　　　　E. 黏液囊肿

【答案】E

【解析】黏液囊肿可分为外渗性黏液囊肿及潴留性黏液囊肿：①外渗性黏液囊肿，占黏液囊肿的80%以上，病理特点表现为无上皮衬里，外渗性黏液囊肿是由创伤引起的。②潴留性黏液囊肿，有上皮衬里、潴留的黏液团块及结缔组织被膜，发病原因主要是导管系统的阻塞。故选E。

10. 某患者牙拔出后见根尖区附着一团组织，镜下见上皮有细胞间水肿和以中性粒细胞为主的炎症细胞浸润，炎性浸润细胞主要为淋巴细胞、浆细胞。其病理诊断为

A. 急性根尖周炎　　　　　　B. 根尖周囊肿　　　　　　C. 牙槽脓肿
D. 根尖周肉芽肿　　　　　　E. 慢性根尖脓肿

【答案】B

【解析】根尖周囊肿上皮有细胞间水肿和以中性粒细胞为主的炎症细胞浸润。纤维组织囊壁内炎症明显，炎性浸润细胞主要为淋巴细胞、浆细胞，也混杂有中性粒细胞浸润以及泡沫状吞噬细胞。囊壁内可见含铁血黄素和胆固醇晶体沉积而留下裂隙，裂隙周围常伴有多核巨细胞反应。故此题选B。

11. 患者男，10岁。右下颌肿胀1年余，检查见右下颌前磨牙区膨隆，手术见右下颌囊性肿物，内含一牙冠，囊壁附着于牙齿颈部，应首先考虑为

A. 萌出囊肿　　　　　　　　B. 成人龈囊肿　　　　　　C. 发育性根侧囊肿
D. 含牙囊肿　　　　　　　　E. 根尖周囊肿

【答案】D

【解析】萌出囊肿，即萌出牙的缩余釉上皮与釉质之间液体潴留而形成的囊肿，排除A。成人龈囊肿位于软组织，X线片常无异常，当囊肿较大时可压迫骨皮质，导致其表面侵蚀性吸收，排除B。发育性根侧囊肿发生于萌出牙根侧，排除C。根尖周囊肿，牙周膜内的上皮残余增生，增生的上皮团中央发生变性与液化，周围组织液不断渗出，逐渐形成囊肿，排除E。含牙囊肿多发生于10～39岁患者，男性多见，发病部位以下颌第三磨牙区最常见，囊腔内可含一个未萌的牙冠，此题选D。

12. 囊壁内衬2～4层扁平上皮的囊肿，最可能是

A. 牙源性角化囊肿　　　　　B. 鼻唇囊肿　　　　　　　C. 根尖周囊肿
D. 含牙囊肿　　　　　　　　E. 皮样囊肿

【答案】D

【解析】含牙囊肿镜下上皮衬里是复层扁平上皮，较薄，由2～5层扁平或矮立方状细胞组成，无角化，无上皮钉突。纤维囊壁有牙源性上皮岛、皮脂腺细胞。符合题目描述，所以D正确，选项中的其他囊肿没有2～4层薄层扁平上皮内衬，所以A、B、C、E不选。此题选D。

13. 女，10岁，下唇结节半年，时大时小，切除后制片检查，镜下可见组织内大量黏液及泡沫细胞，本病应诊断为

A. 纤维瘤　　　　　　　　　B. 黏液囊肿　　　　　　　C. 皮样囊肿
D. 多形性腺瘤　　　　　　　E. 黏液表皮样癌

【答案】B

第十六单元　牙源性肿瘤

1. 具有局部浸润性生长的肿瘤为

A. 海绵状血管瘤　　　　　　B. 囊性水瘤　　　　　　　C. 牙龈瘤
D. 成釉细胞瘤　　　　　　　E. 蔓状血管瘤

【答案】D

【解析】具有局部浸润性生长的肿瘤主要是指恶性肿瘤，但也有肿瘤生物学行为介于良性和恶性之间，具有恶性倾向，可转变为恶性肿瘤，称为"临界瘤"，如成釉细胞瘤、多形性腺瘤，故选D。A、B、C、E中均属于瘤样病变或良性肿瘤，无浸润性生长的行为。

2. 下列哪项不属于牙瘤组成成分

A. 牙釉质　　　　　　　　　B. 牙本质　　　　　　　　C. 牙骨质

    D. 牙周膜　　　　　　　　　　　　E. 牙髓

【答案】D

【解析】组合性牙瘤由排列有序的牙釉质、牙本质、牙骨质和牙髓所组成，如同正常牙的排列方式。

3. 属于牙源性上皮和外间充质性良性肿瘤的是
    A. 牙源性鳞状细胞瘤　　　　　B. 牙成釉细胞瘤　　　　　C. 牙源性钙化上皮瘤
    D. 牙源性透明细胞瘤　　　　　E. 黏液瘤

【答案】B

【解析】牙成釉细胞瘤属于牙源性上皮和外间充质性良性肿瘤。

4. 成釉细胞瘤有下列组织学分型，除了
    A. 滤泡型　　　　　　　　　　B. 丛状型　　　　　　　　C. 梭形细胞型
    D. 基底细胞型　　　　　　　　E. 棘皮瘤型

【答案】C

【解析】成釉细胞瘤分型有滤泡型、丛状型、棘皮瘤型、颗粒细胞型、基底细胞型、角化成釉细胞瘤。

5. 以下可能是牙源性角化囊肿复发的原因，除了
    A. 手术难以完整摘除　　　　　B. 衬里上皮生长活跃　　　C. 囊肿部分区域癌变
    D. 囊壁内有卫星囊　　　　　　E. 口腔黏膜基底细胞增殖

【答案】C

【解析】复发的原因有：①囊壁薄，易破碎；②囊壁内含有微小子囊或卫星囊；③具有局部侵袭性或向骨小梁间呈指状外突性生长特点；④病变区具有高度增殖能力的口腔黏膜基底细胞未彻底切除，会引起复发。

6. 牙源性角化囊肿有以下病理改变，除了（多发生于下颌单发）
    A. 复层鳞状上皮衬里　　　　　B. 基底细胞栅栏状排列　　C. 表面不全角化
    D. 腺上皮样分化　　　　　　　E. 伴卫星囊形成

【答案】D

7. 下列关于成釉细胞瘤的描述，错误的是
    A. 实性型成釉细胞瘤生长具有局部侵袭性，易复发
    B. 单囊型成釉细胞瘤临床表现和X线表现类似颌骨囊肿
    C. 单囊型成釉细胞瘤伴囊腔内瘤结节增殖者，生物学行为类似于实性型成釉细胞瘤
    D. 成釉细胞瘤组织结构和细胞形态变异较大
    E. 棘皮瘤型成釉细胞瘤的肿瘤上皮岛内呈现广泛的鳞状化生

【答案】C

8. 在牙周膜中，哪一种细胞能增殖成颌骨囊肿或牙源性肿瘤
    A. 成纤维细胞　　　　　　　　B. 间质细胞　　　　　　　C. 成骨细胞
    D. Malassez上皮剩余　　　　　E. 成牙骨质细胞

【答案】D

9. 下列哪项不是牙源性腺样瘤与含牙囊肿的区别点
    A. 肿瘤上皮为结节状实性细胞巢，可形成玫瑰花样结构
    B. 肿瘤上皮为立方或柱状细胞，形成环状腺管样结构
    C. 由多边形嗜酸性鳞状细胞组成小结节
    D. 肿瘤为梁状或筛状
    E. 肿瘤腔内可含牙

【答案】E

10. 牙源性钙化上皮瘤中的钙化物质来源于
    A. 淀粉样物质钙化　　　　　　B. 肿瘤上皮细胞钙化　　　C. 上皮角化物质钙化
    D. 纤维结缔组织钙化　　　　　E. A+B

【答案】A

11. 下列有关成釉细胞瘤的描述错误的是
    A. 主要含成釉器样结构，但无釉质或其他牙体硬组织形成
    B. 多发生于颌骨内，但也可发生于骨外

C. 组织结构和细胞形态变异较大，可有多种表现
D. 滤泡型和丛状型是实性成釉细胞瘤最常见的组织学亚型
E. 目前认为促结缔组织增生型成釉细胞瘤的治疗方法与单囊型成釉细胞瘤相同

【答案】E

【解析】成釉细胞瘤约80%发生于下颌骨，其中下颌磨牙区和下颌升支部为最常见发病部位；主要含成釉器样结构，但无釉质或其他牙体硬组织形成，组织结构和细胞形态变异较大，可有多种表现，根据临床病理表现的不同WHO将成釉细胞瘤分为四型：实性/多囊型、骨外/外周型、促结缔组织增生型、单囊型，其中滤泡型和丛状型是最常见的组织亚型。因此此题选E。

12. 以下肿瘤中没有角质形成的是
   A. 鳞状细胞癌　　　　　　B. 成釉细胞瘤　　　　　　C. 牙源性角化囊性瘤
   D. 多形性腺瘤　　　　　　E. 腺样囊性癌

【答案】E

【解析】鳞状细胞癌表皮角化，中心部有角化性癌珠，排除A。成釉细胞瘤内出现广泛角化，排除B。牙源性角化囊性瘤的特征为不全角化的复层鳞状上皮衬里，排除C。多形性腺瘤有时可见浅蓝色透明的软骨样组织或黄色的角化物，排除D。腺样囊性癌没有角质形成，此题选E。

13. 牙源性腺样瘤好发部位是
   A. 上颌尖牙区　　　　　　B. 下颌尖牙区　　　　　　C. 上颌双尖牙区
   D. 下颌双尖牙区　　　　　E. 上颌磨牙区

【答案】A

14. 以下病变属于混合性牙瘤的是
   A. 牙源性钙化囊性瘤　　　B. 成釉细胞瘤　　　　　　C. 牙源性腺样瘤
   D. 牙源性钙化上皮瘤　　　E. 牙源性纤维瘤

【答案】A

【解析】成釉细胞瘤是常见的牙源性上皮性良性肿瘤之一，不属于混合瘤，排除B。牙源性腺样瘤临床较少见。Abrams等认为它主要是颌骨内的一种独立肿瘤，排除C。牙源性钙化上皮瘤为独立病理类型的牙源性肿瘤，无牙源性外间充质来源，排除D。牙源性纤维瘤为含有牙源性上皮和牙骨质小体的纤维瘤。牙源性纤维瘤可发生于上下颌骨，一般多发生于颌骨内，称为中心型，也可发生在颌骨的边缘，称为外周型，不是混合瘤，排除E。此题选A。

15. 含中间细胞的腺肿瘤是
   A. 黏液表皮样癌　　　　　B. 腺样囊性癌　　　　　　C. 多形性低度恶性腺癌
   D. 腺泡细胞癌　　　　　　E. 腺癌

【答案】A

【解析】黏液表皮样癌镜下观察：肿瘤由表皮样细胞、黏液细胞和中间细胞构成。根据三种细胞的比例和分化，可将其分为高、中、低分化三种。

16. 关于良性成牙骨质细胞瘤描述哪项是错误的
   A. 通常相关牙根吸收而变短，并与肿瘤性硬组织融合
   B. 软组织成分为血管性疏松的纤维组织
   C. 牙骨质常为圆形或卵圆形矿化团块
   D. 团块周边为嗜碱性的牙本质样组织和成牙本质细胞
   E. 新形成的未矿化组织在钙化团块的周边部常呈放射状骨小梁样排列，没有改建

【答案】D

17. 男，38岁，右下颌角及升支处无痛性、渐进性颌骨膨大8年，X线见多囊性骨损害，有受累牙的根吸收。病理检查见病变由孤立的上皮岛组成，上皮岛的中心部细胞呈星形，排列疏松，其周边部围绕一层柱状细胞，核远离基底膜呈栅栏状排列。最可能的病理诊断是
   A. 滤泡型成釉细胞瘤　　　B. 丛状型成釉细胞瘤　　　C. 牙源性钙化上皮瘤
   D. 牙源性腺样瘤　　　　　E. 牙源性鳞状细胞瘤

【答案】A

【解析】滤泡型：①肿瘤细胞形成孤立型上皮岛。②中心类似成釉器的星网状层。③周边有一层立方或柱状上皮细胞，类似成釉器内釉上皮，或前成釉上皮。④中心部可囊变。⑤间质为疏松结缔组织。

18. 男，29岁，左下颌角渐进性颌骨膨大2年，X线见单囊性透射区，含有一牙冠。病检见病变主要为囊性肿物，内衬复层上皮，基底层细胞呈柱状，核深染呈栅栏状排列，远离基底膜，部分区域见上皮呈结节状增生，表现丛状型成釉细胞瘤的特点，突入囊腔。最可能的病理诊断是

  A. 丛状型成釉细胞瘤   B. 单囊型成釉细胞瘤   C. 牙源性钙化囊肿

  D. 含牙囊肿   E. 牙源性腺样瘤

【答案】B

【解析】单囊型成釉细胞瘤，单纯囊性型：①囊腔衬里上皮基底层细胞核染色质增加，着色深。②基底细胞呈栅栏状排列，核远离基底膜，极性倒置。③基底细胞胞浆空泡变。

19. 女，12岁，上颌右前磨牙区肿胀1年，X线见界限清楚的放射透光区，内含大小不等的钙化物质。病检见肿物呈囊性，内衬上皮部分类似缩余釉上皮，部分类似成釉细胞瘤。灶性影细胞团块见于衬里上皮内或纤维囊壁内，部分影细胞可发生钙化。最可能的病理诊断是

  A. 单囊型成釉细胞瘤   B. 牙源性钙化囊肿   C. 牙源性钙化上皮瘤

  D. 牙源性角化囊肿   E. 牙源性腺样瘤

【答案】B

20. 男，42岁，右侧下颌升支部渐进性膨隆2年，无明显疼痛。镜下可见肿瘤性上皮形成大小不等的上皮岛或滤泡，形态类似成釉器，滤泡之间为疏松的结缔组织。病理诊断为

  A. 成釉细胞瘤   B. 牙源性钙化囊肿   C. 牙源性角化囊肿

  D. 牙源性钙化上皮瘤   E. 成釉细胞纤维瘤

【答案】A

21. 下列病理学变化属于混合性牙瘤的是

  A. 形成滤泡状上皮岛   B. 形成玫瑰花样结构   C. 出现大量影细胞和钙化灶

  D. 由许多牙样结构组成   E. 牙体组织成分紊乱排列

【答案】E

22. 以下病变中术后较易复发的是

  A. Warthin瘤   B. 含牙囊肿   C. 外周性成釉细胞瘤

  D. 牙源性角化囊性瘤   E. 牙源性腺样瘤

【答案】D

23. 以下哪种病变中能够见到玫瑰花样结构

  A. 牙源性腺样瘤   B. 成釉细胞纤维瘤   C. 牙源性钙化上皮瘤

  D. 多形性腺瘤   E. 鳞状细胞癌

【答案】A

【解析】牙源性腺样瘤肿瘤上皮可形成玫瑰花样结构、腺管样结构以及梁状或筛状结构。

24. 下列哪一项不属于一般型成釉细胞瘤的分类

  A. 周边型   B. 滤泡型   C. 丛状型

  D. 颗粒细胞型   E. 棘皮瘤型

【答案】A

25. 男，40岁。左下颌磨牙区颌骨逐渐膨胀1年。X线片显示下颌骨磨牙区有不规则透光区内含有大小不等的不透光团块。镜下可见肿瘤由多边形上皮细胞组成，细胞间桥清晰，上皮细胞排列成片状或岛状，细胞之间可见圆形嗜酸性均质性物质。病理诊断为

  A. 成釉细胞瘤   B. 牙源性角化囊性瘤   C. 牙源性钙化上皮瘤

  D. 成釉细胞纤维瘤   E. 牙源性腺样瘤

【答案】C

【解析】X线片显示下颌骨磨牙区有不规则透光区，内含有大小不等的不透光团块——钙化；镜下可见肿瘤由多边形上皮细胞组成，细胞间桥清晰，上皮细胞排列成片状或岛状——细胞间桥；细胞之间可见圆形嗜酸性均质性物质——淀粉样物呈同心圆状沉积。

26. 女，18岁，上颌尖牙区有一个1cm大小的包块，X线片显示包块中有不透光的钙化颗粒。镜下可见4种结构：①肿瘤上皮组成的玫瑰花样结构。②腺管样结构，由立方状细胞组成。③由多边形嗜酸性鳞状细胞组成的小结节。④肿瘤的周边部有筛状结构。病理诊断为
A. 成釉细胞瘤　　　　　　　B. 牙源性腺样瘤　　　　　　　C. 含牙囊肿
D. 牙源性钙化上皮瘤　　　　E. 牙源性钙化囊肿
【答案】B
【解析】牙源性腺样瘤生长缓慢，一般无明显症状。10～19岁女性多见。上颌尖牙区为好发部位，常伴阻生牙。大多数发生于骨内，少数情况下也可发生于牙龈（外周型）。X线与含牙囊肿相似。病变一般呈X线透射区，但有时可见不透光的钙化颗粒。肉眼观肿瘤较小，包膜完整。切面呈囊性或实性，实性部分是灰白色；囊性部分大小不等，腔内含淡黄色胶冻状物质或血性液体，腔内可含牙。镜下见肿瘤上皮可形成不同结构：①结节状实性细胞巢，由梭形或立方状上皮细胞组成，形成玫瑰花样结构。上皮细胞之间以及玫瑰花样结构的中心部可见嗜酸性物质沉积。②腺管样结构，立方状或柱状细胞形成环状的腺管样结构，胞核远离腔面。管状腔隙内可含有嗜酸性物质和细胞碎屑。③梁状或筛状结构，见于肿瘤的周边部或实性细胞巢之间。细胞呈圆形或梭形，核着色深。常常是1～2层的细胞条索形成筛状。

27. 患者，男，16岁，自觉右下颌肿大3周，检查见右下颌磨牙区肿胀，X线片见境界清楚的放射透光区间有阻射性团块，术后见肿物有完整包膜，内含大小不等的牙齿样物。应首先考虑为
A. 组合性牙瘤　　　　　　　B. 混合性牙瘤　　　　　　　　C. 成釉细胞牙瘤
D. 成釉细胞纤维牙瘤　　　　E. 牙成釉细胞牙瘤
【答案】A
【解析】组合性牙瘤患者年龄较小，好发于上颌切牙-尖牙区。X线显示形态及数目不一的牙样物堆积在一起。镜下见肿物由许多牙样结构所组成，这些牙样结构虽然不同于正常牙，但牙釉质、牙本质、牙骨质和牙髓的排列如同正常牙的排列方式。

28. 不侵袭骨组织的成釉细胞瘤是
A. 基底细胞型成釉细胞瘤　　B. 角化成釉细胞瘤　　　　　　C. 促结缔组织增生型成釉细胞瘤
D. 外周性成釉细胞瘤　　　　E. 单囊型成釉细胞瘤
【答案】D
【解析】成釉细胞瘤包括4种不同的临床病理分型，包括实性/多囊型、骨外/外周型、促结缔组织增生型和单囊型，其中骨外/外周型是指发生于牙龈或牙槽黏膜而未侵犯颌骨的一类亚型。因此本题选D。

29. 男，20岁。无明显症状，拔除左侧第三磨牙时发现下颌升支部有一大的阴影。镜下可见囊肿衬里上皮为一薄层复层鳞状上皮，无上皮钉突，基底细胞层界限清楚，棘层较薄，衬里上皮表面常呈波状或皱褶状。病理诊断为
A. 成釉细胞瘤　　　　　　　B. 含牙囊肿　　　　　　　　　C. 球状上颌囊肿
D. 牙源性钙化囊性瘤　　　　E. 牙源性角化囊性瘤
【答案】E
【解析】牙源性角化囊性瘤旧称牙源性角化囊肿，病变多累及下颌骨，尤其是磨牙及升支部。其病理表现为囊腔内含有黄白色发亮的片状物或干酪样物质；衬里上皮为较薄的、厚度一致的复层鳞状上皮，常由5～8层细胞组成，一般无上皮钉突，上皮-纤维组织界面平坦，衬里上皮常与其下方的结缔组织囊壁分离，形成上皮下裂隙；上皮表面呈波浪状或皱褶状，表层角化多呈不全角化；棘细胞层较薄，与表面角化层移行较突然，棘细胞常呈细胞内水肿；基底细胞层界限清楚，由柱状细胞或立方状细胞组成，胞核着色深且远离基底膜，呈栅栏状排列；纤维囊壁较薄，一般无炎症，但合并感染时有大量炎症细胞浸润，上皮可发生不规则增生，出现上皮钉突、角化消失；纤维组织囊壁内有时可见微小的子囊或上皮岛。故本题选E。

第十七单元　其他肿瘤及瘤样病变

1. 基底样鳞状细胞癌常发生于
A. 颊部　　　　　　　　　　B. 口底　　　　　　　　　　　C. 牙龈
D. 舌根　　　　　　　　　　E. 下唇

【答案】D

2. 男，67岁，右舌根侧缘溃疡半年，伴有进食疼痛，检查可见与下颌第二、三磨牙对应处有舌缘溃疡，1cm×1.5cm大小，边缘隆起，灰白色，触之较硬，轻压疼，镜下见增生的鳞状细胞团块向结缔组织浸润，上皮细胞可见间变及异常核分裂，上皮团块内有角化珠形成。应诊断为
   A. 嗜酸性溃疡　　　　　　　　B. 舌鳞癌　　　　　　　　　C. 叶状乳头炎
   D. 腺周口疮　　　　　　　　　E. 恶性淋巴瘤
【答案】B

3. 男，65岁，口底区有一菜花样肿物，质硬，不活动。镜下可见角化的上皮向外呈乳头状过度增生，向下浸润至结缔组织内，细胞轻度异型。结缔组织内炎症反应不明显。应诊断为
   A. 腺样鳞状细胞癌　　　　　　B. 腺鳞癌　　　　　　　　　C. 未分化癌
   D. 基底样鳞状细胞癌　　　　　E. 疣状癌
【答案】E
【解析】疣状癌是鳞癌的一种，老年人多见，下唇多发，可见白色刺状突起。镜下为高分化鳞癌，细胞轻度不典型。生长缓慢，局部侵蚀，彻底切除不易复发，一般不转移。

4. 以下说法错误的是
   A. 混合性牙瘤多见于双尖牙和磨牙区　　　　B. 良性成牙骨质细胞瘤病变大部分为钙化组织
   C. 口腔癌最常见部位是口底癌　　　　　　　D. 口腔鳞癌最少发生转移的是唇癌
   E. 较易由淋巴道播散的口腔癌是舌癌
【答案】C

5. 以下不属于高分化鳞状细胞癌的病理变化的是
   A. 具有细胞间桥　　　　　　　B. 角化少　　　　　　　　　C. 核分裂象少
   D. 非典型核分裂极少　　　　　E. 细胞多形性不明显
【答案】B

6. 下列哪项不是疣状癌与鳞状细胞癌的区别点
   A. 细胞轻度异形　　　　　　　B. 生长方式为局部推进　　　C. 生长缓慢
   D. 转移发生在后期　　　　　　E. 部分肿瘤可不发生转移
【答案】A

7. 高分化鳞状上皮呈局部破坏性推进生长的是
   A. 鳞状细胞癌　　　　　　　　B. 基底细胞癌　　　　　　　C. 梭形细胞癌
   D. 未分化癌　　　　　　　　　E. 疣状癌
【答案】E
【解析】疣状癌是鳞癌的一个特殊类型，其特征是疣状外观，病理上一般分化程度较高，肿瘤呈局部破坏性推进生长，符合题目描述。鳞状细胞癌的特点是，出现角蛋白、细胞间桥、蟹足样浸润，基底膜不清。所以E正确。

8. 关于口腔黏膜恶性黑色素瘤，以下哪项是错误的
   A. 与其他部位相比，恶性度较低　　B. 男性多于女性　　　　　C. 主要见于上颌牙槽和腭部
   D. 肿瘤细胞内含黑色素的量不等　　E. 以上都不对
【答案】A

9. 鳞状细胞癌除其恶性特征外还需具备
   A. 角蛋白和细胞间桥的出现　　B. 团块状结构和细胞间桥的出现　　C. 片状结构和细胞间桥的出现
   D. 巢状结构和角蛋白的出现　　E. 核分裂象和角蛋白的出现
【答案】A

10. WHO对口腔鳞状细胞癌的分级主要依据
    A. 肿瘤大小　　　　　　　　　B. 形态学特征　　　　　　　C. 浸润深度
    D. 淋巴结转移与否　　　　　　E. 以上都是
【答案】B

11. 下述哪一项不是疣状癌的特征
    A. 常见于50岁以上的老年患者　　B. 以下唇多见　　　　　　C. 呈白色刺状或乳头状

D. 生长迅速　　　　　　　　　　E. 上皮细胞成球状向下方结缔组织中破坏性推进生长

【答案】D

12. 牙龈瘤的病变性质多属于

A. 良性肿瘤　　　　　　B. 恶性肿瘤　　　　　　C. 局限性慢性炎性增生
D. 发育畸形　　　　　　E. 自身免疫性疾病

【答案】C

【解析】牙龈瘤是牙龈上特别是龈乳头处局限生长的慢性炎性反应性瘤样增生物。它来源于牙周膜及牙龈的结缔组织，因其无肿瘤的生物学特征和结构，故为非真性肿瘤，但切除后易复发。

第二章 口腔解剖生理学

第一单元 牙体解剖生理

1. 关于上颌第一乳磨牙的解剖特点，说法错误的一项是
A. 颊面的宽度大于长度，近中缘长直，远中缘短突
B. 颊尖微突，略偏近中
C. 邻面可见其 1/3 显著缩窄，颊侧颈 1/3 处非常突出
D. 殆面形态似上颌前磨牙
E. 牙根细长，三根分叉大，根干较长
【答案】E

2. 7 岁女童，上颌侧切牙冠根的朝向是
A. 根向远中，冠向近中
B. 根向唇侧，冠向舌侧
C. 根向近中，冠向远中
D. 根向舌侧，冠向唇侧
E. 根向远中，冠向远中
【答案】E

3. 以下哪一部位的牙槽窝颊侧牙槽骨板较厚
A. 下颌中切牙区
B. 下颌侧切牙区
C. 下颌尖牙区
D. 下颌前磨牙
E. 下颌磨牙区
【答案】E

4. 以下哪一部位的牙槽窝颊舌侧牙槽骨板厚度相近
A. 下颌中切牙区
B. 下颌侧切牙区
C. 下颌尖牙区
D. 下颌前磨牙
E. 下颌磨牙区
【答案】D

5. 随着髓腔的增龄性变化，在上颌前牙继发性牙本质主要沉积于
A. 髓室顶
B. 髓室底
C. 唇侧髓壁
D. 舌侧髓壁
E. 根尖孔
【答案】D
【解析】继发性牙本质沉积方式因牙位而不同，上颌前牙继发性牙本质主要沉积在髓室舌侧壁，其次为髓室顶；磨牙主要沉积在髓室底，其次为髓室顶和侧壁。

6. 上颌第一磨牙殆面发育沟包括
A. 近中舌沟、远中舌沟、近中邻沟、中央沟
B. 颊沟、舌沟、近中沟、远中沟
C. 颊沟、远中舌沟、近中沟
D. 远中舌沟、近中舌沟、中央沟、远中沟
E. 颊沟、舌沟、远中舌沟、中央沟
【答案】C

7. 乳牙与恒牙的鉴别中，错误的是
A. 乳牙根分叉大
B. 乳牙冠根分界明显
C. 乳磨牙体积依次减小
D. 乳牙颈嵴明显突出
E. 乳牙体积小，色乳白
【答案】C
【解析】乳牙与恒牙比较，无乳前磨牙，同时具有以下特点：体积小，牙冠短而宽，乳白色；乳牙颈部缩窄，唇颈嵴、颊颈嵴显突出，殆面缩窄，冠根分明，根分叉较大；乳前牙通常是宽冠窄根，乳磨牙体积依次增大。故本题选 C。

8. 动物在由低级向高级发展过程中的特点是
A. 牙根数目减少
B. 牙根长度增加
C. 牙的分布由广泛至集中
D. 牙尖高度降低
E. 磨牙逐渐前移

【答案】C

【解析】牙演化的特点：①牙形由单一同形牙向异形牙演化；②牙数由多变少；③牙替换次数由多牙列向双牙列演化；④牙根从无到有；⑤牙的分布由广泛至集中于上、下颌骨；⑥牙附着于颌骨的方式由端生牙至侧生牙，最后向槽生牙演化。

9. 上颌中切牙近中接触区比远中接触区距切角
   A. 较近   B. 较远   C. 相等距
   D. 随磨耗面改变   E. 无一定关系

【答案】A

【解析】上颌中切牙近中接触区在切1/3靠近切角，远中接触区在切1/3距切角稍远。

10. 上、下颌磨牙形态区别中不正确的是
    A. 上颌磨牙的牙冠呈斜方形   B. 上颌磨牙的牙冠较直   C. 下颌磨牙的牙冠倾向舌侧
    D. 上颌磨牙颊尖钝而舌尖锐   E. 下颌磨牙一般为双根

【答案】D

【解析】上、下颌磨牙的主要区别有：上颌磨牙牙冠较直，呈斜方形，下颌磨牙牙冠倾向舌侧，呈长方形；上颌磨牙颊尖长锐，舌尖圆钝，下颌磨牙颊尖圆钝，舌尖长锐；上颌磨牙一般有三根，下颌磨牙一般为双根。

11. 上前牙髓腔唇舌剖面观最宽的地方在
    A. 牙冠处   B. 切嵴处   C. 颈缘附近
    D. 牙根的中央处   E. 根管口的下边

【答案】C

【解析】前牙唇舌剖面观髓腔最宽处在颈部。所以选项C正确。

12. 女，2岁。口内检查发现，上下颌乳中切牙、乳侧切牙和第一乳磨牙萌出，按照一般乳牙萌出顺序在其口内萌出的下一颗牙为
    A. 下颌乳尖牙   B. 上颌乳尖牙   C. 下颌第二乳磨牙
    D. 上颌第二乳磨牙   E. 下颌第一磨牙

【答案】A

【解析】乳牙的萌出顺序为Ⅰ—Ⅱ—Ⅳ—Ⅲ—Ⅴ。通常下颌同名牙比上颌同名牙萌出早。因此在第一乳磨牙萌出后，应该是下颌乳尖牙萌出。

13. 髓室顶到髓室底之间的距离小于2mm的是
    A. 上颌第一磨牙   B. 上颌第二磨牙   C. 下颌第一磨牙
    D. 下颌第二磨牙   E. 下颌第三磨牙

【答案】C

【解析】下颌第一磨牙髓室约呈矮立方形，近远中径＞颊舌径＞髓室高度，髓室高度约1mm。

14. 外形高点位于中1/3处的是
    A. 切牙唇侧   B. 切牙舌侧   C. 尖牙舌侧
    D. 磨牙舌侧   E. 尖牙颊侧

【答案】D

【解析】切牙唇侧高点位于颈1/3，舌侧高点为舌隆突。尖牙颊侧高点位于中1/3与颈1/3交界处的唇轴嵴。磨牙舌侧外形高点位于中1/3处。故本题答案是D。

15. 下颌第一磨牙的𬌗面具有
    A. 4个三角嵴，3个点隙，3条发育沟   B. 4个三角嵴，3个点隙，4条发育沟
    C. 4个三角嵴，3个点隙，5条发育沟   D. 5个三角嵴，3个点隙，4条发育沟
    E. 5个三角嵴，3个点隙，5条发育沟

【答案】E

【解析】下颌第一磨牙有近中颊尖、远中颊尖、远中尖、近中舌尖、远中舌尖5个牙尖，5个牙尖伸向𬌗面中央形成5个三角嵴；共5条发育沟，分别为颊沟、舌沟、近中沟、远中沟以及远中颊沟，5条发育沟相交形成3个点隙。故本题答案是E。

16. 下颌第一磨牙髓室顶最凹处约平齐于
    A. 冠𬌗，中1/3交界处   B. 颈缘上2mm   C. 颈缘

D. 颈缘下 2mm　　　　　　　　E. 根分叉处

【答案】C

【解析】下颌磨牙髓室顶形凹，最凹处平齐颈缘。近舌髓角与远舌髓角较高接近冠中 1/3，近颊、远颊、远中髓角较低，位于牙冠颈 1/3。答案 C 正确。

17. 形态不同于任何恒牙的是

A. 上颌乳尖牙　　　　　　　B. 下颌第一乳磨牙　　　　　　C. 下颌第二乳磨牙
D. 上颌第一乳磨牙　　　　　E. 上颌第二乳磨牙

【答案】B

【解析】乳切牙和尖牙类似同名恒牙；第二乳磨牙类似第一恒磨牙；上颌第一乳磨牙类似上颌前磨牙；下颌第一乳磨牙是唯一一颗不类似于任何恒牙的乳牙。故本题答案是 B。

18. 属于上颌中切牙特点的是

A. 近中切角为直角，远中切角为锐角　　　　B. 舌窝浅，不明显
C. 牙冠由四个生长叶组成　　　　　　　　　D. 切嵴位于牙体长轴的舌侧
E. 近中面稍短，较圆突

【答案】C

【解析】上颌中切牙近中切角为直角，远中切角是钝角；舌窝深；近中面较长、较直。牙冠有四个生长叶，切嵴位于长轴唇侧。故本题答案是 C。

19. "临床牙冠"是指

A. 暴露于口腔的牙体部分　　B. 被牙龈覆盖的牙体部分　　　C. 发挥咀嚼功能的牙体部分
D. 被牙本质所覆盖的牙体部分　　E. 被牙釉质所覆盖的牙体部分

【答案】A

【解析】牙体外层被牙釉质覆盖的部分称牙冠，也称为解剖牙冠，以牙颈为界。正常情况下牙冠大部分显露于口腔，牙冠与牙龈为界，其中龈缘上方的称临床牙冠。

20. 常见远中舌侧根管的牙是

A. 上颌第一前磨牙　　　　　B. 上颌第二前磨牙　　　　　　C. 上颌第一磨牙
D. 下颌前磨牙　　　　　　　E. 下颌第一磨牙

【答案】E

【解析】常见远中舌侧根管的牙是下颌第一磨牙。下颌第一磨牙常见 3～4 根管，即近中 2 根管，远中 1～2 根管。

21. 副根管的定义是

A. 由主根管分出的分支　　　B. 根尖分出的小分支　　　　　C. 相邻根管间的交通支
D. 髓室底至根分叉处的管道　　E. 髓室底至根尖处的管道

【答案】D

【解析】副根管为发自髓室底至根分叉处的管道，多见于磨牙。故本题答案是 D。根尖分歧，根管侧支都是主根管分出的；根尖分出的小分支是根尖分歧；相邻根管间的交通支是管间吻合；髓室底至根尖处的管道是根管。

22. 根管中口最大，且呈圆形的是

A. 上颌第一磨牙近中颊根　　B. 上颌第一磨牙远中颊根　　　C. 下颌第一磨牙远中根
D. 下颌第一磨牙近中根　　　E. 上颌第一磨牙腭根

【答案】E

【解析】根管中口最大，且呈圆形的是上颌第一磨牙腭根。

23. 牙的演化规律，错误的是

A. 牙形由异形到同形　　　　B. 替换次数由多到少　　　　　C. 附着方式由端生至侧生至槽生
D. 牙的分布从广泛到集中　　E. 牙根从无到有

【答案】A

【解析】牙齿的演化符合以下的规律：①由同形牙到异形牙；②牙齿数量由多到少；③替换次数由多到少；④从无根牙到有根牙；⑤牙齿的分布从广泛到集中；⑥牙齿的附着方式由端生至侧生至槽生。哺乳动物的牙齿已经发展为异形牙，分切牙、尖牙、前磨牙和磨牙四类，而鱼类、爬行类、鸟类多为单椎体牙。故 A 选项错误。

24. 上颌尖牙与下颌尖牙的区别，错误的是
A. 上颌尖牙体积较大，牙冠宽大，下颌尖牙体积较小，牙冠窄长
B. 上颌尖牙轴嵴明显
C. 上颌尖牙近远中斜缘相交近90°，下颌尖牙成钝角
D. 上颌尖牙牙根粗壮，下颌尖牙牙根细长
E. 下颌尖牙舌窝深

【答案】E

【解析】上颌尖牙与下颌尖牙的区别：①上颌尖牙体积较大，牙冠宽大，下颌尖牙体积较小，牙冠窄长；②上颌尖牙颈嵴、轴嵴舌隆突明显，舌窝深；下颌尖牙上述结构不明显，舌窝较浅；③上颌尖牙近远中斜缘相交近直角，下颌尖牙成钝角；④上颌尖牙牙根粗壮，下颌尖牙牙根细长。

25. 磨牙的叙述，错误的是
A. 第一磨牙萌出早，沟裂点隙多，容易龋坏
B. 第二乳磨牙形态与第一恒磨牙相似
C. 第三磨牙因阻生或错位常发生冠周炎
D. 腮腺导管口位于上颌第三磨牙牙冠相对颊黏膜上
E. 上颌第三磨牙可作为寻找腭大孔的标志

【答案】D

【解析】第一磨牙约6岁萌出，是萌出最早的恒牙，𬌗面结构复杂，尖窝起伏，沟嵴交错，容易龋坏。上下颌第二乳磨牙与同颌第一恒磨牙形态近似，位置毗邻，易误认。第三磨牙因萌出最晚易发生阻生或错位，冠周牙龈多形成盲袋，可发生冠周炎。腮腺导管口位于上颌第二磨牙牙冠相对颊黏膜上。常用上颌第三磨牙腭侧龈缘至腭中线弓形连线的中点来定位腭大孔。故选D

26. 存在C形根管的牙是
A. 上颌第一前磨牙 B. 上颌第一磨牙 C. 上颌第二磨牙
D. 下颌第一磨牙 E. 下颌第二磨牙

【答案】E

【解析】上颌第一前磨牙牙根较扁，多存在根中或根尖1/3处分为颊舌根。上颌第一磨牙多为三根，两颊根间距较近，颊根与舌根之间分开较远，三根分叉较大。上颌第二磨牙为三根，颊舌根间分叉度小，向远中偏斜，少数牙近中颊根或远中颊根与舌根融合。下颌第一磨牙为扁而厚的双根，近中根比远中根稍大，根尖偏向远中。下颌第二磨牙多为双根，少数牙近远中根颊侧融合，舌侧仍分开，牙根断面呈C形，称为C形根。故选E。

27. 符合下颌第一乳磨牙特点的是
A. 𬌗面似以近中缘为底的三角形 B. 颊面远中缘长于近中缘 C. 近中颊颈嵴特别突出
D. 颊面似以远中缘为底的三角形 E. 牙根细长，分叉度小

【答案】C

【解析】下颌第一乳磨牙𬌗面是不规则的四边形，近中边缘嵴短，似一个以远中边缘嵴为底的三角形。颊面为四边形，近中缘长而直，远中缘短且突。近中面颊侧缘颈1/3处颈嵴特别突出，𬌗1/3明显缩窄。根干较短，根分叉大。故本题答案是C。

28. 根管口是指
A. 髓室和根管的交界处 B. 根管末端的开口处 C. 髓腔的开口处
D. 髓室的开口处 E. 根管的开口处

【答案】A

【解析】根管在髓室内移行处称为根管口，根管在牙根表面的开口为根尖孔。故选A。

29. 根尖孔开口的位置最少见的是
A. 根尖顶 B. 舌侧 C. 唇颊侧
D. 近中 E. 远中

【答案】C

30. 不属于牙功能的是
A. 发音时限定了舌的活动范围 B. 通过咀嚼可刺激颌骨正常发育 C. 通过咀嚼增进牙周组织健康
D. 保持面部形态正常 E. 保持口腔的自洁作用

【答案】E

【解析】牙齿有咀嚼、辅助发音和言语、保持面部的协调美观三大功能。牙在行使便咀嚼功能时可刺激颌面部正常生长发育，增进牙周组织健康。故B、C、D选项属于牙齿功能。前牙缺失时舌齿音、齿音、唇齿音等的发音受到较大影响，故选项A属于牙齿功能。牙的功能中，无保持口腔自洁功能，故E选项为答案。

31. 结节是指牙釉质的
 A. 过分钙化所形成的小突起　　B. 长线状隆起　　C. 近似锥体形的显著隆起
 D. 半月形突起　　E. 三面相交形成的小突起
【答案】A
【解析】结节是指牙釉质的过分钙化所形成的小突起。长线状隆起是嵴；近似锥体形的显著隆起是牙尖；半月形突起是舌隆突。

32. 近中面颈部有明显凹陷的牙是
 A. 上颌第二前磨牙　　B. 下颌第二前磨牙　　C. 上颌第一前磨牙
 D. 下颌第一前磨牙　　E. 下颌中切牙
【答案】C
【解析】上颌第一前磨牙近中面颈部有明显凹陷，有近中沟。

33. 两牙之间都以近中面相接触的是
 A. 中切牙与中切牙　　B. 中切牙与侧切牙　　C. 侧切牙与尖牙
 D. 尖牙与双尖牙　　E. 双尖牙与双尖牙
【答案】A
【解析】左右中切牙两牙之间都以近中面相接触。

34. 上颌第一磨牙髓室底位于颈缘
 A. 冠方0.5mm处　　B. 冠方1.0mm处　　C. 龈方1.0mm处
 D. 龈方2.0mm处　　E. 冠方2.0mm处
【答案】D
【解析】上颌第一磨牙髓室顶凹向下，最凹处约与颈缘平齐，髓室底呈圆形，位于颈缘龈方约2mm处。

35. 上颌第一磨牙有三个牙根，即
 A. 近中根、远中根、舌根　　B. 颊根、近中舌根、远中舌根　　C. 近中根、远中颊根、远中舌根
 D. 近中颊根、近中舌根、远中根　　E. 近中颊根、远中颊根、腭根
【答案】E
【解析】上颌第一磨牙有三个牙根，即近中颊根、远中颊根、腭根。

36. 下颌第一磨牙最小的牙尖是
 A. 近颊尖　　B. 近舌尖　　C. 远颊尖
 D. 远舌尖　　E. 远中尖
【答案】E
【解析】下颌第一磨牙共有5个牙尖，最小的是远中尖。

37. 牙的萌出时间是指牙冠
 A. 发育开始的时间　　B. 钙化开始的时间　　C. 完整形成的时间
 D. 达到咬合的时间　　E. 破龈而出的时间
【答案】E
【解析】牙冠萌出的时间是指牙冠出龈的时间。牙冠出龈至上下牙达到咬合接触的过程叫萌出。故本题答案是E。

38. 不属于前磨牙特点的是
 A. 𬌗面的点隙及邻面均为龋齿好发部位　　B. 常作为判断颏孔位置的标志
 C. 常作为义齿修复的基牙　　D. 可能出现畸形中央尖
 E. 拔除可用旋转力
【答案】E
【解析】前磨牙𬌗面的点隙、沟及邻面都是龋的好发部位，充填或修复时要注意其正常形态，特别是邻接区的恢复，以免造成食物嵌塞。由于第一磨牙萌出较早，缺失机会较多，第二前磨牙常作为基牙修复第一磨牙。畸形中央尖常见于下颌第二前磨牙𬌗面中央窝。下颌前磨牙常作寻找颏孔的标志。由于上颌前磨牙牙根是

扁根或双根,拔除时不可使用旋转力。

39. 牙体长轴是指
A. 通过牙体中心的一条假想轴 B. 通过牙根中心的一条假想轴 C. 通过牙冠中心的一条假想轴
D. 通过牙根牙冠的一条假想轴 E. 通过牙颈部的一条假想轴
【答案】A
【解析】牙体长轴是指通过牙体中心的一条假想直线。

40. 下颌第二前磨牙牙冠的形态为
A. 长方形 B. 正方形 C. 方圆形
D. 斜方形 E. 圆形
【答案】C
【解析】下颌第二前磨牙牙冠外形方圆,牙冠的厚度、宽度和高度相近,颊舌面大小约相等。

41. 牙萌出特点中错误的是
A. 左右对称同期萌出 B. 下颌牙比上颌同名牙萌出早
C. 女性萌出早于男性 D. 最早萌出的乳牙是下颌乳中切牙
E. 最早萌出的恒牙是下颌中切牙
【答案】E
【解析】牙齿萌出的特点是:①牙齿萌出有一定次序,萌出先后与牙胚发育的先后基本一致;②牙齿的萌出有一定的时间,但其生理范围较宽,个人差异较大;③左右同名牙大致同时出龈;④下颌牙萌出略早于上颌的同名牙;⑤最早萌出的乳牙是下颌乳中切牙,最早萌出的恒牙是下颌第一恒磨牙。

42. 女,15岁。近来饮冷水时,有右上后牙一过性疼痛。检查发现:右上第一磨牙近中邻面有深龋洞,在治疗这个龋过程中,最易出现有意外穿髓的部位是
A. 近中颊侧髓角 B. 近中舌侧髓角 C. 远中舌侧髓角
D. 远中颊侧髓角 E. 第五牙尖髓角
【答案】A
【解析】上颌第一磨牙颊侧牙尖高于舌侧牙尖,近中牙尖高于远中牙尖,因此,髓角由高向低依次为近中颊侧髓角、近中舌侧髓角、远中颊侧髓角和远中舌侧髓角。髓角最高易穿髓。

43. 下颌磨牙髓室底距根分叉的距离约为
A. 1.0mm B. 2.0mm C. 3.0mm
D. 4.0mm E. 5.0mm
【答案】B
【解析】下颌磨牙髓室底距根分叉处2mm。

44. 牙体外形高点是指
A. 牙尖最突出的部位 B. 舌隆突最突出的部位 C. 牙颈部最突出的部位
D. 各轴面最突出的部位 E. 切缘最突出的部位
【答案】D
【解析】牙体外形高点是指牙体各轴面最突出的部位。

45. 临床上进行根管治疗时,根管和髓室分界最不清楚的牙是
A. 上颌前磨牙 B. 上颌磨牙 C. 下颌磨牙
D. 下颌前磨牙 E. 上颌尖牙
【答案】E
【解析】临床上进行根管治疗时,根管和髓室分界最不清楚的牙是上颌尖牙。尖牙多为单根,髓腔和根管渐变,分界不清。多根管牙髓腔和根管分界明确。故本题答案是E。

46. 符合牙演化特点的是
A. 牙数由少到多 B. 牙根从无到有 C. 形态从复杂到简单
D. 从单牙列到多牙列 E. 生长部位从集中到分散
【答案】B
【解析】牙的演化特点是:①牙齿数量从多到少,A错误;②牙体形态由单一到复杂,C错误;③替换次数从多牙列发展为双牙列,D错误;④牙根从无到有,B正确;⑤牙附着于颌骨的方式,由端生牙到侧生牙,

再发展为槽生牙；⑥生长部位从散在于广泛部位到集中于上下颌骨，E 错误。此题选 B。

47. 下列不是构成牙体软硬组织的是
 A. 牙釉质　　　　　　　　　B. 牙本质　　　　　　　　　C. 牙骨质
 D. 牙髓　　　　　　　　　　E. 牙龈
【答案】E
【解析】通过牙体的纵剖面可见牙体由三种硬组织（牙釉质、牙骨质、牙本质）及一种软组织（牙髓）组成。

48. 所谓"解剖牙冠"的论述，下列哪个观点是正确的
 A. 显露于口腔的部分　　　　B. 牙体发挥咀嚼功能的部分　　C. 牙龈缘以上的部分解剖牙冠
 D. 牙骨质覆盖的部分　　　　E. 牙釉质覆盖的部分
【答案】E
【解析】牙冠有解剖牙冠和临床牙冠之分。解剖牙冠系牙釉质覆盖的部分，牙冠与牙根以牙颈为界。临床牙冠为牙体露于口腔的部分，牙冠与牙根以龈缘为界。

49. 按照牙体形态特点及功能特性，人类牙体可以分为
 A. 前牙和后牙　　　　　　　B. 上颌牙体与下颌牙体　　　　C. 切牙、尖牙、前磨牙、磨牙
 D. 乳牙与恒牙　　　　　　　E. 正常牙体与多生牙
【答案】C
【解析】按照牙体形态特点及功能特性，恒牙可以分为切牙、尖牙、前磨牙、磨牙四组。

50. 所谓"中线"是
 A. 通过上切牙中间缝隙的一条直线　　　　B. 通过下切牙中间缝隙的一条直线
 C. 将颅面部左右等分的一条假想线　　　　D. 通过上唇系带的一条直线
 E. 通过下唇系带的一条直线
【答案】C
【解析】中线为将颅面部平分为左右两等分的一条假想垂直线。

51. 以下对解剖牙根所下的定义中正确的是
 A. 牙体固定在牙槽窝内的一部分　　　　　B. 对牙体起支持作用的部分
 C. 被牙骨质所覆盖的牙体部分　　　　　　D. 被牙本质所覆盖的牙体部分
 E. 被牙周膜包裹的牙体部分
【答案】C
【解析】釉质包裹的部分的是牙冠，牙本质包裹的部分是髓腔，牙骨质包裹的部分是解剖牙根。

52. 颈嵴位于牙体的
 A. 颊面颈 1/3　　　　　　　B. 颊面中 1/3　　　　　　　C. 舌面中 1/3
 D. 近中面颈 1/3　　　　　　E. 远中面颈 1/3
【答案】A

53. 上颌侧切牙牙冠唇舌面外形高点应在
 A. 牙冠唇舌面中 1/3 处　　　B. 牙冠唇舌面 1/2 处　　　　C. 牙冠唇舌面切 1/3 处
 D. 牙冠唇舌面颈缘处　　　　E. 牙冠唇舌面颈 1/3 处
【答案】E
【解析】上颌侧切牙牙冠唇舌面外形高点应在牙冠唇舌面颈 1/3 处。

54. 轴面突度的正常生理意义不包括
 A. 对牙龈起生理性按摩作用　　　　　　　B. 促进自洁作用
 C. 在龈方被牙龈乳头充满，可保护牙槽骨和邻面　　D. 起扩展牙龈缘的作用，使其紧张有力
 E. 保证邻面接触良好，防止食物嵌塞
【答案】C
【解析】唇、颊、舌面突度，咀嚼时食物顺着突度在牙龈表面擦过，起生理性按摩作用，可防止牙龈萎缩。如突度过小，牙龈受到食物的直接撞击，易引起牙龈的创伤性萎缩；如突度过大，牙龈失去生理性按摩，可能会产生失用性萎缩。另外，牙冠颈 1/3 处的外形高点可起扩展龈缘的作用，有利于牙周组织的健康。邻面突度，牙冠借助邻面突度相互接触，紧密相邻，可防止食物嵌塞；同时使邻牙相互支持，相互依靠，以分散咬合压力，有利于牙的稳固。

55. 远中切角为圆弧形的牙体是
A. 上颌中切牙　　　　　　　B. 上颌侧切牙　　　　　　　C. 下颌中切牙
D. 下颌侧切牙　　　　　　　E. 下颌切牙
【答案】B
【解析】上颌侧切牙牙冠唇面观近中切角似锐角，远中切角呈圆弧形。

56. 与下颌管关系密切的牙齿是
A. 下颌第一前磨牙　　　　　B. 下颌第二前磨牙　　　　　C. 下颌第一磨牙
D. 下颌第二磨牙　　　　　　E. 下颌第三磨牙
【答案】E
【解析】下颌第三磨牙牙根与下颌管关系密切，在拔牙时应注意器械的用力方向，以免将牙根推入下颌管，损伤下牙槽神经。

57. 左右上颌第一磨牙牙冠第五牙尖通常位于
A. 近中颊尖的颊侧　　　　　B. 远中颊尖的颊侧　　　　　C. 近中舌尖的舌侧
D. 远中舌尖的颊侧　　　　　E. 远中舌尖与颊尖之间
【答案】C
【解析】上颌第一磨牙牙尖：一般为四个，即近中颊尖、远中颊尖、近中舌尖和远中舌尖。少数近中舌尖的舌侧有第五牙尖，又称卡氏尖。

58. 相对恒牙而言，乳牙髓腔的特点是
A. 根管细　　　　　　　　　B. 髓壁厚　　　　　　　　　C. 髓角低
D. 髓室大　　　　　　　　　E. 根尖孔小
【答案】D
【解析】乳牙的髓腔形态与恒牙相似，髓腔的形态特点和大小与相应的乳牙外形一致。按牙体的大小比例而言，相对来讲乳牙的髓腔较恒牙者大，表现在髓室大、髓室各个壁均薄、髓角高、髓室顶和髓角多位于冠中部，根管粗、根尖孔亦大。

59. 牙体的𬌗面边缘嵴具有
A. 研磨食物的作用　　　　　B. 聚集食物的作用　　　　　C. 排溢食物的作用
D. 切割食物的作用　　　　　E. 穿透食物的作用
【答案】B
【解析】边缘嵴的作用是将食物局限在𬌗面窝内。

60. 在磨牙发自根管的细小分支中，常与根管呈垂直角度的管道是
A. 管间吻合　　　　　　　　B. 根管侧支　　　　　　　　C. 根尖分歧
D. 根尖分叉　　　　　　　　E. 副根管
【答案】B
【解析】①管间吻合：为发自相邻根管间的交通支，可为1至2支呈水平、弧形甚或呈网状，多见于双根管型，根中1/3的管间侧支多于根尖1/3，根颈1/3者最少。②根管侧支：又称侧支根管，为发自根管的细小分支，常与根管呈接近垂直角度，贯穿牙本质和牙骨质，通向牙周膜。根尖1/3的根管侧支多于根中1/3，根颈1/3最少。③根尖分歧：为根管在根尖分出的细小分支，此时根管仍存在。根尖分歧多见于前磨牙和磨牙。④根尖分叉：为根管在根尖分散成2个或2个以上的细小分支，此时根管不复存在，根尖分叉偶可多达9支。⑤副根管：为发自髓室底至根分叉处的管道，多见于磨牙。

61. 下颌第一前磨牙的特征是
A. 颊尖略大于舌尖　　　　　B. 颊尖约等于舌尖　　　　　C. 舌侧可出现两个牙尖
D. 颊尖位于牙长轴上　　　　E. 颊尖偏向牙长轴的颊侧
【答案】D
【解析】下颌第一前磨牙冠部，颊尖长大、尖而突，舌尖短小、低而圆，牙冠自舌侧倾斜度大，颊尖位于牙长轴上，所以D正确。下颌第一前磨牙𬌗面观，颊尖占4/5，舌尖不发达，整个𬌗面自接触区向舌侧收缩明显，尤其近中侧，颊尖远大于舌尖，A、B说法均不准确，E颊尖偏向颊侧弄颠倒了，故选D。

62. 下颌第一磨牙的特点是
A. 𬌗面长方形，有5条发育沟　　B. 舌面外形高点在𬌗1/3处　　C. 邻面外形高点在颈1/3处

D. 颊面似长方形，有2个牙尖　　E. 有两颊一舌3个牙根

【答案】A

【解析】下颌第一磨牙有五个牙尖和五条发育沟；𬌗面观近远中径大于颊舌径，近似长方形，并向远中和舌侧聚拢；舌面外形高点在颈1/3处；邻面外形高点在𬌗1/3的偏颊侧；颊面似梯形，有三个牙尖；牙根一般为近、远中两扁根。

63. 相对恒牙而言，乳牙髓腔的特点是
A. 根管细　　　　　　　　B. 髓壁厚　　　　　　　　C. 髓角低
D. 髓室大　　　　　　　　E. 根尖孔小

【答案】D

【解析】乳牙髓腔特点为髓室大、髓壁薄、髓角高、根管粗、根尖孔大。

64. 上颌尖牙的特点是
A. 唇面似圆五边形，唇轴嵴明显　　　　　　B. 唇面近中缘和远中缘基本对称
C. 牙根近颈部横截面呈葫芦形　　　　　　　D. 舌轴嵴和边缘嵴均不明显
E. 牙尖偏向牙体长轴的舌侧

【答案】A

【解析】上颌尖牙唇面牙冠近似圆五边形，唇轴嵴突出，远中牙尖嵴大于近中牙尖嵴，牙尖偏近中；舌侧轴嵴显著；近中边缘嵴较直，远中边缘嵴较圆突；牙根颈部横截面为卵圆三角形。

65. 4～6岁期间乳牙𬌗的特点是
A. 上下第二乳磨牙远中面彼此相齐　　　　　B. 牙列排列紧密无间隙
C. 上颌第二乳磨牙移至下颌第二乳磨牙的稍前方　　D. 牙列排列不紧密，𬌗面有明显磨耗
E. 切缘及𬌗面无明显磨耗

【答案】D

【解析】乳牙𬌗的特点：牙齿排列不紧密；牙的切缘及𬌗面产生明显的磨耗；上下颌第二乳磨牙的远中面不在同一个平面，下颌第二乳磨牙移至上颌第二乳磨牙的近中；随着下颌的发育，暂时性深覆𬌗可有所减小。

66. 按照牙体在口腔存留时间的长短，人类牙体可以分为
A. 前牙和后牙　　　　　　B. 上颌牙体与下颌牙体　　　　C. 乳牙与恒牙
D. 切牙与尖牙　　　　　　E. 正常牙体与多生牙

【答案】C

【解析】A、B是按牙齿的位置区分，D是按牙齿的形态功能区分。

67. 上颌尖牙的萌出时间是
A. 7岁左右　　　　　　　　B. 8岁左右　　　　　　　　C. 9岁左右
D. 11岁左右　　　　　　　E. 13岁左右

【答案】D

【解析】上颌尖牙萌出较晚，一般在11岁左右萌出。

68. 三角嵴位于
A. 咬合面　　　　　　　　B. 颊面　　　　　　　　　　C. 舌面
D. 近中面　　　　　　　　E. 远中面

【答案】A

【解析】三角嵴：为𬌗面牙尖两斜面汇合成的细长的牙釉质隆起。每条三角嵴均由近中和远中斜面汇合而成。从颊尖顶伸向𬌗面中央的三角嵴，称颊尖三角嵴，从舌尖顶伸向𬌗面中央的三角嵴舌尖三角嵴。

69. 关于斜嵴的解释，准确的是
A. 上颌第一磨牙近中颊尖与远中颊尖三角嵴相连而构成
B. 上颌第一磨牙近中颊尖与近中舌尖三角嵴相连而构成
C. 上颌第一磨牙近中颊尖与舌尖三角嵴相连而构成
D. 上颌第一磨牙近中舌尖与舌尖三角嵴相连而构成
E. 上颌第一磨牙近中舌尖与远中颊尖三角嵴相连而构成

【答案】E

【解析】斜嵴磨牙𬌗面结构，由近中舌尖与远中颊尖三角嵴相连而构成，其中上颌第一磨牙最为明显。

70. 上颌尖牙唇轴嵴自牙尖顶至
A. 颈 1/3
B. 中 1/3
C. 切 1/3
D. 颈中 1/3 界
E. 中切 1/3 界

【答案】A
【解析】上颌尖牙唇面中部由牙尖顶伸至颈 1/3 的突起称唇轴嵴。

71. 颊尖顶偏向牙体长轴远中的牙体是
A. 上颌第一前磨牙
B. 上颌第二前磨牙
C. 下颌第一前磨牙
D. 下颌第二前磨牙
E. 上颌第一、第二前磨牙

【答案】A
【解析】上颌第一前磨牙近中缘颈部稍凹，远中缘稍突，近中斜缘长于远中斜缘，因此颊尖偏远中，是前磨牙中唯一颊尖偏远中者。

72. 多发生畸形中央尖的前磨牙是
A. 上颌第一前磨牙
B. 上颌第二前磨牙
C. 下颌第一前磨牙
D. 下颌第二前磨牙
E. 上颌第一、第二前磨牙

【答案】D
【解析】畸形中央尖是牙体发育畸形的一种，多见于下颌第二前磨牙，偶见于上颌前磨牙。

73. 上颌第一磨牙咬合面近中边缘嵴与远𬌗边缘嵴比较，其近中边缘嵴
A. 长且直
B. 短且直
C. 长且弯曲
D. 短且弯曲
E. 与远中缘相似

【答案】B
【解析】上颌第一磨牙𬌗面的四周由颊𬌗边缘嵴、舌𬌗边缘嵴、近、远中边缘嵴组成。近中边缘嵴短而直，远中边缘嵴稍长。近中颊𬌗角及近中舌𬌗角为锐角；远中颊𬌗角及近中舌𬌗角为钝角。

74. 颊面常具有二条发育沟的磨牙是
A. 上颌第一磨牙
B. 上颌第二磨牙
C. 下颌第一磨牙
D. 下颌第二磨牙
E. 下颌第一、二磨牙

【答案】C
【解析】下颌第一磨牙共有五条发育沟。颊沟自中央点隙伸向颊侧，经近、远中颊尖之间至颊面，末端形成点隙；舌沟自中央点隙经近、远中舌尖之间伸向舌面；近中沟自中央点隙伸向近中，止于近中边缘嵴内；远中沟由中央点隙伸向远中，止于远中边缘嵴内；远颊沟从远沟分出，自远中颊尖与远中尖之间向远颊方向至颊面。

75. 以宽冠窄根为特点的是
A. 上颌乳中切牙与侧切牙
B. 上颌乳侧切牙与乳尖牙
C. 上颌乳尖牙与乳磨牙
D. 上颌乳磨牙
E. 下颌乳磨牙

【答案】B

76. 髓腔的增龄性变化，在磨牙髓腔中继发性牙本质主要沉积于
A. 髓室顶
B. 髓室底
C. 颊侧髓壁
D. 舌侧髓壁
E. 根尖孔

【答案】B
【解析】继发性牙本质在磨牙主要沉积于髓室底部。

77. 乳牙牙髓治疗效果好的主要原因是
A. 髓角高
B. 髓壁薄
C. 髓腔大
D. 根管数目少
E. 根管方向斜度大

【答案】C

78. 以下对牙颈曲线的描述哪个是错误的
A. 牙颈缘在牙冠各轴面均呈弧形曲线
B. 颈曲线在唇颊面呈凸向𬌗缘方的弧线
C. 颈曲线在近中面呈凸向𬌗缘方的弧线
D. 颈曲线在远中面呈凸向𬌗缘方的弧线
E. 颈曲线在舌面呈凸向根方的弧线

【答案】B

【解析】牙冠与牙根交界处呈一弧形曲线，称为牙颈，又称牙颈曲线。在唇颊舌面呈凸向牙根方的弧线。

79. 对三角嵴的解释哪一个是正确的
A. 两斜面相交而成
B. 位于殆面，由牙尖的两斜面相遇而成
C. 三个面相交而成
D. 从牙尖顶伸向牙颈部的纵行隆起
E. 两轴面相交而成

【答案】B

【解析】三角嵴：为殆面牙尖两斜面汇合成的细长的牙釉质隆起。每条三角嵴均有近中和远中两斜面汇合而成。从颊尖顶伸向殆面中央的三角嵴，称颊尖三角嵴，从舌尖顶伸向殆面中央的三角嵴称舌尖三角嵴。

80. 髓腔形态的生理和病理变化中哪一点是错误的
A. 髓腔的大小随着年龄的增长而不断缩小
B. 乳牙髓腔比恒牙大
C. 青少年的恒牙髓腔比老年者大
D. 髓室顶、髓角随着牙的不断磨耗而降低
E. 外伤、龋病对牙体的侵袭使髓腔缩小

【答案】B

【解析】随着年龄的增长，髓腔内壁有继发性牙本质沉积，使髓腔的体积逐渐减小，髓角变低；髓腔病理性变化，如外伤，龋病等致使牙本质暴露，在受伤处相对的髓腔壁上形成修复性牙本质，使髓腔缩小；乳牙的髓腔从相对比例看较恒牙者大，但并未真正大于恒牙；青少年恒牙的髓腔比老年人大。

81. 乳牙在口内最长可存留
A. 6年
B. 8年
C. 10年
D. 12年
E. 15年

【答案】C

【解析】婴儿生后约半岁乳牙开始萌出，约2岁半萌出20个乳牙。6至12岁乳牙完全脱落。因此，乳牙在口腔内的时间长者可达10年左右。因此本题选C。

82. 上颌前牙牙冠近远中倾斜角度从小到大排列是
A. 中切牙、尖牙、侧切牙
B. 中切牙、侧切牙、尖牙
C. 侧切牙、中切牙、尖牙
D. 侧切牙、尖牙、中切牙
E. 尖牙、中切牙、侧切牙

【答案】A

【解析】上颌前牙向近中倾斜角度由大到小为231，下颌前牙则为321。

83. 所谓"管间侧支"是指
A. 相邻根管间的交通支
B. 根管的细小分支
C. 垂直于主根管的分支
D. 主根管分支贯穿牙本质和牙骨质达牙周膜
E. 根管在根尖部分歧

【答案】A

【解析】管间侧支为发自相邻根管间的交通支，多见于双根管型。根管侧支为发自根管的细小分支，常与根管呈接近垂直角度，贯穿牙本质和牙骨质，通向牙周膜。根尖分叉为根管在根尖分散成2个或2个以上的细小分支，此时根管不复存在。根尖分歧为根管在根尖分出细小分支，此时根管仍存在。

84. 10岁，男童。下颌某牙体的特点是：颊面近似为一以近中缘为底的三角形；两牙尖之间有颊沟；颊颈嵴近中部分最突出，呈明显的结节状；近中面近似为一以颈缘为底的三角形；咬合面近似为一以远中边缘嵴为底的三角形。该牙是
A. 下颌第一磨牙
B. 下颌第二磨牙
C. 下颌第三磨牙
D. 下颌第一乳磨牙
E. 下颌第二乳磨牙

【答案】D

【解析】下颌第一乳磨牙的特征，颊面虽为四边形，但近中缘长而直，远中缘特短且突，呈以近中缘为底的三角形；两颊尖之间有颊沟，近中颊尖大于远中颊尖，近中颈嵴最突，咬合面为不规则的四边形，其近中边缘嵴特短，可成远中边缘嵴为底的三角形，因此本题该牙为下颌第一乳磨牙。

85. 在磨牙髓腔，自髓底至根分叉处的管道是
A. 管间吻合
B. 根管侧支
C. 根尖分歧
D. 根尖分叉
E. 副根管

【答案】E

【解析】副根管为发自髓室底至根分叉处的管道，多见于磨牙。根尖分歧，根管侧支都是主根管分出的；根尖分出的小分支是根尖分歧；相邻根管间的交通支是管间吻合；髓室底至根尖处的管道是根管。

86. 最早脱落的乳牙是
A. 上颌乳中切牙　　　　　　B. 下颌乳中切牙　　　　　　C. 上颌乳侧切牙
D. 下颌乳侧切牙　　　　　　E. 上颌乳尖牙
【答案】B
【解析】下颌乳中切牙是最早萌出的乳牙，也是最早脱落的乳牙。

87. 3条或3条以上的发育沟相交所形成的凹陷称为
A. 窝　　　　　　　　　　　B. 点隙　　　　　　　　　　C. 外展隙
D. 楔状隙　　　　　　　　　E. 邻间隙
【答案】B
【解析】点隙是3条或3条以上的发育沟相交所形成的点形凹陷；窝为牙面不规则的略圆形的凹陷；外展隙指接触区向周围展开的空隙；楔状隙是两牙之间的间隙，又称为外展隙。

88. 对"牙尖"的解释哪一个是正确的
A. 釉质三角形隆起　　　　　B. 釉质过分钙化所形成的小突起　　C. 牙冠上近似锥体形的显著隆起
D. 两个斜面相交而成　　　　E. 两个轴面相交而成
【答案】C
【解析】牙尖定义：牙冠表面近似锥体形的显著隆起。

89. 上颌中切牙牙冠唇面形态中哪一点是错误的
A. 梯形　　　　　　　　　　B. 殆龈径小于近远中径　　　　C. 近中切角似直角
D. 远中切角圆钝　　　　　　E. 切1/3有两条发育沟
【答案】B
【解析】上颌中切牙牙冠唇面略呈梯形，殆龈径大于近远中径。切1/3可见两条发育沟，近中切角近似直角，远中切角略微圆钝。

90. 上颌尖牙牙冠唇面形态中哪一点是错误的
A. 圆五边形　　　　　　　　B. 近远中斜缘相交成
C. 牙尖偏近中　　　　　　　D. 外形高点在颈1/3与中1/3交界处
E. 发育沟不明显
【答案】E
【解析】上颌尖牙牙冠唇面形态：近似圆五边形；近、远中斜缘在牙尖顶相交成90%，牙尖顶偏近中；外形高点在颈1/3与中1/3交界处的唇轴嵴上；唇轴嵴两侧各有一条发育沟。

91. 上颌第一磨牙形态中哪一点是错误的
A. 冠斜方形　　　　　　　　B. 颊沟末端形成点隙　　　　　C. 可出现卡式尖
D. 牙根颊舌向分叉大　　　　E. 殆面五边形
【答案】E
【解析】上颌第一磨牙形态：牙冠略呈方形，殆面呈斜方形；牙尖一般为4个，极少出现第五牙尖者称为卡氏尖；近中舌尖是主要功能尖；颊沟自中央点隙伸向颊侧；共有近中颊根、远中颊根和舌根三根，两颊根相距较近，颊根与舌根分开较远。

92. 下颌第一前磨牙形态中哪一点是错误的
A. 可见近中面沟　　　　　　B. 唇面五边形　　　　　　　　C. 颊尖明显大于舌尖
D. 可见横嵴　　　　　　　　E. 牙冠舌倾
【答案】A
【解析】近中沟为上颌第一前磨牙的特有解剖标志。下颌第一前磨牙殆面的横嵴为该牙解剖标志。下颌第一前磨是前磨牙中体积最小、颊舌尖高度差别最大者。颊面呈五边形，向舌侧倾斜显著，舌尖明显小于颊尖。

（93～94题共用备选答案）
A. 近中颊侧　　　　　　　　B. 近中舌侧　　　　　　　　C. 远中颊侧
D. 远中舌侧　　　　　　　　E. 第五牙尖

93. 上颌第一磨牙髓角最高处位于

94. 下颌第二磨牙髓角最高处位于
【答案】A、B
【解析】髓角高度一般与牙尖高度一致，上颌磨牙颊尖高，下颌磨牙舌尖高。磨牙近中尖往往大于远中尖。

(95～96题共用备选答案)
A. 上颌第一前磨牙　　　　　B. 上颌第二前磨牙　　　　　C. 上颌第一磨牙
D. 上颌第二磨牙　　　　　　E. 上颌第三磨牙
95. 根尖与上颌窦最接近的是
96. 近中舌尖占舌面最大部分的是
【答案】C、E
【解析】上颌第一磨牙根尖与上颌窦最近。上颌磨牙近中舌尖为主要功能尖，上颌第二磨牙近中舌尖占舌面的大部分，极少有第五牙尖。

(97～99题共用备选答案)
A. 上颌第一磨牙　　　　　　B. 下颌第一磨牙　　　　　　C. 上颌第一前磨牙
D. 下颌第一前磨牙　　　　　E. 下颌第二前磨牙
97. 𬌗面有明显横嵴的是
98. 𬌗面有明显斜嵴的是
99. 双根的发生率为80%的是
【答案】D、A、C
【解析】下颌第一前磨牙的颊尖三角嵴和舌尖三角嵴相连形成横嵴；上颌第一磨牙的远中颊尖三角嵴和近中舌尖三角嵴连成斜嵴。上颌第一前磨牙根扁，多数在根中部或根尖分叉为颊舌二根。

(100～101题共用备选答案)
A. 上颌尖牙　　　　　　　　B. 上颌第一磨牙　　　　　　C. 下颌第一磨牙
D. 上颌第一乳磨牙　　　　　E. 下颌第二乳磨牙
100. 有三个等大颊尖的是
101. 唇面似圆五边形的是
【答案】E、A
【解析】下颌第二乳磨牙的近中颊尖、远中颊尖、远中尖大小基本相等。

(102～103题共用备选答案)
A. 牙冠轴面突出的部分　　　B. 牙釉质过度钙化所形成　　C. 牙釉质的半月形突起
D. 牙釉质的长形隆起　　　　E. 𬌗面近似锥体形的隆起
102. 关于釉质结节的解释是
103. 关于嵴的解释是
【答案】B、D
【解析】釉质结节是牙冠某部分的釉质过度钙化所形成的小突起。嵴指的是牙冠表面细长形的牙釉质隆起。

第二单元　𬌗与颌位

1. 下颌的主要功能位是
A. 正中关系位　　　　　　　B. 后退接触位　　　　　　　C. 牙尖交错位
D. 下颌姿势位　　　　　　　E. 肌接触位
【答案】C

2. 正常恒牙𬌗的建立重点取决于
A. 建𬌗的动力平衡　　　　　B. 种族　　　　　　　　　　C. 遗传
D. 后天环境　　　　　　　　E. 习惯
【答案】A
【解析】正常𬌗的建立有赖于面部各组肌肉间的动力平衡，即作用于牙弓的向前与向后、向内与向外的力相互平衡。正常的动力平衡是建立正常𬌗关系的基础。

3. 牙尖交错位正常时，下列叙述正确的是
A. 咀嚼肌处于松弛状态　　　　　　　　　　　　B. 部分后牙颊尖接触
C. 关节韧带处于紧张状态　　　　　　　　　　　D. 上、下颌牙处于最广泛、最紧密的接触
E. 髁突位于下颌窝的最后位置
【答案】D
【解析】牙尖交错𬌗（ICO）是指上、下颌牙牙尖相互交错咬合，达到最广泛、最紧密的接触时的一种咬合关系。牙尖交错𬌗时下颌骨的位置称牙尖交错位。常用来描述下颌位置的变量有两个——髁突在下颌窝中的位置和上下牙的咬合对应关系。①颞下颌关节：髁突在下颌窝中基本处于中央位置，即关节的前、后、上间隙基本相等。②咬合关系：首先需要有正常的咬合垂直高度，在正常垂直高度状态下，上下颌牙尖交错，接触广泛而紧密，具有正常的牙尖斜面引导作用。

4. 不属于Spee曲线特点的是
A. 为下颌牙列的纵合曲线　　　　　　　　　　　B. 形成一条凹向上的曲线
C. 连接下颌切牙切嵴、尖牙牙尖及前磨牙、磨牙的颊尖　　D. 在切牙段较平
E. 自尖牙起向后逐渐降低，到第二磨牙远中颊尖处最低
【答案】E
【解析】Spee曲线从尖牙起向后逐渐向下，在下颌第一磨牙远颊尖处为最低点。

5. 无咬合关系的颌位是
A. 正中𬌗位　　　　　　　B. 下颌息止位　　　　　　　C. 正中关系𬌗位
D. 肌肉接触位　　　　　　E. 下颌后退接触位
【答案】B
【解析】无咬合关系的颌位是下颌息止位。故本题答案是B。

6. 长正中是指
A. 前牙切刃相对后滑回牙尖交错位　　　　　　　B. 下颌姿势位至牙尖交错位的距离
C. 下颌姿势位至后退接触位的距离　　　　　　　D. 下颌前牙前伸的轨迹
E. 牙尖交错位和退接触位之间以前后为主无偏斜的位置关系
【答案】E

7. 4～6岁乳牙𬌗期间灵长类间隙出现于
A. 上颌中切牙近中和下中切牙远中　　　　　　　B. 上颌尖牙远中和下颌尖牙近中
C. 上颌尖牙近中和下颌尖牙远中　　　　　　　　D. 上颌乳磨牙之间
E. 下颌乳磨牙之间
【答案】C

8. 铰链运动起始的位置是
A. 牙尖交错位　　　　　　B. 后退接触位　　　　　　　C. 姿势位
D. 肌接触位　　　　　　　E. 肌位
【答案】B
【解析】髁状突在正中关系位时，又称为铰链位，下颌依此为轴可作18～25mm转动，为铰链开闭口运动。在铰链开闭口运动中，髁突在原位只有转动，无滑动。后退接触位则是指下颌处在正中关系时（髁突在正中关系位），下牙列与上牙列有咬合接触的颌位。因此铰链运动起始于后退接触位。

9. 生理牙列前伸𬌗时，接触的牙体是
A. 双侧前磨牙　　　　　　B. 双侧磨牙　　　　　　　　C. 一侧前磨牙
D. 一侧磨牙　　　　　　　E. 前牙
【答案】E
【解析】前伸𬌗当下颌由牙尖交错𬌗位依切导向前、下运动的过程中，上下牙列间的咬合关系皆为前伸𬌗关系。自然牙列前伸𬌗的特点是，当前牙切缘相对时，后牙无接触。但是有些个体由于牙列的生理性磨耗，可以由早期的对刃𬌗后牙无接触，逐渐变为对刃𬌗后牙有接触（无早接触），形成平衡𬌗。

10. 覆盖是指
A. 牙尖交错𬌗时，上颌牙盖过下颌牙唇/颊面的垂直距离
B. 牙尖交错𬌗时，上颌牙盖过下颌牙唇/颊面的水平距离

C. 牙尖交错𬌗时，上颌前牙盖过下颌前牙唇面的垂直距离
D. 牙尖交错𬌗时，上颌前牙盖过下颌前牙唇面的水平距离
E. 牙尖交错𬌗时，上颌前牙盖过下颌前牙切端之间的距离

【答案】B

【解析】覆盖是指牙尖交错𬌗时上颌牙盖过下颌牙的水平距离。包括前牙和后牙，在前牙指上颌切牙切缘到下颌切牙唇面的水平距离。在后牙指上后牙颊尖盖至下后牙颊尖的颊侧，两颊尖顶之间的水平距离。

11. 牙尖交错位和后退接触位之间以前后为主、无偏斜的位置关系称为

A. 切导　　　　　　　　　B. 髁导　　　　　　　　　C. 正中关系
D. 下颌前伸的轨迹　　　　E. 长正中

【答案】E

【解析】长正中：下颌从后退接触位（RCP）向前上移动约 1mm 至牙尖交错位（ICP），无左右偏斜或偏斜小于 0.5mm，双侧后牙均匀对称无接触，无单侧的咬合接触，ICP 与 RCP 之间无偏斜、前后向为主的位置关系称长正中。

12. 牙尖交错位与下颌后退接触位之间有一个距离称长正中，其长度为

A. ＜ 0.5mm　　　　　　　B. 1mm　　　　　　　　　C. 1.5mm
D. 2mm　　　　　　　　　E. ＞ 2mm

【答案】B

【解析】长正中：下颌从 RCP 向前上移动约 1mm 至 ICP，无左右偏斜或偏斜小于 0.5mm，因此，长正中距离为 1mm。

13. 下颌姿势位形成的主要机制是

A. 面下 1/3 高度　　　　　B. 髁状突在关节窝中的位置　　　C. 咀嚼肌的肌力
D. 升颌肌的牵张反射　　　E. 降颌肌群的收缩

【答案】D

14. 尖牙保护𬌗是指在侧方咬合的过程中，接触的牙体是

A. 上、下颌切牙　　　　　B. 工作侧上、下颌尖牙　　　　　C. 非工作侧上、下颌尖牙
D. 工作侧上、下颌后牙　　E. 非工作侧上、下颌后牙

【答案】B

15. 对咬合关系起关键作用，应尽量保留，避免拔除的牙是

A. 第一恒磨牙　　　　　　B. 第三恒磨牙　　　　　　　　　C. 第二恒磨牙
D. 第一前磨牙　　　　　　E. 恒尖牙

【答案】A

16. 正中𬌗的双侧𬌗平衡是指下颌在正中𬌗位时

A. 上下颌后牙间存在着广泛均匀的接触，前牙轻接触
B. 上下颌后牙间存在着广泛均匀的接触，前牙间存在同样的接触
C. 上下颌前牙间存在着广泛均匀的接触，后牙轻接触
D. 前后牙𬌗力相等
E. 后牙𬌗力小于前牙𬌗力

【答案】A

【解析】正中𬌗平衡是指下颌在正中𬌗位时，上下颌后牙间存在着广泛均匀的点线面接触，前牙轻接触或不接触。因此选 A。

17. 远中错𬌗是

A. 上颌第一恒磨牙的近中颊尖咬合在下颌第一恒磨牙颊沟的远中
B. 上颌第一恒磨牙的近中颊尖正对着下颌第一恒磨牙的颊沟
C. 上颌第一恒磨牙的近中颊尖咬合在下颌第一恒磨牙颊沟的近中
D. 下颌第一恒磨牙的近中颊尖正对着上颌第一恒磨牙的颊沟
E. 下颌第一恒磨牙的近中颊尖咬合在上颌第一恒磨牙颊沟的远中

【答案】C

【解析】远中错𬌗的意思就是下颌向远中移动，而使上颌第一恒磨牙的近中颊尖咬合在下颌第一恒磨牙颊

沟的近中。

18. 某自然牙列个体，前伸咬合时前牙接触后牙无接触。侧方咬合工作侧及非工作侧均有接触。ICO 时上前牙切缘距下前牙唇面 3mm，下前牙切缘咬合于上前牙舌面切 1/3，RCP 髁突位于下颌窝最后位置，诊断为

   A. 前伸咬合异常　　　　　　　B. 侧方咬合异常　　　　　　　C. 覆盖异常
   D. 覆𬌗异常　　　　　　　　　E. 后退接触位异常

【答案】B

【解析】前牙接触后牙无接触，说明前伸咬合时正常，A 错。工作侧有接触、非工作侧无接触，说明侧方咬合时正常，如果工作侧和非工作侧均有接触则为侧方咬合异常，因此选 B。ICO 时上前牙切缘距下前牙唇面 3mm 为正常覆盖，下前牙切缘咬合于上前牙舌面的切 1/3 为正常覆𬌗。排除 C、D。RCP 时髁突位于下颌窝的最后位置，后退接触位正常。排除 E。

19. 男，10 岁，因前牙排列不齐，有间隙来医院检查。发现口内乳牙和恒牙都存在对于错𬌗。𬌗关系的判断，哪个不是暂时性错𬌗

   A. 恒侧切牙向侧方倾斜　　　　B. 中切牙间存在间隙　　　　　C. 上下第一恒磨牙出现偏远中关系
   D. 下颌前牙位于上颌前牙的唇侧　E. 上前牙拥挤

【答案】D

【解析】考点为替牙𬌗特征：上唇系带位置过低；中切牙间间隙；上中切牙侧切牙牙冠偏远中；暂时性前牙拥挤；暂时性远中𬌗；暂时性深覆𬌗。

20. 造成牙齿邻面磨耗的主要原因是

   A. 牙生理性远中移动　　　　　B. 牙生理性近中移动　　　　　C. 牙垂向移动
   D. 牙腭向移动　　　　　　　　E. 牙舌向移动

【答案】B

【解析】牙齿本身有一定的生理性动度；有的上下颌牙的牙长轴微向前方倾斜；闭口时在提颌肌的收缩作用下，下颌向上前方运动，𬌗为向上、向前，推动牙弓向前、向近中移动，因此造成牙齿邻面磨耗的主要原因是牙生理性近中移动。答案 B 正确。

21. 判断对刃𬌗时下颌应处于

   A. 正中关系　　　　　　　　　B. 息止颌位　　　　　　　　　C. 正中𬌗位
   D. 肌位　　　　　　　　　　　E. 非正中𬌗关系

【答案】C

【解析】考查正中𬌗的解剖标志。在正中𬌗位时，上下牙弓间存在着覆盖与覆𬌗关系。正常情况下，上颌牙盖过下颌牙，其水平距离在 3mm 以内，垂直距离以盖过的距离不超过前牙唇面切 1/3。在正中𬌗位时，上下牙彼此以切缘相对，或以颊尖相对，称为对刃𬌗。肌位，即下颌由息止颌位上提，闭合与上颌牙最初接触时的位置。有的人肌位与牙位（正中𬌗位）一致，有的则不在一个位置。因而答案 C 最正确。

22. 临床检查时，发现患者上颌功能尖磨平。连接该患者同名磨牙颊舌尖所构成的曲线称

   A. 咬𬌗曲线　　　　　　　　　B. 反横𬌗曲线　　　　　　　　C. Spee 曲线
   D. 补偿曲线　　　　　　　　　E. 横𬌗曲线

【答案】E

【解析】连接两侧同名磨牙颊舌尖所构成的曲线称横𬌗曲线。

23. 解剖学𬌗平面是指

   A. 上颌中切牙近中邻接点至双侧最后磨牙远中颊尖顶
   B. 上颌中切牙近中邻接点至双侧第一磨牙远中颊尖顶
   C. 下颌中切牙近中邻接点至双侧最后磨牙远中颊尖顶
   D. 下颌中切牙近中邻接点至双侧第一磨牙远中颊尖顶
   E. 上颌中切牙近中邻接点至双侧第一前磨牙颊尖顶

【答案】C

24. 牙尖交错𬌗时上颌第一磨牙的近中舌尖咬合在

   A. 下颌第二前磨牙与第一磨牙之间的𬌗楔状隙　　　B. 下颌第一磨牙近中窝
   C. 下颌第一磨牙中央窝　　　　　　　　　　　　　D. 下颌第一磨牙与第二磨牙之间的𬌗楔状隙
   E. 下颌第一磨牙的颊面沟

【答案】C

25. 生理牙列前伸𬌗时，除前牙接触外，还有哪一牙接触
A. 双侧前磨牙　　　　　　　　B. 双侧磨牙　　　　　　　　C. 一侧前磨牙
D. 一侧磨牙　　　　　　　　　E. 所有后牙均不接触

【答案】E

26. 覆𬌗通常是指
A. 牙尖交错𬌗时，上颌牙盖过下颌牙唇颊面的垂直距离
B. 牙尖交错𬌗时，上颌牙盖过下颌牙唇颊面的水平距离
C. 牙尖交错𬌗时，上颌前牙盖过下颌前牙唇面的垂直距离
D. 牙尖交错𬌗时，上颌前牙盖过下颌前牙唇面的水平距离
E. 牙尖交错𬌗时，上颌前牙盖过下颌前牙切端之间的距离

【答案】A

27. 正常牙尖交错𬌗时，上颌第一磨牙对𬌗牙的咬合接触是
A. 尖对尖　　　　　　　　　　B. 尖对嵴　　　　　　　　　C. 尖对窝
D. 尖对窝和尖对嵴　　　　　　E. 尖对尖和尖对嵴

【答案】D

【解析】当牙尖交错𬌗时，除下颌中切牙与上颌第三磨牙外，都保持着一个牙与对𬌗相对的两个牙的𬌗接触关系，以及与前后两个邻牙的接触关系。上颌第一恒磨牙的近中颊尖正对着下颌第一恒磨牙的颊沟；上颌第一恒磨牙的近中舌尖咬合在下颌第一恒磨牙的中央窝内，上颌第一恒磨牙的远中舌尖咬在下颌第一恒磨牙的远中边缘嵴上。

28. 在组牙功能𬌗时，上下颌牙齿的接触状态是
A. 牙列双侧所有𬌗面都接触　　　　　　　　B. 牙列双侧仅能接触后牙颊舌尖
C. 牙列双侧仅能接触后牙舌尖　　　　　　　D. 工作侧上下牙外侧牙尖相接触，对侧牙不接触
E. 工作侧上下后牙支持尖接触，对侧牙不接触

【答案】D

【解析】正常的自然牙列工作侧咬合接触有两种类型：尖牙保护𬌗、组牙功能𬌗。组牙功能𬌗时，下颌向一侧运动，该侧（工作侧）上下牙外侧牙尖相接触，对侧牙（非工作侧）不接触。

29. 女，19 岁。因下颌后缩和远中错𬌗进行正畸，经过 1.5 年的治疗，在牙尖交错咬合时，上下牙列接触较好，但咀嚼食物时只有最后上下磨牙有咬合接触。分析原因可能是
A. 牙位与肌位不协调　　　　　　B. 牙位与肌位协调　　　　　　C. 牙位与姿势位协调
D. 牙位与姿势位不协调　　　　　E. 牙位与牙尖交错位不协调

【答案】A

【解析】牙尖交错𬌗时，下颌骨的位置称牙尖交错位，也称牙位。由下颌姿势位通过主动肌肉收缩上提下颌达到初始的𬌗接触时，下颌的位置为肌接触位（肌位）。正常咬合肌位是与牙位一致。如果在闭合过程中遇到干扰，不能直接到达牙尖交错𬌗，则为肌位与牙位不调，𬌗便是不稳定的。患者咀嚼时提颌肌收缩上提下颌达到肌位，由于肌位与牙位不调，所以只有个别后牙接触。

30. 补偿曲线为连接上颌
A. 切牙的切缘至最后磨牙的近远中颊尖的连线　　　B. 切牙的切缘至第一磨牙的近中颊尖的连线
C. 后牙近远中颊尖的连线　　　　　　　　　　　　D. 切牙的切缘至前磨牙的颊尖的连线
E. 第一磨牙的近颊尖至最后磨牙的远颊尖的连线

【答案】E

【解析】上颌牙列的纵𬌗曲线，其曲度与 Spee 曲线略有不同。连接上颌切牙的切缘、尖牙的牙尖、前磨牙及磨牙的颊尖，呈一条凸向下的曲线，称纵𬌗曲线。此曲线的前段较平，后段从第一磨牙的近中颊尖起逐渐向上弯曲，也称补偿曲线。

31. 后退接触位形成的主要机制是
A. 颞下颌关节韧带的可让性　　B. 髁状突在关节窝中的位置　　C. 咬合关系
D. 升颌肌的牵张反射　　　　　E. 覆𬌗与覆盖

【答案】A

【解析】后退接触位与正中关系两者确定的方法不同，但后退接触位也是髁突在关节窝的最后退位时发生的被诱导的关系，因此一般认为与正中关系是同一位。主要是因为颞下颌关节韧带的可让性才导致髁突在关节窝可以退后，因此选A。

32. 关于替牙期𬌗的描述哪项是错误的
  A. 第一恒磨牙萌出即为替牙期𬌗的开始
  B. 乳牙全部为恒牙所替换为替牙期𬌗的结束
  C. 6～12岁皆属替牙期𬌗
  D. 在替牙期𬌗，𬌗时常有暂时性错𬌗出现
  E. 替牙期𬌗时出现的错𬌗均需及时处理

【答案】E
【解析】考查替牙期间的特点。约在6岁时，第一恒磨牙萌出，即为替牙期的开始。约至12岁时，乳牙全部为恒牙所替换，即为替牙期的结束。故从6～12岁，皆属替牙期。上唇系带位置过低，中切牙间间隙，中切牙、侧切牙牙冠偏远中，暂时性前牙拥挤，暂时性远中，暂时性深覆𬌗。

33. 伴有下颌后缩面型的是哪一类Angle错𬌗
  A. 安氏Ⅰ类错𬌗
  B. 安氏Ⅱ类错𬌗
  C. 安氏Ⅲ类错𬌗
  D. 安氏Ⅰ、Ⅱ类错𬌗
  E. 安氏Ⅱ、Ⅲ类错𬌗

【答案】B
【解析】安氏错𬌗分类，以第一磨牙咬合关系为准分为三类。①安氏Ⅰ类错𬌗：第一磨牙为中性关系，其余牙关系有异常表现—面形多正常。②安氏Ⅱ类错𬌗：第一磨牙为远中关系，即上6近中颊尖对着下6颊沟近中。该类错𬌗常伴有下颌后缩面形。根据前牙覆𬌗覆盖特点，安氏Ⅱ类错𬌗又可分为，安氏Ⅱ类1分类，双侧第一磨牙为远中关系，上颌切牙唇向倾斜；安氏Ⅱ类2分类，双侧第一磨牙为远中关系，上颌切牙舌向倾斜。③安氏Ⅲ类错𬌗：第一磨牙为近中关系，即上6的近中颊尖咬在下6颊沟的远中。

34. 下颌姿势位是属于
  A. 息止颌位
  B. 牙位
  C. 韧带位
  D. 肌位与牙位
  E. 牙位与韧带位

【答案】A
【解析】下颌姿势位多被认为是当个体端坐、头直立位时，为升降下颌诸肌的张力平衡所产生，即肌肉在最小的收缩状态以克服重力所保持的位置。

35. 患者，在正中𬌗位时，其下颌切牙切缘咬在上颌切牙舌面的中1/3，应诊断为
  A. Ⅰ度深覆𬌗
  B. Ⅱ度深覆𬌗
  C. Ⅰ度深覆盖
  D. Ⅱ度深覆盖
  E. Ⅲ度深覆𬌗

【答案】A
【解析】覆盖的程度取决于下颌前牙切缘咬在上颌前牙舌面的部位而定，切1/3以内为正常，中1/3为Ⅰ度，颈1/3为Ⅱ度，超过颈1/3为Ⅲ度，因此选A。

36. 不属于9岁儿童𬌗特征的是
  A. 中切牙间出现间隙
  B. 侧切牙长轴向近中倾
  C. 前牙轻度拥挤
  D. 前牙轻度深覆𬌗
  E. 磨牙轻度远中𬌗

【答案】B
【解析】替牙𬌗特点，6～12岁是替牙期，在这个阶段中，两个中切牙萌出初期常有间隙，随着侧切牙和尖牙的萌出，间隙逐渐消失；侧切牙萌出期间，根部向近中、冠部向远中，是尖牙的牙胚挤压所致；乳恒牙混合期，常有牙列拥挤，随着颌骨的长大，拥挤改善，牙列排齐；前牙有暂时性深覆𬌗，随着恒牙萌出，颌骨长大，可逐渐成为正常覆𬌗；建𬌗初期，上下颌第一磨牙的关系为远中，直到第二乳磨牙脱落后，下颌第一磨牙前移，形成中性𬌗。故本题答案是B。

37. 有关切导斜度的描述错误的是
  A. 与覆𬌗成正变关系
  B. 与覆𬌗成反变关系
  C. 与覆盖成反变关系
  D. 大小与覆𬌗有关
  E. 大小与覆盖有关

【答案】B
【解析】切导是指在咀嚼过程中，下颌前伸到上下颌切牙切缘相对后，在返回正中𬌗位的过程中，下颌前牙切缘所运行的轨道。切导斜度与覆𬌗覆盖有关，一般与覆盖呈反变关系，与覆𬌗呈正变关系。故本题答案是B（该项的叙述是错误的）。

38. 与建𬌗的动力平衡无关的是
A. 向前的动力　　　　　　　　　B. 向后的动力　　　　　　　　　C. 左右的动力
D. 上下的动力　　　　　　　　　E. 内外的动力

【答案】C

【解析】与建𬌗的动力平衡有关的是推动牙弓向前与向后的力平衡、上下动力平衡和内外动力平衡。牙弓增宽，是通过牙弓内的舌体向外的压力与唇、颊肌向内的压力相互平衡，得以适当长宽，与左右的动力无关，因此与建𬌗的动力平衡无关的是答案C。

39. 描述牙列连续、规则和整齐的生理意义哪项是正确的
A. 彼此支持有利于咀嚼效率的发挥　　　　　　B. 使咀嚼压力分散，有利于牙齿的稳固
C. 连续邻接可避免食物嵌塞　　　　　　　　　D. 弓形排列使面形丰满，又便于舌的运动
E. 以上均正确

【答案】E

【解析】牙列连续、规则和整齐的生理意义：相互支持，分散咀嚼压力，提高咀嚼效能；牙体的倾斜方向使咀嚼产生的力沿着牙体长轴传导，有利于咀嚼能力的发挥和维护牙周组织健康；上下牙列之间接触广泛密合，有利于咀嚼，并避免咬伤黏膜；牙体的倾斜有利于衬托唇颊，使口腔本部较大，舌的活动自如，保持面下1/3丰满。

40. 可重复的、相对稳定的颌位有
A. 牙尖交错位、下颌后退接触位　　　　　　　B. 前伸𬌗、侧位
C. 下颌姿势位　　　　　　　　　　　　　　　D. 牙尖交错位、后退接触位、下颌姿势位
E. 前伸𬌗、侧𬌗位、下颌姿势位

【答案】D

【解析】颌位即下颌骨的位置。由于下颌骨位置的变化，可产生不同的颌位，其中有重复性，又有临床意义的有三种颌位（牙尖交错位、后退接触位、下颌姿势位）和正中关系。一般认为后退接触位与正中关系𬌗是同一位。因此选D。

41. 关于息止颌位描述哪项是错误的
A. 当口腔不咀嚼，不吞咽，不说话时，上、下牙列（牙弓）自然分开，下颌所处的位置
B. 息止颌位并不是一个稳定的位置
C. 升颌肌处于休息状态
D. 息止颌间隙一般为1～4mm
E. 生理意义是牙齿可避免非咀嚼性磨损

【答案】C

【解析】下颌姿势位称为息止颌位。在端坐或直立口腔在不咀嚼、不吞咽、不说话的时候，下颌处于休息状态，上下颌牙弓自然分开，从后向前保持着一个楔形间隙，称之为息止颌间隙，一般为2～4mm。此时下颌所处的位置，称为下颌姿势位。是升颌肌群处于最小的收缩状态以克服下颌骨的重力，无论从长期还是短期观察，它都是可变的。因此选C。

42. 不属于替牙𬌗期间特点的是
A. 上颌侧切牙牙根向远中倾斜　　　　　　　　B. 前牙轻度深覆𬌗关系
C. 可能显示前牙拥挤　　　　　　　　　　　　D. 磨牙轻度远中关系
E. 中切牙间有间隙

【答案】A

【解析】替牙期间𬌗特征：①暂时性唇系带附着低；②上中切牙间隙；③上中切牙、侧切牙牙冠偏远中；④暂时性远中𬌗；⑤暂时性前牙拥挤；⑥暂时性深覆𬌗。上颌侧切牙牙根应偏近中，故A项错，选A。

43. 在正中𬌗位时，只与一个牙相对的牙是
A. 上颌中切牙和下颌第三磨牙　　　　　　　　B. 上颌中切牙和下颌中切牙
C. 上颌第三磨牙和下颌第三磨牙　　　　　　　D. 上颌第三磨牙和下颌中切牙
E. 下颌中切牙和下颌第三磨牙

【答案】D

【解析】在正中𬌗位时，只与一个牙相对的牙是上颌第三磨牙和下颌中切牙。下颌中切牙只与上颌中切牙相对，上颌第三磨牙只与下颌第三磨牙相对。故本题答案是D。

44. 在牙列中，牙冠向近中倾斜最大的牙体是
    A. 上颌中切牙　　　　　　　B. 下颌中切牙　　　　　　　C. 上颌尖牙
    D. 上颌侧切牙　　　　　　　E. 下颌侧切牙
【答案】D
【解析】上颌中切牙较正或稍向近中倾斜，上颌侧切牙向近中倾斜角度较中切牙和尖牙者大，上颌尖牙略向近中倾斜（倾斜角度较中切牙者稍大，但略小于侧切牙）。上颌顺序排列：2>3>1。

45. 牙尖交错位的依存条件是
    A. 双侧颞下颌关节　　　　　B. 咀嚼肌的动力平衡　　　　C. 牙尖交错𬌗
    D. 中枢神经的调节　　　　　E. 牙尖斜面角度
【答案】C

46. 下颌后退接触位是属于
    A. 肌位　　　　　　　　　　B. 牙位　　　　　　　　　　C. 韧带位
    D. 肌位与牙位　　　　　　　E. 牙位与韧带位
【答案】C
【解析】后退接触位存在的原因是韧带的可让性。

47. 患儿，3岁半，因牙列不齐前来就诊，这一年龄阶段正常𬌗的特征有
    A. 牙排列紧密无间隙，切缘及𬌗面有显著磨耗
    B. 牙排列紧密无间隙，上下颌第二乳磨牙的远中面彼此相齐
    C. 牙排列不紧密前牙有间隙，上下颌第二乳磨牙的远中面彼此相齐
    D. 牙排列不紧密，前牙有间隙，下颌第二乳磨牙移至上颌第二乳磨牙的牙前方
    E. 牙排列由紧密到牙间隙逐渐形成
【答案】B
【解析】2.5～4岁的特征：牙排列紧密无明显缝隙，切缘及𬌗面尚无显著磨耗；乳牙位置较正，没有明显的近远中向或唇舌向的倾斜；覆𬌗较深，覆盖较小，𬌗曲线不明显；上下颌第二乳磨牙的远中面彼此平齐，成一垂直平面称为齐平末端。

48. 男，40岁，在口腔检查时，被要求做以下动作：下颌自然闭合到与上颌牙齿接触，并紧咬牙。检查发现，此时他口内的所有牙都保持接触，磨耗面对𬌗良好，此时这个患者下颌所处的位置是
    A. 正中关系　　　　　　　　B. 正中𬌗　　　　　　　　　C. 正中𬌗位
    D. 正中关系位　　　　　　　E. 以上都不是
【答案】C
【解析】该病例描述的是牙尖交错，最广泛最紧密的接触，为牙尖交错位，也称为正中𬌗位。

49. 7岁女童，上颌侧切牙冠根的朝向是
    A. 根向远中，冠向近中　　　B. 根向唇侧，冠向舌侧　　　C. 根向近中，冠向远中
    D. 根向舌侧，冠向唇侧　　　E. 根向远中，冠向远中
【答案】C
【解析】替牙𬌗时期，上颌中切牙、侧切牙冠向远中，根向近中。

（50～51题共用备选答案）
    A. 下颌第一磨牙的中央窝　　B. 下颌第一磨牙与第二前磨牙之间的𬌗（侧）楔状隙
    C. 下颌第一磨牙的颊面沟　　D. 上颌第一磨牙的中央窝
    E. 上颌第一磨牙与第二前磨牙之间的𬌗（侧）楔状隙
50. ICO时上颌第一磨牙的近颊尖接触
51. ICO时下颌第一磨牙的近颊尖接触
【答案】C、E
【解析】牙尖交错𬌗时，上颌第一磨牙的近中颊尖咬在下6的颊沟处，下颌第一磨牙的近中颊尖咬在上56之间的𬌗侧楔状隙。因此选CE。

（52～53题共用备选答案）
    A. 中性𬌗　　　　　　　　　B. 远中𬌗　　　　　　　　　C. 近中𬌗
    D. 正中𬌗　　　　　　　　　E. 前伸𬌗

52. 牙尖交错𬌗时上颌第一磨牙近中颊尖咬在下颌第一磨牙颊沟的近中为
53. 牙尖交错𬌗时上颌第一磨牙近中颊尖咬在下颌第一磨牙颊沟的远中为

【答案】B、C

【解析】中性𬌗是指牙尖交错𬌗时上颌第一磨牙近中颊尖咬在下颌第一磨牙近中颊沟内；远中𬌗是指牙尖交错𬌗时上颌第一磨牙近中颊尖咬在下颌第一磨牙颊沟的近中；近中𬌗是指牙尖交错𬌗时上颌第一磨牙近中颊尖咬在下颌第一磨牙颊沟的远中。

（54～56题共用备选答案）
A. 牙排列不紧密，前牙有间隙，并出现灵长类间隙
B. 完全的乳牙𬌗建成
C. 牙排列紧密无间隙，切缘、𬌗面磨耗显著
D. 牙排列紧密无间隙，上下颌第二乳磨牙的远中面彼此平齐
E. 有矢状曲线但无横𬌗曲线

54. 2.5 岁
55. 2.5～4 岁
56. 4～6 岁

【答案】B、D、A

【解析】约2岁，上下乳磨牙开始建立咬合接触关系，逐渐形成稳定的乳牙𬌗关系。4岁以前，上下颌第二乳磨牙的远中面彼此相齐，成一垂直平面，称为齐平末端。4～6岁，随着颌骨的长大，牙排列逐渐不紧密，前牙区和尖牙区出现间隙，其中上颌尖牙近中和下颌尖牙远中的间隙称灵长类间隙。

第三单元　口腔颌面颈部解剖

1. 面神经为混合神经，含有的纤维有
A. 运动纤维　　　　　　　B. 副交感纤维　　　　　　C. 味觉纤维
D. 一般躯体感觉纤维　　　E. A+B+C+D

【答案】E

2. 属于面侧深区的解剖结构是
A. 翼丛、颌外动脉、翼外肌　　B. 下颌神经、颌外动脉、翼内肌　　C. 翼丛、翼外肌、下颌神经
D. 颌外动脉、翼内肌、翼外肌　　E. 翼丛、颌外动脉、翼内肌

【答案】C

3. 一外伤患者，左侧发际处可见一长1.5cm挫裂伤，出血量较大。最可能是何动脉的分支破裂
A. 颞浅动脉　　　　　　　B. 上颌动脉　　　　　　　C. 颌外动脉
D. 眶上动脉　　　　　　　E. 眼动脉

【答案】A

【解析】颈外动脉在上行过程中分出八个分支，其中终末支为颞浅动脉和上颌动脉。颞浅动脉越过颧骨颧突根部表面，至其上方3cm处分为额支、顶支两终支，额支行于额部皮下组织内。因此发际处挫伤出血，最可能是颞浅动脉额支破裂。

4. 腮腺区肿块如要做穿刺检查，可能会损伤其他的结构，其中最不可能损伤的是
A. 颞浅动静脉　　　　　　B. 下颌后静脉　　　　　　C. 面神经颊支
D. 舌下神经　　　　　　　E. 耳颞神经

【答案】D

【解析】腮腺咬肌区有许多重要的神经血管通过，可分为纵行和横行两组：纵行组为颞浅动静脉、耳颞神经、下颌后静脉及颈外静脉；横行组为面神经、上颌动静脉及面横动脉。而舌下神经行走于下颌角水平时，即弯曲向前，行于二腹肌、茎突舌骨肌与舌骨舌肌之间。因此行走过程中与腮腺区没有任何关系。腮腺区穿刺是不会损伤舌下神经的，而A、B、C、E选项中的任何一个都是有可能损伤的。

5. 在下颌骨外侧面可见
A. 下颌切迹　　　　　　　B. 下颌小舌　　　　　　　C. 下颌孔

D. 下颌隆突　　　　　　　　　　E. 下颌舌骨线

【答案】A

【解析】B、C、D、E 都位于下颌骨内侧面，从下颌骨外侧面是看不到的，只有下颌切迹可从下颌骨外侧面见到。

6. 与上颌骨没有直接接触的是

A. 额骨　　　　　　　　　B. 颧骨　　　　　　　　　C. 腭骨

D. 鼻骨　　　　　　　　　E. 颞骨

【答案】E

【解析】上颌骨可分为一体及四突。额突与额骨、鼻骨及泪骨相接；颧突与颧骨相接；腭突与对侧腭突在正中线上结合，并与腭骨水平部相连，共同构成硬腭，所以本题答案应为 E。

7. 关于关节盘结构的描述，正确的是

A. 后带无滑膜层覆盖　　　B. 前带是穿孔好发部位　　C. 中间带是关节负重区

D. 双板区上层止于髁状突后斜面　　E. 双板区下层止于髁状突前斜面

【答案】C

【解析】关节盘分为前伸部、前带、中间带、后带、双板区；中间带最薄，为关节的负重区；后带最厚，有滑膜覆盖；无血管和神经，关节盘容易发生穿孔的部位是中间带和双板区。

8. 显露面神经颊支的标志为

A. 颞浅动脉前约1cm处　　B. 耳垂下缘与眼外眦的连线上　　C. 腮腺导管上、下1cm处

D. 咬肌前缘与下颌骨下缘相交处　　E. 耳屏基部前1cm处

【答案】C

【解析】颊支与腮腺导管关系密切，在行腮腺切除手术时，可以腮腺导管为标志，寻找并解剖面神经颊支，腮腺导管上方1cm为上颊支，下方1cm为下颊支。

9. 翼外肌下头的起点为

A. 蝶骨大翼的颞下面和颞下嵴　　B. 翼外板的外侧面　　C. 蝶骨翼外板的颞面

D. 关节翼肌窝　　　　　　E. 颞窝及颞深筋膜

【答案】B

【解析】翼外肌有上、下两头，上头起于蝶骨大翼的颞下面和颞下嵴；下头起于翼外板的外侧面，向后外方走行，止于髁突颈部的关节翼肌窝、关节囊和关节盘。

10. 喙突上附着的肌肉为

A. 咬肌和颞肌　　　　　　B. 颞肌和颊肌　　　　　　C. 颊肌和咬肌

D. 翼内肌和咬肌　　　　　E. 翼外肌和咬肌

【答案】A

【解析】下颌支又称下颌升支，其上端有喙突和髁突（关节突），喙突上有颞肌和咬肌附着，髁突颈部下方有翼外肌下头附着；两突之间有下颌切迹（乙状切迹）。

11. 关于翼静脉丛的交通途径错误的描述是

A. 经卵圆孔静脉网至海绵窦　　B. 经破裂孔导血管至海绵窦　　C. 经面横静脉至下颌后静脉

D. 经面深静脉至面静脉　　E. 经上颌静脉至下颌后静脉

【答案】C

12. 口腔颌面颈部动脉来源于

A. 颈内动脉　　　　　　　B. 颈外动脉　　　　　　　C. 锁骨下动脉

D. A+B　　　　　　　　　E. A+B+C

【答案】E

【解析】面颈部的血液供应主要来源于颈总动脉和锁骨下动脉。颈总动脉在约平甲状软骨上缘处分为颈内动脉和颈外动脉。

13. 唇淋巴回流中正确的是

A. 上唇淋巴至耳前淋巴结　　　　　　　　B. 下唇淋巴至颊下淋巴结

C. 上唇与下唇外侧的淋巴至颌下淋巴结　　D. 上唇淋巴直接注入颈深上淋巴结

E. 下唇淋巴至对侧颌下淋巴结

【答案】C

【解析】上唇及下唇外侧部的淋巴管注入下颌下淋巴结；上唇的淋巴结有时可注入耳前淋巴结或颈深上淋巴结；下唇中部的淋巴管注入颏下淋巴结；下唇中线或者近中线的淋巴管，尚可相互交叉至对侧的下颌下淋巴结；下唇外1/3的淋巴管，还可通过颏孔进入下颌骨。

14. 在下列神经中，不属于下颌神经前干的是
    A. 颞深神经　　　　　　　　B. 咬肌神经　　　　　　　　C. 翼外肌神经
    D. 颊神经　　　　　　　　　E. 耳颞神经

【答案】E

【解析】下颌神经前干包括颞深神经、咬肌神经、翼外肌神经、颊神经；下颌神经后干包括耳颞神经、舌神经、下牙槽神经。

15. 面神经从茎乳孔穿出处一般在乳突前缘相当于乳突尖上方约
    A. 0.5cm　　　　　　　　　B. 1cm　　　　　　　　　　C. 1.5cm
    D. 2cm　　　　　　　　　　E. 2.5cm

【答案】B

【解析】面神经一般在乳突前缘相当于乳突尖上方约1cm，距皮肤表面深2～3cm，从茎乳孔穿出。

16. 下列面神经走向的描述哪项是错误的
    A. 穿内耳道底入面神经管　　　　　　　B. 经茎乳孔出颅
    C. 在面神经管内发出三条分支　　　　　D. 以茎乳孔为界分为面神经管段和颅外段
    E. 穿腮腺浅叶，扇形分布于表情肌

【答案】E

【解析】面神经主干的行程：出茎乳孔至分叉前，长约2cm。位于乳突、茎突之间。向外前下行于二腹肌后腹和外耳道下壁之间—过茎突浅面—过面后静脉、颈外动脉浅面；在腮腺内发出一些小支，然后分为颞面干和颈面干，再从此二干分出5组分支，即颞支、颧支、颊支、下颌缘支和颈支。

17. 颈鞘内包裹的组织不包括
    A. 颈外动脉　　　　　　　　B. 颈内动脉　　　　　　　　C. 迷走神经
    D. 颈内静脉　　　　　　　　E. 颈总动脉

【答案】A

【解析】颈鞘：管状，由颈脏筋膜壁层延伸而成，它上附颅底（颈静脉孔、颈动脉管外口周围）外膜，下止于锁骨胸骨端和胸锁关节深面。在鞘内，颈内静脉居外侧，颈内动脉或颈总动脉居内侧，两者之间的后方为迷走神经。

18. 关于下颌骨外斜线的描述，错误的是
    A. 有提上唇肌、降口角肌和颈阔肌附着　　　B. 有降下唇肌、降口角肌和颈阔肌附着
    C. 起自颏结节　　　　　　　　　　　　　　D. 止于下颌支前缘
    E. 为一前下至后上的斜行骨嵴

【答案】A

【解析】从颏结节向后上延至下颌支前缘的骨嵴，称为外斜线，有降下唇肌及降口角肌附着；在外斜线上方，下颌第二前磨牙的下方或第一、第二前磨牙之间的下方，下颌体上、下缘之间略偏上处有颏孔。

19. 患者一个月前接受腮腺摘除术，术后患侧鼻唇沟变浅或消失，面部不对称。损伤了面神经的哪个分支
    A. 颞支　　　　　　　　　　B. 颧支　　　　　　　　　　C. 颊支
    D. 下颌缘支　　　　　　　　E. 颈支

【答案】C

20. 翼突支柱将咀嚼压力传导至颅底是通过
    A. 蝶骨翼突，上颌牙槽突的后端　　B. 上颌骨腭突，腭骨垂直部　　C. 颧牙槽嵴，上颌牙槽突的后端
    D. 腭骨垂直部，颧牙槽嵴　　　　　E. 蝶骨翼突，上颌骨腭突

【答案】A

【解析】上颌骨与咀嚼功能关系密切，形成三对支柱，均下起于上颌骨牙槽突，上达颅底。①尖牙支柱：主要传导尖牙区的咀嚼压力，该支柱起于上颌尖牙区的牙槽突，上行经眶内缘至额骨。②颧突支柱：主要传导第一磨牙区的咀嚼压力，该支柱起于上颌第一磨牙区的牙槽突，沿颧牙槽嵴上行达颧骨分两支，一支经眶外缘

至额骨；另一支向外后经颧弓而达颅底。③翼突支柱：主要传导磨牙区的咀嚼压力，该支柱由蝶骨翼突与上颌骨牙槽突的后端相互连接而构成，将咀嚼压力传至颅底。故本题选A。

21. 在颌面部骨中唯一能动的是
A. 上颌骨　　　　　　　　B. 鼻骨　　　　　　　　C. 腭骨
D. 下颌骨　　　　　　　　E. 泪骨
【答案】D
【解析】下颌骨系颌面部骨中之唯一能动者。

22. 上颌骨形成的支柱哪项是正确的
A. 尖牙支柱　　　　　　　B. 颧突支柱　　　　　　C. 翼突支柱
D. A+B　　　　　　　　　E. A+B+C
【答案】E
【解析】上颌骨的支柱结构尖牙支柱、颧突支柱、翼突支柱。

23. 下牙槽神经阻滞麻醉口内法注射时，针尖应在
A. 下颌孔平面　　　　　　B. 下颌孔上方约0.5cm　　C. 下颌孔上方约1.0cm
D. 下颌孔上方约1.5cm　　E. 下颌孔上方约2.0cm
【答案】C
【解析】下牙槽口内法阻滞麻醉时，为了使针尖避开下颌小舌的阻挡，接近下牙槽神经，注射针应在下颌孔上方约1cm处，注入麻药以麻醉该神经。

24. 眶下孔经什么方向通入眶下管
A. 前、下、内　　　　　　B. 前、上、外　　　　　　C. 后、上、外
D. 后、上、内　　　　　　E. 后、下、内
【答案】C
【解析】眶下孔位于眶下缘中点下方约0.5cm处，眶下孔向后、上、外方通入眶下管。

25. 距离上颌窦下壁最近的是哪颗牙
A. 上颌第一前磨牙　　　　B. 上颌第二前磨牙　　　　C. 上颌第一磨牙
D. 上颌第二磨牙　　　　　E. 上颌第三磨牙
【答案】C
【解析】上颌第一磨牙根尖距上颌窦底壁最近，上颌第二磨牙次之，第二前磨牙与第三磨牙再次之。

26. 颌下区的下界为
A. 下颌骨下缘　　　　　　B. 下颌舌骨肌　　　　　　C. 二腹肌的前后腹
D. 颏舌骨肌外缘　　　　　E. 舌骨舌肌表面
【答案】C
【解析】颌下区位于舌骨上区的后部，由下颌骨下缘（上界）、二腹肌前腹和后腹（下界）围成。故本题答案是C。

27. 颈部鉴别颈外动脉与颈内动脉的描述中，正确的是
A. 颈外动脉初在颈内动脉的前内侧，继而转至颈内动脉的前外侧
B. 颈外动脉无分支，颈内动脉有分支
C. 暂时阻断颈内动脉，则触不到颞浅动脉或者颌外动脉的搏动
D. 颈外动脉在颈内动脉的后外侧，继而转至颈内动脉的后内侧
E. 颈外动脉较颈内动脉粗
【答案】A
【解析】颈内外动脉的鉴别：颈内动脉初在颈外动脉的后外侧，继而转至其后内侧；颈内动脉在颈部无分支，颈外动脉有分支；暂时阻断颈外动脉，同时触摸颞浅动脉或面动脉，无波动。

28. 分布于口轮匝肌的面神经分支是
A. 颞支　　　　　　　　　B. 颧支　　　　　　　　　C. 颊支
D. 下颌缘支　　　　　　　E. 颈支
【答案】C
【解析】颞支分布于额肌、眼轮匝肌上方、耳上下肌；颧支分布于眼轮匝肌、颧肌和提上唇肌；颊支分布

于颧肌、笑肌、提上唇肌、提口角肌、口轮匝肌和颊肌；下颌缘支分布于降口角肌、降下唇肌；颈支分布于颈阔肌。故本题选 C。

29. 髁状突骨折最可能损伤的是
A. 颌外动脉　　　　　　　B. 颌内动脉　　　　　　　C. 颞浅动脉
D. 耳后动脉　　　　　　　E. 面横动脉
【答案】B
【解析】颌内动脉又称上颌动脉，是颈外动脉的终末分支之一，在下颌骨髁突颈部的后内方发出，经髁突颈部深面前行至颞下窝，通常在翼外肌的浅面或深面，行向前上，经翼上颌裂进入翼腭窝。所以，髁状突颈部骨折时容易损伤颌内动脉（上颌动脉）。

30. 舌前伸运动障碍时，受损神经是
A. 舌神经　　　　　　　　B. 舌咽神经　　　　　　　C. 舌下神经
D. 舌上神经　　　　　　　E. 舌前神经
【答案】C
【解析】舌的神经支配是：舌前2/3的感觉由舌神经支配，鼓索支配舌前2/3的味觉，舌咽神经支配舌后1/3的感觉和味觉，舌下神经支配舌的运动。故本题答案是 C。

31. 下列关于唇的解剖层次描述错误的是
A. 最外层为皮肤，富于毛囊，皮脂腺和汗腺　　　　B. 肌层内侧紧贴黏膜
C. 中间为肌层，主要是口轮匝肌　　　　　　　　　D. 皮肤下为浅筋膜，较疏松
E. 黏膜上有黏液腺开口
【答案】B
【解析】唇的结构，由外向内分为5层，皮肤、浅筋膜、肌层、黏膜下层、黏膜。故本题选 B。

32. 下列关于舌神经与下颌下腺导管的鉴别叙述错误的是
A. 舌神经下方连于下颌下神经节，通过该节，再以节后纤维与下颌下腺相连
B. 下颌下腺导管直接发自下颌下腺深部
C. 舌神经较下颌下腺导管细而略扁，且坚韧
D. 舌神经自外上钩绕下颌下腺导管，经其下方转至其内侧和上方
E. 在舌骨舌肌表面，舌神经位于下颌下腺导管上方
【答案】C
【解析】舌神经连于下颌下神经节，导管则直接发自下颌下腺；舌神经比下颌下腺导管粗而略扁，且坚韧；在舌骨舌肌表面，舌神经位于导管的上方；舌神经自外上钩绕下颌下腺导管，经导管下方而转至其内侧和上方。故本题选 C。

33. 患者，男。外伤致左侧髁突完全性骨折，髁突向前内移位主要是由于同侧何肌牵引
A. 翼外肌　　　　　　　　B. 翼内肌　　　　　　　　C. 颞肌
D. 咬肌　　　　　　　　　E. 咽上缩肌
【答案】A
【解析】翼外肌呈水平位，起于蝶骨大翼的颞下面、颞下嵴及翼外板的外面，行向后外，止于髁突颈前方的关节翼肌窝。因此髁突完全骨折后，受翼外肌牵引，髁突向前内移位。

34. 患者，男，68 岁。舌根部恶性肿瘤，手术时需要清除的淋巴结应该是
A. 颏下淋巴结　　　　　　B. 下颌下淋巴结　　　　　C. 咽淋巴结
D. 颈深下淋巴结　　　　　E. 颈深上淋巴结
【答案】E
【解析】舌的淋巴管极为丰富：舌尖淋巴管大部分至颏下淋巴结，另一部分至肩胛舌骨肌淋巴结；舌前2/3的边缘或外侧淋巴结回流至下颌下淋巴结或颈深上淋巴结；舌中央淋巴管回流至颈深上淋巴结，或注入下颌下淋巴结；舌后1/3淋巴管引流至颈深上淋巴结。

35. 下列关于口腔境界叙述错误的是
A. 下界为舌下区　　　　　B. 后界为咽门　　　　　　C. 两侧为颊
D. 上界为腭　　　　　　　E. 前界为上、下牙齿
【答案】E

【解析】口腔境界的前界是上下唇，上下牙列是固有口腔的前界。

36. 颈动脉鞘内不含有
A. 膈神经
B. 颈内动脉
C. 颈内静脉
D. 迷走神经
E. 颈总动脉
【答案】A

37. 翼腭管的构成包括
A. 蝶骨、颧骨和腭骨
B. 颧骨、上颌骨和腭骨
C. 蝶骨、上颌骨和腭骨
D. 蝶骨、颧骨和上颌骨
E. 额骨、颧骨和上颌骨
【答案】C
【解析】腭骨垂直部与上颌体内面和蝶骨翼突前面的沟围成翼腭管。

38. 下颌开殆运动不参与收缩的肌肉是
A. 二腹肌
B. 翼外肌
C. 翼内肌
D. 下颌舌骨肌
E. 颏舌骨肌
【答案】C
【解析】降颌肌群包括翼外肌、二腹肌、下颌舌骨肌和颏舌骨肌。此外，颈阔肌具有协助降下颌的作用。

39. 颈深筋膜封套层又称为
A. 颈浅筋膜
B. 颈深筋膜中层
C. 颈深筋膜浅层
D. 颈鞘
E. 颈脏器筋膜
【答案】C
【解析】颈深筋膜浅层形成完整的封套包绕颈部，除颈阔肌和浅层的脉管、神经外，几乎包被着颈部全部结构。故本题选C。

40. 对酸味最敏感的部位是
A. 舌尖
B. 舌根
C. 舌侧面
D. 舌的各部
E. 以上都不是
【答案】C
【解析】舌尖甜敏感；舌侧缘酸敏感；舌根苦敏感；腭部主要酸苦味，比舌敏感；辣是一种痛觉。故本题选C。

41. 下述关于固有口腔境界的描述哪一项是错误的
A. 前界为牙列
B. 两侧为颊
C. 下界为舌下区
D. 上界为腭
E. 后界为咽门
【答案】B
【解析】口腔前界为上下唇，后界为咽门，两侧为颊，上界为腭，下以舌下区为界。由上下牙列、牙龈和牙槽骨弓将口腔分为两部分，牙列的唇颊侧部分称为口腔前庭，牙列的舌侧部分称为固有口腔。选项B属于口腔前庭。

42. 硬腭表面解剖标志不包括
A. 腭中缝
B. 切牙乳头
C. 腭大孔
D. 蝶骨翼突钩
E. 腭小凹
【答案】E
【解析】硬腭的表面标志包括腭中缝、切牙乳头（腭乳头）、腭皱襞、上颌硬区、腭大孔、蝶骨翼突钩。腭小凹属于软腭的表面标志。

43. 美容角正常角度范围哪项是不正确的
A. 鼻额角正常为125°～135°
B. 鼻面角正常为36°～40°
C. 鼻唇角正常为90°～100°
D. 鼻颏角正常为120°～132°
E. 颏颈角正常为85°～90°
【答案】E
【解析】鼻额角正常为125°～135°，鼻面角正常为36°～40°，鼻唇角正常为90°～100°，鼻颏角正常为120°～132°，颏颈角正常约为85°。

44. 出入切牙孔的血管和神经是
A. 腭降动脉及腭神经
B. 鼻腭神经、鼻腭动脉
C. 腭前神经、腭降动脉

D. 腭中神经及上唇动脉　　　　　　E. 腭后神经及腭降动脉

【答案】B

【解析】切牙乳头位于腭中缝前端的黏膜隆起，其深面为切牙孔。鼻腭神经、血管经此孔穿出。

45. 下列肌肉无降下颌的功能的是

A. 二腹肌　　　　　　　　B. 下颌舌骨肌　　　　　　　　C. 颏舌骨肌
D. 肩胛舌骨肌　　　　　　E. 茎突舌骨肌

【答案】E

【解析】茎突舌骨肌的主要功能是牵引舌骨向后上方，是颏舌骨肌的拮抗肌。

46. 唇的血供主要来自

A. 上颌动脉　　　　　　　B. 面动脉　　　　　　　　　　C. 舌动脉
D. 颞浅动脉　　　　　　　E. 面横动脉

【答案】B

【解析】面动脉主要分支分布于上下唇、鼻背与鼻翼、舌下腺、软腭及扁桃体、颏部各肌与皮肤等。

47. 下列关于切牙乳头的叙述错误的是

A. 也称腭乳头　　　　　　　　　　　　　　B. 位于腭中缝前端，左右上中切牙间之腭侧
C. 阻滞麻醉时应从其侧缘刺入黏膜　　　　D. 组织致密，神经丰富
E. 其深面为切牙孔。腭前神经、血管经此孔穿出

【答案】E

【解析】深面为切牙孔。鼻腭神经、血管经此孔穿出。

48. 下列关于翼下颌皱襞的叙述错误的是

A. 延伸于上颌结节后内方与磨牙后垫后方之间　　B. 其深面为颊脂垫所衬
C. 为黏膜皱襞　　　　　　　　　　　　　　　　D. 是下牙槽神经阻滞麻醉的重要标志
E. 是翼下颌间隙和咽旁间隙口内切口的有关标志

【答案】B

【解析】深面有翼下颌韧带。

49. 关于腭骨不正确的是

A. 分为水平和垂直两部分，有三个突起　　　　　B. 两侧水平部的内缘在中线处相连，形成腭翼管
C. 垂直部上缘有蝶突和眶突　　　　　　　　　　D. 水平部和垂直部的连接处有锥突
E. 腭骨左右对称，呈 L 形

【答案】B

【解析】腭骨为左右成对的 L 形骨板，分为水平和垂直两部分，有三个突起，参与构成鼻腔底和侧壁、腭、眶底、翼腭窝、翼窝和眶下裂。垂直部构成鼻腔的后外侧壁，其外侧面有翼腭沟，与上颌体内面和蝶骨翼突前面的沟，共同形成翼腭管。水平部和垂直部连接处有锥突。

50. 下列关于舌淋巴引流的特点，说法正确的是

A. 舌的淋巴引流丰富，最先汇入颈深下淋巴结
B. 近舌根起的淋巴管，注入颈深上淋巴结的部位愈高
C. 近舌尖起的淋巴管，注入颈深上淋巴结的部位愈高
D. 近舌根起的淋巴管，注入颈深上淋巴结的部位愈低
E. 以上叙述均不正确

【答案】B

【解析】舌的淋巴管最终汇入颈深上淋巴结；愈近舌尖的淋巴管其注入颈深上淋巴结所在的部位愈低，越近舌根部的淋巴结，其注入颈深上淋巴结所在的部位越高；故本题选B。

51. 不属于上颌骨的是

A. 额突　　　　　　　　　　B. 翼突　　　　　　　　　　　C. 颧突
D. 腭突　　　　　　　　　　E. 牙槽突

【答案】B

【解析】上颌骨分为一体四突，上颌体、额突、颧突、腭突、牙槽突。翼突属于蝶骨。

52. 不属于下颌骨薄弱部位的是
A. 正中联合 B. 下颌支喙突部 C. 颏孔区
D. 下颌角 E. 髁突颈部
【答案】B
【解析】下颌骨是颌面诸骨中体积最大、面积最广、位置最突出者，其中正中联合、颏孔区、下颌角、髁突颈部是易发生骨折的薄弱区。故本题选B。

53. 翼颌间隙感染一般不会累及
A. 颞下间隙 B. 咬肌间隙 C. 眶下间隙
D. 咽旁间隙 E. 颌下间隙
【答案】C
【解析】翼颌间隙上通颞下及颞间隙；前通颊间隙；下通舌下及颌下间隙；后通咽旁间隙；外通咬肌间隙。所以，翼下颌间隙感染一般不会累及眶下间隙。

54. 关于咀嚼肌的运动，不正确的是
A. 双侧咬肌收缩可使下颌向前上运动 B. 翼内肌可上提下颌骨
C. 翼外肌的主要作用是牵引髁突和关节盘向下 D. 颞肌的主要作用是将下颌骨向侧方移动
E. 单侧咬肌收缩可使下颌向收缩方移动
【答案】D
【解析】颞肌的主要作用是上提下颌骨。

55. 患者，女。因颌下腺囊肿施行手术，手术中分离的颌下腺筋膜来源于哪一层颈筋膜
A. 颈浅筋膜 B. 颈深筋膜浅层 C. 颈深筋膜中层
D. 颈脏器筋膜 E. 颈深筋膜深层
【答案】B
【解析】颈筋膜分为五层。①颈浅筋膜：包绕颈阔肌。②颈深筋膜浅层：包被斜方肌、胸锁乳突肌、腮腺及下颌下腺。③颈深筋膜中层：包被舌骨下肌群。④颈脏器筋膜：包绕喉、气管、甲状腺、咽及食管。⑤椎前筋膜：覆盖椎前肌和斜角肌。

(56~60题共用备选答案)
A. 上下颌骨包绕牙根的突起部分 B. 牙槽骨容纳牙根的部分 C. 牙槽窝的游离缘
D. 两牙之间的牙槽骨 E. 多根牙诸根之间的牙槽骨

56. 牙槽嵴
57. 牙根间隔
58. 牙槽窝
59. 牙槽骨
60. 牙槽间隔
【答案】C、E、B、A、D
【解析】牙槽骨是上、下颌骨包围和支持牙根的部分，又称为牙槽突；容纳牙根的窝称牙槽窝；牙槽窝在冠方的游离端称为牙槽嵴；两牙之间的牙槽突部分称为牙槽间隔；多根牙诸根之间的牙槽骨称为牙根间隔。

(61~63题共用备选答案)
A. 圆孔 B. 卵圆孔 C. 棘孔
D. 破裂孔 E. 茎乳孔

61. 下颌神经经什么位置出颅
62. 上颌神经经什么位置出颅
63. 面神经经什么位置出颅
【答案】B、A、E
【解析】①下颌神经：为混合性神经，是三叉神经中的最大分支，经卵圆孔出颅；②上颌神经：为感觉神经，经圆孔出颅，根据行程分为颅中窝段、翼腭窝段、眶下管段和面段；③面神经：为混合性神经，经茎乳孔出颅，以茎乳孔为界，分为面神经管段和颅外段。

(64~69题共用备选答案)
A. 上颌动脉 B. 面动脉 C. 舌动脉

D. 脑膜中动脉 E. 甲状腺上动脉

64. 属于上颌动脉分支的是
65. 面部软组织血供主要来自
66. 上、下唇动脉属于哪一动脉的分支
67. 上颌骨血供主要来自
68. 在平舌骨大角稍下方发自颈外动脉的是
69. 在平舌骨大角尖处发自颈外动脉的是

【答案】D、B、B、A、E、C

【解析】上颌动脉为供应口腔颌面部的主要动脉，分支较多，分为下颌段、翼肌段、翼腭段。下颌段主要分支有脑膜中动脉、下牙槽动脉。面动脉又称颌外动脉，主要负责面部软组织血液供应，分为五支，包括上、下唇动脉、内眦动脉、颏下动脉和咽升动脉。上颌骨血供极为丰富，接受骨内上牙槽动脉的血供，又接受颊、唇、腭侧黏骨膜等软组织的血供，上牙槽动脉为上颌动脉的分支；甲状腺上动脉一般在舌骨大角稍下方，舌动脉平舌骨大角尖处，面动脉在舌骨大角稍上方。

(70～74 共用备选答案)
A. 面总静脉 B. 下颌后静脉 C. 上颌静脉
D. 颈内静脉 E. 颈外静脉

70. 头面颈部血管回流的主要静脉是
71. 颞浅静脉和上颌静脉汇合成
72. 面静脉和下颌后静脉前支汇合成
73. 下颌后静脉后支和耳后静脉汇合成
74. 翼丛的血液主要经上颌静脉汇入

【答案】D、B、A、E、B

【解析】颈内静脉是头颈部粗大的静脉干，为头面颈部血管回流的主要静脉。下颌后静脉，又称面后静脉，由颞浅静脉和上颌静脉在腮腺内于下颌骨髁突颈部后方汇合。下颌后静脉（面后静脉）前支与面静脉汇合成面总静脉。颈外静脉由前后两支汇合而成，前支为下颌后静脉的后支，后支由枕静脉与耳后静脉合成。翼丛向后汇集成上颌静脉，再汇入下颌后静脉。

第四单元 口腔生理功能

1. 右侧侧方咀嚼形成的Ⅱ类杠杆，其支点位于
A. 右侧颞下颌关节 B. 左侧颞下颌关节 C. 右侧牙列
D. 左侧牙列 E. 升颌肌殆力

【答案】B

【解析】左侧或右侧单侧咀嚼时，非工作侧髁突虽向工作侧移动，但仍为翼外肌、颞肌和舌骨上下肌群所稳定，并作为支点。

2. 咀嚼中牙齿磨耗明显的部位是
A. 上颌磨牙颊尖 B. 上颌磨牙舌尖 C. 上颌磨牙颊轴嵴
D. 上颌磨牙咬合面窝 E. 上颌磨牙咬合面发育沟

【答案】B

【解析】

3. 在下颌习惯性开闭口运动，开口较大再闭口时，矢状面整个切点的轨迹呈
A 圆形 B. 卵圆形 C. 三角形
D. "8"字形 E. 扇形

【答案】D

4. 唾液维持口腔 pH 是由于唾液的
A. 消化作用 B. 清洁作用 C. 缓冲作用
D. 保护作用 E. 稀释作用

【答案】C

【解析】唾液具有缓冲作用，唾液中含较高浓度的碳酸氢盐可中和酸，帮助控制口腔 pH，咽下可直接中和食管内的酸，具有保护黏膜的作用，过冷过热的温度等刺激也可借以缓冲，以保护口腔组织。故选 C。

5. 正常人腮腺及下颌下腺分泌量占总唾液分泌量的

   A. 75%　　　　　　　　　　B. 80%　　　　　　　　　　C. 85%
   D. 90%　　　　　　　　　　E. 95%

   【答案】D

   【解析】唾液是口腔环境的重要组成部分，是口腔三对大唾液腺（腮腺、下颌下腺、舌下腺）和众多的小唾液腺（唇腺、颊腺、腭腺和舌腺）所分泌的混合液的总称。正常人腮腺和下颌下腺分泌唾液的量占全唾液分泌量的 90%，故选 D。

6. 殆力的定义为

   A. 咀嚼肌所能发挥的最大力　　　　　　　　　　B. 咀嚼运动时，牙所承受的实际压力
   C. 咀嚼运动时，咀嚼肌实际发生之力　　　　　　D. 牙周膜的最大耐受力
   E. 粉碎食物所需的最小力

   【答案】B

   【解析】殆力是指咀嚼运动时，牙及牙周组织实际所承受的咀嚼力量。殆力是反映咀嚼系统健康状况的一个重要标志，咀嚼系统的任何部分发生疾患，均可影响正常殆力。故选 B。

7. 咀嚼效率反映了

   A. 个体与正常牙列咀嚼能力的差异　　　　　　　B. 个体与正常牙列咀嚼方式的差异
   C. 个体与正常牙列咀嚼侧别的差异　　　　　　　D. 个体与正常牙列咀嚼牙位的差异
   E. 个体与正常牙列咀嚼肌的差异

   【答案】A

   【解析】机体在一定时间内，对定量食物嚼细的程度，称为咀嚼效率，是咀嚼作用的实际效果，也是衡量咀嚼能力大小的一个重要生理指标。

8. 咀嚼力是指

   A. 咀嚼过程中，牙体、牙周组织所承受的力　　　B. 咀嚼压力
   C. 咀嚼肌的肌肉所能发挥的最大力　　　　　　　D. 牙周膜的耐受阈
   E. 牙周组织所能耐受的最大力

   【答案】C

   【解析】咀嚼力又称咀嚼肌力，是指参与咀嚼的肌肉所能发挥的最大力量。

9. 控制下颌运动的主要因素有

   A. 1个　　　　　　　　　　B. 2个　　　　　　　　　　C. 3个
   D. 4个　　　　　　　　　　E. 5个

   【答案】D

   【解析】此题测试知识点是下颌运动的制约因素。控制下颌运动的因素有四个，可分成两大类：解剖性控制因素和生理性控制因素。解剖性控制因素是指双侧颞下颌关节和咬合接触关系。生理性控制因素是指神经肌肉结构。其中左侧和右侧颞下颌关节记为两个因素，因此选 D。

10. 咀嚼运动的动力是

    A. 牙齿　　　　　　　　　　B. 上颌骨　　　　　　　　　　C. 咀嚼肌
    D. 下颌关节　　　　　　　　E. 下颌骨

    【答案】C

    【解析】咀嚼肌是咀嚼运动的动力。故选 C。

11. 一侧髁突滑动，另一侧基本为转动运动，此时的下颌运动为

    A. 小开殆运动　　　　　　　B. 大开殆运动　　　　　　　　C. 最大开殆运动
    D. 侧方运动　　　　　　　　E. 前后运动

    【答案】D

    【解析】侧方运动是一种不对称运动。一侧髁突滑动，另一侧基本上做转动运动。

12. 唾液的消化作用是通过

    A. 溶菌酶　　　　　　　　　B. 乳铁蛋白　　　　　　　　　C. 免疫球蛋白

D. 淀粉酶　　　　　　　　　　　E. 变位酶

【答案】D

【解析】唾液内的淀粉酶，能将食物中的淀粉水解成麦芽糖。在未接触胃酸前，唾液淀粉酶可继续作用约30min，pH为6时，唾液淀粉酶最易发挥作用。

13. 前牙咬切食物的生物杠杆是

A. Ⅰ类杠杆　　　　　　　B. Ⅱ类杠杆　　　　　　　C. Ⅰ和Ⅱ类杠杆
D. Ⅲ类杠杆　　　　　　　E. Ⅰ和Ⅲ类杠杆

【答案】D

【解析】前牙切咬食物时，从矢状面观察构成Ⅲ类杠杆，这样有利于维护狭小的单根前牙和其牙周组织的健康。

14. 前牙切碎食物时下列描述正确的是

A. Ⅲ类杠杆，阻力臂长于动力臂，机械效能低
B. Ⅱ类杠杆，阻力臂长于动力臂，机械效能高
C. 前牙所承受的咀嚼力较大，有利于维护单根前牙和其牙周组织的健康
D. 由于前牙所承受的咀嚼力较大，故前牙牙根的唇面比舌面宽
E. 前牙切咬食物时的运动距离为3.7cm

【答案】A

【解析】在前牙切咬运动中，从矢状面观察构成Ⅲ类杠杆，阻力臂较动力臂长，机械效能低，承受的咀嚼力小，有利于维护狭小的单根前牙及其牙周组织健康。前伸距离是8～10mm。因此选A。

15. 咀嚼肌收缩所发挥的最大力是

A. 咀嚼压力　　　　　　　B. 咀嚼肌力　　　　　　　C. 最大𬌗力
D. 𬌗力　　　　　　　　　E. 牙周潜力

【答案】B

【解析】咀嚼肌收缩所发挥的最大力是咀嚼肌力。咀嚼压力也叫𬌗力，是咀嚼时牙齿实际承受的咀嚼力量；咀嚼肌力也叫咀嚼力，是指咀嚼肌收缩所能发挥的最大力；最大𬌗力也叫牙周潜力，是指牙周组织能承受的最大力。故本题答案是B。

16. 咀嚼运动中的3种生物应力分别是

A. 咀嚼力、咀嚼压力、最大𬌗力　　　　　　B. 牙力、咀嚼压力、𬌗力
C. 𬌗力、最大咀嚼力、最大𬌗力　　　　　　D. 最大咀嚼力、肌力、𬌗力
E. 肌力、牙力、咀嚼力

【答案】A

【解析】咀嚼运动的3种生物应力为咀嚼力、𬌗力、最大𬌗力。咀嚼肌力是指参与咀嚼的肌肉所能发挥的最大力量，也称咀嚼力。咀嚼压力是指牙齿所承受的实际咀嚼力量，临床上称为咀嚼压力，又称为𬌗力，最大𬌗力是牙周膜的最大耐受力。

17. 提高咀嚼效率的主要因素是

A. 牙的数目多　　　　　　B. 牙的体积大　　　　　　C. 牙排列整齐
D. 牙形态正常　　　　　　E. 牙功能性接触面积大

【答案】E

【解析】影响咀嚼效率的因素有：①牙齿的功能性接触面积；②牙周组织；③颞下颌关节疾患；④口腔内软硬组织、炎症、外伤后遗症；⑤全身的健康状态；⑥其他因素，如不良咀嚼习惯、过度疲劳和精神紧张。

18. 混合唾液中固体物质约占

A. 0.2%　　　　　　　　　B. 0.4%　　　　　　　　　C. 0.6%
D. 0.8%　　　　　　　　　E. 1%

【答案】C

【解析】唾液中水分约占99.4%，固体物质约占0.6%（其中有机物约占0.4%，无机物约占0.2%）。故选C。

19. 唾液的功能不包括

A. 消化作用　　　　　　　B. 吸收作用　　　　　　　C. 溶媒作用
D. 冲洗作用　　　　　　　E. 排泄作用

【答案】B

【解析】唾液的功能：消化作用、咀嚼的辅助作用、溶媒作用、润滑作用、保护作用、缓冲和稀释作用、清洁作用、杀菌抑菌、黏附和固位、缩短凝血时间、排泄作用、体液的调节作用、内分泌作用。

20. 在咀嚼周期中时程最短的是
   A. 开口度　　　　　　　　　B. 食物保持　　　　　　　　C. 咀嚼度
   D. 咬合接触　　　　　　　　E. 牙尖交错位

【答案】D

【解析】一个咀嚼周期所需时间平均为0.875s，牙齿接触的时间平均为0.2s。

21. 血液与唾液混合后可缩短凝血时间，最合适的血液与唾液比应为
   A. 1∶1　　　　　　　　　　B. 1∶2　　　　　　　　　　C. 1∶3
   D. 2∶1　　　　　　　　　　E. 3∶1

【答案】B

【解析】唾液有缩短凝血时间的作用，血液与唾液混合后，凝血时间缩短，其缩短程度与混合之比例有关，血液与唾液之比为1∶2时，凝血时间缩短最多。故本题选B。

22. 与哪个牙相对的颊黏膜区有触觉感受但无痛觉感受点
   A. 第一磨牙　　　　　　　　B. 第二磨牙　　　　　　　　C. 中切牙
   D. 侧切牙　　　　　　　　　E. 第三磨牙

【答案】B

【解析】第二磨牙相对的颊黏膜区有触觉感受但无痛觉感受点。

23. 嚼韧性强的食物，后牙的殆运循环，牙尖交错殆后继续运动，上下颌牙体的接触部位是
   A. 下牙颊尖颊斜面沿上牙颊尖舌斜面滑动　　　　B. 下牙舌尖舌斜面沿上牙颊尖舌斜面滑动
   C. 下牙舌尖颊斜面沿上牙舌尖颊斜面滑动　　　　D. 下牙颊尖舌斜面沿上牙舌尖颊斜面滑动
   E. 下牙舌尖颊斜面沿上牙舌尖舌斜面滑动

【答案】D

【解析】后牙的殆运循环，牙尖交错殆后继续运动，下牙颊尖舌斜面沿上牙舌尖颊斜面。

24. 最大殆力大小的顺序
   A. 第三磨牙＞第二磨牙＞第一磨牙＞第二前磨牙＞第一前磨牙＞尖牙＞中切牙＞侧切牙
   B. 第一磨牙＞第二磨牙＞第三磨牙＞第一前磨牙＞第二前磨牙＞尖牙＞中切牙＞侧切牙
   C. 第一磨牙＞第二磨牙＞第三磨牙＞第二前磨牙＞第一前磨牙＞尖牙＞中切牙＞侧切牙
   D. 第一磨牙＞第二磨牙＞第三磨牙＞第二前磨牙＞第一前磨牙＞尖牙＞侧切牙＞中切牙
   E. 第一磨牙＞第二磨牙＞第三磨牙＞第二前磨牙＞尖牙＞第一前磨牙＞中切牙＞侧切牙

【答案】C

【解析】最大殆力大小的顺序，第一磨牙＞第二磨牙＞第三磨牙＞第二前磨牙＞第一前磨牙＞尖牙＞中切牙＞侧切牙。

25. 前牙殆运循环的功能阶段是
   A. 下颌下降　　　　　　　　B. 下颌前伸　　　　　　　　C. 下颌上升，切牙对刃
   D. 切牙对刃，并滑回至正中殆　　E. 下颌下降与前伸

【答案】D

【解析】此题考点殆运循环。前牙殆运循环始于正中殆位时，下颌下降是为了牙尖脱离锁结以及获得适当的开口度，下颌前伸为切咬食物做好准备，下颌上升，切牙对刃，切咬食物，穿透食物后，上下切牙对刃，然后下颌切牙的切嵴，沿上颌切牙的舌面向后上方回归至正中殆。由对刃滑回至正中殆，是发挥功能的阶段，因而答案D正确。

(26～28题共用备选答案)
   A. 黏液素　　　　　　　　　B. 淀粉酶　　　　　　　　　C. 碳酸氢盐
   D. 硫氰酸盐　　　　　　　　E. Ruffni末梢

26. 唾液成分中起稀释和缓冲作用的是

27. 起分解消化作用的是

28. 起杀菌和抑菌作用的是

【答案】C、B、D

（29～32共用备选答案）

A. 4g
B. 2g
C. 10g
D. 20s
E. 30s

29. 称重法测定咀嚼效率（咀嚼值），咀嚼花生米的重量是
30. 称重法测定咀嚼效率（咀嚼值），咀嚼的时间是
31. 吸光度法测定咀嚼效率（咀嚼值），咀嚼杏仁的重量是
32. 吸光度法测定咀嚼效率（咀嚼值），咀嚼的时间是

【答案】A、D、B、D

【解析】测量咀嚼效率的方法：称重法，吸光度法，比色法。称重法是将4g的花生米咀嚼20s；吸光度法是将2g的杏仁咀嚼20s。

（33～36共用备选答案）

A. 咀嚼肌力
B. 𬌗力
C. 最大𬌗力
D. 牙周潜力
E. 咀嚼用力

33. 哪种力与肌肉横断面积有关
34. 哪种力是指牙周组织所能耐受的最大力
35. 哪种力又叫咀嚼压力
36. 哪种力又称为牙周储备力

【答案】A、C、B、D

【解析】咀嚼力是指咀嚼肌所能发挥的最大力，也称咀嚼肌力，其力量的大小，一般与肌肉在生理状态下的横截面积成正比。最大𬌗力为牙周组织所能耐受的最大力。𬌗力，咀嚼时，咀嚼肌仅发挥部分力量，一般不发挥其全力而留有潜力，故牙齿实际所承受的咀嚼力量，称为𬌗力或咀嚼压力。牙周潜力又叫牙周储备力。

（37～39题共用备选答案）

A. 3mm
B. 10mm
C. 12～16mm
D. 18～25mm
E. 40～50mm

37. 正常下颌铰链开口度为
38. 下颌最大前伸范围是
39. 下颌功能性前伸范围是

【答案】D、B、A

【解析】正常下颌铰链开口度为18～25mm，下颌最大前伸范围是10mm，下颌功能性前伸范围是3mm。

第三章 口腔预防医学

第一单元 绪 论

1. 以下哪项不是口腔预防医学研究的基本要素
   A. 群体的口腔疾病患病情况　　B. 群体预防措施　　C. 个人预防方法
   D. 地区流行状况　　E. 个人保健方法
   【答案】D
   【解析】口腔预防医学以人群为主要研究对象，以研究群体的口腔疾病患病情况、群体预防措施和个人预防保健方法为基本要素，而选项D属于口腔流行病学的内容。

2. 属于牙周疾病三级预防的内容的是
   A. 义齿修复缺失牙　　B. 专业性洁治　　C. 去除菌斑和牙石
   D. 去除不良修复体　　E. 治疗食物嵌塞
   【答案】A

3. 下列不属于口腔二级预防的是
   A. 口腔X线片辅助诊断　　B. 龋病的早期充填　　C. 龋病的早期诊断
   D. 定期口腔检查　　E. 窝沟封闭
   【答案】E
   【解析】初级预防，如氟化物应用、饮食控制、窝沟封闭、保护牙髓；二级预防（干预），牙体外科、牙周病学、正畸学及其他领域问题的早期诊断与适当治疗；三级预防（修复），固定与活动修复学方面的功能恢复与康复。故选择E。

（4～6题共用备选答案）
   A. 加强锻炼，提高全身健康水平
   B. 早发现、早诊断、早治疗
   C. 氟化物的应用、饮食控制、窝沟封闭等
   D. 固定和活动修复学方面的功能恢复与康复
   E. 口腔卫生健康教育覆盖面达到90%

4. 口腔预防工作分为三级，其中一级预防是
5. 口腔预防工作分为三级，其中二级预防是
6. 口腔预防工作分为三级，其中三级预防是
   【答案】C、B、D

第二单元 口腔流行病学

1. 讨论用流行病学方法研究口腔疾病流行因素和病因时，应该选用的方法是
   A. 研究应以纵向研究资料为基础
   B. 先提出危险因素假设
   C. 用调查资料就可推断和验证
   D. 研究需以横断面研究为基础
   E. 龋病病因学说是用流行病学方法得出的
   【答案】D
   【解析】横断面研究又称为现况调查，调查目标人群中某种疾病或现象在某一特定时间上的情况。作用主要是了解疾病的患病情况和分布特点，以便制定预防措施和为研究病因提供线索。

2. 口腔流行病学的作用不是用于研究
   A. 统计资料的分析　　　　　　B. 疾病的流行因素　　　　　　C. 疾病预防措施的效果
   D. 规划保健工作　　　　　　　E. 口腔疾病的自然史
   【答案】A
   【解析】统计资料的分析属于统计学的范畴，而不是流行病学的作用。

3. 我国进行第四次全国口腔流行病学抽样调查属于
   A. 横断面研究　　　　　　　　B. 纵向研究　　　　　　　　　C. 常规资料分析
   D. 病例—对照研究　　　　　　E. 群组研究
   【答案】A
   【解析】我国进行的第四次全国口腔流行病学抽样调查是在一个时间点内完成的调查，属于横断面研究。

4. 下列调查项目中不属于直接口腔健康状况信息的是
   A. 牙周袋深度　　　　　　　　B. 患龋牙数　　　　　　　　　C. 颞颌关节情况
   D. 口腔黏膜情况　　　　　　　E. 生活方式
   【答案】E
   【解析】生活方式属于口腔问卷调查项目。不属于直接口腔健康状况信息的是生活方式。其余均代表口腔健康状况。故本题答案是E。

5. 口腔健康调查时普查的应查率是
   A. 55%～60%　　　　　　　　B. 65%～70%　　　　　　　　C. 75%～80%
   D. 85%～90%　　　　　　　　E. >95%
   【答案】E
   【解析】普查的应查率应在95%以上，漏查率太高会使结果正确性差。故本题答案是E。

6. 一名12岁儿童由饮水含氟量0.3ppm地区迁居饮水含氟量1.2ppm地区，氟牙症发生的可能性为
   A. 0　　　　　　　　　　　　B. 25%　　　　　　　　　　　C. 50%
   D. 75%　　　　　　　　　　　E. 10%
   【答案】A

7. 对某氟牙症患者进行Dean氟牙症分类，其牙列中受损害最重的2颗牙描述如下：2颗牙釉质白色不透明区占牙面40%，棕染。该患者的Dean分类为
   A. 0.5　　　　　　　　　　　B. 1　　　　　　　　　　　　　C. 2
   D. 3　　　　　　　　　　　　E. 4
   【答案】C

8. 为了在短时间内了解某市人群口腔健康状况。并估计在该人群中开展口腔保健工作所需的人力、物力。检查有代表性的指数年龄组（5、12、15、35、44、65、74岁）人群的调查方法为
   A. 预调查　　　　　　　　　　B. 试点调查　　　　　　　　　C. 捷径调查
   D. 普查　　　　　　　　　　　E. 抽样调查
   【答案】C

9. 现况调查样本含量估计常用以下公式：$N=K\times Q/P$。其中K值是根据研究项目酌允许误差大小而确定，当允许误差为10%时。K为
   A. 50　　　　　　　　　　　　B. 100　　　　　　　　　　　　C. 200
   D. 400　　　　　　　　　　　　E. 800
   【答案】D

10. 为了研究某电动牙刷对菌斑控制的效果，抽取30人使用该电动牙刷，1个月后进行临床评价。该研究方法是
    A. 准实验　　　　　　　　　　B. 群组研究　　　　　　　　　C. 现场试验
    D. 临床试验　　　　　　　　　E. 社区干预试验
    【答案】A

11. 口腔疾病的防治措施制定后，为了考核其效果，评估方法往往需要
    A. 流行病学调查　　　　　　　B. 分析流行病学研究　　　　　C. 实验流行病学方法
    D. 常规资料分析　　　　　　　E. 致病因子分析

【答案】C

12. 描述性口腔流行病学最常用的研究方法是
A. 横断面研究　　　　　B. 纵向研究　　　　　C. 常规资料分析
D. 疾病监测　　　　　　E. 群组研究

【答案】A

【解析】横断面研究又称现况调查，调查目标人群中某种疾病或现象在某一特定时间上（较短的时间内）的情况。它的作用在于了解疾病的患病情况和分布特点，以便制定预防措施和为研究病因提供线索，是最常用的研究方法。纵向研究又称"疾病监测"，即研究疾病或某种情况在一个人群中随着时间推移的自然动态变化。也就是对一组人群定期随访，两次或若干横断面研究结果分析。它的作用在于动态地观察疾病或某种现象的演变情况及其原因分析。常规资料分析又称历史资料分析，即对已有的资料或者疾病监测记录做分析或总结，如病史记录、疾病监测资料等。这种研究结果可为开展口腔保健提供必要的信息。群组研究属于分析性研究方法。

13. 口腔健康调查目的的描述哪项是不正确的
A. 查明口腔疾病特定时间内的发生频率和分布特征及流行规律
B. 了解和分析影响口腔健康的有关因素
C. 为探索病因，建立和验证病因假说，并为指导和改进临床治疗提供依据
D. 选择预防保健措施和评价预防保健措施的效果
E. 估价治疗与人力需要

【答案】C

【解析】口腔健康状况调查的目的有：①查明口腔疾病在特定的发生频率和分布特征及其流行规律。②了解和分析影响口腔健康的有关因素。③为探索病因，建立和验证病因假设提供依据。④选择预防措施和评价预防措施的效果。⑤评估治疗与人力需要。故选择C。

14. 口腔疾病的分布与地区、城乡、年龄等有关。下列说法错误的是
A. 在我国城市唇腭裂的发生率高于农村
B. 口腔癌在全世界都有发生，以东南亚地区发病率最高
C. 一般认为饮水氟含量以 0.7～1.0mg/L 为适宜浓度
D. 错牙合畸形的患病率在恒牙期最高
E. 牙周病患病情况与地区经济状况有一定的关系，农村高于城市

【答案】A

15. 流行病学实验的主要用途没有
A. 探讨疾病的病因　　　　　　　　　　B. 预防措施的效果与安全性评价
C. 了解疾病的患病情况和分布特点　　　D. 评价某种新药、新方法或新制剂的效果
E. 医疗保健措施质量成本效果、成本效益评价

【答案】C

16. 流行病学研究方法之一的横断面研究也称
A. 病例-对照研究　　　　B. 现况调查　　　　C. 现场实验
D. 群组研究　　　　　　　E. 常规资料分析

【答案】B

17. 流行病学方法研究口腔疾病史作用是
A. 可以了解吃糖对牙龈出血的影响　　　B. 有助于发现细菌对口腔癌的作用
C. 有助于了解疾病的发展规律　　　　　D. 研究可以提高医疗质量
E. 研究可以区分疾病的发展阶段

【答案】C

18. 对口腔流行病学指数的要求，不包括
A. 以最少的器材，快速完成检查程序　　B. 准确反映疾病状态
C. 检查者需经多次培训方可取得一致参加调查　　D. 测量标准客观
E. 能进行统计学处理

【答案】C

19. Dean 分类依据中**不包括**
A. 釉质的光泽　　　　　　B. 釉质的颜色　　　　　　C. 釉质缺损的面积
D. 釉质的硬度　　　　　　E. 釉质的透明度
【答案】D
【解析】氟牙症的评价采用 Dean 分类法，根据牙釉质颜色、光泽和缺损的面积来确定损害程度。故选择 D。

20. 我国进行第四次全国口腔流行病学抽样调查属于
A. 横断面研究　　　　　　B. 纵向研究　　　　　　C. 常规资料分析
D. 病例-对照研究　　　　　E. 群组研究
【答案】A

21. 世界卫生组织推荐的捷径调查的年龄组**不包括**
A. 5 岁　　　　　　　　　B. 18 岁　　　　　　　　C. 12 岁
D. 65～74 岁　　　　　　 E. 35～44 岁
【答案】B

22. 关于口腔流行病学的现况调查，恰当的描述是
A. 在人为控制下对人群采取某项干预措施或消除某种因素以观察其影响
B. 研究疾病或某种情况在人群中随着时间推移的自然动态变化
C. 调查目标人群中某种疾病或现象在某一特定时点上的情况
D. 比较目标人群与总人群某种口腔疾病的患病特点
E. 对已有的资料或者疾病监测记录做分析或总结
【答案】C

23. 在进行牙周病情况调查中，以下**不属于**信息偏倚的是
A. 所用的检查器械是镰形探针　　　　　　B. 患者对以往糖尿病史回忆不准确
C. 数名研究者对牙周病标准掌握不一致　　D. 调查前未做标准一致性试验
E. 用医院的牙周疾病病例说明人群患病情况
【答案】E

24. 关于病例-对照研究特点**不包括**哪一项
A. 观察时间短
B. 需要研究的对象少
C. 适合研究一些病程较短的疾病和一些比较多见的疾病
D. 尤其适合那些原因未明疾病的研究
E. 准确性低，可靠性较差，回忆偏倚较大
【答案】C

25. 为了研究某中药牙膏对人群牙周健康的影响，随机选取 40 人用该牙膏刷牙，4 个月后进行临床评价，该研究方法是
　　A. 准试验　　　　　　　B. 现场试验　　　　　　C. 临床试验
　　D. 病例-对照研究　　　　E. 社区干预试验
【答案】C
【解析】临床试验是指以人体作为观察对象，以临床为研究场所，对口腔诊断技术、口腔治疗方法和口腔预防措施效果进行评价的研究方法。临床试验对象是人体，根据试验目的可以选择不同的对象。如果研究治疗口腔疾病新药的疗效，应该选择某种口腔疾病的患者，观察应用新药对这种口腔疾病的治疗效果。如果打算了解某种预防口腔疾病措施的效果，就可以选择观察健康人，观察一组健康人群使用这种预防措施以后，某种口腔疾病的发病率是否低于对照组，以判别这种预防措施的有效性。故选择 C。

第三单元　龋病预防

1. 世界卫生组织规定的龋病患病水平的衡量标准是
　　A. 人群龋病的患病率　　　　B. 5 岁儿童的无龋率　　　　C. 12 岁儿童的龋均

D. 12岁儿童的龋面均　　　　　　　　E. 中老年人的根龋指数

【答案】C

【解析】纯记忆性题目，世界卫生组织规定的龋病患病水平的衡量标准为12岁儿童的龋均。

2. 世界卫生组织计算乳牙龋失标准

A. 7岁以下的儿童丧失了不该脱落的乳牙数　　　B. 8岁以下的儿童丧失了不该脱落的乳牙数

C. 9岁以下的儿童丧失了不该脱落的乳牙数　　　D. 10岁以下的儿童丧失了不该脱落的乳牙数

E. 11岁以下的儿童丧失了不该脱落的乳牙数

【答案】C

【解析】纯记忆性题目，世界卫生组织计算乳牙龋失标准为9岁以下的儿童丧失了不该脱落的乳牙数。

3. 关于学校饮水氟化，不正确的说法是

A. 适用于不能实施公共自来水氟化的低氟区　　　B. 不会产生恒前牙氟牙症

C. 水氟浓度与自来水水氟适宜浓度相同　　　　　D. 需要单独的供水设备

E. 对邻面龋预防效果明显

【答案】C

【解析】纯记忆性题目，学校饮水氟化适用于不能实施公共自来水氟化的低氟区，如没有自来水的乡村。由于学生只有部分时间在学校和饮水（20%～25%），而且年龄已在6岁以上，恒前牙牙冠已矿化，不会产生氟牙症问题，所以在校内的饮水氟浓度可以为社区自来水氟适宜浓度的4.5倍。防龋效果相似于自来水氟化。故选择C选项。

4. 将氟化牛奶用于防龋的理由哪项是错误的

A. 牛奶是婴幼儿、孕妇、儿童和老年人普遍饮用的营养食品

B. 牛奶是一种氟化物的良好载体

C. 牛奶属于非致龋食品

D. 牛奶内的氟化物可被大量吸收并持续较长时间

E. 牛奶中氟化物吸收速率明显高于氟化饮水

【答案】E

【解析】摄取第1小时，牛奶中氟化物的吸收量很少，但随后则大量吸收并持续较长时间。牛奶氟化后，在前4小时内，大多数氟化物以离子形式存在，随后约1/5与牛奶中的钙和蛋白质结合，但这并不妨碍氟化物从肠道吸收。据估计，氟奶中的氟化物大约72%被机体吸收，牛奶不会降低氟的生物利用率。所以，牛奶的吸收率低于氟化饮水，故选择E。

5. 哪一种氟水平被看作监测氟摄入量的最佳指标之一

A. 发氟水平　　　　　　　　B. 尿氟水平　　　　　　　　C. 指甲氟水平

D. 唾液氟水平　　　　　　　E. 泪液氟水平

【答案】B

【解析】纯记忆性题目，长期摄入一定量的氟，尿氟排泄量及骨中的浓度可达到稳定的平衡状态，此时，尿氟的日排量基本可以反映氟的总摄入情况。故选择B。

6. 下面的甜味剂有防龋作用的是

A. 白砂糖　　　　　　　　　B. 绵白糖　　　　　　　　　C. 红糖

D. 甜叶菊糖　　　　　　　　E. 果糖

【答案】D

【解析】选项D为代糖甜味剂，不能被致龋菌所利用，其他选项均为可被致龋菌利用的糖，故选择D。

7. 氟的防龋机制不包括

A. 降低釉质的溶解性　　　　B. 促进再矿化　　　　　　　C. 杀灭致龋菌

D. 抑制细菌酶活性　　　　　E. 影响牙齿外形

【答案】C

8. 关于氟化饮水不正确的说法是

A. 恒牙优于乳牙　　　　　　B. 自出生起使用，效果最好　　　C. 对光滑面龋效果好

D. 减少错位牙　　　　　　　E. 对成年人无作用，只适用于生长发育期的儿童

【答案】E

【解析】氟化饮水中的氟对人终生有效，无年龄限制，故选择E。

9. 预防性树脂充填没有下列哪一个操作
   A. 去除窝沟处的病变牙釉质或牙本质　　　　B. 采用预防性扩展备洞方法
   C. 清洁牙面，彻底冲洗干燥、隔湿　　　　　D. 采用树脂材料充填
   E. 在殆面上涂一层封闭剂
   【答案】B
   【解析】预防性树脂充填备洞时不做预防性扩展，是本题的记忆重点，故选择B选项。

10. 窝沟封闭操作步骤不需要
    A. 清洁牙面　　　　　　B. 酸蚀　　　　　　C. 冲洗、干燥
    D. 粘结剂涂布　　　　　E. 涂布封闭剂，光照
    【答案】D
    【解析】窝沟封闭的操作步骤：清洁牙面—酸蚀牙面—冲洗、干燥牙面—涂布封闭剂—固化封闭剂—术毕检查。窝沟封闭无粘结剂涂布这一步骤，而本身应用流体树脂无需粘结，故选择D选项。

11. 一般来说，人体氟的主要来源是
    A. 空气　　　　　　　　B. 食物　　　　　　C. 饮水
    D. 水果　　　　　　　　E. 蔬菜
    【答案】C
    【解析】纯记忆性题目，人体氟的主要来源为饮水，故选择C。

12. 不用于防龋的蔗糖代用品是
    A. 山梨醇　　　　　　　B. 木糖醇　　　　　C. 甜菊糖
    D. 果糖　　　　　　　　E. 甘露醇
    【答案】D
    【解析】选项为单糖可被致龋菌所利用，其他选项均为防龋蔗糖代用品。

13. 地方性氟中毒的氟源除饮水外，还有
    A. 茶　　　　　　　　　B. 药物　　　　　　C. 消毒剂
    D. 洗涤剂　　　　　　　E. 生活燃煤
    【答案】E
    【解析】纯记忆性题目，我国地方性氟中毒地区分布广，人口多，氟源非单一，主要分为饮水型与燃煤型两大类。故选择E。

14. 关于氟的安全性，说法错误的是
    A. 6～7岁后才进入高氟区生活，不会出现氟牙症
    B. 氟牙症多发生在恒牙，乳牙很少见
    C. 患氟牙症牙数多少取决于牙发育矿化期在高氟区生活的长短
    D. 氟牙症是由于氟的急性中毒造成的
    E. 氟牙症属于地方性慢性氟中毒
    【答案】D
    【解析】慢性氟中毒的临床表现是氟牙症、氟骨症，以及神经系统、骨骼肌和肾脏等非骨相损害。氟骨症主要表现为骨质硬化和骨旁软组织骨化。故选择D。

15. 出生后，第一次需做口腔检查的时间是
    A. 3个月，乳牙未萌出　　　B. 第一颗乳牙萌出后6个月内　　C. 1岁，下中、侧切牙萌出
    D. 2岁，多数乳牙已萌出　　E. 2岁半，乳牙全部萌出
    【答案】B
    【解析】纯记忆性题目，第一次需做口腔检查的时间是第一颗乳牙萌出后6个月内。故选择B。

16. 氟的生理功能不包括
    A. 参与骨代谢　　　　　B. 参与机体生长发育　　C. 影响生殖功能
    D. 促进铁吸收　　　　　E. 影响牙周代谢
    【答案】E
    【解析】纯记忆性题目，许多流行病学研究和实验观察证明，氟有多方面的生理代谢关系密切，有助于钙

和磷形成羟基磷灰石结晶。缺氟可使小鼠生长发育迟缓，可引起生殖功能障碍。氟能提高神经和神经肌肉接头兴奋的传导性；并可促使动物对铁的吸收，提高铁和铜的水平。故选择E。

17. 影响氟化物进入细菌体内的因素是
A. 细菌的代谢情况　　　　　B. 细菌内的pH值　　　　　C. 菌体外的氟化物浓度
D. 细菌外的pH值　　　　　　E. 细菌细胞膜的通透性
【答案】C
【解析】纯记忆性题目，一般认为控制氟化物进入细菌菌体内的两个因素是菌体外的氟化物浓度与pH值差异。故选择C。

18. 牙龈炎患者禁用
A. 氟化自来水　　　　　　　B. 含氟涂料　　　　　　　　C. 局部涂氟
D. 含氟泡沫　　　　　　　　E. 含氟牙线
【答案】B
【解析】本题为纯记忆性题目，选项B含氟涂料易引起接触性过敏，牙龈出血者禁用。

19. 预防地方性氟中毒的最根本性措施是
A. 供给低氟饮水　　　　　　B. 减少氟的摄入量　　　　　C. 控制高氟食物的摄入
D. 防止高氟煤烟的污染　　　E. 对高氟水源化学降氟
【答案】B
【解析】选项A、C、D、E，都是从各个方面降低氟的摄入量，根本原因为选项B。

20. 确定低氟区饮水是否加氟的条件因素不包括
A. 低氟区饮水氟含量　　　　B. 低氟区氟牙症指数　　　　C. 低氟区15岁儿童龋均
D. 低氟区饮食习惯　　　　　E. 低氟区季节、气温变化
【答案】D
【解析】饮食中摄入的氟量比较少，一般不作为饮水加氟时需要考虑的因素。

21. 饮水加氟防龋效果乳牙比恒牙低是因为
A. 氟不容易与乳牙牙釉质结合　B. 恒牙矿化时孕妇摄氟不足　C. 氟不能完全通过胎盘屏障
D. 恒牙矿化程度高于乳牙　　　E. 乳牙矿化时间早于恒牙
【答案】D
【解析】从纯记忆性题目，乳牙钙化程度低于恒牙，与氟的结合能力也低于恒牙，所以效果差。

22. 机体主要的排氟途径是
A. 粪便　　　　　　　　　　B. 腺体分泌液　　　　　　　C. 泪液
D. 头发　　　　　　　　　　E. 尿液
【答案】E
【解析】纯记忆性题目，主要排氟途径经尿液排出。

23. 具有公共卫生特征的全身氟防龋措施是
A. 自来水氟化　　　　　　　B. 含氟牙膏　　　　　　　　C. 牛奶氟化
D. 氟片　　　　　　　　　　E. 氟滴剂
【答案】A
【解析】纯记忆性题目，选项A为公共卫生措施，其余均为局部预防措施。

24. 饮水氟化预防龋病的适宜氟浓度是
A. 0.1～0.3mg/L　　　　　　B. 0.4～0.6mg/L　　　　　　C. 0.7～1.0mg/L
D. 1.1～1.3mg/L　　　　　　E. 1.4～1.6mg/L
【答案】C
【解析】①饮水的适宜氟浓度一般应保持在0.7～1mg/L之内；②低氟区饮水含量在0.5mg/L以下，在考虑加氟前，应首先调查该地区氟牙症的流行情况。如果氟牙症指数在0.6以上，则无加氟的必要；③饮水氟含量在0.5mg/L以下，氟牙症指数低于0.6时，可结合龋病的发病情况决定。故选择C。

25. 牙膏中起降低表面张力、增进清洁效果作用的成分是
A. 摩擦剂　　　　　　　　　B. 洁净剂　　　　　　　　　C. 润湿剂
D. 芳香剂　　　　　　　　　E. 防腐剂

【答案】B

【解析】纯记忆性题目，牙膏中降低表面张力、增进清洁效果作用的成分是洁净剂，故选择 B。

26. 饮水氟化的防龋效果应该是
A. 恒牙和乳牙均好
B. 恒牙优于乳牙
C. 乳牙优于恒牙
D. 前牙优于后牙
E. 后牙优于前牙

【答案】B

【解析】因为乳牙的矿化程度低于恒牙，所以乳牙氟化效果低于恒牙，故本题应选择 B。

27. 涂氟操作前必须要
A. 向患者讲清注意事项
B. 半小时内禁食水
C. 选择适应证牙齿
D. 消毒液洗手
E. 清洁干燥牙面

【答案】E

28. 世界卫生组织确定的冠龋诊断标准是
A. 牙釉质上的白斑、着色的不平坦区
B. 底部发软的病损、釉质潜在损害或沟壁软化者
C. 探针可插入着色窝沟但底部不发软
D. 中到重度氟牙症所造成的牙釉质上硬的凹陷
E. 牙冠颜色的改变

【答案】B

29. 龋病发病率是指
A. 在一定时期内，人群中患龋病的频率
B. 在一定时期内，某人群新发生龋病的频率
C. 人群中新发生龋齿占全部龋齿的百分率
D. 在一定时期内，某患龋人群中新发生龋病的频率
E. 人群中龋齿占龋、失、补的比例

【答案】B

【解析】选项 B，在一定时期内，某人群新发生龋病的频率，为发病率。

30. 影响龋病流行的最主要因素之一是
A. 钙磷摄入的比例与摄入量
B. 刷牙的时间与频率
C. 钙的摄入量与摄入频率
D. 糖的摄入量与摄入频率
E. 就诊的医疗级别与次数

【答案】D

【解析】影响龋病最主要的因素为选项 D，糖的摄入量与摄入频率。

31. 乳磨牙萌出最佳窝沟封闭时间是
A. 1～2 岁
B. 2～3 岁
C. 3～4 岁
D. 6～7 岁
E. 整个乳磨牙期均可

【答案】C

【解析】乳磨牙萌出最佳窝沟封闭时间是 3～4 岁。

32. 根据以往的口腔流行病学调查结果，下面说法正确的是
A. 根面龋最多
B. 殆面龋最多
C. 颊舌面龋最多
D. 近中面龋最多
E. 远中面龋最多

【答案】B

【解析】殆面患龋率最高。

33. 龋病流行特征不包括
A. 地区分布
B. 时间分布
C. 人群分布
D. 氟化物分布
E. 城乡分布

【答案】D

【解析】纯记忆性题目。

34. 刃天青纸片法检测致龋菌的原理是
A. 直接计数培养基上变形链球菌的每毫升菌落数
B. 直接计数培养基上乳杆菌的每毫升菌落数
C. 以变形链球菌消耗蔗糖的氧化还原反应程度判断细菌数量
D. 以乳杆菌消耗蔗糖的氧化还原反应程度判断细菌数量
E. 以致龋菌产生乳酸的量来判断细菌数量

【答案】C

【解析】纯记忆性题目，刃天青纸片法用颜色显色法观察唾液内变形链球菌的数量，故选择C。

35. 龋病的一级预防包括
　　A. 促进口腔健康　　　　B. 氟化物防龋　　　　C. 窝沟封闭
　　D. 应用防龋涂料　　　　E. 以上均包括

【答案】E

【解析】本题全部选项都为龋病的病因预防，故选择E。

36. 可能发生龋病的危险信号不包括
　　A. 致龋菌数量变化　　　　　　　　　　B. 牙龈出血
　　C. 菌斑内酸性产物量　　　　　　　　　D. 菌斑内及唾液内pH值，糖代谢反应
　　E. 唾液缓冲能力

【答案】B

【解析】选项B为牙龈炎的主要症状，与龋病无关，故选择B选项。

37. 下列食品中含氟量最高的是
　　A. 蔬菜　　　　B. 内脏　　　　C. 鱼
　　D. 贝类　　　　E. 蛋类

【答案】C

【解析】纯记忆性题目，含氟量最高的是鱼类。

38. 氟化物对微生物的作用哪项是错误的
　　A. 抑制细菌生长　　　　　　　　　B. 抑制与细菌糖酵解和细胞氧化有关的酶
　　C. 抑制细菌摄入葡萄糖　　　　　　D. 抑制细菌产酸
　　E. 不能杀灭细菌

【答案】E

【解析】自然状态下口腔中的氟对龈上菌斑中的细菌不会产生明显的作用，但人为加氟后，体内氟化物可对细菌产生作用。当氟浓度增加时，所有细菌都会受到不同程度的影响，如抑制细菌的代谢（10mg/L），抑制细菌的生长（100～250mg/L），甚至杀死细菌（1000mg/L）。使用氟化凝胶治疗口干症患者时，菌斑中的氟浓度可达115mg/L，5年后1/3患者的口腔变形链球菌消失。故选择E。

39. 窝沟封闭时清洁牙面过程中要注意不能用
　　A. 橡皮杯　　　　B. 水冲洗　　　　C. 水漱口
　　D. 油质清洁剂　　E. 探针清窝沟

【答案】D

【解析】选项D油质清洁剂清洁后会在牙面上留有一层油质薄膜，影响后期粘结剂和树脂的涂布，故选择D。

40. 酸蚀牙面步骤中不要将酸蚀剂
　　A. 接触牙面　　　　B. 溢出到软组织　　　　C. 放在乳牙上
　　D. 放在恒牙上　　　E. 蘸在细毛刷上

【答案】B

【解析】选项B酸蚀剂如果溢出到周围软组织上，会引起软组织灼伤，故选择B。

41. 临床涂氟不适宜作为
　　A. 有效防龋措施　　　　B. 公共卫生措施　　　　C. 龋齿易感者适用
　　D. 专业临床使用　　　　E. 预防乳牙龋

【答案】B

【解析】局部涂氟适用于小范围易感人群，不适合全部人群，所以选择B。

42. 冲洗干燥时关键的一点是
　　A. 冲洗牙面10～15s　　　　B. 边冲边把唾吸干　　　　C. 压缩空气吹15s
　　D. 干棉卷隔湿　　　　　　　E. 封闭前不被唾液污染

【答案】E

43. 龋活性实验的目的和意义包括
　　A. 检测个体与人群可能发生龋病危险因素的敏感程度　　　B. 是一种预测性检测

C. 可为预防措施的确定提供信息　　　　　　　　D. 对高危人群龋病的预防和控制有一定作用
E. 以上均包括

【答案】E

【解析】龋活性实验可检测个人与人群可能发生龋病危险因素的敏感程度。它是一种预报性检测，可为防龋措施的制订提供信息。特别是对高危人群龋病的预防和控制有一定意义。

44. 涂布封闭剂时注意不要
　　A. 调拌均匀　　　　　　　B. 覆盖全部酸蚀面　　　　　　C. 涂布均匀
　　D. 窝沟内气泡　　　　　　E. 固化良好

【答案】D

【解析】选项D如在涂布封闭剂时，不慎混入气泡，则无法使封闭剂涂布不均，最终引起失败，故选择D。

45. 术后检查过程中要及时检查
　　A. 固化情况　　　　　　　B. 粘结程度　　　　　　　　　C. 遗漏的窝沟
　　D. 探针检查窝沟　　　　　E. 定期复查

【答案】C

【解析】在封闭剂刚刚涂布完成时，固化情况、粘结程度和已封闭窝沟都未完全固化，故A、B、D错误，选项E为术后注意事项，故选择C，及时检查是否有遗漏窝沟，及时处理。

46. 窝沟封闭的效果评价最好用
　　A. 患龋率指标　　　　　　B. 自身半口对照法　　　　　　C. 统计学方法
　　D. 乳牙方法　　　　　　　E. 恒牙方法

【答案】B

【解析】窝沟封闭临床效果的评价，常采用封闭剂保留率和龋齿降低率两个指标。很多窝沟封闭研究设计采用自身半口对照方法，即在口内选择1对同名牙（如两侧下颌第一磨牙），随机选择一个牙做封闭，另一个牙不处理作为对照，一定时间之后评价封闭剂保留率，并与对照牙比较计算龋齿降低率。故本题选择B选项。

47. 对1年前做过口腔检查的200名干部进行口腔健康检查时，发现又有20名干部新发生龋，描述这种新发龋情况的指标是
　　A. 龋均　　　　　　　　　B. 患龋率　　　　　　　　　　C. 发病率
　　D. 构成比　　　　　　　　E. 充填率

【答案】C

【解析】患龋率指在调查期间某一人群中患龋病的频率，人口基数以百人计算，故常以百分数表示。患龋率主要用于龋病的流行病学研究，如对比和描述龋病的分布，探讨龋病的病因和流行因素等。龋病发病率通常是指至少在一年时间内，某人群新发生龋病的频率。与患龋率不同的是仅指在这个特定时期内，新龋发生的频率。这一指标在口腔流行病学中应用最为广泛，例如估计龋病流行强度、描述龋病的分布特点、探讨疾病发生因素、评价预防措施效果以及前瞻性研究等。

48. 龋病的易感因素不包括
　　A. 致龋菌在口腔内的数量及在牙体聚集滞留的时间
　　B. 宿主抗龋能力
　　C. 人群口腔卫生状态不佳
　　D. 不合理的膳食结构
　　E. 工作过于劳累，精神压力过大

【答案】E

【解析】选项E并非龋病易感因素中的直接易感因素，但可降低人体免疫力，间接导致患者患龋率上升。故选择E。

49. 影响龋病患病情况的因素不包括
　　A. 时间分布　　　　　　　　　　　　　　　B. 国家和地区的不同影响
　　C. 气候条件　　　　　　　　　　　　　　　D. 人群年龄、性别、住地和不同民族的影响
　　E. 氟摄入量、饮食习惯及家族的影响

【答案】C

【解析】选项C与题意无关，故选择C。

50. 某山区氟牙症流行，调查饮水氟浓度不高，调查组经过认真分析，认为最可能的原因是
A. 水果氟高
B. 蔬菜氟高
C. 空气氟高
D. 煤油污染
E. 垃圾污染

【答案】D

【解析】因题干涉及山区，而饮水氟含量不高，则A、B及蔬菜水果含氟量亦不会很高，故不选。空气含氟量极低，选项C错误。选项E为环境污染项，山区可能性不大，故D可能性最高。

51. 下列哪项属于三级预防
A. 窝沟封闭
B. 根管治疗
C. 定期口腔检查
D. 预防性充填
E. 早期充填

【答案】B

【解析】选项B根管治疗为龋病的三级预防，而A、C、D、E皆为龋病的病因预防，为一级预防。

52. 窝沟封闭酸蚀牙面的面积为
A. 牙尖斜度的2/5
B. 牙尖斜度的1/3
C. 牙尖斜度的3/4
D. 牙尖斜度的1/5
E. 牙尖斜度的2/3

【答案】E

【解析】酸蚀剂可为磷酸液或含磷酸的凝胶，酸蚀面积应为接受封闭的范围，一般为牙尖斜面的2/3。选答案E。

53. 很可能引起中毒的氟摄入阈值为每公斤体重
A. 1mg
B. 3mg
C. 5mg
D. 10mg
E. 15mg

【答案】C

【解析】可能致死的氟摄入量一般为5mg/kg。故选择C。

54. 一个地区的氟牙症指数在哪个范围内属于正常范围
A. 0～0.4
B. 0～0.6
C. 0～0.8
D. 0～1.0
E. 0～1.2

【答案】A

【解析】纯记忆性题目，地区的氟牙症指数正常范围0～0.4，故选择A。

55. 下列方法中可由个人使用的是
A. 含氟涂料
B. 1.23%的含氟凝胶
C. 氟水漱口
D. 局部涂氟
E. 缓释氟

【答案】C

【解析】纯记忆性题目，只有选项C氟水漱口可以由患者个人应用，其余各选项均必须由专业口腔医生操作，故选择C。

56. 使用特异性抗体防龋的作用，不包括
A. 使机体产生抗致龋菌抗体
B. 抑制致龋菌的生长繁殖
C. 降低致龋菌的数量
D. 抑制致龋菌的吸附
E. 减少龋发生

【答案】A

【解析】特异性抗体直接作用于口腔内的致龋菌，可使致龋菌总数减少，黏附受抑制，龋发生率下降，较疫苗安全。特异性抗体本身为抗体，无诱导本身抗体的作用，故选择A。

57. 2003年检查某班13岁学生50名，其中患龋病者30名。2年后再对这50名学生检查，发现其中10名学生有新的龋损，则这班学生2年的龋病发病率为
A. 20%
B. 30%
C. 40%
D. 50%
E. 60%

【答案】A

【解析】龋病发病率通常是指至少在一年时间内，某人群新发生龋病的频率。与患龋率不同的是仅指在这个特定时期内，新龋发生的频率。计算公式如下：龋病发病率＝发生新龋的人数/受检人数×100%，所以10/50×100%=20%，故选择A。

58. 检查某班 15 岁学生 50 名, 其中患龋病者 10 人, 龋、失、补牙数为: D=50, M=5, F=10。这班学生的患龋率为

A. 10%　　　　　　　　　　B. 20%　　　　　　　　　　C. 30%
D. 40%　　　　　　　　　　E. 50%

【答案】B

【解析】患龋率指在调查期间某一人群中患龋病的频率, 人口基数以百人计算, 故常以百分数表示。患龋率主要用于龋病的流行病学研究, 如对比和描述龋病的分布, 探讨龋病的病因和流行因素等。计算公式如下: 患龋率 = 患龋病人数 / 受检人数 ×100%。所以 10/50×100%=20%, 龋、失、补牙数为干扰信息。故选择 B。

59. 婴幼儿适宜的氟防龋措施是

A. 氟滴剂　　　　　　　　　B. 饮水氟化　　　　　　　　C. 氟水漱口
D. 含氟牙膏　　　　　　　　E. 氟离子导入

【答案】A

【解析】纯记忆性题目, 氟滴剂适用于 2 岁以下的幼儿。故选择 A。

60. 氟水漱口不适用于

A. 作为公共卫生项目和家庭使用　　　　　　B. 对龋病活跃性较高或易感患者
C. 牙矫正期间戴固定矫正器的患者　　　　　D. 不能实行口腔自我健康护理的残疾患者
E. 龋病低发区

【答案】E

【解析】氟水漱口的目的在于龋病高发人群的防龋, 故选择 E。

61. 某地区 12 岁儿童 DMFT 为 4.8, 按照 WHO 对龋病流行程度的评价标准, 该地区龋病流行等级为

A. 很低　　　　　　　　　　B. 低　　　　　　　　　　　C. 中
D. 高　　　　　　　　　　　E. 很高

【答案】D

【解析】纯记忆性题目, WHO 龋病流行程度的评价指标（12 岁）

龋均（DMFT）	等级
0.1～1.1	很低
1.2～2.6	低
2.7～4.4	中
4.5～6.5	高
6.6 以上	很高

62. 哪种材料为封闭剂的主要成分

A. 树脂基质　　　　　　　　B. 稀释剂　　　　　　　　　C. 引发剂
D. 辅助剂　　　　　　　　　E. 以上均不是

【答案】A

【解析】封闭剂通常由有机高分子树脂、稀释剂、引发剂与一些辅助剂（溶剂、填料、氟化物、涂料等）组成。①树脂为封闭剂主要成分, 目前广泛使用的是双酚 A- 甲基丙烯酸缩水甘油酯。②稀释剂常在树脂基质中加入一定量活性单体作为稀释剂, 以降低树脂黏度。一般有甲基丙烯酸甲酯, 二缩三乙二醇双甲基丙烯酸酯, 甲基丙烯酸缩水甘油酯等。③引发剂可分为自凝引发剂与光固引发剂两种。前者常由过氧化苯甲酰（BPO）和芳香胺, 如 N, N- 二羟乙基对甲苯胺（DHPT）组成; 可见光固化引发剂采用 α- 二酮类光敏剂, 如樟脑醌。故选择 A。

63. 关于窝沟封闭剂, 以下说法错误的是

A. 光固化封闭花费时间少　　　　　　　　　B. 光固化封闭可以在合适的时候开始固化
C. 光固化封闭不易产生气泡　　　　　　　　D. 光固化封闭剂采用的引发剂不同于自凝固化封闭剂
E. 紫外光固化封闭效果较自凝固化好

【答案】E

【解析】自凝固化属于第二代固化, 封闭效果优于光固化的封闭剂。

64. 牙齿窝沟封闭的适应证是
    A. 牙齿部分萌出　　　　　　　B. 患较多邻面龋　　　　　　　C. 牙面无充填物
    D. 窝沟深　　　　　　　　　　E. 窝沟龋损
    【答案】D
    【解析】窝沟封闭适应证：牙面有患龋倾向的深窝沟；初期龋或怀疑有龋患的窝沟；乳磨牙以3~4岁为宜；第一恒磨牙以6~7岁为宜；双尖牙、第二恒磨牙一般以12~13岁为宜（第二恒磨牙在11~13岁为最适宜封闭的年龄）；对口腔卫生不良的残疾儿童，时机放宽。釉质发育不全，窝沟点隙有初期龋损，牙面有充填物但存在未作封闭的窝沟，可根据具体情况决定是否作封闭。故本题选D。

65. 不属于窝沟封闭适应证的是
    A. 对侧同名牙有患龋倾向　　　B. 对侧同名牙有龋　　　　　　C. 已充填完好的牙
    D. 牙面窝沟可疑龋　　　　　　E. 牙面窝沟较深
    【答案】C
    【解析】窝沟封闭适应证：牙面有患龋倾向的深窝沟；初期龋或怀疑有龋患的窝沟；乳磨牙以3~4岁为宜；第一恒磨牙以6~7岁为宜；双尖牙、第二恒磨牙一般以12~13岁为宜（第二恒磨牙在11~13岁为最适宜封闭的年龄）；对口腔卫生不良的残疾儿童，时机放宽。釉质发育不全，窝沟点隙有初期龋损，牙面有充填物但存在未作封闭的窝沟，可根据具体情况决定是否作封闭。故本题选C。

66. 窝沟封闭操作中不正确的是
    A. 酸蚀牙面干燥后应呈白色雾状外观　　　　　　B. 酸蚀时间要足
    C. 酸蚀剂量要适当　　　　　　　　　　　　　　D. 酸蚀剂要冲洗干净
    E. 酸蚀过程中应不断擦拭酸蚀牙面，使酸蚀剂与牙面完全充分接触
    【答案】E
    【解析】注意酸蚀过程中不要擦拭酸蚀牙面，因为这会破坏被酸蚀的牙釉面，降低粘结力。故选择E。

67. 窝沟封闭成功的关键是
    A. 酸蚀时间长　　　　　　　　B. 酸蚀面积大　　　　　　　　C. 光固化时间适宜
    D. 涂布封闭剂无气泡　　　　　E. 酸蚀后不被唾液污染
    【答案】E
    【解析】纯记忆性题目，窝沟封闭成功的关键酸蚀后不被唾液污染，故选择E。

68. 酸蚀应用的最合适的磷酸浓度是
    A. 10%~20%　　　　　　　　　B. 20%~30%　　　　　　　　　C. 30%~40%
    D. 40%~50%　　　　　　　　　E. 85%
    【答案】C
    【解析】纯记忆性题目，常用磷酸浓度30%~40%，故选择C。

69. 进行窝沟封闭时为达到理想的粘结效果，乳牙酸蚀时间是
    A. 10s　　　　　　　　　　　　B. 30s　　　　　　　　　　　　C. 60s
    D. 2min　　　　　　　　　　　E. 5min
    【答案】C
    【解析】纯记忆性题目，恒牙酸蚀的时间一般为20~30s，乳牙酸蚀60s。故选择C。

70. 预防性树脂充填的适应证不包括
    A. 窝沟有龋能卡住探针　　　　B. 深的窝沟有患龋倾向　　　　C. 窝沟有早期龋迹象
    D. 对侧牙有患龋倾向　　　　　E. 殆面窝沟有可疑龋
    【答案】D
    【解析】预防性树脂充填的适应证：①窝沟有龋损能卡住探针。②深的点隙窝沟有患龋倾向。③沟裂有早期龋迹象，釉质混浊或呈白垩色。④无邻面龋损。故选择D。

71. ART使用的充填材料是
    A. 银汞合金　　　　　　　　　B. 玻璃离子　　　　　　　　　C. 流动树脂
    D. 复合树脂　　　　　　　　　E. 复合体
    【答案】B
    【解析】非创伤性修复治疗（ART）指使用手用器械清除龋坏组织，然后用有粘结性、耐压和耐磨性能较

好的新型玻璃离子材料将龋洞充填。故选择 B。

72. ART 洞形准备描述哪项是错误的
A. 使用棉卷隔湿后进行
B. 牙用手斧扩大入口，以便挖匙进入
C. 将软龋去除干净
D. 接近髓腔的牙本质应尽量去除
E. 用棉球保持龋洞干燥清洁

【答案】D

【解析】初步去除软化牙本质后，可能需要扩大龋洞进口。将软龋去除干净。特别注意使用挖匙应垂直围绕洞的边缘转动，去除龋坏并达釉牙本质界，接近牙髓腔的牙本质应保留，避免牙髓暴露。故选择 D。

73. 检查某班 15 岁学生 50 名，其中龋病者 10 人，龋、失、补牙数为：D=70，M=2，F=8，龋、失、补牙面数为：D=210，M=10，F=15，这班学生龋面均为
A. 0.8　　　　B. 1.4　　　　C. 1.6
D. 4.2　　　　E. 4.7

【答案】E

【解析】龋面均指受检查人群中每人口腔中平均龋、失、补牙面数。龋面均反映了受检查人群龋病的严重程度。计算公式如下：龋均＝龋、失、补牙之和 / 受检人数；龋面均＝龋、失、补牙面之和 / 受检人数，故（210+10+15）/50=4.7，故选择 E。

74. 某学龄儿童采用 0.05%NaF 漱口水预防龋齿，其使用方法应为
A. 每月含漱 1 次，每次 10mL，含漱 1min
B. 每周含漱 1 次，每次 10mL，含漱 1min
C. 每天含漱 1 次，每次 10mL，含漱 1min
D. 隔周含漱 1 次，每次 10mL，含漱 1min
E. 隔天含漱 1 次，每次 10mL，含漱 1min

【答案】C

【解析】记忆性题目，含氟漱口液一般推荐使用中性或酸性氟化钠配方，0.2%NaF（900mg/L）溶液每周使用一次，0.05% NaF（230mg/L）溶液每天使用一次。故选择 C。

75. ART 清洁窝洞处理剂是
A. 30% 磷酸
B. 10% 弱聚丙烯酸
C. 甲基丙烯酸甲酯
D. 甲基丙烯酸缩水甘油酯
E. 樟脑酯

【答案】B

【解析】纯记忆性题目，用处理剂清洁窝洞以促进玻璃离子材料与牙面的化学性粘结。处理剂一般为弱聚丙烯酸（10%）。故选择 B。

76. X 线片示左下第一磨牙近中邻面阴影，探诊不敏感，冷测一过性敏感，叩诊（-），医生将该牙腐质去净，制备Ⅱ类洞型，单层垫底后银汞充填。医生所做的属于
A. 龋病的一级预防
B. 龋病的二级预防
C. 龋病的三级预防
D. 防止龋的并发症
E. 易感人群的特殊防护

【答案】B

【解析】本题属于龋病治疗防止恶化，故选择二级预防，选择 B 选项。

77. 对一名老年人做口腔健康检查，发现该名老年人口腔中牙龈退缩的牙面有 50 个，其中患根龋的牙面 4 个，因根龋充填的牙面 4 个，该名老年人的根龋指数是
A. 15%　　　　B. 16%　　　　C. 17%
D. 20%　　　　E. 25%

【答案】B

78. 龋病流行病学中有关年龄因素的提法有一处是不对的
A. 5～8 岁乳牙患龋达高峰
B. 9 岁以后乳牙患龋率下降
C. 恒牙萌出即可患龋
D. 30 岁左右恒牙龋达高峰
E. 老年人根面龋发病率上升

【答案】D

79. 研究人员准备在某城市开展氟化饮水的试点研究，该城市的饮水氟浓度为 0.3mg/L。饮水氟化后，仍可使用的氟防龋措施是
A. 氟片
B. 氟滴剂
C. 食盐氟化
D. 氟化牙膏
E. 饮水加氟后，不能再使用任何氟防龋措施

【答案】D

【解析】牙膏是自我保健、维护口腔健康的必需用品。含氟牙膏有明显的防龋效果，是通过局部发挥防龋作用，可以与饮水氟化相互补充发挥协同效应。吞咽反射完全建立的儿童及成人，一般很少吞咽，不会造成氟摄入过多，因此饮水氟化后使用氟化牙膏不存在安全性问题。故选D。

80. 某患者，47岁。16坏尚未充填，26因龋丧失，36因龋已做充填，11和21因牙周病失牙，计算DMFT时，按照世界卫生组织的记录方法，其M即失牙数为

A. 1　　　　　　　　　　　B. 2　　　　　　　　　　　C. 3
D. 4　　　　　　　　　　　E. 5

【答案】C

【解析】WHO规定的恒牙失牙的标准是：30岁以上者，不再区分是龋病还是牙周病导致的失牙，都算数。

81. 某一社区居民的龋病患病率高，拟对他们进行龋活性试验，检测变形链球菌数量的方法是

A. Snyder 试验　　　　　　B. Dentocult LB 试验　　　　C. Cariostat 试验
D. Dentocult SM 试验　　　E. Dentobuff Strip 试验

【答案】D

【解析】Snyder试验和Cariostat试验为检测细菌产酸能力；Dentocult-LB试验为检测唾液内的乳杆菌数量；Dentobuff Strip试验为检测唾液缓冲能力。故本题答案是D。易误选A。

82. 男，35岁。取其唾液进行实验室检测，Cariostat试验结果为黄色，可初步诊断为

A. 口腔卫生良好　　　　　　B. 低度龋活性　　　　　　C. 中度龋活性
D. 显著龋活性　　　　　　　E. 唾液缓冲能力异常

【答案】D

【解析】Cariostat试验为黄色，是龋活性显著状态。故本题答案是D。易误选A。

83. 男，50岁，演员，遇冷空气牙酸痛，检查15—25、35—45楔状缺损，无龋，牙龈萎缩重，牙唇面清洁，每日刷牙2~3次。经过治疗后，医生最应忠告的是

A. 减少刷牙次数　　　　　　B. 增加刷牙次数　　　　　　C. 不咬很硬的东西
D. 多进软食、进弱碱性食品　E. 正确选用刷牙方法、牙刷与牙膏

【答案】E

【解析】楔状缺损与用硬毛牙刷和刷牙方法相关。故本题答案是E。

84. 女，25岁，经检查全口无龋齿，如果向她推荐龋病预防措施，不合适的措施是

A. 使用氟化物　　　　　　　B. 营养摄取计划　　　　　　C. 口腔健康教育
D. 定期口腔健康检查　　　　E. 预防性充填

【答案】E

【解析】5个备选项都属于一级预防的范畴，但是只有预防性充填是针对早期龋（初期龋）而言的。由于受检者全口无龋，A、B、C和D都是适宜的措施，因此E就是本题答案（不合适的措施）。

85. 龋活性试验不包括

A. 变形链球菌的检测　　　　B. 乳杆菌的检测　　　　　　C. 细菌产酸力检测
D. 血链球菌的检测　　　　　E. 唾液缓冲能力的检测

【答案】D

【解析】纯记忆性题目，全部龋活性试验方法包括：①Dentocult SM试验以观察唾液中每毫升菌落形成单位（CFU/mL）的变形链球菌数量来判断龋的活性。②Dentocule LB试验主要观察乳杆菌在唾液的数量。③Cariostat试验检测牙表面菌斑内产酸菌的产酸能力。④Dentobuff Strip试验了解唾液的缓冲能力。⑤刃天青纸片法用颜色显色法观察唾液内变形链球菌的数量。⑥定量PCR方法以变形链球菌特异性引物，用定量PCR方法检测受试者唾液内变形链球菌数量判断龋活性。

（86～88题共用题干）

在含氟牙膏的研讨会上，对低氟地区学龄前儿童使用含氟牙膏的问题提出了不同的意见，请选择最佳答案。

86. 含氟牙膏的浓度

A. 浓度越高越好　　　　　　　　　　　B. 500mg/kg 较为合适
C. 城市和农村使用含氟牙膏浓度应该不同　D. 选用市售 1000mg/kg 的含氟牙膏即可
E. 儿童最好不使用含氟牙膏

【答案】B

【解析】成人每次刷牙一般大约使用1g牙膏,假定牙膏的含氟量为1000mg/kg,每次刷牙大概用1mg氟离子。牙膏的吞咽量随年龄而异,因此对于6岁以下的儿童,含氟牙膏的用量要相对少些,约黄豆大小(500mg),并且需要在成人的监督下使用。嘱咐儿童刷牙后吐出唾液混合物并漱口,避免吞咽含氟牙膏。故选择B。

87. 幼儿园儿童

A. 适宜选用氟化钠牙膏　　　　　　　　　B. 适宜选用单氟磷酸的牙膏

C. 可以与成人一样使用市售一般含氟牙膏　　D. 每次使用牙膏的用量要小

E. 适宜选用氟化亚锡牙膏

【答案】D

【解析】一般情况下,儿童使用少量含氟牙膏刷牙不会引起氟牙症。只有儿童年龄太小,吞咽反射尚未完全建立,经常使用含氟牙膏并吞咽过量的氟,才有可能引起某些牙的很轻度氟牙症。在饮水氟含量过高,有氟病流行的地区,6岁以下的儿童不推荐使用含氟牙膏。故选择D。

88. 使用含氟牙膏的同时

A. 不能再使用全身用氟措施　　　　　　　B. 可以结合具体情况同时使用其他氟防龋措施

C. 只能与窝沟封闭配合使用　　　　　　　D. 要定期更换其他类型的牙膏

E. 不能再采用其他局部用氟措施

【答案】B

(89～91题共用题干)

咨询活动时,一位孕妇想了解,如果生活社区的水氟浓度很低(小于0.3mg/L),如何给孩子补充。

89. 出生后开始补充氟滴剂的年龄是

A. 从出生开始　　　　　　　B. 从3个月开始　　　　　　　C. 从4个月开始

D. 从5个月开始　　　　　　　E. 从6个月开始

【答案】E

【解析】首次使用氟化物防龋的时间为出生后第一颗牙齿萌出的时间,为出生后6个月,故选择E。

90. 开始补充氟滴剂的剂量是

A. 0.20mg/d　　　　　　　　B. 0.23mg/d　　　　　　　　C. 0.25mg/d

D. 0.30mg/d　　　　　　　　E. 0.33mg/d

【答案】C

【解析】纯记忆性题目,氟滴剂的首剂量为0.25mg/d,故选择C。

91. 此后,开始增加(调整)氟片或氟滴剂剂量的年龄是

A. 1岁　　　　　　　　　　　B. 2岁　　　　　　　　　　　C. 3岁

D. 4岁　　　　　　　　　　　E. 5岁

【答案】C

(92～95题共用备选答案)

A. 受检人群中每人口腔中平均龋、失、补牙数

B. 在调查期间某一人群中患龋病的频率,人口基数以百计算

C. 通常指至少在1年时间内,某人群新发生龋病的频率

D. 全口牙列均无龋的人数占全部受检查人数的百分率

E. 包括患根龋的数目和因根龋而充填的数目

92. 龋病发病率

93. 龋均

94. 患龋率

95. 根龋数

【答案】C、A、B、E

【解析】龋均指受检人群中每人口腔中平均龋、失、补牙数。计算公式如下,龋均=龋、失、补牙之和/受检人数。龋面均=龋、失、补牙面之和/受检人数。

患龋率:患龋率指在调查期间某一人群中患龋病的频率,人口基数以百人计算,故常以百分数表示。患龋率主要用于龋病的流行病学研究,如对比和描述龋病的分布,探讨龋病的病因和流行因素等。计算公式如下,

患龋率＝患龋病人数/受检人数×100%。

龋病发病率：龋病发病率通常是指至少在一年时间内，某人群新发生龋病的频率。计算公式如下，龋病发病率＝发生新龋的人数/受检人数×100%。

根龋指数：根龋常发生在中老年人牙颈部，多见于牙龈退缩后，发生在牙根面的龋和因牙根面龋而做的充填。平时所用的患龋率和龋均难以表达牙龈退缩与根面龋的关系。其计算方法如下，根龋指数＝根面龋数/牙龈退缩牙面数×100%。

（96～98题共用备选答案）
A. 釉质上的白色程度浅，有时呈云雾状
B. 釉质上的白色程度较明显，呈纸白区
C. 釉质上的白色不透明区范围更加扩大，但覆盖面积不超过牙面的50%
D. 釉质表面大部分受累而变色，常有细小的坑凹状缺损，多见于唇颊面
E. 釉质表面全部受损，凹坑状缺损明显，牙冠失去正常外形且脆性增加，对美观和功能都有严重影响

96. Dean 氟牙症分类重度
97. Dean 氟牙症分类轻度
98. Dean 氟牙症分类可疑

【答案】E、C、A

【解析】对Dean氟牙症的分类作以下说明。

正常：釉质呈浅乳白色，半透明，表面平滑有光泽。在发育期因营养障碍或患病引起的釉质发育不全不能诊断为氟斑牙。

可疑：可疑类型是牙釉质从正常到很轻型的过渡型，既不属于正常又不能划分为很轻型。釉质上的白色程度浅，有时呈云雾状。

很轻：釉质上的白色程度较明显，呈纸白区。经常在双尖牙或第二磨牙牙尖顶端有1～2mm的白色不透明区，包括尖牙牙尖端经常出现的小的点状白色区。

轻度：牙釉质上白色不透明区范围更加扩大，但覆盖面积不超过牙面的50%。

中度：釉质表面大部分受累而变色，常有细小的坑凹状缺损，多见于唇颊面。如发生在后牙，牙面常出现磨损，颜色改变更明显，呈黄褐色或棕色，影响美观。但此型的划分并不是根据颜色的改变。

重度：釉质表面全部受损，坑凹状缺损明显，牙冠失去正常外形且脆性增加，可因咀嚼或外力而致牙折，染色深，对美观和功能都有严重影响。故选择E、C、A。

（99～100题共用备选答案）
A. 预备一个包括全部点隙裂沟的保守Ⅰ类洞，然后用银汞合金充填，防止龋病进一步发展的方法
B. 采用大的圆钻磨除深窝沟，使其易于自洁的方法
C. 不去除牙体组织，在牙殆面、颊面或舌面的点隙裂沟涂布一层粘结性树脂，保护牙釉质不受细菌及代谢产物侵蚀，达到预防龋病发生的一种有效防龋方法
D. 仅去除窝沟处的病变牙釉质或牙本质，根据龋损的大小，采用酸蚀技术和树脂材料充填早期窝沟龋，并在牙殆面涂一层封闭剂的方法
E. 使用手用器械清除龋坏组织，然后用有粘结性、耐压和耐磨性能较好的新型玻璃离子材料将龋洞充填的方法

99. 非创伤性修复治疗
100. 窝沟封闭

【答案】E、C

【解析】选项D为预防性树脂充填，选项E为非创伤性修复治疗，C为窝沟封闭。选项A、B无此做法。

第四单元　牙周病预防

1. 儿童建议刷牙的方法是
   A. 圆弧法　　　　B. 竖刷法　　　　C. 生理刷牙法
   D. 横刷法　　　　E. 擦洗法

【答案】A

2. 控制菌斑的方法中不能由个人自己操作的是
A. 牙线 B. 牙签 C. 牙间刷
D. 橡胶按摩器 E. 龈上洁治术
【答案】E

3. 对患者进行口腔检查时发现其某颗指数牙的龈上牙石覆盖面积为牙面的 1/3～2/3，根据简化牙石指数，应记为
A. 0 B. 1 C. 2
D. 3 E. 4
【答案】C

4. 软垢覆盖面积占牙面 1/3 以下时，简化软垢指数记为
A. 0 B. 1 C. 2
D. 3 E. 0.5
【答案】B

5. 哪种制剂不能作为菌斑染色剂
A. 2% 碱性品红 B. 2% 甲紫 C. 2%～5% 藻红
D. 4% 酒石黄 E. 1.0%～2.5% 孔雀绿
【答案】B

6. 下列指数中常用来描述牙周状况的是
A. DMFT B. dmfs C. CPI
D. Dean 指数 E. DMFS
【答案】C

7. 将刷毛与牙长轴呈 45°角，轻压入龈沟，短距离水平拂刷颤动牙刷的方法称
A. 圆弧刷牙法 B. Bass 刷牙法 C. 生理刷牙法
D. 横刷法 E. 擦洗法
【答案】B

(8～9 题共用题干)
某单位职工口腔健康调查资料显示，牙周疾病患病状况不容乐观，厂医院口腔科计划开展如下保健措施。

8. 对于有轻度牙龈出血的职工，提倡
A. 药物漱口 B. 使用牙签 C. 使用牙线
D. 有效刷牙 E. 牙龈按摩
【答案】D

9. 对全厂职工开展
A. 爱牙周活动 B. 口腔健康教育与促进 C. 健康的牙齿伴终生
D. 健齿强身运动 E. 爱牙日活动
【答案】B

10. 牙刷的正确保管措施，不包括哪一项
A. 每人一把，防止交叉感染 B. 不能高温消毒 C. 用完后清水冲刷几次，甩干水分
D. 不用时放在牙刷盒里 E. 3 个月更换一把
【答案】D

11. 纠正不良习惯属于牙周病预防的
A. 一级预防中的促进健康 B. 一级预防中的特殊性保护措施 C. 二级预防中的早期诊断治疗
D. 二级预防中的防止功能障碍 E. 三级预防中的康复
【答案】B

12. 适合年幼儿童的刷牙法是
A. 巴斯刷牙法 B. Fones 刷牙法 C. 改良的 Stillman 刷牙法
D. 旋转刷牙法 E. Charter 刷牙法
【答案】B

13. 下列项目哪项属于牙周疾病三级预防
A. 早期发现治疗，减轻已发生的牙周病的严重程度，控制发展
B. 专业性洁治，去除菌斑和牙石
C. 去除刺激疾病发展的不良刺激
D. 采用 X 线检查，定期追踪观察牙槽骨情况
E. 用各种药物和配合牙周手术最大限度地治愈牙周组织的病损
【答案】E

14. 只观察牙龈情况的指数是
A. 菌斑指数　　　　　　　B. 简化口腔卫生指数　　　　C. 牙龈指数
D. 龈沟出血指数　　　　　E. 社区牙周指数
【答案】C

15. 关于牙刷，下列哪一条是错误的
A. 牙刷的刷头要适合口腔的大小
B. 牙刷毛太硬容易损伤牙齿及牙龈
C. 儿童、老年人或牙周疾病患者宜选用刷毛较软的牙刷
D. 牙刷毛太软不能起到清洁牙面的作用
E. 猪鬃毛牙刷较尼龙丝牙刷好
【答案】E

16. 巴斯刷牙法的刷牙要领要求每个刷牙区牙刷应颤动
A. 至少 10 次　　　　　　B. 8～9 次　　　　　　　　C. 6～7 次
D. 4～5 次　　　　　　　E. 2～3 次
【答案】A

17. 优质尼龙丝刷毛的直径为
A. 0.5mm　　　　　　　　B. 0.45～0.49mm　　　　　C. 0.35～0.44mm
D. 0.25～0.34mm　　　　　E. ＜0.2mm
【答案】E

18. 牙膏基本成分中能去除色素沉着菌斑沉积与滞留的是
A. 防腐剂　　　　　　　　B. 洁净剂　　　　　　　　C. 摩擦剂
D. 发泡剂　　　　　　　　E. 润湿剂
【答案】C

19. 理想的牙刷刷毛应具有的特点是
A. 易吸水变软　　　　　　B. 刷毛端有孔　　　　　　C. 具有适当弹性
D. 防霉　　　　　　　　　E. 直径与长度成比例
【答案】C

20. 请您为成年人推荐一种有效的清除牙龈缘附近及龈沟内菌斑的刷牙方法
A. 平刷牙法　　　　　　　B. 旋转刷牙法　　　　　　C. 巴斯刷牙法
D. 改良的 Stillman 刷牙法　E. Fones 刷牙法
【答案】C

21. 将刷毛与牙长轴呈 45°，轻压入龈沟，短距离水平拂刷颤动牙刷的方法称
A. 圆弧法　　　　　　　　B. Bass 法　　　　　　　　C. 生理刷牙法
D. 横刷法　　　　　　　　E. 擦洗法
【答案】B

22. 刷牙时每次牙刷放置的牙位最佳范围一般占
A. 2 颗牙　　　　　　　　B. 1～2 颗牙　　　　　　　C. 2～3 颗牙
D. 3～4 颗牙　　　　　　E. 4～5 颗牙
【答案】C

23. 6 岁以下儿童刷牙时每次含氟牙膏的用量为
A. 蚕豆粒大小　　　　　　B. 黄豆粒大小　　　　　　C. 绿豆粒大小

D. 米粒大小　　　　　　　　　　E. 芝麻粒大小
【答案】B

24. 下列属于牙周疾病的二级预防，除了
A. 口腔健康教育和指导　　　B. 专业性洁治　　　　　　C. 去除菌斑牙石
D. 牙周洁治　　　　　　　　E. 根面平整
【答案】A

25. 以下哪些口腔卫生用品或方法没有去除菌斑的作用
A. 牙签　　　　　　　　　　B. 牙间刷　　　　　　　　C. 漱口
D. 氯己定漱口液　　　　　　E. 牙刷
【答案】C

26. 有关清洁舌的正确描述不包括哪一项
A. 清洁舌可以减少口腔食物残渣　　　　　　B. 清洁舌可以减少微生物数量
C. 清洁舌可以延迟菌斑形成　　　　　　　　D. 清洁舌可以消除口臭
E. 清洁舌可以延迟总体菌斑沉积
【答案】D

27. 窝沟封闭与预防性树脂充填的区别主要在于
A. 酸蚀时间不同　　　　　　B. 充填材料　　　　　　　C. 是否做预防性扩展
D. 是否垫底　　　　　　　　E. 是否去除腐质
【答案】E

28. 在自我口腔保健措施中，控制菌斑最常用的有效方法是
A. 早晚刷牙　　　　　　　　B. 使用牙线　　　　　　　C. 药物含漱
D. 牙周洁治　　　　　　　　E. 使用牙签
【答案】A

29. 用于清洁矫治器、牙周夹板等的牙刷是
A. 电动牙刷　　　　　　　　B. 通用型牙刷　　　　　　C. 波浪形牙刷
D. 半球形牙刷　　　　　　　E. 邻间刷
【答案】E

30. 目前影响牙周病流行的最主要的因素
A. 吸烟　　　　　　　　　　B. 营养　　　　　　　　　C. 口腔卫生状况
D. 受教育程度　　　　　　　E. 城乡差别
【答案】C

31. 一般在检查龈沟出血指数前不能检查
A. 简化软垢指数　　　　　　B. 简化牙石指数　　　　　C. 改良菌斑指数
D. 牙龈指数　　　　　　　　E. 社区牙周指数
【答案】C

32. 牙周疾病预防除了控制菌斑还应该
A. 认真刷牙　　　　　　　　B. 使用牙线　　　　　　　C. 药物含漱
D. 牙周洁治　　　　　　　　E. 治疗食物嵌塞
【答案】D

33. 牙膏成分中占比例最高的是
A. 摩擦剂　　　　　　　　　B. 芳香剂　　　　　　　　C. 润滑剂
D. 洁净剂　　　　　　　　　E. 防腐剂
【答案】A

34. 牙周病一级预防的确切内容是
A. 义齿修复，防止功能丧失　　　　　　　　B. 早发现、早治疗，减少牙周病的严重程度
C. 以药物与牙周手术治愈牙周病损　　　　　D. 控制牙菌斑，减轻牙龈出血
E. 健康教育、定期保健、保持牙周健康
【答案】E

【解析】牙周病一级预防的确切内容是健康教育、定期保健、保持牙周健康。牙周疾病的一级预防指在牙周组织受到损害之前防止病源因素的侵袭，或者虽然病源因素已经侵袭到牙周组织，但在其还未对牙周组织产生损害之前就将其去除。包括对大众进行健康教育，学会促进牙周组织健康的有效的口腔卫生措施，同时提高机体的抗病能力。故本题答案是E。

35. 用氯己定控制菌斑，长期使用会产生
 A. 口腔黏膜糜烂　　　　　B. 牙釉质脱矿　　　　　C. 舌背部溃疡
 D. 牙本质过敏　　　　　　E. 舌背部着色

【答案】E

【解析】口腔黏膜着色是氯己定含漱的副作用。故本题答案是E。

36. 预防牙周疾病的药物漱口剂中没有
 A. 氯己定　　　　　　　　B. 抗生素　　　　　　　C. 血根碱
 D. 酚类化合物　　　　　　E. 季胺化合物

【答案】B

【解析】预防牙周疾病的药物漱口剂中没有抗生素。抗生素应用途径包括口服和局部上，一般不作为漱口剂使用。故本题答案是B。

37. 巴斯刷牙法又称为
 A. 水平颤动法　　　　　　B. 旋转刷牙法　　　　　C. 圆弧刷牙法
 D. 横刷法　　　　　　　　E. 竖刷法

【答案】A

【解析】Bass刷牙法又称水平颤动法或龈沟法。故本题答案是A。

38. 不能清洁牙齿邻面菌斑的口腔保健用具是
 A. 牙间隙刷　　　　　　　B. 牙签　　　　　　　　C. 牙间冲洗器
 D. 牙线　　　　　　　　　E. 橡胶按摩器

【答案】C

39. 预防牙周疾病、提高宿主抵抗力的措施是
 A. 降低牙尖高度和斜度　　B. 去除不良修复体　　　C. 补充维生素和钙、磷等营养
 D. 治疗食物嵌塞　　　　　E. 去除充填悬突

【答案】C

【解析】预防牙周疾病、提高宿主抵抗力的措施是补充维生素和钙、磷等营养。其他选项均属于控制牙周疾病的相关局部促进因素措施。故本题答案是C。

（40～41题共用备选答案）
 A. 0.02%NaF漱口液　　　B. 0.05%NaF漱口液　　C. 0.2%NaF漱口液
 D. 1.23%NaF凝胶　　　　E. 2%NaF溶液

40. 每日漱口使用的是
41. 每周漱口使用的是

【答案】B、C

【解析】氟水漱口为一种局部应用氟防龋的方法，一般使用中性或酸性氟化钠配方，0.2%NaF溶液每周使用一次，0.05%NaF溶液每天使用一次。

（42～43题共用备选答案）
 A. 氯己定　　　　　　　　B. 氟化亚锡　　　　　　C. 血根碱
 D. 螺旋霉素　　　　　　　E. 季铵化合物

42. 常用于控制菌斑预防牙周疾病的是
43. 不常用于控制菌斑预防牙周疾病的是

【答案】A、D

【解析】本题备选答案全部是预防牙周疾病的药物，但是题中的关键是"不常用于控制菌斑"者。使用抗生素（螺旋霉素）作为控制菌斑预防牙周疾病的方法是不适宜的，因为长期使用可抑制口腔中正常菌群而导致菌群失调，并且可能产生耐药菌株。

第五单元 其他口腔疾病的预防

1. 口腔癌预防不包括
   A. 健康教育，提高对危险因素的认识
   B. 停止吸烟饮酒
   C. 政府应制定控制烟酒大量使用的法规
   D. 专业人员应尽早治疗有根尖病变的牙齿
   E. 改变不良口腔卫生习惯
   【答案】D

2. 口腔癌的致病因素常见的不包括
   A. 咀嚼槟榔
   B. 吸烟
   C. 饮酒
   D. 营养
   E. 药物
   【答案】E

3. 患者，男，48岁。长期吸烟，吸烟量在30支/日以上，有饮酒习惯，医生建议其定期进行口腔检查以早期发现可能的癌变，检查间隔时间为
   A. 3个月
   B. 6个月
   C. 12个月
   D. 15个月
   E. 18个月
   【答案】B

4. 饮酒加吸烟可使口腔癌危险性增加
   A. 1倍
   B. 1.5倍
   C. 3.5倍
   D. 2.5倍
   E. 4.5倍
   【答案】D

5. 宿主龋齿非易感性表现在
   A. 口腔菌斑量多
   B. 牙齿窝沟点隙多
   C. 漱口次数少
   D. 糖的摄入量多
   E. 氟的摄入量多
   【答案】E

6. 在口腔医疗保健中不属于空气传播的病毒是
   A. 流行性腮腺病毒
   B. 水痘病毒
   C. 麻疹病毒
   D. 人类免疫缺陷病毒
   E. 腺病毒
   【答案】D

7. 嚼槟榔引起的口腔癌最好发于
   A. 唇
   B. 牙龈
   C. 口底
   D. 颊部
   E. 舌
   【答案】D

8. 口腔癌中比较少见的是
   A. 舌癌
   B. 颊黏膜癌
   C. 牙龈癌
   D. 腭癌
   E. 牙槽黏膜癌
   【答案】E

9. 属于口腔癌一级预防的是
   A. 早发现
   B. 早诊断
   C. 早治疗
   D. 病因预防
   E. 防止复发
   【答案】D

10. 预防口腔癌应定期检查的对象是40岁以上，吸烟量约为
    A. 每天20支以上
    B. 每天8支
    C. 每天12支
    D. 每天16支
    E. 每天4支
    【答案】A
    【解析】定期检查的对象是40岁以上长期吸烟、吸烟量在每天20支以上者、既吸烟又有饮酒习惯者或因烟酒刺激口腔已有白斑的患者，以及长期嚼槟榔者。应定期进行口腔检查，至少半年检查1次。故选A。

11. 口腔癌是世界上10种最常见的癌症之一，在我国最常见的3种依次是

A. 颊癌，牙龈癌，腭癌
B. 牙龈癌，颊癌，腭癌
C. 舌癌，牙龈癌，颊癌
D. 舌癌，颊癌，牙龈癌
E. 舌癌，牙龈癌，口底癌

【答案】D

【解析】我国常见的前3位口腔癌依次为舌癌、颊癌（包括唇癌）和牙龈癌。故本题答案是D。

12. 我国口腔癌的一级预防应着重

A. 保持良好口腔卫生
B. 戒除烟酒不良嗜好
C. 注意平衡膳食
D. 定期口腔检查
E. 避免嚼槟榔

【答案】B

第六单元 口腔健康促进

1. 下列关于口腔健康教育说法错误的是

A. 其目的是使人认识到并终生保持口腔健康
B. 通过教育手段促使人们主动采取有利于口腔健康的行为
C. 口腔健康教育做好了可以代替预防方法
D. 通过行为矫正、口腔健康咨询、信息传播等建立口腔健康行为
E. 通过教育手段调动人们的积极性

【答案】C

2. 口腔健康教育方法中双向信息交流的是

A. 组织小型讨论会
B. 个别交谈
C. 借助大众传播渠道
D. 组织社区活动
E. 以上均是

【答案】B

3. 下列有关口腔健康教育的原则错误的是

A. 口腔健康教育应有趣味性、思想和艺术性
B. 应将口腔保健服务从单纯治疗型向综合保健型转变
C. 必须保证教育材料的科学性、准确性、知识性，对人群与疾病应有较强的针对性
D. 口腔健康教育有特殊性，故常单独处理
E. 口腔健康教育应因地制宜

【答案】D

4. 口腔健康教育应在

A. 口腔治疗之前
B. 口腔治疗之后
C. 口腔预防方法采用之后
D. 口腔预防方法采用之前
E. 任何时间均可

【答案】D

5. 口腔健康教育的最终目的是

A. 建立口腔健康行为
B. 增长口腔保健知识
C. 定期口腔健康检查
D. 了解口腔保健措施
E. 积极治疗口腔疾病

【答案】A

6. 口腔健康促进的主要任务是口腔疾病的

A. 一级预防
B. 二级预防
C. 三级预防
D. 综合治疗
E. 疗效观察

【答案】A

7. 口腔健康促进的方法有

A. 课堂教育
B. 个别交谈
C. 小型讨论会
D. 行政干预措施
E. 社区口腔卫生咨询

【答案】D

8. 不属于口腔健康促进范围的是
A. 调整自来水含氟浓度
B. 推广使用窝沟封闭
C. 给儿童进行窝沟封闭处理
D. 控制含糖食品的食用次数
E. 开展有指导的口腔卫生措施并提供合格的口腔保健用品

【答案】C

(9～10题共用备选答案)
A. 通过有计划、有组织、有系统的教育活动促使公众自觉地采取有利于健康的行为和生活方式，预防和控制疾病、促进健康
B. 目的是使人们认识到并能终生保持口腔健康，通过采用教育手段促使人们主动采取利于口腔健康的行为
C. 为改善环境使之适合于保护健康或使行为有利于健康所采取的各种行政干预、经济支持和组织保证等措施
D. 为改善环境使之适合于保护口腔健康或使行为有利于口腔健康所采取的各种行政干预、经济支持和组织保证等措施
E. 属于城市街道、农村乡镇及社会团体与单位的有组织的活动，旨在使人们提高对口腔健康的认识，引起兴趣，产生强烈的口腔健康愿望

9. 健康教育
10. 健康促进

【答案】A、C

(11～13题共用备选答案)
A. 口腔专业人员就口腔健康问题与预防保健问题与患者、领导、家长、居委会成员、保健人员进行交谈、讨论的方法
B. 社区座谈会、专家研讨会、专题讨论会、听取群众意见会等传播口腔健康信息和调查研究
C. 通过报纸、杂志、电视、电影、广播、街头展播与宣传橱窗等传播口腔健康信息
D. 为改善环境使之适合于保护口腔健康或使行为有利于口腔健康所采取的各种干预措施
E. 城市街道、农村乡镇及社会团体与单位的有组织的活动，旨在使人们提高对口腔健康的认识，引起兴趣，产生强烈的口腔健康愿望

11. 组织小型讨论会
12. 组织社区活动
13. 个别交谈

【答案】B、E、A

第七单元　特定人群的口腔保健

1. 口腔保健咨询时，对孩子吃糖的问题，田大夫是这样回答家长的
A. 尽量满足孩子的要求
B. 吃糖以甜饮料为主
C. 减少孩子吃糖次数
D. 控制孩子吃糖量
E. 不让孩子吃糖

【答案】C

2. 女，5岁，家长请教医生幼儿刷牙能否用含氟牙膏，医生的回答是
A. 最好不用
B. 监督使用
C. 应该不用
D. 间断使用
E. 长期使用

【答案】B

3. 妊娠期口腔预防的重点是
A. 龋病
B. 牙龈炎
C. 牙周炎
D. 磨损
E. 牙创伤

【答案】B

4. 5岁的小丽丽每天要喝一杯甜奶和一瓶酸奶，最佳进食时间为
A. 甜奶 15:00，酸奶和晚餐进
B. 甜奶 10:00，酸奶 15:00
C. 酸奶 10:00，甜奶 15:00

D. 酸奶15:00，甜奶和晚餐进　　E. 甜奶当早点，酸奶和午餐进

【答案】E

5. 口腔保健咨询时，对于第一恒磨牙窝沟封闭的适宜时间，张教授是这样回答家长的

A. 6～9岁　　　　　　　　　B. 6～7岁　　　　　　　　　C. 7～8岁
D. 7～9岁　　　　　　　　　E. 8～9岁

【答案】B

6. 口腔保健咨询时，对于窝沟封闭剂是什么的提问，李大夫是这样回答家长的

A. 封闭牙齿窝沟的药物　　　B. 一种光固化树料　　　　　C. 高分子树脂材料
D. 由树脂和稀释剂等组成　　E. 预防龋齿的药物

【答案】C

7. 一患者有牙龈出血症状，用药物牙膏认真刷牙几天后不见好，此时应如何处理

A. 停止刷牙待牙龈出血好转后再小心刷牙　　　　B. 到医院口腔科检查治疗
C. 配合使用具有消炎爽口作用的含漱液　　　　　D. 换一种药物牙膏再试一试
E. 继续刷牙一周，不好再看医生

【答案】B

8. 老年人健康状况与口腔功能有关内容不包括

A. 吃饭　　　　　　　　　　B. 购物　　　　　　　　　　C. 打电话
D. 个人口腔卫生（刷牙）能力　E. 缺失牙数

【答案】B

9. 一位家长带小孩到医院检查牙齿，医生诊断患儿患有奶瓶龋，为此应建议家长

A. 母乳喂养　　　　　　　　B. 给孩子喝白开水　　　　　C. 用纱布给孩子擦拭口腔
D. 不要让儿童含奶瓶睡觉　　E. 进食后给孩子用温开水漱口

【答案】D

10. 老年人随着年龄的增长，口腔疾病主要增加的是

A. 根面龋　　　　　　　　　B. 牙髓炎　　　　　　　　　C. 口干
D. 牙列不齐　　　　　　　　E. 口吃

【答案】A

11. 关于社区口腔保健问题中，残疾人口腔健康的主要问题是

A. 龋齿和牙周疾病　　　　　B. 牙齿逐步丧失　　　　　　C. 牙结石与牙龈萎缩
D. 牙列不齐　　　　　　　　E. 口腔黏膜疾病

【答案】A

12. 婴儿口腔清洁法操作哪项是错误的

A. 每次喂奶之后，用清洁纱布裹于手指或用指套牙刷轻柔擦洗口腔组织及牙龈
B. 第一颗牙萌出后用儿童牙刷帮助刷牙
C. 预防奶瓶龋，喂给不含蔗糖的饮料与流食
D. 喂药或其他营养品后应用清洁水帮助洁牙
E. 针对某些危险因素保持一定的预防措施

【答案】B

13. 妊娠期口腔保健内容不包括

A. 口腔健康教育　　　　　　B. 口腔卫生指导　　　　　　C. 口腔健康检查
D. 定期产前检查　　　　　　E. 产前咨询教育

【答案】D

（14～16题共用题干）

患者，女，25岁。身体状况良好，主诉近期计划怀孕，到妇幼保健医院口腔科进行口腔检查，并咨询相关口腔保健问题。

14. 妊娠期服用可能引起胎儿唇裂或腭裂的药物有

A. 四环素　　　　　　　　　B. 链霉素　　　　　　　　　C. 庆大霉素

D. 卡拉霉素　　　　　　　　　　　　E. 苯妥英钠

【答案】E

15. 妊娠期间治疗口腔疾病，应注意

A. 妊娠前3个月可拍摄X线片　　　　B. 待妊娠结束后再进行治疗

C. 出现口腔疾病后应注意休息，减少运动　　　D. 妊娠4～6个月是治疗口腔疾病的适宜时机

E. 妊娠期后3个月可行拔牙处理

【答案】D

16. 妊娠期口腔环境不良的主要原因是

A. 刷牙次数减少　　　　　　　　　　B. 进食软食较多

C. 营养品摄入过多　　　　　　　　　D. 妊娠睡眠多

E. 妊娠期间激素改变

【答案】E

（17～20题共用题干）

社区口腔健康咨询中群众提出了若干问题，口腔预防保健人员进行了认真分析，准备进行宣传教育活动。

17. 在中小学中提倡

A. 努力学习健康知识　　　　　　　　B. 爱护牙齿从小做起

C. 德智体全面发展　　　　　　　　　D. 培养良好卫生习惯

E. 定期口腔检查

【答案】B

18. 在老年人中提倡

A. 叩齿　　　　　　　　　　　　　　B. 刷牙　C. 健康的牙齿伴终生

D. 人老牙越好　　　　　　　　　　　E. 义齿恢复口腔功能

【答案】C

19. 重视残疾人口腔保健，根据我国国情应该

A. 国家建立残疾人口腔保健网络　　　B. 全社会资助建设口腔医院

C. 以家庭口腔保健和护理为主　　　　D. 口腔医院免费提供保健

E. 医院优惠残疾人就诊

【答案】C

20. 应该以社区为单位，积极开展

A. 初级口腔预防保健　　　　　　　　B. 牙病治疗

C. 义齿修复　　　　　　　　　　　　D. 拔补镶一条龙服务

E. 检查并预约患者

【答案】A

（21～24题共用备选答案）

A. 维持最基本的口腔功能状态，尽可能康复口腔功能

B. 以帮助刷牙、洁牙的方式保持口腔卫生

C. 预防第一恒磨牙龋坏

D. 培养儿童建立口腔卫生习惯，掌握刷牙方法

E. 以无龋及完全保持牙龈健康为口腔健康的目标

21. 残疾人最好的口腔卫生措施是

22. 老年人口腔卫生保健的目的是

23. 中小学生口腔卫生保健的目的是

24. 婴幼儿期口腔卫生保健的目的是

【答案】B、A、C、E

第三章　口腔预防医学

第八单元 社区口腔卫生服务

1. 1981年世界卫生组织制定的口腔健康标准是
   A. 牙清洁，无龋洞
   B. 牙清洁，无龋洞，无痛感
   C. 牙清洁，牙龈颜色正常
   D. 牙清洁，牙龈颜色正常，无出血现象
   E. 牙清洁，无龋洞，无痛感，牙龈颜色正常，无出血现象

【答案】E

（2～4题共用备选答案）
   A. 口腔问卷调查
   B. 口腔健康调查
   C. 口腔健康咨询
   D. 口腔保健规划
   E. 口腔预防保健措施

2. 在新社区开展口腔卫生保健工作，首先要制定
3. 了解社区人群口腔健康知识、态度和行为状况要进行
4. 开展爱牙日活动最常采用的形式是

【答案】D、A、C

（5～9题共用题干）

老年人口腔保健受到乡政府的高度重视，请来口腔保健专家指导卫生院的工作。经过讨论研究，全乡1000多名60岁以上老年人口腔保健的详细计划方案形成了。

5. 为掌握基本资料，首先对全乡60岁以上老年人进行口腔健康调查，应采用的调查方法为
   A. 分层调查
   B. 抽样调查
   C. 预调查
   D. 捷径调查
   E. 普查

6. 调查结果显示，老年人的牙齿健康问题主要是
   A. 楔状缺损和冠龋
   B. 楔状缺损和牙齿丧失
   C. 冠龋和根面龋
   D. 根面龋和牙齿丧失
   E. 根面龋和楔状缺损

7. 调查结果显示，老年人牙周健康问题主要是
   A. 牙龈炎和牙龈出血
   B. 牙周袋形成
   C. 牙结石和牙周袋溢脓
   D. 牙龈萎缩和牙槽骨吸收
   E. 牙龈萎缩和牙结石

8. 调查结果显示，老年人需求不断增长的主要是
   A. 牙周洁治
   B. 龋齿充填
   C. 义齿修复
   D. 保健牙刷
   E. 拔牙

9. 掌握了老年人口腔健康基本资料后，制定的口腔保健目标是
   A. 保持全口牙完好
   B. 纠正不良卫生习惯
   C. 消除牙周袋
   D. 义齿修复
   E. 至少保持20颗功能牙

【答案】E、D、D、C、E

（10～12题共用题干）

社区口腔健康咨询中群众提出了不少问题，许多认识是不正确的，口腔预防保健人员进行了认真分析，采取多种方式进行了宣传教育活动。

10. 针对"氟化物有害健康"的错误认识，应提倡
    A. 氟化物有益健康
    B. 氟化物有益口腔健康
    C. 氟化物过多有害
    D. 氟化物过少有损口腔健康
    E. 除氟害兴氟利

11. 针对"人老要掉牙"的错误认识，应讲清道理，说明
    A. 人老就要掉牙
    B. 人老牙也要老
    C. 人老掉牙及时义齿修复
    D. 健康牙齿可以伴人终生
    E. 尽量保护牙齿不要丧失

12. 针对"牙不疼不用看牙医"的错误认识，应提倡
    A. 尽早看牙医
    B. 定期口腔检查
    C. 每2年看1次
    D. 牙疼及时看
    E. 牙龈出血也要看

【答案】E、D、B

(13～17题共用题干)

我市残疾人联合会和市牙预防组针对全市5千多残疾儿童的口腔保健现状，拟订了改进方案以促进口腔预防保健工作，考虑到残疾人丧失或部分丧失了自我口腔保健能力和本市发展现状。

13. 除呼吁政府重视此项工作外，强调要
   A. 社会参与　　　　　　　　B. 含氟牙膏刷牙　　　　　　C. 重点服务对象
   D. 开展初级口腔卫生保健　　E. 家庭口腔保健和特殊护理

14. 口腔专业人员应该为残疾人
   A. 行动起来　　　　　　　　B. 上门服务　　　　　　　　C. 随叫随到
   D. 健康教育　　　　　　　　E. 定期口腔保健

15. 预防龋齿要在可能的条件下使用
   A. 全身和局部用氟方法各1种　B. 口服氟片　　　　　　　　C. 食盐加氟
   D. 含氟凝胶　　　　　　　　E. 含氟牙膏

16. 给残疾人进行口腔治疗比较困难，专业人员应该
   A. 能将就就将就　　　　　　B. 尽量简化治疗操作　　　　C. 加强信息交流
   D. 满腔热情精益求精　　　　E. 要求家属予以配合

17. 专业人员应该掌握残疾人口腔保健方法，教会家长为残疾孩子
   A. 喂药　　　　　　　　　　B. 限制饮食　　　　　　　　C. 讲口腔卫生知识
   D. 检查口腔卫生　　　　　　E. 每天彻底刷牙1次

【答案】E、E、A、D、E

第九单元　口腔医疗保健中的感染与控制

1. 看见医生接诊每位患者时都更换了手套就认为防护措施做得比较规范，其实除了更换手套外还应进行
   A. 接诊每位患者前洗手　　　B. 接诊每位患者前后洗手　　C. 接诊每位患者后洗手
   D. 戴手套接诊后洗手，再换手套　E. 接诊每位患者后换手套
【答案】B

2. 口腔临床上推荐的表面消毒剂是
   A. 碘附、次氯酸钠、酚类合成物　B. 次氯酸钠、碘附、乙醇　C. 碘附、戊二醛溶液、乙醇
   D. 碘附、氯己定溶液、乙醇　　E. 碘附、氯己定溶液、戊二醛溶液
【答案】A

3. 口腔医疗保健中由接触传染的主要疾病是
   A. 水痘　　　　　　　　　　B. 麻疹　　　　　　　　　　C. 流行性腮腺炎
   D. 念珠菌病　　　　　　　　E. 病毒性肝炎
【答案】E

4. 口腔操作中的感染传播依赖因素不包括
   A. 感染源　　　　　　　　　B. 传播媒介和载体　　　　　C. 传播途径
   D. 消毒方法不正确　　　　　E. 易感宿主
【答案】D

5. HIV的传播途径不包括
   A. 性接触　　　　　　　　　B. 母婴传播　　　　　　　　C. 接受血或血制品
   D. 吸毒　　　　　　　　　　E. 共用餐具
【答案】E

6. 气水枪是极易被污染的，特别是气水枪的尖端，我们选择不同的措施来减少交叉感染，你认为合理的是
   A. 每位患者用完后更换气水枪枪头　　　B. 包裹手柄
   C. 增设防回流装置　　　　　　　　　　D. A+B+C
   E. A+B
【答案】D

7. 口腔科特有的诊疗环境给预防交叉感染增加了难度，其中最难解决的问题是

A. 看患者前后洗手　　　　　　B. 紫外线消毒空气　　　　　　C. 手术器械高压灭菌

D. 机头的消毒　　　　　　　　E. 个人的防护

【答案】D

8. 从口腔临床交叉感染的病原学考虑，最危险而又最典型的感染是

A. 细菌感染　　　　　　　　　B. 病毒感染　　　　　　　　　C. 真菌感染

D. 原虫感染　　　　　　　　　E. 以上全都是

【答案】B

9. 口腔医务人员可能被感染的途径主要为以下几种，除了

A. 直接接触受感染的血液及分泌物　　　　　B. 直接接触受感染的病损

C. 接触含有感染病原的飞沫微滴　　　　　　D. 被污染器械刺伤

E. 食用被污染的食品

【答案】E

【解析】医务人员感染途径与工作方式有关，可排除食品污染。故本题答案是E。

第四章 牙体牙髓病学

第一单元 龋 病

1. 变形链球菌可使菌斑 pH 下降至
   A. 3.5 以下
   B. 4.5 以下
   C. 5.5 以下
   D. 6.5 以下
   E. 7 以下
   【答案】C

2. 食物是引起龋病的因素，以下观点错误的是
   A. 食物在牙面滞留会引起龋
   B. 吃糖量比吃糖次数对于龋的发生更重要
   C. 食物糖含量与龋发生有关
   D. 食物物理性状与龋病发生密切相关
   E. 蔗糖必须通过细菌的作用才能致龋
   【答案】B

3. 食物中特别容易致龋的食物是
   A. 蔬菜
   B. 牛奶
   C. 花生
   D. 饼干
   E. 鸡蛋
   【答案】D

4. 关于菌斑说法正确的是
   A. 各部位菌斑结构无显著差异
   B. 同一口腔菌斑内细菌无显著差异
   C. 菌斑由粘性基质和嵌入其中的细菌构成
   D. 基质主要成分为唾液糖蛋白，细菌的胞内聚合物
   E. 在菌斑-牙界面层，细菌呈扇贝状直接附于釉质
   【答案】C

5. 龋病可以称为牙齿硬组织的什么感染性疾病
   A. 病毒
   B. 细菌
   C. 真菌
   D. 支原体
   E. 衣原体
   【答案】B

6. 下列哪种材料对牙髓刺激性小且可促进牙本质形成
   A. 氧化锌丁香油水门汀
   B. 聚羧酸水门汀
   C. 玻璃离子水门汀
   D. $Ca(OH)_2$ 制剂
   E. 碘仿糊剂
   【答案】D

7. 复合树脂的最大的优点为
   A. 毒性小
   B. 易操作
   C. 溶解度低
   D. 美观
   E. 体积无变化
   【答案】D

8. 静止龋出现的条件是
   A. 机体抵抗力增加
   B. 龋损处致龋的环境消失
   C. 口腔内致龋菌数量减少
   D. 口腔唾液流量增加
   E. 摄糖总量减少
   【答案】B

9. 龋病病因的四联因素包括
   A. 牙齿形态、排列、大小、位置
   B. 微生物、宿主、食物、时间
   C. 微生物、唾液、蔗糖、时间
   D. 细菌、口腔卫生、牙齿排列、食物
   E. 唾液、牙齿、口腔卫生、遗传
   【答案】B

10. 龋病导致牙体硬组织缺损时可用以下哪种方法治疗
    A. 药物治疗　　　　　　　　　B. 窝沟封闭　　　　　　　　　C. 充填治疗
    D. 再矿化疗法　　　　　　　　E. 自行修复
【答案】C

11. 临床常用的酸蚀剂为
    A. 10%～30%柠檬酸　　　　　B. 10%～15%磷酸　　　　　　C. 30%～50%磷酸
    D. 30%～50%醋酸　　　　　　E. 10%～15%醋酸
【答案】C

12. 全酸蚀体系是指
    A. 能酸蚀釉质的制剂　　　　　　　　　　　　B. 能酸蚀牙本质的制剂
    C. 能酸蚀牙骨质的制剂　　　　　　　　　　　D. 既酸蚀牙釉质又能酸蚀牙本质的制剂
    E. 既酸蚀牙釉质又能酸蚀牙骨质的制剂
【答案】D
【解析】全酸蚀是指将30%以上高浓度磷酸，首先涂布于牙釉质再涂布于牙本质，对牙本质的酸蚀时间一般应少于15s。

13. 患者，12岁。左上6𬌗面龋洞，备洞时意外露髓，针尖大小，临床处理应选择
    A. 直接盖髓术　　　　　　　　B. 间接盖髓术　　　　　　　　C. 活髓切断术
    D. 干髓术　　　　　　　　　　E. 根管治疗
【答案】A
【解析】直接盖髓术的适应证为：①意外穿髓，穿髓孔直径≤0.5mm的恒牙；②年轻恒牙外伤，冠折露髓≤1mm。该患儿备洞时意外露髓，针尖大小，应选用直接盖髓术。故选A。

14. 患者，男，50岁。半年前右上后牙龋病做了充填治疗后一直食物嵌塞，近一周来出现持续性自发性钝痛并有牙龈出血，最可能的原因是
    A. 充填时未垫底　　　　　　　B. 备洞时产热过多　　　　　　C. 深龋使用刺激性较强的消毒药物
    D. 充填时接触点恢复不良　　　E. 备洞时意外穿髓
【答案】D
【解析】该患者做了充填治疗后一直食物嵌塞，并出现疼痛和牙龈出血，首先考虑充填体与邻牙接触点恢复不良，在牙齿之间形成缝隙，或接触点位置不对，这样造成的垂直嵌塞，食物嵌塞压迫刺激牙龈。故选D。

15. 下列临床表现可诊断为冠龋的是
    A. 探针可伸入底部坚硬的窝沟　　B. 着色的不平坦区　　　　　　C. 中度氟牙症的釉质凹陷
    D. 底部发软的窝沟　　　　　　　E. 釉质上的白斑
【答案】D
【解析】冠龋又分为点隙窝沟龋和平滑面龋，出现颜色改变、形状缺损和质地改变，质地变软的窝沟就可以诊断为冠龋，所以D正确。

16. 患者女，44岁。因右上后牙遇冷热敏感1周就诊。检查发现深龋，洞底较深、近髓。去腐质过程中患者疼痛明显，首选的治疗方法应是
    A. 局麻下开髓作牙髓治疗　　　B. 可进行安抚治疗或间接盖髓　　C. 氢氧化钙制剂直接盖髓
    D. 聚羧酸锌粘固粉垫底永久充填　E. 氧化锌丁香油粘固粉垫底永久充填
【答案】B

17. 患者女，30岁。半年前在某医院做过右下后牙龋洞银汞合金充填，现牙体折裂一小块，要求重新充填。检查银汞合金充填，舌侧壁牙体折裂一小块。引起折裂的最可能原因是
    A. 充填材料过度收缩　　　　　B. 洞形的点、线角太钝　　　　C. 鸠尾峡过窄
    D. 食物嵌塞　　　　　　　　　E. 制洞时未去除无基釉
【答案】E
【解析】此患者银汞充填后舌侧牙体部分折断，最可能的原因是制备洞形时没有去除无基釉，导致剩余部分牙体抗力不足而发生折断，所以E正确。

18. 龋损形成的过程如下，除外
    A. 硬组织脱矿、崩解　　　　　B. 色素沉着　　　　　　　　　C. 牙釉质的再矿化

D. 修复性牙本质形成　　　　　　E. 腐坏牙本质再矿化

【答案】E

19. 菌斑细菌致龋的基础是
A. 糖代谢　　　　　　B. 蛋白质代谢　　　　　　C. 脂肪代谢
D. 无机盐代谢　　　　E. 以上均是

【答案】A

20. 症状比较明显的中龋部位是
A. 𬌗面　　　　　　B. 舌面　　　　　　C. 颈部
D. 颊面　　　　　　E. 接触点

【答案】C

21. 深龋备洞时，下列哪项措施是错误的
A. 底平壁直的盒状洞形　　　B. 原则上应去净腐质　　　C. 保护牙髓组织
D. 正确判断牙髓组织状态是关键　　E. 尽量保留健康牙体组织

【答案】A

22. 下列哪种材料对牙髓刺激最大
A. 聚羧酸水门汀　　　B. 氧化锌丁香油水门汀　　　C. 银汞合金
D. 复合树脂　　　　　E. 玻璃离子水门汀

【答案】D

23. 盖髓术的原理如下，除外
A. 牙髓牙本质复合体的功能　　　B. 盖髓剂的护髓作用　　　C. 牙髓的钙化和吸收
D. 牙髓炎症的控制　　　　　　　E. 诱导牙本质桥形成

【答案】C

24. 突然发生、范围广、进行速度快的龋蚀称为
A. 猖獗性龋　　　　　　B. 湿性龋　　　　　　C. 奶瓶龋
D. 环状龋　　　　　　　E. 急性龋

【答案】A

25. 黏结剂对牙本质的固位作用不包括
A. 微机械嵌合　　　　　B. 化合键　　　　　　C. 分子间引力
D. 氢键　　　　　　　　E. 压缩结合

【答案】E

26. 活髓切断术后观察时间为
A. 3～5天　　　　　　　B. 1周　　　　　　　　C. 2周
D. 3周　　　　　　　　　E. 1～2个月

【答案】C

【解析】活髓切断术后，观察2周后，若无症状，除去大部分暂封剂，保留深层的部分，用磷酸锌粘固粉垫底，银汞或复合树脂永久性充填，故此题选C。

27. 龋齿的发病特点是牙体硬组织呈
A. 急性间歇性破坏　　　B. 急性进行性破坏　　　C. 慢性间歇性破坏
D. 慢性进行性破坏　　　E. 持续性脱钙

【答案】D

28. 酸蚀刻体系是指
A. 能酸蚀牙釉质的制剂　　　　　　B. 能酸蚀牙本质的制剂
C. 能酸蚀牙骨质的制剂　　　　　　D. 既酸蚀牙釉质又能酸蚀牙本质的制剂
E. 既酸蚀牙釉质又能酸蚀牙骨质的制剂

【答案】A

29. 患者，男性，22岁，左上第二磨牙𬌗面龋洞，深达牙本质深层，叩诊（－），冷刺激龋洞后疼痛剧烈，去除刺激疼痛立即消失，热测同对照牙。该牙诊断可能为
A. 中龋　　　　　　　B. 深龋　　　　　　C. 可复性牙髓炎

D. 慢性牙髓炎 E. 急性牙髓炎

【答案】B

【解析】龋洞深达牙本质深层，叩诊（-），冷刺激龋洞后疼痛剧烈，去除刺激疼痛立即消失，热测同对照牙。此为典型的深龋临床表现。

30. 患者，女性，47岁，左下后牙进食不适2个月，无自发痛。口腔检查：左下第二磨牙近中邻𬌗面龋洞，冷刺激一过性疼痛，叩诊（-），探诊（±）。按Black分类法所备洞形应属于

A. Ⅰ类洞 B. Ⅱ类洞 C. Ⅲ类洞
D. Ⅳ类洞 E. Ⅵ类洞

【答案】B

【解析】Ⅱ类洞为前磨牙和磨牙的邻面病损形成的窝洞。

31. 患者，男性，82岁，口腔内多数牙冷、热刺激酸痛1月余。4个月前曾因鼻咽癌接受颌面和颈部放射治疗。口腔检查：口腔内多数牙牙颈部环状龋损，探诊酸痛，冷测（+），无延缓痛。最可能的诊断为

A. 静止龋 B. 继发龋 C. 猖獗龋
D. 线性牙釉质龋 E. 慢性龋

【答案】C

【解析】接受过颌面放化疗的患者，易患猖獗龋。

32. 在深龋中，细菌可以通过暴露的牙本质小管感染牙髓，下列说法正确的是

A. 牙本质厚度<2mm，牙髓内可找到细菌 B. 牙本质厚度<1.1mm，牙髓内可找到细菌
C. 牙本质厚度<0.5mm，牙髓内可找到细菌 D. 牙本质厚度<0.2mm，牙髓内可找到细菌
E. 牙本质厚度<1.5mm，牙髓内可找到细菌

【答案】D

33. 患者右侧牙剧痛来急诊。查见右上第一磨牙咬合面龋深，叩痛（+）。左上第一磨牙缺失，要做温度测验时，最好的对照牙应选

A. 右下第一磨牙 B. 右上第二磨牙 C. 左下第一磨牙
D. 右上第二前磨牙 E. 左上第二磨牙

【答案】C

34. 变形链球菌的致龋性主要取决于

A. 能够在窝沟龋中检测出 B. 可以通过唾液传播 C. 能在厌氧状态下生存
D. 可以牢固附着于牙面 E. 产酸性和耐酸性

【答案】E

【解析】变形链球菌有强的致龋性，主要取决于其产酸性和耐酸性。

35. 最少切割牙体组织的龋齿修复方法是

A. 银汞充填术 B. 嵌体修复 C. 复合树脂修复
D. 玻璃离子粘固剂修复 E. 全冠修复

【答案】D

【解析】银汞合金需要做预防性扩展，树脂材料一般需要做45°短斜面，玻璃离子只需要去净龋坏组织。

36. 以下哪一种菌属在加速龋病的发展中可能起主要作用

A. 变形链球菌 B. 放线菌 C. 韦荣菌
D. 乳杆菌 E. 类杆菌

【答案】D

【解析】多数学者认为，乳杆菌可能不是龋病发生的初始致病菌，但参与龋病的发展。乳杆菌数量增加不是导致龋病开始的病因，而是龋病进展的结果。

37. 能产生正常的修复性牙本质的窝洞，剩余牙本质的有效厚度为

A. 0.5mm以内 B. 0.5～1.0mm C. 1.0～1.5mm
D. 1.5～2.0mm E. 2.0mm以上

【答案】E

38. 下列哪种药物不可用于早期龋的药物疗法

A. 75%NaF甘油糊剂 B. 8%氟化亚锡 C. 氯化锶

D. 10%硝酸银　　　　　　　　　　　E. 含氟凝胶

【答案】C

【解析】氯化锶主要用于牙本质过敏症的治疗，不能用于早期龋的药物疗法。

39. 盖髓剂的作用为诱导

A. 成纤维细胞形成修复性牙本质　　　　　　B. 牙骨质细胞形成修复性牙骨质
C. 未分化的间充质细胞形成牙本质　　　　　D. 成牙本质细胞形成继发性牙本质
E. 成牙本质细胞形成修复性牙本质

【答案】E

【解析】盖髓剂主要是诱导修复性牙本质的形成，故本题选E。

40. 以英文字母DLa记录的窝洞是

A. 远中唇面洞　　　　　B. 颊𬌗面洞　　　　　C. 远中𬌗面洞
D. 近中唇面洞　　　　　E. 舌𬌗面洞

【答案】A

【解析】临床记录规定以各牙面的英文名称的第一个字母表示（大写），远中面（英文distal）以D表示，近中面（英文mesial）以M表示，唇面（英文为labial）以La表示，颊面（英文为buccal）以B表示，舌面（英文为lingual）以L表示，𬌗面（英文为occlusal）以O表示，切嵴（英文为incisor）以I表示。所以以英文字母DLa记录的窝洞是远中唇面洞，所以A正确，B、C、D、E都不正确，故此题应选A。

41. 急性龋的临床表现是

A. 洞内病变组织颜色较深　　　B. 病变组织质地松软而且湿润　　　C. 多见于成年人
D. 修复性牙本质多　　　　　　E. 牙髓不易受影响

【答案】B

42. 窝沟龋的早期表现为

A. 明显龋洞　　　　　　B. 探诊有酸感　　　　　　C. 损害部位呈白垩色
D. 损害部位透出墨浸状　E. 损害位于釉牙本质交界处

【答案】C

43. 根面龋患龋率最高的人群为

A. 儿童　　　　　　　　B. 青少年　　　　　　　　C. 成年人
D. 老人　　　　　　　　E. 40岁以上男性人群

【答案】D

44. 早期龋是指

A. 菌斑下方牙釉质白垩状脱钙　　　　　　　B. 牙釉质表面粗糙呈蜂窝状缺损
C. 窝沟色泽变黑，卡探针　　　　　　　　　D. 龋洞洞口小底大呈潜掘形
E. 龋洞洞底位于釉质层内

【答案】A

45. 按龋坏程度可将龋病分为

A. 静止性龋　　　　　　　　　　　　　　　B. 浅龋、中龋、深龋
C. 窝沟龋、平滑面龋　　　　　　　　　　　D. 牙釉质龋、牙本质龋和牙骨质龋
E. 干性龋、湿性龋

【答案】B

【解析】按龋病病变深度可分为浅龋、中龋、深龋，按发病情况和进展速度分为急性龋、慢性龋。故答案B正确。

46. 上颌第一磨牙各面易患龋病的顺序为

A. 咬合面，近中面，腭面，颊面，远中面　　B. 咬合面，近中面，腭面，远中面，颊面
C. 咬合面，远中面，腭面，近中面，颊面　　D. 咬合面，近中面，远中面，腭面，颊面
E. 咬合面，远中面，近中面，颊面，腭面

【答案】A

【解析】下颌第一磨牙各表面患龋的顺序为：咬合面，颊面，近中面，远中面，舌面。上颌第一磨牙各面易患龋病的顺序为咬合面，近中面，腭面，颊面，远中面。故答案A正确。

47. 银汞合金填充操作不正确的是
A. 少量多次填充
B. 每次送入窝洞的银汞合金量在铺平后不超过1mm厚
C. 银汞合金从调制到填充完毕、雕刻成形应在6～7min内
D. 邻殆面洞先填殆面洞，再填邻面洞
E. 24小时后方可打磨抛光

【答案】D

【解析】银汞合金调拌完成后，将其装入银汞合金输送器，少量分次送入窝洞，每次送入窝洞的银汞合金量在铺平后不超过1mm厚，充填复面洞时，需用成型片代替洞壁，先充填邻面部分。充填完成3～5min，即可雕刻形态。充填24h后充填体完全硬固方可打磨抛光。

48. Ⅱ类洞制备时鸠尾峡应位于
A. 窝洞轴髓线角处　　　　B. 窝洞轴髓线角边缘右侧　　　　C. 窝洞轴髓线角内侧
D. 殆面的中央　　　　　　E. 窝洞的中央

【答案】C

【解析】鸠尾峡应位于窝洞轴髓线角内侧。

49. 龋发生的始动因素为
A. 致龋菌　　　　　　　　B. 牙齿结构不良　　　　　　　　C. 唾液分泌减少
D. 全身营养不良　　　　　E. 蔗糖

【答案】A

50. 口腔中的主要致龋菌是
A. 变形链球菌　　　　　　B. 溶血性链球菌　　　　　　　　C. 乳杆菌
D. 唾液链球菌　　　　　　E. 放线菌

【答案】A

51. 不符合中龋临床表现的是
A. 可引起牙本质-牙髓复合体反应　　B. 探诊时，损害局部硬而光滑　　C. 龋损进展得较快
D. 有软化牙本质形成　　　　　　　　E. 有色素沉着

【答案】B

52. 患者女，20岁。因左下后牙冷热痛而就诊，无自发痛。检查发现右下6深龋，探痛，但未穿髓，无叩痛。在治疗该深龋时，错误的操作是
A. 由于窝洞较深，洞壁不必修直　　　　　B. 为避免穿髓，可保留少量软化牙本质
C. 用大球钻以先中央后四周的方式逐步去除腐质　　D. 有可疑牙髓暴露而又不能肯定时应做安抚治疗观察
E. 接近髓角时，如患者特别敏感，应注意检查有无牙髓暴露

【答案】C

【解析】深龋的治疗原则：①停止龋病发展，促进牙髓的防龋性反应。②保护牙髓；备洞尽量减少产热，应有冷却；以球钻作间断磨除，不向洞底加压；深洞行双层垫底；洞底可保留脱矿软化牙本质。③正确判断牙髓状况，是深龋治疗成功的基础。④安抚治疗，备洞时，洞深近髓角较敏感者选用氧化锌丁香油糊剂充填，观察1～2周，无症状才做永久性充填。故选C。

53. 患者女，30岁。因右上后牙食物嵌入痛，遇冷敏感，无自发痛，检查发现右上第一磨牙远中邻殆面中龋。需做的窝洞类型是
A. Ⅰ类　　　　　　　　　B. Ⅱ类　　　　　　　　　　　　C. Ⅲ类
D. Ⅳ类　　　　　　　　　E. Ⅴ类

【答案】B

【解析】右上第一磨牙远中殆面中龋，根据龋坏范围确定备洞类型，应该制备邻殆面洞，即Ⅱ类洞，故选B。

54. 患者女，21岁。主诉左上后牙进食痛1周，平时仅有冷食痛。查龋洞深，叩痛（-）。下面最重要的检查应是
A. 咬诊　　　　　　　　　B. 松动度　　　　　　　　　　　C. 温度测验
D. 电活力测验　　　　　　E. X线片检查

【答案】C

【解析】在龋病的诊断中，温度测验对确定牙髓状态有很大帮助，由于患牙龋洞深，因此极有可能存在牙髓疾病，应尽快做温度测验以明确牙髓状态，故选C。

55. 酸蚀剂对牙髓的刺激大小与下列因素有关，除外
 A. 酸的强度　　　　　　B. 酸蚀的时间　　　　　　C. 剩余牙本质的厚度
 D. 牙齿的矿化程度　　　E. 酸蚀涂布的压力
【答案】E

56. 鸠尾峡的宽度在前牙为邻面洞舌方宽度的
 A. 2/3～1/2　　　　　B. 1/2　　　　　　　　　C. 1/3～1/2
 D. 1/4～1/3　　　　　E. 1/5～1/4
【答案】C

57. 以下哪项不是复合树脂充填时洞壁制成斜面的目的
 A. 增大酸蚀面积　　　　B. 增强复合树脂抗力　　　C. 边缘封闭，防止微渗漏
 D. 减少聚合收缩产生的釉质裂纹　　E. 美观
【答案】B

58. 牙体粘结修复术洞形制备的特点是
 A. 前牙切角缺损不必磨除正常釉质　　　　B. 洞缘的釉质壁不必做短斜面
 C. 可不做预防性扩展　　　　　　　　　　D. 不承受力处，可形成盒状洞形
 E. 垫底时可过多覆盖牙本质
【答案】C
【解析】牙体粘结修复术洞形制备的特点是洞缘的釉质壁做45°短斜面，承受𬌗力的部分应修整为底平壁直的盒状洞形，不承受𬌗力的部分，可不形成标准盒状洞形。如果洞形需垫底，应之衬垫必须保护的部分，不应过多覆盖牙本质。

59. 患者，女，14岁。因右上后牙遇冷热敏感1周就诊。检查发现右上6深龋，洞底较深、近髓。去腐质过程中腐质未能去净，首选的治疗方法应是
 A. 局麻下开髓作牙髓治疗　　　　　　B. 可进行安抚治疗或间接盖髓
 C. 间接牙髓治疗　　　　　　　　　　D. 聚羧酸锌粘固粉垫底永久充填
 E. 氧化锌丁香油粘固粉垫底永久充填
【答案】C

60. 患者，女，27岁。左上第一磨牙深龋，去腐质后未穿髓，垫底作银汞合金充填，最适合的垫底材料是
 A. 聚羧酸锌粘固粉　　　　B. 磷酸锌粘固粉　　　　C. 氧化锌丁香油粘固粉
 D. EDTA　　　　　　　　E. 氢氧化钙
【答案】A
【解析】由题目可知，窝洞近髓未穿髓，聚羧酸锌粘固剂因对牙髓刺激性小，为首选的单层垫底材料，所以A正确。

61. 患者，女，50岁。左上第二磨牙𬌗面龋深达牙本质中层。备洞时发现洞内软化牙本质少而干，呈棕色，不易被挖除，挖除时呈粉状。该患牙应诊断为
 A. 浅龋　　　　　　　　B. 中龋　　　　　　　　C. 急性龋
 D. 慢性龋　　　　　　　E. 静止龋
【答案】D
【解析】慢性龋一般均进展缓慢，尤其是成人，因病程较长，质地较干而软龋较少，此类患者有较长的修复过程，通常洞底均有硬化牙本质层，龋坏组织质地较硬，干燥而染色较深。该患者软化牙本质少而干且呈棕色，挖除时呈粉状，可诊断为慢性龋。故选D。

62. 患者，男，22岁。左上后牙近来常嵌塞食物疼痛，遇冷热酸甜刺激时敏感，但无自发痛。检查发现左上5深龋，探洞底敏感，无叩痛。治疗前应当判明的主要问题是
 A. 龋洞的大小　　　　　B. 龋洞的位置　　　　　C. 龋坏组织的多少
 D. 腐质颜色的深浅　　　E. 牙髓-牙本质复合体反应
【答案】E
【解析】食物嵌塞痛、冷热刺激敏感、无自发痛史、探诊洞底敏感、无叩痛，这些都是深龋临床表现，此

时应明确龋损是已经引起牙髓炎症还是修复性牙本质已经形成，从而作出下一步治疗计划，故选E。

63. 为了便于清洁，防止继发龋，邻面洞的龈缘与邻牙之间的间隙宽度至少应为
A. 0.5mm B. 1mm C. 1.2mm
D. 1.5mm E. 2mm
【答案】A

64. 患者，女，30岁。右下后牙进食嵌塞痛2周，偶有喝冷水疼痛。无自发痛。检查发现右下第一磨牙㮈面深龋洞，冷测反应正常，冷刺激入洞出现一过性敏感，叩痛（-），去净腐质后洞底无穿髓孔，该患牙应做的治疗是
A. 双层垫底后充填 B. 安抚治疗以消除症状 C. 活髓切断
D. 直接盖髓 E. 根管治疗
【答案】A
【解析】进食嵌塞痛，检查发现深龋洞，冷测反应正常，冷刺激入洞出现一过性敏感，叩痛（-），去净腐质后洞底无穿髓孔，所以诊断为深龋。因为深龋近髓，需用双层垫底后充填，所以A正确。安抚治疗以消除症状不能消除根本，所以B错误。活髓切断用于牙髓炎，所以C错误。直接盖髓用于露髓，所以D错误。根管治疗也不用于深龋治疗，所以E错误。故此题选A。

65. 邻㮈双面的洞底形成阶梯，使㮈力主要由
A. 㮈面髓壁和邻面龈壁分担 B. 㮈面髓壁和邻面轴壁分担 C. 㮈面侧壁和邻面龈壁分担
D. 㮈面侧壁和邻面侧壁分担 E. 㮈面髓壁和邻面侧壁分担
【答案】A
【解析】邻㮈双面的洞底形成阶梯，使㮈力主要由㮈面髓壁和邻面龈壁分担。

66. 患者上颌中切牙近中面龋，冷测（-），叩痛（-），诊断为中龋，该牙治疗方法可选
A. 玻璃离子水门汀垫底，光固化树脂充填 B. 玻璃离子水门汀充填
C. 光固化树脂充填 D. 氧化锌丁香油水门汀垫底，光固化树脂充填
E. 磷酸锌水门汀垫底，银汞合金充填
【答案】A
【解析】中龋的治疗可选择垫底后充填；树脂充填时垫底剂不能选择洞漆和含酚类物质，否则会影响粘结效果，故D选项排除；活髓牙不能选择磷酸锌水门汀垫底，材料里面的游离磷酸会刺激牙髓牙本质复合体，故E选项排除。

67. 患者，男，20岁，左上前牙深龋，2周前垫底后行树脂充填。术后患牙一直有冷热刺激痛，复诊去除原充填物，用氢氧化钙盖髓、氧化锌安抚，仍有冷热刺激痛，持续一段时间方可缓解。其原因可能为
A. 充填材料选择不当 B. 诊断错误 C. 腐质未去净
D. 备洞产热刺激 E. 垫底材料选择不当
【答案】B
【解析】此患牙充填后冷热刺激痛，安抚后仍有冷热刺激痛，持续一段时间方可缓解，说明患牙有可复性牙髓炎的症状。

68. 患者因左下后牙龋洞就诊，银汞充填治疗，治疗后出现咬合痛。临床检查发现左下第一磨牙远中邻面充填体完好，边缘密合，表面有亮点，牙龈（-），温度测试无异常。最佳处理方案为
A. 磨除高点，调㮈观察 B. 去除原充填体，重新充填 C. 去除原充填体，安抚
D. 脱敏治疗 E. 根管治疗
【答案】A
【解析】龋洞充填后出现咬合痛，并且充填物表面有亮点，说明有可能是咬合过高造成早接触，故应磨除高点，调㮈观察。

69. 患者左下第一前牙3天来遇冷食痛，刺激去除后疼痛持续数十秒后消失。查见该牙近中边缘嵴略透暗色，探诊龋深，未发现穿髓孔。为诊断应选用的检查方法是
A. 咬诊 B. 叩诊 C. 光纤透照
D. 温度测验 E. X线片检查
【答案】D

70. 患者，女，17岁，发现右下后牙有洞2年，近2周出现冷热酸甜刺激痛，无自发痛史。临床检查：右下

第一磨牙深龋近髓，探诊敏感，冷测试同对照牙，备洞时患者敏感，软龋不能去净。下述处理方法最合理的是
　　A. 安抚—垫底充填　　　　　　　　　　　　B. 直接垫底充填
　　C. 安抚—间接盖髓—垫底充填　　　　　　　D. 安抚—间接盖髓—去净软龋、间接盖髓—垫底充填
　　E. 间接盖髓—垫底充填
【答案】D
【解析】备洞时敏感，软龋无法去净的深龋洞，可选用间接盖髓后去净软龋，间接盖髓后垫底充填。

71. 患者，男，30岁。偶然发现右侧下颌磨牙牙面发黑，无明显疼痛症状。检查𬌗面窝沟深，卡探针，底软，达牙本质浅层。冷热测反应正常，叩痛（-），牙龈无异常。患牙的诊断是
　　A. 釉质发育不全　　　　　B. 浅龋　　　　　　　　C. 中龋
　　D. 深龋　　　　　　　　　E. 四环素牙
【答案】C
【解析】牙面发黑，无明显疼痛症状，𬌗面窝沟深，卡探针，底软，达牙本质浅层，余无异常，所以诊断为中龋，C正确。釉质发育不全和四环素牙表现为釉质的变色和实质的缺损，局限于釉质层，不达牙本质浅层，所以A、E错误。浅龋不达牙本质浅层，所以B错误。深龋达牙本质中深层，所以D错误。故此题选C。

72. 患者左上第一磨牙缺失，左上第二磨牙近中颈部龋洞，诊断为中龋，其制备的洞形为
　　A. 邻面的单面洞　　　　　B. 邻𬌗面洞　　　　　　C. 邻𬌗邻面洞
　　D. 邻舌面洞　　　　　　　E. 邻颊面洞
【答案】A
【解析】此为Ⅱ类洞，因左上第一磨牙缺失，故可以直接在龋洞处去腐备洞后垫底充填，无需从𬌗面进入，损伤多余的牙体。

73. 患者左下第一磨牙近中邻𬌗面深龋洞，探诊敏感，叩痛（-），入洞冷测试一过性敏感，该牙诊断为深龋。正确处理方案为
　　A. 复合树脂充填　　　　　　　　　　　　　B. 磷酸锌水门汀充填
　　C. 双层垫底后银汞合金充填　　　　　　　　D. 氢氧化钙、玻璃离子水门汀充填
　　E. 根管治疗
【答案】C
【解析】深龋的治疗需要垫底充填。

（74～76题共用题干）
　　男，16岁。左下后牙龋洞，无明显自发疼痛，食物嵌入时疼。检查：左下6𬌗面龋坏，软化牙本质较多，叩痛（-），冷刺激敏感，电活力正常。去除无基釉后去腐敏感，不能全部去净。

74. 患牙可能的诊断是
　　A. 中龋　　　　　　　　　B. 深龋　　　　　　　　C. 慢性龋
　　D. 慢性牙髓炎　　　　　　E. 急性牙髓炎

75. 该牙的初诊治疗是
　　A. 垫底充填　　　　　　　B. 安抚治疗　　　　　　C. 间接盖髓，垫底充填
　　D. 活髓切断术　　　　　　E. 双层垫底后充填

76. 充填时垫底材料选用
　　A. 磷酸锌粘固粉单层　　　　　　　　　　　B. 聚羧酸锌粘固粉单层
　　C. 玻璃离子粘固粉单层　　　　　　　　　　D. 氧化锌丁香油粘固粉和磷酸锌粘固粉双层
　　E. 氢氧化钙制剂
【答案】B、B、D
【解析】龋病进展到牙本质深层时为深龋，若深龋洞口开放，则常有食物嵌入洞时的短暂疼痛症状，但没有自发性疼痛。遇冷热甜酸刺激时，产生的疼痛比中龋更剧烈。龋洞探诊时敏感，常规温度测验反应正常。深龋时一般均能引起牙髓组织的修复性反应形成修复性牙本质，同时也可能引起轻度的慢性炎症反应。故第一小题选B。题干提示冷测敏感。宜行安抚治疗，即将具有安抚、镇痛、消炎作用的药物封入窝洞，使牙髓充血恢复正常，消除临床症状的疗法。适用于部分深龋患者，无自发痛，但有明显的激发痛，备洞过程中极其敏感，这类患者应该先做安抚治疗，待症状消除后再作进一步处理。也可采用间接盖髓术，即用具有消炎和促进牙髓-牙本质修复反应的盖髓剂覆盖洞底，促进软化牙本质再矿化和修复性牙本质形成，从而保存全部生活牙髓

的方法叫间接盖髓术。适用于软化牙本质不能一次去净，牙髓-牙本质反应能力下降，无明显主观症状的深龋。故第二小题选B。深龋最好用氧化锌丁香油粘固粉和磷酸锌粘固粉双层垫底。故第三小题选D。

(77～81题共用备选答案)

A. Ⅰ类洞 B. Ⅱ类洞 C. Ⅲ类洞
D. Ⅳ类洞 E. Ⅴ类洞

下列龋病制备的洞形中，根据Black分类归为

77. 上颌中切牙腭面洞
78. 上颌侧切牙邻面龋未累及切角
79. 上颌中切牙切角缺损
80. 下颌第一磨牙近中邻面颈部龋
81. 上颌尖牙颊侧颈部龋

【答案】A、C、D、B、E

(82～84题共用备选答案)

A. 血链球菌 B. 轻链球菌 C. 变形链球菌
D. 乳杆菌 E. 放线菌

82. 最早定居到获得性膜上的细菌是
83. 龈下菌群和根面龋中最常发现的细菌是
84. 目前认为致龋性最强的细菌是

【答案】A、E、C

【解析】牙菌斑的形成是复杂的动态过程，最初阶段是获得性膜的形成。深龋洞中能大量分离到的细菌是乳杆菌。最早定居到获得性膜上的细菌血链球菌。

黏性放线菌促进变形链球菌定植于根面，对根面菌斑形成及根面龋的发生可能有重要的协同作用。

链球菌是平滑面龋的主要致病菌，因为链球菌致龋力最强。

(85～86题共用备选答案)

A. 氧化锌丁香油粘固粉 B. 聚羧酸锌粘固粉 C. 玻璃离子粘固粉
D. 磷酸锌粘固粉 E. 复合树脂

85. 对牙髓有刺激的粘固粉是
86. 粉剂由煅烧过的氧化锌和氧化镁混合物组成的粘固粉是

【答案】D、B

第二单元　牙发育异常

1. 关于畸形中央尖的治疗原则，不正确的是
   A. 对圆钝无妨碍的中央尖可不处理
   B. 调磨牙尖应多次少磨
   C. 宜早作牙髓治疗，防止根尖感染
   D. 牙刚萌出时若发现这种牙尖，可一次磨除，行盖髓术
   E. 中央尖折断露髓的年轻恒牙可采用根尖诱导成形术

【答案】C

2. 特纳牙是由于
   A. 小儿患水痘或猩红热所引起的 B. 小儿患严重的消化不良所引起的
   C. 小儿乳牙根尖周严重感染影响继承恒牙所引起的 D. 孕妇患风疹或毒血症所引起的
   E. 甲状旁腺功能降低所引起的

【答案】C

【解析】乳牙根尖周严重感染导致继承恒牙釉质发育不全，以前磨牙居多，又称特纳牙。

3. 遗传性乳光牙本质属于牙本质发育不全分型中的
   A. Ⅰ型 B. Ⅱ型 C. Ⅲ型

D. Ⅰ型 + Ⅱ型　　　　　　　　　E. Ⅰ型 + Ⅲ型

【答案】B

4. 能引起四环素牙的药物有
A. 头孢菌素和四环素　　　　　B. 土霉素和地美环素　　　　　C. 链霉素和氯霉素
D. 林可霉素和庆大霉素　　　　E. 头孢菌素和米诺环素

【答案】B

【解析】四环素类药物有：四环素、土霉素、金霉素、地美环素、米诺环素等。

5. 着色牙漂白常用的过氧化氢的浓度是
A. 1%　　　　　　　　　　　　B. 2%　　　　　　　　　　　　C. 3%
D. 15%　　　　　　　　　　　 E. 30%

【答案】E

6. 下列关于畸形中央尖的说法，错误的是
A. 多见于下颌前磨牙　　　　　B. 均有髓角深入　　　　　　　C. 多位于𬌗面中央窝处
D. 高度为 1～3mm　　　　　　 E. 是由于发育期牙乳头向成釉器突起形成的

【答案】B

【解析】畸形中央尖大部分由釉质组成，有时有纤细的髓角伸入。

7. 患者，女，20 岁，自觉上前牙牙面有斑点，要求美齿修复。临床检查：全口牙列均可见不同程度白垩色斑块，呈云雾状，边界不明确。患者有高氟区生活史，其最可能的诊断为
A. 釉质发育不全　　　　　　　B. 氟牙症　　　　　　　　　　C. 四环素牙
D. 浅龋　　　　　　　　　　　E. 遗传性乳光牙本质

【答案】B

8. 牙中牙是
A. 融合牙　　　　　　　　　　B. 双生牙　　　　　　　　　　C. 牙内陷
D. 额外牙　　　　　　　　　　E. 畸形中央尖

【答案】C

【解析】牙内陷好发于上颌侧切牙，包括畸形舌侧窝、畸形根面沟、畸形舌侧尖、牙中牙，其中牙中牙是牙内陷最严重的一种。因此答案选 C。

9. 氟牙症色素位置较浅，轻中度着色病变在釉质外层的
A. 1/4～1/3 处　　　　　　　 B. 1/2～2/3 处　　　　　　　 C. 1/3～1/2 处
D. 2/3～3/4 处　　　　　　　 E. 1/4～3/4 处

【答案】A

【解析】氟牙症色素位置较浅，而且又属于外源性染色——为锰或铁的化合物，轻中度着色病变在釉质外层的 1/4～1/3 处，色素在釉质外层最深，向内层逐渐变浅或不染色。

10. 四环素牙的临床表现如下，除外
A. 前牙着色比后牙明显　　　　　　　　　　B. 四环素的疗程数与着色程度成正比
C. 乳牙着色比恒牙明显　　　　　　　　　　D. 釉质着色较牙本质深
E. 在牙着色的同时，还有骨组织的着色

【答案】D

【解析】牙本质中的沉积比在釉质中高 4 倍。

11. 患者，女，25 岁。从小生活在晋西地区，牙齿发黄而求治。检查发现全口牙均有白垩色到褐色斑，个别牙有釉质实质性缺损，探缺损处质硬。最可能的诊断是
A. 四环素牙　　　　　　　　　B. 氟牙症　　　　　　　　　　C. 釉质发育不全
D. 牙本质发育不全　　　　　　E. 特纳牙

【答案】B

【解析】患者全口牙白垩色到褐色斑，个别牙釉质实质性缺损，探缺损处质硬，生活在晋西高氟地区，所以诊断为氟牙症。四环素牙、釉质发育不全无探缺损处质硬，牙本质发育不全的牙多半透明或乳光色，牙齿易磨耗而极平。特纳牙涉及个别牙，而不是全口牙。故此题选 B。

12. 患者，男，29 岁，左下后牙，牙龈小疱 8 个月余，要求治疗。查：左下第一前磨牙无龋、𬌗面磨损可

见牙本质暴露、牙髓无活力、叩痛（+）、X 线片示根尖呈喇叭形。该牙的可能病因为

A. 磨损　　　　　　　　　B. 畸形中央尖　　　　　　　C. 殆创伤

D. 釉质发育不全　　　　　E. 深龋

【答案】B

【解析】X 线片显示根尖呈喇叭形，说明牙根未发育完全，殆面有磨损，参考牙位，畸形中央尖可能性大。

13. 女，12 岁，因右下第二前磨牙中央尖折断，被诊断为慢性根尖周炎。患牙不松动，X 线片见根尖部呈燕尾状，根尖周 X 线透射区 5mm×5mm，边界较清楚。患牙的治疗为

A. 拔除　　　　　　　　　B. 干髓治疗　　　　　　　　C. 塑化治疗

D. 根管治疗　　　　　　　E. 根尖诱导成形术

【答案】E

14. 患者，女，26 岁，要求上前牙美容修复。临床检查：上下前牙均有程度不同的黄褐色斑块，部分患牙有釉质缺损，质硬。最佳的治疗方案为

A. 牙齿漂白　　　　　　　B. 牙髓治疗后桩冠修复　　　C. 树脂贴面修复

D. 磨除着色部分　　　　　E. 瓷贴面修复

【答案】C

15. 患者，女，19 岁，口腔检查时发现左侧上颌侧切牙舌侧窝畸形，卡探针，冷测（−），叩痛（−）。该牙的处理方法为

A. 观察，定期复查　　　　B. 预防性充填　　　　　　　C. 根管治疗

D. 活髓切断术　　　　　　E. 牙髓摘除术

【答案】B

【解析】上颌侧切牙舌侧窝畸形，为了防止龋坏深入，可以行预防性充填。

16. 造成成牙本质细胞变性，不能形成正常牙本质是由于缺乏

A. 维生素 D　　　　　　　B. 维生素 A　　　　　　　　C. 维生素 C

D. 钙　　　　　　　　　　E. 磷

【答案】C

【解析】缺乏维生素 C 对牙齿发育的影响是，成牙本质细胞变性不能形成正常牙本质。维生素 D 缺乏引起低钙血症，引起釉质发育不全，钙、磷缺乏同理。维生素 A 缺乏，成釉细胞不能分化成高柱状，而呈萎缩、扁平状，不能形成正常釉质。故此题选 C。

17. 乳牙氟斑牙少见的原因是

A. 所有乳牙发育矿化在胚胎期完成　　　　　B. 母体含氟量低

C. 氟不能通过胚胎屏障　　　　　　　　　　D. 母乳中不含氟

E. 母体摄氟量低于胎盘筛除功能的限度

【答案】E

18. 四环素牙着色程度与下列哪种因素无关

A. 给药时间　　　　　　　B. 给药方式　　　　　　　　C. 给药剂量

D. 服药种类　　　　　　　E. 服药剂量

【答案】B

19. 下列可以作为着色牙内源性病因的是

A. 氯己定漱口液　　　　　B. 牙外伤　　　　　　　　　C. 咖啡

D. 菌斑　　　　　　　　　E. 茶叶

【答案】B

20. 为防止四环素牙的发生，哪些人不宜使用四环素类药物

A. 青年女性　　　　　　　　　　　　　　　B. 3 岁以下小儿

C. 妊娠期、哺乳期妇女和 8 岁以下儿童　　　D. 8 岁以上儿童

E. 所有人

【答案】C

21. 牙内陷多发生于

A. 上颌中切牙　　　　　　B. 上颌侧切牙　　　　　　　C. 上颌尖牙

D. 前磨牙　　　　　　　　　　　E. 下颌中切牙

【答案】B

22. 先天性梅毒牙在临床上可表现为
A. 牙本质发育不全　　　　　B. 釉质发育不全　　　　　C. 牙内陷
D. 畸形中央尖　　　　　　　E. 蕾状磨牙

【答案】E

23. 氟牙症的临床表现特点是
A. 在阳光照射下呈现明亮的黄色荧光　　　　B. 多发生于乳牙且乳牙着色比恒牙明显
C. 对摩擦的耐受性强，对酸蚀的抵抗力弱　　D. 可发生在单个牙或一组牙
E. 同一时期萌出的牙，釉质上有白垩色到褐色的斑块

【答案】E

24. 关于氟牙症发病情况的描述不正确的是
A. 氟主要损害釉质发育期牙胚的造釉细胞　　B. 4岁后才迁入高氟区者不出现氟牙症
C. 饮水氟含量过高是主要病因　　　　　　　D. 胎盘对氟有一定的屏障作用
E. 多见于恒牙

【答案】B

25. 患者，男，20岁。舌侧窝呈囊状深陷，变黑发软，叩痛（-），冷热测无异常，未穿髓，其诊断和处理是
A. 舌面点隙龋，充填治疗　　B. 畸形舌侧窝，预防性充填　　C. 牙中牙，间接盖髓
D. 畸形舌侧窝伴深龋，间接盖髓　　E. 畸形舌侧窝伴慢性牙髓炎，根管治疗

【答案】D

【解析】患牙为上侧切牙，舌侧窝呈囊状深陷，变黑发软，冷热测无异常，未穿髓，应诊断为畸形舌侧窝伴深龋，未出现牙髓病变，因此处理应间接盖髓，因此D正确。

26. 患者，女，30岁。因幼儿时经常服用四环素而致全口四环素牙，影响美观要求脱色。行脱色治疗时，选用最适宜的药物是
A. 30%氢氧化钙　　　　　B. 30%次氯酸钠　　　　　C. 30%过氧化氢
D. 30%磷酸　　　　　　　E. 30%EDTA

【答案】C

【解析】牙漂白治疗中脱色剂一般为氧化剂，包括各种浓度过氧化氢、过硼酸钠、尿素-过氧化物，其中过氧化氢最常用浓度为30%～35%；氢氧化钙用于根管消毒，排除A；次氯酸钠、EDTA用于根管冲洗，排除B、E。所以此题选C。

(27～29题共用题干)

患者，男，30岁。因牙齿颜色不正常，要求治疗。临床检查：上颌中切牙、尖牙、第一磨牙、下颌前牙及第一磨牙牙面呈白垩色，伴带状缺损。

27. 该疾病应诊断为
A. 氟牙症　　　　　　　B. 四环素牙　　　　　　C. 先天性梅毒牙
D. 釉质发育不全　　　　E. 遗传性牙本质发育不全

【答案】D

【解析】根据发病患牙的位置，并伴有带状缺损的症状，可诊断为釉质发育不全。釉质发育不全需要与氟牙症进行鉴别诊断，氟牙症的患者年幼时有在高氟地区的生活史，患牙数量较多，上颌前牙多见。而釉质发育不全的患者，多为对称性发病，无幼年高氟地区生活史。

28. 下列符合该病的描述为
A. 患者具有特定地区的生活史　　　　　B. 乳牙不会发生
C. 与微生物感染有关　　　　　　　　　D. 患牙对酸的抵抗力强，但不耐摩擦
E. 双侧对称发病

【答案】E

【解析】因其临床表现确定为釉质发育不全，故应有双侧对称发病的描述。

29. 患牙发育障碍的发生时间是
A. 1岁以内　　　　　　B. 1～2岁　　　　　　C. 2～3岁

D. 3～4岁　　　　　　　　　　E. 4岁以上

【答案】A

【解析】一岁以内时牙齿发育正处于矿化阶段，在此阶段患儿的全身疾病或局部刺激会导致釉质发育不全。

(30～32题共用题干)

患者，男，15岁，左下颌后牙自发痛、夜间痛1天。口腔检查：左下第二前磨牙牙冠完整，无明显龋损，殆面可见黑色圆点，温度刺激试验无反应，叩痛(++)，牙周无明显异常。

30. 为明确诊断和制定正确的治疗计划还应做的辅助检查是
    A. 牙髓活力电测试　　　　B. 咬诊　　　　　　　　C. 染色检查
    D. 细菌培养　　　　　　　E. X线片

31. 引起该患牙的原因可能是
    A. 静止龋　　　　　　　　B. 牙隐裂　　　　　　　C. 畸形中央尖
    D. 釉质发育不全　　　　　E. 磨损

32. X线片检查可能的结果为
    A. 根尖无明显异常　　　　B. 根尖牙骨质增生　　　C. 根尖与牙槽窝间隙明显增宽
    D. 根尖周囊肿　　　　　　E. 根尖孔呈喇叭口状

【答案】E、C、E

【解析】主诉牙症状可以怀疑为畸形中央尖，故通过X线片观察根尖发育情况来选择治疗方式，若为喇叭口形，则需做根尖诱导成形术，若根尖发育完全，可直接行根管治疗术后修复治疗。

(33～35题共用备选答案)
    A. 不处理　　　　　　　　B. 少量多次磨除　　　　C. 牙髓再生术
    D. 根管治疗术　　　　　　E. 根尖诱导成形术

33. 圆而钝的畸形中央尖可

【答案】A

34. 长而尖的畸形中央尖可

【答案】B

35. 畸形中央尖已折断伴有根尖周病变的年轻恒牙可做

【答案】C

(36～38题共用备选答案)
    A. 牙齿结构异常　　　　　B. 牙齿形态异常　　　　C. 牙齿数目异常
    D. 牙齿萌出异常　　　　　E. 牙齿结构形态均异常

36. 牙釉质发育不全症

【答案】A

【解析】在牙齿发育期间，由于全身疾病、营养障碍或严重的乳牙根尖周感染，导致的釉质结构异常称为釉质发育不全。故选A。

37. 氟斑牙

【答案】A

【解析】氟牙症又称氟斑牙或斑釉牙。氟牙症是氟摄入量过高引起的一种特殊类型的釉质发育不全，为结构异常。故选A。

38. 畸形中央尖

【答案】B

【解析】畸形中央尖是牙齿在发育期间，成釉器形态分化异常所致的牙形态发育异常。故选B。

第三单元　牙急性损伤

1. 对于年轻恒牙的嵌入性脱位，宜采用的治疗方案是
    A. 任其自然萌出　　　　　B. 拉出复位　　　　　　C. 根管治疗
    D. 正畸治疗　　　　　　　E. 根管治疗+拉出复位

【答案】A

2. 牙脱位后可以发生各种并发症，除外
 A. 牙髓坏死　　　　　　　　　B. 髓腔变窄或消失　　　　　　C. 牙根外吸收
 D. 边缘性牙槽突吸收　　　　　E. 颞下颌关节紊乱病

【答案】E

【解析】牙脱位后可以发生各种并发症：牙髓坏死；髓腔变窄或消失；牙根外吸收；边缘性牙槽突吸收。

3. 根尖 1/3 处折断的患牙处理为
 A. 固定并定期观察　　　　　　B. 牙髓状况良好，可调𬌗，观察　　C. 不治疗
 D. 牙髓治疗　　　　　　　　　E. 定期观察

【答案】B

【解析】根尖 1/3 处根折的患牙，如牙髓状况良好，可调𬌗后观察。故选 B。

4. 患儿，男，9岁，1h 前外伤，自觉上前牙变短。临床检查发现左上中切牙较邻牙短 2mm，牙冠完整，叩（+），牙龈轻度红肿，X 线示根尖周膜间隙消失。该牙的正确处理为
 A. 待其自然萌出，定期观察　　B. 复位后固定　　　　　　　　C. 根管治疗后复位固定
 D. 复位固定 2 周后根管治疗　　E. 拔除

【答案】A

【解析】嵌入式脱位的患牙，可不必处理，任其自然萌出。

5. 前牙外伤 1 周后就诊。右上中切牙冠折 2/3，近中达龈下 1mm，露髓处探诊不疼叩诊（+），出血暗红，Ⅰ度松动。X 线片未见根折，根发育 8 期。处理方法选择
 A. 氢氧化钙活髓切断术　　　　B. 甲醛甲酚活髓切断术　　　　C. 根尖诱导成形术
 D. 根管治疗术　　　　　　　　E. 拔除

【答案】C

【解析】该题考查根尖诱导成形术的适应证。根发育 8 期指牙根发育至 2/3，此牙叩诊疼痛、出血暗红等临床症状表明牙髓已经感染，由于牙根未发育完全，选择根尖诱导成形术。故选 C。

6. 患者，男，12 岁。2 天前碰伤右上 1，牙轻度松动，自觉有伸长感，检查牙髓活力试验同正常牙，轻叩痛。诊断为
 A. 牙震荡　　　　　　　　　　B. 牙周炎　　　　　　　　　　C. 牙髓坏死
 D. 牙轻度脱位　　　　　　　　E. 根折

【答案】A

【解析】患牙 2 天前碰伤，自觉牙有伸长感，轻度松动和叩痛，牙髓活力测验同正常牙。上述临床表现都是牙震荡的诊断指标，因此 A 正确。

7. 患者，男，21 岁。左上 1 因外伤完全脱落而来诊。关于治疗方法的选择错误的是
 A. 外伤 0.5h 内立即再植
 B. 如果牙齿落地已污染，应就地用生理盐水冲洗牙齿立即复位
 C. 若牙脱位时间超过 2h，只能在体外作根管治疗后再植
 D. 已污染的脱位牙经生理盐水冲洗后，若不立即复位，则需干燥保存
 E. 脱位牙已污染，经生理盐水冲洗后，可放在牛奶杯内保存待复位

【答案】D

【解析】牙齿完全脱出后不能立即复位，应放入生理盐水或其他与牙周组织相对渗透平衡的液体中，如牛奶，禁忌干燥保存。全脱出的牙越早植入成功率越高，15～30min 内再植成功率高。清洁患牙应用生理盐水。脱位时间超过 2h，牙髓可能存在坏死感染，应在体外做根管治疗后再植，从而使得再植牙预后良好。所以选 D。

8. 患者，男，19 岁，上前牙外伤 1h。经检查，诊断为牙震荡。下列处理措施中错误的是
 A. 1～2 周内应使患牙休息　　　　　　　B. 若牙髓活力测试，患牙无反应，应作根管治疗
 C. 受伤后 1、3、6、12 个月定期复查　　D. 观察 1 年后，若牙髓活力测试正常，可不进行处理
 E. 若有牙髓坏死迹象，应进行根管治疗

【答案】B

【解析】牙外伤后牙髓活力测试表现不一，应随诊观察 2 周后再做活力测试。

9. 牙震荡是指
   A. 牙周膜轻度损伤，不伴牙体缺损
   B. 牙周膜轻度损伤，伴有牙体缺损
   C. 牙周膜重度撕裂，不伴牙体缺损
   D. 牙周膜重度撕裂，伴有牙体缺损
   E. 仅有根尖周膜的损伤

   【答案】A

10. 患者2年前上前牙外伤后出现咬合痛，后逐渐好转，未治疗，此后牙冠逐渐变色。其可能的原因为
    A. 色素沉着
    B. 牙髓坏死
    C. 牙髓钙化
    D. 牙髓息肉
    E. 牙内吸收

    【答案】B

    【解析】牙髓坏死后患牙会出现颜色变化。

11. 嵌入性牙脱位多见于
    A. 错位牙
    B. 松动牙
    C. 牙周病患牙
    D. 乳牙和年轻恒牙
    E. 牙冠较短的恒牙

    【答案】D

    【解析】嵌入脱位是指牙齿向深部嵌入时临床牙冠变短，邻面或切缘低于正常邻牙；多见于乳牙和年轻恒牙；在复位后2周内应行根管治疗术，但对年轻恒牙，不可强行拉出复位，可随访观察，任其自然萌出。故选D。

(12～13题共用题干)

患者，男，16岁，主诉摔伤上前牙3h，伤后自觉患牙松动，疼痛。临床检查见 21| 临床牙冠变短，与对𬌗牙失去咬合，未露髓，牙齿动度约2mm，叩痛（+），X线片检查未见患牙牙根连续性破坏。

12. 该疾病应诊断为
    A. 牙震荡
    B. 部分牙脱位
    C. 嵌入性牙脱位
    D. 完全牙脱位
    E. 牙折

    【答案】C

    【解析】根据症状可确定为嵌入性牙脱位。

13. 对该病的治疗，正确的是
    A. 即刻复位，固定
    B. 根管治疗后复位，固定
    C. 对症治疗，观察其自然萌出
    D. 复位后2周，行根管治疗
    E. 降低咬合，使患牙休息

    【答案】D

(14～16题共用题干)

患者，男，19岁。因上前牙外伤2h就诊。

14. 为了解患牙是否有根折，应进行
    A. 视诊
    B. 叩诊
    C. 松动度检查
    D. X线检查
    E. 温度测试

    【答案】D

    【解析】X线片检查是诊断根折的重要指标，但不能显示全部根折病例，摄片时中心射线必须与折裂线一致或平行，方能在X线片上显示折裂线，如果中心射线的角度大于正、负15°～20°，很难观察到折裂线。X线片不仅有助于根折的诊断，而且也便于复查时比较。故本题选D。

15. 若患者诊断为左上中切牙冠折，露髓孔直径为2mm，最好进行哪种治疗
    A. 活髓切断术
    B. 根尖诱导成形术
    C. 根管治疗
    D. 干髓治疗
    E. 盖髓术

    【答案】C

    【解析】冠折露髓者，对牙根发育完成者应行根管治疗术，对年轻恒牙应根据牙髓暴露多少及污染程度作活髓切断或根尖诱导成形术，以利于牙根的继续发育。故选C。

16. 对该患者应采取的应急处理措施为
    A. 开放引流
    B. 氢氧化钙盖髓，安抚
    C. 干髓术
    D. 三氧化二砷，氧化锌暂封
    E. 局部麻醉下拔髓

    【答案】E

    【解析】因患者19岁，上前牙牙根已发育完全，冠折露髓者直接局麻下拔髓。因此本题选E。

（17～19题共用题干）

患者，男，20岁，1h前进食时咀嚼硬物伤及上前牙。临床检查：左上中切牙牙冠完整，叩痛（+），松Ⅰ度，龈缘少量出血，患牙无移位。

17. 若患牙牙髓电测无反应，其最可能的原因为
A. 牙髓坏死　　　　　　　　B. 牙髓充血　　　　　　　　C. 牙髓钙化
D. 牙髓休克　　　　　　　　E. 牙髓感染
【答案】D
【解析】外伤后的患牙短期内会有牙髓休克，故电活力测试出现无反应的症状。

18. 该牙可诊断为
A. 牙震荡　　　　　　　　　B. 牙髓炎　　　　　　　　　C. 牙脱位
D. 牙折　　　　　　　　　　E. 根尖周炎
【答案】A
【解析】外伤患牙只有牙周膜轻度损伤，不伴有牙体硬组织和周围软组织明显外伤称为牙震荡。

19. 该牙即刻处理为
A. 不需治疗　　　　　　　　B. 调𬌗，观察　　　　　　　C. 松牙固定
D. 根管治疗　　　　　　　　E. 根尖诱导成形术
【答案】B
【解析】牙震荡患牙若无明显疼痛症状可调𬌗，观察。

（20～22题共用题干）

患儿，男，7岁，上前牙冠外伤半天就诊。口腔检查见右上中切牙冠斜折，探及穿髓孔，叩痛（+），X线片示患牙根尖孔未发育完成。

20. 若对患牙进行牙髓电测试，与对照牙比较，其最可能的结果为
A. 敏感　　　　　　　　　　B. 迟钝　　　　　　　　　　C. 正常
D. 无反应　　　　　　　　　E. 非常敏感
【答案】D
【解析】外伤后患牙进行牙髓电活力测试，会出现无反应的症状。

21. 首选治疗为
A. 活髓切断术　　　　　　　B. 根尖诱导成形术　　　　　C. 牙髓摘除术
D. 直接盖髓术　　　　　　　E. 根管治疗术
【答案】A
【解析】因患者7岁，患牙尚未发育完全，可选择行活髓切断术保留根部牙髓，使牙根发育完全。

22. 进行这种治疗成功的关键是
A. 盖髓剂的选择　　　　　　B. 无菌操作　　　　　　　　C. 正确的开髓
D. 局麻方式的选择　　　　　E. 正确选择暂封剂
【答案】B
【解析】活髓切断术成功最关键在于无菌操作，不要使牙髓受到污染物刺激。

（23～26题共用题干）

患者，男，30岁，外伤致上前牙松动，伸长，疼痛。临床检查：右上中切牙切缘伸长约2mm，舌侧移位，叩痛（++），松Ⅱ度，牙龈撕裂。X线片示根尖与牙槽窝间隙明显增宽。

23. 该牙诊断为
A. 完全性牙脱位　　　　　　B. 部分性牙脱位　　　　　　C. 嵌入性牙脱位
D. 牙震荡　　　　　　　　　E. 牙折
【答案】B
【解析】根据检查症状可确定为部分性牙脱位。

24. 该牙正确的处理方法是
A. 拔除　　　　　　　　　　B. 复位固定后立即行根管治疗　　C. 复位固定，定期观察
D. 根管治疗后复位固定　　　E. 体外根管治疗，搔刮根面后再植
【答案】C

【解析】部分性牙脱位可以在局麻下复位固定，术后3、6、12个月复查，若牙髓坏死，则可行根管治疗术。

25. 该牙可能发生的并发症不包括

A. 牙髓坏死　　　　　　　　B. 牙髓钙化　　　　　　　　C. 牙根外吸收

D. 牙髓增生　　　　　　　　E. 边缘性牙槽突吸收

【答案】D

【解析】部分性脱位牙可出现牙髓坏死，牙髓钙化，牙根外吸收，边缘性牙槽突吸收。

26. 该牙的愈合方式可能为

A. 牙周膜愈合　　　　　　　B. 骨性粘连　　　　　　　　C. 炎症性吸收

D. B+C　　　　　　　　　　E. A+B+C

【答案】E

【解析】愈合方式可能为：牙周膜愈合，骨性粘连，炎症性吸收。

第四单元　牙慢性损伤

1. 属于牙体慢性损伤的组别是

A. 磨损、氟牙症、牙内陷　　　　　　　　B. 楔状缺损、牙脱位、四环素牙

C. 牙隐裂、楔状缺损、磨损　　　　　　　D. 畸形中央尖、牙内陷、四环素牙

E. 氟牙症、磨损、牙脱位

【答案】C

2. 牙隐裂线不明显时常采用的检查方法是

A. 咬诊　　　　　　　　　　B. 电活力检测　　　　　　　C. 碘酊染色

D. 探诊　　　　　　　　　　E. 冷热测

【答案】C

【解析】咬诊、探诊、染色法、透照法均可用于隐裂牙的检查。牙隐裂隐裂线不明显时常采用的检查方法是染色法，对无症状隐裂牙也能检查出来。故选C。

3. 前磨牙楔状缺损应选用的最佳充填材料是

A. 树脂改性的玻璃离子粘固粉　　B. 化学固化复合树脂　　　　C. 磷酸锌粘固粉

D. 银汞合金　　　　　　　　　　E. 聚羧酸锌粘固粉

【答案】A

【解析】前磨牙的楔状缺损充填时，材料选择一方面考虑材料的粘结性能、溶解度和强度等，另一方面也要考虑美容效果。答案列出的材料中，充填前磨牙的楔状缺损选用的最佳充填材料是树脂改性的玻璃离子粘固粉，因其有化学性粘结，能释放氟而预防继发龋，颜色接近自然牙色，故应选A；化学固化复合树脂易变色；银汞合金要求做固位形，且美容效果不好；磷酸锌粘固粉和聚羧酸锌粘固粉虽有一定的黏结性能，但溶解度和强度明显低于玻璃离子粘固粉，故B、C、D、E均不是最佳答案。本题应选A。

4. 患者男，35岁。2个月前开始右上后牙遇冷热酸痛，咀嚼不适，咬到牙齿某一点时引起剧痛，近1周出现阵发自发痛。检查发现叩痛明显，牙齿不松动，遇冷热引起疼痛，未发现龋坏，咬诊出现定点疼痛。根据患者的症状和临床检查，引起患牙疼痛的最可能原因是

A. 牙周炎　　　　　　　　　B. 牙隐裂　　　　　　　　　C. 牙震荡

D. 重度磨损　　　　　　　　E. 咬合创伤

【答案】B

【解析】患者有固定位置的咬合痛，冷热刺激敏感，叩痛明显，无龋坏，牙齿不松动，可排除牙周炎，首先考虑牙隐裂。故选B。

5. 咬诊主要用于检查

A. 牙髓炎　　　　　　　　　B. 根尖周炎　　　　　　　　C. 牙隐裂

D. 牙本质过敏　　　　　　　E. 牙周炎

【答案】C

6. 牙隐裂好发于
A. 下颌第一磨牙　　　　　　B. 上颌第一磨牙　　　　　　C. 下颌第二磨牙
D. 上颌第二磨牙　　　　　　E. 上颌前磨牙
【答案】B

7. 在临床上。发生楔状缺损的常见频率顺序是
A. 中切牙、侧切牙、尖牙、双尖牙、磨牙　　　　B. 双尖牙、尖牙、磨牙、侧切牙、中切牙
C. 尖牙、中切牙、侧切牙、双尖牙、磨牙　　　　D. 尖牙、双尖牙、磨牙、中切牙、侧切牙
E. 侧切牙、中切牙、尖牙、双尖牙、磨牙
【答案】B

8. 牙齿磨耗程度取决于
A. 食物种类　　　　　B. 牙齿硬度　　　　　C. 咀嚼习惯
D. 患者年龄　　　　　E. 以上皆是
【答案】E
【解析】牙齿磨耗程度受食物种类、牙齿硬度、咀嚼习惯、患者、年龄等均有影响。故选E。

9. 牙隐裂时不宜采用哪种治疗措施
A. 调𬌗排除干扰　　　　　　　　　　　　B. 治疗后及时做全冠保护
C. 隐裂浅时用釉质粘结剂处理　　　　　　D. 裂纹达牙本质浅层时，备洞，银汞充填
E. 有牙髓病变者，牙髓治疗后全冠修复
【答案】D
【解析】牙隐裂时不宜用银汞合金充填，因其有膨胀性。

10. 创伤性牙隐裂治疗上应首先
A. 开髓失活　　　　B. 全冠修复　　　　C. 备洞充填
D. 调整咬合　　　　E. 拔除患牙
【答案】D
【解析】引起创伤性牙隐裂的主要原因是咬合创伤，咬合有早接触点，咬合不正常。故选D。

11. 浅表的隐裂，无明显症状，且牙髓活力正常者，其治疗应首选
A. 开髓失活　　　　B. 全冠修复　　　　C. 备洞充填
D. 调𬌗治疗　　　　E. 拔除患牙
【答案】D

12. 严重𬌗面磨损引起颞颌关节紊乱病的主要原因是
A. 颌间垂直距离过短，引起关节损伤　　　　B. 边缘嵴和发育沟缺损，导致𬌗面外形不完整
C. 不均匀磨损遗留高陡牙尖，造成咬合创伤　　D. 牙本质过敏，造成𬌗力不足，损害关节
E. 长期的咀嚼使𬌗力集中，损害关节
【答案】A

13. 患者，50岁。因左侧上后牙咬物痛3个月就诊。自述咬在某一特定位置时引起较强烈的痛。查：右上6咬合面磨损，可见牙本质暴露，颊尖高陡，近中边缘嵴至舌尖方向似有隐裂。进一步确定隐裂的检查方法是
A. 叩诊检查　　　　B. 温度检测　　　　C. 碘酊染色
D. 电活力测验　　　E. X线片检查
【答案】C
【解析】患者有固定位置的咬合痛，结合检查发现咬合面磨损和可疑隐裂，可初步诊断为牙隐裂。一般可用尖锐的探针检查，如隐裂不明显，可涂以碘酊、甲紫，使渗入隐裂染色而将其显示清楚。故选C。

14. 男，45岁，教师。因进食时牙酸疼。检查4|4牙龈萎缩、无龋、牙颈部楔状缺损、牙清洁。每日刷牙2次，造成楔状缺损的原因不必考虑的是
A. 刷牙方法不正确　　　　B. 牙刷毛太硬　　　　C. 刷牙用力过大
D. 喜进甜食　　　　　　　E. 牙膏中摩擦剂粗糙
【答案】D
【解析】楔状缺损的主要病因是应力集中和不正确的刷牙方式，包括刷牙方法不正确、牙刷毛太硬、刷牙用力过大、牙膏中摩擦剂粗糙，但是不包括饮食习惯，如甜食等。故选D。

15. 男,20岁。昨夜右侧后牙痛未眠。痛为阵发性,服止痛片无效。查:右上6牙冠未见龋,叩痛(-),不松动,冷刺激引起剧痛。引起该患牙牙髓疾病的最可能原因是
   A. 隐匿龋 B. 牙隐裂 C. 发育异常
   D. 楔状缺损 E. 咬合创伤
   【答案】B
   【解析】查6｜牙冠未见龋,叩痛(-),不松动,冷刺激引起剧痛,此临床表现可考虑为牙隐裂。

16. 患者,男性,54岁,左下后牙咀嚼痛,冷水敏感,偶有自发痛。查:左下第一磨牙未见龋坏及隐裂,近中可探及深牙周袋。X线片可见近中根管影像全长增宽边缘整齐。最可能的诊断为
   A. 根折 B. 内吸收 C. 外吸收
   D. 牙根纵折 E. 牙周炎
   【答案】D
   【解析】牙咀嚼痛,冷水敏感,偶有自发痛。查:左下第一磨牙未见龋坏及隐裂,近中可探及深牙周袋。X线片可见近中根管影像全长增宽边缘整齐。此表现倾向于牙根纵折。

(17～18题共用题干)

患者,女,40岁,主诉左上后牙遇冷热酸甜刺激时酸痛,无自发痛及夜间痛史。临床检查见右上第一磨牙𬌗面磨耗,部分牙本质暴露,冷刺激无明显反应,颊面颈部楔形缺损,近髓,冷刺激敏感,探诊轻微不适。

17. 该疾病应诊断为
   A. 磨损 B. 牙本质敏感症 C. 楔状缺损
   D. 可复性牙髓炎 E. 磨牙症
   【答案】C
   【解析】𬌗面磨耗并无明显症状,颊面颈部楔状缺损造成冷刺激敏感。

18. 该病首要的治疗方法是
   A. 调𬌗 B. 脱敏 C. 修复楔状缺损
   D. 安抚治疗 E. 咬合板治疗
   【答案】C
   【解析】首先应修复颈部楔状缺损。

(19～21题共用题干)

患者,女,32岁,左上后牙冷热刺激疼痛2周,无自发痛史。口腔检查:左上第一、二前磨牙颊侧颈部缺损至牙本质浅层,表面坚硬光滑,无色素沉着,探诊敏感,冷刺激敏感,刺激去除后即缓解,叩诊(-),牙周检查(-)。

19. 该牙可诊断为
   A. 磨损 B. 楔状缺损 C. 牙隐裂
   D. 深龋 E. 牙周萎缩
   【答案】B
   【解析】根据症状确定为楔状缺损。

20. 其主要病因是
   A. 刷牙 B. 牙颈部结构薄弱 C. 牙体组织疲劳
   D. 酸的作用 E. 应力集中
   【答案】A
   【解析】楔状缺损又称为刷牙缺损。

21. 最佳治疗方法是
   A. 改正刷牙方式,无需特别治疗 B. 再矿化治疗
   C. 脱敏 D. 复合树脂或者经树脂性能改良的玻璃离子
   E. 药物治疗
   【答案】D
   【解析】应行玻璃离子充填,嘱患者改正刷牙方式。

(22～24题共用备选答案)
   A. 温度测试 B. 染色法 C. 选择性麻醉

D. X线检查 E. 叩诊

22. 牙隐裂
【答案】B

23. 鉴别急性牙髓炎上、下牙位
【答案】C

24. 邻面龋
【答案】D

(25～26题共用题干)

男，45岁，右下后牙痛就诊。检查发现右下第一磨牙冷测阳性，叩诊阳性，舌尖高陡，X线片见近中根纵折，根周阴影。远中根周未见明显阴影。

25. 可能的原因是
A. 外伤 B. 创伤 C. 咬硬物
D. 不良剔牙习惯 E. 以上都不是
【答案】B
【解析】因为检查到舌尖高陡，且有根纵折，说明有咬合高点，且有长期的外力传向牙根，造成了根纵折。所以是𬌗创伤。故选B。

26. 最佳治疗方法是
A. 牙半切除术 B. 分根术 C. 截根术
D. 拔除患牙 E. 根尖切除术
【答案】C
【解析】牙半切除术适应证：①下颌磨牙根分叉病变，其中一根受累，另一侧较健康，有骨支持，不松动，并能进行根管治疗者；②需留作基牙的患牙，尤其当患牙为牙列最远端的牙时，保留半个牙可作为修复体的基牙，避免作单端修复体。

截根术适应证：①多根牙的某一个或两个根（上颌磨牙）的牙周组织严重破坏，且有Ⅲ度或Ⅳ度根分叉病变，而其余牙根病情较轻，牙齿松动不明显者；②磨牙的一根发生纵折或横折，而其他根完好者；③磨牙的一个根有严重的根尖周病变，根管不通或器械折断不能取出，影响根尖病变的治愈者；④牙周-牙髓联合病变，有一根明显受累，对患牙可以进行彻底的根管治疗。故选C。

第五单元　牙本质过敏

1. 下列不引起牙本质过敏的疾病是
A. 磨损 B. 龋病 C. 牙周萎缩，牙颈部外露
D. 楔状缺损 E. 牙髓坏死
【答案】E
【解析】牙本质过敏又称牙本质过敏症、过敏牙本质，是牙齿受到外界刺激，如温度（冷、热）、化学物质（酸、甜）以及机械作用（摩擦、咬硬物）等引起的酸痛症状，当用尖锐的探针在牙面上滑动时，可找到一个或数个过敏区，它发作迅速、疼痛尖锐、时间短暂，是各种牙体疾病的共有症状，是由于釉质的完整性受到破坏牙本质暴露所致。磨耗、楔状缺损、牙折、龋病、牙周萎缩均可发生牙本质过敏。牙本质过敏是由牙神经感觉。故选E。

2. 75%氟化钠甘油糊剂的作用是
A. 治疗牙本质过敏的药物 B. 治疗牙周病的药物 C. 治疗牙髓病的药物
D. 治疗根尖周病的药物 E. 用于龋洞消毒的药物
【答案】A

3. 牙本质过敏症最可靠的诊断方法是
A. 咬诊 B. 温度诊 C. 探诊
D. 叩诊 E. 化学诊
【答案】C

4. 正常情况下，最易引起牙本质敏感症的釉牙骨质界结构为
   A. 少量牙骨质覆盖在牙釉质表面   B. 多量牙骨质覆盖在牙釉质表面   C. 牙釉质与牙骨质端端相接
   D. 牙釉质与牙骨质分离   E. 以上都不是
   【答案】D
   【解析】釉牙骨质界釉质和牙骨在牙颈部相连，其相连处有三种不同情况：约有60%是牙骨质少许覆盖在釉质上；约30%是釉质和牙骨质端端相连；还有10%是两者不相连，该处牙本质暴露，而为牙龈所覆盖。在后一种情况下，一旦牙龈萎缩，暴露牙本质即容易发生牙本质过敏。故选D。

5. 牙本质过敏症主要表现为
   A. 自发痛   B. 咬合痛   C. 刺激痛
   D. 放射痛   E. 延缓痛
   【答案】C

6. 治疗牙本质过敏的药物不包括
   A. 麝香草酚   B. 75%氟化钠甘油糊剂   C. 氟化锶
   D. 塑化剂   E. 2%碘酊
   【答案】E
   【解析】药物脱敏治疗根据敏感点的部位选用合适的脱敏药物或方法。常用治疗药物及方法有：①氧化物：氟离子能减少牙本质小管的直径，从而减压传导；②氟化锶：为中性盐，高度水溶性，毒性很低；③氨硝酸银：隔湿，拭干过敏区，涂硝酸银液，再用丁香油还原，至呈黑色为止，还原后所产生还原银，沉淀于牙本质小管中可隔绝传导，应用时，要注意口腔软组织的保护，勿使灼伤；④碘化银：涂3%碘酊0.5min后，再以10%～30%硝酸银液涂擦，可见灰白色沉淀附着于过敏区，0.5min后，如法再涂擦1～2次即可奏效，这是利用硝酸银能使牙齿硬组织内蛋白质凝固而形成保护层，碘酊与硝酸银作用产生新生碘化银沉积于牙本质小管内，从而阻断了传导；⑤其他药物：4%硫酸镁液、5%硝酸钾液、30%草酸钾液皆可用于牙本质过敏的治疗。故选E。

7. 银化合物治疗牙本质过敏症是利用其
   A. 抗菌作用   B. 抗牙菌斑作用   C. 机械性阻塞作用
   D. 抑制黏附作用   E. 减少酸产生作用
   【答案】C
   【解析】牙齿感觉过敏的发病机制中，流体动力学说被广为接受。根据这个理论，对过敏的有效治疗是必须封闭牙本质小管，以减少或避免牙本质内的液体流动。银化合物沉积于牙本质小管内，从而阻断传导。因此考虑机械性阻塞作用。故选C。

8. 牙本质过敏症的发病机制被认为是
   A. 体液学说   B. 化学细菌学说   C. 活体学说
   D. 流体动力学说   E. 蛋白溶解学说
   【答案】D

9. 下列关于牙本质过敏症治疗的论述中，错误的是
   A. 牙本质过敏症可以自愈，不必治疗   B. 𬌗面的过敏点可用麝香草酚脱敏
   C. 牙颈部可用NaF脱敏   D. 较局限的敏感区，可作充填治疗
   E. 对牙本质过敏的有效治疗必须封闭牙本质小管
   【答案】A

10. 对于牙本质过敏首选的治疗方法有
    A. 药物脱敏   B. 牙髓治疗   C. 牙周洁治
    D. 垫底充填   E. 树脂充填
    【答案】A

11. 患者女，40岁。左下后牙冷热及刷牙时疼痛感，刺激去除后疼痛感立即消失。检查：左下颌第一磨牙𬌗面磨损，暴露牙本质，探诊颊斜面有酸痛区，叩痛（−）。该患者首先考虑的疾病是
    A. 牙隐裂   B. 磨损   C. 磨牙症
    D. 酸蚀症   E. 牙本质过敏症
    【答案】E

【解析】牙本质过敏症多见于中年以上；是指暴露的牙本质对温度、化学性、机械性刺激产生敏感，表现牙酸痛为主的感觉；一旦去除刺激，酸痛立即停止；有牙体缺损、牙本质暴露，可找到敏感点（区）。故选E。

12. 患者，女，40岁。左下后牙冷热及刷牙时疼痛感，刺激去除后疼痛感立即消失。检查：左下颌第一磨牙𬌗面磨损，暴露牙本质，探诊颊斜面有酸痛区，叩痛（-）。该患者首先考虑的疾病是
A. 牙隐裂　　　　　　　　B. 磨损　　　　　　　　C. 磨牙症
D. 酸蚀症　　　　　　　　E. 牙本质过敏症
【答案】E
【解析】牙本质过敏症多见于中年以上，是指暴露的牙本质对温度、化学性、机械性刺激产生敏感，表现牙酸痛为主的感觉。一旦去除刺激，酸痛立即停止。有牙体缺损、牙本质暴露，可找到敏感点（区）。故选E。

（13～15题共用题干）
患者，女，76岁，左下后牙进食酸痛，无自发痛史，临床检查：左下第一磨牙𬌗面磨耗，探诊敏感。
13. 该患者可诊断为
A. 牙周炎　　　　　　　　B. 磨牙症　　　　　　　　C. 釉质发育不全
D. 牙本质过敏　　　　　　E. 氟牙症
【答案】D
【解析】𬌗面磨耗，探针敏感，为明显的牙本质过敏症。

14. 最佳解决的方案是
A. 脱敏　　　　　　　　　B. 根管治疗　　　　　　　C. 调𬌗
D. 牙周治疗　　　　　　　E. 𬌗垫
【答案】A
【解析】牙本质过敏症的患者，可先行保守的药物治疗，即牙本质脱敏治疗，若磨耗过多或脱敏治疗效果不理想，可考虑充填治疗或全冠修复。

15. 若确诊为左下第二磨牙牙本质过敏症，应先采取哪种治疗方案
A. 备洞，银汞合金充填　　　B. 牙髓治疗　　　　　　　C. 窝沟封闭
D. 脱敏　　　　　　　　　E. 全冠修复
【答案】D

（16～17题共用备选答案）
A. 叩诊　　　　　　　　　B. 探诊　　　　　　　　　C. 温度测验
D. X线检查　　　　　　　E. 电活力测验
16. 牙髓炎患牙的定位用
17. 检查牙本质过敏临床常用
【答案】C、B
【解析】牙髓炎患牙的牙髓组织有炎症充血，故对温度测验敏感。牙本质过敏患牙有牙本质小管暴露，对探诊敏感。

（18～19题共用题干）
患者，男性，45岁，左下后牙咬硬物时偶有酸痛，位置固定，与冷热刺激无关。
18. 若考虑为左下第二磨牙牙本质过敏症，应首选何种检查
A. 叩诊　　　　　　　　　B. 冷热测　　　　　　　　C. 探诊
D. 温度测试　　　　　　　E. 牙齿松动度
【答案】C
【解析】因牙本质过敏症对机械刺激有明显不适，故应选择探诊确定病损情况。

19. 若确诊为左下第二磨牙牙本质过敏症，应先采取哪种治疗方案
A. 备洞，银汞合金充填　　　B. 牙髓治疗　　　　　　　C. 窝沟封闭
D. 脱敏　　　　　　　　　E. 全冠修复
【答案】D

第六单元 牙髓疾病

1. 临床确诊牙髓坏死的最有效检查是
   A. 视诊
   B. 温度测验
   C. 电活力测验
   D. 穿髓孔探诊
   E. 光纤透照
   【答案】D

2. 成人患牙三氧化二砷封药时间为
   A. 30～40min
   B. 24～48h
   C. 3天
   D. 半个月
   E. 1个月
   【答案】B
   【解析】三氧化二砷作为失活剂一般封药24～48h，所以B正确。

3. 做牙髓活力温度测验时，应将冷热刺激源置于
   A. 待测牙唇（颊）面中1/3处
   B. 待测牙殆面中央
   C. 待测牙腭舌侧中1/3
   D. 待测牙唇颊面切殆1/3
   E. 待测牙舌腭侧切殆1/3
   【答案】A
   【解析】温度测试的冷热源应置于待测牙唇（颊）面颈中1/3处。

4. 诊断牙髓钙变的主要手段是
   A. 视诊
   B. 光纤透照
   C. 温度测验
   D. 电活力测验
   E. X线片检查
   【答案】E
   【解析】牙髓钙变病理表现为牙髓内的钙盐沉积，X线片表现为髓腔内有阻射的钙化物或弥散性阻射影像而致使髓腔处的投射区消失，所以E正确。

5. 年轻恒牙容易形成的牙髓炎是
   A. 牙髓坏死
   B. 慢性增生性牙髓炎
   C. 慢性闭锁性牙髓炎
   D. 牙髓钙化
   E. 化脓性牙髓炎
   【答案】B
   【解析】慢性增生性牙髓炎发生条件有两个，即患牙根尖孔粗大，血运丰富以及穿髓孔较大，足以允许炎症牙髓增生成息肉状并自髓腔突出。因此，慢性增生性牙髓炎多见于青少年患者。一般无自发痛，检查患牙大而深的龋洞中有红色、"蘑菇"形状的肉芽组织，又称作"牙髓息肉"，探之无痛但极易出血。因此选B。

6. 急性化脓性牙髓炎的特点应除外
   A. 自发性剧痛
   B. 冷加剧疼痛
   C. 热加剧疼痛
   D. 放散性痛
   E. 夜间发作
   【答案】B
   【解析】急性化脓性牙髓炎患牙出现自发痛、夜间痛、热加剧痛、放散性痛，疼痛不能定位，故本题选B。

7. 感染根管内的主要细菌是
   A. 变形链球菌
   B. 韦氏球菌
   C. 金黄色葡萄球菌
   D. 肺炎双球菌
   E. 产黑色素类杆菌
   【答案】E
   【解析】感染根管内主要细菌是专性厌氧菌，本题中只有产黑色素类杆菌是厌氧菌，因此本题应选E。

8. 由牙周引起牙髓感染的最主要途径是通过
   A. 根尖孔
   B. 副根尖孔
   C. 侧支根管
   D. 牙本质小管
   E. 发育缺陷的结构
   【答案】A

9. 直接盖髓术最重要的注意事项是
   A. 无痛术
   B. 动作轻巧
   C. 去净腐质
   D. 无菌操作
   E. 充分止血

【答案】D

【解析】无菌操作防止牙髓感染,才能保证直接盖髓术的成功,所以D正确。无痛术、动作轻巧、去净腐质和充分止血也是直接盖髓术的要求,但不是最重要最根本的。故选D。

10. 牙髓失活法最严重的并发症是
    A. 封药后疼痛　　　　　　B. 亚砷酸烧伤牙周组织　　　　C. 急性牙髓炎
    D. 急性根尖周炎　　　　　E. 牙龈乳头炎

【答案】B

【解析】牙髓失活最严重是烧伤牙周组织导致牙周组织的坏死,故此题选B。

11. 牙髓病和根尖周病的主要病因是
    A. 化学因素　　　　　　　B. 细菌感染　　　　　　　　　C. 物理因素
    D. 创伤　　　　　　　　　E. 免疫因素

【答案】B

12. 下列因素中哪项不是牙髓感染的途径
    A. 牙髓暴露　　　　　　　B. 牙本质小管　　　　　　　　C. 牙周途径
    D. 血源感染　　　　　　　E. 化学刺激

【答案】E

13. 下列因素可以造成牙髓或根尖周的慢性损伤,除外
    A. 创伤性咬合　　　　　　B. 磨牙症　　　　　　　　　　C. 窝洞充填物
    D. 修复体过高　　　　　　E. 备洞

【答案】E

14. 以下是可作为牙髓活力温度测试的热刺激源,除外
    A. 热水　　　　　　　　　B. 热牙胶　　　　　　　　　　C. 加热的金属器械
    D. 橡皮轮打磨生热　　　　E. 氯乙烷

【答案】E

15. 急性牙髓炎需要与下列哪种疾病进行鉴别
    A. 急性牙周脓肿　　　　　B. 急性浆液性根尖周炎　　　　C. 龈乳头炎
    D. 慢性闭锁性牙髓炎　　　E. 急性化脓性根尖周炎

【答案】C

16. 患者,女性,33岁,因左侧上下后牙有自发性疼痛放散至头面部2天来诊。检查:左上第一磨牙牙体未见明显异常,疼痛与温度测试无关,牙髓活力测验表现为迟钝,X线片示髓腔内有阻射的钙化物,对该牙进行局部麻醉可缓解疼痛,该牙最可能的诊断为
    A. 三叉神经痛　　　　　　B. 牙髓钙化　　　　　　　　　C. 牙髓坏死
    D. 残髓炎　　　　　　　　E. 上颌窦炎

【答案】B

17. 患者夜间右侧牙痛不能眠来急诊。牙痛涉及右侧牙和面颞部,查见 6| 龋深。患者右侧面和颞部痛的性质属于
    A. 钝痛　　　　　　　　　B. 激发痛　　　　　　　　　　C. 自发痛
    D. 阵发性痛　　　　　　　E. 放散性痛

【答案】E

【解析】急性牙髓炎会出现同侧面和颞部的放散性疼痛。

18. 患者,女性,43岁,主诉左上后牙自发痛2天,喝冷水可缓解。现怀疑左上第一磨牙急性牙髓炎,进行温度测试时,应先检查
    A. 左上第一磨牙　　　　　B. 右上第一磨牙　　　　　　　C. 左上第二磨牙
    D. 左上第一前磨牙　　　　E. 左下第一磨牙

【答案】B

【解析】温度测试时先测试可疑牙的对侧同名牙。

19. 下列不适于根管冲洗的溶液是
    A. 3% 过氧化氢溶液　　　　B. 17%EDTA　　　　　　　　　C. 5.25% 次氯酸钠溶液

D. 2%氯己定溶液　　　　　　　E. 葡萄糖酸钙溶液

【答案】E

【解析】根管冲洗液应该具备四个基本性质：①有抗菌、杀菌作用；②可溶解坏死牙髓组织；③有助于根管系统的清洗；④对根尖周组织无毒性。葡萄糖酸钙溶液不具备这些性质，故选E。

20. 关于根管充填的目的和作用不正确的是
A. 消除根管内残余感染　　　B. 阻断根管与根尖组织的交通　　　C. 封闭根管系统，阻止再感染
D. 促进根尖周病变愈合　　　E. 去除牙髓组织

【答案】E

【解析】根管充填的目的是封闭根管系统，以防止细菌进入根管系统造成根管的再感染和组织液进入根管成为残余细菌的培养基。充填根管不仅有堵塞作用，还借助根充材料有缓慢而持续的消毒作用，消除根管内残余感染，并促进根尖周病变愈合，故A、B、C、D均正确，去除牙髓组织是根管预备阶段，所以选E。

21. 关于用 Ca(OH)₂ 进行根管封药的说法错误的是
A. 促进根尖孔封闭　　　B. 杀菌作用　　　C. 刺激性小，安全无毒
D. 促进根尖周骨组织修复　　　E. 封闭牙本质小管

【答案】E

【解析】氢氧化钙具有良好的抗菌性，对牙本质渗透力强，能减轻疼痛，毒性低，对根尖周骨组织有修复作用，促进根尖孔的封闭等特性。但它不具有封闭牙本质小管的作用，故A、B、C、D正确，E错误。

22. 慢性闭锁性牙髓炎的临床表现如下，除外
A. 不定时的自发痛　　　B. 热测引起迟缓痛　　　C. 洞内探及穿髓孔
D. 叩诊多有不适感　　　E. 有过自发痛病史

【答案】C

【解析】慢性闭锁性牙髓炎表现为：无明显的自发痛，有时可出现阵发性隐痛或钝痛，有长期的冷、热刺激痛史；查及深龋洞、冠部充填体或其他近髓的牙体硬组织疾病；探诊洞内患牙感觉较为迟钝，去净腐质后无肉眼可见的露髓孔；患牙对温度测验和电测验的反应多为迟缓性反应，或表现为迟钝；多有轻度叩痛（+）。可探及穿髓孔是慢性溃疡性牙髓炎的表现，故选C。

23. 若牙体缺损累及牙本质或牙髓。可能出现下述临床问题，除外
A. 牙髓刺激症状　　　B. 牙髓变性或坏死　　　C. 根尖病变
D. 牙髓炎　　　E. 牙龈炎

【答案】E

【解析】牙龈炎主要由菌斑引起，或者是其他疾病表现在牙龈上的症状，与牙体缺损无大相关，故选E；牙体缺损累及牙本质层或牙髓，可出现牙髓刺激症状，甚至出现牙髓炎症、坏死及根尖周病变，故排除其余选项，故选E。

24. 牙髓电活力测试时注意
A. 用单电极测试　　　B. 不要隔离唾液　　　C. 先测对照牙，后测患牙
D. 在牙面的颈 1/3 部位测试　　　E. 结果用（+）、（−）表示

【答案】C

【解析】牙髓电活力测试时注意事项：先测对照牙，后测患牙；不用单电极测试；测量前要吹干被测牙并隔离唾液；在牙面的中 1/3 部位测试；结果用读数表示或用"有，无"表示，故选C。

25. 患者，男，18岁。上前牙受伤，但未折断。半年后，该牙逐渐变色，变色的原因是
A. 患牙失去血液供应　　　　　　　B. 细菌分解产物进入牙本质小管
C. 脓性分泌物进入牙本质小管　　　　　　　D. 胆固醇结晶进入牙本质小管
E. 血红蛋白的分解产物进入牙本质小管

【答案】E

【解析】外伤牙变色是由牙髓出血导致的，牙齿外伤后牙髓血管破裂，血液渗入牙本质小管，血红蛋白分解为有色化合物使牙齿变色，因此E正确，而A错误。因牙齿未折断，细菌没有进入牙髓，因此B、C错误。外伤牙的牙髓中不会产生胆固醇结晶，因此D错误，此题选E。

26. 患者，女，36岁。右上后牙遇冷水痛5天，平时无其他不适。检查见右上第一前磨牙咬合面龋深达牙本质中层，叩诊（+），冷测引起尖锐痛，刺激去除后痛持续数十秒。考虑最可能的诊断是

A. 深龋　　　　　　　　　　B. 牙本质过敏症　　　　　　　　C. 可复性牙髓炎
D. 急性牙髓炎　　　　　　　E. 慢性牙髓炎

【答案】E

【解析】由题目可知，患者无自发痛，冷刺激痛，查右上第一前磨牙咬合面龋深达牙本质中层，冷测引起尖锐痛，刺激去除后痛持续数十秒，所以诊断为慢性牙髓炎，故 E 正确。深龋无冷测敏感，所以 A 错误。牙本质过敏症为激发痛，刺激消失，疼痛立即消失，所以 B 错误。可复性牙髓炎冷测表现为一过性敏感，所以 C 错误。急性牙髓炎有自发痛，所以 D 错误。故此题选 E。

27. 用电测验器来检测牙髓状况，有时会出现假象，发生假阴性反应的主要原因如下，除外
　　A. 探头或电极接触了牙龈，使电流流向牙周组织　　　B. 患者事先用过镇静剂
　　C. 患牙根尖未发育完全　　　　　　　　　　　　　　D. 根管过度钙化的老年患牙
　　E. 外伤的患牙

【答案】A

【解析】假阴性的意思是：测试牙髓活力结果是阴性或牙髓无活性，但牙髓其实有活性。B、C、D、E 均属于假阴性，A 属于假阳性，即牙髓本身没有活力，测试结果却是阳性。

28. 患者，男，52 岁。3 日来右下牙痛为阵发性。进冷热食均痛，夜间痛不能入睡，痛时引起耳后痛。两年来牙痛反复发作，外院曾诊断为"三叉神经痛"服药治疗无效而来求治。该患者主诉疾病最可能是
　　A. 急性牙髓炎　　　　　　B. 慢性牙髓炎急性发作　　　　C. 急性根尖炎
　　D. 急性中耳炎　　　　　　E. 三叉神经痛

【答案】B

【解析】由上可知患者有自发痛、冷热刺激痛、夜间痛、放射痛，提示有急性牙髓炎，但是有两年牙痛反复发作史，所以诊断为慢性牙髓炎急性发作，所以 B 正确，A 错误。急性根尖炎无冷热刺激痛，所以 C 错误。急性中耳炎无牙痛表现，所以 D 错误。三叉神经痛的疼痛有扳机点，而且诊断为"三叉神经痛"，服药治疗无效，所以 E 错误。故此题选 B。

29. 可复性牙髓炎行盖髓术治疗后复诊的时间应为
　　A. 3～4 天　　　　　　　B. 5～6 天　　　　　　　　C. 7～8 天
　　D. 1～2 周　　　　　　　E. 2～3 个月

【答案】D

30. 关于逆行性牙髓炎，下列说法错误的是
　　A. 其感染源于深牙周袋　　　　　　　　　　　B. 细菌可通过根尖孔或侧副根管进入牙髓
　　C. 牙髓感染的走向为从根部牙髓向冠部牙髓　　D. 由根分叉部感染引起的牙髓炎多为局限性牙髓炎
　　E. 由根尖方向逆行感染引起的牙髓炎，疼痛并不剧烈

【答案】E

【解析】逆行性牙髓炎患牙同时具有牙周炎、牙髓炎和根尖周炎的多种特征。较长时间的牙齿反复肿痛史；近来有急性牙髓炎症状或慢性牙髓炎症状，当发生急性牙髓炎的症状时疼痛剧烈，故 E 选项不准确。

31. 患者 1 日来左侧后牙持续跳痛来急诊。查见 36 牙合面龋深，冷测时疼痛缓解。请问热测时患牙的反应是
　　A. 同对照牙　　　　　　　B. 引起剧痛　　　　　　　C. 一过性敏感
　　D. 引起迟缓痛　　　　　　E. 无反应

【答案】B

【解析】牙髓炎患牙热测试时出现的反应为引起剧痛。

32. 根管治疗中可能引起最严重后果的意外是
　　A. 器械折断　　　　　　　B. 根管壁侧穿　　　　　　C. 急性根尖周炎
　　D. 器械误吞、误吸　　　　E. 皮下气肿

【答案】D

【解析】根管治疗的并发症有急性炎症反应、器械分离于根管内、髓腔穿孔、器械落入消化道及呼吸道、皮下气肿、牙折等。器械落入消化道及呼吸道的情况是极少见的，但也是极严重的。故选 D。

33. 根管最狭窄处所处的位置应除外
　　A. 根尖狭窄　　　　　　　　B. 根尖牙本质牙骨质界　　　C. 生理性根尖孔
　　D. 距解剖性根尖 0.5～1mm　　E. X 线片上根尖的位置

【答案】E

【解析】根管在接近根尖处有一个狭窄的部位,是牙本质牙骨质界,即生理性根尖孔,距离解剖性根尖孔0.5~1mm。这个部位就是髓腔预备的终止点,也是根管充填的终止点,也称根尖基点或根尖止点。因此A、B、C、D表达都正确,E错误。

34. 下列关于根管充填的时机不正确的是
A. 无自觉症状　　　　　B. 无明显叩痛　　　　　C. 根管内无渗出
D. 根尖区暗影消失　　　E. 髓腔无异味

【答案】D

【解析】根管在适当消毒后,并不需要等待一切症状全部消失后再充填,因为反复封药消毒,由于药物刺激,往往效果不好。在充填根管后,轻微的症状即可逐渐消失,根尖周病变也可逐渐愈合。一般认为根管预备和消毒后,如无自觉症状,无明显叩痛,无严重气味,无大量渗出液和无急性根尖周炎症状,即可充填。因此A、B、C、E均正确,答案为D。

35. 间接盖髓术的适应证是
A. 中龋　　　　　　　　B. 浅龋　　　　　　　　C. 意外穿髓
D. 去腐未净穿髓　　　　E. 可复性牙髓炎

【答案】E

【解析】间接盖髓术的适应证为:①深龋近髓或外伤牙折近髓、无明显牙髓炎症状的患牙;②有轻微刺激症状的可复性牙髓炎;③冠折近牙髓而未露髓的外伤牙。本题选项中可用间接盖髓术治疗的是可复性牙髓炎。故选E。

36. 根管预备时,前牙的工作长度具体指
A. 前牙的根管长度　　　B. X线片上牙齿长度　　　C. 前牙髓腔实际长度
D. 根管口到根尖狭窄部长度　　　E. 切缘到根尖狭窄部长度

【答案】E

【解析】工作长度指从牙冠部的参考点到达根尖狭窄处牙本质牙骨质交界的距离,牙冠部的参考点在前牙常用切缘,所以E正确,而A、D的参考点不对,所以都错误。X线片上牙齿长度只能用于估测,准确率不高,所以B错误。前牙髓腔实际长度不包括根管,所以C错误。故此题选E。

37. 患者1天来右侧后牙自发性痛,夜间加重。查见右上第二前磨牙近中深龋。确定患牙诊断的检查方法是
A. 叩诊　　　　　　　　B. 探诊　　　　　　　　C. 温度测试
D. 电活力测验　　　　　E. X线片检查

【答案】C

【解析】牙髓炎患牙热测试时出现的反应为引起剧痛,故可以通过温度测试来确定患牙。

38. 临床最多见的牙髓疾病是
A. 急性牙髓炎　　　　　B. 慢性牙髓炎　　　　　C. 牙髓充血
D. 牙髓钙变　　　　　　E. 牙内吸收

【答案】B

【解析】慢性牙髓炎是临床最多见的一型牙髓炎,而在深龋的进展过程中,牙髓早已经有了慢性炎症,所以选项正确,选B。

39. 牙髓失活剂使用不当,可引起
A. 弥散性硬化性骨髓炎　　B. 颌骨化学性坏死　　　C. 牙骨质增生
D. 牙髓钙化　　　　　　　E. 牙内吸收

【答案】B

【解析】牙髓失活剂封药时间过长会导致砷制剂烧穿髓腔底部,导致颌骨化学性骨髓炎直至颌骨化学性坏死,所以B正确。

40. 对急性牙痛患者在未明确患牙前,切忌
A. 先问全身情况　　　　B. 先做局麻止痛　　　　C. 先行温度测验
D. 先做患牙探诊　　　　E. 先拍X线片

【答案】B

【解析】急性牙痛且患牙未明确多数系牙髓炎症,止痛固然重要,但在未明确患牙时局麻止痛会导致牙髓

活力测试等检查失去效果,更加无法确定患牙,所以禁忌局麻止痛,故本题选 B。

41. 在 X 线片上,髓室及根管影像完全消失,不能分辨出髓腔界线,表示有
A. 牙髓充血　　　　　　B. 牙髓炎　　　　　　C. 弥散性牙髓钙化
D. 牙髓坏死　　　　　　E. 牙内吸收
【答案】C
【解析】牙髓充血、牙髓炎和牙髓坏死在 X 线上没有异常表现,因此 A、B、D 错误。牙内吸收表现为髓腔有局部扩大呈圆形、卵圆形密度减低影像,因此 E 错误。弥散性牙髓钙化在 X 线片上表现为髓腔内散在的粟粒状密度增高影,有时整个髓腔影响消失,代之以均匀致密影像,故选 C。

42. 引起牙髓暴露的原因主要是
A. 深龋　　　　　　　　B. 外伤　　　　　　　　C. 牙隐裂
D. 意外露髓　　　　　　E. 楔状缺损
【答案】A
【解析】深龋、外伤、牙隐裂、意外露髓、楔状缺损都可以导致牙髓暴露,但深龋最多见,深龋病变继续发展即穿通露髓,是主要原因,故选 A。

43. 髓腔预备的要求如下,除外
A. 揭净髓室顶　　　　　B. 尽量扩大根管口　　　C. 磨除牙本质突起
D. 按牙位正确开髓　　　E. 洞壁与根管连成一线
【答案】B
【解析】揭净髓室顶有助于术者能够看清髓室底、定位根管口,不选 A；磨除牙本质突起有助于形成良好的固位形,不选 C；不同牙位髓腔解剖特点不同,应按不同牙位正确开髓,不选 D。髓腔预备中,要求形成良好的便利形,使进入根管的直线通路通畅,同时还要做到尽量保留健康的牙体组织,因此不能过多扩大根管口,不选 E,故此题选 B。

44. 牙髓病的主要致病因素是
A. 综合因素　　　　　　B. 物理因素　　　　　　C. 化学因素
D. 免疫因素　　　　　　E. 感染因素
【答案】E
【解析】龋坏组织中的细菌侵犯牙髓是引起牙髓病最常见的原因,即感染因素为主要致病因素,选 E；综合因素包括全身疾病、增龄变化、特发因素等。

45. 残髓炎与一般慢性牙髓炎不同的诊断指标是
A. 定时自发痛　　　　　B. 叩诊（+）　　　　　 C. 热测敏感
D. 已做过牙髓治疗　　　E. 根尖周 X 线透射区
【答案】D

46. 残髓炎最有价值的诊断指征为
A. X 线检查　　　　　　B. 电测试　　　　　　　C. 温度测试
D. 病史　　　　　　　　E. 去除原充填物检查患牙根管深处有无疼痛
【答案】E
【解析】残髓炎也属于慢性牙髓炎。发生在经牙髓治疗后的患牙,由于残留少量炎症根髓或多根遗漏未作处理的根管,因而命名为残髓炎。其诊断要点为:①有慢性牙髓炎的症状,常有咬合不适或轻咬合痛；②有牙髓治疗史,患牙牙冠见有做过牙髓治疗的充填体或暂封材料；③强温度刺激患牙有迟缓性痛以及叩诊疼痛；④再治疗时探查根管内有疼痛感觉即可确诊。故选 E。

47. 用于盖髓剂的氢氧化钙制剂的 pH 值为
A. 6.5～6.9　　　　　　B. 9～12　　　　　　　 C. 7～8
D. 12.3～14　　　　　　E. 14.1～15
【答案】B
【解析】氢氧化钙作用机制:强碱性,pH 值为 9～12,可中和炎症的酸性产物,利于消炎和减轻疼痛；有一定的抗菌作用；激活碱性磷酸酶而促进硬组织的形成。故选 B。

48. 下列有关直接盖髓术的叙述中,错误的是
A. 隔离口水,消毒牙面　　B. 冲洗窝洞用温生理盐水　　C. 盖髓剂必须放在穿髓孔上方

D. 穿髓孔直径必须大于0.5mm　　E. 盖髓后用氧化锌丁香油糊剂暂封
【答案】D

49. 下列关于活髓切断术的叙述不必要的一项是
A. 去净腐质，消毒窝洞　　　　B. 局部麻醉，橡皮障隔湿　　　　C. 术前口服抗生素
D. 去净髓室顶，切除冠髓　　　　E. 止血、放盖髓剂、氧化锌丁香油暂封窝洞
【答案】C

50. 活髓切断术的原理是利用牙髓组织的哪项功能
A. 感觉功能　　　　　　　　　　B. 营养功能　　　　　　　　　　C. 免疫功能
D. 形成牙本质功能　　　　　　　E. 以上皆是
【答案】D

51. 咬合创伤导致患牙牙髓坏死的因素是
A. 物理因素　　　　　　　　　　B. 化学因素　　　　　　　　　　C. 局部感染
D. 免疫作用　　　　　　　　　　E. 遗传因素
【答案】A
【解析】常见的物理因素为机械性创伤和温度，少见的有电流、压力，咬合创伤属于机械性创伤，故选A。

52. 可复性牙髓炎临床表现的特点是
A. 患牙有深龋洞　　　　　　　　B. 冷水入洞后痛　　　　　　　　C. 有阵发性自发痛
D. 热测引起迟缓痛　　　　　　　E. 冷测一过性敏感
【答案】E
【解析】可复性牙髓炎即牙髓充血，表现为冷热酸甜刺激痛，温度测验一过性敏感，故选E。

53. 急性化脓性牙髓炎有特点的症状是
A. 自发性阵发性痛加重　　　　　B. 冷刺激可缓解疼痛　　　　　　C. 热刺激可缓解疼痛
D. 痛向对侧面部放散　　　　　　E. 刺激去除后疼痛立即消失
【答案】B
【解析】急性牙髓炎到了化脓阶段，牙髓病变产物有产生，气体受热膨胀受冷体积收缩，表现为热痛冷缓解，所以B选项正确，C选项错误。另外主要有自发的搏动性跳痛，A选项错误。疼痛在同侧放射，所以D选项错误。刺激去除疼痛持续，所以E选项错误，故选B。

54. 牙髓温度测验最常用的温度范围是
A. <10℃　　　　　　　　　　　B. 15～20℃　　　　　　　　　　C. 25～30℃
D. 35～40℃　　　　　　　　　　E. 45～50℃
【答案】A
【解析】正常牙髓对冷热刺激有一定的耐受阈，对20～50℃的水一般无明显反应，10～20℃的冷水和50～60℃的热水很少引起疼痛，故以10℃为冷刺激，高于60℃为热刺激，因此常用温度范围为<10℃，故选A。

55. 牙内吸收患牙的牙髓为
A. 部分坏死　　　　　　　　　　B. 炎症组织　　　　　　　　　　C. 弥漫钙变
D. 肉芽组织　　　　　　　　　　E. 局限钙化
【答案】D
【解析】牙内吸收X线检查见髓室或根管有不均匀的膨大部分，这部分为肉芽组织，因牙髓伴有弥漫性炎症增生所致，故本题选D。

56. 患者，男，62岁，左下前牙充填后2天，出现自发痛，温度刺激加重。查：左下尖牙颊侧颈区树脂充填物，冷测（+++），叩痛（±）。该牙2天前处理中的问题最可能是
A. 牙髓情况误判　　　　　　　　B. 材料选择不当　　　　　　　　C. 充填时未垫底
D. 腐质未去净　　　　　　　　　E. 备洞时热刺激
【答案】A
【解析】充填后两天出现此症状说明初诊时牙髓的情况判断有误。

57. 患者，女，46岁，因左侧后牙自发性阵发痛，夜间不能入睡2日来诊。检查发现左上第二磨牙和左下第二磨牙均有较深龋坏。用哪种方法可以定位疼痛患牙

A. 探诊 B. 叩诊 C. 热测
D. 冷测 E. 麻醉法

【答案】E

【解析】上下牙同时怀疑为患牙时，可通过麻醉法定位患牙。

58. 患者左下后牙进热饮时痛 1 周，平时无不适。查左下第一磨牙咬合面深龋，探洞底硬，稍敏感，叩痛（+）。热测刺激过去 20s 后患牙痛重。考虑可能的诊断是

A. 深龋 B. 慢性龋 C. 急性牙髓炎
D. 可复性牙髓炎 E. 慢性闭锁性牙髓炎

【答案】E

【解析】慢性闭锁性牙髓炎临床表现：无明显的自发痛，对温度测试反应多为热刺激后引起迟缓痛，叩痛（+）。

59. 女，33 岁。右下后牙进食痛已 3 个月，平时热饮痛。查右下 7° 洞深，探洞底硬，不敏感，叩痛（+），冷测迟钝。该患牙诊断最可能是

A. 深龋 B. 牙髓坏死 C. 急性牙髓炎
D. 慢性牙髓炎 E. 可复性牙髓炎

【答案】D

【解析】右下后牙进食痛已 3 个月，平时热饮痛。查 7° 洞深，探洞底硬，不敏感，叩痛（+），冷测迟钝。比较符合慢性牙髓炎的症状。

60. 男，40 岁。右上后牙咬物痛已半年，1 天前夜间牙痛急诊。查见银汞充填体边缘有龋，叩痛（+），热测引起剧痛，放散至右颞部。该患牙最可能的诊断是

A. 继发深龋 B. 牙本质过敏 C. 可复性牙髓炎
D. 慢性闭锁性牙髓炎 E. 慢性牙髓炎急性发作

【答案】E

【解析】患牙咬物痛已半年，1 天前夜间牙痛急诊。查见银汞充填体边缘有龋，叩痛（+），热测引起剧痛，放散至右颞部，符合慢性牙髓炎急性发作。

61. 患者，男，29 岁，右上后牙自发痛 2 天。查：右上第一磨牙未见明显龋坏，远中有食物嵌塞，龈乳头充血，冷测（+）。最可能的诊断为

A. 牙隐裂 B. 牙髓炎 C. 急性龈乳头炎
D. 龈裂 E. 牙周炎

【答案】C

【解析】牙体未见明显龋坏，但是龈乳头有明显症状，患牙可以定位，可以诊断为急性龈乳头炎。

62. 患者，男，46 岁，左上后牙食物嵌塞，要求补牙。该牙半年前曾有冷热刺激痛、自发痛，现无明显不适。查：左上第二前磨牙远中龋达牙本质深层、冷测无反应、未探及穿髓孔、叩痛（-），应诊断为

A. 深龋 B. 可复性牙髓炎 C. 慢性牙髓炎
D. 牙髓坏死 E. 龈乳头炎

【答案】D

【解析】患牙曾有自发痛，现无明显不适，说明牙髓已坏死，但未出现症状，可诊断为牙髓坏死。

63. 男，20 岁。1 日前左上中切牙外伤。检查患牙冠折露髓，叩痛（+），不松动，冷测一过性敏感。X 线片检查未见根折。治疗应为

A. 间接盖髓 B. 直接盖髓 C. 活髓切断
D. 根管治疗 E. 根尖诱导成形术

【答案】D

【解析】冠折露髓，叩痛（+），不松动，冷测一过性敏感。X 线片检查未见根折。应行根管治疗术后修复治疗。

64. 患者右上后牙冷热痛半年余。临床检查：牙冠完整，无明显龋坏，近中边缘嵴见细小裂纹，冷刺激疼痛明显，刺激去除后疼痛持续约 1min，叩诊（+）。该患牙的治疗原则为

A. 观察，定期复诊 B. 调𬌗 C. 脱敏治疗
D. 根管治疗后全冠修复 E. 备洞充填后全冠修复

【答案】D

【解析】刺激去除后疼痛持续一分钟说明出现了慢性牙髓炎症状，需要根管治疗后全冠修复。

65. 患者，男，63岁，左下第一磨牙磨耗重，现出现自发痛，拟行根管治疗，根管治疗的步骤为
    A. 根管预备和充填
    B. 根管预备、根管消毒和根管充填
    C. 根管清理、根管消毒和根管充填
    D. 机械预备、根管消毒和根管充填
    E. 根管清理、根管预备和根管充填

【答案】B

【解析】根管治疗的步骤为：根管预备、根管消毒和根管充填。

66. 患者，男，50岁，左下第二磨牙隐裂，拟行根管治疗，X线片显示左下第二磨牙近中根管中度弯曲。宜选择哪种方法进行根管预备
    A. 镍钛器械+逐步深入法
    B. 镍钛器械+标准法
    C. 镍钛器械+逐步后退法
    D. 不锈钢器械+逐步后退法
    E. 不锈钢器械+标准法

【答案】A

【解析】镍钛器械因其不易折断，故比较适用于弯曲根管。逐步深入法，可以避免器械过早进入弯曲根管，减少器械折断机会，也能避免预备弯曲根管时形成台阶。

67. 男，35岁。因下前牙急性根尖周炎行根管治疗，第一次的处理必须做
    A. 开髓开放
    B. 局部麻醉
    C. 开髓拔髓
    D. 开髓封失活剂
    E. 麻醉下拔除

【答案】C

【解析】急性根尖周炎根管治疗第一次处理需做开髓拔髓开放，释放髓腔压力，释放有毒物质。

68. 患者，女，左下第二磨牙根尖周炎，拟行根管治疗。X线片示根管较细，中段影像模糊。根管预备过程中可选用的理想化学预备药物为
    A. 次氯酸钠
    B. 过氧化氢
    C. EDTA
    D. 氯仿
    E. 氯胺T

【答案】C

【解析】EDTA可溶解部分管壁牙本质，根管预备的理想化学药物为EDTA。

69. 男，15岁，因 |6 急性根尖周炎进行根管治疗。在根管预备后，选择5%次氯酸钠、3%H_2O_2交替冲洗根管，选择该组冲洗液的原因如下。除了
    A. 能溶解根管壁牙本质
    B. 能产生新生氧
    C. 有充分发泡作用能使根管内碎屑朝着牙冠方向排出
    D. 有很强的杀菌作用
    E. 对坏死组织有溶解作用

【答案】A

【解析】5%次氯酸钠、3%H_2O_2交替冲洗的作用：能产生新生氧，有充分发泡作用能使根管内碎屑朝着牙冠方向排出，有很强的杀菌作用，对坏死组织有溶解作用。

70. 男，70岁。3周前左侧下颌前部肿痛。经消炎药治疗后现已缓解。查见左下2残根，不松动，X线片见左下2根尖周透射区约3mm×5mm。根尖部少量外吸收。当日应做的治疗为
    A. 塑化治疗
    B. 覆盖义齿
    C. 根尖手术
    D. 根管治疗
    E. 拔除

【答案】D

【解析】此患牙症状应先进行根管治疗后随诊观察，选择进行根尖手术或修复治疗。

71. 患者，男，42岁，1年前左上前牙因牙龈小疱曾行根管治疗，现该牙又出现肿痛，来诊。查：右上中切牙原充填物存在、根方黏膜充血、扪痛、叩痛（+）、松Ⅱ度，X线示根管内严密充填、根尖区骨质破坏范围较大。此时宜采取的治疗措施是
    A. 抗炎、止痛
    B. 重新根管治疗
    C. 抗炎后行根尖手术
    D. 重新根管治疗+根尖手术
    E. 拔除患牙

【答案】C

【解析】根充良好，可以在充分抗炎后行根尖手术治疗患区。

72. 男，62岁。患牙偶有与体位有关的自发痛。检查发现：无明显龋损及其他牙体硬组织病变。牙髓活力测验敏感。叩诊（−），无松动，牙周检查（−）。X线片示：髓腔内有阻射物。应诊断为

A. 牙髓钙化 B. 可复性牙髓炎 C. 牙髓坏死
D. 残髓炎 E. 逆行性牙髓炎

【答案】A

73. 女，30岁，发现上前牙变色2年，无疼痛。检查：右上中切牙色暗黄，无光泽，无缺损，叩诊（-），电活力测试（-），X线片上根尖周未见异常。患牙有外伤史。右上中切牙可能的诊断为

A. 牙髓钙化 B. 牙内吸收 C. 牙髓坏死
D. 慢性根尖周炎 E. 氟斑牙

【答案】C

【解析】牙髓坏死无明显自觉症状，牙冠变色，牙髓无活力。诊断要点：①无自觉症状，曾有牙髓炎或牙外伤史；②牙冠呈暗黄色和灰色并失去光泽；③冷热测和电诊均无反应；④探诊深龋的穿髓孔无反应，开放髓腔时可有恶臭。题干提示牙冠变色且无光泽。故选C。

（74～76题共用题干）

患者，女，30岁，右上后牙因深龋复合树脂充填治疗1天后出现自发痛，喝冷水可缓解。临床检查：右上第二磨牙远中邻𬌗面树脂充填物，热测（+++），冷测（-），叩痛（±），松动（-）。

74. 该患牙拟诊为

A. 急性根尖周炎 B. 牙髓充血 C. 继发龋
D. 咬合创伤 E. 急性化脓性牙髓炎

【答案】E

【解析】出现自发痛，为牙髓炎症状，喝冷水可缓解则为急性化脓性牙髓炎的症状，即热刺激冷缓解。

75. 其原因可能为

A. 复合树脂化学刺激 B. 垫底材料选择不当 C. 对牙髓状态判断失误
D. 充填体悬突 E. 异种金属电流作用

【答案】C

【解析】充填后一天出现症状，说明充填前对牙髓情况的判断不准确。

76. 该牙正确的治疗方案为

A. 去除充填物，安抚治疗 B. 调𬌗，继续观察 C. 重新选择垫底材料后充填
D. 根管治疗 E. 口服抗生素

【答案】D

【解析】牙髓炎的患牙治疗方法为根管治疗。

（77～78题共用题干）

患者，女，30岁。右下后牙自发性疼痛2天，冷热刺激疼痛加剧，就诊检查可见：右下第三磨牙近中斜位阻生，冠周稍红肿，右下第二磨牙远中颈部探及龋洞，探诊（++），叩诊（+）。

77. 引起疼痛的原因为

A. 急性冠周炎 B. 慢性牙髓炎急性发作 C. 急性根尖周炎
D. 可复性牙髓炎 E. 慢性牙髓炎

【答案】B

【解析】患者自发痛，冷热刺激疼痛加剧，可探及深龋洞，探痛（++），可诊断为慢性牙髓炎急性发作。故本题答案为B。

78. 对此患者最合适的应急处理为

A. 3%过氧化氢溶液冲洗冠周上药 B. 服消炎镇痛药 C. 右下第二磨牙开髓引流
D. 拔除右下第三磨牙 E. 针刺止痛

【答案】C

【解析】慢性牙髓炎急性发作的应急处理为开髓引流，缓解牙髓压力，减轻疼痛，故本题答案为C。

（79～81题共用题干）

患者，男，40岁。两周来右侧咬物不适，冷水引起疼痛，近两日来夜间疼痛，影响睡眠，并引起半侧头痛，疼痛不能定位，检查右侧上、下磨牙𬌗面均有深的龋洞。

79. 根据患者疼痛的性质，患牙最可能诊断为

A. 急性牙髓炎 B. 急性冠周炎 C. 三叉神经痛

D. 急性上颌窦炎　　　　　　　E. 急性中耳炎

【答案】A

【解析】根据患者临床表现牙面有龋坏，冷热刺激痛转变为自发痛、夜间痛，疼痛不能定位，最可能的诊断为急性牙髓炎。故本题答案为 A。

80. 为确定患牙进行的检查是

A. 探诊　　　　　　　　B. 叩诊　　　　　　　　C. 温度测验
D. X 线检查　　　　　　E. 松动度检查

【答案】C

【解析】急性牙髓炎时冷热刺激可使疼痛加重，有助于牙髓炎的诊断。故本题答案为 C。

81. 对患牙的应急处理为

A. 拔除　　　　　　　　B. 开髓引流　　　　　　C. 消炎止痛
D. 安抚治疗　　　　　　E. 间接盖髓充填

【答案】B

【解析】其应急处理为局麻下开髓引流，释放髓腔内压力，缓解疼痛。故本题答案为 B。

(82～84题共用备选答案)

A. 药物性根尖周炎　　　　　　B. 牙周炎咬合痛　　　　　　C. 残髓炎
D. 药物性牙周组织坏死　　　　E. 继发龋

82. 充填物过高。咬合时出现早接触可引起

83. 备洞时未去尽龋坏组织。致使充填后龋损继续发展，可引起

84. 以亚砷酸失活剂置于邻面洞时。由于封闭不严，药物渗漏可引起

【答案】B、E、D

【解析】牙周炎咬合痛一般由于充填物过高，咬合时出现早接触，或电流作用引起。继发牙髓炎可由于深洞未护髓、去腐未净等引起。残髓炎是根管治疗不彻底，残留部分感染牙髓引起的。药物性牙周组织坏死可由砷剂等失活剂渗漏到牙周组织引起。

(85～86题共用备选答案)

A. 牙髓切断术或根尖诱导成形术　　B. 干髓术　　　　　　C. 间接盖髓术
D. 直接盖髓术　　　　　　　　　　E. B+D

85. 根尖尚未形成的年轻恒牙深龋露髓。可采用

86. 年轻恒牙冠折未露髓者，一般采用

【答案】A、C

【解析】对于根尖尚未形成的年轻恒牙深龋露髓，牙髓出现病变，因此直接盖髓术已不适用，而应采取牙髓切断术，并诱导根尖形成。对于年轻恒牙冠折未露髓者，因牙髓未受到感染，因此可采用间接盖髓术。

第七单元　根尖周病

1. 关于根管治疗，下列说法不正确的是

A. 根管预备要形成一定锥度　　　　　　B. 根管内应达到无菌再行充填
C. 炎症渗出应进行引流　　　　　　　　D. 预备后的根管应维持原根管的形状
E. 严密封闭根管系统

【答案】B

2. 根管消毒药的性能要求是

A. 渗透性弱　　　　　　B. 消毒作用短暂　　　　　　C. 不使管壁染色
D. 弱的杀菌作用　　　　E. 对根尖周组织无刺激

【答案】E

【解析】根管消毒剂的作用包括杀菌作用、溶解残髓组织的作用、缓解疼痛和使根管内成分固定变性的作用。常用于根管消毒的药物有：抗生素、碘仿、木馏油、甲醛甲酚和樟脑酚。根管消毒药的性能要求是：对根尖周组织无刺激。选 E。

3. 根管预备前必须完成的重要步骤是
   A. 测定工作长度　　　　B. 根管内清洗　　　　C. 根管口预备
   D. 拍 X 线片　　　　　 E. 进入髓腔

【答案】A

【解析】根管预备前的步骤：牙髓失活术或拔髓、测量根管长度。根管预备步骤：扩大根管与冲洗根管交替。其中测量根管长度是最基础的步骤，因此选 A。

4. X 线检查在下列疾病的诊断中具有十分重要的意义，<u>除外</u>
   A. 急性浆液性根尖周炎　　B. 邻面龋　　　　　C. 畸形中央尖
   D. 根折　　　　　　　　　E. 慢性根尖周炎

【答案】A

5. 评定根管预备器械性能的指标如下，<u>除外</u>
   A. 穿透力　　　　　　　B. 器械弹性　　　　　C. 侧壁切割力
   D. 带碎屑能力　　　　　E. 工作端的长短

【答案】E

【解析】根管预备时候，要形成根充挡，有穿透力反而会侧穿或破坏根充挡。根管有弯曲，需要根管预备器械有弹性，根管预备要切割取出根管的感染侧壁，根管预备还需要在预备后带出碎屑，以防碎屑堵塞，所以不选 A、B、C、D。工作端的长短需要标准化，故此题选 E。

6. 根管治疗的<u>非</u>适应证是
   A. 牙髓坏死　　　　　　B. 急性根尖周炎　　　　C. 慢性根尖周炎
   D. 牙周牙髓联合病变　　E. 根管闭锁的根尖周炎

【答案】E

【解析】根管闭锁的根尖周炎的情况下，因根管闭锁，无法通畅，没有办法可以进行根管治疗，所以是根管治疗的非适应证，所以 E 正确。根管治疗的适应证中有牙髓坏死、急性根尖周炎非急性期、慢性根尖周炎、牙髓牙周联合病变。所以此题选 E。

7. 根管预备常用的器械是
   A. 裂钻、根管扩大器、拔髓针　　　　　B. 根管锉、球钻、根管扩大器
   C. 扩孔钻、根管扩大器、根管侧压器　　D. 机用扩孔钻、根管锉、根管侧压器
   E. 机用扩孔钻、根管锉、根管扩大器

【答案】E

【解析】根管预备目的为形成自根管口至根尖孔连续锥形的管状结构，便于下一步充填，相应的选择合适的器械，机用扩孔钻用于扩大根管口，根管锉切割根管壁使之成形，根管扩大器旋转时有穿透和切割效果，故选 E；裂钻用于开髓的最初阶段和修整髓腔壁，拔髓针用于根管探查去除牙髓或取出棉捻，排除 A；球钻用于髓腔预备，排除 B；根管侧压器用于根管充填，排除 C、D。所以此题选 E。

8. 测试主牙胶尖合适的重要指标是
   A. 与牙根管的长度一致　　B. 达到患牙根管的工作长度　　C. 在取出时根尖部有回拉阻力
   D. 刚能进入根管的根尖狭窄部　　E. 与根备后的根管锥度一致

【答案】C

【解析】主尖进入根管达到标记长度后向外拉出有"回拉阻力"，可初步确定，说明主尖在根尖部与根管壁紧密贴合，此为重要指标，故选 C。

9. 根管充填时主尖应达距 X 线片所示根尖
   A. 0.1～0.15mm　　　B. 0.2～0.25mm　　　C. 0.3～0.4mm
   D. 0.5～2mm　　　　 E. 2.5～3mm

【答案】D

【解析】根管充填时主尖应达距 X 线片所示根尖 0.5～2mm，故选 D。

10. 能促进根尖周组织修复的充填材料是
    A. 氢氧化钙　　　　　B. 氯仿牙胶　　　　　C. 氧化锌丁香油粘固粉
    D. 桉油牙胶　　　　　E. 碘仿糊剂

【答案】A

【解析】氢氧化钙作为充填材料的优点是具有较好的抗菌效果，可使类牙本质和类牙槽骨沉积，促进牙槽骨的生长，因此可促进根尖周组织的修复，因此 A 正确。

11. X 线片根尖周透射区包括数牙时确诊病源牙的主要依据是患牙

A. 有无龋洞　　　　　　　　B. 是否有牙周疾病　　　　　　　C. 牙髓有无活力
D. 有无窦道　　　　　　　　E. 有无叩痛

【答案】C
【解析】根尖周病变的患牙一般牙髓活力丧失，故可以通过牙髓活力测试来确定患牙。

12. 下列关于急性根尖周脓肿的说法，错误的是

A. 感染多来源于感染根管
B. 脓肿部位靠近根尖部
C. 牙齿松动明显，消肿后仍很松动
D. 病程较长，脓液自根尖周向外排出的时间需五六天
E. 患牙通常为死髓牙

【答案】C
【解析】急性根尖周炎的患牙松动明显，但是消肿后可恢复。

13. 标准化扩孔钻刃部的长度为

A. 16mm　　　　　　　　　　B. 21mm　　　　　　　　　　　C. 25mm
D. 28mm　　　　　　　　　　E. 31mm

【答案】A

14. 男，28 岁，右上后牙近几日咬合痛，并有患牙发麻浮出感觉，咬紧患牙，疼痛可缓解。检查发现近中邻𬌗面龋坏，叩痛（++），冷热测（-）。探诊（-），可能的诊断是

A. 急性浆液性根尖周炎　　　　B. 慢性根尖周炎　　　　　　　C. 慢性闭锁性牙髓炎
D. 急性化脓性根尖周炎　　　　E. 不可复性牙髓炎

【答案】A
【解析】咬合痛，并有患牙发麻浮出感觉，咬紧患牙疼痛可缓解。此症状为典型急性浆液性根尖周炎的特有症状。

15. 下列哪项不属于急性浆液性根尖周炎的临床表现

A. 可有牙体硬组织疾患，或可看到深牙周袋　　　　B. 叩痛（+）～（++）
C. 疼痛不能定位　　　　　　　　　　　　　　　　D. 患牙可有Ⅰ度松动
E. X 线检查根尖周组织影像无明显变化

【答案】C
【解析】急性浆液性根尖周炎表现为患牙咬合痛，初期发木、浮出发胀，一般无自发痛，病变继续发展可出现自发性、持续性钝痛，咬合剧痛，患者能够指明患牙，疼痛范围局限于牙根部。检查可见牙体硬组织疾患或深牙周袋，牙冠变色，叩痛（+）～（++），Ⅰ度松动，X 线检查根尖周组织影像无明显变化。因此不选 A、B、D、E，选 C。

16. 关于开髓操作的叙述不正确的是

A. 下颌前磨牙可由𬌗面中央钻入
B. 上颌前牙，应在舌窝近舌隆凸处开髓；洞形呈圆形
C. 上颌磨牙开髓洞形为一偏向近中的颊舌径较长的圆锥三角形
D. 下颌磨牙开髓窝洞位于咬合面偏近中偏颊侧
E. 上颌前磨牙在咬合面中央下钻，开髓孔外形呈椭圆形

【答案】A
【解析】上颌前牙应在舌窝近舌隆凸处开髓，洞形呈圆形；上颌前磨牙在𬌗面开髓，洞形呈椭圆形，颊舌径大于近远中径；上颌磨牙开髓的正确位置就颊舌径而言，应选择在中央窝偏腭侧约 1mm 处；下颌前牙在舌窝开髓呈圆形；下颌前磨牙在𬌗面开髓呈卵圆形，颊舌径大于近远中径；下颌磨牙在中央窝偏颊侧约 1mm 处开髓，在近远中径中点偏近中。

17. 根尖周囊肿的诊断依据如下，除外

A. 牙髓电测无活力　　　　　　B. 无叩诊和扪诊异常　　　　　C. 根管内浅黄透明液体

D. 囊液中见到胆固醇结晶　　　　　　E. 根尖周X线透射区周边白线

【答案】B

【解析】根尖周囊肿的诊断依据有，牙髓电测无活力，根管内浅黄透明液体，囊液中见到胆固醇结晶，根尖周X线透射区周边骨白线包围，必要时做根尖手术摘除病变组织，然后做病理检查。所以A、C、D、E均为诊断依据。根尖周囊肿扣诊表现为乒乓球感，故此题选B。

18. 急性牙槽脓肿的发展过程，一般经历的3个阶段为
A. 浆液期、化脓期、引流期　　　　　　B. 根尖炎症、根尖周肉芽肿、根尖周囊肿
C. 根尖脓肿、骨膜下脓肿、黏膜下脓肿　　D. 急性根尖炎、慢性根尖炎、慢性牙槽脓肿
E. 根尖脓肿、骨膜下脓肿、面部蜂窝织炎

【答案】C

19. 患者，男，27岁，因下前牙肿痛3天来诊。查：左下侧切牙有早接触，牙石Ⅱ度，颊龈沟变浅，波动感，牙髓无活力，Ⅲ度松动，叩痛（+++），下颌部皮温增高。该牙最可能的诊断为
A. 𬌗创伤　　　　　　B. 急性牙槽脓肿　　　　　　C. 急性牙周脓肿
D. 急性蜂窝织炎　　　E. 急性颌骨骨髓炎

【答案】B

【解析】患者症状说明左下切牙牙龈出现脓肿，排除A、D、E，未提及牙周袋，排除C，故选B。

20. 男，30岁。半年前因左下第一磨牙咀嚼痛到某医院充填过，但一直咀嚼不适，两周前又发生明显咀嚼痛，根尖处牙龈红肿压痛，叩诊（++），X片示充填体已进入髓室内，根尖周有豌豆大小之透射区该患牙最准确的诊断是
A. 急性牙髓炎　　　　　　B. 急性根尖周炎　　　　　　C. 慢性根尖周炎
D. 慢性牙髓炎急性发作　　E. 慢性根尖周炎急性发作

【答案】E

【解析】X片示充填体已进入髓室内，根尖周有豌豆大小之透射区。处于慢性根尖周炎，发生明显咀嚼痛，根尖处牙龈红肿压痛，叩诊（++），出现急性症状。

21. 急性根尖周炎应急处理正确的是
A. 在局麻下进行　　　　　B. 开通髓腔，引流根管　　　　C. 穿通根尖孔
D. 有脓肿时切开排脓　　　E. 以上均是

【答案】E

22. 急性化脓性根尖周炎最常见的排脓途径为
A. 根尖孔—根管—冠部缺损　　　B. 根尖周—骨膜下—黏膜下　　　C. 根尖周—骨膜下—皮肤
D. 根尖周—骨膜下—上颌窦　　　E. 根尖部—牙周袋

【答案】B

23. 慢性根尖周肉芽肿具特征的临床特点是
A. 叩痛异样感　　　　　　B. 扣诊略不适　　　　　　C. 无明显松动
D. 电活力测验无反应　　　E. X线透射区界限清楚

【答案】E

24. 年轻恒牙的X线牙片显示。未发育完全的根尖开口区有界限清晰透影，周围有完整骨硬板围绕，临床无异常症状。应提示为
A. 慢性根尖周肉芽肿　　　B. 慢性根尖周脓肿　　　C. 慢性根尖周囊肿
D. 慢性牙髓炎　　　　　　E. 牙乳头

【答案】E

25. 根管长度电测法在下列情况下易发生误差，除外
A. 髓腔内腐质未去净　　　B. 髓腔内有金属充填物　　　C. 根管内有脓血液
D. 根尖尚未形成　　　　　E. 根管有穿孔

【答案】A

26. 根管治疗过程中控制和消除感染的原则应除外
A. 不使感染扩散　　　　　　　　　　　　B. 不增加新的感染
C. 尽可能消除感染　　　　　　　　　　　D. 将残存的感染封闭并使之无害化

E. 促进机体自身免疫抗炎能力

【答案】E

【解析】根管治疗过程中控制和消除感染的原则是尽可能消除感染、不使感染扩散且不增加新的感染,将残存的感染封闭并使之无害化。而没有促进机体自身免疫抗炎能力,仅针对根管内或根尖部的感染。故不选A、B、C、D,本题选E。

27. 急性根尖周炎的应急治疗原则为

A. 清除感染、消炎止痛
B. 彻底清创、严密封闭
C. 建立引流、消除炎症
D. 开髓引流、消炎止痛
E. 控制感染、增强抵抗力

【答案】D

【解析】急性根尖周炎治疗基本原则是开髓引流,消炎止痛。故选D。

28. 下列可引起根尖周疾病的化学因素不包括

A. 牙髓封失活剂过长
B. 根管封刺激性药物时间过长
C. 根管内强力冲洗
D. 窝洞消毒
E. 根充糊剂超填

【答案】D

【解析】引起根尖周疾病的化学因素多数由于药物使用不当造成:牙髓封失活剂过长,药物作用超出根尖孔,损失根尖周组织,造成炎症;根管封刺激性药物过久,根管内强力冲洗,药物自根尖孔溢出,造成根尖周组织炎症;根充糊剂超填,损失根尖周组织,造成炎症,但是窝洞消毒只局限在窝洞,不涉及根管内,所以不会影响根尖周组织。故选D。

29. 慢性根尖周炎中的主要病变类型是

A. 致密性骨炎
B. 根尖周肉芽肿
C. 牙槽脓肿
D. 根尖脓肿
E. 根尖周囊肿

【答案】B

【解析】慢性根尖周肉芽肿是慢性根尖周炎中主要病变类型。故选B。

30. 关于扩孔钻的特点是

A. 螺刃较密
B. 穿透力强
C. 弹性较小
D. 带碎屑能力强
E. 侧壁切割力强

【答案】B

【解析】扩孔钻用来扩大根管,其特点是穿透力强。而螺刃较密,弹性较小,带碎屑能力强,侧壁切割力强是根管锉的特点。故选B。

31. 根管工作长度确定的时间是

A. 打开髓腔之后
B. 根管预备之前
C. 拔除牙髓之前
D. 根管预备之后
E. 根管充填之前

【答案】B

【解析】根管工作长度确定时间是在根预备之前。故选B。

32. 不可以用作根管充填的糊剂是

A. 氢氧化钙糊剂
B. 碘仿糊剂
C. 氧化锌丁香油糊剂
D. 钙维他糊剂
E. 氟化钠甘油糊剂

【答案】E

【解析】糊剂类根管充填材料种类很多,大多是由粉与液调拌而成糊状,充填后可硬化,例如根管糊剂、氢氧化钙及其制剂、含三聚甲醛的新三锌糊剂、碘仿糊剂、氧化锌丁香油酚粘固剂、Rickert根管粘固剂、GrossmaⅡ根管封闭剂,以及氯仿牙胶等。钙维它(Calvital)糊剂由关根经10多年临床和组织病理学研究提出,目前在日本应用较广泛。故选择E。

33. 根尖切除术的适应证

A. 根管充填不完善,根尖周病变久治不愈
B. 器械折断于根管内,堵塞不通,且根尖周病变不愈合
C. 根尖周肉芽肿
D. 慢性根尖周脓肿
E. 牙周病变涉及根尖周组织

【答案】B

【解析】根尖切除术适用于不能用常规方法进行根管治疗术的病例，例如根管治疗术失败而无法除去原有根管充填物或已做桩冠，或根管弯曲、狭窄，或根管器械折断在根管内堵塞不通，或根尖折断已形成慢性根尖周炎，或慢性根尖周炎合并难于取出的超充根充材料等。一般只用于前牙、前磨牙，磨牙视解剖情况可酌情处理。故本题选B。

34. 根尖发育已完成的恒牙牙髓炎症波及根髓时治疗方法是
A. 干髓术　　　　　　　　B. 活髓切断术　　　　　　C. 直接盖髓术
D. 牙髓摘除术　　　　　　E. 间接盖髓术

【答案】D

【解析】干髓术，用于急、慢性早期牙髓炎，不易保存活髓的牙齿；活髓切断术，用于不宜做盖髓治疗，或盖髓治疗失败的年轻恒牙、外伤露髓或局限于冠髓的牙髓炎；直接盖髓术，用于牙体预备或去除龋坏组织时的意外穿髓，外伤露髓时间较短且穿髓孔小于1mm；牙髓摘除术，当牙髓炎症波及全部牙髓组织时，可将牙髓全部摘除，再用一定的材料充填根管，达到保存患牙的方法；间接盖髓术，用于深龋或牙折近髓引起的早期可逆性牙髓炎。故选D。

35. 有关活髓切断术的叙述，哪一项是**不必要**的
A. 术前口服抗生素　　　　B. 局部麻醉，橡皮障隔湿　　C. 去净腐质，消毒窝洞
D. 去净髓室顶，切除冠髓　E. 止血、放盖髓剂、氧化锌丁香油暂封窝洞

【答案】A

36. 根管和根尖周的感染是
A. 以厌氧菌为主的混合感染　　B. 以需氧菌为主的混合感染　　C. 厌氧菌的感染
D. 需氧菌的感染　　　　　　　E. 兼性厌氧菌的感染

【答案】A

37. 下列因素不能引起急性根尖周炎的是
A. 牙髓病变　　　　　　　B. 根管器械超出根尖孔　　　C. 咬𬌗创伤
D. 化学性刺激　　　　　　E. 牙髓电活力测验

【答案】E

38. 急性根尖周炎浆液期初期特有的自觉症状是
A. 咬合轻钝痛　　　　　　B. 牙根部发木感　　　　　　C. 根尖部不适感
D. 紧咬时疼痛缓解　　　　E. 患牙浮出感觉

【答案】D

39. 镍钛器械较传统不锈钢具有以下特点，**除外**
A. 柔韧性好　　　　　　　B. 易形成台阶　　　　　　　C. 抗折断性好
D. 适于弯曲根管　　　　　E. 降低根管偏移发生率

【答案】B

40. 患者，女，26岁。3年前曾受外伤，未经任何治疗，近1个月来发现唇侧略有膨隆，无明显疼痛。专科检查：牙冠色泽变暗，Ⅰ度松动，叩痛（+）；扪诊唇侧乒乓球感，无波动感；牙髓活力测定无反应。首选的诊断是
A. 牙槽脓肿　　　　　　　B. 角化囊肿　　　　　　　　C. 根尖周炎
D. 根尖周囊肿　　　　　　E. 牙瘤

【答案】D

【解析】根尖周囊肿属于慢性根尖周炎，一般无明显自觉症状，有的患牙可在咀嚼时有不适感。也有因主诉牙龈起脓包而就诊者。检查可见牙冠变色，失去光泽，牙髓活力测验无反应。患牙对叩诊的反应无明显异常或仅有不适感。根据题干描述可知该患者首选的诊断是根尖周囊肿，故本题答案为D。

41. 患者，女，67岁，因左上后牙龈小疱来诊。查：左上第一、二磨牙区颊侧黏膜瘘管、牙髓无活力、叩诊（+）、松Ⅱ度，摄根尖片可见透射区范围较大约14mm×19mm，还应进一步检查，以**排除**
A. 慢性根尖周炎　　　　　B. 根尖周肉芽肿　　　　　　C. 颌骨囊肿或其他肿物
D. 牙周脓肿　　　　　　　E. 上颌窦炎

【答案】C

(42～44题共用题干)

患者，女，35岁。因左下后牙对冷热刺激敏感1周前来就诊。检查发现左下第一磨牙𬌗面深龋洞，探诊洞底感酸痛，冷测反应一过性敏感，叩痛（−）。牙龈无异常。

42. 该患牙的诊断是
A. 深龋 B. 可复性牙髓炎 C. 急性牙髓炎
D. 慢性牙髓炎 E. 牙髓钙化

【答案】B

【解析】由题目可知患者冷热刺激敏感，查有深龋，冷测反应一过性敏感，诊断为可复性牙髓炎，所以B正确。深龋无冷测反应一过性敏感，所以A错误。急性牙髓炎有自发痛，且冷测反应敏感，所以C错误。慢性牙髓炎无冷测反应一过性敏感，所以D错误。牙髓钙化一般无症状，所以E错误。故此题选B。

43. 作鉴别诊断时，最有价值的检查方法是
A. X检查 B. 温度测试 C. 探诊
D. 咬诊 E. 视诊

【答案】B

【解析】可复性牙髓炎的明显特点是冷测反应一过性敏感，可以和不可复性牙髓炎、龋病等鉴别，所以B正确。可复性牙髓炎一般无X线片表现，探诊无特异性，所以A、C错误。咬诊一般少用，所以D错误。视诊可见龋病，也无特异性，所以E错误。故此题选B。

44. 其处理方法是
A. 安抚治疗
B. 磷酸锌粘固粉垫底永久充填
C. 聚羧酸锌粘固粉垫底永久充填
D. 氧化锌丁香油粘固粉垫底永久充填
E. 直接永久充填

【答案】A

【解析】可复性牙髓炎的治疗一般是安抚治疗或间接盖髓治疗，而后自觉症状可消失，牙髓温度测验反应恢复正常，所以A正确。因为牙髓有充血，要求有安抚的药物以帮助牙髓恢复，不可以直接充填，磷酸锌粘固粉、聚羧酸粘固粉没有安抚作用，所以B、C、E错误。氧化锌丁香油粘固粉应暂时充填，所以D错误。故此题选A。

(45～46题共用题干)

男，14岁，上颌牙龈时常流脓多日。查右上侧切牙深龋，探无穿髓孔，松动Ⅱ度，叩痛（±），温测无反应，患牙唇侧根尖处有一瘘管。

45. 为明确诊断，需做的检查是
A. 电活力测试 B. 涂片检查 C. 瘘管检查
D. X线片 E. 穿刺

【答案】D

【解析】X线片检查是诊断慢性根尖周病变的主要依据，可检查根尖情况，确定患牙。

46. 临床治疗宜采用
A. 活髓切断 B. 塑化治疗 C. 开放引流
D. 根管治疗 E. 干髓术

【答案】D

【解析】牙龈瘘管说明患牙需要进行根管治疗，去除病因后，瘘管消失。

(47～49题共用题干)

患者，女，30岁，喜酸食，左下前牙胀痛，伸长感3天，来诊。检查：前牙开𬌗，左下中切牙牙体未见明显龋坏，牙体变色，切缘磨耗重，唇舌侧牙齿表面呈熔融状外观，叩痛（++），X线片示根尖区暗影，龈正常，未探及牙周袋。

47. 最可能的诊断是
A. 𬌗创伤 B. 牙髓坏死 C. 急性根尖周炎
D. 牙周脓肿 E. 磨耗

【答案】C

【解析】前牙开𬌗，左下中切牙牙体未见明显龋坏，牙体变色，切缘磨耗重，唇舌侧牙齿表面呈熔融状外

观，叩痛（++），X线片示根尖区暗影，龈正常。根据检查可确定为急性根尖周炎。

48. 可能的病因为
A. 创伤　　　　　　　　B. 酸蚀　　　　　　　　C. 牙菌斑
D. 夜磨牙　　　　　　　E. 牙周逆行感染
【答案】B
【解析】因前牙开𬌗，可确定不是创伤导致。未提及牙菌斑和夜磨牙，提及喜酸蚀，唇侧牙面被酸蚀严重，切面酸蚀严重，故可能病因为酸蚀症。

49. 除常规治疗外，应给予患者的口腔卫生指导是
A. 自我菌斑控制　　　　B. 治疗磨牙症　　　　　C. 减少酸性食物摄入
D. 定期做牙周治疗　　　E. 配合药物治疗
【答案】C
【解析】针对诊断，应减少酸性食物摄入。

（50～51题共用题干）

患者，男，30岁。左下前磨牙冷热不适数月。检查：左下5颈部缺损，已露髓，探痛，叩痛（+），无松动，热测引起痛。

50. 应诊断为
A. 楔状缺损　　　　　　B. 深龋　　　　　　　　C. 酸蚀症
D. 慢性牙髓炎　　　　　E. 慢性根尖周炎
【答案】D
【解析】慢性牙髓炎是临床上最为常见的一型牙髓炎，诊断要点：①定位患牙，有长期冷、热刺激痛病史和（或）自发痛史；②可查到引起牙髓炎的牙体硬组织疾患或其他病因；③患牙对温度测验的异常表现；④有探痛，多有轻度叩痛（+）。该患者应诊断为慢性牙髓炎，该患者已露髓，排除楔状缺损、深龋及酸蚀症，而慢性根尖周炎时牙髓已经坏死，不会出现探痛，故也排除E，故选D。

51. 选用的治疗方法是
A. 盖髓术　　　　　　　B. 活髓切断　　　　　　C. 干髓术
D. 根管治疗　　　　　　E. 塑化治疗
【答案】D
【解析】慢性牙髓炎的有效治疗方法是根管治疗，选D。本题患者牙髓已经露髓，牙髓已经污染，不能使用盖髓术，不选A。活髓切断术适用于根尖孔尚未发育完成的年轻恒牙，不选B，干髓术和塑化治疗没有根管治疗效果好，不是优先选择的治疗方法，故排除C、E。

（52～54题共用题干）

男，36岁。2周前发现右下后牙龈有小包，平时无明显不适。检查见右下第一磨牙咬合面龋深，穿髓孔探无感觉，叩痛（±），右下第二磨牙根尖处牙龈有瘘管开口，压挤少许脓液出。X线片见右下第一磨牙近中根尖，X线透射区不规则，边界模糊。

52. 主诉牙应诊断为
A. 慢性牙髓炎　　　　　B. 慢性牙槽脓肿　　　　C. 根尖周囊肿
D. 根尖周肉芽肿　　　　E. 慢性牙周炎
【答案】B
【解析】根据X线检查根尖投射区，可排除牙髓炎症。根据龋洞可排除牙周炎。根尖周囊肿的X线投射区边界清晰，也可排除。根尖周肉芽肿不会形成瘘管，无脓液流出，也可排除。故正确选项为B。

53. 为确诊牙龈瘘管的病牙，应作
A. 瘘管探诊　　　　　　B. X线片检查　　　　　　C. 牙周袋探诊
D. 瘘管诊断性X线片　　E. 牙周袋诊断性X线片
【答案】D
【解析】为确诊牙龈瘘管的病牙可作瘘管诊断性X线片，以确定患牙。

54. 主诉牙的治疗是
A. 充填治疗　　　　　　B. 塑化治疗　　　　　　C. 根管治疗
D. 根尖手术　　　　　　E. 拔除

【答案】C

【解析】牙槽脓肿的患牙应先行根管治疗术后随诊观察，选择是否进行根尖手术。

（55～56题共用备选答案）

A. 氧化锌丁香油糊剂　　　　　　B. 复方碘液　　　　　　　　　C. 75%氟化钠甘油糊剂
D. 碳酸氢钠溶液　　　　　　　　E. 2%氯胺 T

55. 根管冲洗用
56. 牙龈窦道口上药用

【答案】E
【答案】B

（57～59题共用备选答案）

A. 木馏油　　　　　　　　　　　B. 樟脑酚合剂　　　　　　　　C. 70%～75%乙醇
D. 甲醛甲酚　　　　　　　　　　E. 麝香草酚乙醇溶液

与以下所述性质相符的药物是

57. 有较好的镇痛作用和弱的消毒作用
58. 有较强的消毒作用，对根尖周组织的刺激性小
59. 有较强的消毒作用并有明显刺激性

【答案】B、A、D

【解析】樟脑酚合剂在酚类合剂中毒性较小，是一种作用温和、有较好镇痛作用和抗菌作用的药物，因此第一小题选 B；木馏油有较强的消毒作用，但消毒力比甲醛甲酚合剂差，遇脓液坏死组织等有机物质仍有消毒作用，可镇痛，刺激性较小，因此第二小题选 A；甲醛甲酚合剂消毒作用较强，甲醛可与腐败蛋白质的各种中间产物和最终产物结合成无毒的物质，甲酚则可与腐败脂肪的产物结合起皂化反应，它可以除臭，杀菌，但有明显的刺激性，因此第三小题选 D。

（60～61题共用备选答案）

A. 电诊法　　　　　　　　　　　B. 扣诊法　　　　　　　　　　C. 染色法
D. X线检查　　　　　　　　　　E. 温度测验

60. 慢性根尖周炎检查必须应用的方法是
61. 牙髓坏死检查最有效的方法是

【答案】D、A

【解析】慢性根尖周炎多无自觉症状，临床上必须有 X 线片的检查才能做出诊断，所以第一小题选 D。牙髓坏死的典型表现是牙髓活力丧失，可以用电诊法测牙髓活力来诊断，所以第二小题选 A。

（62～64题共用备选答案）

A. 根尖部无明显变化　　　　　　　　　　　　　B. 根尖部有圆形的投射影像，边界清晰
C. 根尖周骨质较疏松，呈云雾状，透射区边界不清　D. 根尖周透射区边界清，有致密骨白线围绕
E. 根尖部局限性致密阻射影像，无透射区

62. 慢性根尖周脓肿 X 线片的影像特点是
63. 根尖周囊肿 X 线片的影像特点是
64. 根尖周致密性骨炎 X 线片的影像特点是

【答案】C、D、E

【解析】X 线检查显示出患牙根尖区骨质变化的影像。不同类型的慢性根尖周炎在 X 线片上各有特点。①慢性根尖脓肿：透影区边界不清楚，形状也不规则，周围骨质较疏松而呈云雾状，故第一小题选 C；②较小的根尖周囊肿在根尖片上显示的透射影像与根尖周肉芽肿难以区别，大的根尖周囊肿可见有较大的圆形透射区，边界很清楚，并有一圈由致密骨组成的阻射白线围绕，故第二小题选 D；③根尖周致密性骨炎表现为根尖部骨质呈局限性的致密阻射影像，无透射区，多为下颌后牙发现，故第三小题选 E。

（65～66题共用备选答案）

A. 麝香草酚　　　　　　　　　　B. 双氧水　　　　　　　　　　C. 甲醛甲酚
D. 碘甘油　　　　　　　　　　　E. 氢氧化钙制剂

65. 无髓牙变色选用的药物为
66. 可复性牙髓炎选用的药物为

【答案】B、E

【解析】双氧水有强氧化作用，可氧化色素，有漂白牙面的作用，可以用于无髓牙变色的髓室内脱色漂白，所以第一小题选B。可复性牙髓炎表现为牙髓充血，去除牙髓刺激因素之后，牙髓可以恢复健康，所以一般采用安抚或间接盖髓治疗，常用的药物为氢氧化钙。所以第二小题选E。

(67～69题共用备选答案)

A. 距根尖端1.5mm，根尖部根管内无任何X线透射影像

B. 在距根尖端5mm处从近中侧穿，根尖部根管内无根充物

C. 平齐根尖端，根尖部近根管壁处有线状X线透射影像

D. 出根尖孔约1.5mm，根尖部根管内无任何X线透射影像

E. 仅在一个根管内，另一根管内无任何根充物

67. 根管充填后，X线片示根管充填为欠充的影像是

68. 根管充填后，X线片示根管充填为恰充的影像是

69. 根管充填后，X线片示根管充填为超充的影像是

【答案】C、A、D

【解析】欠填在X线片上表现为根管内充填物距根尖端2mm以上或充填物的根尖部仍可见X线透射影像，故第一小题选C。恰充为充填合格，X线片上表现为根管内充填物恰好严密填满根尖狭窄部以上的空间，充填物距根尖端0.5～2mm，且根尖部无X线投射的根管影像，故第二小题选A。超充分为两种情况，一种是根管内充填致密，根充物超出根尖孔，另一种为根管内充填不致密，根充物超出根尖孔，故第三小题选D。B所述属侧穿，E所述属遗漏根管。

(70～72题共用备选答案)

A. 对含有脓液，坏死组织等有机物仍有消毒作用
B. 对急性牙髓炎开髓后，常用的安抚小棉球含有
C. 可使牙齿变色的消毒剂
D. 是消毒作用最强的消毒剂
E. 用于深髓洞消毒

70. 丁香油酚

71. 复方碘剂

72. 75% 乙醇

【答案】B、C、E

【解析】丁香油酚有轻度镇痛、抗菌与防腐之功效，因此可用于急性牙髓炎开髓后的安抚小棉球。复方碘剂在临床上用于皮肤、黏膜、器械的消毒和局部感染的治疗，但会导致牙齿变色。75% 乙醇用于深髓洞消毒。

第五章 牙周病学

第一单元 概 论

1. 最**不**易发生牙周破坏的牙位是
   A. 上颌切牙和下颌磨牙
   B. 下颌切牙和上颌磨牙
   C. 上颌尖牙和下颌前磨牙
   D. 下颌尖牙和上颌前磨牙
   E. 上颌和下颌前磨牙
   【答案】C

2. 菌斑内细菌间的相互关系
   A. 共生
   B. 拮抗
   C. 竞争
   D. 共生、拮抗、竞争共存
   E. 因人而异
   【答案】D

3. 彻底去除牙石最主要是因为牙石
   A. 可引起牙周袋
   B. 可引起牙龈退缩
   C. 内含各种炎症因子和细菌毒素
   D. 是菌斑滞留堆积的部位
   E. 以上均是
   【答案】D

4. 牙槽骨水平吸收时形成的牙周袋通常为
   A. 骨上袋
   B. 骨下袋
   C. 复杂袋
   D. 2壁骨袋
   E. 3壁骨袋
   【答案】A
   【解析】骨上袋为牙周袋底在牙槽嵴顶的上方，牙槽嵴为水平型骨吸收，高度明显降低导致了骨上袋的形成，故选A。

5. 下列致病菌与慢性龈炎无关的是
   A. 牙龈二氧化碳嗜纤维菌
   B. 伴放线聚集杆菌
   C. 黏放线菌
   D. 内氏放线菌
   E. 微小微单胞菌
   【答案】B
   【解析】慢性龈炎的致病菌种类主要是牙龈二氧化碳嗜纤维菌、黄褐二氧化碳嗜纤维菌、黏性放线菌、内氏放线菌、微小微单胞菌。伴放线聚集杆菌是局限性侵袭性牙周炎的主要致病菌。故选B。

6. 膜龈联合指的是
   A. 边缘龈和龈乳头之间的交界处
   B. 边缘龈和附着龈之间的交界处
   C. 附着龈和龈乳头之间的交界处
   D. 附着龈和牙槽黏膜之间的交界处
   E. 边缘龈和牙槽黏膜之间的交界处
   【答案】D
   【解析】膜龈联合指的是附着龈与口腔牙槽黏膜结合的部位，它的位置在附着龈的根方。故选D。

7. 龈上菌斑中的优势细菌为
   A. 革兰氏阳性需氧菌和兼性菌
   B. 革兰氏阳性兼性菌
   C. 革兰氏阳性兼性菌和厌氧菌
   D. 革兰氏阴性能动菌
   E. 革兰氏阴性厌氧菌
   【答案】A

8. 下列是引起牙齿松动的原因，**除外**
   A. 殆创伤
   B. 牙周袋深部刮治
   C. 牙周膜急性炎症
   D. 牙周翻瓣术后
   E. 牙槽骨吸收达1/2以上
   【答案】B

9. 能产生白细胞毒素的牙周致病微生物是
   A. 牙龈卟啉单胞菌
   B. 伴放线聚集杆菌
   C. 具核梭杆菌

D. 福赛拟杆菌　　　　　　　　　E. 中间普氏菌

【答案】B

10. 诊断牙周炎的关键指标是
    A. 牙龈出血　　　　　　　　B. 牙龈红肿　　　　　　　　C. 真性牙周袋形成
    D. 龈袋形成　　　　　　　　E. 牙齿遇冷和热疼痛

【答案】C

11. 检查邻面接触点最好用
    A. 探针探查　　　　　　　　B. 牙线检查　　　　　　　　C. X线片
    D. 摇动牙齿　　　　　　　　E. 咬薄蜡片或咬合纸

【答案】B

12. 下面关于牙菌斑生物膜的概念理解**不正确**的是
    A. 整体生存的微生物生态群体
    B. 凭借膜的结构黏附在一起生长，附着很紧，难以清除
    C. 它的形成是一种适应性过程，使细菌能抵抗宿主的防御功能、表面活性剂的杀灭和抗生素的杀灭作用
    D. 各种细菌随着时间的延长不断分化增殖，数量愈来愈多，堆积在一起，毒性增大发挥致病作用
    E. 形成过程中各种细菌长期生存，能在合适的微环境中发挥不同的致病作用

【答案】D

13. 测量附着水平正确距离是
    A. 龈缘至袋底　　　　　　　B. 牙颈部至袋底　　　　　　C. 釉牙骨质界至袋底
    D. 龈缘至釉牙骨质界　　　　E. 以上全不是

【答案】C

14. 局限型侵袭性牙周炎龈下非附着性菌斑内的主要优势菌是
    A. 梭形杆菌　　　　　　　　B. 螺旋体　　　　　　　　　C. 中间普氏菌
    D. 黏性放线菌　　　　　　　E. 伴放线聚集杆菌

【答案】E

15. 牙周袋病理形成始于
    A. 牙龈上皮角化　　　　　　B. 牙周膜内纤维细胞变性　　C. 牙槽骨破骨细胞活跃
    D. 牙龈结缔组织炎症　　　　E. 牙骨质变性

【答案】D

16. 关于获得性膜的功能，**不正确**的描述为
    A. 修复或保护釉质表面　　　　　　　　B. 提供有选择的渗透性
    C. 不影响特异性口腔微生物在牙面的附着　　D. 作为菌斑微生物的底物
    E. 作为菌斑微生物的营养

【答案】C

【解析】获得性膜会影响特异性口腔微生物在牙面的附着。

17. 牙周炎时X线片上牙槽骨吸收的最主要表现是
    A. 牙槽骨高度降低　　　　　B. 牙槽骨密度增强　　　　　C. 根尖区骨密度减低阴影
    D. 牙周宽度均匀增加　　　　E. 牙槽嵴顶位于釉牙骨质界下1mm

【答案】A

18. 用于牙周袋深度检查的工具是
    A. 普通的弯探针　　　　　　B. 有刻度的尖探针　　　　　C. 有刻度的钝头探针
    D. 无刻度的钝头探针　　　　E. Nabers探针

【答案】C

【解析】牙周探诊检查需要使用有刻度的钝头探针，既能测量出牙周袋的探诊深度，又不损伤牙周袋壁，普通的弯探针主要用于检查龋病，Nabers探针用于根分叉病变的探诊。因此选C。

19. 牙周炎时的组织破坏特点为
    A. 持续性破坏　　　　　　　B. 长时间静止，短时间破坏　　C. 长时间破坏，短时间静止
    D. 进行性破坏　　　　　　　E. 渐进性破坏

【答案】B
【解析】牙周炎会交替出现静止和破坏，且前者较长。

20. 关于生物学宽度正确的是
A. 龈沟底与牙槽嵴顶之间的恒定距离约2mm
B. 龈沟底与牙槽嵴顶之间的距离约2mm，其改变可反映牙周状况
C. 牙周炎时牙槽骨水平吸收，生物学宽度增大
D. 牙周萎缩时生物学宽度变小
E. 随年龄增长上皮附着根向迁移，生物学宽度变小
【答案】A
【解析】生物学宽度是指龈沟底与牙槽嵴顶之间的恒定距离约2mm，即使随着年龄的增大或在病变情况下，上皮附着向根方迁移牙槽嵴顶亦随之降低，但沟（袋）底与嵴顶间的生物学宽度仍保持不变，故A正确。

21. 属于牙周炎局部促进因素的是
A. 牙根形态异常　　　　　　B. 吸烟　　　　　　C. 牙菌斑
D. 畸形中央尖　　　　　　　E. 颊面深窝沟
【答案】A
【解析】牙周炎局部促进因素包括牙石、解剖因素、牙齿位置异常、拥挤和错𬌗畸形、𬌗创伤等，牙根形态异常是牙解剖因素中的一种，如牙根过短或过细、锥形牙根、磨牙牙根融合等均为牙周炎局部促进因素。吸烟是牙周病的全身促进因素，牙菌斑是牙周病的始动因素，畸形中央尖和颊面深窝沟与牙周炎关系不大。因此选A。

22. 下面哪一项不是菌斑微生物作为牙周病始动因子的证据
A. 实验性龈炎观察牙龈炎症随菌斑量的增加而加重
B. 流行病调查发现牙周病的严重程度和菌斑的堆积量成正比
C. 机械去除菌斑和抗菌效果明确
D. 菌斑生物膜具有较强抵抗力，其内细菌为牙周疾病的主要致病菌
E. 实验性动物研究证明，无菌情况下不会产生牙龈炎
【答案】D
【解析】菌斑微生物作为牙周病始动因子的证据有：实验性龈炎的发生与菌斑的堆积情况有关；流行病学调查发现牙周病的分布、患病和严重程度与该人群的口腔卫生情况、菌斑的积聚多少呈正相关；机械取出或抗菌治疗有效；实验动物证明，无细菌不会引起龈炎；宿主免疫反应，牙周病患者的血清中或龈沟液内可有高滴度的抗体，而菌斑生物膜具有较强抵抗力，其内细菌为牙周疾病的主要致病菌不是菌斑微生物作为牙周病始动因子的证据，故本题选D。

（23～25题共用备选答案）
A. 探诊深度　　　　　　B. 牙周附着水平　　　　　　C. 牙松动度
D. 探诊出血　　　　　　E. 牙龈退缩
23. 能准确反映牙周组织破坏程度的指标是
24. 能判断牙龈有无炎症的重要指标是
25. 与前牙美观密切相关的指标是
【答案】B、D、E

第二单元　牙龈炎

1. 口呼吸最易引发的牙龈炎是
A. 增生性龈炎　　　　　　B. 慢性龈缘炎　　　　　　C. 妊娠期龈炎
D. 遗传性牙龈纤维瘤病　　E. 牙龈瘤
【答案】A

2. 关于妊娠期龈炎，哪一项不正确
A. 妊娠前存在慢性龈炎　　　　　　　　B. 炎症在妊娠第6个月达高峰
C. 分娩后2个月，炎症逐渐缓解　　　　D. 妊娠瘤通常开始于妊娠第3个月

E. 在分娩后，妊娠瘤可自行缩小

【答案】B

【解析】妊娠前存在慢性龈炎，妊娠时性激素水平增高，中间普氏菌也明显增多，该菌数量及临床症状随着妊娠月份的增加及激素水平的增高而加重，一般自妊娠的2～3个月开始加重，至妊娠第8个月达高峰，分娩后2个月，该菌数量下降，炎症逐渐缓解。因此选B。

3. 与妊娠期龈炎关系最密切的是
   A. 牙龈卟啉单胞菌 B. 中间普氏菌 C. 梭形杆菌
   D. 螺旋体 E. 伴放线聚集杆菌

【答案】B

【解析】与妊娠期龈炎关系最密切的病原微生物是中间普氏菌，牙龈卟啉单胞菌与慢性牙周炎关系密切，梭形杆菌和螺旋体与坏死性溃疡性牙龈炎关系密切，伴放线聚集杆菌与侵袭性牙周炎关系密切，因此选B。

4. 导致牙龈增生的药物不包括
   A. 环孢素 B. 苯妥英钠 C. 硝酸异山梨酯
   D. 硝苯地平 E. 维拉帕米

【答案】C

【解析】导致牙龈增生的药物包括钙通道阻滞剂硝苯地平、维拉帕米；抗癫痫药物苯妥英钠和免疫抑制剂环孢素，不包括硝酸异山梨酯。因此选C。

5. 鉴别药物性牙龈增生和牙龈纤维瘤病关系密切的主要依据，除外
   A. 增生程度 B. 服药史 C. X线片
   D. 增生范围 E. 家族遗传史

【答案】C

【解析】X线片检查是了解骨质的病变情况的，对于鉴别药物性牙龈增生和牙龈纤维瘤病的软组织的牙龈没有意义，而牙龈增生程度、服药史、增生范围、家族遗传史均有鉴别意义。因此选C。

6. 关于慢性龈炎，哪一项不准确
   A. 龈沟深度可超过3mm B. 无附着丧失 C. 可发生在每个人一生的某个时期
   D. 部分可发展成牙周炎 E. 只累及游离龈，不累及龈乳头

【答案】E

【解析】慢性龈炎病变一般局限于游离龈和龈乳头，严重时可波及附着龈，本题中只累及游离龈，不累及龈乳头说法不正确，因此选E。

7. 关于妊娠期龈炎的病因，不正确的是
   A. 体内孕酮的水平升高 B. 牙龈是女性激素的靶组织
   C. 激素水平会扩大牙龈对局部刺激的反应 D. 螺旋体为优势菌
   E. 妊娠本身不会引起牙龈炎

【答案】D

【解析】中间普氏菌是妊娠期龈炎的龈下优势菌，而螺旋体为坏死性溃疡性牙龈炎的优势菌，因此选D。

8. 关于牙龈纤维瘤病，哪一项不正确
   A. 不发生在乳牙 B. 可累及附着龈 C. 可累及全口牙龈
   D. 牙齿常发生移位 E. 牙龈颜色正常，坚实

【答案】A

【解析】牙龈纤维瘤病可发生在幼儿，最早可发生在乳牙萌出前后，可累及游离龈、龈乳头和附着龈，常累及全口牙龈，牙齿常发生移位。增生的牙龈颜色正常，坚实。因此选A。

9. 边缘性龈炎的最主要治疗原则是
   A. 调整咬合 B. 药物治疗 C. 去除病因
   D. 手术治疗 E. 调整激素水平

【答案】C

【解析】边缘性龈炎的始动因素是牙菌斑，最主要治疗原则是去除菌斑牙石等致病因素。因此选C。

10. 关于青春期龈炎，哪一项不正确
    A. 好发于前牙 B. 主要累及附着龈 C. 附着水平正常

D. 无牙槽骨吸收 　　　　　　　　E. 舌侧牙龈较少发生

【答案】B

【解析】青春期龈炎好发于前牙唇侧，舌侧牙龈较少发生，主要累及游离龈和龈乳头，一般不累及附着龈，附着水平正常无牙槽骨吸收。因此选 B。

11. 牙周基础治疗的目的在于
    A. 改正不良骨外形　　　　　B. 截除病变牙根　　　　　C. 固定松动牙
    D. 修复缺失牙恢复咀嚼功能　　E. 消除致病因素

【答案】E

【解析】牙周基础治疗的目的在于消除致病因素，减轻或者消除牙龈的炎症，而改正不良骨外形、截除病变牙根属于基础治疗后第二个阶段的手术治疗；修复缺失牙恢复咀嚼功能属于基础治疗后第三个阶段的修复治疗。因此选 E。

12. 药物性牙龈增生的病因，除外
    A. 成纤维细胞的分裂增加　　　B. 合成蛋白胶原的能力增强　　C. 与患者的口腔卫生有关
    D. 胶原酶活性增强　　　　　　E. 胶原合成大于降解

【答案】D

13. 牙龈纤维瘤病的病理表现，除外
    A. 牙龈上皮棘层增厚　　　　　　　　　　B. 结缔组织内充满胶原纤维束和成纤维细胞
    C. 结缔组织内充满炎症细胞　　　　　　　D. 结缔组织内血管相对少
    E. 牙龈上皮钉突明显增长

【答案】C

14. 改变宿主对菌斑反应的因素，除外
    A. 激素水平　　　　　　　　B. 牙龈纤维瘤病　　　　　C. 系统疾病
    D. 营养　　　　　　　　　　E. 吸烟

【答案】B

15. ANUG 是哪一年由 Vincent（奋森）首次报告
    A. 1888 年　　　　　　　　B. 1898 年　　　　　　　C. 1918 年
    D. 1788 年　　　　　　　　E. 1909 年

【答案】B

16. 某女性患者，28 岁。检查：全口牙龈呈鲜红色，牙龈肥大，覆盖至牙面的 1/3，有自动出血倾向。为鉴别诊断，应重点询问的病史，除外
    A. 全身情况　　　　　　　　B. 妊娠史　　　　　　　C. 月经情况
    D. 家族史　　　　　　　　　E. 是否长期服用避孕药

【答案】D

17. 某女性患者，5 岁。主诉：全口牙龈增生 2 年余，一侧已妨碍咀嚼。诊断为牙龈纤维瘤病，请问关于此患者有可能出现的体征哪一项不正确
    A. 牙齿可发生移位　　　　　　B. 牙龈颜色正常　　　　　C. 牙龈可盖住全部牙冠
    D. 牙龈质脆易出血　　　　　　E. 增生波及膜龈联合

【答案】D

18. 女，60 岁。4 周来右上后牙胀痛，不能咀嚼。每日饭后要剔除嵌塞食物。查见 $\underline{6^{MD}5^{DO}}$ 龋中等深度，冷测同对照牙，叩痛（+），龈红肿探痛并出血。应考虑的诊断最可能是
    A. 牙髓炎和龈乳头炎　　　　　B. 中龋和牙髓炎　　　　　C. 深龋和牙髓炎
    D. 中龋和龈乳头炎　　　　　　E. 牙髓炎和牙周炎

【答案】D

19. 女性患者，24 岁，主诉：全口牙龈肿胀，影响进食半月余，牙龈常有自发性渗血，伴发热、乏力、纳差、体重减轻。若怀疑白血病，诊断前应首先做哪一项检查
    A. 测量血压　　　　　　　　B. 血象　　　　　　　　　C. 量体温
    D. X 线片　　　　　　　　　E. 心电图

【答案】B

20. 女，30岁。牙龈易出血2个月。检查：全口牙龈色红、松软光亮，右下尖牙与侧切牙间的龈乳头肥大成瘤样，鲜红色，有蒂。为了明确诊断，最应注意询问的是

A. 吸烟史
B. 家族史
C. 消瘦状况
D. 服药情况
E. 月经情况

【答案】E

21. 男。35岁。牙龈疼痛、出血3天。近来工作繁忙，经常加班至深夜。吸烟20支/天。检查：口臭明显，上下前牙区牙龈有自动出血，龈乳头尖端变平，表面覆盖有灰白色物，擦去后可见（+）血面。最可能的诊断是

A. 慢性龈缘炎
B. 慢性牙周炎
C. 急性龈乳头炎
D. 快速进展性牙周炎
E. 急性坏死性溃疡性龈炎

【答案】E

22. 女，20岁。偶有咬苹果出血1年。检查牙石（+），大多数牙的牙龈缘及乳头轻度红、水肿。探诊出血，邻面探诊深度3～4mm，但未探及釉牙骨质界，牙无松动。最可能的诊断是

A. 慢性牙周炎
B. 妊娠期龈炎
C. 慢性龈缘炎
D. 药物性牙龈增生
E. 白血病的牙龈病损

【答案】C

23. 慢性龈炎的临床表现，除了

A. 龈沟液增多
B. 出血
C. 牙龈颜色改变
D. 自发痛
E. 牙龈红肿

【答案】D

24. 关于龈牙结合部临床意义方面的说法不正确的是

A. 龈牙结合部是牙周炎的始发部位
B. 牙龈表面上皮可向牙面爬行生长，重新分化出结合上皮，并分泌基底膜物质，重新形成上皮附着，其结构与原始的结合上皮一样
C. 牙龈表面上皮重新形成上皮附着，其结构与原始的结合上皮不一样
D. 牙龈表面上皮重新形成上皮附着，需10～12天完成
E. 临床深刮术后4～6周内不探牙周袋

【答案】C

【解析】龈牙结合部是指牙龈组织结合上皮与牙面连接，良好地封闭了软硬组织的交界处，是牙周病的始发部位，若将牙龈与结合上皮一同切除，牙龈表面上皮可向牙面爬行生长，重新分化出结合上皮，并分泌基底膜物质，重新形成上皮附着，其结构与原始的结合上皮一样，需10～12天完成，临床深刮术后4～6周内不探牙周袋，以免破坏组织的愈合过程。故本题选C。

25. 临床探诊时，龈沟正常探诊深度应

A. ≤3mm
B. ≤2mm
C. 1.8mm
D. 1.5mm
E. 1.0mm

【答案】A

【解析】游离龈与牙根面之间形成的间隙称龈沟，健康牙龈龈沟深度＜2mm，探诊深度≤3mm。沟底结合上皮既无角化层，也无上皮钉突，细胞间隙大，细胞之间的联系疏松，上皮通透性高，因此易被机械力穿透或撕裂，在进行牙周探诊检查时，探针会穿透到结合上皮内，使临床探诊深度大于组织学深度。因此选A。

26. 用光滑尖探针应检查的项目如下，但除外

A. 有无牙石
B. 根面有无龋坏
C. 有无釉珠
D. 袋深
E. 根分叉是否暴露

【答案】D

【解析】光滑尖探针探诊时必须紧贴根面，探有无牙石、根面有无龋坏、有无釉珠、根分叉是否暴露，但尖探针不能探牙周袋，避免损伤牙周袋壁，探袋深要选钝头的牙周刻度探针。因此选D。

27. 龈下刮治中，刮治器进入牙周袋时刮治器的工作面与根面的角度应为

A. 0°
B. 30°
C. 45°
D. 80°
E. 90°

【答案】A

【解析】龈下刮治中，刮治器进入牙周袋时刮治器的工作面与牙体长轴平行，与根面的角度应为0°，刮除龈下牙石时刮治器的工作面与根面的角度应为80°。因此选A。

28. 牙龈病中最常见的是
   A. 妊娠期龈炎　　　　　　　　B. 坏死性龈炎　　　　　　　　C. 药物性牙龈增生
   D. 牙龈纤维瘤病　　　　　　　E. 边缘性龈炎
   【答案】E
   【解析】牙龈病中最常见的是边缘性龈炎，也称慢性牙龈炎。因此选E。

29. 抗菌斑效果最佳的含漱剂是
   A. 0.1%硼酸　　　　　　　　　B. 0.05%氯己定　　　　　　　C. 0.2%氯己定
   D. 0.1%乳酸依沙吖啶　　　　　E. 0.2%乳酸依沙吖啶
   【答案】C
   【解析】0.12%～0.2%氯己定为广谱抗菌剂，对G^+及G^-细菌及真菌都有较强的抗菌作用，长期使用安全，不易产生耐药菌株，副作用小，是目前抗菌斑效果最佳的含漱剂。因此选C。

30. 关于慢性龈炎时牙龈色、形和质的变化，错误的是
   A. 牙龈炎的炎症充血范围可波及附着龈　　　　B. 附着龈的点彩消失可作为牙龈炎症的指标
   C. 牙龈可变厚或肥大　　　　　　　　　　　　D. 牙龈可变松软
   E. 游离龈和龈乳头可呈鲜红色或暗红色
   【答案】B
   【解析】慢性龈炎时牙龈色、形和质的变化，主要表现在牙龈呈鲜红色或暗红色，变厚或肥大，质地松软，炎症充血范围可波及附着龈，附着龈的点彩消失，但附着龈的点彩消失不能作为牙龈炎症的指标，因为部分人附着龈没有点彩，老年人点彩也会逐渐消失。

31. 慢性龈炎时的龈沟，错误的是
   A. 龈沟探诊可达3mm或更多　　　　　　　　　B. 加深的龈沟称为龈袋
   C. 龈袋的上皮附着水平位于釉牙骨质界以下的根面上　D. 牙周探诊深度常大于组织学上的龈沟深度
   E. 龈袋的形成是因牙龈肿胀或增生所致
   【答案】C
   【解析】牙龈炎时龈沟底位置及上皮附着水平不变，仍位于釉牙骨质界处，龈沟深度可因龈缘向冠方增生，使龈沟加深可达3mm或更多，形成龈袋或称假性牙周袋。只有牙周炎时，由于结合上皮向根方增殖，上皮附着水平位于釉牙骨质界以下的根面上，形成真性牙周袋。因此选C。

32. 急性坏死性溃疡性龈炎的病因与下列哪一项关系最小
   A. 精神紧张　　　　　　　　　B. 细菌　　　　　　　　　　　C. 殆创伤
   D. 吸烟　　　　　　　　　　　E. 营养
   【答案】C
   【解析】急性坏死性溃疡性龈炎的病因主要是细菌感染，与吸烟、营养不良、精神紧张、过度疲劳等因素有关，而殆创伤是慢性牙周炎的局部促进因素。因此选C。

33. 选用治疗急性坏死溃疡性牙龈炎最敏感的抑菌药物是
   A. 四环素　　　　　　　　　　B. 金霉素　　　　　　　　　　C. 磺胺类
   D. 甲硝唑　　　　　　　　　　E. 青霉素
   【答案】D
   【解析】导致急性坏死性溃疡性龈炎的主要致病菌是梭形杆菌、螺旋体和中间普氏菌，均是专性厌氧菌，甲硝唑是一种高效杀灭专性厌氧菌的药物，是治疗急性坏死性溃疡性牙龈炎最敏感的抑菌药物。因此选D。

34. 急性坏死性溃疡性龈炎的代表特征，除外
   A. 发病急，牙龈疼痛，极易出血　　　　　　　B. 早期出现牙齿明显松动
   C. 以龈乳头和龈缘的坏死为特征性损害　　　　D. 有典型的腐败性口臭
   E. 重症患者可伴全身症状
   【答案】B
   【解析】急性坏死性溃疡性龈炎的代表特征是发病急，牙龈疼痛，极易出血，龈乳头和龈缘的坏死，有典型的腐败性口臭，重症患者可伴全身症状，而早期出现牙齿明显松动是侵袭性牙周炎的表现。因此选B。

35. 关于牙龈出血，错误的是
   A. 常为牙周病患者的主诉症状
   B. 牙龈探诊出血与牙龈颜色改变同时出现
   C. 牙周病患者牙龈出血多在刷牙和咬硬物时发生
   D. 探诊出血可作为牙龈有无炎症的重要指标
   E. 探诊出血对诊断和判断牙周炎的活动性有重要意义

【答案】B

【解析】牙龈出血是牙周病患者的主诉症状，出血多在刷牙和咬硬物时发生，探诊出血可作为牙龈有无炎症的重要指标，对诊断和判断牙周炎的活动性有重要意义，牙龈探诊出血早于牙龈颜色改变出现。因此选 B。

36. 牙龈炎症程度的敏感指标是
   A. 牙龈发红
   B. 牙龈松软脆弱
   C. 牙龈溢脓
   D. 牙龈肿胀
   E. 龈沟液量增加

【答案】E

【解析】龈沟液是指通过沟内上皮和结合上皮从牙龈结缔组织渗入到龈沟内的液体。在牙龈炎症的初期，龈沟内结合上皮毛细血管扩张，渗透压增高，液体和血浆蛋白渗入到组织中，并通过上皮进入龈沟形成龈沟液，龈沟液渗出的量与牙龈炎症的程度成正比。这种初期病损在临床表现为健康的牙龈，但龈沟液的量明显增加，因此，龈沟液量增加是判断牙龈炎症程度的敏感指标。炎症进一步发展才可出现牙龈发红、牙龈松软脆弱、牙龈溢脓、牙龈肿胀等表现。故选 E。

37. 关于急性坏死性溃疡性龈炎的特点，以下描述正确的是
   A. 很少发生在成年人群
   B. 发病急，以龈乳头和龈缘的坏死为特征性损害
   C. 病变常见于上后牙区
   D. 一般不伴有疼痛
   E. 早期出现牙齿的明显松动

【答案】B

【解析】急性坏死性溃疡性龈炎常发生于青壮年，以下前牙多见，疼痛明显，以龈乳头和龈缘的坏死为特征性损害，早期病变未延及深层牙周组织，无牙齿松动，正确的是发病急，以龈乳头和龈缘的坏死为特征性损害，因此选 B。

38. 与急性坏死性溃疡性龈炎关系最密切的细菌为
   A. 梭形杆菌、螺旋体与中间普氏菌
   B. 梭形杆菌与牙龈卟啉菌
   C. 放线共生杆菌与螺旋体
   D. 黏性放线菌与螺旋体
   E. 伴放线杆菌

【答案】A

【解析】急性坏死性溃疡性龈炎患者的患处发现大量的梭形杆菌和螺旋体，20世纪80年代以后发现中间普氏菌也是该病的优势菌。因此选 A。

39. 急性坏死溃疡性龈炎，龈沟内数量增加的厌氧菌是
   A. 梭形芽孢杆菌与螺旋体
   B. 梭形杆菌与螺杆菌
   C. 梭形杆菌与螺旋体
   D. 具核梭形杆菌与螺杆菌
   E. 梭形芽孢杆菌与螺杆菌

【答案】C

【解析】急性坏死性溃疡性龈炎的主要检查方法是病变区的细菌学涂片检查，可见大量的梭形杆菌和螺旋体。因此选 C。

40. 能引起药物性牙龈增生的药物是
   A. 苯妥英钠
   B. 苯妥英钠+硝苯地平
   C. 苯妥英钠+环孢素
   D. 硝苯地平+环孢素
   E. 苯妥英钠+硝苯地平+环孢素

【答案】E

【解析】与药物性牙龈增生有关的药物有三大类：抗癫痫药——苯妥英钠；免疫抑制剂——环孢素；钙通道阻滞剂——硝苯地平。因此选 E。

41. 实验性龈炎证明的是
   A. 牙石与龈炎关系不密切
   B. 单纯菌斑控制难以消除龈炎
   C. 牙菌斑是牙周病的始动因素
   D. 咬合创伤致牙龈炎发生
   E. 吐舌习惯是牙龈炎的重要病因

【答案】C

【解析】实验性龈炎证明的是牙菌斑是牙周病的始动因素。因此选 C。

42. 边缘性龈炎的治疗为
   A. 可用甲硝唑　　　　　　　B. 牙龈切除术　　　　　　　C. 根面平整
   D. 刮治术　　　　　　　　　E. 洁治术
   【答案】E
   【解析】牙菌斑是边缘性龈炎的始动因素，行龈上洁治术彻底去除牙菌斑是治疗边缘性龈炎主要措施。因此选E。

43. 牙周炎与牙龈炎的根本区别是
   A. 龈沟深度超过3mm　　　　B. 有牙龈自发性出血　　　　C. 有附着丧失
   D. 牙龈肿胀的程度　　　　　E. 牙龈质地松软脆弱
   【答案】C
   【解析】有无附着丧失是牙周炎与牙龈炎的根本区别。因此选C。

44. 关于急性坏死性溃疡性龈炎的治疗，哪一项不正确
   A. 去除坏死组织并刮除大块牙石　　B. 局部使用氧化剂　　　　C. 对全身因素进行矫正和治疗
   D. 支持疗法　　　　　　　　　　　E. 重症者首选口服四环素
   【答案】E
   【解析】急性坏死性溃疡性龈炎的主要治疗方法是首选杀灭专性厌氧菌的药物甲硝唑，同时去除坏死组织并刮除大块牙石，局部使用氧化剂过氧化氢冲洗，对全身因素进行矫正和治疗及支持疗法，对于重症者首选口服四环素是错误的。

45. 急性牙间龈乳头炎的病因应除外
   A. 硬食物刺伤　　　　　　　B. 局部用药　　　　　　　　C. 充填物悬突
   D. 食物嵌塞　　　　　　　　E. 邻面龋
   【答案】B
   【解析】牙间龈乳头受到机械或化学的刺激，是引起急性牙间龈乳头炎的直接病因，包括硬食物刺伤、充填物悬突、食物嵌塞和邻面龋尤其龋洞内嵌入食物残渣，对牙间龈乳头形成刺激，局部用药可以治疗牙间龈乳头炎。

46. 牙龈脓肿与牙周脓肿最不同的是
   A. 是否有真性牙周袋　　　　B. 炎症程度　　　　　　　　C. 是否有牙髓症状
   D. 患者的年龄　　　　　　　E. 是否有𬌗创伤
   【答案】A
   【解析】牙龈脓肿与牙周脓肿最不同的是牙龈脓肿感染来自牙龈，牙周脓肿感染来自牙周袋，判断是否有真性牙周袋，是牙龈脓肿与牙周脓肿的主要鉴别点，而炎症程度、是否有牙髓症状、患者的年龄、是否有𬌗创伤都不能明确区分。因此选A。

47. 洁治术的目的是
   A. 使牙齿漂白　　　　　　　B. 清除牙面烟斑　　　　　　C. 清除龈上牙石和菌斑
   D. 去除袋内菌斑生物膜　　　E. 清除受毒素污染的根面牙骨质
   【答案】C
   【解析】龈上洁治是牙周患者基础治疗的最重要步骤，目的就是机械清除龈上牙石菌斑，去除牙周病的致病因素。因此选C。

48. 边缘性龈炎的表现有
   A. 龈色粉红　　　　　　　　B. 龈缘菲薄　　　　　　　　C. 牙龈质地坚韧
   D. 刷牙时牙龈出血　　　　　E. 龈沟探诊深度2mm
   【答案】D
   【解析】边缘性龈炎牙龈出现色、形和质的变化，主要表现在牙龈呈鲜红色或暗红色，龈缘变厚或肥大，质地松软，龈沟探诊深度大于2mm，题中牙龈色粉红、龈缘菲薄、牙龈质地坚韧、龈沟探诊深度2mm均是正常牙龈的表现。边缘性龈炎的主要症状是刷牙时牙龈出血。因此选D。

49. 妊娠期龈炎的最直接病因是
   A. 妊娠　　　　　　　　　　B. 创伤　　　　　　　　　　C. 食物嵌塞
   D. 菌斑微生物　　　　　　　E. 不良修复体

【答案】D

【解析】慢性牙龈炎、妊娠期龈炎、青春期龈炎等菌斑性龈炎的直接病因都是菌斑微生物，而妊娠期性激素水平的改变、创伤、食物嵌塞、不良修复体等均为促进因素。因此选D。

50. 龈下菌斑内的可动菌是
A. 牙龈卟啉单胞菌　　　　　B. 梭形杆菌　　　　　　　　C. 螺旋体
D. 中间普氏菌　　　　　　　E. 放线菌

【答案】C

【解析】龈下菌斑尤其是龈下非附着菌斑内主要是G^-厌氧菌和可动菌，G^-厌氧菌主要包括牙龈卟啉单胞菌、梭形杆菌、中间普氏菌等，可动菌主要是螺旋体，有其复杂的抗原结构，能自主运动。因此选C。

51. 促进菌斑堆积的因素中不包括
A. 银汞充填的悬突　　　　　B. 银汞充填高点　　　　　　C. 全冠颈部不密贴
D. 外形突度过大的冠修复体　E. 戴矫正器

【答案】B

【解析】银汞充填的悬突、全冠颈部不密贴、外形突度过大的冠修复体、带矫正器均可促进菌斑堆积，银汞充填高点会导致充填后患牙出现咬合痛，不会促进菌斑堆积。因此选B。

52. 下列对龈袋的描述错误的是
A. 牙龈肿胀增生　　　　　　B. 龈沟可达3mm或更深　　　C. 上皮附着水平在釉牙骨质界
D. 出现结缔组织附着水平降低　E. 龈袋可能溢脓

【答案】D

【解析】龈袋是牙龈疾病因牙龈肿胀增生导致龈沟深度达3mm或更深，但上皮附着水平在釉牙骨质界处，如果出现结缔组织附着水平降低，就形成了真性牙周袋。因此选D。

53. 牙周基础治疗后，牙龈肥大增生仍未消退，适用的手术治疗方法为
A. 翻瓣术　　　　　　　　　B. 牙龈切除术　　　　　　　C. 袋壁刮治术
D. 植骨术　　　　　　　　　E. 引导性牙周组织再生术

【答案】B

【解析】牙龈切除术的适应证就是牙周基础治疗后，牙龈肥大增生仍未消退。因此选B。

54. 某男性患者，24岁，近1年来刷牙牙龈有时出血，不伴疼痛。检查：全口PD 2～3mm，未及釉牙骨质界，未见牙龈乳头红肿及坏死。此患者最可能的诊断是
A. 急性龈乳头炎　　　　　　B. 青春期龈炎　　　　　　　C. 慢性龈炎
D. 慢性牙周炎　　　　　　　E. 急性坏死性溃疡性龈炎

【答案】C

【解析】本题考查的是牙龈炎的鉴别诊断。患者24岁，可排除青春期龈炎；未及釉牙骨质界，可排除慢性牙周炎；刷牙牙龈有时出血，不伴疼痛，未见牙龈乳头红肿及坏死，可排除急性龈乳头炎和急性坏死性溃疡性龈炎；可以诊断为慢性龈炎。因此选C。

55. 某女性患者，17岁，上前牙刷牙时牙龈易出血，经检查上前牙牙面有较多菌斑堆积，唇侧牙龈肿胀，色暗红，质地松软，诊断为慢性龈炎。关于此患者，以下说法不正确的是
A. 治疗后可消除牙龈炎症，但会遗留附着丧失　　B. 患者自行控制菌斑对疾病的治疗意义重大
C. 治疗后牙龈形态仍不恢复者可行手术治疗　　　D. 定期复查和维护才能保持疗效
E. 此疾病可以预防，也容易复发

【答案】A

【解析】牙龈炎症不伴有附着丧失，治疗后可消除牙龈炎症牙龈恢复正常，不会遗留附着丧失。因此选A。

56. 某男性患者，24岁，近1年来刷牙及咬苹果时牙龈出血。检查：全口PD 2～3mm。如果此患者诊断为慢性龈炎，应符合下列哪一项体征
A. PD<3mm　　　　　　　　B. 无𬌗创伤　　　　　　　　C. 无附着丧失
D. 炎症只累及边缘龈　　　　E. 牙龈有实质性增生

【答案】C

【解析】慢性龈炎和牙周炎的本质区别在于其不伴有附着丧失，如果此题患者诊断为慢性龈炎，必须符合无附着丧失。因此选C。

57. 若不及时治疗,有可能发展成走马疳的龈炎是
    A. 急性龈乳头炎　　　　　B. 疱疹性龈口炎　　　　　C. 急性坏死性溃疡性龈口炎
    D. 慢性边缘性龈炎　　　　E. 白血病
【答案】C
【解析】急性坏死性溃疡性龈口炎急性期如果没有及时治疗且患者机体抵抗能力极度低下,合并产气荚膜杆菌感染,使面颊部组织迅速坏死,甚至穿孔,称为"走马疳"。因此选C。

58. 超声洁牙操作中错误的是
    A. 开动电源后先调节功率旋钮　　B. 对厚而硬的牙石用大功率　　C. 细小牙石及烟斑用小功率
    D. 将工作头停留在一点上震动　　E. 工作头以短距离水平动作洁牙石
【答案】D
【解析】超声洁牙操作时开动电源后先依据牙石的多少调节功率旋钮,对厚而硬的牙石用大功率,细小牙石及烟斑用小功率,工作头以短垂直水平动作洁牙石,切忌将工作头停留在一点上震动,这样会造成牙齿表面的损伤。因此选D。

59. 某女性患者,28岁,右上后牙突然自发痛1天,否认咬硬物史。临床检查:未见龋及深牙周袋。X线:牙体未见异常。如果诊断为急性龈乳头炎,口腔检查最可能的发现是
    A. 龈裂　　　　　　　　　B. 牙齿中度磨耗　　　　　C. 龈乳头出现坏死
    D. 龈乳头红肿　　　　　　E. 龈缘出现溃疡
【答案】D
【解析】题中诊断为急性龈乳头炎,口腔检查应与龈乳头相关,出现龈乳头红肿,龈乳头炎不会发生龈乳头坏死。因此选D。

60. 某男性患者,16岁,主诉刷牙牙龈出血3个月余,伴牙龈肿胀。检查:上前牙牙龈边缘及牙龈乳头充血、发亮、呈鲜红色,肿胀明显,龈乳头呈球状突起,仅龈缘有少量菌斑堆积,上唇稍短。试分析造成此患者牙龈炎症较重的原因,除外
    A. 菌斑　　　　　　　　　B. 口呼吸　　　　　　　　C. 舔唇习惯
    D. 开唇露齿　　　　　　　E. 激素水平
【答案】C
【解析】此题考查的是牙龈炎的病因,菌斑是牙龈炎的始动因素,患者16岁,青春期性激素水平的改变,起到了促进作用,口呼吸和开唇露齿使牙龈外露,牙龈干燥且缺乏自洁作用,可使菌斑堆积,也起到了促进作用,而舔唇习惯可引起慢性唇炎,对造成此患者牙龈炎症较重影响较小。因此选C。

61. 患者,男,25岁。口腔内上下前牙龈乳头消失,并凹陷,呈反波浪形,龈乳头颊舌侧分离,可从牙面翻开,下方有牙石牙垢,血象正常,无坏死。可能的原因是
    A. 疱疹性龈炎　　　　　　B. 中性粒细胞缺乏引起龈坏死　　C. 慢性龈缘炎
    D. 慢性坏死性龈炎　　　　E. 龈乳头炎
【答案】D
【解析】本题反向考查慢性坏死性龈炎的临床表现。通过题干可知患者龈乳头消失并凹陷,呈反波浪形,此为慢性坏死性龈炎的典型表现。因此选D。

62. 男性,32岁,主诉牙龈疼痛、出血,伴腐败性口臭,有低热。该患者最有可能的诊断是
    A. 疱疹性龈口炎　　　　　B. 慢性龈炎　　　　　　　C. 复发性口腔溃疡
    D. 急性坏死性溃疡性龈炎　E. 慢性牙周炎
【答案】D
【解析】通过题干可知牙龈疼痛、出血,伴腐败性口臭,有低热,此为坏死性龈炎典型症状。因此选D。

63. 某男性患者,36岁,牙龈出血疼痛3天。检查:下前牙龈乳头有灰白色的坏死物,龈缘虫蚀状溃疡。若诊断为坏死性龈炎,患者可出现如下体征,除外
    A. 口腔呈腐败性口臭　　　B. 低热　　　　　　　　　C. 坏死区表面覆假膜
    D. 颌下淋巴结肿大　　　　E. 末梢血出现原幼细胞
【答案】E
【解析】末梢血出现原幼细胞是白血病患者血液检查的结果,而不是坏死性龈炎的临床表现。因此选E。

64. 慢性龈缘炎的治疗原则不包括
   A. 洁治术   B. 局部药物治疗   C. 刮治术
   D. 教会患者控制菌斑   E. 定期进行复查

【答案】C

【解析】慢性龈缘炎的治疗原则：①去除病因，通过洁治术彻底清除菌斑牙石，消除造成菌斑滞留和局部刺激牙龈的因素，可配合药物治疗。②手术治疗。③防止复发积极开展椅旁口腔卫生宣教工作，指导并教会患者控制菌斑的方法，持之以恒地保持良好的口腔卫生状况，并定期进行复查和维护。因此答案选C。

65. 口腔内牙石沉积最多的牙面是
   A. 上颌前牙的唇面   B. 上颌前牙的腭面   C. 下颌磨牙的舌面
   D. 下颌前牙的舌面   E. 下颌前牙的唇面

【答案】D

【解析】牙石根据其沉积部位和性质分为龈上牙石和龈下牙石。龈上牙石位于龈缘以上的牙面上，肉眼可直接看到，在牙颈部沉积较多，特别在大唾液腺导管开口相对处如上颌磨牙的颊侧和下颌前牙的舌侧沉积更多。故选D。

66. 某女，26岁，主诉妊娠后下前牙唇侧牙龈长一肿物3个月，并慢慢增大。该患者如果诊断为妊娠瘤，需要切除时，应注意以下因素，除外
   A. 牙龈炎症   B. 妊娠的时间   C. 肿物是否影响进食
   D. 口腔卫生情况   E. 妊娠期是否服药

【答案】E

【解析】本题考查的是妊娠瘤的手术指征。妊娠瘤需要切除时，应考虑妊娠瘤是否影响进食，如果影响进食，必须手术，首先消除牙龈炎症，保持口腔卫生，在妊娠的4～6个月进行，而不用考虑妊娠期是否服药。因此选E。

67. 患者女性，40岁，主诉牙龈增生2年，有高血压病史。检查：全口牙龈增生，覆盖牙冠的1/3～1/2。牙龈乳头因增生而相连。牙龈表面有的呈桑葚状。牙龈质地坚实，呈暗红色，造成以上症状的原因是患者可能服用了
   A. 苯巴比妥钠   B. 环孢素   C. 消心痛
   D. 心痛定   E. 以上都不是

【答案】D

【解析】本题考查的是药物性牙龈增生。本题中导致牙龈增生的药物有环孢素和心痛定（即硝苯地平），患者有高血压病史，肯定是服用了治疗高血压病的心痛定。消心痛即硝酸异山梨酯。因此选D。

68. 某男性患者，58岁。检查：龈边缘及龈乳头充血水肿，龈增生覆盖牙冠的1/3～1/2，牙周袋探4～8mm，上前牙出现移位。最应询问的病史为
   A. 糖尿病   B. 肝炎活动期   C. 胃溃疡
   D. 高血压   E. 甲亢

【答案】D

【解析】本题考虑的诊断是药物性牙龈增生，询问的病史主要考虑是否患有高血压病。因此选D。

69. 女性患者，24岁。主诉近1个月全口牙龈肿胀增生，牙龈质地松软脆弱，易出血。其最不可能的诊断是
   A. 妊娠期龈炎   B. 牙龈纤维瘤病   C. 慢性龈炎
   D. 白血病   E. 浆细胞性龈炎

【答案】B

【解析】此题考查的是各类牙龈炎的诊断与鉴别诊断。牙龈纤维瘤病一般开始于恒牙萌出之后，牙龈广泛增生，质地坚韧，不容易出血。因此选B。

70. 男性，34岁，每日吸烟一包。主诉牙龈自动出血伴牙龈疼痛、口臭3天，未发热。检查：CI-3，龈缘呈虫蚀状，表面覆盖坏死假膜，易于擦去。最可能的诊断是
   A. 急性龈乳头炎   B. 侵袭性牙周炎   C. 急性坏死性溃疡性龈炎
   D. 疱疹性龈口炎   E. 慢性龈炎

【答案】C

【解析】患者34岁，每日吸烟一包，有诱发因素，牙龈自动出血伴牙龈疼痛、口臭，龈缘呈虫蚀状，表面覆盖坏死假膜是急性坏死性溃疡性龈炎的临床表现，可明确诊断为急性坏死性溃疡性龈炎。因此选C。

71. 某女，24岁，戴正畸矫正器数月，近一月来刷牙时牙龈出血，不伴疼痛，龈乳头呈球状增生，质地松软。最有可能的诊断是
    A. 青春期龈炎　　　　　　　B. 慢性龈炎　　　　　　　C. 牙龈纤维瘤病
    D. 急性坏死性溃疡性龈炎　　E. 疱疹性龈炎

【答案】B

【解析】本题考查的是慢性龈炎的诊断。通过题干的"24岁""戴正畸矫正器数月""龈乳头呈球状增生，质地松软"，最有可能的诊断是慢性龈炎。因此选B。

72. 某男性患者，62岁，高血压病史多年，临床检查：全口牙龈边缘及牙龈乳头充血水肿，牙龈增生覆盖牙冠的1/2，上前牙出现移位。最有可能的诊断是
    A. 慢性龈炎　　　　　　　　B. 牙龈纤维瘤病　　　　　C. 药物性牙龈增生
    D. 急性龈乳头炎　　　　　　E. 侵袭性牙周炎

【答案】C

【解析】患者有高血压病史，牙龈增生覆盖牙冠的1/2，上前牙出现移位，可诊断为药物性牙龈增生。因此选C。

73. 某男性患者，58岁，高血压史多年。临床检查：全口龈缘及龈乳头增生明显，增生牙龈覆盖牙冠的1/3～1/2。此患者若诊断为药物性牙龈增生，哪一药物与之关系最密切
    A. 异山梨酯　　　　　　　　B. 硝苯地平　　　　　　　C. 苯妥英钠
    D. 环孢素　　　　　　　　　E. 阿司匹林

【答案】B

【解析】本题考查的是药物牙龈增生。患者高血压史多年，服用治疗高血压病的硝苯地平引起。因此选B。

74. 某男性患者，16岁，体健，全口牙龈呈实质性牙龈增生，覆盖牙冠的1/2～3/4，增生以上颌磨牙腭侧为重，半年前曾住院做过一次全口牙龈切除术，但现又复发。此患者的最可能诊断是
    A. 青春期龈炎　　　　　　　B. 慢性龈炎　　　　　　　C. 牙龈纤维瘤病
    D. 牙龈瘤　　　　　　　　　E. 药物性牙龈增生

【答案】C

【解析】本题考查的是牙龈纤维瘤病的诊断。16岁，全口牙龈呈实质性牙龈增生，覆盖牙冠的1/2～3/4，增生以上颌磨牙腭侧为重，是牙龈纤维瘤病的临床表现。因此选C。

75. 某女性患者，15岁，前牙唇侧龈乳头呈球状突起，呈鲜红色、松软光亮，局部刺激物不明显。试述扩大的龈组织对局部刺激物反应的最可能的原因
    A. 刷牙不认真　　　　　　　B. 夜磨牙　　　　　　　　C. 激素水平
    D. 吐舌习惯　　　　　　　　E. 舔唇习惯

【答案】C

【解析】患者15岁是青春期，性激素水平的改变扩大了龈组织对局部刺激物反应，导致牙龈炎加重。因此选C。

(76～79题共用题干)

男性，25岁，体健，吸烟每日一包。主诉：牙龈自动出血，伴牙龈疼痛、腐败性口臭5天。临床检查示龈缘呈虫蚀状，表面覆盖坏死假膜。

76. 最可能的诊断是
    A. 急性坏死性溃疡性龈炎　　B. 疱疹性龈口炎　　　　　C. 慢性龈炎
    D. 侵袭性牙周炎　　　　　　E. 急性龈乳头炎

【答案】A

【解析】有吸烟史，结合临床表现最可能的诊断是急性坏死性溃疡性龈炎。

77. 以下口腔检查及其他辅助检查有助于确诊，除外
    A. 查血　　　　　　　　　　B. 测体温　　　　　　　　C. 口腔黏膜的检查
    D. 假膜是否易于擦去　　　　E. 测血压

【答案】E

【解析】本病为急性坏死性溃疡性龈炎，与血压无关。

78. 若确诊为急性坏死性溃疡性龈炎，最有价值的辅助检查是

A. 病变区的龈下细菌学涂片　　B. 血常规　　C. 龈沟液中酶检查

D. 切除组织行病理学检查　　E. X 线片

【答案】A

【解析】本病为急性坏死性溃疡性龈炎，致病的病原微生物是螺旋体和梭形杆菌，最有价值辅助诊断是病变区细菌涂片，检查有无螺旋体和梭形杆菌，因此选 A。

79. 此患者最佳的首诊治疗措施是

A. 口服抗菌药物　　B. 彻底除净牙石及菌斑，3%H_2O_2 冲洗

C. 去除大块牙石及坏死物，3%H_2O_2 冲洗　　D. 全身给予维生素 C、蛋白质等支持疗法

E. 1%～3%H_2O_2 含漱 1 周

【答案】C

【解析】首诊治疗措施是去除龈乳头及龈缘的坏死组织，去除大块牙石及坏死物，3%H_2O_2 冲洗。因此选 C。

(80～82 题共用题干)

患儿，男，10 岁，患麻疹后 3 天，低热、乏力，颌下淋巴结肿大，牙龈疼痛、出血、口腔奇臭，不敢刷牙，检查可见下前牙唇侧牙龈出血，龈缘溃疡。

80. 拟诊

A. 牙周炎　　B. 疱疹性龈口炎　　C. 雪口病

D. 急性坏死性龈炎　　E. 带状疱疹

【答案】D

【解析】急性坏死性龈炎起病急，病程较短，以龈乳头和龈缘的坏死为其特征性损害，初起时龈乳头充血水肿，在个别牙龈乳头的顶端发生坏死性溃疡，病变沿牙龈边缘向邻牙扩展，使龈缘如虫蚀状，坏死区出现灰褐色假膜，易于擦去；患处极易出血，甚至自发出血，疼痛明显，有典型的腐败性口臭，轻症一般无全身症状，重症可有低热、疲乏等症状。根据题中描述，患者可诊断为急性坏死性龈炎。故选 D。

81. 通常该病的病因是

A. 真菌感染　　B. 病毒感染　　C. 抵抗力低下 + 细菌感染

D. HSV-Ⅱ感染　　E. 确切病因不清，多种因素

【答案】C

【解析】急性坏死性龈炎病因包括微生物作用、已存在的慢性龈炎或牙周炎、吸烟、心身因素、使机体免疫功能降低的某些因素，如营养不良、全身消耗性疾病等。题中告知患者患麻疹后 3 天发病，因此可明确病因是抵抗力低下 + 细菌感染，故本题答案为 C。

82. 最佳治疗方案应选择

A. 全口洁治，口服或肌内注射青霉素

B. 局部用 1%～2% 过氧化氢溶液含漱，口服维生素 C 和甲硝唑

C. 2%～4%$NaHCO_3$ 溶液含漱，补充铁剂、维生素 A 并输血

D. 口服激素 + 阿司匹林镇痛

E. 该病有自限性，无需特殊处理，7～10 天可自愈

【答案】B

【解析】急性坏死性龈炎的治疗方法包括：①去除局部坏死组织，初步去除大块的龈上牙石。②局部使用氧化剂，1%～3% 过氧化氢溶液局部擦拭、冲洗和反复含漱，有助于和去除残余的坏死组织。③全身药物治疗，重症患者可口服甲硝唑或替硝唑等抗厌氧菌药物 2～3 天，有助于疾病的控制。④及时进行口腔卫生指导。⑤对全身性因素进行矫正和治疗。⑥急性期过后的治疗，通过洁治和刮治术去除菌斑、牙石等一切局部刺激因素，对外形异常的牙龈组织，可通过牙龈成形术等进行矫正，以利于局部菌斑控制和防止复发。因此答案选 B。

(83～85 题共用备选答案)

A. 牙菌斑　　B. 软垢　　C. 获得性膜

D. 龈上菌斑　　E. 龈下菌斑

83. 牙龈炎的主要病因

84. 牙面清洁后最先在牙面形成的

第五章　牙周病学

85. 未矿化的细菌性沉积物，牢固的黏附于牙面或修复体表面

【答案】D、C、A

(86～89题共用题干)

男，25岁，1年来牙龈逐渐肿大。检查发现：全口牙龈乳头及龈缘肿，上下前牙明显。龈乳头球状、突起，前牙龈呈分叶状质地坚硬，略有弹性，呈粉红色，不出血，无疼痛，龈沟加深，有菌斑，上颌中切牙部分冠折断，已作根管治疗。

86. 采集病历重点了解的是

A. 出血史　　　　　　　　　B. 家族史　　　　　　　　　C. 癫痫史

D. 是否戴过矫正器　　　　　E. 药物过敏史

【答案】C

【解析】通过题干分析，首先考虑药物性牙龈增生，有癫痫史，治疗癫痫，服用苯妥英钠，引起牙龈增生，因此，采集病历重点了解癫痫史。故选C。

87. 为进一步确诊，首先需检查项目是

A. 血象　　　　　　　　　　B. X线片　　　　　　　　　C. 探诊附着丧失情况

D. 菌斑涂片检查　　　　　　E. 殆关系

【答案】C

【解析】探诊附着丧失情况明确是牙龈还是牙周病变。

88. 上述检查仍不能确诊，在用药史上还需了解的是

A. 全身用药　　　　　　　　B. 抗癫痫药物　　　　　　　C. 非激素类药物

D. 抗厌氧菌药物　　　　　　E. 局部用药

【答案】B

【解析】抗癫痫药物会引起药物性牙龈增生。

89. 在治疗中，首先采取的措施是

A. 去除局部刺激因素　　　　B. 手术切除　　　　　　　　C. 深刮治

D. 局部加强用药　　　　　　E. 观察病情后，再作处理

【答案】A

(90～93题共用题干)

患者，女性，53岁。左上后牙4天来持续胀痛，1日来疼痛加重，不能咬物。2个多月来，该部位一直食物嵌塞，要求诊治。检查：25近中𬌗面、24远中𬌗面龋达牙本质中层，有嵌塞食物在内，龈乳头红肿探痛且出血，叩痛（+），不松动，冷测同对照牙。

90. 患者主诉疾病的诊断是

A. 中龋　　　　　　　　　　B. 深龋　　　　　　　　　　C. 慢性牙髓炎

D. 急性牙周脓肿　　　　　　E. 龈乳头炎

【答案】E

91. 应与主诉疾病鉴别的疾病为

A. 浅龋　　　　　　　　　　B. 深龋　　　　　　　　　　C. 慢性牙髓炎

D. 牙龈乳头炎　　　　　　　E. 可复性牙髓炎

【答案】B

92. 对主诉疾病有效的处理方法为

A. 消炎、镇痛　　　　　　　B. 龋洞充填、上药　　　　　C. 盖髓、充填

D. 洁治、冲洗上药　　　　　E. 开髓、拔髓

【答案】B

93. 与主诉疾病治疗效果最有关的是

A. 接触关系的恢复　　　　　B. 开髓窝洞的制备　　　　　C. 充填材料的选择

D. 腐质去净的程度　　　　　E. 抗菌药物的选择

【答案】E

(94～96题共用备选答案)

A. 菌斑生物膜　　　　　　　B. 服用药物　　　　　　　　C. 内分泌导致的激素变化

D. 遗传因素   E. 全身疾病

94. 增生性龈炎的直接病因是
95. 菌斑性龈炎的直接病因是
96. 妊娠期龈炎的直接病因是

【答案】A、A、A

第三单元　牙周炎

1. 精确判断牙周袋是否存在的检查方法是
   A. 视诊、有无牙龈肿胀　　B. 视诊、牙龈颜色有无变化　　C. 咬合检查
   D. 牙周探诊检查　　E. X线片检查

【答案】D

【解析】牙周探诊是牙周病诊断中最重要的检查方法。主要目的是了解有无牙周袋或附着丧失，并探测其深度和附着水平。还可探查有无探后出血。故本题选D。

2. 用有刻度的牙周探针探测牙周袋时应注意下列几点，除了
   A. 支点应稳　　B. 探测力量应掌握恰当　　C. 探测宽度要角度垂直
   D. 探测位置和角度要恰当　　E. 按顺序探测

【答案】C

【解析】用有刻度的牙周探针探测牙周袋时应注意：支点要稳，以免探针刺伤软组织；探诊力量恰当，以20～25g为适宜；探诊紧贴牙面，与牙体长轴平行；按顺序分六个位点探测，因此不选A、B、D、E，此题选C。

3. 牙周探诊时，探诊压力应掌握在
   A. 小于10g　　B. 10～15g　　C. 20～25g
   D. 30g左右　　E. 30～50g

【答案】C

【解析】牙周探针时用改良握笔式握持探针。以口内相邻牙的面或近切缘处的唇面作支点，也可采用口外支点。探诊力量要轻，为20～25g。探入时探针应与牙体长轴平行。探针应紧贴牙面，避免进入软组织，避开牙石而到达袋底，故本题答案为C。

4. 牙周病预防重点集中在
   A. 牙石的控制　　B. 消除菌斑　　C. 控制致病菌
   D. 控制唾液菌量　　E. 控制菌斑

【答案】E

5. 下列因素能改变牙周组织对菌斑的刺激反应，除外
   A. 性激素　　B. 肾上腺激素　　C. 甲状旁腺激素
   D. 殆创伤　　E. 糖尿病

【答案】D

【解析】性激素、肾上腺激素、甲状旁腺激素、糖尿病等内分泌系统的改变可使牙周组织对菌斑的刺激反应增强，殆创伤为牙周炎症的局部刺激因素。因此本题选D。

6. 牙周组织和牙髓组织的交通途径不包括
   A. 根尖孔　　B. 侧支根管　　C. 副根管
   D. 牙本质小管　　E. 牙周膜

【答案】E

【解析】牙周组织和牙髓组织的交通途径包括根尖孔、根管侧支、副根管、牙本质小管及某些解剖异常或病理情况如牙根纵裂、牙骨质发育不良等。牙周膜是环绕牙根的致密的结缔组织，在正常生理状态下不是牙周和牙髓组织的交通途径。故本题答案为E。

7. 关于牙周探诊深度的说法下列哪个不正确
   A. 组织学上的龈沟或牙周袋深度　　B. 健康组织探针止于结合上皮冠方
   C. 健康组织探针进入结合上皮的1/3～1/2　　D. 炎症时探针过结合上皮进入炎症的结缔组织

第五章　牙周病学

E. 炎症时探针止于炎症的结缔组织下方正常纤维的冠方

【答案】B

【解析】龈沟深度是指从龈沟底到龈缘的距离。组织学研究证明，用钝头的牙周探针探测龈沟时，探针并不终止于结合上皮的最冠方，而是进入结合上皮内的 1/3～1/2，炎症时探针尖端会穿透结合上皮而进入有炎症的结缔组织内，终止于炎症的结缔组织下方正常纤维的冠方。这是因为沟底结合上皮既无角化层，也无上皮钉突，细胞间隙大，细胞之间的联系疏松，上皮通透性高，因此易被机械力穿透或撕裂，在进行牙周探诊检查时，探针会穿透到结合上皮内，使临床探诊深度大于组织学深度，在炎症时结缔组织中胶原纤维破坏消失，组织对机械力的抵抗减弱，易被探针穿透。故本题选 B。

8. 龈上牙石易沉积于
 A. 上前牙邻面 B. 前磨牙
 C. 磨牙 D. 上颌第一恒磨牙颊面和下前牙舌面
 E. 上颌第一恒磨牙舌面和上前牙唇面

【答案】D

【解析】龈上结石一般体积较大，尤其是唾液腺导管开口相应处的牙面上沉积更多如上颌第一磨牙颊面（腮腺导管开口）和下颌前牙的舌面（下颌下腺和舌下腺导管开口），故选 D。

9. 牙周炎的"进展前沿"是
 A. 附着性菌斑 B. 龈上菌斑 C. 非附着性菌斑
 D. 龈上牙石 E. 龈下牙石

【答案】C

【解析】龈下菌斑分为附着性龈下菌斑和非附着性龈下菌斑。在牙周炎快速进展时，非附着性龈下菌斑明显增加，毒力增强，与牙周炎的发生发展关系密切，导致牙槽骨的快速破坏，被认为是牙周炎的"进展前沿"。故选 C。

10. 慢性牙周炎的基础治疗不包括
 A. 消除龈上、下菌斑及牙石 B. 纠正食物嵌塞、𬌗创伤 C. 口腔卫生指导
 D. 暂时性固定松动牙 E. 牙周手术

【答案】E

11. 牙周炎骨吸收的最初表现是
 A. 牙槽骨高度降低 B. 牙槽骨密度减低
 C. 牙槽嵴顶的硬骨板消失或嵴顶模糊呈虫蚀状 D. 牙周膜增宽
 E. 牙槽骨呈垂直型吸收

【答案】C

12. 下颌后牙邻面常发生的骨吸收的形式为
 A. 弧形骨吸收 B. 反波浪形骨吸收 C. 凹陷状（凹坑状）骨吸收
 D. 垂直型骨吸收 E. 水平型骨吸收

【答案】C

13. 侵袭性牙周炎主要的检出致病菌为
 A. 产黑色素类杆菌 B. 螺旋体 C. 伴放线聚集杆菌
 D. 牙龈卟啉菌 E. 梭形杆菌

【答案】C

14. 关于伴放线聚集杆菌的致病毒素作用，哪一项不正确
 A. 产生白细胞毒素 B. 抑制多形核白细胞的趋化功能 C. 产生无活性的胶原酶
 D. 产生成纤维细胞抑制因子 E. 产生内毒素

【答案】C

15. 下列哪项与侵袭性牙周炎无关
 A. 具有家族聚集性 B. 牙根形态异常 C. 糖尿病
 D. 吞噬细胞趋化性异常 E. 种族和地区易感性有差异

【答案】C

16. 不属于局限型侵袭性牙周炎特点的是
A. 病程进展缓慢
B. 始于青春期前后，早期无明显症状
C. 早期患者菌斑牙石量少
D. 好发于第一恒磨牙和上、下切牙
E. 女性多于男性
【答案】A

17. 典型的侵袭性牙周炎X线表现是
A. 上颌切牙邻面垂直型骨吸收
B. 下颌切牙邻面垂直型骨吸收
C. 第一磨牙邻面垂直型骨吸收
D. 第一磨牙严重水平型骨吸收
E. 第一磨牙根尖吸收
【答案】C

18. 广泛型侵袭性牙周炎的临床特点不包括
A. 通常发生于35岁以下
B. 对病原菌的血清抗体反应较弱
C. 全口大多数牙重度牙周破坏
D. 所有患者牙石菌斑量都非常少
E. 有明显的阵发性
【答案】D

19. 广泛型侵袭性牙周炎的临床特点不包括
A. 有严重而快速的附着丧失和牙槽骨吸收
B. 广泛的邻面附着丧失
C. 累及除第一磨牙和切牙外至少3颗恒牙
D. 部分患者有中性粒细胞和（或）单核细胞功能缺陷
E. 病变发展呈持续进展性，常规治疗效果非常不理想
【答案】E

20. 诊断广泛型侵袭性牙周炎需排除的因素不包括
A. 不正规的正畸治疗
B. 糖尿病
C. 先天性心脏病
D. HIV感染
E. 白细胞黏附缺陷
【答案】C

21. 关于牙菌斑致病学说以下不正确的是
A. 是菌斑内总体微生物联合效应的结果
B. 口腔微生物中绝大多数为正常菌群，少数具有毒力能损害防御功能的致病菌起关键作用
C. 牙周炎是一种机会性感染
D. 牙周炎的实质是菌群失调
E. 牙周炎是某些致病菌引起的特异性感染
【答案】E
【解析】牙周炎是某些致病菌引起的非特异性感染。

22. 关于牙周病的促进因素，下面说法不正确的是
A. 会促进或有利于牙菌斑的堆积
B. 造成牙周组织的损伤
C. 主要指牙齿周围的那些局部影响因素
D. 使牙周组织容易受细菌的感染
E. 对已存在的牙周病起加重或加速破坏的作用
【答案】C
【解析】牙周病的促进因素分为局部促进因素和全身促进因素。

23. 对于真性牙周袋的理解，以下正确的是
A. PD≥3mm
B. PD≥5mm
C. 只与结合上皮的位置向根方增殖有关
D. PD≥3mm，未见结合上皮的位置向根方增殖
E. 虽有骨丧失，但上皮附着可正常
【答案】C
【解析】真性牙周袋形成的原因：牙周炎时结合上皮向根方增殖，其冠方部分与牙根表面分离使龈沟加深形成。

24. 垂直性食物嵌塞的常见原因如下，除外
A. 牙尖过于高陡
B. 不均匀的磨耗
C. 咀嚼食物太硬
D. 咬合时水平分力使牙齿出现暂时缝隙
E. 两相邻牙边缘嵴高度不一致
【答案】C

【解析】咀嚼食物太硬会造成牙齿的磨耗，但是不会造成垂直型食物嵌塞。

25. 晚期慢性牙周炎牙槽骨吸收主要是
   A. 垂直吸收 B. 水平吸收 C. 凹坑状吸收
   D. 斜行吸收 E. 不均匀吸收
【答案】B
【解析】晚期慢性牙周炎牙槽骨吸收主要是水平吸收，凹坑状吸收可能是相邻两牙间的食物嵌塞或不良修复体。

26. 与牙槽骨快速破坏有关的菌斑是
   A. 窝沟处的菌斑 B. 以革兰阳性需氧菌为主的菌斑 C. 龈上菌斑
   D. 非附着性龈下菌斑 E. 附着性龈下菌斑
【答案】D
【解析】非附着性龈下菌斑附着于龈沟上皮、结合上皮或直接侵入上皮下结缔组织内，导致牙槽骨快速破坏，是牙周炎的"进展前沿"。故选D。

27. 造成牙龈炎症和牙周破坏的常见原因中不包括
   A. 银汞悬突 B. 深窝沟 C. 咬合创伤
   D. 食物嵌塞 E. 边缘不密合的全冠
【答案】B
【解析】牙周疾病的局部促进因素包括牙石、解剖因素、错𬌗畸形、不良修复体或填充体（银汞悬突、边缘不密合的全冠）、咬合创伤和食物嵌塞等，而深窝沟主要是使龋病易于发生，而不会造成牙龈炎症和牙周破坏，所以选B。

28. 牙周袋底位于釉牙骨质根方，从袋底到釉牙骨质界的距离称为
   A. 探诊深度 B. 牙周袋深度 C. 附着水平
   D. 牙龈退缩程度 E. 角化龈宽度
【答案】C
【解析】附着水平能客观反映牙周炎的病变程度，它是指釉牙骨质界至袋底的距离，龈缘-袋底的距离是牙周袋的探诊深度。所以选C。

29. 牙槽骨垂直吸收时伴随的牙周袋多为
   A. 龈袋 B. 复杂袋 C. 骨上袋
   D. 骨下袋 E. 假性牙周袋
【答案】D
【解析】牙槽骨垂直吸收时，在X线片上显示的是与牙根面之间形成的有一定角度的骨缺损。此时牙周袋的袋底位于牙槽嵴顶的根方，此种牙周袋称为骨下袋。所以D正确。

30. 牙周炎时造成牙齿松动的最主要原因是
   A. 牙龈的急性炎症 B. 急性根尖周炎 C. 急性牙髓炎
   D. 牙槽骨吸收 E. 牙周袋形成
【答案】D
【解析】牙周炎时牙槽骨吸收越多，牙周支持组织的破坏也愈严重，牙齿就难以保留，牙槽骨吸收是造成牙齿松动的主要原因，所以选D。

31. 我国推荐治疗侵袭性牙周炎的最佳药物是
   A. 阿莫西林＋甲硝唑 B. 青霉素＋甲硝唑 C. 红霉素
   D. 四环素 E. 螺旋霉素
【答案】A

32. 慢性牙周炎早期的特点为
   A. 牙齿松动 B. 牙齿移位 C. 牙槽骨嵴顶吸收
   D. 伴发根分叉病变 E. 可发生牙周脓肿
【答案】C

33. 早期牙周炎的表现不包括
   A. 牙周袋形成 B. 牙槽骨吸收 C. 牙龈红肿

D. 牙齿松动　　　　　　　　　　　　E. 探诊后牙龈出血

【答案】D

34. 牙周病的部位特异性表现为

A. 破坏同时发生在口腔所有部位　　　　B. 破坏仅发生在原已有疾病的部位

C. 破坏仅发生在新的部位，原有疾病愈合　　D. 新位点破坏的发生和原已有疾病部位的破坏加重

E. 以上均对

【答案】D

35. 牙周组织临床检查所需特殊器械

A. 口镜、探针、镊子　　　　　　　　B. 牙周探针、电活力计、薄蜡片

C. 牙周探针、牙胶棒、牙线、染色剂　　D. 牙周探针、牙线、咬合纸、薄蜡片

E. 牙周探针、咬合纸、薄蜡片、X线片

【答案】D

36. 在牙周手术的愈合过程中，优先占据根面的细胞通常是

A. 牙槽骨骨髓细胞　　　B. 牙龈结缔组织细胞　　　C. 牙龈上皮细胞

D. 牙周膜细胞　　　　　E. 成牙骨质细胞

【答案】C

（37～39题共用题干）

患者，女性，40岁。牙龈肿痛4天。检查：16颊侧牙龈肿胀，局限性隆起，波动感，温度测试与对照牙相同。

37. 根据牙髓活力温度测试结果，可排除的诊断是

A. 龈乳头炎　　　　　B. 牙龈脓肿　　　　　C. 牙周脓肿

D. 急性牙槽脓肿　　　E. 根分叉病变

【答案】D

38. 进一步检查：牙齿松动Ⅰ度，探诊深度8mm，最可能的诊断是

A. 龈乳头炎　　　　　B. 牙龈脓肿　　　　　C. 牙周脓肿

D. 急性牙槽脓肿　　　E. 急性牙髓炎

【答案】C

39. 此时，对该患者的处理是

A. 引流、局部用药　　　B. 袋壁搔刮　　　　　C. 开髓

D. 拔髓及髓腔封药　　　E. 全身抗生素治疗

【答案】A

（40～42题共用备选答案）

A. 龈上菌斑　　　　　B. 附着型龈下菌斑　　　C. 非附着型龈下菌斑

D. 陈旧的龈上菌斑　　E. 窝沟处龈上菌斑

40. 与龈下牙石形成有关

41. 主要为革兰阴性厌氧菌构成的菌斑

42. 被认为是牙周炎"进展前沿"的菌斑

【答案】B、C、C

（43～46题共用备选答案）

A. 水平型骨吸收　　　B. 垂直型骨吸收　　　C. 凹坑状吸收

D. 反波浪形骨吸收　　E. 弧形骨吸收

43. 侵袭性牙周炎下颌第一磨牙的骨吸收

44. 形成骨上袋时的牙槽骨吸收形式

45. 形成骨下袋时的牙槽骨吸收形式

46. 牙槽间隔的骨嵴顶吸收

【答案】E、A、B、C

第四单元 反映全身疾病的牙周炎

1. 一些系统性疾病和状况也能增加牙周炎危险并影响牙周治疗的效果，除外
   A. 冠心病
   B. 内分泌疾病
   C. 血液疾病
   D. 精神压力
   E. 营养不良
   【答案】A

2. 患病率只有百万分之一到百万分之四，同时伴有牙周病损和皮损的疾病是
   A. Down 综合征
   B. 伴 1 型糖尿病的牙周炎
   C. 掌跖角化-牙周破坏综合征
   D. 牙龈纤维瘤病
   E. 侵袭性牙周炎
   【答案】C

3. 以下哪个细菌在 HIV 阳性患者牙周病中起重要作用
   A. 伴放线聚集杆菌
   B. 白念珠菌
   C. 牙龈卟啉单胞菌
   D. 中间普氏菌
   E. 福赛坦氏菌
   【答案】B
   【解析】白念珠菌在 HIV 阳性患者牙周病中起重要作用。

（4～5题共用备选答案）
   A. 侵袭性牙周炎
   B. 糖尿病型牙周炎
   C. 慢性牙周炎
   D. Down 综合征
   E. 掌趾角化-牙周破坏综合征

4. 愈合缓慢并经常出现牙周脓肿的是
   【答案】B

5. 遗传性疾病，且双亲必须均携带染色体基因才使其子女患本病的是
   【答案】E

第五单元 牙周炎的伴发疾病

1. 男，60岁。右上牙床肿痛2天。检查：全口牙牙石（+）～（++），颊侧牙龈局限性隆起，波动感，有深牙周袋，患牙未见龋坏。其他牙牙周袋探诊深度普遍 4～7mm。最可能的诊断是
   A. 急性龈乳头炎
   B. 急性牙龈脓肿
   C. 急性牙槽脓肿
   D. 急性牙周脓肿
   E. 根分叉病变
   【答案】D

2. 牙周袋较深且牙槽骨隆突的Ⅰ度根分叉病变宜采用的治疗方法是
   A. 仅需龈下刮治及根面平整术
   B. 基础治疗后翻瓣及骨修整术
   C. 隧道成形术
   D. GTR 手术
   E. 根向复位瓣及骨修整术
   【答案】B

3. 关于Ⅲ、Ⅳ度根分叉病变的治疗错误的是
   A. 治疗目的是充分暴露根分叉区，以利于菌斑控制
   B. 附着龈宽度足够时采用袋壁切除术
   C. 附着龈宽度不足时采用根向复位瓣术
   D. 无治疗价值，需拔除
   E. 常结合骨修整术
   【答案】D

4. 对于逆行性牙髓炎的患者，探诊检查最可能发现的是
   A. 牙龈出血
   B. 龈下牙石
   C. 釉突
   D. 溢脓
   E. 深牙周袋
   【答案】E

5. 牙周脓肿与牙槽脓肿的鉴别之一是牙周脓肿时
   A. 牙槽骨嵴吸收
   B. 脓肿范围弥散
   C. 牙髓多无活力

D. 病程较长 E. 叩痛重

【答案】A

6. 牙齿的颈部釉突易破坏上皮附着，形成牙周袋导致磨牙根分叉病变，常发生在
   A. 下颌第一磨牙 B. 下颌第三磨牙 C. 下颌第二磨牙
   D. 上颌第二磨牙 E. 上颌第一磨牙

【答案】C

【解析】下颌第二磨牙的颈部釉突易破坏上皮附着，形成牙周袋导致磨牙根分叉病变。

7. 根分叉病变最好发的牙位是
   A. 上颌第二磨牙 B. 下颌第二磨牙 C. 上颌第一磨牙
   D. 下颌第一磨牙 E. 上颌前磨牙

【答案】D

【解析】下颌第一磨牙是根分叉病变最好发的牙位。

8. 根柱较长、牙龈无明显退缩的Ⅱ度根分叉病变最理想的治疗方法是
   A. 根面平整术 B. 引导性组织再生术（GTR手术）
   C. 牙龈切除术 D. 改良widman翻瓣术及骨修整术
   E. 根向复位瓣及骨修整术

【答案】B

9. 引起牙周脓肿最常见的病原菌是
   A. 甲型溶血性链球菌 B. 类白喉杆菌 C. 无芽孢厌氧菌
   D. 铜绿假单胞菌（绿脓杆菌） E. 白念珠菌（白假丝酵母菌）

【答案】C

【解析】无芽孢厌氧菌是引起牙周脓肿最常见的病原菌。

10. 牙周脓肿不同于牙槽脓肿的主要鉴别点在于感染来自
    A. 牙髓病 B. 根尖周病变 C. 牙周袋
    D. 血源性感染 E. 外伤性感染

【答案】C

【解析】牙周脓肿和牙槽脓肿的鉴别，牙周脓肿的感染来源是牙周袋，而牙槽脓肿的感染来源是牙髓病或根尖周围病变，所以C正确。牙髓病或根尖周围病变是牙槽脓肿的感染来源，所以A、B错误。血源性感染、外伤性感染与两者鉴别无关，所以D、E错误。故此题选C。

第六单元　牙周病的治疗

1. 牙周病治疗常用的局部冲洗药物有
   A. 3%过氧化氢溶液 B. 碘附溶液 C. 碘甘油溶液
   D. 碘酚溶液 E. 0.05%氟化亚锡溶液

【答案】A

【解析】3%过氧化氢液用于治疗急性牙周感染如急性坏死性溃疡性龈炎有较好的疗效，洁治术及根面平整术后辅助用H_2O_2冲洗，有助于清除袋内残余的牙石碎片及肉芽组织，故本题答案为A。

2. 影响口腔生态系的主要因素不包括
   A. 宿主因素 B. 细菌因素 C. 营养因素
   D. 物理化学因素 E. 居住地因素

【答案】E

【解析】牙周生态系是指牙周正常菌群之间及它们与宿主之间的相互作用。微生物的相互作用（共聚、协同、竞争、拮抗），宿主的健康状况（包括口腔卫生习惯、口腔疾病和治疗、口腔矫治器和义齿、全身性疾病激素分泌、遗传和种族因素、烟酒嗜好等），牙周环境的特性如氧化还原电势、pH值、氧气、二氧化碳、温度、湿度、渗透压、营养源等均可影响牙周生态系变化，故不选A、B、C、D，选E。

3. 某男性患者，43岁，主诉：右下后牙冷热痛2周，自发痛2天伴牙龈肿胀。检查示右下第一磨牙牙周

袋深达根尖，X线片未见龋及根尖病变。最可能的诊断是

A. 急性根尖炎　　　　　　　B. 逆行性牙髓炎　　　　　　C. 牙周脓肿
D. 创伤　　　　　　　　　　E. 根分叉病变

【答案】B

【解析】患者右下后牙冷热痛、自发痛，是牙髓炎的症状，X线片未见龋及根尖病变，牙周袋深达根尖，是逆行性牙髓炎。因此选B。

（4～5题共用题干）

女，60岁，牙床肿痛2周，1年前曾有过肿痛，但未治疗。检查：右下6颊侧牙龈肿胀，有一瘘管，瘘管指向根尖方向，其颊侧中央及近中、远中、舌侧均有5～6mm的牙周袋。

4. 为明确诊断应作的一项重要检查是

A. 探诊出血　　　　　　　　B. 牙齿松动度　　　　　　　C. 拍摄X线片
D. 根分叉的探查　　　　　　E. 探查龈下牙石

【答案】C

【解析】拍摄X线片看牙槽骨的吸收情况。

5. 该患牙最可能的诊断是

A. 牙髓炎　　　　　　　　　B. 慢性牙周炎　　　　　　　C. 边缘性龈炎
D. 根分叉病变　　　　　　　E. 牙周-牙髓联合病变

【答案】E

【解析】患者右下6颊侧牙龈肿胀，有一指向根尖方向的瘘管说明患牙有根尖周病变，瘘管其颊侧中央及近中、远中、舌侧均有5～6mm的牙周袋，牙周存在病变，患牙诊断为牙周—牙髓联合病变。因此选E。

（6～8题共用题干）

一位诊断为慢性牙周炎的患者，经有经验医师完成牙周基础治疗，右下第一磨牙颊侧仍有根分叉病变Ⅱ度，且部分根分叉暴露，附着龈较窄，预备行手术治疗。

6. 复诊时间应为根面平整后的

A. 1周　　　　　　　　　　B. 4～12周　　　　　　　　C. 半年
D. 一年　　　　　　　　　　E. 3天

【答案】B

【解析】慢性牙周炎的患者，经牙周基础治疗，应于4～12周后复查，决定是否手术。

7. 复查时，应复查下列内容，除外

A. 口腔卫生情况　　　　　　B. 探诊深度　　　　　　　　C. 炎症消退情况
D. 根分叉部位软硬组织情况　E. X线片

【答案】E

【解析】复查内容包括菌斑控制情况、牙龈出血情况、炎症消退情况、探诊深度以及根分叉部位软硬组织的改善情况，初诊应留X线片作为术前资料，但X线片间隔6～12个月复查即可。

8. 手术方法应选择

A. 牙龈切除术　　　　　　　B. 冠向复位瓣术　　　　　　C. 根向复位瓣术
D. 植骨术　　　　　　　　　E. 引导性组织再生术

【答案】C

【解析】完成牙周基础治疗后右下第一磨牙颊侧仍有根分叉病变Ⅱ度，且部分根分叉暴露，附着龈较窄，采用植骨术和引导性组织再生术，难以获得新附着性愈合，就需考虑根向复位瓣术，消除牙周袋，暴露根分叉区，便于自我控制菌斑。因此选C。

（9～10题共用题干）

患者左上第二磨牙腭侧牙龈肿胀，疼痛2天。检查：左上第二磨牙腭侧牙龈呈卵圆形红肿，波动感（+），若诊断是急性牙周脓肿。

9. 确诊前做如下检查，除外

A. 牙周袋深度　　　　　　　B. 脓肿部位　　　　　　　　C. 牙齿松动度
D. 𬌗力测定　　　　　　　　E. 牙髓活力测试

【答案】D

【解析】牙周脓肿应该加该检查牙周袋深度，脓肿部位，牙齿松动度，牙髓活力测试。

10. 此患者首诊应选择的治疗措施不包括
A. 拔除无望保留的牙，以达彻底引流
B. 切开引流
C. 局部牙周袋内用药
D. 调磨明显早接触点
E. 0.12% 氯己定含漱液含漱 3 天

【答案】A

（11～13题共用题干）
一名慢性牙周炎的中年患者，经有经验的医生治疗后，16 的根分叉区探诊仍出血。

11. 需要做以下检查，除外
A. 是否用牙线
B. 有无釉突
C. 咬合关系
D. 是否存在龈下牙石
E. 口腔卫生情况

【答案】A

【解析】牙线的使用与根分叉区的病变无关。

12. 根分叉病变治疗难度大，从牙体解剖的特点分析有以下原因，除外
A. 根分叉入口过小
B. 釉突
C. 根面有凹槽
D. 深刮器械工作刃过短
E. 多数磨牙根分叉距釉牙骨质界较近

【答案】D

13. 下颌磨牙 Ⅱ 度根分叉病变的治疗方法如下，除外
A. 保守治疗
B. 引导组织再生术
C. 植骨术
D. 冠向复位瓣术
E. 截根术

【答案】E

【解析】截根术又称牙根切除术。当多根牙的某一个根患有难以治愈的深牙周袋和骨吸收，或重度根分叉病变时，可将该患根切除，保留其余可保存的牙根及牙冠，以延长该牙的寿命。截根术一般适用于 Ⅲ 及 Ⅳ 度根与分叉病变。

第七单元　种植体周围组织病变

1. 发生于种植体周软组织的炎症性损害称为
A. 种植体周围炎
B. 种植体炎
C. 种植体周黏膜炎
D. 种植体周龈炎
E. 种植体周膜炎

【答案】C

2. 种植体周围组织病变的描述错误的是
A. 种植体周围组织病变的始动因子是菌斑微生物
B. 咬合负载过重是重要促进因素
C. 吸烟是影响种植体周围骨丧失的重要因素
D. 手术技术和术后处理不当易引起种植体周围组织病变
E. 两段式种植体容易感染牙周致病菌

【答案】E

【解析】两段式种植体愈合期完全埋植于黏膜下，不易感染牙周致病菌。

3. 关于种植体周围黏膜炎的叙述错误的是
A. 主要由口腔卫生不良、菌斑刺激所致
B. 病变不可逆转
C. 表现为种植体周围黏膜红肿、探诊出血及溢脓
D. 表现为种植体周围黏膜增生
E. 不伴有骨吸收

【答案】B

【解析】种植体周围黏膜炎可以逆转。

4. 关于种植体周围炎的叙述错误的是
A. 是种植体周围黏膜炎进展而来
B. 菌斑刺激和咬合负载过重是主要病因

C. 伴有骨吸收　　　　　　　　　　　　　　D. 适当治疗可阻止骨吸收

E. 炎症进展比牙周炎要缓慢，治疗效果好

【答案】E

【解析】种植体周围组织防御能力较弱，炎症进展比牙周炎要快。

5. 种植体周围炎的治疗不正确的是

A. 预防重于治疗，强调种植术后的维护　　　B. 初期治疗主要是去除病因

C. 局部氯己定治疗和全身应用抗生素一般联合使用　　D. 手术治疗有切除性手术和引导性骨再生术

E. 只要仔细清洁，炎症均可彻底消除

【答案】E

6. 关于种植体周围炎的治疗错误的是

A. 2%氯己定局部冲洗或含漱　　B. 引导性骨再生术　　C. 翻瓣手术

D. 手用传统金属洁治器彻底清洁　　E. 联合应用抗生素

【答案】D

第八单元　牙周医学

1. 牙周医学的叙述不正确的是

A. 牙周医学是指牙周病与全身疾病或健康的双向关系

B. 牙周医学的发展使牙周病和系统病的诊断治疗进入新的范畴

C. 牙周健康是全身健康的重要部分，牙周感染对全身健康和疾病也有影响

D. 某些全身疾病或状况对牙周病具有显著影响

E. 由于牙周感染对全身健康有影响，因此要尽早拔除牙周病患牙，有利于全身健康

【答案】E

【解析】由于牙周感染对全身健康有影响，应该对牙周病患牙进行治疗，治疗效果不好或者牙齿过于松动才予以拔除。

2. 牙周炎伴糖尿病的特征如下，除外

A. 易发生牙周脓肿　　B. 牙周手术愈合较差　　C. 病变发展较快

D. 易有牙髓并发病变　　E. 中性粒细胞趋化功能正常

【答案】D

【解析】牙周炎伴有深牙周袋时可引起逆行性牙髓炎。

3. 牙周治疗前应预防性应用抗生素，除外

A. 高血压　　B. 风湿性心脏病和先天性心脏病　　C. 装有人工心脏瓣膜

D. 糖尿病　　E. 尿毒症、肾移植术后

【答案】A

4. Papillon-Leftvre 综合征病变一般不涉及

A. 手掌　　B. 足底　　C. 膝部

D. 躯干　　E. 牙周组织

【答案】D

【解析】Papillon Leftvre 综合征，是掌跖角化-牙周破坏综合征，表现为手掌、足底、膝部等过度角化，牙周严重破坏，病变不累及躯干。因此选 D。

5. 关于牙周病患者的全身病史，哪一项不准确

A. 牙周治疗必须在全身疾病控制下才能进行　　B. 有助于牙周病病因的全面分析

C. 全身疾病改变对治疗的反应　　D. 提醒医生对特殊患者采取特殊治疗

E. 全身疾病改变牙周组织对局部刺激的反应

【答案】A

【解析】需要充分考虑全身疾病的影响和治疗前的准备，以保证治疗安全，不是绝对的先治疗全身病后才能进行牙周治疗。

6. 影响牙周病的全身疾病如下，除外
   A. 糖尿病　　　　　　　　B. Down 综合征　　　　　　　　C. 掌跖角化-牙周破坏综合征
   D. 胆囊炎　　　　　　　　E. 艾滋病
   【答案】D
   【解析】胆囊炎对牙周病无影响。

7. 下列哪一项不是牙根敏感的原因
   A. 牙龈退缩　　　　　　　B. 牙颈部牙骨质薄　　　　　　C. 牙骨质中有神经分布
   D. 牙颈部缺乏牙骨质　　　E. 牙周刮治破坏牙骨质
   【答案】C

8. 不属于牙龈切除术适应证的是
   A. 骨上袋的慢性牙周脓肿　　　　　B. 牙龈组织增生肥大，形成假性牙周袋，经治疗未能消除者
   C. 较深的牙周袋超过膜龈联合　　　D. 中等深度的骨上袋，袋底不超过膜龈联合，附着龈有足够宽度者
   E. 龈瘤
   【答案】C

9. 根分叉区病变发生的主要原因是
   A. 咬合创伤　　　　　　　B. 坏死的牙髓　　　　　　　　C. 菌斑
   D. 外伤　　　　　　　　　E. 釉突
   【答案】C
   【解析】根分叉区病变的始动因素是菌斑，其他均为促进因素。

10. GTR 膜放置时，应超过骨缺损边缘至少
    A. 2～3mm　　　　　　　 B. 3～4mm　　　　　　　　　C. 6mm
    D. 5mm　　　　　　　　　E. 1mm
    【答案】A

11. 下面哪一个不是 ANUG 的主要致病微生物
    A. 中型螺旋体　　　　　　B. 梭形杆菌　　　　　　　　　C. 大型螺旋体
    D. 伴放线聚集杆菌　　　　E. 中间普氏菌
    【答案】D

12. 对根分叉区病变治疗效果影响最小的因素是
    A. 根的数量　　　　　　　B. 根分叉的位置　　　　　　　C. 患牙的龋坏程度
    D. 根面凹槽　　　　　　　E. 骨破坏程度
    【答案】C

13. 下列哪一项不属于牙周塞治剂的主要作用
    A. 保护作用　　　　　　　B. 抗菌消炎作用　　　　　　　C. 止痛作用
    D. 止血作用　　　　　　　E. 固定作用
    【答案】B

14. 使用斧形切龈刀作牙龈切除术时，刀刃应距所测标记线即牙周袋底的根方距离为
    A. 1～2mm　　　　　　　 B. 2～3mm　　　　　　　　　C. 2mm
    D. 3～4mm　　　　　　　 E. 3mm
    【答案】A

15. 在菌斑成熟过程中，首先吸附到牙面的是
    A. 唾液链球菌　　　　　　B. 变形链球菌　　　　　　　　C. 革兰阳性球菌
    D. 革兰阴性杆菌　　　　　E. 革兰阴性厌氧菌
    【答案】C

16. 关于吸烟与牙周炎治疗、预后，下列哪项说法错误
    A. 可降低局部和全身的免疫功能　　B. 可增加局部刺激因素　　　C. 吸烟者牙周炎的疗效差
    D. 吸烟者牙周炎手术效果差　　　　E. 对牙周炎的预后无影响
    【答案】E

17. 口腔科医师在治疗中易形成的不利于牙周组织健康的因素如下，除外
A. 两牙邻面均有充填体　　　　B. 银汞充填物悬突　　　　C. 冠的颊面凸度过大
D. 正畸矫治器边缘达龈下　　　E. 基牙的咬合负担过大

【答案】A

【解析】该题考的知识点为牙周疾病的局部促进因素中的，由不当治疗而导致的因素，备选答案中的B、C、D、E项的内容都是不利于牙周健康的因素，而答案A中两牙邻面均有充填体并不对牙周健康构成威胁，只有当充填体不良时才成为医源性因素，因此正确答案为A。

第六章 儿童口腔医学

第一单元 龋 病

1. 奶瓶龋主要发生在
   A. 下颌乳磨牙舌面　　　　B. 上颌乳磨牙腭侧面　　　　C. 下颌乳切牙的唇面
   D. 上颌乳切牙的唇面　　　E. 下颌乳切牙的舌面

   【答案】D
   【解析】奶瓶龋主要是不良的喂养习惯造成，发生在上颌乳切牙的唇面环绕牙冠发展。因此选 D。

2. 乳牙龋齿治疗原则如下，除外
   A. 降低咬合高度　　　　B. 去除病变组织　　　　C. 恢复牙体外形
   D. 提高咀嚼功能　　　　E. 利于恒牙列的形成

   【答案】A
   【解析】乳牙龋齿治疗原则要去除病变组织，恢复牙体的外形，提高儿童的咀嚼功能，利于恒牙列的形成，恢复乳牙的咬合高度，而不是降低咬合高度。因此选 A。

3. 乳牙龋药物治疗时，具有腐蚀性的药物是
   A. 2% 氟化钠　　　　B. 8% 氟化钠　　　　C. 10% 酸性氟磷酸
   D. 38% 氟化氨银　　　E. 8% 氟化亚锡溶液

   【答案】D

4. 未经磨耗的年轻恒磨牙咬合面沟嵴清晰，备洞时不易确定洞形的边缘，最理想的龋病治疗方法是
   A. 银汞充填　　　　B. 复合树脂充填　　　　C. 窝沟封闭
   D. 再矿化治疗 + 银汞充填　　E. B+C

   【答案】E

5. 下颌第一恒磨牙龋蚀特征中，错误的是
   A. 下颌患龋率高于上颌　　B. 邻面比𬌗面易患龋　　　C. 龋蚀进行速度快，湿性龋多见
   D. 萌出时可患龋　　　　　E. 颊侧沟龋易发

   【答案】B
   【解析】龋齿下颌多于上颌，𬌗面首发，其次是邻面，再次是颊面，龋蚀进行速度快，湿性龋多见窝沟点隙多，萌出时可患龋，下颌第一恒磨牙的颊侧沟是龋易发生且迅速发展的部位，故选 B。

6. 乳磨牙制备银汞充填洞型时，错误的是
   A. 𬌗面窝沟龋局限时可制备独立圆形洞形不必扩展　　B. 单面洞邻壁过薄可制备Ⅱ类洞形
   C. 为避免意外穿髓不必强调底平　　　　　　　　　D. 洞要有一定深度，线角要圆钝
   E. 乳牙不用恢复咬合高度和接触点

   【答案】E

7. 治疗年轻恒牙深龋不能用哪种药物垫底
   A. 氧化锌丁香油糊剂　　B. 聚羧酸水门汀　　　　C. 磷酸锌水门汀
   D. 氢氧化钙　　　　　　E. 玻璃离子水门汀

   【答案】C
   【解析】磷酸锌水门汀的粘固粉内的游磷酸对牙髓产生刺激，因此深龋不能直接垫底，对牙髓有刺激性，直接接触可引起牙龈水肿、上皮细胞增生。

8. 年轻恒牙深龋常选用何种药物促进修复性牙本质形成
   A. 氧化锌水门汀粘固粉　　B. 聚羧酸水门汀　　　　C. 氢氧化钙
   D. 玻璃离子水门汀　　　　E. 铝酸三钙

   【答案】C

9. 十岁男孩，右上后牙食物嵌塞痛。检查发现右上第一乳磨牙近中中龋，叩痛（-），不松，牙龈正常。其余完好。第一乳磨牙应选的治疗

  A. 不作处理，观察   B. 备洞，玻璃离子粘固粉充填   C. 银汞充填
  D. 预成冠修复   E. 光敏树脂修复

【答案】B

10. 患儿 8 岁，右下第一恒磨牙深龋，去除大块腐质，近髓处留少许软化牙本质，上方用 $Ca(OH)_2$ 盖髓后充填。再次去腐质应在什么时间复诊

  A. 1～2 周   B. 3～4 周   C. 6～8 周
  D. 10～12 周   E. 15 周

【答案】D

【解析】患儿 8 岁，右下第一恒磨牙是年轻恒牙，年轻恒牙髓腔大，髓角高，备洞时防止意外穿髓，深龋治疗采用二次去腐法，去除大块腐质，近髓处留少许软化牙本质，上方用 $Ca(OH)_2$ 盖髓后充填，再次去腐质应在 10～12 周修复性牙本质形成后复诊去腐。因此选 D。

11. 患儿 7 岁，主诉左下后牙有龋洞，冷热疼痛，无自发痛。查左下第一恒磨牙深龋洞，叩诊（-），牙龈正常。X 线片示牙根发育 8 期，骨硬板连续。处理去除大部分腐质，近中髓角去腐质时穿髓 1mm，穿髓孔探疼。应选何种治疗方法

  A. 活髓切断术   B. 直接盖髓术   C. 拔髓术
  D. 根尖诱导成形术   E. 封金属砷后根管治疗

【答案】A

12. 患儿，7 岁，右下颌第一乳磨牙远中邻𬌗面龋洞，曾做过玻璃离子充填治疗，近几日充填材料脱落，无继发龋，无疼痛症状，叩痛（-），探诊（敏感），松动（-）。暂不考虑的治疗是

  A. 重新预备洞形   B. 重新用玻璃离子充填   C. 光固化树脂修复
  D. 根管治疗   E. 预成冠修复

【答案】D

【解析】患牙龋病充填治疗后脱落，无牙髓及根尖周病变，治疗主要考虑重新充填，不需要做根管治疗。因此选 D。

13. 对于特别不配合的儿童，乳牙龋坏治疗可酌情采用的药物治疗，但不包括下面哪一项

  A. 2% 氟化钠   B. 8% 氟化亚锡   C. 氟化氨银
  D. 酸性氟磷酸盐   E. 10% 氟化钼酸铵

【答案】C

【解析】乳牙龋药物治疗时，常用的药物有两大类，一类是氟化物，包括 2% 氟化钠、8% 氟化亚锡溶液、酸性氟磷酸盐、10% 氟化钼酸铵等，没有腐蚀性，可以用于不配合的儿童及牙颈部。另一类是硝酸银类，包括 10% 硝酸银和 38% 氟化氨银，具有腐蚀性，不能用于不配合的儿童及牙颈部。因此选 C。

14. 下列关于年轻恒牙的龋蚀特点的叙述中，错误的是

  A. 病变组织分界不清   B. 牙髓易受细菌影响   C. 多为慢性龋
  D. 龋蚀组织染色淡   E. 病变组织较软

【答案】C

【解析】年轻恒牙龋蚀特点是发展快，病变组织软，染色浅，多表现为急性龋。因此选 C。

15. 乳牙患龋的最好发牙位是

  A. 上颌乳磨牙   B. 下颌乳磨牙   C. 上颌乳切牙
  D. 上颌乳尖牙   E. 下颌乳前牙

【答案】B

【解析】乳牙列患龋的顺序是下颌乳磨牙、上颌乳磨牙、上颌乳前牙，最不好发的是下颌乳前牙。因此选 B。

16. 患儿，6 岁。右下第一恒磨牙深龋洞，去尽腐质，近髓，无任何症状，处理首选

  A. 间接盖髓后充填   B. 二次去腐   C. 活髓切断
  D. 根管治疗   E. 根尖诱导成形术

【答案】A

【解析】右下第一恒磨牙深龋，去尽腐质，近髓，无任何症状，选用间接盖髓后充填，去净腐质，不考虑

二次去腐，无牙髓病及根尖周病，不考虑牙髓治疗。因此选 A。

17. 患儿，8 岁。右下第一恒磨牙萌出 2/3，颊沟深龋洞，牙龈覆盖颊 1/2，应怎样治疗
   A. 不作处理完全萌出后备洞充填   B. 作颊沟窝沟封闭   C. 去腐，氧化锌丁香油糊剂暂封
   D. 龈上龋洞备洞充填   E. 推下或切除牙龈，备洞充填
【答案】E
【解析】8 岁儿童右下第一恒磨牙深龋洞，应尽快充填治疗，但因牙龈覆盖颊 1/2，需推下或切除牙龈，备洞充填。因此选 E。

18. 治疗年轻恒牙的操作中不恰当的是
   A. 考虑年轻恒牙的形态、组织结构和生理特点   B. 宜用金刚砂车针高速切削，减少牙齿发生裂纹
   C. 挖匙去除深部软化牙本质，避免不必要的露髓   D. 用龋蚀显示液
   E. 选用对牙髓无刺激的材料垫底
【答案】B
【解析】治疗年轻恒牙的操作中，要考虑年轻恒牙的形态、组织结构和生理特点，挖匙去除深部软化牙本质，避免不必要的露髓，选用对牙髓无刺激的材料垫底，必要时可以用龋蚀显示液，点隙窝沟去腐时，用小球钻沿点隙周围进行提拉，不能用金刚砂车针高速切削。因此选 B。

19. 乳牙环状龋多位于
   A. 牙冠切 1/3 处   B. 牙冠切 1/3～中 1/3 处   C. 牙冠中 1/3～颈 1/3 处
   D. 牙冠颈 1/3 处   E. 牙冠中 1/3 处
【答案】C
【解析】本题考环状龋的概念，乳前牙唇面龋坏环绕牙冠中 1/3～颈 1/3 处，最后仅切缘留存健康牙体组织。因此选 C。

20. 乳牙龋最不好发的牙位是
   A. 上颌第一乳磨牙   B. 上颌乳前牙   C. 下颌乳前牙
   D. 乳尖牙   E. 下颌第二乳磨牙
【答案】C
【解析】乳牙列患龋的顺序是下颌乳磨牙、上颌乳磨牙、上颌乳前牙，最不好发的是下颌乳前牙。因此选 C。

21. 乳牙易患龋的因素不正确的是
   A. 口腔自洁和清洁作用差   B. 儿童饮食多为软质饮食   C. 乳牙的釉质、牙本质薄，抗酸力强
   D. 乳牙牙颈部明显缩窄   E. 邻牙之间为面的接触
【答案】C
【解析】乳牙易患龋的因素包括儿童口腔自洁和清洁作用差，饮食多为软质饮食，牙颈部明显缩窄，邻牙之间为面的接触，容易积存牙菌斑，乳牙的釉质、牙本质薄，抗酸力差容易患龋，而不是抗酸能力强。因此选 C。

22. 下列哪一项不是乳牙龋蚀的特点
   A. 患龋率高于恒牙   B. 龋齿多发   C. 龋蚀在短时间内转变为牙髓炎等
   D. 自觉症状不明显   E. 修复性牙骨质形成活跃
【答案】E
【解析】乳牙龋蚀的特点是高、早、多、广、快，神经分布较少，自觉症状不明显，修复性牙本质形成活跃，而不是修复性牙骨质形成活跃。因此选 E。

23. 患儿，女性，2 岁，上前牙近中邻面有表浅龋坏，患儿家长向医生咨询防蛀牙方法。医生的建议中不妥当的是
   A. 家长把纱布套于食指，帮患儿清洁牙齿   B. 用清水擦洗牙面
   C. 选用短刷毛的小牙刷   D. 用含氟牙膏刷牙
   E. 涂氟
【答案】D

24. 乳牙易产生继发龋的原因不是因为
   A. 乳牙矿化程度偏低   B. 感染的软化牙本质未除尽   C. 无基釉或充填体折裂
   D. 不良修复体   E. 充填材料中氟的释放较少
【答案】E

第六章 儿童口腔医学

【解析】乳牙矿化程度偏低、感染的软化牙本质不容易去除干净、无基釉或充填体折裂、不良修复体等原因，使乳牙易产生继发龋，与充填材料氟的释放较少关系不大。因此选E。

25. 局部用药治疗龋病的常见适应证是
    A. 小而深的乳牙龋 B. 大而浅的乳牙龋 C. 大而深的乳牙龋
    D. 乳前牙邻面浅龋 E. 乳磨牙邻面龋
【答案】D

（26～29题共用备选答案）
    A. 唇面近中面 B. 近中面 C. 近中邻面
    D. 唇面远中面 E. 远中邻面
26. 上颌乳中切牙易患龋牙面是
27. 上颌乳尖牙易患龋牙面是
28. 第一乳磨牙易患龋牙面是
29. 第二乳磨牙易患龋牙面是
【答案】A、D、E、C
【解析】上颌乳中切牙易患龋的牙面为近中面和唇面。乳尖牙易患龋的牙面为是唇面和远中面。第一乳磨牙易患龋的牙面殆面和远中邻面。第二乳磨牙易患龋的牙面是殆面和近中邻面。

（30～31题共用备选答案）
    A. 奶瓶龋 B. 环状龋 C. 猖獗性龋
    D. 停止性龋 E. 急性龋
30. 常发生于上颌乳前牙的唇面，较快发展成广泛性龋
31. 包括涉及下前牙在内的绝大多数牙齿的快速、广泛的龋蚀
【答案】A、C

第二单元　牙髓病与根尖周病

1. 年轻恒牙根尖区有局限骨致密，说明牙周组织
    A. 急性炎症 B. 慢性炎症 C. 液化变性
    D. 钙化变性 E. 内吸收
【答案】B

2. 患儿，7岁。右上中切牙冠折后半小时内到医院就诊。检查：穿髓孔较大，探疼明显，叩诊不适。应选治疗方法
    A. 直接盖髓术 B. 活髓切断术 C. 根管治疗术
    D. 根尖诱导成形术 E. 拔髓术
【答案】B
【解析】本题患儿，7岁，右上中切牙是年轻恒牙，外伤冠折穿髓孔较大，不能选用直接盖髓术，应选择活髓切断术，保留活的根髓，让牙根发育完善。因此选B。

3. 乳牙根尖周炎常出现瘘管的原因是
    A. 儿童患龋率高，症状不明显 B. 患儿不易合作，治疗不彻底 C. 病变进展快和牙槽骨疏松
    D. 乳牙根分歧大，髓腔大 E. 患儿身体抵抗力差
【答案】C
【解析】乳牙根尖周炎病变进展快，儿童时期的牙周组织具有牙槽骨疏松、骨皮质薄、血运丰富等特点，因此根尖周感染易扩散到骨膜下，导致牙龈局部肿胀和瘘管的形成。因此选C。

4. 必须用X线片检查诊断的疾病是
    A. 咬合面龋 B. 急性牙髓炎 C. 慢性牙髓炎
    D. 急性根尖周炎 E. 慢性根尖周炎
【答案】E
【解析】咬合面龋不用X线片检查就能诊断，X线片检查对于急性牙髓炎、慢性牙髓炎和急性根尖周炎没

有意义，只有慢性根尖周炎，需要在X线片上看到根尖周确切的病理改变，才能明确诊断。因此选E。

5. 乳牙牙髓病和根尖周病的特点是
   A. 牙髓已有病变或坏死者一定有临床症状　　B. 容易引起根分歧部位牙周组织的肿胀
   C. 较成人疼痛持续时间长、疼痛剧烈　　　　D. 炎症很少扩散
   E. 牙髓温度测试容易得到确切的反应
   【答案】B

6. 下列各项中必须立刻做牙髓治疗的是
   A. 乳牙根尖1/3折断　　B. 乳牙全脱位　　C. 外伤嵌入
   D. 乳牙移位　　　　　　E. 冠折露髓孔大
   【答案】E

7. 乳牙根管治疗中错误的是
   A. 药物失活牙髓前应有牙片参考　　B. 揭净髓室顶完全暴露根管口
   C. 拔髓时可以保留根尖1/3的牙髓　　D. 选用刺激性小的药物进行根管消毒
   E. 选用可吸收的药物根充
   【答案】C

8. 常见乳牙慢性牙槽脓肿排脓途径为
   A. 舌侧牙龈　　B. 唇侧牙龈　　C. 龋洞
   D. 龈沟　　　　E. 根分叉处
   【答案】B

9. 女，5岁。|1残冠。探无反应，叩痛（±），唇侧牙龈瘘管，松动Ⅱ度，X线片示|1发育正常。临床治疗宜选择
   A. 开放引流　　B. 根管治疗　　C. 根尖诱导术
   D. 盖髓术　　　E. 拔除
   【答案】E
   【解析】|1残冠。探无反应，叩痛（±），唇侧牙龈瘘管，松动Ⅱ度，X线片示|1发育正常。可以直接拔除患牙，待恒牙自然萌出。

10. 男孩，7岁。龋备洞时意外穿髓，针尖大小。治疗方法宜采用
    A. 干髓术　　　B. 直接盖髓术　　C. 间接盖髓术
    D. 根管充填术　E. 活髓切断术
    【答案】B
    【解析】备洞时的意外露髓，露髓孔小于1mm的患牙，是直接盖髓术的适应证，本病例患者患牙属于直接盖髓术的适用情况，选B。

11. 4岁儿童，因发现龋齿就诊。检查发现右下第二乳磨牙近中邻面深龋，去腐过程露髓，敏感。应考虑的处理方法为
    A. 活髓切断　　B. 根管治疗　　C. 间接盖髓
    D. 拍X线牙片　E. 银汞充填
    【答案】B

12. 患儿6岁，右下第一乳磨牙深龋，自发痛2日，夜间痛加重就诊。查患牙叩痛（+），探诊（++），冷测（+），颊侧黏膜轻压痛，无波动感。治疗方法首选
    A. 过氧化氢和盐水交替冲洗　　B. 口服消炎药观察　　C. 拔除患牙
    D. 开髓引流　　　　　　　　　E. 切开颊侧牙龈，放引流条
    【答案】D
    【解析】根据患儿右下第一乳磨牙深龋，自发痛，夜间痛，检查患牙探诊（++），冷测（+），可诊断为右下第一乳磨牙急性牙髓炎，治疗方法首选开髓引流，减轻髓腔压力，缓解疼痛。

13. 患儿，男性，9岁，左下颌第一恒磨牙严重破坏，呈残冠状，X线检查示该牙根分叉及根尖周较大阴影，邻近第二恒磨牙牙冠已形成，但牙根尚未形成，位于第一恒磨牙颈线以下，左下颌第三磨牙牙胚未见。最恰当的措施是
    A. 拔除残冠　　　　　　　　　B. 待第二恒磨牙移位替代第一恒磨牙

第六章　儿童口腔医学

C. 勉强修复   D. 拔除后做间隙保持器

E. 暂时性保守治疗, 维持至第二恒磨牙萌出后再拔除该牙, 做义齿修复

【答案】E

【解析】患儿9岁, 左下颌第一恒磨牙严重破坏, 呈残冠状, X线检查根尖周破坏严重, 邻近第二恒磨牙牙冠已形成, 牙根尚未形成。处理措施可考虑拔除残冠, 待第二恒磨牙移位替代第一恒磨牙。但是, 本题患儿未见左下颌第三磨牙牙胚, 只能暂时性保守治疗, 维持至第二恒磨牙萌出后再拔除该牙, 做义齿修复。因此选E。

14. 患儿, 6岁。左下后牙有洞疼痛数天, 昨晚加重, 不能入眠。最可能的诊断
 A. 深龋嵌塞食物   B. 急性牙髓炎   C. 慢性牙髓炎急性发作
 D. 急性根尖周炎   E. 慢性根尖周炎急性发作

【答案】C

【解析】冷热刺激疼、夜间痛、放射痛这些都是急性牙髓炎的牙痛特征, 左下后牙有洞疼痛数天, 是属于慢性牙髓炎的急性发作。因此选C。

15. 患儿, 9岁。左上侧切牙牙齿变色就诊。检查: 冠折牙本质暴露, 牙齿变色。冷热测无反应, X线片示根尖喇叭口, 骨硬板不连续。下列各项中哪项最重要
 A. 拔髓, 不要出根尖孔   B. 彻底去除根管内感染物质, 消除炎症, 保护牙乳头
 C. 根管内不要封FC等刺激性大的药物   D. 用氢氧化钙糊剂充填, 不要超填
 E. 定期复查, 更换糊剂

【答案】B

【解析】患者9岁, 左上侧切牙X线片示根尖喇叭口是年轻恒牙, 牙根未发育完善, 冠折, 牙齿变色, 冷热测无反应, 说明牙髓已经坏死, 对于年轻恒牙牙髓坏死, 无法保留活髓, 要彻底去除根管内感染物质, 消除炎症, 保护牙乳头。因此选B。

16. 发生于年轻恒牙的可复性牙髓炎, 去净腐质未露髓者, 首选治疗方法为
 A. 局麻下安抚引流   B. 安抚治疗   C. 间接盖髓
 D. 活髓切断   E. 局麻拔髓

【答案】C

【解析】此题题干明确诊断为可复性牙髓炎, 去净腐质未露髓, 首选治疗方法应为间接盖髓。因此选C。

17. 临床上年轻恒牙异常松动的原因多为
 A. 牙根未发育完全   B. 根尖周病   C. 牙髓炎
 D. 牙龈炎   E. 外伤

【答案】B

【解析】临床上年轻恒牙牙根发育2/3萌出, 不会异常松动, 牙髓炎和牙龈炎也不会导致牙齿松动, 年轻恒牙异常松动的主要原因多为根尖周病, 牙外伤虽然也可导致牙齿松动, 但没有牙体疾病常见。因此选B。

(18～19题共用题干)

女, 7岁, 食冷饮时左后牙感到酸痛2周, 无自发痛史, 检查发现 |6 颊面深龋, 龋蚀范围稍广, 腐质软而湿润, 易挖除, 但敏感。测牙髓活力同正常牙, 叩痛(-)。

18. 根据上述临床表现和检查结果, 拟诊断为
 A. 慢性根尖周炎   B. 急性牙髓炎   C. 急性龋
 D. 慢性龋   E. 慢性闭锁性牙髓炎

【答案】C

【解析】患牙无自发痛史, 检查深龋, 龋蚀范围稍广, 腐质软而湿润, 易挖除, 测牙髓活力同正常牙, 叩痛(-), 符合急性龋的特征。因此选C。

19. 治疗方案应考虑为
 A. 间接盖髓术   B. 活髓切断术   C. 干髓术
 D. 根管治疗术   E. 活髓摘除术

【答案】A

【解析】诊断为急性龋, 治疗方案应考虑为间接盖髓术, 无牙髓病变, 不考虑做牙髓治疗。因此选A。

第三单元 咬合发育问题

1. 乳尖牙过早拔除易造成
   A. 恒尖牙异位萌出　　　B. 恒侧切牙异位萌出　　　C. 恒中切牙异位萌出
   D. 第一前磨牙异位萌出　E. 第二前磨牙异位萌出

【答案】A

【解析】儿童的乳尖牙和第二乳磨牙不应随便拔掉，否则将影响恒牙的正常萌出。乳尖牙退换时间较晚，龋坏应尽量治疗，过早拔除，其他牙齿占据位置，会造成尖牙异位萌出。故选A。

2. 牙齿萌出各项中错误的是
   A. 乳切牙在1周岁内萌出均正常　B. 龈咀嚼可导致恒牙迟萌　　C. 全身系统病可造成乳、恒牙缺失
   D. 多生牙可使恒牙萌出困难　　　E. 恒牙不萌出可以切开助萌

【答案】E

3. 年轻恒牙是指
   A. 刚萌出于口内，结构未发育成熟的牙齿　　B. 牙冠萌出，形态和结构未完全形成和成熟的恒牙
   C. 牙根虽已发育完成但仍粗大的牙齿　　　　D. 牙根形成2/3正在萌出的牙齿
   E. 萌出3年以上髓腔大的恒牙

【答案】B

4. 乳牙的大面积龋坏，不但会使牙弓长度减少，还会影响𬌗间高度，为确保乳牙𬌗的正常宽度和高度，对于多个牙面龋坏的牙齿应用
   A. 不锈钢合金冠修复体　　B. 远中导板保持器　　C. 功能性活动保持器
   D. 局部固定式间隙扩展装置　E. 舌弓保持器

【答案】A

5. 远中导板间隙保持器适用于
   A. 单侧第一乳磨牙早失　　　　　　　　　　B. 双侧第一乳磨牙早失
   C. 第二乳磨牙早失，第一恒磨牙尚未萌出或萌出中　D. 第一恒磨牙萌出后，单侧第二乳磨牙早失
   E. 两侧多个牙早失，用其他保持器困难的病例

【答案】C

6. 患儿，男，4岁，上颌乳前牙残根，根尖从唇侧龈黏膜穿出。不正确的处理是
   A. 拔除残根　　　B. 口服抗菌药　　　C. 瘘道上碘酚
   D. 做间隙保持器　E. 定期复查

【答案】D

7. 功能性活动保持器的适应证为
   A. 第二乳磨牙早失，第一恒磨牙萌出不足
   B. 第一乳磨牙早失
   C. 乳磨牙缺失两个以上或两侧乳磨牙缺失或伴有乳前牙缺失
   D. 两侧都存在第二乳磨牙或第一恒磨牙，近期内继承恒牙即将萌出
   E. 因龋齿或乳牙早失使间隙变小或消失

【答案】C

8. 第一恒磨牙萌出特点中错误的是
   A. 萌出最早，家长不认识　　　B. 牙龈缘位置稳定不发生改变
   C. 釉质耐酸性低　　　　　　　D. 远中咬合面可长时间被牙龈覆盖容易发炎
   E. 初萌时牙根未发育完成

【答案】B

9. 继承恒牙迟迟不萌出，乳牙保留在恒牙列内，X线片上未见恒牙胚，应诊断为
   A. 恒牙阻生　　　B. 恒牙迟萌　　　C. 牙齿固连
   D. 乳牙滞留　　　E. 异位萌出

【答案】D

10. 患儿，女，2岁，上颌乳中切牙缺失，X线片上可见乳牙胚，应诊断为
A. 恒牙阻生　　　　　　　　　B. 乳牙迟萌　　　　　　　　　C. 牙齿固连
D. 乳牙滞留　　　　　　　　　E. 异位萌出

【答案】B

(11～13题共用备选答案)
A. 远中导板保持器　　　　　　B. 功能性活动保持器　　　　　C. 丝圈保持器
D. 舌弓保持器　　　　　　　　E. 间隙扩展装置

11. 乳磨牙缺失两个以上者。应选择
12. 第二乳磨牙早失，第一恒磨牙萌出。应选择
13. 第二乳磨牙早失，第一恒磨牙尚未萌出或萌出不足者。应选择

【答案】B、C、A

(14～16题共用备选答案)
A. 吮指　　　　　　　　　　　B. 咬下唇习惯　　　　　　　　C. 口呼吸
D. 偏侧咀嚼习惯　　　　　　　E. 吐舌习惯

下列情况的病因是
14. 腭盖高拱，龈红肿，开唇露齿
15. 上前牙前突，散在间隙，前牙深覆盖
16. 上前牙唇倾，下前牙舌倾

【答案】C、A、B

第四单元　牙发育异常

1. 有关乳牙滞留的描述，错误的是
A. 继承恒牙已萌出，乳牙未按时脱落　　　　　B. 乳牙滞留应及时拔除
C. 无继承恒牙的滞留乳牙可以在口腔中维持相当长的时间　　D. 恒牙未萌出，保留在恒牙列的乳牙
E. 常见于下颌乳中切牙

【答案】B

2. 关于融合牙的描述，下列哪项是正确的
A. 两个基本发育完成的牙齿由增生的牙骨质将其结合在一起　　B. 一个牙胚发育而成的双牙畸形
C. 牙齿数目不少　　　　　　　　　　　　　　D. 冠部不分离而根部分离
E. 相邻两个牙结合，牙本质分开

【答案】D

3. 患儿5岁半，左侧下颌第二乳磨牙早失，左侧下颌第一恒磨牙萌出1/3，左侧下颌第一乳磨牙已行根管治疗，并行大面积银汞充填。应做以下哪种处理
A. 带环丝圈式保持器　　　　　B. 腭弓式保持器　　　　　　　C. 全冠远中导板保持器
D. 活动功能保持器　　　　　　E. 全冠丝圈式保持器

【答案】C

4. 患儿9岁，检查发现第一恒磨牙，中切牙及下颌侧切牙近切缘和牙尖出现釉质缺损，推断其发生障碍的时间为
A. 胎儿10个月　　　　　　　　B. 出生时　　　　　　　　　　C. 出生后第一年
D. 出生后第二年　　　　　　　E. 出生后第三年

【答案】C

5. 患儿，3岁，胆小腼腆。前牙开𬌗，有散在间隙。此患儿有吮指的不良习惯。现阶段较好的处理是
A. 不做处理，观察　　　　　　　　　　　　　B. 手指涂抹药物以去除不良习惯
C. 固定矫治器矫治　　　　　　　　　　　　　D. 采取合适的护理和心理疏导方法
E. 严厉管教，杜绝不良习惯

【答案】D

6.患儿，女性，7岁，上颌中切牙之间的间隙很宽，经X线检查见两中切牙牙根之间有一倒置牙埋伏。最可能的诊断是

A.畸形牙　　　　　　　　　　B.牙齿异位　　　　　　　　　　C.牙齿排列异常
D.多生牙　　　　　　　　　　E.结合牙

【答案】D

第五单元　牙外伤

1.牙齿完全脱出后，不适宜的处理方法是

A.应立刻做再植术　　　　　　B.将牙齿保存于牛奶中　　　　　C.再植前彻底刮除根面的污物
D.无需即刻进行牙髓治疗　　　E.固定时间一般为2~3周

【答案】C

2.乳牙外伤的最大影响是

A.影响美观　　　　　　　　　B.影响咀嚼　　　　　　　　　　C.影响发音
D.影响继承恒牙　　　　　　　E.影响颌骨发育

【答案】D

【解析】乳牙外伤的最大影响是影响继承恒牙。乳牙外伤时一定要评估其对恒牙胚的影响。乳牙挫入对恒牙胚的危害最大。故选D。

3.女，15岁。1年前前牙碰伤未治，近3日牙龈肿痛不能咬物。查：1｜，牙冠近中切角折断，牙冠变黑，叩痛（++），Ⅰ度松动，唇侧牙龈红肿。该患牙应诊断为

A.外伤冠折　　　　　　　　　B.牙髓坏死　　　　　　　　　　C.慢性牙髓炎
D.急性根尖炎　　　　　　　　E.慢性根尖炎

【答案】D

4.关于乳牙外伤正确的是

A.多发生在2~4岁儿童　　　　　　　　　B.乳牙外伤发生率高于年轻恒牙
C.多发生在室外　　　　　　　　　　　　D.牙齿移位较常见，约占乳牙外伤的80%
E.乳牙外伤中，以冠折多见

【答案】D

5.乳牙移位不正确的处理是

A.将移位乳牙复位以后，一般预后较好　　B.发现牙髓或根尖感染时应及时拔牙
C.乳牙嵌入牙槽应拉出复位　　　　　　　D.乳牙部分脱出牙槽窝，复位后易松动，应拔牙
E.乳牙全脱出，一般不再植

【答案】C

6.患儿，9岁。1｜冠折1/3，露出鲜红牙髓，叩（+），不松，牙龈无明显异常，X线片示：未见根折，根尖呈喇叭口状，治疗宜选择

A.间接盖髓术　　　　　　　　B.直接盖髓术　　　　　　　　　C.活髓切断术
D.根管治疗　　　　　　　　　E.干髓术

【答案】C

7.外伤牙齿多发生于

A.上中切牙　　　　　　　　　B.下颌中切牙　　　　　　　　　C.上颌侧切牙
D.下颌侧切牙　　　　　　　　E.第二乳磨牙

【答案】A

8.下列关于乳牙的拔除与保留，错误的是

A.无继承恒牙胚的乳牙应保留　　　　　　B.接近替牙期的乳牙残冠、根应及时拔除
C.乳磨牙根尖病变严重者，应拔除并做保持器　D.距恒牙萌出尚早，根尖病变不大，应尽量保留治疗
E.第二乳磨牙过早拔除，不需做保持器

【答案】E

9. 全脱出牙齿最好的保存方法是
A. 含在家长口腔里
B. 含在孩子口腔里
C. 放在自来水里
D. 放在冷藏牛奶中
E. 放在果汁中

【答案】D

(10～12题共用备选答案)
A. 牙龈炎
B. 龋齿
C. 牙周病
D. 牙列不齐
E. 前牙外伤

10. 小学生主要的牙周健康问题是
11. 乳牙滞留容易造成的恒牙列问题是
12. 学校内外的体育活动容易造成

【答案】A、D、E

(13～15题共用题干)

女孩,7岁。右上颌中切牙外伤冠折。切角缺损,即刻来院就诊。口腔检查发现:穿髓孔大,探痛明显,可疑叩痛。

13. 治疗首选
A. 直接盖髓术
B. 活髓切断术
C. 拔髓术
D. 根管治疗术
E. 塑化疗法

【答案】B

【解析】年轻恒牙牙冠折断露髓,应尽可能保持并保持生活牙髓,年轻恒牙的牙髓组织抵抗力强,若露髓孔不大且外伤时间短可作直接盖髓治疗。但临床经验表明,直接盖髓不易成功,因此可在局麻下做活髓切断术,如外伤时间较长,有牙髓炎症甚至有牙髓坏死症状时应及时做去髓治疗。年轻恒牙去根髓时应注意不损伤牙乳头,可做根尖诱导成形术。由于患儿穿髓孔大,探痛明显且即刻来院就诊最优选活髓切断术,选B。

14. 进行这种治疗成功的关键是
A. 保证患者无痛
B. 保持操作无菌
C. 止血彻底
D. 盖髓剂的选择
E. 拔髓彻底

【答案】B

【解析】活髓切断术的适应证应用于深龋、部分冠髓牙髓炎、前牙外伤冠折露髓的牙齿。由于患者前牙因外伤露髓但暴露时间短,应无细菌,牙髓断面洁净无菌,为保存生活牙髓保护牙乳头,在操作过程中应严格无菌操作,故选B。

15. 若治疗成功、家长要求修复缺损的牙冠应
A. 局麻备牙,全冠修复
B. 桩冠修复
C. 打固位钉,复合树脂充填
D. 切角嵌体
E. 解释病情,待患儿成年后再作修复

【答案】C

【解析】因患儿未满18周岁,根尖发育未完全,不能行桩冠修复。但前牙缺损影响美观,会给儿童心理造成一定的压抑。所以最好是打固位钉,复合树脂充填,故选C。

第七章 口腔黏膜病学

第一单元 口腔黏膜感染性疾病

1. 原发性疱疹性口炎的病因是感染了
   A. HSV Ⅰ　　　　　　　　B. HSV Ⅱ　　　　　　　　C. HIV Ⅰ
   D. HIV Ⅱ　　　　　　　　E. 柯萨奇病毒 A4
   【答案】A

2. Ⅱ型单纯疱疹病毒与下列哪种疾病的发生有关
   A. 水痘　　　　　　　　　B. 带状疱疹　　　　　　　C. 假膜性口炎
   D. 宫颈癌　　　　　　　　E. 鼻咽癌
   【答案】D

3. 患者，女，56岁，戴全口义齿一年，近日义齿区黏膜疼痛不适，影响进食活动。检查：在上颌义齿腭侧面区域黏膜呈亮红色、水肿，有斑点状假膜。涂片见孢子和菌丝，患者同时有口角炎。该患者应诊断为
   A. 球菌性口炎　　　　　　B. 扁平苔藓　　　　　　　C. 白斑
   D. 疱疹性口疮　　　　　　E. 义齿性口炎
   【答案】E
   【解析】本型又称托牙性口炎，损害部位常在上颌义齿腭侧面接触之腭、龈黏膜，多见于女性患者。黏膜呈亮红色水肿，或黄白色的条索状或斑点状假膜。有90%患者的斑块或假膜中，可查见白念珠菌。有念珠菌唇炎或口角炎的患者中，80%有托牙性口炎，反之，本型病变常可单独发生，不一定都并发唇和口角的损害。

4. 患者，男，23岁，一周来熬夜备考，前日出现乏力不适，开始并没有在意，觉左口角区有烧灼感、痒感、张力增加。晚上出现成簇的小水疱7～8个，周围发红，不适感明显。今日疱破后糜烂结浅黄痂，触之有清亮液体流出。回忆几年前口角曾有类似病损出现。拟诊断为
   A. 天疱疮　　　　　　　　B. 疱疮样口炎　　　　　　C. 原发性疱疹性口炎
   D. 复发性疱疹性口炎　　　E. 手-足-口病
   【答案】D
   【解析】原发性疱疹感染愈合以后，不管其病损的程度如何，有30%～50%的病例可能发生复发性损害。一般复发感染的部位在口唇或接近口唇处，故又称复发性唇疱疹。

5. 临床怀疑口腔念珠菌感染时，首先选用的辅助诊断技术为
   A. 唾液培养　　　　　　　B. 唾液及血清念珠菌抗体测定　　　C. 血清铁及维生素
   D. 直接在病损区涂片镜检　E. 活体组织检查
   【答案】D
   【解析】白念珠菌病的实验室诊断方法，目前认为最可靠的是在玉米培养基上形成厚壁孢子，而最简单的方法是标本直接镜检。可见折光性强的芽生孢子和假菌丝，如查到大量的假菌丝，说明念珠菌处于致病状态。

6. 水痘-带状疱疹病毒在成年人、老年人可引起
   A. 唇疱疹　　　　　　　　B. 手-足-口病　　　　　　C. 疱疹性咽峡炎
   D. 带状疱疹　　　　　　　E. 水痘
   【答案】D

7. 不可用糖皮质激素治疗的疾病是
   A. 天疱疮　　　　　　　　B. 类天疱疮　　　　　　　C. 单纯疱疹
   D. 复发性口腔溃疡　　　　E. 多形红斑
   【答案】C

8. 下面哪种菌为常见的条件致病菌
   A. 白色念珠菌　　　　　　　　B. 金黄色葡萄球菌　　　　　　C. 草绿色链球菌
   D. 溶血性链球菌　　　　　　　E. 肺炎双球菌
   【答案】A

9. 不属于口腔念珠菌病常见的临床症状为
   A. 口干　　　　　　　　　　　B. 烧灼感　　　　　　　　　　C. 疼痛
   D. 溃疡　　　　　　　　　　　E. 味觉减退
   【答案】D

10. 口腔念珠菌病好发于新生儿的有
    A. 义齿性口炎　　　　　　　　B. 鹅口疮　　　　　　　　　　C. 抗生素口炎
    D. 念珠菌唇炎　　　　　　　　E. 念珠菌口角炎
    【答案】B

11. 哪种药物不能用于口腔念珠菌病的治疗
    A. 2%～4%碳酸氢钠（小苏打）溶液　　B. 氯己定　　　　　　　　C. 西地碘
    D. 泼尼松　　　　　　　　　　E. 制霉菌素
    【答案】D

12. 疱疹性龈口炎的病因是
    A. 细菌　　　　　　　　　　　B. 病毒　　　　　　　　　　　C. 真菌
    D. 衣原体　　　　　　　　　　E. 立克次体
    【答案】B

13. 单纯疱疹复发的次数与循环抗单纯疱疹病毒抗体水平
    A. 成正比　　　　　　　　　　B. 成反比　　　　　　　　　　C. 无关
    D. 先成正比后稳定　　　　　　E. 先成反比后稳定
    【答案】C

14. 复发性单纯疱疹性口炎与复发有关的诱因不包括
    A. 局部机械损伤　　　　　　　B. 过度疲劳　　　　　　　　　C. 妇女月经期
    D. 微量元素缺乏　　　　　　　E. 感冒
    【答案】D

15. 与病原体侵入机体后是否致病无关的因素有
    A. 病原体毒力　　　　　　　　B. 病原体数量　　　　　　　　C. 入侵途径与机体的适应性
    D. 龋病　　　　　　　　　　　E. 机体的抵抗能力
    【答案】D

16. 不属于感染性疾病的是
    A. 口腔结核　　　　　　　　　B. 复发性疱疹性口炎　　　　　C. 原发性疱疹性口炎
    D. 鹅口疮　　　　　　　　　　E. 天疱疮
    【答案】E

17. 服用氟康唑适宜治疗
    A. 口腔结核　　　　　　　　　B. 带状疱疹　　　　　　　　　C. 球菌性口炎
    D. 口腔念珠菌病　　　　　　　E. 急性疱疹性龈口炎
    【答案】D

（18～20题共用题干）

女，2.5岁。高热3天，口腔溃疡2天。啼哭、流涎、拒食。体检发现患儿全口牙龈红肿，上腭黏膜可见密集的针头大小透明水疱，部分已破溃为浅表溃疡，周围黏膜充血水肿广泛。

18. 本病例最可能的诊断为
    A. 鹅口疮　　　　　　　　　　B. 口蹄疫　　　　　　　　　　C. 贝氏口疮
    D. 口炎型口疮　　　　　　　　E. 疱疹性龈口炎
    【答案】E
    【解析】本病例患儿上腭黏膜可见密集的针头大小透明水疱是疱疹性龈口炎的特征性病变，最可能的诊断为疱疹性龈口炎。因此选 E。

19. 根据本病例的临床表现，首选的辅助检查为
   A. 尿常规检查　　　　　　　　B. 血常规及分类检查　　　　　　C. 活检
   D. T 细胞亚群测定　　　　　　E. 肝肾功能
   【答案】B

20. 不适宜本病例治疗的措施是
   A. 注意休息加强营养　　　　　B. 全身应用抗病毒药物　　　　　C. 局部用糖皮质激素雾化吸入
   D. 补充大量维生素　　　　　　E. 中医中药
   【答案】C
   【解析】急性疱疹性口炎由单纯疱疹病毒感染所致，全身抗病毒治疗，不能使用糖皮质激素治疗。

(21～24 题共用题干)

患儿，男，1 岁，发病 2 日，起初低热乏力，流涎、拒食。今起口腔黏膜广泛充血且有成簇小水疱及小溃疡，很快形成大面积糜烂。患儿疼痛、哭闹，检查可见病损集中在口腔前部，未累及牙龈。

21. 拟诊断为
   A. 复发性口疮　　　　　　　　B. 原发性疱疹性口炎　　　　　　C. 多形红斑
   D. 手-足-口病　　　　　　　　E. 带状疱疹
   【答案】B

22. 临床症状分期不包括
   A. 前驱期　　　　　　　　　　B. 充血期　　　　　　　　　　　C. 水疱期
   D. 糜烂期　　　　　　　　　　E. 愈合期
   【答案】B

23. 病因为
   A. 真菌感染　　　　　　　　　B. HSV Ⅱ感染　　　　　　　　　C. 柯萨奇 A4 型病毒
   D. HSV Ⅰ感染　　　　　　　　E. 柯萨奇 A16 型病毒
   【答案】D

24. 不适当的治疗方法是
   A. 阿昔洛韦　　　　　　　　　B. 聚肌胞　　　　　　　　　　　C. 转移因子
   D. 漱口液　　　　　　　　　　E. 泼尼松
   【答案】E

(25～27 题共用题干)

男婴，1 岁，近日哭闹、拒食、流涎，检查见邻近磨牙的上腭和龈缘处见大面积浅表溃疡，上覆黄色假膜，偶见个别针头大小的小水疱。

25. 该患儿可能患有的疾病是
   A. 天疱疮　　　　　　　　　　B. 带状疱疹　　　　　　　　　　C. 球菌性口炎
   D. 急性疱疹性龈口炎　　　　　E. 复发性阿弗他溃疡
   【答案】D
   【解析】本病例男婴 1 岁，邻近磨牙的上腭和龈缘处见大面积浅表溃疡，上覆黄色假膜，偶见个别针头大小的小水疱，诊断为急性疱疹性龈口炎。因此选 D。

26. 治疗该病的正确方法是
   A. 泼尼松片 60mg/d，分 3 次口服，控制病情后减量
   B. 口服各种维生素及微量元素
   C. 局部使用氯己定含漱剂清洗患儿口腔，口服利巴韦林或口炎宁冲剂
   D. 注射链霉素每日 0.5g，或异烟肼每日 0.1g 局部封闭，每日或隔日一次
   E. 局部使用 2% 碳酸氢钠清洗患儿口腔，口服酮康唑
   【答案】C
   【解析】急性疱疹性口炎由单纯疱疹病毒感染所致，全身抗病毒治疗：核苷类抗病毒药物、利巴韦林、氯己定漱口抑制病毒生长，对症支持治疗，故此题选 C。激素类不能用于单纯疱疹病毒感染，故选项 A 错误。选项 B 口服维生素为支持治疗，而不必服用微量元素。选项 D 为抗结核菌用药。选项 E 为抗真菌感染用药。

27. 下面哪项关于该病的描述是正确的
   A. 该病预后差，需住院进行全面治疗
   B. 由于引发该病的病原微生物可经口-呼吸道传播，故该患儿应避免接触其他儿童与幼儿
   C. 该病是变态反应性疾病，无传染性，患儿不需隔离
   D. 该病成人多发，在儿童很少见
   E. 该病病理表现为非特异性溃疡，后期可见肉芽组织增生

【答案】B

【解析】患儿由单纯疱疹病毒感染所致，单纯疱疹病毒可通过飞沫、唾液及疱疹液直接接触传播，也可以通过食具和衣物间接传染，故患儿需隔离，故此题选择B，选项C错误。本病以6岁以下儿童多见，尤其是6个月至2岁更多，故选项D错误。组织病理可见有上皮内疱形成，胞核内可见病毒包涵体，上皮下方结缔组织中有水肿、血管扩张充血和炎症细胞浸润，故选项E错误。该病预后良好，少数情况，该病可能在体内广泛播散，极少数病例引起脑炎或脑膜炎。在有严重并发症发生时才需住医院行全面治疗，故选项A错误。

(28～30题共用题干)

患者，男，65岁，双侧口角糜烂1月余。临床检查见口内无牙颌，垂直距离短，双口角皮肤黏膜充血、湿白、皲裂。

28. 欲确定该病的病因应进行以下检查，除了
   A. 甲苯胺蓝染色　　　　B. 细菌培养　　　　C. 口角涂片
   D. 真菌培养　　　　　　E. 血清维生素水平测定

【答案】A

【解析】本病例口角皮肤黏膜充血、湿白、皲裂，考虑感染性口角炎，欲确定该病的病因应进行细菌培养、口角涂片、真菌培养，也可以进行血清维生素水平测定，但甲苯胺蓝染色不能用于口角炎的检查，是口腔黏膜白斑病的一种检查方法。

29. 垂直距离变短可造成
   A. 口角潮湿　　　　　　B. 口角干燥　　　　C. 营养不良
   D. 口腔溃疡　　　　　　E. 口内不适

【答案】A

【解析】垂直距离变短，口角区皱褶加深，唾液易浸渍口角，造成口角潮湿。因此选A。

30. 欲确定患者有无球菌感染应
   A. 根据病理结果确诊　　　B. 根据临床症状确诊　　　C. 根据以往病史确诊
   D. 根据细菌培养确诊　　　E. 根据药敏试验确诊

【答案】D

【解析】欲确定患者有无球菌感染，只需进行细菌培养就可以确诊。

(31～34题共用备选答案)
   A. 单侧带状群集分布的水疱和神经痛
   B. 突然发生的急性炎症，发病前有用药史
   C. 有创伤史，溃疡形态往往与机械性刺激因子相吻合
   D. 早期患儿损害区黏膜充血，散在色白如雪的小斑点，不久可融合成白色斑片，可继续扩大蔓延
   E. 溃疡小而多，散在分布于黏膜任何部位，直径小于2mm，相近溃疡可融合成片

31. 符合急性假膜型念珠菌性口炎的临床表现是
32. 疱疹样溃疡的临床表现为
33. 带状疱疹的临床特征是
34. 创伤性溃疡的诊断依据是

【答案】D、E、A、C

【解析】急性假膜型念珠菌口炎以新生儿最多见，损害区黏膜充血，有散在的色白如雪的小斑点，不久可融合成白色斑片，可继续扩大蔓延，严重者波及扁桃体、咽部，故31题选择D。疱疹样溃疡，溃疡直径较小，约2mm，数目较多散在分布，似"满天星"，故32题选择E。带状疱疹以沿单侧周围神经分布的簇集性小水疱为特征，常伴有神经痛，故33题选择A。创伤性溃疡有创伤刺激史，故34题选择C。选项B为药物变态反应性口炎的临床表现。

(35～36题共用备选答案)
A. 创伤性溃疡　　　　　　　B. 放射性溃疡　　　　　　　C. 化学性灼伤
D. 热损伤　　　　　　　　　E. 疱疹性口炎
35. 长期刺激可发生癌变的是
36. 黏膜充血，小疱疹或成簇小疱疹，7～10天痊愈是
【答案】A、E
【解析】创伤性溃疡是一种不易觉察的病损，特别是老年患者，这种溃疡具有癌变的可能性，因此，早期发现，早期就医，早期去除不良刺激物，对于预防溃疡癌变具有很重要的意义，故35题选A。疱疹性口炎是一种由单纯疱疹病毒所致的口腔黏膜感染性疾病，临床上以出现簇集性小水疱为特征，病程7～10天，有自限性，易复发，故36题选E。

(37～39题共用备选答案)
A. 细菌感染　　　　　　　　B. 真菌感染　　　　　　　　C. 自身免疫功能缺陷
D. 变态反应　　　　　　　　E. 病毒感染
37. 球菌性口炎的病因是
38. 带状疱疹的发病原因是
39. 义齿性口炎病因是
【答案】A、E、B
【解析】球菌性口炎是急性感染性口炎的一种，主要致病菌有金黄色葡萄球菌、草绿色链球菌、溶血性链球菌、肺炎双球菌等，故37题选择A。带状疱疹是由水痘-带状疱疹病毒所引起，故38题选择E。义齿性口炎患者黏膜呈亮红色水肿，或有黄白色的条索或斑点状假膜，可查见白念珠菌菌丝和孢子，故39题选择B。选项C自身免疫功能缺陷多引起贝赫切特综合征、天疱疮。选项D变态反应多引起变态反应性口炎。

第二单元　口腔黏膜变态反应性疾病

1. 不属于血管神经性水肿的临床表现的是
A. 患者急性发病，症状持续数小时或数天后消失
B. 好发于头面部疏松结缔组织，如唇、眼睑、舌、口黏膜
C. 肿胀区界限不明显，按之呈凹陷状
D. 由于神经末梢受水肿的影响，故灼热、瘙痒感明显
E. 水肿以口唇最为多见，可表现为上唇肥厚翘突，严重时可波及鼻翼和颧部
【答案】C

2. 药物引起口腔黏膜产生变态反应炎症的途径为
A. 口服　　　　　　　　　　B. 含漱或湿敷　　　　　　　C. 涂擦
D. 注射　　　　　　　　　　E. 以上都是
【答案】E

3. 血管神经性水肿严重的并发症为
A. 眼球穿孔　　　　　　　　B. 气胸　　　　　　　　　　C. 食管狭窄
D. 肺炎　　　　　　　　　　E. 喉头水肿、窒息
【答案】E

4. 药物过敏性口炎时机体产生的抗体是
A. IgA　　　　　　　　　　　B. IgG　　　　　　　　　　　C. IgM
D. IgD　　　　　　　　　　　E. IgE
【答案】E

5. 患者，女，38岁。口腔内外红疹2天。检查：口腔前庭黏膜及口周皮肤充血，红斑，发痒，双手背皮肤出现疱性红疹。病史：手背皮肤相同部位曾出现过此类红疹，近几天因感冒服用过解热镇痛药后，红疹再次出现。该病应诊断为
　A. 复发性疱疹性口炎　　　　　　B. 药物过敏性口炎　　　　　　C. 血管神经水肿

D. 口腔念珠菌病　　　　　　　　E. 多形红斑

【答案】B

6. 可能属于变态反应性疾病的有
A. 沟纹舌　　　　　　　　B. 血管神经性水肿　　　　　　　　C. 地图舌
D. 口角炎　　　　　　　　E. 腺性唇炎

【答案】B

7. 史-约综合征除口腔黏膜损害外，还伴有
A. 眼干　　　　　　　　　　　　　B. 睑球结膜粘连
C. 肺部阴影　　　　　　　　　　　D. 皮肤及其他部位黏膜出现红斑、水疱、糜烂等
E. 颞下颌关节疼

【答案】D

8. 下列症状中哪个不属于药物过敏性口炎的症状
A. 虹膜状红斑　　　　　　B. 充血、水疱　　　　　　　　C. 糜烂、浅溃疡
D. 出血、结痂　　　　　　E. 深大溃疡

【答案】E

9. 血管神经性水肿属于
A. Ⅰ型变态反应　　　　　　B. Ⅱ型变态反应　　　　　　　　C. Ⅲ型变态反应
D. Ⅳ型变态反应　　　　　　E. 混合型变态反应

【答案】A

10. 皮肤表现为虹膜状红斑的是
A. 盘状红斑狼疮　　　　　　B. 口腔扁平苔藓　　　　　　　　C. 多形红斑
D. 天疱疮　　　　　　　　　E. 类天疱疮

【答案】C

11. 患者，女，20岁。昨天晚上进食一种新品种芒果后，口唇部尤其是上唇突然肿胀，有痒痛、发紧的感觉。检查可见肿胀区界限不清，按之柔软有弹性，无凹陷性水肿，经适当治疗后转天症状完全消失，病损区恢复如初。该患者应诊断为
A. 多形红斑　　　　　　　　B. 血管神经性水肿　　　　　　　C. 唇疱疹
D. 盘状红斑狼疮　　　　　　E. 慢性唇炎

【答案】B

【解析】血管神经性水肿唇部损害可单独累及上唇或下唇，也可同时累及双唇。开始患处皮肤或黏膜有瘙痒、灼热痛。随之发生肿胀。肿胀区界限不明显，按之较韧而有弹性。水肿可在十几分钟内形成，呈淡红色或无色泽改变。若浅层毛细血管扩张时，水肿区黏膜皮肤色不正常或泛红发亮。由于神经末梢受水肿的影响，故灼热、瘙痒感明显。深部水肿，肿胀范围不等，组织微硬而有弹性，但无压痛。

第三单元　口腔黏膜溃疡性疾病

1. 复发性口腔溃疡很少见于
A. 唇　　　　　　　　　　　B. 颊　　　　　　　　　　　　C. 舌腹、舌缘
D. 硬腭　　　　　　　　　　E. 软腭、悬雍垂

【答案】D

2. 不会发生恶变的有
A. 白斑　　　　　　　　　　B. 扁平苔藓　　　　　　　　　C. 慢性盘状红斑狼疮
D. 口腔红斑　　　　　　　　E. 复发性阿弗他溃疡

【答案】E

3. 发作不频繁的较大的孤立阿弗他溃疡，用何种药物烧灼可促进愈合并止痛
A. 3% 碘酊　　　　　　　　B. 70% 酒精　　　　　　　　　C. 50% 三氯醋酸
D. 39% 过氧化氢　　　　　　E. 碘附

【答案】C

4. 治愈后会留下瘢痕的疾病是
A. 创伤性血疱
B. 口炎型口疮
C. 疱疹性口炎
D. 腺周口疮
E. 血管神经性水肿

【答案】D

5. 复发性口腔溃疡治疗措施中。近期疗效最佳的是
A. 口腔局部消炎，止痛、促愈合
B. 手术切除
C. 注射转移因子或口服左旋咪唑
D. 针对与发病有关的全身和局部因素治疗
E. 补充营养

【答案】C

6. 患者，男，24 岁，主诉舌部疼痛 4 天，进食酸辣等刺激性食物可加剧疼痛。检查见左舌缘及舌腹有一直径 1mm 溃疡，"黄、红、凹、痛"表现，基底柔软，有复发史。溃疡一周左右可自行愈合。拟诊断为
A. 疱疹性口疮
B. 球菌性口炎
C. 轻型口疮
D. 重型口疮
E. 多形红斑

【答案】C

7. 患者，女，36 岁，主诉上唇中部疼痛 3 天，进食刺激性食物可加剧疼痛。口腔检查：相对右上第一中切牙唇侧黏膜见一直径为 2mm 溃疡，上覆假膜，溃疡基底充血，触痛明显，基底柔软。主诉近似病史约 3 年，每年发作 8～10 次，溃疡 7～10 天可自行愈合。拟诊断为
A. 盘状红斑狼疮
B. 天疱疮
C. 轻型口疮
D. 重型口疮
E. 多形红斑

【答案】C

8. 患者，男，58 岁。右侧舌缘黏膜出现一个较深溃疡，进食及说话时疼痛明显，检查可见边缘轻度隆起，周围充血不明显，触诊无明显疼痛，右下第一磨牙为不良修复体（破裂的金属全冠），患者无烟酒嗜好，下列治疗措施不妥的是
A. 口服维生素 B、维生素 C
B. 去除不良修复体
C. 维 A 酸软膏局部涂擦
D. 口服阿奇霉素
E. 氯己定含漱，局部上碘甘油

【答案】C

9. 复发性阿弗他溃疡是最常见的口腔黏膜病，其患病率高达多少左右
A. 10%
B. 30%
C. 20%
D. 40%
E. 50%

【答案】C
【解析】复发性阿弗他溃疡的病因目前尚不清楚，为常见病多发病，其患病率高达 20%。

10. 复发性口腔溃疡的确切病因是
A. 细菌感染
B. 病毒感染
C. 遗传因素
D. 营养障碍
E. 尚不清楚

【答案】E

11. 以下哪项不能作为鉴别复发性疱疹性口炎和复发性疱疹样口炎的依据
A. 病损位置
B. 发病年龄
C. 病损大小
D. 病损数目
E. 性别

【答案】E

12. 复发性口腔溃疡在临床上可分为以下哪几型
A. 轻型、口炎型、巨型
B. 轻型、疱疹型、重型
C. 轻型、疱疹型、坏死型
D. 普通型、特殊型
E. 充血型、溃疡型、坏死型

【答案】B

13. 口炎型口疮的特征是
A. 一般 1～5 个溃疡，直径 2～4mm，多发生于唇颊黏膜
B. 多为单个大溃疡，直径超过 1cm，多发于颊、软腭等处
C. 数目多、直径大小变化很大，可见明显的局部刺激因素

D. 溃疡单发，病程长，呈潜掘状
E. 多发溃疡可达几十个，直径1～2mm似"满天星"，亦可融合成片，黏膜充血

【答案】E

14. 男，50岁。反复发作口腔溃疡30余年，多见于唇、颊、舌等部位，近3年来发作频繁，几乎无间歇期。溃疡较大。愈合时间长，舌部有瘢痕形成。此次悬雍垂出现一大面积的溃疡已4周，疼痛影响进食来诊。查外阴、生殖器无病损。该病所属类型是

　　A. 轻型口疮　　　　　　　B. 口炎型口疮　　　　　　C. 腺周口疮
　　D. 白塞病　　　　　　　　E. 唇疱疹

【答案】C

【解析】溃疡常单个发生，2个或2个以上者少见，好发于唇内侧及口角区黏膜，亦可发生在腭舌弓、软腭等部位。初起时溃疡与轻型口疮相同，但其直径逐渐扩大至1～2cm，并向深层发展至黏膜层。溃疡为紫红色或暗红色，边缘不规则，呈瓣状隆起，中央凹陷，状似"弹坑"。底不平、微硬、呈小结节状，溃疡周围红晕明显。局部有剧烈疼痛及可伴局部淋巴结肿大、发热等全身症状。病程常在月余以上，长者可达1年。愈合遗留瘢痕，严重者可形成组织缺损或畸形。复发性口疮同时或先后交替出现眼、外生殖及皮肤病变，称白塞综合征。

(15～17题共用题干)

男性患者，68岁，口腔溃疡一月左右不见好转，疼痛明显，影响咀嚼及说话等活动。检查见牙周情况尚可，牙齿排列基本整齐，右下第二磨牙残冠边缘锐利，牙体中心可见大块牙龈息肉，相对舌缘见一深在溃疡，直径1.2cm左右，边缘轻度隆起，色泽灰白，触痛并不明显

15. 拟诊断为

　　A. 轻型口疮　　　　　　　B. 癌性溃疡　　　　　　　C. 天疱疮
　　D. 腺周口疮　　　　　　　E. 创伤性溃疡

【答案】E

16. 拟采取的主要措施为

　　A. 口服抗生素　　　　　　B. 迅速活检　　　　　　　C. 拔除残冠
　　D. 氯己定含漱　　　　　　E. 局部涂消炎防腐药

【答案】C

17. 本病的病因为

　　A. 化学性灼伤　　　　　　B. 自伤性刺激　　　　　　C. 冷热刺激伤
　　D. 非自伤性刺激　　　　　E. 机械刺激引起

【答案】E

(18～21题共用备选答案)

　　A. 溃疡孤立存在，表面微凹，少量黄色渗出，周缘充血
　　B. 溃疡深达黏膜下，边缘高起，咽部及口角可见瘢痕
　　C. 溃疡与刺激物相邻，周缘白色水肿及角化
　　D. 溃疡较深，边缘不整，基底有浸润
　　E. 溃疡浅表，基底暗红色桑葚样肉芽肿，边缘鼠啮状

18. 腺周口疮的溃疡特点为
19. 轻型口疮的溃疡特点为
20. 结核性口腔溃疡的溃疡特点为
21. 褥疮性溃疡的溃疡特点为

【答案】B、A、E、C

(22～24题共用备选答案)

　　A. 轻型口疮　　　　　　　B. 疱疹型溃疡　　　　　　C. 腺周口疮
　　D. 疱疹性口炎　　　　　　E. 白塞综合征

22. 复发性口疮，按临床分型，溃疡少于3～5个，直径<5mm，症状轻的称
23. 溃疡扩大，直径1～2cm，深及黏膜腺，呈"弹坑状"损害，称
24. 复发性口疮同时或先后交替出现眼、外生殖及皮肤病变，称

【答案】A、C、E

【解析】复发性阿弗他溃疡分轻型阿弗他溃疡、重型阿弗他溃疡、疱疹样阿弗他溃疡三型。轻型口腔溃疡为圆形或椭圆形，2～4mm，数目少于5个，故22题选A。重型阿弗他溃疡，也称腺周口疮，溃疡大而深的溃疡"弹坑状"，故23题选C。复发性口疮同时或先后交替出现眼、外生殖及皮肤病变称白塞综合征，故24题选E。

(25～27题共用备选答案)

A. 非角化黏膜　　　　　　B. 角化黏膜　　　　　　C. 牙龈
D. 口唇及口周皮肤　　　　E. 口角区、口唇内侧黏膜

25. 固定性药疹的好发部位是
26. 轻型口疮的好发部位是
27. 腺周口疮的好发部位是

【答案】D、A、E

第四单元　口腔黏膜大疱类疾病

1. 在天疱疮的鉴别诊断中不包括下列哪种疾病
   A. 多形性红斑　　　　　　B. 剥脱性龈炎　　　　　　C. 类天疱疮
   D. 扁平苔藓　　　　　　　E. 鹅口疮
   【答案】E

2. 天疱疮治疗的首选药物是
   A. 抗生素　　　　　　　　B. 肾上腺皮质激素　　　　C. 免疫增强剂
   D. 维生素　　　　　　　　E. 以中药治疗为主
   【答案】B

3. 关于类天疱疮的治疗，下列哪项说法是错误的
   A. 可用泼尼松口服　　　　B. 局部抗炎、止痛　　　　C. 避免日光照射
   D. 中医中药　　　　　　　E. 防止眼结膜纤维性粘连
   【答案】C

4. 下列疾病中哪个属于自身免疫性疾病
   A. 白念珠菌病　　　　　　B. 多形红斑　　　　　　　C. 天疱疮
   D. 艾滋病　　　　　　　　E. 单纯疱疹
   【答案】C

5. 瘢痕性类天疱疮属于
   A. 变态反应性疾病　　　　B. 感染性疾病　　　　　　C. 免疫缺陷病
   D. 自身免疫病　　　　　　E. 性传播疾病
   【答案】D

6. 良性黏膜类天疱疮的临床特点是
   A. 疱壁薄而松弛　　　　　B. 牙龈易受累　　　　　　C. 愈后不发生组织瘢痕粘连
   D. 发病急　　　　　　　　E. 尼氏征阳性
   【答案】B

7. 通常会出现口腔病损的是哪一型天疱疮
   A. 增殖型天疱疮　　　　　B. 寻常型天疱疮　　　　　C. 落叶型天疱疮
   D. 大疱型类天疱疮　　　　E. 红斑型天疱疮
   【答案】B

8. 诊断天疱疮常用的临床分型不包括
   A. 寻常型　　　　　　　　B. 增殖型　　　　　　　　C. 落叶型
   D. 红斑型　　　　　　　　E. 结节型
   【答案】E

【解析】天疱疮是一类严重的慢性黏膜-皮肤自身免疫大疱性疾病。临床上根据皮肤损害特点可分为寻常型、

增殖型、落叶型、红斑型四种类型。其中寻常型天疱疮发生口腔黏膜损害最常见。因此本题选 E。

9. 皮肤尼氏征反应阳性的是

A. 血管神经性水肿　　　　B. 盘状红斑狼疮　　　　C. 疱疹样口炎

D. 天疱疮　　　　E. 类天疱疮

【答案】D

【解析】临床上尼氏征阳性的皮肤病有：大疱性表皮松解萎缩型药疹，金葡菌性烫伤样皮肤综合征、天疱疮、大疱性表皮松解症、家族性慢性良性天疱疮等。尼氏征阴性的皮肤病有：类天疱疮、疱疹样皮炎、大疱性多形红斑等。

10. 流行病学统计，女性发病多于男性的有

A. 创伤性溃疡　　　　B. 瘢痕性类天疱疮　　　　C. 龋病

D. 地图舌　　　　E. 牙龈癌

【答案】B

11. 女性，56 岁。左舌缘白色病变 3 年。活检标本见上皮的棘层有多个细胞发生角化，这种病变属于

A. 过度角化　　　　B. 不全角化　　　　C. 角化不良

D. 过度正角化　　　　E. 角化棘皮瘤

【答案】C

【解析】角化不良也称错角化，是指在上皮的棘层或基底层出现个别或成群的细胞角化。有两种情况：①良性角化不良，多在高度增生的上皮钉突中出现，细胞分化好；②恶性角化不良，有时可见细胞核，细胞形态有异型性，见于重度异常增生、原位癌及鳞状细胞癌。

12. 男，78 岁。左下颌后牙黏膜出现破溃疼痛 1 年。口腔检查：左下 67 残冠，颊侧黏膜上有一个直径 1.5cm 的深溃疡，周围硬，边缘不齐，底部呈菜花状，扪诊基底部有硬结。触诊下颌下淋巴结肿大。为明确诊断，最佳辅助诊断方法是

A. X 线片检查　　　　B. 刮片检查　　　　C. 结核菌素试验

D. 活体组织病理学检查　　　　E. 超声体层检查

【答案】D

【解析】本病例患者，年龄较大，颊侧黏膜创伤性溃疡时间长，溃疡深大，周围硬，边缘不齐，底部呈菜花状，扪诊基底部有硬结，考虑是否癌变，为明确诊断最佳辅助诊断方法是活体组织病理学检查。

第五单元　口腔黏膜斑纹类疾病

1. 关于白斑的临床分型下列哪项说法是错误的

A. 分为均质型和非均质型　　　　B. 非均质性分为疣状型、颗粒型和溃疡型

C. 均质型表现为均质斑块或表面有皱褶　　　　D. 疣状型属于非均质型

E. 非均质性包括疣状型、颗粒型和萎缩性

【答案】E

2. 白斑的好发部位是

A. 口底黏膜　　　　B. 舌腹黏膜　　　　C. 颊、舌黏膜

D. 软、硬腭黏膜　　　　E. 唇红及唇黏膜

【答案】C

3. 组织学表现为恶性者所占比例很高的疾病为

A. 白斑　　　　B. 红斑　　　　C. 扁平苔藓

D. 慢性盘状红斑狼疮　　　　E. 口腔黏膜下纤维化

【答案】B

4. 关于颗粒型白斑下列哪项肯定是正确的

A. 属于均质型白斑　　　　B. 一般不伴有溃疡　　　　C. 甲苯胺蓝染色阴性

D. 属于非均质型白斑　　　　E. 很少伴有白念珠菌感染

【答案】D

5. 白斑的诊断最确切的是
   A. 组织病理检查　　　　　　B. 血液生化检查　　　　　　C. 家族史
   D. 临床检查　　　　　　　　E. 直接免疫荧光检查
   【答案】A

6. 患者，男，38岁。吸烟10年，已戒烟1年。检查：双颊黏膜及舌背黏膜有片状白色均质的斑块，表面高低不平。质地稍硬，不能被擦掉。该患者白色病损最可能的临床印象是
   A. 白色水肿　　　　　　　　B. 假膜型念珠菌病　　　　　C. 皮脂腺异位
   D. 白斑　　　　　　　　　　E. 扁平苔藓
   【答案】D
   【解析】口腔白斑病是指口腔黏膜上的白色斑块或斑片。

7. 患者，男，45岁，发现左颊黏膜白色斑块1个月，临床检查：除左颊孤立性白色斑块外未发现其他病损。下列哪项提供的信息不足以作为本病的发病因素
   A. 吸烟习惯　　　　　　　　B. 病损局部机械刺激　　　　C. 白色念珠菌感染
   D. 唾液pH值偏高　　　　　　E. 嗜酒习惯
   【答案】D

8. 颗粒状白斑多见于
   A. 舌背黏膜　　　　　　　　B. 软腭黏膜　　　　　　　　C. 口角区黏膜
   D. 口底黏膜　　　　　　　　E. 牙龈
   【答案】C

9. 慢性盘状红斑狼疮好发于口腔黏膜的
   A. 颊部黏膜　　　　　　　　B. 舌背黏膜　　　　　　　　C. 下唇黏膜
   D. 上唇黏膜　　　　　　　　E. 上腭黏膜
   【答案】C

10. 慢性盘状红斑狼疮在皮肤的典型表现是
    A. 多形红斑　　　　　　　　B. 蝶形红斑　　　　　　　　C. 靶形红斑
    D. 疱形红斑　　　　　　　　E. 萎缩性红斑
    【答案】B

11. 白斑的诊断
    A. 可根据临床检查做出　　　B. 可根据血液化验获得　　　C. 可根据家族病史确认
    D. 必须有病理检查证实　　　E. 必须由间接免疫荧光检查做出
    【答案】D

12. 患者40岁，男性。主诉颊黏膜白色斑块约1年，检查见左侧颊黏膜约1cm×1.5cm的白色斑块。界限清楚，微高出黏膜，表面有小结节状突起（病理切片略）。此病的诊断可能是
    A. 红白斑，上皮单纯增生　　　　　　　　B. 白斑，上皮单纯增生
    C. 白斑，伴上皮异常增生　　　　　　　　D. 慢性盘状红斑狼疮，伴上皮异常增生
    E. 扁平苔藓，伴上皮异常增生
    【答案】C

13. 患者，女，35岁，发现舌背白色病损4个月，检查发现其舌背左侧约0.5cm×0.5cm白色角化病损。边界欠清楚，表面光滑略呈淡紫色。患者发病前有精神创伤史，下肢皮肤有多角形紫红色丘疹，表面有Wickham条纹。分析该患者诊断可能是
    A. 白斑　　　　　　　　　　B. 扁平苔藓　　　　　　　　C. 白色角化症
    D. 梅毒斑　　　　　　　　　E. 盘状红斑狼疮
    【答案】B

14. 患者，女，42岁，下唇唇红发生椭圆形红斑糜烂，边缘稍隆，周边有红晕并见毛细血管扩张及红晕周围呈放射状排列的细短白纹。病损区超出唇红缘累及皮肤，唇红与皮肤界限消失。拟诊断为
    A. 糜烂性唇炎　　　　　　　B. 唇扁平苔藓　　　　　　　C. 唇盘状红斑狼疮
    D. 腺性唇炎　　　　　　　　E. 变态反应性唇炎
    【答案】C

15. 患者，男，63岁，左颊黏膜出现一白色斑块，均质状，不能被擦去，触诊无明显疼痛，涂片镜检三次未找到芽孢或菌丝，左下尖牙至第一磨牙为不良修复体，无吸烟、酗酒史。治疗措施不妥者是
   A. 去除不良修复体
   B. 口服维生素A
   C. 0.2%维A酸局部涂擦
   D. 硝酸银局部处理白色斑块，以促进斑消退
   E. 定期随访，如出现恶变指征，可考虑早期手术切除
   【答案】D

16. 非糜烂型扁平苔藓的主要自觉症状是
   A. 轻度刺激痛
   B. 剧烈自发痛
   C. 咬合痛
   D. 持续性钝痛
   E. 放射痛
   【答案】A

17. 白斑的发病特点如下，除外
   A. 与吸烟有关
   B. 女性多于男性
   C. 与刺激食物有关
   D. 发病以中老年较多
   E. 与某些全身因素有关
   【答案】B

（18～20题共用题干）

某女，48岁，有口腔黏膜粗涩感，进刺激食物感疼痛半年，检查发现其舌背左右各一黄豆大小白色病损，浅淡，表面乳头消失，质软。双颊自口角至颊脂垫尖处广泛白色角化网纹，基底充血发红。双舌缘舌腹也可见类似病损。

18. 询问病史及临床检查时应注意以下几点，除了
   A. 皮肤有无损害
   B. 指（趾）甲有无病损
   C. 外生殖器有无病损
   D. 有无肺结核史
   E. 发病前有无精神因素
   【答案】D

19. 对该患者的诊断最可能是
   A. 增殖性念珠菌病
   B. 假膜型念珠菌病
   C. 皮脂腺异位
   D. 扁平苔藓
   E. 白斑
   【答案】D

20. 最恰当的治疗方案为
   A. 手术切除
   B. 长期抗真菌治疗，定期复查
   C. 不需治疗及随访
   D. 全身长期大剂量激素治疗
   E. 消除可能的诱因，局部激素治疗，定期复查
   【答案】E

（21～23题共用题干）

患者，女，50岁。以颊黏膜粗糙感、反复刺激性疼痛就诊。检查：双颊黏膜及下唇红有网状白纹，右颊及唇红损害区有少量充血区

21. 可作为本病的诊断依据为
   A. 眼结膜充血
   B. 鼻出血史
   C. 皮损有Wickham纹
   D. 皮肤靶形红斑
   E. 头皮大疱及大疱形成

22. 该病例最可能的诊断为
   A. 盘状红斑狼疮
   B. 多形红斑
   C. 口腔黏膜扁平苔藓
   D. 白色角化病
   E. 白色水肿

23. 鉴别诊断时最需与该疾病鉴别的是
   A. 盘状红斑狼疮
   B. 多形红斑
   C. 口腔溃疡
   D. 白色海绵状痣
   E. 白色水肿
   【答案】C、C、A
   【解析】题干中所述的"双颊黏膜及下唇红有网状白纹"符合扁平苔藓对称、多部位发生、好发于颊黏膜的特点，但下唇红的白色网纹也不能排除盘状红斑狼疮的可能，因此，皮损有Wickham纹的表现特点和部位可有助于诊断。21题中选项A、B、D和E的皮损特点都与本题口腔黏膜病损的联系相差甚远，故21题应选C。22题就可明确诊断口腔黏膜扁平苔藓，因此选C。口腔黏膜扁平苔藓最需与盘状红斑狼疮鉴别，因此23题选A。

(24～26题共用题干)

患者，男，38岁，发现左上第二双尖牙腭侧牙龈发白3天，检查见患部有1cm×0.5cm大小白色角化斑块，表面棘刺状。

24. 下列哪项信息无助于诊断或者鉴别诊断
 A. 家族史 B. 梅毒病史 C. 局部残根、残冠
 D. 吸烟 E. 药物过敏史
【答案】E

25. 下列哪项措施对确立诊断最为关键
 A. 直接免疫荧光检查 B. 涂片检查 C. 血化验
 D. 组织病理检查 E. 甲苯胺蓝染色
【答案】D

26. 下列哪项是本病的治疗措施之一
 A. 激素治疗 B. 免疫调整 C. 给予抗生素
 D. 心理治疗 E. 追踪观察
【答案】E

(27～28题共用备选答案)
 A. 成簇的小水疱，可发生于口腔黏膜的任何部位 B. 口腔寻常狼疮
 C. 珠光白色条纹 D. 唇红黏膜出现放射状或平行排列的细白纹
 E. 靶状红斑

27. 慢性盘状红斑狼疮的临床表现有
28. 扁平苔藓的临床表现有
【答案】D、C

(29～31题共用备选答案)
 A. 牙龈 B. 颊黏膜 C. 上腭
 D. 舌背 E. 下唇唇红

29. 扁平苔藓的好发部位为
30. 类天疱疮的好发部位为
31. 盘状红斑狼疮的好发部位为
【答案】B、A、E

(32～36题共用备选答案)
 A. 易患水痘的人群 B. 易患白念珠菌感染的人群 C. 易患白斑的人群
 D. 易患扁平苔藓的人群 E. 易患游走性舌炎的人群

32. 病毒感染的儿童
33. 患胃肠道疾病者
34. 长期服用抗生素者
35. 内分泌紊乱的中年以上妇女
36. 有烟酒嗜好的中年男性
【答案】A、E、B、D、C

第六单元 唇、舌疾病

1. 下列哪项与沟纹舌和肉芽肿性唇炎组成梅罗综合征
 A. 面神经麻痹 B. 三叉神经痛 C. 迷脂症
 D. 菱形舌 E. 地图舌
【答案】A

2. B族维生素缺乏除有口角炎外，还表现为
 A. 鼻炎、唇炎 B. 鼻炎、舌炎 C. 舌炎、唇炎

D. 咽炎、唇炎 E. 鼻炎、咽炎

【答案】C

3. 最不需要治疗的疾病是
A. 无症状沟纹舌 B. 白斑 C. 创伤性溃疡
D. 腺周口疮 E. 多形红斑

【答案】A

4. 与口角炎发病无关的因素有
A. B族维生素缺乏，致营养不良 B. 感染因素 C. 遗传因素
D. 创伤因素 E. 变态反应

【答案】C

5. 湿疹糜烂型唇炎的表现与单独发生在唇部黏膜的斑纹表现难以鉴别的是
A. 慢性盘状红斑狼疮 B. 多形红斑 C. 念珠菌性唇炎
D. 糜烂性扁平苔藓 E. 药物过敏性口炎

【答案】A

6. 氯喹口服治疗适用于
A. 干燥脱屑型唇炎 B. 湿疹糜烂型唇炎 C. 多形红斑
D. 口腔白斑 E. 类天疱疮

【答案】B

7. 慢性唇炎的临床表现如下，除外
A. 唇肿胀 B. 皲裂 C. 脱屑
D. 结痂 E. 放射状斑纹

【答案】E

8. 地图舌是一种
A. 慢性增生性舌炎 B. 急性萎缩性舌炎 C. 慢性萎缩性舌炎
D. 病毒感染性舌炎 E. 慢性营养不良性舌炎

【答案】C

9. 以下哪项不是舌体上分布的乳头
A. 轮廓乳头 B. 叶状乳头 C. 丝状乳头
D. 切牙乳头 E. 菌状乳头

【答案】D

10. 慢性唇炎发病的主要病因是
A. 因干燥而有舔唇不良习惯 B. 心理障碍 C. 饮食不当
D. 高血压 E. 以上都不是

【答案】A

【解析】慢性唇炎的发病原因不明。可能与急性炎症如外伤、感染等治疗不当有关，也可能与舔唇、撕皮不良习惯、日晒及烟酒、化妆品刺激有关。真菌性唇炎主要是由于念珠菌感染所致。

11. 口角炎的治疗原则为
A. 局部激素治疗，全身抗生素治疗 B. 全身激素治疗，局部抗生素治疗
C. 局部激素治疗，全身维生素治疗 D. 全身激素治疗，局部维生素治疗
E. 根据不同的病因选择抗细菌、抗真菌或营养支持治疗

【答案】E

【解析】治疗原则如下。①营养不良性口角炎：应针对性地补充营养及维生素。②球菌性口角炎：局部选用广谱抗生素为主。局部用药前应将口角区清洗净，必要时全身用药。③真菌性口角炎：首先应提高机体抵抗力。局部以2%～4%碳酸氢钠溶液清洗，擦干后涂以制霉菌素或克霉唑、咪康唑制剂。

12. 可以与沟纹舌并存的疾病是
A. 地图舌 B. 叶状乳头炎 C. 贫血性舌炎
D. 丝状乳头炎 E. 毛舌

【答案】A

13. 男性，13岁，舌有时出现刺激痛近1年。检查见舌背有3块光滑的红色剥脱区，微凹陷，直径5～10mm。有两块已相连，剥脱区边缘为白色微高起的弧形或椭圆形所包绕，宽约2.5mm。可诊断为

   A. 舌扁平苔藓 B. 舌乳头炎 C. 萎缩性舌炎
   D. 地图舌 E. 裂纹舌

【答案】D

【解析】地图舌又称游走性舌炎，表现在舌背、舌尖、舌边缘等处出现大小不等的红斑，形状不规则，外围有一圈白色或黄白色的边界，形似地图而得名；一般无自觉症状，仅在吃刺激性食物时有舌头发痒、烧灼痛或麻刺感。

14. 患者，女，56岁。舌背后1/3处存在散在肿大突起，轮廓清晰，发红。疼痛不明显，患者无意间发现，恐慌来诊。患者的诊断为

   A. 叶状乳头炎 B. 菌状乳头炎 C. 轮廓乳头炎
   D. 舌癌 E. 丝状乳头炎

【答案】C

【解析】舌乳头炎分型如下。①丝状乳头炎：在B族维生素缺乏、贫血、真菌感染等情况下丝状乳头表现为萎缩，舌背光滑，有灼热、灼痛感；②菌状乳头炎：菌状乳头水肿，充血，呈草莓样改变，疼痛明显；③叶状乳头炎：表现为皱襞加深，红肿，舌运动时局部疼痛、刺激性痛，患者偶感局部灼痛；④轮廓乳头炎：轮廓乳头很少有炎症，但偶有患者感局部不适，肿大。在炎症时乳头肿大，发红，由于乳头肿大常误认为肿瘤，应注意区分。

（15～17题共用备选答案）

   A. 诊断腺周口疮 B. 诊断褥疮性溃疡 C. 诊断地图舌
   D. 诊断白斑 E. 诊断扁平苔藓

15. 舌背丝状乳头萎缩和修复并存有助于
16. 愈合遗留瘢痕有助于
17. 残根残冠的存在有助于

【答案】C、A、B

第七单元　性传播疾病的口腔表征

1. 艾滋病的病原体是

   A. 巨细胞病毒 B. EB病毒 C. 人乳头状瘤病毒
   D. 人类免疫缺陷病毒 E. 单纯疱疹病毒

【答案】D

2. 梅毒的病原体为

   A. 苍白密螺旋体 B. 梭状杆菌和螺旋体 C. 白念珠菌
   D. 单纯疱疹病毒 E. 人类免疫类药物缺陷病毒

【答案】A

【解析】梅毒是由梅毒螺旋体引起的一种慢性性传播疾病，梅毒螺旋体可侵犯人体几乎所有器官，因此梅毒的临床表现复杂多样。梅毒螺旋体又称苍白密螺旋体苍白亚种，必须在暗视野显微镜下才能看到。

3. 根据传染途径不同，梅毒可分为

   A. 一、二和三期梅毒 B. 梅毒硬下疳、梅毒黏膜斑和梅毒白斑
   C. 先天性梅毒和后天性梅毒 D. 早期梅毒和晚期梅毒
   E. 胎传性梅毒和获得性梅毒

【答案】C

4. 治疗梅毒首选

   A. 红霉素 B. 氯霉素 C. 金霉素
   D. 青霉素 E. 链霉素

【答案】D

5. 与艾滋病预防无关的有

A. 严格检疫，防止传入
B. 严格选择血制品和供血者
C. 避免接触污染 HSV 的物品
D. 避免性关系混乱
E. 加强对危险病人的监测

【答案】C

6. 男，50岁。口腔内起白斑。检查：口腔内左侧黏膜及上腭灰白色光滑而微隆起的斑块，双侧前臂散在性玫瑰样红色斑疹。低热，头痛。患者自述阴茎部曾有过溃疡，已痊愈。进一步确诊需检测的项目是

A. 快速血凝反应
B. Tzanck 细胞检查
C. 类风湿因子
D. 结核菌素试验
E. HIV 抗体检测

【答案】A

第八章 口腔颌面外科学

第一单元 口腔颌面外科基本知识及基本技术

1. 在进行活组织检查时
 A. 可使用电刀或尖刀取材
 B. 可用力钳夹组织块
 C. 勿使用染料类消毒剂消毒
 D. 组织块不包括正常组织
 E. 可在急性炎症期取材
【答案】C

2. 关于碘附，哪种说法是错误的
 A. 是碘与表面活性剂的不定型结合物
 B. 可配成水或乙醇溶液使用，乙醇溶液杀菌作用更强
 C. 对细菌芽孢、真菌和病毒杀灭作用较差
 D. 可杀灭各种细菌繁殖体
 E. 器械消毒应以 1～2mg/mL 有效碘浓度浸泡 1～2 小时
【答案】C

3. 关于手术区的消毒和铺巾，哪项是错误的
 A. 消毒应从中心开始，逐步向四周环绕涂布，感染创口相反
 B. 三角形铺巾法适用于口腔、鼻、唇及颊部手术
 C. 孔巾铺置法适用于门诊小手术
 D. 与口腔相通的手术及多个术区手术可一并消毒
 E. 四边形铺巾法适用于腮腺区、颌下腺区、面部及涉及多部位的大型手术
【答案】D

4. 关于手术切口，哪项是错误的
 A. 切口尽量与术区内重要的解剖结构相平行
 B. 切口尽量与皮纹方向相一致
 C. 为获得最小、最轻微的瘢痕，手术切口的形状最好是直线形
 D. 手术切口应留有余地，以保留延长切口的可能性
 E. 活检手术切口力求与再次手术切口相一致
【答案】C

5. 下列关于绷带功效的说法中，哪一项是错误的
 A. 保护术区和创部，防止继发感染
 B. 止血或减轻水肿
 C. 防止或减轻骨折错位
 D. 遮挡创口，减少对病员的不良刺激
 E. 保温、止痛、固定敷料
【答案】D

6. 关于绷带包扎的注意事项，哪一项是不正确的
 A. 包扎颌下区及颈部时，应注意保持呼吸道畅通
 B. 腮腺区包扎不应有压力，以免发生面神经损伤
 C. 所施压力适度，防止组织受压发生坏死
 D. 脓肿切开引流后，首先应加压包扎
 E. 骨折复位后，包扎时应注意防止错位
【答案】B

7. 属于闭式引流的是
 A. 片状引流
 B. 纱条引流
 C. 管状引流
 D. 药线引流
 E. 负压引流
【答案】E

8. 颌面部无菌创口一般的处理原则是
 A. 每日更换敷料
 B. 创口湿敷
 C. 创口冲洗
 D. 创口严密缝合，早期暴露
 E. 大剂量应用抗生素
【答案】D

【解析】颌面部无菌创口一般的处理原则是创口严密缝合，早期暴露。

9. 肿瘤活检时合适的消毒剂为
  A. 1%碘酊
  B. 2%碘酊
  C. 95%乙醇
  D. 红汞
  E. 75%乙醇
【答案】E
【解析】肿瘤活检时合适的消毒剂为75%乙醇。95%乙醇可以使细胞脱水变形，而且对患者刺激过大，也不宜使用。因碘酊和红汞属于染料类消毒剂，可造成肿瘤细胞着色而影响诊断。

10. 可扪及搏动感的肿瘤是
  A. 神经纤维瘤
  B. 牙龈瘤
  C. 成釉细胞瘤
  D. 骨巨细胞瘤
  E. 颈动脉体瘤
【答案】E

11. 对口腔颌面部有张力创口处理的方法中，错误的是
  A. 充分潜行分离
  B. 减张缝合
  C. 应用辅助减张法
  D. 附加切口
  E. 尽力拉拢缝合
【答案】E

12. 穿刺检查最适用于
  A. 深部实体包块的诊断
  B. 深部囊性包块的诊断
  C. 表面实体包块的诊断
  D. 表面新生物的诊断
  E. 浆液期炎症的诊断和鉴别诊断
【答案】B
【解析】穿刺检查适用于对触诊有波动感或非实质性含液体的肿块。

13. 口腔颌面部创伤活动性出血时，最可靠的止血方法是
  A. 指压止血
  B. 包扎止血
  C. 填塞止血
  D. 结扎止血
  E. 药物止血
【答案】D
【解析】结扎止血为最常用最可靠止血方法。

14. 男，60岁。右舌缘溃疡3个月，病理证实为鳞癌。临床分期为T3，决定行舌颌颈联合根治术，前臂皮瓣修复舌缺损，前臂皮瓣供区植以全厚皮片。前臂皮瓣供区创口的引流处理一般是
  A. 片状引流
  B. 不用引流
  C. 管状引流
  D. 负压引流
  E. 纱条引流
【答案】B
【解析】供皮区所遗留的创面，应立即用温热生理盐水纱布紧压创面止血。如无感染发生，一般在术后不必更换敷料，视供片厚度，可在2～3周内愈合，敷料自行脱落。全厚皮片切取后遗留的供皮区创面，一般应行直接对位缝合。

15. 颌面、颈部手术后，负压引流拔除的时机一般为24h引流量小于
  A. 100mL
  B. 80～90mL
  C. 60～70mL
  D. 40～50mL
  E. 20～30mL
【答案】E
【解析】记住，24h，20～30mL。

16. 填塞止血主要用于
  A. 开放性和洞穿性创口
  B. 创口内出血的血管断端
  C. 广泛的组织渗血
  D. 凝血机制障碍者的创面溶血
  E. 骨断端出血
【答案】A
【解析】填塞止血适用于开放性和洞穿性创口，目的是堵住创口阻止出血。骨断端出血用骨蜡充填止血。药物止血适用于凝血机制障碍者的创面溶血。压迫止血适用于广泛的组织渗血。

17. 对整复手术缝合的边距和针距的要求范围是
  A. 边距2～3mm，针距3～5mm
  B. 边距2～3mm，针距4～6mm
  C. 边距4～5mm，针距4～6mm
  D. 边距4～5mm，针距6～7mm
  E. 边距5～6mm，针距6～7mm

【答案】A

【解析】皮肤缝合进针点离创缘的距离和缝合间隔密度应以保持创缘接触贴合而无裂隙为原则，具体要求因手术性质和部位而有所不同。一般整复手术以缝合边距2～3mm、针距3～5mm，颈部手术缝合以边距3mm、针距5mm为宜。而组织极易撕裂的舌组织缝合时，边距和针距均应增至5mm以上。故本题答案为A。

18. 冰冻活检的标本切取后应

A. 立即放入10%甲醛固定液中　　B. 立即放入3%戊二醛固定液中　　C. 立即放入75%酒精中脱水

D. 立即放入0.9%生理盐水中　　E. 不作任何处理，尽快送病理科

【答案】E

【解析】冰冻活检需要新鲜标本，不进行固定。而普通活检如吸取、切取、钳取则须立即放入4%甲醛固定液中。

19. 口腔颌面外科手术中最基本、最常用的止血方法

A. 压迫止血　　B. 阻断止血　　C. 热凝止血

D. 钳夹、结扎止血　　E. 降压止血

【答案】D

【解析】结扎止血是外科手术最基本、最常用的止血方法。压迫止血用于较大面积的静脉渗血及某些肿瘤切除时的广泛渗血。降压止血时间不能过长一般以30分钟左右为宜对有心血管疾病的患者禁用。

20. 哪一类物品不适用干热灭菌法

A. 棉织品和橡胶制品　　B. 明胶海绵和各种粉制品　　C. 凡士林和油脂

D. 玻璃和陶瓷　　E. 液体石蜡

【答案】A

【解析】干热灭菌温度可达160～180℃，不耐高热的物品，如棉制品和合成纤维、塑料及橡胶制品等不能使用干热灭菌法。

21. 对肿瘤进行穿刺细胞学检查时通常使用

A. 5号针头　　B. 6号针头　　C. 12号针头

D. 8号针头　　E. 9号针头

【答案】B

【解析】脓肿穿刺多选用8号、9号粗针，血管性病变选用7号针，对唾液腺肿瘤和某些深部肿瘤用6号针头行穿刺细胞学检查。

22. 骨髓腔或骨孔内的出血可用

A. 温热盐水纱布压迫止血　　B. 荷包缝合止血　　C. 骨蜡填充止血

D. 碘仿纱条填塞压迫止血　　E. 手指压迫知名动脉的近心端

【答案】C

【解析】温热盐水纱布压迫止血用于较大面的静脉渗血及某些肿瘤切除时的广泛渗血，荷包缝合止血适用于局限性出血又查不到明显出血点的疏松组织出血区。碘仿纱条填塞压迫止血适用于腔窦内出血及静脉破裂出血而不能缝扎者。急性动脉出血适用于手指压迫知名动脉的近心端。

23. 男，25岁。因口腔颌面部创伤致舌体裂伤，出血明显，口底肿胀，来院急诊，最有效合理的止血方法是

A. 注射止血针　　B. 指压患侧的颈总动脉　　C. 用纱布块填塞止血

D. 创口缝合止血　　E. 做颈外动脉结扎术

【答案】D

【解析】舌体是血液循环十分丰富的器官，裂伤后出血明显而且容易致口底肿胀或血肿造成上呼吸道梗阻，因此最佳处理是创口缝合止血。

24. 换药的主要目的是

A. 清洗伤口　　B. 常规要求　　C. 检查和促进创口正常愈合

D. 使敷料保持整洁　　E. 患者要求

【答案】C

【解析】换药的主要目的是检查和促进创口正常愈合。

25. 临床创口分类中包括

A. 无菌（清洁）创口、污染创口和化脓创口　　B. 无菌（清洁）创口、感染创口和化脓创口

C. 无菌（清洁）创口、污染创口和感染创口 D. 污染创口、感染创口和化脓创口
E. 无菌（清洁）创口、可疑创口和感染创口
【答案】C
【解析】临床创口分类中包括无菌创口、污染创口和感染创口。

26. 一般脓肿切开引流<u>不用</u>
A. 橡皮片引流 B. 盐水纱条引流 C. 乳胶管引流
D. 负压引流 E. 碘仿纱条引流
【答案】D
【解析】负压引流主要用于颌面颈部较大手术的术后引流，例如颈淋巴清扫术、下颌骨切除术、腮腺摘除术等。

27. 煮沸消毒法的应用，错误的是
A. 可使刀刃锋利性受损 B. 适用于耐热、耐温物品
C. 杀灭乙肝病毒，应煮沸30分钟 D. 消毒时间自浸入计算，一般15～20分钟
E. 加入2%碳酸氢钠，可缩短消毒时间
【答案】D
【解析】消毒时间自水煮沸后开始计算一般15～20分钟。

28. 纵式或横式外翻缝合的选择根据是
A. 术者的习惯 B. 创缘血供方向 C. 创口区域皮纹方向
D. 创口内翻倾向的严重程度 E. 创口周围是否存在重要的解剖结构
【答案】B
【解析】外翻缝合包括纵式和横式两种，如应用不当，可使创缘缺血。甚至造成边缘坏死。最好使缝线和血供方向一致。

29. 手术中遇大面积静脉渗血时宜用
A. 荷包式缝合止血 B. 缝扎止血 C. 温热盐水纱布压迫止血
D. 邻近组织覆盖压迫止血 E. 电凝止血
【答案】C
【解析】手术中遇大面积静脉渗血时宜用温热盐水纱布压迫止血。故本题答案是C。易误选E。止血方法应熟识。

30. 核素诊断颌骨恶性肿瘤主要用
A. ^{99m}锝 B. ^{131}碘 C. ^{32}磷
D. ^{35}锶 E. ^{67}镓
【答案】A

31. 男，32岁。自觉左腮腺区有一肿块，临床上做腮腺扪诊，正确的检查方法是
A. 拇指和示指提拉式扪诊 B. 拇指和中指提拉式扪诊 C. 拇指和示指、中指相对叩诊
D. 双手口内联合触诊 E. 无名指和示指、中指三指平触
【答案】E

32. 口腔内缝线打结应打
A. 单重结 B. 二重结 C. 三重结
D. 四重结 E. 五重结
【答案】C

33. 可以不放置引流的伤口是
A. 可能发生感染的污染创口 B. 留有死腔的创口 C. 较浅小的无菌创口
D. 止血不全的创口 E. 脓肿切开的创口
【答案】C

34. 张口度是指
A. 上、下唇之间的距离 B. 上、下前牙的切缘之间的距离 C. 上、下中切牙的切缘之间的距离
D. 上、下切牙之间的距离 E. 上、下颌骨之间的距离
【答案】C

(35～37共用题干)
A. 指压止血　　　　　　　　B. 包扎止血　　　　　　　　C. 填塞止血
D. 结扎止血　　　　　　　　E. 药物止血

35. 洞穿性创口内出血选用
36. 现场无抢救器械及药品等，紧急情况可用
37. 术后预防创面渗血选用

【答案】C、A、B

【解析】指压止血是用于出血较多的紧急情况，作为暂时性止血；包扎止血用于毛细血管、小静脉及小动脉出血；填塞止血适用于开放性和洞穿性创口；结扎止血是用于有明确血管断端的出血，是临床上最为可靠的止血方法；包扎止血适用于组织渗血、小静脉和小动脉出血。

第二单元　麻醉与镇痛

1. 下牙槽神经阻滞麻醉时出现面瘫，一般的处理方法为
   A. 注射维生素 B_1、维生素 B_{12}　　B. 局部热敷　　　　　　　　C. 局部理疗
   D. 口服镇静剂　　　　　　　　　　　E. 不作特殊处理

【答案】E

【解析】暂时性面瘫多由于麻药注入腮腺内麻醉面神经而致，待麻醉作用消失后即可恢复。

2. 患者，女，32岁。上颌第一磨牙死髓、劈裂，要求拔除。拔除时应采用的麻醉包括
   A. 上颌结节注射法＋腭大孔注射法
   B. 上颌结节注射法＋腭大孔注射法＋6颊侧远中局部浸润麻醉
   C. 上颌结节注射法＋腭大孔注射法＋6颊侧近中局部浸润麻醉
   D. 腭大孔注射法＋唇颊侧局部浸润麻醉
   E. 颊、腭侧局部浸润麻醉

【答案】C

3. 根据药理实验，将其麻醉强度与毒性等于"1"，作为比较标准的局麻药物是
   A. 普鲁卡因　　　　　　　　B. 丁卡因　　　　　　　　C. 利多卡因
   D. 阿替卡因　　　　　　　　E. 布比卡因

【答案】A

【解析】规定普鲁卡因麻醉强度和毒性为1，其他药物以此为标准进行比较。

4. 与2%普鲁卡因比较，以下哪项不是2%利多卡因的特点
   A. 毒性较大，但可用作表面麻醉　　B. 有较强的组织穿透性和扩散性　　C. 麻效强
   D. 有抗室性心律失常作用　　　　　E. 维持时间较短

【答案】E

【解析】普鲁卡因扩血管作用明显，持续时间短。

5. 牙周膜注射浸润麻醉适用于血友病患者的原因
   A. 注射时不痛　　　　　　　　B. 注射所致的损伤很小　　　　　　　　C. 注射用药量较大故止血好
   D. 麻醉效能强度高　　　　　　E. 麻醉作用时间长

【答案】B

【解析】因牙周膜注射所致的损伤较小，所以应用于血友病等有出血倾向的患者。

6. 普鲁卡因偶能发生过敏反应的原因是
   A. 渗透性差　　　　　　　　B. 酰胺类药物　　　　　　　　C. 用量过大
   D. 酯类药物　　　　　　　　E. 与青霉素交叉过敏

【答案】D

【解析】酯类麻醉药的代谢产物对氨基苯甲酸易引发过敏。

7. 下列描述临床常用局麻方法正确的是
   A. 表面麻醉　　　　　　　　　　　　　　　　B. 表面麻醉、浸润麻醉

C. 表面麻醉、浸润麻醉、阻滞麻醉
D. 冷冻麻醉、表面麻醉、浸润麻醉、阻滞麻醉
E. 针刺麻醉、冷冻麻醉＋表面麻醉、浸润麻醉、阻滞麻醉

【答案】C

【解析】表面麻醉、浸润麻醉、阻滞麻醉最常用。

8. 布比卡因麻醉时间可达

A. 1h B. 2h C. 4h
D. 5h E. 6h

【答案】E

9. 利多卡因的一次最大剂量是

A. 800～1000mg B. 100～150mg C. 300～400mg
D. 60～100mg E. ≥1000mg

【答案】C

10. 舌神经阻滞麻醉的麻醉区域是

A. 同侧下颌舌侧牙龈、黏骨膜、口底黏膜及舌前 2/3 部分
B. 同侧下颌磨牙舌侧牙龈、黏骨膜、口底黏膜及舌后 2/3 部分
C. 同侧下颌前牙舌侧牙龈、黏骨膜、口底黏膜及舌前 2/3 部分
D. 同侧下颌前牙及双尖牙舌侧牙龈、黏骨膜、口底黏膜及舌前 2/3 部分
E. 同侧下颌舌侧牙龈、黏骨膜、口底黏膜及舌后 2/3 部分

【答案】A

11. 关于普鲁卡因的描述，正确的是

A. 亲脂性高 B. 易穿透黏膜 C. 不引起过敏反应
D. 可用于浸润麻醉 E. 可与磺胺类药物同用

【答案】D

12. 拔除上颌侧切牙的最佳麻醉方法是

A. 颊、腭侧局部浸润
B. 颊侧近中局部浸润加上颌结节麻醉，腭侧行腭大孔麻醉
C. 颊侧行上颌结节阻滞麻醉，腭侧行腭大孔麻醉
D. 眶下孔阻滞麻醉，腭侧行腭大孔麻醉
E. 颊侧行上颌结节阻滞麻醉，腭侧行切牙孔麻醉

【答案】D

13. 局麻时，如将局麻药注入血管中可发生

A. 休克 B. 晕厥 C. 过敏
D. 中毒 E. 中枢神经麻醉

【答案】D

14. 普鲁卡因安全剂量一次不宜超过

A. 1g B. 1.5g C. 2g
D. 2.5g E. 3g

【答案】A

15. 肾上腺素可引起的不适中，不包括

A. 心悸 B. 恐惧 C. 颤抖
D. 头痛 E. 麻木

【答案】E

【解析】肾上腺素能激动 α 和 β 两类受体，会引发 A、B、C、D。所以此题选 E。

16. 为防止注射时针头折断不能取出，注射时针头保留在体外的长度为

A. 0.5cm B. 1.0cm C. 1.5cm
D. 2.0cm E. 3.0cm

【答案】B

【解析】注射麻药时按照注射的深度选用适当长度的注射针，至少应有 1cm 长度保留在组织之外，不应使

注射针全部刺入，注意操作技术改变注射方向时不可过度弯曲注射针，在有阻力时不应强力推进。

17. 加入局麻药中的肾上腺素浓度一般是
A. 1∶5000　　　　　　　　　B. 1∶（5000～10000）　　　　C. 1∶（10000～30000）
D. 1∶（50000～200000）　　E. 1∶（500000～600000）

【答案】D

【解析】临床应用时常将血管收缩剂加入局麻药溶液中，以延缓吸收，降低毒性反应，延长局麻时间，以及减少注射部位的出血，以使术野清晰，一般是肾上腺素以 1∶（50000～200000）的浓度加入局麻药溶液中，故 D 选项正确。

18. 下列关于局部麻醉药物的描述哪个是正确的
A. 心律失常患者常用的局麻药为酯类　　　　B. 普鲁卡因的效能强度高于酰胺类局麻药物
C. 阿替卡因适用于所有患者　　　　　　　　D. 丁卡因常用于浸润麻醉
E. 利多卡因的常用阻滞麻醉浓度为 1%～2%

【答案】E

【解析】常用局麻药分为酯类和酰胺类，心律失常患者常用利多卡因局麻，属于酰胺类。普鲁卡因的效能强度低于酰胺类。阿替卡因适用于成人及 4 岁以上儿童。丁卡因由于毒性强只用于表面麻醉。利多卡因的常用阻滞麻醉浓度为 2%。

19. 毒性最强的局麻药是
A. 普鲁卡因　　　　　　　　B. 甲哌卡因　　　　　　　　C. 利多卡因
D. 丁卡因　　　　　　　　　E. 布比卡因

【答案】D

【解析】丁卡因麻醉效能和毒性较大，常用于表面麻醉。

20. 暂时性牙关紧闭是由于麻药注入
A. 翼内肌或翼外肌　　　　　B. 翼内肌或咬肌　　　　　　C. 翼外肌或咬肌
D. 翼内肌或颞肌　　　　　　E. 翼外肌或颊肌

【答案】B

【解析】根据解剖位置可知选 B。

21. 拔除下颌第一磨牙应采用的阻滞麻醉方法是
A. 下牙槽神经　　　　　　　B. 下牙槽神经、舌神经　　　C. 下牙槽神经、颊神经
D. 下牙槽神经、舌神经、颏神经　　E. 下牙槽神经、舌神经、颊神经

【答案】E

【解析】下颌第一磨牙拔除术应同时使用下牙槽神经阻滞麻醉、舌神经阻滞麻醉和颊神经阻滞麻醉。分别起到麻醉同侧下颌牙、舌侧黏膜和颊侧黏膜的作用。故答案为 E。

22. 拔除上颌第一磨牙时需要麻醉的神经为
A. 上牙槽中神经
B. 上牙槽中神经、上牙槽后神经
C. 上牙槽中神经、上牙槽后神经、腭前神经
D. 上牙槽中神经、上牙槽后神经、腭前神经、鼻腭神经
E. 上牙槽中神经、上牙槽后神经、腭前神经、鼻腭神经、腭后神经

【答案】C

23. 患者注射局麻药后出现头晕、胸闷、面色苍白、全身冷汗、四肢厥冷无力、脉快而弱、恶心、呼吸困难，甚至意识丧失，多为
A. 过敏反应　　　　　　　　B. 晕厥　　　　　　　　　　C. 中毒
D. 休克　　　　　　　　　　E. 全脊髓麻醉

【答案】B

【解析】A、B、C 的症状需要区分牢记。晕厥的临床表现为头晕、胸闷、面色苍白、全身冷汗、四肢厥冷无力、脉搏快而弱、恶心、呼吸困难，重者甚至有短暂的意识丧失。

24. 一年轻患者在行右上颌第三磨牙麻醉后，颊部区域迅速膨大，患者自觉局部轻微胀感不适，触诊软，无压痛，边界不清。术后予以抗炎、冷敷，数日后肿胀逐渐消退，皮肤呈现黄绿色瘀斑。出现上述症状的可能

原因是

A. 注射区水肿　　　　　　　B. 注射区血肿　　　　　　　C. 注射区组织的应激反应

D. 刺破眶下神经血管束所致　　E. 刺破下牙槽神经血管束所致

【答案】B

【解析】局麻注射针刺破血管所致的血肿，较常见为上牙槽后神经、眶下神经阻滞麻醉；特别是在刺破翼静脉丛后，可发生组织内出血，在黏膜下或皮下出现紫红色瘀斑或肿块。数日后，血肿处颜色逐渐变浅呈黄绿色，并缓慢吸收消失。因此该患者符合血肿的症状，该患者拔除上颌第三磨牙，应行上牙槽后神经阻滞麻醉，因此本题选B。

25. 患者，女，50岁。右下后牙残冠行局麻下拔除术，在局麻药注射时突然出现头晕、胸闷、面色苍白、全身冷汗、恶心、呼吸困难，诊断为晕厥，应采取的措施是

A. 立即停止注射　　　　　　　　　　B. 放平椅位，置患者于头低位

C. 松解衣领，保持呼吸通畅　　　　　D. 氧气吸入，静脉注射高渗葡萄糖

E. 以上均是

【答案】E

26. 女，25岁。左侧完全性唇裂术后继发畸形，拟进行二期手术矫正，应采取的麻醉方法是

A. 局部浸润麻醉　　　　　　　B. 双侧眶下神经阻滞麻醉　　　　C. 基础麻醉加局部浸润麻醉

D. 全身麻醉　　　　　　　　　E. 鼻腭神经阻滞麻醉

【答案】B

【解析】双侧眶下神经阻滞麻醉可以使鼻侧从下眼睑到上唇的皮肤和黏膜产生无痛，满足做唇裂二期鼻畸形的修复，所以B正确。

27. 女，60岁。残根，有牙体疼痛病史，近2年来未发作，测血压160/90mmHg，在拔除时麻醉首选药是

A. 2%含肾普鲁卡因　　　　　B. 1%含肾普鲁卡因　　　　　C. 2%利多卡因

D. 2%丁卡因　　　　　　　　E. 1%丁卡因

【答案】C

【解析】高血压心脏病患者麻醉时宜采用利多卡因，丁卡因因毒性大穿透力强临床上主要用于表面麻醉。

28. 男，26岁。左下8水平阻生，拟行拔除术，口内法行下牙槽神经、舌神经、颊长神经阻滞麻醉后5分钟，患者出现左侧面瘫症状。这是因为

A. 癔症　　　　　　　　　B. 局部麻醉药注入腮腺内麻醉面神经　　C. 肾上腺素反应

D. 局部麻醉药注入颊肌内　　E. 麻醉过程中损伤了下牙槽神经

【答案】B

29. 男，55岁，右下第二磨牙残根，拟在翼下颌传导阻滞麻醉下拔除，进针很浅就触及下颌小舌骨皮质，注药后麻醉效果差，这是因为

A. 注射点偏内侧　　　　B. 注射点偏前　　　　C. 下颌支较宽

D. 注射点过高　　　　　E. 注射点过低

【答案】B

【解析】拟在翼下颌传导阻滞麻醉下拔除，进针很浅就触及下颌小舌骨皮质，注药后麻醉效果差，这是因为注射点偏前。故本题答案是B。易误选E。

30. 眶下神经阻滞麻醉口外注射法进针方向为

A. 注射针与皮肤成45°，向下、后、外进针　　　　B. 注射针与皮肤成60°，向上、后、外进针

C. 注射针与皮肤成45°，向上、后、外进针　　　　D. 注射针与皮肤成45°，向下、后、内进针

E. 注射针与皮肤成60°，向上、后、内进针

【答案】C

【解析】同侧鼻翼旁1cm处刺入皮肤，使注射针与皮肤45°角，向上、后、外进针。

（31～33共用题干）

A. 利多卡因　　　　　　B. 布比卡因　　　　　　C. 阿替卡因

D. 普鲁卡因　　　　　　E. 丁卡因

31. 目前在口腔颌面外科中应用最多的局部麻醉药物是

32. 用于表面麻醉的局部麻醉药物是

33. 适合较长时间手术的局部麻醉药物是

【答案】A、E、B

【解析】利多卡因局麻作用较普鲁卡因强，维持时间亦较长，并有较强的组织穿透性和扩散性，临床上主要以1%～2%溶液用于口腔手术的阻滞麻醉，目前是使用最多的局麻药物。丁卡因，穿透力强。临床上主要用作表面麻醉。布比卡因的麻醉持续时间为利多卡因之2倍，一般可达6小时以上。常以0.5%的溶液与1∶200000肾上腺素共用，特别适合费时较长的手术；术后镇痛时间也较长。

（34～37共用题干）

患者，男，25岁。左上第三磨牙颊向倾斜。食物嵌塞，拟拔除。

34. 最常用的麻醉方法是

A. 上颌结节和腭大孔麻醉   B. 局部浸润麻醉   C. 鼻腭神经阻滞麻醉
D. 眶下孔阻滞麻醉   E. 翼腭管麻醉

35. 若选择使用的麻醉药物是2%普鲁卡因，术后发生延迟性过敏反应中最常见的是

A. 过敏性紫癜   B. 哮喘   C. 药疹
D. 荨麻疹   E. 血管神经性水肿

36. 若麻醉中发生麻药中毒，其兴奋型表现中不包括

A. 烦躁、多话   B. 恶心、呕吐   C. 颤抖、气急
D. 血压下降   E. 多汗

37. 麻药中毒治疗原则中不包括

A. 停止注射   B. 保持呼吸道通畅   C. 针刺人中穴
D. 升压药物   E. 抗惊厥

【答案】A、E、D、C

（38～43共用题干）

A. 上牙槽前神经   B. 上牙槽中神经   C. 上牙槽后神经
D. 鼻腭神经   E. 腭前神经

38. 分布于 321|123 腭侧牙龈及黏骨膜的神经是
39. 分布于 876543|345678 腭侧牙龈及黏骨膜的神经是
40. 87|78 及 6|6 的腭根及远中颊根、牙周膜、牙槽骨、颊侧牙龈受哪一神经支配
41. 321|123 的牙周膜、牙槽骨及唇侧龈受哪一神经支配
42. 54|45 及 6|6 的近中腭根、牙周膜、牙槽骨及颊侧牙龈受哪一神经支配
43. 有时 3|3 腭侧牙龈为鼻腭神经与哪一神经共同分布

【答案】D、E、C、A、B、E

第三单元　牙及牙槽外科

1. 不符合干槽症表现的是

A. 以疼痛为主要症状   B. 疼痛为阵发性   C. 拔牙窝常有腐败坏死物
D. 拔牙窝内有明显腐臭味   E. 骨壁常有明显触痛

【答案】B

2. 下颌第三磨牙阻生，什么情况下适宜做龈瓣切除术

A. 水平阻生，冠周炎反复发作
B. 垂直阻生，升支前方有足够空隙，对𬌗牙位置正常
C. 前倾阻生，前方邻牙远中龋坏
D. 前倾阻生，龈瓣上有咬痕
E. 颊向阻生，对牙位置正常

【答案】B

3. 牙槽窝唇（颊）侧骨板折断易出现在拔除

A. 上颌中切牙   B. 下颌中切牙   C. 上下颌尖牙

D. 上颌前磨牙　　　　　　　　E. 下颌前磨牙

【答案】C

4. 哪种乳牙不应该拔除

A. 牙冠破坏严重，已无法修复的乳牙

B. 根尖周炎症已涉及继承恒牙牙胚

C. 乳牙有牙髓炎症可治疗，但离替换时间很近

D. 受继承恒牙萌出力的推压，使根尖露出龈外常致局部黏膜创伤性溃疡

E. 有病灶感染迹象但能彻底治愈

【答案】E

【解析】过早拔除乳牙，会使恒牙失去萌出间隙，影响乳恒牙替换，所以应通过治疗，尽量将乳牙保留至替换时间。但破坏严重的乳牙或难以治疗的乳牙炎症也会影响恒牙萌出，需尽早拔除，并安置间隙保持器。所以选择E。

5. 腭黏骨膜旋转瓣修补口腔上颌窦瘘最适宜的部位是

A. 靠腭侧的较大瘘孔　　　　B. 靠颊侧的较大瘘孔　　　　C. 靠近腭大孔的瘘孔

D. 靠近腭小凹的瘘孔　　　　E. 局部无炎症时方可进行

【答案】A

6. 下列不属于拔牙绝对禁忌证的是

A. 急性白血病　　　　　　　B. 急性肾炎和重症肾炎　　　C. 急性肝炎

D. 血红蛋白≥80g/L　　　　　E. 恶性肿瘤化疗后1年

【答案】D

7. 患有下列疾病患者在拔牙前后应给予抗生素以预防并发症，但不包括

A. 糖尿病　　　　　　　　　B. 先天性心脏病　　　　　　C. 慢性肝炎

D. 风湿性心脏病　　　　　　E. 曾做过房间隔缺损修补术的患者

【答案】C

8. 关于切开拔除阻生智齿的切口设计，错误的是

A. 远中切口尽量偏舌侧　　　　　　　　　B. 颊侧切口一般不必超过前庭沟

C. 如仅用远中切口就可以消除阻力，可不作颊侧切口　　D. 应做黏骨膜全层切开，紧贴骨面将瓣翻起

E. 缝合后切口下应有足够骨支持

【答案】A

9. 拔除上颌第三磨牙时，牙挺的支点应置于

A. 远中牙槽嵴　　　　　　　B. 近中牙槽嵴　　　　　　　C. 第二、三磨牙之间

D. 颊侧骨板　　　　　　　　E. 腭侧骨板

【答案】B

10. 患者除了下述何种心脏病时应禁忌拔牙

A. 充血性心力衰竭　　　　　B. 右束支传导阻滞，心功能Ⅰ级　　C. 前壁心梗5个月

D. 频发的室性期前收缩未治疗　　E. 近期心绞痛频繁发作

【答案】B

11. 预防干槽症，下列哪项是错误的

A. 减少手术创伤　　　　　　B. 尽量延长局部压迫止血的时间　　C. 注意无菌操作

D. 注意口腔卫生　　　　　　E. 保护拔牙创内凝血块

【答案】B

12. 对于干槽症的处理，下列哪项是不必要的

A. 局麻下彻底清除牙槽窝内坏死组织　　　　　B. 隔离外界刺激，保持骨创面

C. 促进牙槽窝内肉芽组织生长　　　　　　　　D. 必要时给予止痛药

E. 静脉给予大剂量抗生素治疗

【答案】E

13. 男，31岁。右下颌智齿阻生拟拔除，术前拍摄X线片的目的中不包括

A. 阻生情况　　　　　　　　B. 软组织粘连情况　　　　　　C. 牙根形态

D.牙根与下颌管的关系　　　　　　E.周围骨质情况

【答案】B

【解析】右下颌智齿阻生拟拔除，术前拍摄X线片的目的中不包括了解软组织粘连情况。其他几项都属于术前X线片检查的目的。

14.男，41岁。左下第一磨牙残根，拟在左翼下颌传导阻滞麻醉下拔除。因患者下颌支较宽，在行局麻操作时，应该

A.注射针与中线所成角度加大　　B.注射针与中线所成角度减小　　C.注射点适当调高

D.注射点适当降低　　　　　　　E.进针深度增加

【答案】E

15.粒细胞缺乏症易引起感染，其粒细胞绝对计数低于多少时属拔牙禁忌证

A. $6×10^9$/L　　　　　　B. $1×10^9$/L　　　　　　C. $5×10^9$/L

D. $3×10^9$/L　　　　　　E. $2×10^9$/L

【答案】B

【解析】中性粒细胞低于 $1×10^9$/L 易引发严重感染和影响创口愈合。

16.拔牙钳喙与牙长轴平行是为了

A. 夹住患牙　　　　　　B. 省力　　　　　　C. 防止邻牙损伤

D. 避免牙龈损伤　　　　E. 利于使用扭转力

【答案】C

17.患者，男，50岁。行断根拔除术，术中断根突然消失，此时首先应做的是

A. 冲水吸根　　　　　　B. 开窗取根　　　　　　C. 拍X线片

D. 服抗生素　　　　　　E. 扩大牙槽窝掏根

【答案】C

【解析】拍X片先明确断根位置。

18.25岁，初孕，妊娠第8周牙痛。检查：右下6牙体破坏大，需拔除，消炎后拔除的时间应为

A. 1周内　　　　　　B. 1周后　　　　　　C. 2周后

D. 3周后　　　　　　E. 4周后

【答案】E

【解析】妊娠前三个月与后三个月一般不进行拔除术。

19.拔牙术引发亚急性细菌性心内膜炎的致病菌是

A. 金黄色葡萄球菌　　　　B. 大肠埃希菌　　　　C. 甲型溶血性链球菌

D. 乙型溶血性链球菌　　　E. 肺炎球菌

【答案】C

20.以下何种情况不属于拔牙适应证

A. 恶性肿瘤放射治疗前口内的残根　　　　　　B. 因囊肿或良性肿瘤波及不能保留或治疗的牙齿

C. 上磨牙近中、𬌗颊面大面积龋坏，达龈下6mm　　D. 滞留乳牙无松动而恒牙先天缺失

E. 位于骨折线上的牙继发感染，影响骨折愈合

【答案】D

21.单纯性高血压无其他合并症，血压高于多少时应先进行治疗后再拔牙

A. 21.3/12.7kPa（160/95mmHg）　　B. 22.7/12.7kPa（170/95mmHg）　　C. 24/13.3kPa（180/100mmHg）

D. 25.3/13.3kPa（190/100mmHg）　　E. 25.3/14kPa（190/105mmHg）

【答案】C

22.钳拔法时，最易损伤对𬌗牙的拔除牙位是

A. 下前牙　　　　　　B. 上前牙　　　　　　C. 龋坏较大的牙

D. 上颌第三磨牙　　　E. 下颌第三磨牙

【答案】A

【解析】拔牙时损伤对𬌗牙多发生于拔下前牙时，特别是在下前牙有拥挤排列不齐时，故A正确。

23.关于下颌切牙拔除描述哪项是正确的

A.下颌切牙与上颌切牙牙根外形类似，可使用旋转力

B. 下颌切牙牙根较细易折断，不可使用旋转力
C. 下颌切牙牙根较细易折断，可稍加旋转力
D. 下颌切牙牙根较细但不易折断，故摇动力和旋转力可同时使用
E. B+D

【答案】B

24. 对进入上颌窦内的牙根描述错误的是
   A. 常见于上颌第一磨牙的腭侧根
   B. 亦常见于上颌第二磨牙的近中颊根
   C. 因受入路限制，翻瓣去骨法仅适用于进入的颊根
   D. 冲洗法适于进入的颊根或腭根
   E. 牙挺放置不当或用力没有控制所致

【答案】C

25. 患者，女，70岁。主诉患牙不适半年余要求拔除，检查：血压160/95mmHg，患牙松动，叩诊（−），牙龈无炎症，何时拔牙最妥
   A. 即刻拔牙
   B. 服降压药后即刻拔牙
   C. 服药一天后拔牙
   D. 服药控制血压后拔牙
   E. 服药控制血压后也不能拔牙

【答案】D

【解析】为防止术中紧张等因素导致血压进一步升高，应在服药起效，血压得到控制后拔牙。

26. 下述哪种情况下可以拔牙
   A. 充血性心力衰竭
   B. 右束支传导阻滞，心功能Ⅰ级
   C. 前壁心梗5个月
   D. 频发的室性期前收缩未治疗
   E. 近期心绞痛频繁发作

【答案】B

27. 血友病患者必须拔牙时，应将凝血因子Ⅷ浓度提高到正常的
   A. 30%
   B. 10%
   C. 50%
   D. 20%
   E. 60%

【答案】A

第四单元　牙种植术

1. 下列关于瑞典Albrektsson种植成功评价标准（1986年）的描述哪个是正确的
   A. 临床检查单个的种植体无动度
   B. 种植体在任何方向上的动度小于1mm
   C. 骨吸收不超过种植体垂直高度的1/3
   D. 种植体植入1年后，在垂直方向上的骨吸收小于0.2mm/年
   E. 5年成功率达90%

【答案】A

【解析】Albrektsson种植成功标准：种植体无动度；X线片显示种植体周围无透射区；种植体功能负载1年后，垂直方向骨吸收小于0.2mm/年；种植体无持续性或不可逆的症状，如疼痛、感染、麻木、坏死、感觉异常及下颌管损伤；达上述要求者，5年成功率85%以上，10年成功率80%以上为最低标准，故此题选A。

2. 患有下述疾病则不能进行牙种植术，除外
   A. 严重糖尿病有明显并发症
   B. 口腔颌骨有良、恶性肿瘤
   C. 骨质疏松、软化、硬化症
   D. 活动义齿固位形差，无功能，黏膜不耐受
   E. 严重习惯性磨牙症

【答案】D

3. 患者，男25岁，双侧下颌1缺失，缺牙隙龈殆距离7mm，近远中距离15mm，颊舌向宽度8mm，骨质Ⅱ级，牙槽嵴顶距下牙槽神经管约10mm，拟行种植治疗，下列治疗方案中最佳者为
   A. 种植两枚种植体，直径均为4mm，长度为8mm
   B. 种植一枚种植体，直径为6mm，长度为10mm
   C. 种植两枚种植体，直径均为3.3mm，长度为9mm

D. 种植一枚种植体，直径为 5mm，长度为 8mm

E. 种植两枚种植体，直径分别为 4mm 和 3.3mm，长度均为 10mm

【答案】A

【解析】种植体距下牙槽神经管至少 2mm，故选择 8mm 长度植体；颊舌向宽度 8mm，可以满足直径 5mm 以下植体要求；近远中距离 15mm，种植体距近远中天然牙至少 2mm，两侧共 4mm，种植体之间距离至少 3mm，故余留的种植体空间为 8mm，平均至每个种植体，直径均可选择 4mm，故本题选 A。

4. 确定目前使用的牙种植体概念的结构是

A. ISO B. WHO C. WTO

D. IOMFS E. ESCFS

【答案】A

【解析】国际标准化组织 ISO。WHO 是世界卫生组织；WTO 是世贸组织。

5. 关于牙种植术的概念，正确的是

A. 将未发育完成的牙胚植入牙槽骨内的手术 B. 将人工牙植入牙槽骨内的手术

C. 将异体牙植入牙槽骨内的手术 D. 将自体牙植入牙槽骨内的手术

E. 将脱位牙植入牙槽骨内的手术

【答案】B

6. 常用的牙种植体种类为

A. 骨内种植体 B. 骨膜下种植体 C. 黏膜下种植体

D. 牙内种植体 E. 牙内骨内种植体

【答案】A

7. 种植体的长度一般不少于

A. 2～4mm B. 4～6mm C. 6～8mm

D. 8～10mm E. 10～12mm

【答案】D

8. 患者若实施左下第一磨牙牙种植术成功的珠海标准，除外

A. 功能好 B. 无麻木、疼痛等不适

C. 自我感觉良好 D. 种植体周围 X 线无透射区，横行骨吸收不超过 1/2

E. 无种植体相关的感染

【答案】D

9. 口腔种植学的指导理论是

A. 骨结合理论 B. 纤维结合理论 C. 骨牵张理论

D. 微创理论 E. 骨粘连理论

【答案】A

【解析】牙种植的理论基础为骨结合理论，故此题选 A。

10. 两段式两次法种植术第 1 次和第 2 次手术间隔时间为

A. 1 个月 B. 2 个月 C. 2～3 个月

D. 3～4 个月 E. 7～9 个月

【答案】D

【解析】两段式两次法第一期手术主要为将种植体固位钉植入缺牙部位的牙槽骨内，第二期手术在第一期手术后 3～4 个月（上颌 4 个月，下颌 3 个月），种植体完成骨结合后，主要安装与牙龈衔接的愈合基台。二期手术后 14～30 天即可取模，制作义齿，故此题选 D。

（11～12 题共用题干）

患者，男，30 岁。左下第一磨牙拔除 4 个月，欲行左下第一磨牙种植修复。

11. 较为适宜的种植体为

A. 骨内种植体 B. 穿下颌种植体 C. 骨膜下种植体

D. 根管内骨种植体 E. 黏膜内种植体

【答案】A

12. 目前种植体材料多为
   A. 钴铬合金
   B. 镍铬合金
   C. 钛和钛合金
   D. 金合金
   E. 银合金

【答案】C

（13～14题共用题干）

患者李某，女，45岁，左下颌1缺失，有吸烟习惯，口腔卫生不佳，缺牙隙龈合距离7mm，植入粗糙酸蚀表面种植体，扭矩值大于35N·cm，同时安装愈合基台，高度3mm，愈合3个月后开始修复，卸下愈合基台时发现种植体随同被旋出。

13. 造成该患者种植失败最可能的原因是
   A. 女性颌骨质较疏松骨结合时间不足
   B. 吸烟患者口腔黏膜血液微循环不良导致骨不愈合
   C. 术后口腔卫生不佳导致感染
   D. 种植体骨结合期过度负重
   E. 种植备洞过程中产热温度过高导致种植体-骨界面骨坏死

【答案】E

【解析】影响种植体骨结合的最主要原因是手术钻孔时产热（温度不应超过47℃），其他影响骨结合的因素有：患者自身条件，种植体材料的生物相容性，种植体表面处理，种植体应力分布及种植体早期负载。两段两次法种植手术第一期手术后3～4个月完成骨结合（一般上颌4个月，下颌3个月），本题题干中提示植入时扭矩大于35N·cm，3个月后却能随基台旋出，并非吸烟与卫生不佳可以解释，故本题选E。

14. 该患者的骨质情况最可能为
   A. 厚层的密质骨包绕骨小梁疏松排列的松质骨
   B. 颌骨几乎完全由均质的密质骨构成
   C. 薄层的密质骨包绕骨小梁密集排列的松质骨
   D. 颌骨几乎完全由骨小梁疏松排列的松质骨构成
   E. 薄层的密质骨包绕骨小梁疏松排列的松质骨

【答案】B

【解析】根据密质骨与松质骨的含量比例及松质骨疏密程度，将颌骨质量分为4个级别。Ⅰ级，颌骨几乎完全由均质的密质骨构成；Ⅱ级，厚层的密质骨包绕骨小梁密集排列的松质骨；Ⅲ级，薄层的密质骨包绕骨小梁密集排列的松质骨；Ⅳ级，薄层的密质骨包绕骨小梁疏松排列的松质骨，其中密质骨有利于种植体的固定，而松质骨有利于其血供，密质骨与松质骨骨量相当者为理想的植入床。本题中初期稳定性较好而骨结合出现障碍，推测植入床血供不理想，加之为下颌前牙区，骨松质可能非常少，因此选B。

（15～16题共用题干）

一外籍患者，右上6缺失，行种植治疗，嵴顶较宽，近远中邻牙轴角处作垂直松弛切口，梯形瓣向上翻开，骨质Ⅲ级，埋入式种植，行4-0可吸收线严密缝合，术后三天复查见嵴顶切口裂开。

15. 导致该患者软组织瓣早期裂开最不可能的原因是
   A. 患者术后进食摩擦导致黏膜穿孔
   B. 种植体植入深度不够，高出骨面，造成软组织瓣的张力增大
   C. 软组织瓣未做减张，术后收缩牵拉导致切口裂开
   D. 缝合过紧，影响创缘血运
   E. 缝合时创缘内卷，愈合不良

16. 该患者种植切口和缝合宜选用
   A. 牙槽嵴顶正中切口，减张，褥式缝合
   B. 牙槽嵴顶偏腭侧切口，减张，褥式及间断缝合
   C. 前庭沟切口，减张，褥式及间断缝合
   D. 牙槽嵴顶正中切口，不减张，褥式及间断缝合
   E. 牙槽嵴顶偏腭侧切口，不减张，褥式及间断缝合

【答案】A、B

【解析】种植手术创口裂开可能的原因一般为局部张力过大或缝合不佳，缝合过紧或过松，尤其在诱发感染的情况下，更易导致局部创口裂开，进食的摩擦一般不会导致黏膜穿孔。

种植手术应作牙槽嵴顶切口，注意保护颊侧软组织及骨质，故选用偏腭侧切口；缝合时应充分减张，采用水平褥式或间断缝合。

第五单元　口腔颌面部感染

1. 下列治疗颜面部疖痈的方法错误的是
   A. 保守治疗　　　　　　　　B. 10%高渗盐水纱布湿敷　　　　C. 及早切开引流
   D. 全身运用大剂量有效抗生素　E. 全身支持治疗
   【答案】C

2. 面部感染逆行常引起颅内哪种严重的并发症
   A. 细菌性脑栓塞　　　　　　B. 脑膜炎　　　　　　　　　　C. 海绵窦血栓性静脉炎
   D. 脑脓肿　　　　　　　　　E. 脑炎
   【答案】C

3. 哪个间隙感染容易引起严重的张口受限
   A. 舌下间隙　　　　　　　　B. 咬肌间隙　　　　　　　　　C. 下颌下间隙
   D. 眶下间隙　　　　　　　　E. 颏下间隙
   【答案】B

4. 慢性边缘性颌骨骨髓炎的手术时机常选在病程的
   A. 7～10日　　　　　　　　B. 2～4周　　　　　　　　　　C. 5～7周
   D. 8～10周　　　　　　　　E. 11～12周
   【答案】B

5. 腺源性感染最常见于
   A. 咽旁间隙　　　　　　　　B. 翼下颌间隙　　　　　　　　C. 下颌下间隙
   D. 舌下间隙　　　　　　　　E. 颞下间隙
   【答案】C

6. 属于非特异性感染的病原菌有
   A. 结核菌　　　　　　　　　B. 梅毒螺旋体　　　　　　　　C. 放线菌
   D. 大肠埃希菌　　　　　　　E. 破伤风杆菌
   【答案】D

7. 男，35岁。右上颌结节传导阻滞麻醉拔除右上第三磨牙后4天出现发热，右面部疼痛，开口受限，此患者可能发生了
   A. 翼下颌间隙感染　　　　　B. 咬肌间隙感染　　　　　　　C. 颞下间隙感染
   D. 颞间隙感染　　　　　　　E. 翼内肌痉挛
   【答案】C

8. 瘘孔中排出颗粒状死骨的颌骨骨髓炎是
   A. 中央性颌骨骨髓炎急性期　　B. 中央性颌骨骨髓炎慢性期　　C. 边缘性颌骨骨髓炎增生型
   D. 边缘性颌骨骨髓炎溶解破坏型　E. 新生儿颌骨骨髓炎
   【答案】E

9. 唇痈的正确局部处理是
   A. 挤出脓头　　　　　　　　B. 切开引流　　　　　　　　　C. 药物湿敷
   D. 贴拔毒膏药　　　　　　　E. 热敷、理疗
   【答案】C

10. 有关口腔颌面部特异性感染，错误的是
    A. 颌骨结核应首选保守治疗　　　　　　　B. 淋巴结寒性脓肿必要时可切开引流
    C. 全身抗感染治疗首选金葡菌敏感的抗生素　D. 包括梅毒感染和放线菌病
    E. 不包括溶血性链球菌引起的感染
    【答案】C

    【解析】口腔颌面部特异性感染是指由结核分枝杆菌、梅毒螺旋体、放线菌、破伤风杆菌等引起的感染性疾病。结核感染主要采用全身支持、营养疗法和抗结核治疗，冷脓肿形成后必要时需切开引流。金黄色葡萄球

菌和溶血链球菌引起的感染称为化脓性感染，为非特异性感染。

11. 化脓性颌骨骨髓炎根据临床病理特点，病变始于颌骨骨松质和骨髓者称为
   A. 边缘性骨髓炎　　　　　　B. 放射性骨髓炎　　　　　　C. 中央性骨髓炎
   D. 婴幼儿上颌骨骨髓炎　　　E. 根尖周致密性骨炎
   【答案】C
   【解析】仔细学习中央性颌骨骨髓炎和边缘性颌骨骨髓炎的分别。

12. 患者男，62岁。有多年糖尿病史，左眶下间隙感染1周，肿胀，疼痛明显，分析疼痛的原因是
   A. 毒素刺激骨膜　　　　　　B. 肿胀压迫眶下神经　　　　C. 表情肌活动频繁
   D. 面部神经末梢丰富　　　　E. 面部血运丰富
   【答案】B
   【解析】眶下区肿胀范围常波及内眦、眼睑、颧部皮肤，肿胀区皮肤发红、张力增大，眼睑水肿、睑裂变窄、鼻唇沟消失。脓肿形成后，眶下区可触及波动感，口腔前庭龈沟处常有明显肿胀、压痛，极易扪得波动。少数可由此自行穿破，有脓液溢出。感染期由于肿胀及炎症激惹眶下神经，可引起程度不同的疼痛。所以B正确，其他原因与眶下间隙感染的疼痛无关，故选B。

13. 口腔颌面部感染特点，<u>不正确</u>的是
   A. 感染途径以腺源性为主
   B. 需氧菌与厌氧菌的混合感染最多见
   C. 牙源性感染极易波及颌骨与牙周软组织
   D. 口腔颌面部感染沿相应淋巴引流途径扩散，可发生区域淋巴结炎
   E. 正常时即有大量微生物存在，机体抵抗力下降时发生感染
   【答案】A

14. 下列关于口腔颌面部感染，<u>错误</u>的是
   A. 口腔颌面部血运丰富，有利于炎症的吸收和愈合
   B. 口腔颌面部血运丰富，感染易向颅内扩散引起严重并发症
   C. 口腔颌面部有众多的潜在筋膜间隙，是控制感染发展的有效屏障
   D. 口腔颌面部有多数体腔与外界相通，其表面的常驻菌是感染的易发因素
   E. 口腔颌面部感染最常见的原因是牙源性感染
   【答案】C
   【解析】口腔颌面部位于呼吸道与消化道的起端，口腔及鼻腔与外界相通，颌面部血运丰富，窦腔众多，颈部具有丰富的淋巴引流，因此易发生感染，感染后易扩散，同时也有利于炎症的吸收。牙源性感染是口腔颌面部感染最常见的因素。此外，颌面部存在许多相互连通的潜在性筋膜间隙，其间含疏松的口腔颌面部间隙是感染扩散的常见途径而非屏障，因此本题选C。

15. 婴幼儿下颌下间隙感染的来源多为
   A. 化脓性下颌下腺炎　　　　B. 淋巴结核　　　　　　　　C. 下颌下淋巴结炎
   D. 颏下间隙感染所波及　　　E. 血源性感染
   【答案】C
   【解析】口腔颌面部感染途径有牙源性、腺源性、损伤性、血源性及医源性。成人下颌下间隙感染多见于下颌智齿冠周炎，下颌后牙根尖周炎、牙槽脓肿等牙源性感染或下颌下淋巴结炎的扩散。但儿童的颌面部感染多为非牙源性，而是腺源性，多由扁桃体炎或上呼吸道感染引起的淋巴结炎，且儿童淋巴结发育尚不完全，感染易穿破淋巴结被膜，形成淋巴结外蜂窝织炎，引发间隙感染，综上所述，本题选C。

16. 关于咬肌间隙感染，下列说法错误的是
   A. 感染多来自于下颌磨牙的冠周炎和根尖周炎　　B. 临床表现为下颌角区红、肿、痛
   C. 常伴张口困难　　　　　　　　　　　　　　　D. 脓肿形成后，常在下颌升支外侧触及波动感
   E. 切开引流时作位于下颌角下缘下1～2cm的弧形切口
   【答案】D
   【解析】咬肌较厚，咬肌间隙较深，难以触及波动感。

17. 下颌骨X线片显示有明显的骨密质增生，骨质呈致密影像的颌骨骨髓炎是
   A. 中央性颌骨骨髓炎急性期　　B. 中央性颌骨骨髓炎慢性期　　C. 边缘性颌骨骨髓炎增生型

D. 边缘性颌骨骨髓炎溶解破坏型   E. 新生儿颌骨骨髓炎

【答案】C

【解析】中央性颌骨骨髓炎X线表现为大块死骨形成,周围骨质分界清楚或伴有病理性骨折。边缘性颌骨骨髓炎X线表现为皮质骨疏松脱钙(溶解破坏型)或骨质增生硬化(增生型),与周围骨质无明显分界。

18. 切开引流的绝对指征
　　A. 感染早期即为行切开引流术   B. 局部肿胀、疼痛
　　C. 有凹陷性水肿、波动感或穿刺有脓   D. 脓肿已穿破,但局部仍有疼痛
　　E. 牙源性感染1周以后

【答案】C

【解析】切开引流的指征:疼痛加重呈搏动性跳动或触及波动感呈凹陷性水肿或穿刺有脓者;口腔颌面部急性化脓性炎症经抗生素感染无效同时出现明显的全身中毒症状者。

19. 咬肌间隙感染最常见的病灶牙是
　　A. 下颌尖牙   B. 下颌前磨牙   C. 下颌中切牙
　　D. 下颌侧切牙   E. 下颌磨牙

【答案】E

【解析】咬肌间隙感染来源主要来自于下颌智齿冠周炎,下颌磨牙的根尖周炎、牙槽脓肿,亦可因相邻间隙如颞下颌间隙的感染的扩散,偶有化脓性腮腺炎波及者。

20. 颊间隙感染常见于
　　A. 上下颌磨牙   B. 上下颌前磨牙   C. 上下颌尖牙
　　D. 上下颌切牙   E. A+B

【答案】A

【解析】颊间隙感染可来源于上、下颌磨牙的根尖周脓肿或牙槽脓肿穿破骨膜,故选A。

21. 在下列间隙感染中,哪一个最常引起颌骨边缘性骨髓炎
　　A. 颞间隙   B. 咬肌间隙   C. 下颌下间隙
　　D. 颏下间隙   E. 眶下间隙

【答案】B

【解析】颞间隙感染可引起颞骨骨髓炎、脑膜炎、脑脓肿等并发症;下颌下间隙感染极易向舌下间隙扩散;颏下间隙感染向后可波及下颌下间隙;眶下间隙感染向上扩散可形成眶内蜂窝织炎,亦可向颅内扩散,并发海绵窦血栓性静脉炎;咬肌间隙感染由于长期脓液蓄积,易形成下颌支边缘性骨髓炎,故选B。

22. 化脓性颌骨骨髓炎急性期的X线片表现是
　　A. 骨小梁有斑点状吸收   B. 有骨膜反应   C. 有死骨形成
　　D. 破坏区周围有骨质增生   E. 颌骨未见明显改变

【答案】E

【解析】颌骨骨髓炎早期病变无明显死骨形成,故在X线片检查上看不到明显的骨质破坏,因此本题选E。发病2～4周后,死骨形成(儿童颌骨骨髓炎一般在7～10天后开始形成死骨)。慢性颌骨骨髓炎的X线片检查可表现为骨质破坏或骨质增生,骨质破坏体现为是骨小梁排列紊乱并有斑点状吸收与死骨形成;骨质形成表现为骨膜反应性增生。

23. 有关放射性颌骨骨髓炎,下列正确的说法为
　　A. 死骨分离时间较快
　　B. 病变与正常组织之间无明显界限
　　C. 患者全身症状明显,伴发热、寒战、白细胞总数升高
　　D. 一般倾向于积极治疗,早期切除坏死的软、硬组织
　　E. 无需手术,单纯高压氧治疗效果较佳

【答案】B

【解析】放射性颌骨骨坏死病程发展缓慢,往往在放射治疗后数月乃至数十年才出现症状,放射后颌骨的破骨细胞与成骨细胞再生能力低下,致死骨分离的速度非常缓慢,因此死骨与正常骨常常界限不清;放射性骨坏死的治疗应考虑全身及局部两个方面,应用抗菌药物控制感染,必要时给予输血、高压氧等治疗,以待死骨分离,再行外科手术将已分离的死骨予以摘除。

24. 化脓性中央性颌骨骨髓炎绝大多数发生于下颌骨的原因是
   A. 下颌骨与上颌骨比较，无腔窦，骨外板厚、致密　　B. 炎症发生时不易穿破引流
   C. 单一血管供应，侧支循环少　　D. 血管栓塞后可造成大块骨组织营养障碍及死骨形成
   E. 以上原因共同作用的结果
   【答案】E
   【解析】化脓性中央性颌骨骨髓炎绝大多数发生于下颌骨，上颌骨罕见，与颌骨局部解剖有关。由于上颌骨组织疏松，血供丰富，很少形成广泛的骨质破坏；而下颌骨密质厚而致密，单一血管供应，侧支循环少，炎症发生时被致密骨板包围，不易向外扩散后引流，可造成大块骨组织营养障碍及死骨形成。故本题选E。

25. 化脓性颌骨骨髓炎临床中下列哪项是正确的
   A. 疼痛不明显　　B. 多为血源性
   C. 常形成广泛的骨质破坏　　D. 常在发病5周后由急性期转为慢性期
   E. 占各类颌骨骨髓炎的比例为90%以上
   【答案】E
   【解析】化脓性颌骨骨髓炎感染途径临床上以牙源性多见，约占90%，故B错误；发病急性期局部有剧烈跳痛及病原牙明显叩痛，故A错误；边缘性骨髓炎一般较为局限，较少形成广泛的骨质破坏，故C错误；发病后2周由急性期转为慢性期，慢性期时全身症状较轻，故D错误；化脓性颌骨骨髓炎约占各类型颌骨骨髓炎的90%以上，故E正确，本题选E。

26. 不属于放射性颌骨骨髓炎临床特征性表现的是
   A. 发病初期呈持续性针刺样剧痛，多数患者唾液分泌减少
   B. 病程进展缓慢，有时数月到十余年后才出现症状
   C. 继发感染后，骨面暴露并长期溢脓，经久不愈
   D. 由于肌肉组织瘢痕化，使软组织僵硬，会出现明显的张口受限
   E. 死骨与正常骨分界清楚，口腔颌面部软组织可形成洞穿性缺损畸形
   【答案】E
   【解析】放射性骨坏死一般在放射治疗剂量过大后数月至十余年出现，局部症状初期呈持续性针刺样剧痛，颌骨骨面外露，密质骨破坏，呈黑褐色，继发感染后在露出骨面的部位长期溢脓，经久不愈，可形成软组织洞穿缺损畸形，主要特征为死骨与正常骨常分界不清；全身症状主要表现为慢性消耗性衰竭如消瘦及贫血。由于放射线会影响邻近区域的肌肉及腺体，患者易伴有唾液腺萎缩导致的口干及肌肉瘢痕化导致的张口受限。放射性骨坏死与化脓性骨髓炎不同，虽已形成死骨，但无明显界限，死骨发展为慢性进行性发展，故本题选E。

27. 以下关于结核性颈淋巴结炎的叙述中不正确的是
   A. 多见于儿童和青年，轻者仅有淋巴结肿大而无全身症状
   B. 淋巴结较硬，可单个或多个成串或彼此粘连，与周围组织无粘连
   C. 脓肿破溃后可形成经久不愈的瘘或窦
   D. 可同时有肺、肾等器官的结核病变或病史
   E. 皮肤表面常有红、热及明显压痛，扪之可有波动感
   【答案】E
   【解析】结核性淋巴结炎常见于儿童及青年，早期表现为缓慢肿大、较硬的无痛性包块，与周围组织无粘连；逐渐发展可出现淋巴结中心干酪样坏死，似米汤，组织溶解变软，淋巴结可彼此粘连成团，或与皮肤粘连；皮肤表面无红、热及明显压痛，扪之有波动感，此种现象称为冷脓肿，脓肿破溃后形成经久不愈的窦或瘘。E选项关于皮肤发热的叙述有误，故选E。

28. 关于结核性淋巴结炎的描述。错误的是
   A. 常见于年老、体弱者　　B. 淋巴结中央可有干酪样坏死
   C. 所形成的脓肿称为冷脓肿　　D. 轻者仅有淋巴结肿大而无全身症状
   E. 可双侧发生
   【答案】A
   【解析】结核性淋巴结炎常见于儿童及青年，而非年老体弱者，故本题选A。

29. 丹毒的致病菌是
   A. 梭状芽孢杆菌　　B. 白念珠菌　　C. 金黄色葡萄球菌

D. 乙型溶血性链球菌　　　　　　　E. 表皮葡萄球菌

【答案】D

【解析】梭状芽孢杆菌包括破伤风杆菌、产气荚膜杆菌等，分别出现在破伤风、路德维希咽峡炎等感染性疾病；白念珠菌引起鹅口疮等白念珠菌感染；金黄色葡萄球菌是口腔颌面部化脓性感染最常见的致病菌；甲型溶血性链球菌为机会致病菌，可引起亚急性细菌性心内膜炎等感染，乙型溶血性链球菌致病力强，可引起皮肤、皮下组织的化脓性炎症，如丹毒；表皮葡萄球菌大部分为非致病菌，偶尔可致病。故本题应选D。

30. 下列哪项不是中央性颌骨骨髓炎病灶清除术的指征
　　A. 经药物治疗、拔牙或切开引流后仍遗留经久不愈的瘘管　　B. X线片可见有死骨形成
　　C. 可从瘘管探得骨面粗糙　　　　　　　　　　　　　　　　D. 感染发生后1～2周
　　E. 患者全身情况可耐受手术

【答案】D

【解析】中央性颌骨骨髓炎病灶清除术的指征：经药物治疗、拔牙及切开引流后，仍有经久不愈的瘘管，长期流脓，或者从瘘管探得骨面粗糙，甚至发现已有活动的死骨，或虽无瘘管，但炎症仍反复发作者；X线已发现有颌骨骨质破坏者；患者全身条件能耐受手术者。关于手术时间，慢性中央型颌骨骨髓炎病变局限者，死骨与周围组织分离的时间在发病后3～4周；如病变呈广泛弥散者，则需5～6周或更长一段时间，一般应在死骨与周围骨质分离后，施行手术最好，故选D。

31. 可以出现多个牙松动及下唇麻木的颌骨骨髓炎是
　　A. 急性中央性骨髓炎　　　　B. 慢性硬化性骨髓炎　　　　C. 边缘性骨髓炎
　　D. 放线菌性骨髓炎　　　　　E. 新生儿骨髓炎

【答案】A

【解析】急性中央性颌骨骨髓炎可表现为病原牙及相邻的多个牙出现叩痛、松动，甚至牙槽溢脓。患侧下唇麻木是诊断的有力证据，故本题选A；慢性硬化性颌骨骨髓炎多病变局限，无明显症状；边缘性颌骨骨髓炎一般来源于智齿冠周炎，表现为密质骨及骨膜的病变，不会出现多个牙松动及下唇麻木症状；新生儿颌骨骨髓炎多发生于上颌，不形成大块死骨，而有颗粒状死骨从瘘管流出。

32. 患者，男，58岁。5天前开始出现下颌前部牙痛，急剧加重，因医疗条件有限，未予治疗。3天前开始出现舌上抬，颈前部剧烈疼痛、肿胀，迅速蔓延至双侧颌下区，患者明显感到憋气，急诊求治。查体：患者端坐呼吸，双侧颈部肿胀明显，皮肤色暗红，可及捻发音。该患者的正确诊断是
　　A. 化脓性舌下腺炎　　　　　B. 下颌下间隙感染　　　　　C. 化脓性口底蜂窝织炎
　　D. 腐败坏死性口底蜂窝织炎　E. 腐败坏死性牙龈炎

【答案】D

【解析】腐败坏死性口底蜂窝织炎表现为软组织的广泛性水肿，肿胀区皮肤呈紫红色、压痛、明显凹陷性水肿、无弹性，皮下因有气体产生，可及捻发音，当肿胀向舌根发展，则可出现呼吸困难，以致患者不能平卧。

33. 患者男性，41岁，右侧面部有瘘管，并排出浅黄色的黏稠脓液，患区皮肤呈紫红色，有不同程度的疼痛，确诊为放线菌病，此时何种治疗最佳
　　A. 高压氧加口服碘化钾　　　B. 抗生素治疗，首选青霉素　　C. 抗生素治疗加免疫治疗
　　D. 脓肿形成后切开引流　　　E. 病灶切除术

【答案】E

【解析】颌面部放线菌病的治疗有三种：第一，药物治疗，如抗生素治疗（首选青霉素）、碘剂、免疫疗法；第二，高压氧，杀菌抑菌消除窦道，防止骨组织感染与坏死；第三，手术治疗，当脓肿形成后应及时切开引流，有死骨形成时应刮除死骨或视病情行病灶切除术。因该患者已形成瘘管，则可以行病灶切除术。

34. 患者，男，30岁。因右下颌智齿冠周炎，造成下颌下间隙、颞下间隙、翼下颌间隙脓肿。切开引流的最佳方法为
　　A. 于上颌结节外侧前庭沟切开　　B. 于翼下颌韧带稍内侧切开　　C. 于下颌角下方切开
　　D. 于下颌支后缘切开　　　　　　E. 下颌角下方切开并行贯通引流

【答案】E

35. 患者下颌后牙肿痛1周后自觉吞咽时疼痛，进食困难，张口困难，并出现声音嘶哑，进食呛咳。检查可见咽侧壁红肿，腭扁桃体突出，腭垂被推向健侧。诊断为
　　A. 下颌第三磨牙急性冠周炎引起的颊间隙感染　　B. 下颌第三磨牙急性冠周炎引起的翼下颌间隙感染

C. 下颌第三磨牙急性冠周炎引起的舌下间隙感染　　D. 下颌第三磨牙急性冠周炎引起的咽旁间隙感染
E. 下颌第三磨牙急性冠周炎引起的下颌下间隙感染

【答案】D
【解析】腭扁桃体肿大明显，且炎症波及咽侧壁，患者自觉吞咽疼痛、进食困难，张口受限；出现声音嘶哑及进食呛咳说明伴有喉水肿，以上症状均说明是咽旁间隙感染，其来源主要有下颌智齿冠周炎、腭扁桃体感染或相邻间隙感染，故选D。

36. 患者，女，35岁。右下颌智牙反复肿痛伴开口受限2个月。抗感染治疗有效，但不能根治。检查见右咬肌区弥漫性肿胀，无波动感。应诊断为
    A. 翼下颌间隙感染　　　　B. 颞下间隙感染　　　　C. 下颌支边缘性骨髓炎
    D. 下颌骨硬化性骨髓炎　　E. 下颌骨中央性颌骨骨髓炎

【答案】C
【解析】翼下颌间隙感染由于位置较深，一般不会发生弥漫性肿胀，而仅仅可见翼下颌皱襞部位的肿胀，故A选项错误；颞下间隙感染常由上颌磨牙根尖周感染引起，而本例中患者明显为下颌智牙冠周炎引起，故B错误；边缘性骨髓炎多发生在下颌角及升支部，多由于下颌智牙冠周炎波及咬肌间隙而继发，与题中描述相符，故C正确；下颌骨硬化性骨髓炎一般不发生弥漫性肿胀，故D错误；中央性颌骨骨髓炎多由牙周膜炎或根尖周炎继发，而非智牙冠周炎引起，故E错误。本题选C。

37. 口腔颌面部间隙的正确定义为
    A. 正常情况下，颌面部各组织之间存在的间隙　　B. 颌面部肌肉和唾液腺之间存在的间隙
    C. 颌面部间隙感染不易扩散　　　　　　　　　　D. 颌面部各间隙之间无沟通
    E. 正常情况下，颌面部各组织之间解剖结构上的潜在间隙

【答案】E

(38～45题共用题干)

男，22岁。4天前劳累后出现右下后牙区胀痛，进食、吞咽时加重。昨日起出现局部自发性跳痛，张口受限，低热、头痛，检查可见：右下颌角区颊部稍肿胀，无压痛，张口度两指，右下智牙近中阻生，牙龈红肿充血，挤压可见远中盲袋内少量脓液溢出，颊侧前庭沟丰满、充血，压痛明显、叩诊（-），无松动，咽侧壁稍充血，无压痛。

38. 此患者的诊断为
    A. 根尖周脓肿　　　　　B. 急性冠周炎　　　　　C. 急性根尖周炎
    D. 右咬肌间隙感染　　　E. 右咽旁间隙感染

39. 颊侧肿胀原因为
    A. 根尖周脓肿　　　　　B. 牙周脓肿　　　　　　C. 根尖周囊肿继发感染
    D. 炎症流注引起　　　　E. 颊间隙感染引起

40. 颊侧肿胀处理方法应为
    A. 切开引流　　　　　　B. 开髓扩通根管引流　　C. 拔除右下智齿
    D. 牙周治疗　　　　　　E. 口服抗生素，局部可不处理

41. 对于首次处理的方法，以下正确的是
    A. 局部麻醉下拔除　　　B. 局部切开引流　　　　C. 行龈瓣切除术
    D. 口服抗生素局部不处理　E. 局部冲洗上药，炎症消除后拔除

42. 此患者如处理不当，可引起下列间隙感染，但不包括
    A. 咽旁间隙　　　　　　B. 翼下颌间隙　　　　　C. 眶下间隙
    D. 咬肌间隙　　　　　　E. 颊间隙

43. 患者如出现明显的张口受限，面部肿胀不明显，仅升支后缘皮肤稍红肿、压痛明显，此时应怀疑合并
    A. 翼下颌间隙感染　　　B. 咬肌间隙感染　　　　C. 咽旁间隙感染
    D. 下颌下间隙感染　　　E. 颞间隙感染

44. 如患者出现重度开口受限，以下颌角为中心的肿胀，皮肤潮红、压痛，此时应怀疑存在
    A. 颞下间隙感染　　　　B. 颞间隙感染　　　　　C. 下颌下间隙感染
    D. 咬肌间隙感染　　　　E. 翼下颌间隙感染

45. 如下颌角区存在广泛凹陷性水肿，怀疑局部脓肿形成，此时最有效的检查方法为
A. 触诊
B. X 线检查
C. 粗针头穿刺
D. 实验室检查
E. 观察体温变化

【答案】B、D、A、E、C、A、D、C

(46～47题共用题干)

患者，男，18岁，右颌下区肿痛7天并加重2天，查体见：T 39℃，一般情况差，右颌下皮肤红，皮温高，压痛明显，触有波动感，肿胀无明显界限。舌下肉阜无红肿，导管口无溢脓，右下第一磨牙残根，叩痛（++），X线片见根尖周X线透射区。

46. 穿刺颌下区最可能抽出的液体是
A. 黄色黏稠脓液
B. 暗灰色稀薄脓液
C. 陈旧性血性液体
D. 黄色蛋清样液体
E. 淡黄色清亮液体

47. 最可能的诊断为
A. 化脓性颌骨骨髓炎
B. 结核性淋巴结炎
C. 化脓性颌下腺炎
D. 恶性淋巴瘤
E. 右颌下间隙感染

【答案】A、E

【解析】根据临床表现右颌下区肿痛、皮肤红、皮温高、压痛明显（红肿热痛）推断出患者是由于牙源性感染扩散导致的右侧颌下间隙感染，而有波动感说明感染已进入化脓期。口腔颌面部感染最常见的是非特异性的化脓性感染，致病菌多为金黄色葡萄球菌及溶血性链球菌等。不同感染病原菌形成的脓液不同，其中金黄色葡萄球菌感染的脓液呈黄色、黏稠无臭味；溶血性链球菌脓液为淡黄色、稀薄，有时因出血而呈褐色；大肠杆菌脓液呈黄褐色，较稀薄有粪便味；结核分枝杆菌形成的脓液稀薄、黄绿色，其中可有豆渣样干酪物。本病例最可能为金黄色葡萄球菌感染。

(48～50共用题干)

患者，女，40岁。右面部开口痛伴开口受限15天，右面部肿胀2天，无牙痛史，检查：右颧弓上方膨隆，中度压痛，开口度5mm。

48. 如需补充病史，应询问有无
A. 右下颌智齿反复肿胀史
B. 右上颌后牙拔牙史
C. 右上颌前牙治疗史
D. 关节响史
E. 进食肿胀史

49. 最适宜的诊断是
A. 急性化脓性颞下颌关节炎
B. 翼下颌间隙感染
C. 颞下间隙感染
D. 眶下间隙感染
E. 阻塞性腮腺炎

50. 如病变进一步发展，可发生
A. 颅内感染
B. 下颌骨骨髓炎
C. 化脓性关节炎
D. 牙源性上颌窦炎
E. 颞下颌关节强直

【答案】B、C、A

【解析】患者开口疼痛伴张口受限，面部肿胀，有颧弓上方膨隆，符合颞下间隙感染特点，此感染一般来源于临近间隙感染扩散，或上颌结节麻醉时带入感染，或上颌磨牙的根尖周感染或拔牙后感染引起，该患者无牙痛史，故应问相应区域拔牙史；最适宜诊断为颞下间隙感染；颞下间隙感染可造成临近间隙的感染和海绵窦血栓性静脉炎，引起眼球运动障碍、头痛、恶心等颅内感染。

第六单元　口腔颌面部创伤

1. 传统骨折愈合过程中，骨痂形成时间一般在骨折后
A. 1～6天
B. 7～14天
C. 15～20天
D. 21～28天
E. 29～35天

【答案】B

2. 颌骨骨折伴发脑脊液鼻漏时不应
A. 应用抗生素
B. 局部保持清洁
C. 进行鼻腔冲洗，协助引流

D. 观察脑脊液量及色泽　　　　　E. 脑脊液停止一定时间后处理颅骨骨折

【答案】C

3. 下列哪个部位的骨折最易引起呼吸道阻塞
   A. 颏部正中线状骨折　　　　B. 一侧颏孔区骨折　　　　C. 双侧颏孔区骨折
   D. 下颌角部骨折　　　　　　E. 髁状突骨折

【答案】C

4. 颏部软组织损伤时最容易引起什么部位间接性骨折
   A. 下颌骨颏突　　　　　　　B. 下颌骨体部　　　　　　C. 下颌骨升支部
   D. 下颌骨髁状突　　　　　　E. 上颌骨牙槽突

【答案】D

5. 颌骨骨折最常见的重要临床体征是
   A. 咬合错乱　　　　　　　　B. 张口受限　　　　　　　C. 常伴有软组织损伤
   D. 局部肿痛　　　　　　　　E. 流涎

【答案】A

6. 下颌骨骨折，骨折段移位的最主要影响因素是
   A. 咀嚼肌的牵拉作用　　　　B. 骨折部位　　　　　　　C. 骨折线走行方向
   D. 骨折段是否有牙　　　　　E. 外力大小与方向

【答案】A

7. 根据面神经下颌缘支的行径，颌下区的手术切口应
   A. 低于下颌骨下缘0.5～1cm　B. 高于下颌骨下缘0.5cm左右　C. 低于下颌骨下缘1.5～2cm
   D. 平齐下颌骨下缘　　　　　E. 低于下颌骨下缘2cm以下

【答案】C

8. 颞部外伤出血进行压迫止血的有效部位是
   A. 耳屏前区　　　　　　　　B. 颈动脉三角区　　　　　C. 颌外动脉走行区
   D. 下颌角区　　　　　　　　E. 咬肌前缘

【答案】A

9. 双侧髁状突颈部骨折后出现移位伴开𬌗，成角畸形大于45°，首选合理的治疗方法是
   A. 单颌固定+颅颌弹性绷带
   B. 颌间固定+颅颌弹性绷带
   C. 单纯颌间固定
   D. 在双侧磨牙后区垫以2～3mm厚橡皮垫，再用颅颌弹性绷带进行牵引
   E. 手术切开复位固定

【答案】E

10. 舌损伤缝合时下列哪项不符合要求
    A. 尽量保持舌的长度　　　　B. 采用小针细线缝合　　　C. 距创缘稍远进针
    D. 最好加用褥式缝合　　　　E. 进针要深些

【答案】B
【解析】舌损伤的缝合原则是尽量保持舌的长度，将创口按前后纵行方向缝合。由于舌组织较脆，活动度大，损伤后肿胀明显，易于撕裂，故进针距创缘>5mm，深度要深，最好加用褥式缝合，且要采用较粗的丝线进行缝合，而非较细的，故本题选B。

11. 髁状突颈部骨折后髁状突常被拉向前内方是由于患侧
    A. 颞肌的作用　　　　　　　B. 咬肌的作用　　　　　　C. 翼内肌的作用
    D. 翼外肌的作用　　　　　　E. 关节韧带的作用

【答案】D
【解析】根据肌肉附着和牵拉方向选择。

12. 下颌正中颏部双发骨折或粉碎性骨折均可使舌后坠引起呼吸困难，甚至窒息。其原因是
    A. 由于舌骨舌肌的牵引　　　B. 由于下颌舌骨肌的牵引　C. 由于颏舌肌的牵引
    D. 由于二腹肌的牵引　　　　E. 由于颏部所附着肌肉的牵引

【答案】E
【解析】口底降颌肌群的牵拉可以使下颌骨前部向后下移位引起舌后坠而阻塞呼吸道。

13. 女，29岁。交通事故致颌面部闭合性损伤，合并颅脑损伤，已发生吸入性窒息，应采取的抢救措施是
A. 消除口鼻腔分泌物　　　　B. 牵扯舌体向前　　　　C. 悬吊上颌骨折块
D. 气管插管　　　　　　　　E. 气管切开
【答案】E

14. 男性患者颊部撕脱伤，就诊时出血量较多，并有休克症状，首先应当采取的措施是
A. 安静　　　　　　　　　　B. 补充血容量　　　　　C. 镇静
D. 清创缝合　　　　　　　　E. 防止感染
【答案】B
【解析】对于出血性休克患者，首先应补充有效血容量、彻底消除出血原因、制止血容量继续丢失为根本措施，故本题选B。

15. 女，35岁。颌面外伤伴昏迷，经现场紧急处理后，准备转送医院进一步治疗。运送时患者正确的体位是
A. 俯卧位　　　　　　　　　B. 侧卧位　　　　　　　C. 仰卧位
D. 半卧位　　　　　　　　　E. 随意体位
【答案】A
【解析】颌面外伤伴昏迷的伤员运送时应注意保持呼吸通畅。可采取俯卧位，额部垫高，使其口鼻悬空，有利于唾液外流和防止舌后坠。故本题选A。

16. 患者，男，18岁。被他人拳击伤及左颧部，肿胀及疼痛明显，面部皮肤是青紫色。无张口受限，X线片未见骨折征象。此种损伤属于
A. 复合性损伤　　　　　　　B. 擦伤　　　　　　　　C. 挫伤
D. 撕裂伤　　　　　　　　　E. 撕脱伤
【答案】C
【解析】挫伤是皮下和深部组织遭受力的挤压，造成皮下组织水肿、血肿和肌纤维断裂等损伤而无开放创口，本例患者符合，故选C。

17. 患者，女，33岁。上颌前部被硬物撞击，经X线片检查证实为上颌前部的牙槽突骨折伴牙龈撕裂伤。该患者不必进行的处理是
A. 缝合牙龈创口　　　　　　B. 局麻下将牙槽突及牙复位　　C. 单颌结扎固定
D. 有早接触时调磨对𬌗牙　　E. 颌间结扎
【答案】E
【解析】患者牙槽突骨折伴牙龈撕裂伤，处理方式是局麻复位，选取两侧稳固的邻牙作固位体进行单颌牙弓夹板固定，时间一般为4周。对牙龈撕裂伤应进行缝合。颌间固定常用于上下颌骨骨折时，使颌骨保持在正常咬合关系的位置上。缺点是伤员不能张口进食，也不易保持口腔清洁卫生，本题患者不需要颌间固定，故选E。

18. 颌面部创伤后抗休克治疗措施不包括
A. 安静、止痛　　　　　　　B. 降低颅内压　　　　　C. 维持血压
D. 补液　　　　　　　　　　E. 止血
【答案】B
【解析】休克患者本身血压就呈下降趋势，治疗不能再降低颅内压了。

19. 一外伤昏迷病员准备运送，不应采用的措施是
A. 采取俯卧位　　　　　　　　　　　　　　B. 采取侧卧位
C. 额部垫高　　　　　　　　　　　　　　　D. 随时观察伤情变化，防止窒息和休克发生
E. 疑有颈椎损伤的伤员，颈下应放置小枕，头部左右两侧用小枕固定
【答案】B
【解析】昏迷患者应采用俯卧位，额部垫高，使口鼻悬空，有利于唾液外流和防止舌后坠。

20. 单颌固定不具备的优点是
A. 可行使张、闭口运动　　　B. 对进食、语言功能影响较小　　C. 固定坚实可靠
D. 便于保持口腔卫生　　　　E. 具有一定活动功能，有利于改善局部血液循环
【答案】C

【解析】单颌固定并不是坚实可靠的。

21. 发生颧骨、颧弓骨折必须行手术复位的指征是
A. 颌面肿胀　　　　　　　　　B. 开口受限　　　　　　　　　C. 轻度复视
D. 眶下区麻木　　　　　　　　E. 轻度面部畸形
【答案】B
【解析】颧骨、颧弓骨折后，如有轻度移位，畸形不明显，无张口受限、复视及神经受压等功能障碍者，可做保守治疗。

22. 下列颧骨颧弓骨折中，复位后不需固定的是
A. 颧骨体骨折向后下内移位，不伴有转位　　　　B. 内转位颧骨体骨折
C. 颧弓骨折　　　　　　　　　　　　　　　　　D. 复杂性骨折
E. 颧骨、上颌骨骨折
【答案】C
【解析】对于颧弓骨折仅有轻度移位、畸形不明显、无张口受限、复视及神经受压等功能障碍者，可作保守治疗。

23. 双侧上颌骨横断骨折或颅颌分离的骨折常用
A. 单颌牙弓夹板固定　　　　　B. 切开复位，骨间固定　　　　C. 带钩牙弓夹板颌间固定
D. 黏片颌间固定　　　　　　　E. 颅颌固定
【答案】E

24. 在X线片上显示髁状突头部一小部分骨折，折断小骨块向前上内移位，称为
A. 一般规律类髁状突骨折　　　B. 髁状突内弯移位类髁状突骨折　　　C. 前脱帽类髁状突骨折
D. 髁状突骨折伴前脱位　　　　E. 髁状突嵌入颅中窝
【答案】C

25. 当出现后牙早接触，前牙开𬌗，侧𬌗运动受限时表示
A. 颏部骨折　　　　　　　　　B. 单侧髁状突骨折　　　　　　C. 双侧髁状突骨折
D. 颏孔区骨折　　　　　　　　E. 下颌角部骨折
【答案】C

26. 口腔颌面部挫伤形成较大血肿时，应进行以下哪一项处理
A. 尽早进行热敷，促进血肿吸收或消散
B. 尽早进行理疗，促进血肿吸收或消散
C. 早期切开，建立引流，应用抗菌药物控制感染
D. 无菌条件下，用粗针头将血液抽出，然后加压包扎，应用抗菌药物
E. 直接加压包扎，然后应用抗菌药物控制感染
【答案】D
【解析】挫伤的处理原则是止血、止痛、预防感染、促进血肿吸收和恢复功能。如血肿较大，可在无菌条件下用粗针头将淤血抽出；已形成血肿者，24h内冷敷以减轻肿胀，2天后热敷以促进血肿吸收及消散；如有感染，应予切开，清除脓液及腐败的血凝块后，建立引流。故A、B、C、E项错误，本题选D。

27. 颌面部创伤患者伴发休克时，处理原则中错误的是
A. 保持伤员安静，保暖　　　　B. 禁止随意搬动　　　　　　　C. 使用吗啡类药物
D. 迅速采取有效的止血措施　　E. 补液和维持血压在正常水平
【答案】C

28. 颌面外伤清创时下述哪项是错误的
A. 尽量保留软组织
B. 除确已坏死的组织外，一般仅将创缘略加修整即可
C. 唇、鼻、眼睑等重要部位的撕裂伤，组织大部分游离，即使没有感染也应去除
D. 应注意探查有无面神经损伤
E. 应注意探查有无骨折发生
【答案】C
【解析】颌面外伤清创的原则：①尽量保留软组织；②除确已坏死的组织外，一般仅将创缘略加修整即可；

③清创时应注意探查有无面神经损伤、缺损、腮腺导管损伤以及有无骨折发生等。但对唇、舌、鼻、耳及眼睑等重要部位的撕裂伤，即使大部分游离或完全离体，只要没有感染或坏死，也应尽量保留，争取缝回原位，而非去除，故本题选C。

29. 牙槽突骨折的特征性表现是

A. 伴牙缺失　　　　　　　　B. 伴有唇和牙龈的肿胀和撕裂，撕裂口与牙相对应
C. 咬合错乱　　　　　　　　D. 摇动损伤区某一牙时，邻近牙及骨折片随之移动
E. 伴牙折或牙脱位

【答案】D

30. 颌面部创口初期缝合最宽时间为

A. 6h　　　　　　　　　　　B. 12h　　　　　　　　　　C. 24h
D. 48h　　　　　　　　　　　E. 大于48h的创口，只要没有明显的化脓，清创后仍可作初期缝合

【答案】E

【解析】颌面部血运丰富，抗感染能力强，组织再生快，即使在伤后24～48h以内，均可在清创后严密缝合。如创口没有明显化脓感染或组织坏死，甚至超过48h仍可在充分清创后严密缝合，故本题选E。

31. 口腔颌面部损伤的"二次弹片伤"是指

A. 多于2块的弹片损伤口腔颌面部
B. 颌面损伤伴牙损伤，折断的牙碎片向邻近组织内飞散
C. 口腔颌面部受到2次弹片打击所造成的损伤
D. 弹片损伤涉及2个部位
E. 骨折致牙列变形、咬合错乱、面部畸形

【答案】B

【解析】口腔颌面部损伤的"二次弹片伤"是指颌面外伤时，牙碎片可向邻近组织内飞溅，引起创口感染，影响骨折愈合，故本题选B。

32. 颌间牵引常用于复位

A. 上颌骨水平骨折　　　　　B. 上颌骨斜行骨折　　　　　C. 上颌骨横行骨折
D. 下颌骨骨折　　　　　　　E. 牙槽突骨折

【答案】D

【解析】颌间牵引常用于下颌骨骨折的牵引固定，依靠的是上颌骨的牵引，故本题选D。

33. 颧骨颧弓骨折后骨折块移位方向主要取决于

A. 骨折块上所附着咀嚼肌的牵引　B. 致伤外力的方向和大小　　C. 骨折线的方向和倾斜度
D. 骨折的部位　　　　　　　E. 重力的影响

【答案】B

【解析】颧骨颧弓骨折后骨折块移位主要取决于外力作用的方向，多发生内陷移位，故本题选B。

34. 面部损伤后，组织水肿迅速发生，易影响呼吸道通畅，甚至引起窒息的部位中不包括

A. 口底　　　　　　　　　　B. 舌根　　　　　　　　　　C. 下颌下区
D. 颈部　　　　　　　　　　E. 颧上颌部

【答案】E

【解析】颧上颌部离呼吸道有一定的距离。

35. 面部软组织出血采用压迫止血时，可供压迫相应区域的知名动脉是

A. 舌动脉　　　　　　　　　B. 面动脉　　　　　　　　　C. 甲状腺上动脉
D. 颌内动脉　　　　　　　　E. 上下唇动脉

【答案】B

【解析】指压止血法可在咬肌前缘的下颌骨骨面上压迫面动脉；在耳屏前压迫颞浅动脉。

36. 髁状突骨折患者应重视张口训练，其原因是

A. 防止关节内纤维增生，避免以后发生颞下颌关节强直
B. 使髁状突保持在功能位，促进髁状突复位
C. 使髁状突处于功能状态，促进骨折早期愈合
D. 张口时髁状突与下骨折段之间的距离增加，避免下颌支向上方移位引起颌骨畸形

E. 张口时髁状突所受应力较小，使骨折免受不良应力干扰

【答案】A

【解析】髁突骨折应早期进行张口训练以免发生颞下颌关节强直。

37. 下颌骨髁突颈部骨折与暴力造成的关节盘急性前脱位区别点正确的是
A. 单侧髁突颈部骨折合中线偏向患侧
B. 双侧髁突颈部骨折前牙呈开𬌗状态
C. 髁突颈部有压痛、皮下血肿
D. X线片示髁突颈部有骨折线
E. 以上区别点均正确

【答案】E

(38～39题共用备选答案)
A. 颌内动脉
B. 颌外动脉
C. 颞浅动脉
D. 颈总动脉
E. 唇动脉

38. 额部出血时可以压迫

39. 头面部广泛严重出血可暂时压迫

【答案】C、D

【解析】使用指压止血时，应用手指压迫出血部位知名供应动脉的近心端，额部为颞浅动脉供血区。38题选C。

头面部广泛严重的出血，可压迫该侧颈总动脉，将颈总动脉压闭在第6颈椎横突上，时间一般不超过5分钟，也禁止双侧同时压迫，39题选D。

(40～41题共用题干)

男，50岁。因交通事故造成面中部创伤，有短暂昏迷史，临床检查：面中1/3凹陷，咬合错乱，影像学检查符合上颌骨LeFort Ⅲ型骨折。

40. 现场抢救时，若发生窒息，最实用的抢救方法是
A. 环甲膜切开后，气管切开
B. 迅速经口或鼻腔气管插管
C. 舌体牵出口外，纠正舌后坠
D. 清除口鼻腔及咽喉部血块、呕吐物等
E. 用压舌板横放于上前磨牙，并固定于头部绷带

41. 若患者发生脑脊液鼻漏，治疗方法中正确的是
A. 头低卧位
B. 早期手术探查
C. 反复冲洗鼻腔
D. 禁做鼻腔填塞
E. 鼻腔内置负压装置

【答案】E、D

【解析】患者有上颌骨LeFort Ⅲ型骨折，当上颌骨折块下坠大，出血多，可能引起呼吸道阻塞或导致误吸时，在现场可临时采用筷子、压舌板等物品横放于上颌前磨牙位置，将上颌骨折块向上悬吊，并将两端固定于头部绷带上，故40题选E。

颌面伤常伴有鼻孔或外耳道脑脊液漏出，表明前颅底或颅中窝有骨折，此时处理原则是禁止作外耳道或鼻腔的填塞与冲洗，以免引起颅内感染，应让患者处于半卧位，避免用力擤鼻涕。除自发性脑脊液漏外，不提倡早期进行手术。鼻腔内置负压装置会造成脑损伤。正确的处理是：不能堵塞漏口，可不断用无菌纱布擦干；采用降颅压的措施给予脱水药物、利尿药物、肾上腺皮质激素及减少脑脊液分泌的药物，并给予低盐饮食，故41题选D。

(42～43题共用题干)

男，5岁。进食时不慎跌倒，筷子戳破腭部2h。急诊检查见软腭有一约15mm长创口，为贯穿伤。患儿清醒，检查不合作。

42. 该患儿的处理应是
A. 不需特殊处理
B. 患儿合作时应予缝合
C. 局麻下缝合
D. 表面麻醉下缝合
E. 全麻下缝合

43. 如同时存在硬腭组织缺损，创口较大，此时的局部处理为
A. 应拉拢缝合，尽量缩小创面
B. 在硬腭两侧做松弛切口，然后缝合创面
C. 因患儿年龄小，组织再生能力强，可任其自行愈合
D. 由患儿家属决定是否手术缝合
E. 堵塞碘纱保护创面即可

【答案】E、B

(44～47题共用题干)

男，35岁。左颌下区被拳击伤，随即伤区出现肿胀、瘀斑；扪诊有波动感，张口度及咬合关系正常

44. 该患者最可能发生了
A. 挫裂伤　　　　　　　　　B. 伤侧下颌下腺破裂，涎液外渗　　C. 伤侧下颌骨骨折
D. 软组织挫伤　　　　　　　E. 钝器伤

45. 该患者应首先进行的局部检查为
A. CT　　　　　　　　　　　B. B超　　　　　　　　　　　　　C. 穿刺
D. 曲面断层片　　　　　　　E. 切开探查

46. 该患者应特别注意预防
A. 窒息　　　　　　　　　　B. 感染　　　　　　　　　　　　　C. 休克
D. 伤侧外形改变　　　　　　E. 下颌下腺功能受损

47. 该患者应进行下列哪一项处理
A. 尽早进行热敷，促进血肿吸收或消散
B. 尽早进行理疗，促进血肿吸收或消散
C. 早期切开，建立引流，应用抗菌药物控制感染
D. 无菌条件下，用粗针头将血液抽出，然后加压包扎，应用抗菌药物
E. 直接加压包扎，然后应用抗菌药物控制感染

【答案】D、C、A、D

【解析】咬合错乱是颌骨骨折最常见的体征，口底损伤后可发生血肿或组织水肿，进而压迫呼吸道易引起窒息。

(48～51题共用题干)

某女工不慎将头发卷入机器，造成大面积头皮撕脱。

48. 关于其创面的描述哪一项不正确
A. 出血较多，剧烈疼痛易发生休克　　　　　　B. 创面整齐，有明显出血点
C. 皮下组织以及肌肉均有损伤　　　　　　　　D. 颅骨暴露
E. 部分耳郭以及眉毛同时撕裂

49. 患者出现休克症状时以下哪一种处理方法不正确
A. 安静　　　　　　　　　　B. 止痛　　　　　　　　　　　　　C. 止血
D. 出现呼吸困难时使用吗啡镇静　　E. 补充血容量

50. 患者生命体征稳定，采用的救治步骤中以下哪一项最恰当
A. 及时清创，复位缝合　　　B. 补液，抗感染　　　　　　　　　C. 服用止痛药
D. 用敷料覆盖伤口，加压包扎　　　E. 密切观察生命体征变化

51. 若损伤时间超过6小时，撕脱组织瓣损伤过重而不能利用，应当采取
A. 松解创缘，减小张力，尽量拉拢缝合　　　　B. 撕脱的皮肤清创后，切削成全厚或中厚皮片再植
C. 立即行血管吻合再植术　　　　　　　　　　D. 采用局部皮瓣关闭创口
E. 切取健康组织皮片游离移植消灭创面

【答案】B、D、A、E

(52～53题共用题干)

男，21岁。在某施工工地干活时不慎绊倒，造成右颊部贯通伤，出血较多。

52. 此类创伤的治疗原则是
A. 止血止痛　　　　　　　　B. 抗感染及全身支持疗法　　　　　C. 清创缝合时避免神经、血管损伤
D. 减少畸形、恢复面型　　　E. 尽量关闭创口，消灭创面

53. 如果口腔黏膜无缺损，而皮肤缺损较多，应采取的措施是
A. 口腔黏膜与皮肤相对缝合，消灭创面
B. 严密缝合口腔黏膜，皮肤缺损行皮瓣转移或游离植皮
C. 严密缝合口腔黏膜，设法拉拢缝合皮肤层
D. 严密缝合口腔黏膜，皮肤缺损处覆盖敷料，加压包扎
E. 将口腔黏膜、肌肉和皮肤分层缝合

【答案】E、B

【解析】颊部贯通伤的治疗原则是尽量关闭创口和消灭创面。清创术是预防创口感染和促进组织愈合的基本方法。故52题选择E。

颊部贯通伤，若无组织缺损或缺损较少者，可清创后将口腔黏膜、肌肉和皮肤分层缝合；若口腔黏膜无缺损，而皮肤缺损较大者，应严密缝合口腔创口，隔绝与口腔相通。皮肤缺损应立即行皮瓣转移或游离皮瓣修复，应作定向拉拢缝合，遗留的缺损待后期修复；较大的面颊部全层洞穿型缺损，可直接将创缘的口腔黏膜与皮肤相对缝合，消灭创面，遗留的洞穿缺损待后期进行修复；故53题选择B。

（54～57题共用备选答案）
A. 颞浅动脉压迫法　　　　B. 面动脉压迫法　　　　C. 缝扎止血法
D. 结扎止血法　　　　　　E. 填塞止血法
颌面部创伤处理时，请选择适当的止血方法
54. 现场急救，出现颞部较严重的出血时
55. 临床上最可靠且常用的是
56. 舌组织严重出血
57. 开放性洞穿性创口，伴组织缺损时

【答案】A、D、C、E

第七单元　口腔颌面部肿瘤及瘤样病变

1. 最容易发生恶变的色素痣是
A. 雀斑样色素痣　　　　B. 复合痣　　　　　　C. 交界痣
D. 皮内痣　　　　　　　E. 毛痣

【答案】C

【解析】恶性黑色素瘤多来自交界痣。

2. 对放射线敏感的肿瘤是
A. 恶性黑色素瘤　　　　B. 颌骨骨肉瘤　　　　C. 脂肪肉瘤
D. 恶性淋巴瘤　　　　　E. 基底细胞癌

【答案】D

【解析】恶性黑色素瘤、颌骨骨肉瘤、脂肪肉瘤属对放射线不敏感的肿瘤，故A、B、C排除。基底细胞癌属对放射线中度敏感的肿瘤，排除E。恶性淋巴瘤对放射线敏感，故本题选D。

3. 舌癌区域性淋巴结转移早的原因
A. 生长快　　　　　　　B. 舌淋巴丰富　　　　C. 距区域淋巴结近
D. 舌机械活动频繁　　　E. 舌淋巴及血运丰富，舌活动频繁

【答案】E

【解析】舌癌常发生早期颈淋巴结转移，且转移率较高，因舌体具有丰富的淋巴管和血液循环，加以舌的机械运动频繁，这些都是促使舌癌转移的因素。故本题选E。

4. 关于良性肿瘤特点的叙述，哪项是错误的
A. 永不威胁生命　　　　B. 细胞分化程度高　　　C. 多呈膨胀性生长
D. 有包膜，界限清，少数可恶变　　E. 肿瘤细胞与癌源组织细胞相似

【答案】A

【解析】良性肿瘤的细胞分化良好，细胞形态和结构与正常组织相似，故排除B、E。多呈膨胀性生长，排除C。有包膜，不侵犯周围组织，界限较清，可移动，少数可恶变，排除D。良性肿瘤生长在一些重要部位，如舌根、软腭等，如不及时治疗，也可发生呼吸、吞咽困难，威胁人的生命，故本题选A。

5. 当白细胞和血小板下降到什么状态时，应考虑停用化疗药
A. 白细胞 4.0×10^9/L，血小板 100×10^9/L　　　B. 白细胞 3.0×10^9/L，血小板 100×10^9/L
C. 白细胞 4.0×10^9/L，血小板 80×10^9/L　　　D. 白细胞 3.0×10^9/L，血小板 80×10^9/L
E. 白细胞 3.0×10^9/L，血小板 60×10^9/L

【答案】D

【解析】当白细胞下降到 $3.0×10^9/L$，血小板降到 $80×10^9/L$，应予停药并应用升白细胞药物，白细胞严重减少时，应给予抗生素或丙种球蛋白以预防感染。必要时应输入鲜血，或行成分输血。故本题选 D。

6. 甲状舌管囊肿好发在颈中线的

A. 舌骨上部　　　　　　　　B. 舌骨下部　　　　　　　　C. 舌根部
D. 舌骨上、下部　　　　　　E. 胸骨切迹上

【答案】D

【解析】甲状舌管囊肿可发生于颈正中线，自舌盲孔至胸骨切迹间的任何部位，但以舌骨上下部最为常见，故本题选 D。

7. 牙龈瘤的起因多为

A. 激素代谢紊乱　　　　　　B. 过勤的刷牙　　　　　　　C. 机械及慢性炎症刺激
D. 家族遗传史　　　　　　　E. 自发性病变，无明确原因

【答案】C

【解析】牙龈瘤一般由残根、牙石、不良修复体等局部因素引起，与机械刺激或慢性炎症刺激有关。此外还与内分泌因素有关，如妇女怀孕期间容易发生牙龈瘤，分娩后则牙龈瘤缩小或停止生长。

8. 患者，49岁。因左下牙疼痛2个月，下唇麻木3周就诊。曲面断层片示左下颌骨体区 $2cm×3cm$ 的低密度溶骨破坏区，边界不清呈虫蚀状，无死骨形成及新骨增生，最可能的诊断是

A. 下颌骨骨髓炎　　　　　　B. 成釉细胞瘤　　　　　　　C. 牙源性角化囊性瘤
D. 含牙囊肿　　　　　　　　E. 原发性骨内癌

【答案】E

【解析】原发性骨内癌又称中央性颌骨癌，好发于下颌骨，早期无自觉症状，以后可出现牙痛、局部疼痛，并相继出现下唇麻木。中央性颌骨癌的早期诊断十分重要，下唇麻木常是中央性颌骨癌的首要症状，因此应及时行 X 线片检查，X 线早期表现为病损局限于根尖区骨松质。该患者符合骨内癌的症状，因此选 E。

9. 患者，男，60岁。右侧鼻翼有1个深棕色结节7年，近2周出现疼痛并长大。检查见：结节 $1cm×3cm$ 大小，表面有破溃，深棕色，周围皮肤出现多个黑色点状小结节。最可能的临床诊断为

A. 皮内痣恶变　　　　　　　B. 复合痣恶变　　　　　　　C. 交界痣恶变
D. 毛痣恶变　　　　　　　　E. 雀斑样色素痣恶变

【答案】C

【解析】交界痣为淡棕色或深棕色斑疹、丘疹或结节，一般较小，表面光滑、无毛，平坦或稍高于皮表。一般不出现自觉症状。突起于皮肤表面的交界痣容易受到洗脸、刮须、摩擦与损伤的刺激，并由此可能发生恶性症状：如局部轻微痒、灼热或疼痛；痣的体积迅速增大；色泽加深；表面出现感染、破溃、出血，或痣周围皮肤出现卫星小点、放射黑线、黑色素环；以及痣所在部位的引流区淋巴结肿大等。恶性黑色素瘤多来自交界痣。

10. 不属于口腔癌"无瘤"手术要求的是

A. 保证手术在正常组织内进行　　　　　　　B. 避免切破肿瘤，勿挤压瘤体
C. 不宜整块挖出，暴露的肿瘤面覆以纱布、缝包　　D. 创口缝合前大量低渗盐水冲洗，化疗药物湿敷
E. 创口缝合时更换手套及器械

【答案】C

【解析】口腔癌"无瘤"原则：①保证切除手术在正常组织内进行；②避免切破肿瘤，污染手术野；③防止挤压瘤体，以免扩散；④应作整体切除不宜分块挖出，对瘤外露部分应以纱布覆盖、缝包；⑤表面溃疡者，可采用电灼或化学药物处理，避免手术过程中污染种植；⑥缝合前应用大量低渗盐水及化学药物（5%mg氮芥）作冲洗湿敷，创口缝合时必须更换手套及器械；⑦为了防止肿瘤扩散，还可采用电刀，也可于术中及术后应用静脉或区域性动脉注射化学药物；⑧对可疑肿瘤残存组织或未能切除的肿瘤，可辅以电灼、冷冻、激光、局部注射抗癌药物或放射等治疗。

11. 成釉细胞瘤 X 线片上典型表现为

A. 呈单房型，圆形或卵圆形　　　　　　　　B. 骨质膨胀，骨密质消失
C. 呈多房型，房差悬殊，可含牙，牙根呈锯齿状吸收　　D. 常见散在性钙化小团
E. 邻牙被推移位或脱落

【答案】C

【解析】成釉细胞瘤 X 线表现：早期呈蜂房状，以后形成多房性囊肿样阴影，单房比较少。成釉细胞瘤因为多房性及有一定程度的局部浸润性，故周围囊壁边缘常不整齐、呈半月形切迹。在囊内的牙根尖有不规则吸收病理现象（罕见钙化）。

12. 肿瘤治疗不包括
A. 手术　　　　　　　　　B. 放疗　　　　　　　　　C. 化疗
D. 理疗　　　　　　　　　E. 生物治疗
【答案】D

13. 最少发生区域性淋巴结转移的恶性肿瘤是
A. 鳞状细胞癌　　　　　　B. 基底细胞癌　　　　　　C. 淋巴上皮癌
D. 腺上皮癌　　　　　　　E. 未分化癌
【答案】B

14. 颈淋巴转移率最高，且早期转移的肿瘤是
A. 舌癌　　　　　　　　　B. 唇癌　　　　　　　　　C. 颊癌
D. 牙龈癌　　　　　　　　E. 上颌窦癌
【答案】A

15. 最多发生双侧颈淋巴结转移的肿瘤是
A. 舌癌　　　　　　　　　B. 口底癌　　　　　　　　C. 颊癌
D. 腭癌　　　　　　　　　E. 上颌窦癌
【答案】B

16. 口腔颌面部最常见的恶性肿瘤是
A. 未分化癌　　　　　　　B. 腺源性上皮癌　　　　　C. 鳞状细胞癌
D. 恶性淋巴瘤　　　　　　E. 多形性腺瘤
【答案】C

17. 关于牙龈癌的叙述，哪项是错误的
A. 多为鳞癌　　　　　　　B. 男性多于女性，以溃疡型最多见　　C. 早期向牙槽突及颌骨浸润
D. 下牙龈发病率高于上牙龈　　E. 上牙龈癌比下牙龈癌转移早
【答案】E
【解析】牙龈癌多为分化度较高的鳞状细胞癌，故 A 排除。男性多于女性，生长缓慢，以溃疡型多见，故 B 排除。早期向牙槽突及颌骨浸润，使骨质破坏，引起牙松动和疼痛，故 C 排除。下牙龈癌较上牙龈癌多见，故 D 排除。下牙龈癌比上牙龈癌淋巴结转移早，同时也较多见，故本题选 E。

18. 化疗药物最严重的不良反应是
A. 恶心呕吐　　　　　　　B. 厌食　　　　　　　　　C. 皮肤瘙痒
D. 骨髓抑制　　　　　　　E. 脱发
【答案】D
【解析】骨髓抑制是化疗药物最严重的不良反应。

19. 囊壁中含有皮肤附件结构的囊肿是
A. 皮脂腺囊肿　　　　　　B. 皮样囊肿　　　　　　　C. 表皮样囊肿
D. 鳃裂囊肿　　　　　　　E. 甲状舌管囊肿
【答案】B
【解析】皮脂腺囊肿主要是由于皮脂腺排泄管阻塞，皮脂腺囊状上皮被逐渐增多的内容物膨胀而形成的潴留性囊肿，故排除 A。皮样囊肿囊壁加厚，由皮肤和皮肤附件所构成，故本题选 B。囊壁中无皮肤附件者，则为表皮样囊肿，故排除 C。鳃裂囊肿囊壁厚薄不均，含有淋巴样组织，通常多覆有复层鳞状上皮，少数则被以柱状上皮，排除 D。甲状舌管囊肿囊壁可内衬假复层纤毛柱状上皮或复层鳞状上皮，纤维性囊壁内偶见甲状腺或黏液腺组织，排除 E。

20. 临床上最多见的是鳃裂囊肿来源于
A. 第一鳃裂　　　　　　　B. 第二鳃裂　　　　　　　C. 第三鳃裂
D. 第四鳃裂　　　　　　　E. 胸腺咽管
【答案】B

【解析】临床上最多见的是鳃裂囊肿来源于第二鳃裂。

21. 口腔颌面部常见的临界瘤是
    A. 根尖周囊肿　　　　　　　　　　B. 角化囊肿　　　　　　　　　　C. 始基囊肿
    D. 成釉细胞瘤　　　　　　　　　　E. 血管外渗性囊肿
【答案】D
【解析】成釉细胞瘤为口腔颌面常见的临界瘤。

22. 以下哪项不是良性肿瘤的特征
    A. 一般生长较慢　　　　　　　　　　B. 细胞分化好，细胞形态和结构与正常相似
    C. 一般对机体无影响　　　　　　　　D. 多呈浸润性生长
    E. 不发生转移
【答案】D
【解析】浸润性生长是恶性肿瘤的特征。

23. 在我国最好发的口腔颌面部恶性肿瘤是
    A. 上颌窦癌　　　　　　　　　　B. 腭癌　　　　　　　　　　C. 舌癌
    D. 牙龈癌　　　　　　　　　　　E. 颊癌
【答案】C
【解析】舌癌是我国口腔最常见的恶性肿瘤。

24. 以下哪种不是癌前状态
    A. 白斑　　　　　　　　　　B. 口腔扁平苔藓　　　　　　　　　　C. 口腔黏膜下纤维性变
    D. 盘状红斑狼疮　　　　　　E. 着色性干皮病
【答案】A
【解析】白斑和红斑属于癌前病变。癌前状态：口腔面颊部常见的癌前状态被认为有口腔扁平苔藓、口腔黏膜下纤维性变、盘状红斑狼疮、上皮过度角化、先天性角化不良以及梅毒、着色性干皮病等，对于扁平苔藓，尤其是糜烂型及萎缩型扁平苔藓久治不愈者，应充分提高警惕，据文献报告，扁平苔藓的恶变率在1%～10%之间。

25. 以下癌前病变，癌变概率最大的是
    A. 疣　　　　　　　　　　B. 慢性溃疡　　　　　　　　　　C. 白斑
    D. 红斑　　　　　　　　　E. 扁平苔藓
【答案】D
【解析】白斑和红斑属于癌前病变。近年来，有不少文献报道指出，红斑的癌变危险性比白斑尤甚，因而普遍地引起了临床医务工作者的重视。

26. 以下肿瘤具有恶性倾向的是
    A. 乳头状瘤　　　　　　　　　B. 血管瘤　　　　　　　　　　C. 纤维瘤
    D. 牙龈瘤　　　　　　　　　　E. 淋巴管瘤
【答案】A
【解析】临界瘤：成釉细胞瘤、多形性腺瘤、乳头状瘤。临界瘤具有恶性倾向。

27. 对放射线不敏感的肿瘤是
    A. 未分化癌　　　　　　　　　B. 恶性淋巴瘤　　　　　　　　　C. 鳞状细胞瘤
    D. 恶性淋巴瘤　　　　　　　　E. 骨肉瘤
【答案】E

28. 以下哪项不是恶性肿瘤的特征
    A. 多呈浸润性生长　　　　　　　　　B. 常发生转移
    C. 对机体影响大，常并发恶病质而死亡　D. 多对周围组织产生破坏，界限不清
    E. 细胞多分化良好
【答案】E
【解析】分化良好是良性肿瘤的特征。

29. 以下关于成釉细胞瘤的叙述中，错误的是
    A. 以下颌骨体及下颌角部为常见　　　　B. 可使牙齿松动、移位或脱落

C. 多呈多房性，并有一定程度的局部浸润性　　　　D. 不会造成下唇及颊部麻木

E. 可造成下颌骨病理性骨折

【答案】D

【解析】成釉细胞瘤压迫下牙槽神经时，患侧下唇及颊部可能感觉麻木不适。

30. 以下哪项不是静脉畸形的临床特点

A. 体位试验阳性　　　　　　　　　　　　　B. 表浅肿瘤呈蓝色或紫色

C. 有时可扪到静脉石　　　　　　　　　　　D. 扪之柔软，有压缩性

E. 触诊有震颤感，听诊有吹风样杂音

【答案】E

【解析】E是动静脉畸形的特点。

31. 下列药物属于细胞毒素类抗癌药的是

A. 平阳霉素　　　　　　B. 环磷酰胺　　　　　　C. 氟尿嘧啶

D. 长春新碱　　　　　　E. 肾上腺皮质激素

【答案】B

【解析】细胞毒素类：氮芥、环磷酰胺。

抗代谢类：甲氨蝶呤、氟尿嘧啶。

抗生素类：博来霉素、平阳霉素。

激素类：常用的为肾上腺皮质激素类。

植物类：长春新碱、喜树碱。

其他：丙卡巴肼、羟基脲、顺铂。

32. 以下哪种囊肿不属于发育性囊肿

A. 鳃裂囊肿　　　　　　B. 鼻腭囊肿　　　　　　C. 血外渗性囊肿

D. 球上颌囊肿　　　　　E. 甲状舌管囊肿

【答案】C

【解析】血外渗性囊肿为损伤后引起骨髓内出血、机化、渗出后而形成，与牙组织本身无关。

33. 口腔颌面部因炎症而引起的囊肿主要是

A. 根端囊肿　　　　　　B. 黏液囊肿　　　　　　C. 舌下囊肿

D. 始基囊肿　　　　　　E. 牙龈囊肿

【答案】A

【解析】根端囊肿是由根尖周肉芽肿，慢性炎症的刺激，引起牙周膜内的上皮残余增生。

34. 现代医学认为，绝大多数恶性肿瘤的发生可能有内在和外在因素，下述因素中，不是内在因素的是

A. 机体免疫状态　　　　B. 遗传因素　　　　　　C. 神经精神因素

D. 生物性因素　　　　　E. 基因突变

【答案】D

【解析】D选项为外在因素。

35. 以下说法哪项不正确

A. 恶性肿瘤组织来源不同，治疗方法各异

B. 根据肿瘤侵犯的范围，国际抗癌协会制定了TNM分类法

C. T表示原发肿瘤

D. N表示肿瘤大小

E. M表示有无远处转移

【答案】D

【解析】N表示区域性淋巴结。

36. 以下关于海绵状血管瘤的叙述哪项是错误的

A. 表浅肿瘤呈现蓝色或紫色　　　　　　　　B. 扪之柔软，可被压缩

C. 有时可扪到静脉石　　　　　　　　　　　D. 扪诊有震颤感，听诊有吹风样杂音

E. 体位移动试验阳性

【答案】D

【解析】海绵状血管瘤是静脉畸形。D是动静脉畸形的特点。

37. 长期吸雪茄烟和烟斗的人易发生
A. 牙龈癌　　　　　　　　B. 舌癌　　　　　　　　C. 颊黏膜癌
D. 腭癌　　　　　　　　　E. 唇癌

【答案】E

【解析】致癌的物理性因素：长期吸雪茄可能增加唇癌发生的可能。

38. 由小痣细胞组成，位于真皮内的是
A. 交界痣　　　　　　　　B. 皮内痣　　　　　　　C. 复合痣
D. 毛痣　　　　　　　　　E. 雀斑样痣

【答案】B

【解析】位于真皮内的为皮内痣，痣细胞在表皮和真皮交界处为交界痣，混合痣为皮内痣和交界痣的混合。

39. 以下哪一项是皮样囊肿和表皮样囊肿所独有的特征
A. 生长缓慢　　　　　　　B. 多见于儿童、年轻人　　C. 触诊坚韧而有弹性，似面团样
D. 境界清　　　　　　　　E. 一般无自觉症状

【答案】C

【解析】皮样或表皮样囊肿，囊肿表面的黏膜或皮肤光滑，囊肿与周围组织、皮肤或黏膜均无粘连，触诊坚韧而有弹性，似面团样。皮样囊肿囊壁较厚，由皮肤和皮肤附件构成，囊腔内含有脱落的上皮细胞、皮脂腺、汗腺和毛发等结构。表皮样囊肿囊壁中无皮肤附件。

40. 不属于蔓状血管瘤临床表现的是
A. 体位移动试验阳性　　　B. 表面皮温高　　　　　　C. 扪诊有震颤感
D. 听诊有吹风样杂音　　　E. 肿瘤高起呈念珠状

【答案】A

【解析】蔓状血管瘤又称葡萄状血管瘤，是由扩张的动静脉吻合，迂曲盘绕而形成具有搏动性的血管瘤。血管迂曲呈蚯蚓弯曲状或呈蜘蛛网样放射状扩张外观，高出皮肤呈半圆状隆起，皮肤往往潮红及毛细血管扩张，局部温度增高，B不选；扪之有震颤感，C不选；患有自觉搏动感，压之肿块缩小，压紧时搏动消失，听诊可闻及血管杂音，D不选；病变处隆起，血管扩张增生，E不选；A项体位实验阳性为静脉畸形（海绵状血管瘤）的特征。此题选A。

41. 葡萄酒色斑状又称为
A. 微静脉畸形　　　　　　B. 海绵状血管瘤　　　　　C. 混合型血管瘤
D. 蔓状血管瘤　　　　　　E. 杨梅状血管瘤

【答案】A

42. 恶性淋巴瘤的治疗应首选
A. 手术加化疗　　　　　　B. 手术加放疗　　　　　　C. 化疗加放疗
D. 中药治疗　　　　　　　E. 热疗

【答案】C

【解析】恶性淋巴瘤对放疗和化疗比较敏感。

43. 以下关于舌癌的叙述，哪项是错误的
A. 以鳞癌多见　　　　　　　　　　　　　　　B. 多发生于舌缘，恶性程度高
C. 常发生早期颈部淋巴结转移　　　　　　　　D. 舌根部癌可向茎突后及咽部的淋巴转移
E. 转移途径多为直接浸润和种植转移

【答案】E

【解析】舌癌常发生早期颈淋巴结转移，且转移率较高。因舌体具有丰富的淋巴管和血液循环，加以舌的机械运动频繁，这些都是促使舌癌转移的因素。

44. 以下哪项不是上颌窦癌的临床特点
A. 早期无症状，不易发现
B. 以鳞癌为常见
C. 肿瘤发生在不同部位可出现不同症状如鼻塞、复视、牙齿松动、张口受限等
D. 早期即有明显骨质破坏

E. 远处转移较少见

【答案】D

【解析】上颌窦癌发生在上颌窦内，早期无症状，也不发生骨质破坏。

45. 口腔颌面部恶性肿瘤较常发于年龄段为

A. 20 岁以下　　　　　　　　B. 20～30 岁　　　　　　　　C. 30～40 岁
D. 40～60 岁　　　　　　　　E. 60 岁以上

【答案】D

46. 被称为"滤泡囊肿"的是

A. 始基囊肿　　　　　　　　B. 含牙囊肿　　　　　　　　C. 残余囊肿
D. 根尖周囊肿　　　　　　　E. 鳃裂囊肿

【答案】B

【解析】含牙囊肿又称"滤泡囊肿"。

47. 体位试验阳性的肿瘤是

A. 海绵状血管瘤　　　　　　B. 牙龈瘤　　　　　　　　　C. 角化囊性瘤
D. 成釉细胞瘤　　　　　　　E. 神经鞘瘤

【答案】A

【解析】静脉畸形体位移动试验阳性。

48. 下列哪种血管病变可扪到静脉石

A. 葡萄酒斑状毛细血管瘤　　B. 杨梅样毛细血管瘤　　　　C. 血管痣
D. 海绵状血管瘤　　　　　　E. 蔓状血管瘤

【答案】D

【解析】海绵状血管瘤典型症状之一是体位试验阳性。

(49～52 题共用备选答案)

A. 牙源性颌骨囊肿　　　　　B. 发育性囊肿　　　　　　　C. 潴留性囊肿
D. 牙源性肿瘤　　　　　　　E. 孤立性囊肿

49. 皮脂腺囊肿属于

【答案】C

【解析】皮脂腺囊肿：皮脂腺囊肿中医称"粉瘤"。主要为由皮脂腺排泄管阻塞，皮脂腺囊状上皮被逐渐增多的内容物膨胀而形成的潴留性囊肿。囊内为白色凝乳状皮脂腺分泌物。

50. 根尖周囊肿属于

【答案】A

【解析】牙源性颌骨囊肿：根尖周囊肿、始基囊肿、含牙囊肿。

51. 成釉细胞瘤属于

【答案】D

【解析】成釉细胞瘤为颌骨中心性上皮肿瘤，在牙源性肿瘤中较为常见。

52. 第二鳃裂囊肿属于

【答案】B

【解析】第二鳃裂囊肿属于发育性囊肿。

(53～57 题共用备选答案)

A. 红褐色血样液体，经久不凝　　　　　　B. 微混浊的黄色黏稠性液体
C. 淡黄色清亮液体，含淋巴细胞　　　　　D. 黄色或棕色清亮液体，含胆固醇结晶
E. 乳白色豆渣样分泌物

53. 鳃裂囊肿穿刺液多为

【答案】D

54. 囊性水瘤穿刺液多为

【答案】C

55. 神经鞘瘤穿刺液多为

【答案】A

56. 甲状舌管囊肿穿刺液可为
【答案】B
57. 皮样囊肿穿刺物为
【答案】E

(58~61题共用备选答案)
A. 下颌骨体有大小不等的多房阴影　　　B. 下颌骨内有单房透明阴影，四周有白色骨质线
C. 颌骨内虫蚀状骨质破坏区，四周骨质可有破坏　　D. 下颌角见骨质疏松脱钙，并有骨质增生
E. 下颌骨体有骨质破坏，并有死骨形成

58. 成釉细胞瘤X线表现
【答案】A
【解析】成釉细胞瘤X线表现为，下颌多于上颌，下颌者多见于磨牙和升支区。X线表现可分为四型：①多房型，分房大小相差悬殊，房呈圆形或椭圆形密度减低影，分隔清晰锐利；骨质膨胀，以向颊舌侧为甚。肿瘤可含牙或不含牙，邻牙可被肿瘤推压而移位，也可被侵蚀呈锯齿状或截断状；肿瘤部分边缘增生硬化；肿瘤可向牙根之间的牙槽骨生长或突入其间。②蜂窝型，呈基本相同的小分隔，间隔粗糙。③单房型，呈单房状密度减低影像。④局部恶性征型，颌骨膨胀不明显，牙槽侧密质骨消失。

59. 颌骨囊肿X线表现
【答案】B
【解析】颌骨囊肿X线表现四周有白色骨质线。

60. 颌骨中央性癌X线表现
【答案】C
【解析】下唇麻木常是中央性颌骨癌的首要症状，此时应及时行X线片检查。颌骨内虫蚀状骨质破坏区，四周骨质可有破坏。临床、X线不能完全鉴别时，应于手术时冰冻活检，以排除中央性癌。

61. 中央性颌骨骨髓炎慢性期X线表现
【答案】E
【解析】可以有大块死骨形成，与周围骨质分界清楚或伴有病理性骨折。

第八单元　唾液腺疾病

1. 发生于舌下腺的肿瘤其恶性肿瘤所占比例大约占
A. 30%　　　　　　　B. 10%　　　　　　　C. 50%
D. 70%　　　　　　　E. 90%
【答案】E

2. 根治舌下腺囊肿的方法是
A. 抽出囊液　　　　　B. 抽出囊液，注入2%碘酊　　　C. 摘除囊肿
D. 摘除囊肿及舌下腺　E. 袋形缝合术
【答案】D

3. 确定唾液腺占位性病变首选的检查方法为
A. 唾液腺平片　　　　B. 唾液腺造影术　　　　C. B超
D. CT　　　　　　　　E. 磁共振成像
【答案】C

4. 舍格伦综合征的症状不包括
A. 多发性关节炎　　　B. 腮腺肿大　　　　　　C. 口干
D. 干燥性结膜炎　　　E. 睾丸慢性炎症
【答案】E
【解析】舍格伦综合征临床表现：眼干、口干、唾液腺及泪腺肿大、类风湿性关节炎等结缔组织病。

5. 关于复发性腮腺炎的叙述，错误的是
A. 腮腺反复肿胀　　　B. 腮腺造影示主导管葱皮样改变，末梢导管呈点、球状扩张

C. 随年龄增长，发病间歇期延长 D. 可有自身免疫异常

E. 严重时可手术切除腮腺

【答案】B

【解析】复发性腮腺炎腮腺造影的表现应为末梢导管呈点、球状扩张，排空迟缓，主导管及腺内导管无明显异常。

6. 如怀疑有下颌下腺导管结石，以下哪种 X 线片检查为首选

A. 下颌下腺造影 B. 下颌体腔片

C. 下颌曲面断层片 D. 下颌下腺侧位片加下颌横断𬌗片

E. 下颌骨侧位片加下颌横断𬌗片

【答案】D

【解析】如怀疑有下颌下腺导管结石，选择下颌下腺侧位片加下颌横断𬌗片。前者适用于下颌下腺导管后部及腺体内的结石，后者适用于下颌下腺导管较前部的结石。

7. 患者，男性，65 岁左侧口底发生花生米大小肿物 2 个月，与周围组织粘连，伴有同侧舌尖麻木、疼痛，触肿物质硬，条索状，1.5cm×1cm 大小，动度差，X 线片未见导管阳性结石，最符合该患者的诊断是

A. 左侧慢性下颌下腺炎 B. 左下颌下腺恶性肿瘤 C. 左下颌下腺良性肿瘤

D. 左舌下腺恶性肿瘤 E. 左舌下腺良性肿瘤

【答案】D

8. 某患者因腮腺肿瘤将于明日行腮腺浅叶切除术加面神经解剖术，近日术前家属签字时，谈话中以下哪项是<u>不必要的</u>

A. 术后可能出现面瘫 B. 耳垂麻木 C. 涎瘘

D. Frey 综合征 E. 可能出现同侧下颌骨麻木

【答案】E

9. 急性化脓性腮腺炎的主要病因是

A. 腮腺导管结石 B. 严重的全身病如脓毒血症、急性传染病、腹部大手术等

C. 腮腺外伤 D. 口腔溃疡

E. 牙槽脓肿

【答案】B

10. 怀疑下颌下腺导管较前部的涎石，应该首选以下哪种检查方法

A. CT B. B 超 C. 下颌横断𬌗片

D. 下颌全景片 E. 下颌下腺侧位片

【答案】C

11. 治疗腮腺浅叶混合瘤应采用

A. 肿瘤剜出术 B. 保留面神经、腮腺浅叶摘除术 C. 腮腺全切术

D. 放射治疗 E. 化学治疗

【答案】B

12. 慢性阻塞性腮腺炎腮腺造影的 X 线表现特点是

A. 腮腺腺体有破坏而出现碘油池 B. 导管系统无明显变化 C. 分支导管呈抱球状表现

D. 主导管扩张不整呈腊肠样变 E. 末梢导管呈点状、球状扩张

【答案】D

【解析】慢性复发性腮腺炎和慢性阻塞性腮腺炎造影的 X 线表现区分是前者主要表现为末梢导管的点球状扩张及排空迟缓，而后者主要表现为主导管的扩张不整呈腊肠样变。

13. 男，32 岁。近日进食时自觉涨感和疼痛剧烈似针刺样，检查舌腹部呈硬结性肿块，有脓性和黏液脓性唾液流出，该病好发于

A. 下颌下腺 B. 舌下腺 C. 腮腺

D. 小唾液腺 E. 唇腺

【答案】A

【解析】①下颌下腺为混合性腺体，分泌的唾液富含黏蛋白，较腮腺分泌液黏滞，钙的含量也高出 2 倍，钙盐容易沉积。②下颌下腺导管自下向上走行，腺体分泌液逆重力方向流动，导管长，在口底后部有一弯曲部，

导管全程较曲折，这些解剖结构均使唾液易于淤滞，导致涎石形成。

14. 慢性阻塞性腮腺炎最常见的病因是
   A. 导管较长导致的唾液滞留   B. 导管口黏膜损伤致导管口狭窄   C. 导管异物
   D. 导管结石   E. 增龄性改变，导致唾液淤滞

【答案】B

【解析】慢性阻塞性腮腺炎最常见的病因是导管口狭窄。

15. 舍格伦综合征伴发的结缔组织病中最常见的是
   A. 硬皮病   B. 多发性肌炎   C. 红斑狼疮
   D. 类风湿性关节炎   E. 结节性动脉炎

【答案】D

【解析】舍格伦综合征引起的结缔组织病中，约占50%的患者伴有类风湿性关节炎，10%的患者伴系统性红斑狼疮，此外尚可有硬皮病、多发性肌炎等。

16. 关于下颌下腺炎的叙述哪项是错误的
   A. 多为涎石造成唾液排出受阻继发感染所致   B. 反复发作者下颌下腺可呈硬结性肿块
   C. 双手触诊应从导管前部向后进行   D. 少数涎石X线片可能不显影
   E. 腺内涎石需做下颌下腺摘除术

【答案】C

【解析】双手触诊时切忌不能从导管前向后进行，这样极易把结石推向远处对治疗增加困难。

17. 涎石病的临床特点
   A. 以20～40岁中青年多见   B. 病程长短不一   C. 进食时腺体肿胀并伴有疼痛
   D. 导管口溢脓   E. 以上特点均对

【答案】E

【解析】涎石病临床特点：进食肿伴疼痛，导管口黏膜红肿有脓性液体流出，触诊可触及硬块并有压痛，涎石阻塞可引起腺体继发感染。

18. 俗称的"蛤蟆肿"是指
   A. 黏液腺囊肿   B. 舌下腺囊肿   C. 皮样囊肿
   D. 表皮样囊肿   E. 甲状舌管囊肿

【答案】B

【解析】很形象，舌下腺囊肿的患者，局部肿大，舌抬高，像蛤蟆。皮样囊肿囊壁较厚，由皮肤和皮肤附件组成，囊内有脱落的上皮细胞、皮脂腺、汗腺、毛发等，中医称"发瘤"。囊壁中无皮肤附属件者为表皮样囊肿。甲状舌管囊肿典型表现为可随吞咽及伸舌等运动而移动。

19. 易被误诊为下颌下腺囊肿的是
   A. 黏液囊肿   B. 舌下腺囊肿单纯型   C. 舌下腺囊肿口外型
   D. 舌下腺囊肿哑铃型   E. 口底皮样囊肿

【答案】C

【解析】舌下腺囊肿口外型又称潜突型，囊肿主要表现为下颌下腺区肿物，而口底囊肿表现不明显。触诊柔软，与皮肤无粘连，常被误诊为下颌下腺囊肿。

20. 涎石病多发生于颌下腺的原因不包括
   A. 颌下腺分泌量小   B. 颌下腺分泌的唾液较腮腺分泌液黏滞
   C. 分泌液钙的含量高，钙盐容易沉积   D. 颌下腺导管自下向上走行，腺体分泌逆重力方向流动
   E. 导管长，全程较曲折

【答案】A

21. 以下关于唾液腺肿瘤的叙述哪项是错误的
   A. 巨大混合瘤不妨碍面神经功能，但混合瘤可以恶变
   B. 腺淋巴瘤多见于老年男性，好发于腮腺后下极，有些病例有消长史
   C. 黏液表皮样癌好发于小唾液腺，其预后主要取决于分化程度和局部手术的彻底性
   D. 腺样囊性癌侵袭性强，血行转移率高，常出现疼痛和面神经麻痹
   E. 腮腺恶性肿瘤术中如见面神经穿过瘤体时，应考虑牺牲面神经

【答案】C

22. 腮腺淋巴结炎与慢性化脓性腮腺炎的主要鉴别诊断是
A. 体温升高　　　　　　　　B. 腮腺区肿大　　　　　　　　C. 有明显压痛
D. 唾液腺分泌正常　　　　　E. 口干

【答案】D

23. 急性化脓性腮腺炎的切开引流指征不包括
A. 局部有跳痛及压痛　　　　B. 局部有明显的凹陷性水肿　　C. 腮腺导管口有脓液排出
D. 穿刺可抽出脓液　　　　　E. 腮腺区红肿发热

【答案】E

【解析】与其他切开引流指征相似,单凭红肿发热不符合切开引流指征。

24. 儿童复发性腮腺炎最常见的发病年龄是
A. 7岁左右　　　　　　　　B. 5岁左右　　　　　　　　　　C. 3岁左右
D. 2岁左右　　　　　　　　E. 1岁左右

【答案】B

【解析】儿童复发性腮腺炎发病年龄自婴幼儿到15岁,以5岁左右最常见。

25. 成人慢性复发性腮腺炎的主要病因是
A. 急性化脓性腮腺炎转化而来　　B. 腮腺导管结石　　　　　　C. 儿童复发性腮腺炎延期治愈而来
D. 腮腺区外伤继发感染而来　　　E. 化脓性中耳炎波及而来

【答案】C

【解析】成人慢性复发性腮腺炎多由儿童复发性腮腺炎迁延未愈而来。

第九单元　颞下颌关节疾病

1. 治疗颞下颌关节强直引起的开口困难可选用
A. 局部封闭　　　　　　　　B. 开口练习　　　　　　　　　C. 理疗
D. 关节镜手术　　　　　　　E. 开放手术

【答案】E

【解析】颞下颌关节强直分为真性关节强直、假性关节强直和混合性强直。颞下颌关节强直需手术治疗。A、B、C、D对颞下颌关节紊乱病治疗有效而对关节强直无效,故选E。

2. 关于颞下颌关节紊乱的发生、发展,哪一种说法是错误的
A. 功能紊乱阶段是三阶段之一　　　　　　　B. 结构紊乱阶段是三阶段之一
C. 器质性破坏阶段是三阶段之一　　　　　　D. 病程长,反复发作
E. 虽有自限性,但有的病例最终可能发生关节强直

【答案】E

【解析】分为功能紊乱、结构紊乱和器质性紊乱三个阶段。有自限性,一般不发生关节强直,预后良好。故本题答案为E。

3. 关于颞下颌关节紊乱病的防治原则,错误的是
A. 根据病情,分别选用可逆性、不可逆性保守治疗和手术治疗
B. 遵循合乎逻辑的治疗程序
C. 应对患者进行医疗知识教育
D. 治疗局部关节症状,同时改善全身状况
E. 采取对症治疗,消除关节病同时采取综合治疗

【答案】A

【解析】以保守治疗为主,采取对症治疗和消除或减弱致病因素相结合的综合治疗。治疗局部关节症状,同时改善全身状况和患者的精神状态。应对患者进行医疗知识教育,改变不良习惯,学会自我保护。遵循一个合理的、合乎逻辑的治疗程序。治疗程序应先选用可逆保守治疗,然后用不可逆性保守治疗,最后选用关节镜外科和各种手术治疗。故选A。

4. 颞下颌关节脱位最常见的类型是

A. 单侧侧方脱位　　　　　B. 双侧侧方脱位　　　　　C. 急性前脱位

D. 复发性脱位　　　　　　E. 陈旧性脱位

【答案】C

【解析】急性前脱位是临床最常见的颞下颌关节脱位，如打哈欠、唱歌、咬大块食物、呕吐等皆可发生。可为单侧亦可为双侧。陈旧性脱位少见，但下颌可作一定程度的开闭口运动。复发性脱位是指颞下颌前脱位的复发。故本题答案为C。

5. 颞下颌关节急性前脱位的治疗最常用的是

A. 全麻下复位　　　　　　B. 切开复位　　　　　　　C. 颌间复位

D. 口外法手法复位　　　　E. 口内法手法复位

【答案】E

6. 颞下颌关节脱位，口内法复位的用力方向是

A. 向下、后、上　　　　　B. 向前、上、后　　　　　C. 向下、后

D. 向上、后　　　　　　　E. 向下、前

【答案】C

7. 关节内强直与关节外强直最有诊断意义的鉴别点是

A. 开口困难　　　　　　　B. 髁状突活动减弱或消失　C. 𬌗关系变化

D. 口腔颌面部畸形　　　　E. X线片下正常解剖形态的变化或消失

【答案】E

【解析】关节内强直的患者X线显示为骨密质有不规则破坏或髁状突和关节窝融合成很大的致密团块或者呈骨球状或T型融合。关节外强直的X线表现为关节骨性结构及关节间隙无重要异常征象。

8. 由器质性病变导致的长期开口困难称为

A. 癔症性牙关紧闭　　　　B. 咀嚼肌群痉挛　　　　　C. 颞下颌关节强直

D. 破伤风后牙关紧闭　　　E. 关节盘移位

【答案】C

【解析】A是由心理因素造成的，B是咀嚼肌紊乱疾病类，D是破伤风的临床表现，E是关节结构紊乱疾病类。

9. 颞下颌关节紊乱综合征的患病率最高的年龄组是

A. 10～19岁　　　　　　　B. 20～30岁　　　　　　　C. 31～40岁

D. 41～50岁　　　　　　　E. 51～60岁

【答案】B

【解析】颞下颌关节紊乱综合征好发于青、中年，20～30岁。

10. 关节盘穿孔破裂时的弹响杂音

A. 开口初期、闭口末期清脆单声弹响　　　　　B. 多声破碎杂音

C. 无弹响　　　　　　　　　　　　　　　　　D. 连续摩擦音

E. 开口末期、闭口初期清脆单声弹响

【答案】B

【解析】关节盘穿孔破裂时可有多声破碎杂音。

11. 可复性关节盘前移位时弹响杂音的特点

A. 开口初期或开口初闭口末清脆单声弹响　　　B. 开口末闭口初清脆单声弹响

C. 多声破碎音　　　　　　　　　　　　　　　D. 连续摩擦音

E. 一般无弹响

【答案】A

【解析】由于关节盘向前移位，在做开口运动时髁突横嵴撞击关节盘后带的后缘并迅速向下继而向前运动，同时关节盘向后反跳，从而恢复正常的髁突-关节盘的结构关系，在此极为短暂的过程中，发生开口初期清脆单声弹响。随着病情加重，初期弹响可发展为中期或末期。故本题答案为A。

12. 翼外肌功能痉挛的主要症状是

A. 疼痛和张口受限　　　　B. 弹响和开口过大呈半脱位　　　C. 疼痛可有扳机点

D. 开口初期有弹响 E. 开闭、前伸、侧方运动的任何阶段有多声破碎音；开口型歪曲

【答案】A

【解析】主要症状：开口中度受限；开口型偏向患侧，被动开口度大于自然开口度；无弹响。疼痛有扳机点的是肌筋膜痛。

13. 可复性关节盘前移位的主要症状是
    A. 疼痛和张口受限   B. 弹响和开口过大呈半脱位   C. 疼痛可有扳机点
    D. 开口初期有弹响   E. 开闭、前伸、侧方运动的任何阶段有多声破碎音；开口型歪曲

【答案】D

【解析】主要症状：开口型异常，一般无疼痛；开口型呈闪电状；开口初、闭口末弹响。

14. 不可复性关节盘前移位的症状类似翼外肌痉挛，不同点是
    A. 不可复性关节盘前移位开口初期有弹响
    B. 不可复性关节盘前移位测被动张口度时开口度不能增大
    C. 不可复性关节盘前移位开口型偏向健侧
    D. 不可复性关节盘前移位无张口受限
    E. 不可复性关节盘前移位无疼痛

【答案】B

15. 关于不可复性关节盘前移位临床特征的描述，错误的是
    A. 关节弹响史继而间断生关节绞痛史   B. 弹响消失而张口受限
    C. 开口时下颌偏向健侧   D. 被动检查张口时开口度不能增大
    E. 开口时髁突运动受限

【答案】C

16. 下列症状中，哪个是颞下颌关节双侧急性前脱位的特有症状
    A. 双侧耳屏前区疼痛   B. 双侧耳屏前触诊有凹陷   C. 流涎
    D. 言语不清   E. 咀嚼及吞咽困难

【答案】B

17. 单侧颞下颌关节强直患者可出现
    A. 颏点偏向健侧   B. 颏点偏向患侧   C. 患侧面部狭长
    D. 健侧面部丰满   E. 下前牙反𬌗

【答案】B

18. 颞下颌关节内强直的病因中哪一项是错误的
    A. 化脓性中耳炎   B. 颞下颌关节紊乱   C. 颏部对冲性损伤
    D. 外伤直接损伤颞下颌关节   E. 血源性化脓性关节炎和类风湿性关节炎

【答案】B

19. 属于颞下颌关节紊乱病不可逆性保守治疗的是
    A. 药物治疗   B. 物理治疗   C. 封闭治疗
    D. 咬合导板治疗   E. 正畸治疗

【答案】E

20. 颞下颌关节紊乱的主要致病因素是
    A. 偏侧咀嚼习惯   B. 夜磨牙与紧咬牙   C. 关节内微小创伤和精神心理因素
    D. 免疫学因素   E. 双侧关节不对称与关节囊薄弱等解剖因素

【答案】C

【解析】理解记忆。

21. 通常所说的颞下颌"关节强直"指的不是
    A. 真性关节强直   B. 关节内强直   C. 关节内纤维性粘连
    D. 关节内骨性粘连   E. 颌间挛缩

【答案】E

【解析】一侧或两侧关节内发生病变，最后造成关节内纤维性粘连或关节内骨性粘连称为颞下颌关节内强直简称关节强直的，也称为真性关节强直。而颞下颌间挛缩主要由外伤和感染所致，故选E。

（22～24题共用备选答案）

A. 功能紊乱期　　　　　　B. 结构紊乱期　　　　　　C. 器质病变期
D. 形态异常期　　　　　　E. 咬合异常期

22. X线检查可见关节结构形态异常，造影显示关节上、下腔连通属于

【答案】C

【解析】已经出现形态学上的变化，说明发生了器质性病变。

23. X线检查可见关节间隙比例不协调，关节上腔造影可发现关节盘前移位、关节囊松弛等表现属于

【答案】B

【解析】关节盘前移位、关节囊松弛等表现属于结构紊乱期。

24. X线检查关节无异常表现的属于

【答案】A

【解析】并没发生影像学改变证明处于功能紊乱期。

第十单元　颌面部神经疾病

1. 患者原发性三叉神经痛，经封闭治疗疗效不佳，现给予注射疗法，常用的酒精浓度是

A. 90%　　　　　　B. 75%　　　　　　C. 80%
D. 85%　　　　　　E. 95%

【答案】E

2. 关于原发性三叉神经痛，下列哪项是错误的

A. 多为单侧发病　　　　B. 可有"扳机点"存在　　　　C. 疼痛呈阵发性、刀割样剧痛
D. 神经系统检查往往有阳性体征　　E. 疼痛分布于三叉神经分布区域内

【答案】D

3. 中枢性面瘫的表现是

A. 一侧面瘫＋味觉丧失
B. 睑裂以下表情肌瘫痪
C. 单纯一侧完全表情肌瘫痪
D. 一侧面瘫＋味觉丧失＋唾液腺分泌障碍＋听觉改变
E. 一侧面瘫＋味觉丧失＋唾液腺分泌障碍＋听觉改变＋泪腺分泌障碍

【答案】B

4. 关于面神经麻痹的叙述，哪项是错误的

A. 分为原发性和继发性两种
B. 贝尔麻痹指临床上不能肯定病因的、不伴有其他症状或体征的单纯型周围面神经麻痹
C. 面神经损害如发生在茎乳孔外，一般不发生味觉、泪液、唾液等方面的变化
D. 贝尔面瘫急性期不宜应用强的刺激疗法
E. 预后主要取决于病情严重程度和治疗是否及时

【答案】A

5. 关于贝尔面瘫的描述，哪项是正确的

A. 属于核上性面瘫
B. 多为面神经的急性化脓性炎症引起
C. 大多数患者预后较差
D. 常发病缓慢
E. 可由面部受凉引起

【答案】E

【解析】周围性面瘫又称核性面瘫，多由面神经的急性非化脓性炎症引起，大多数患者预后良好，常突然发病。可由面部受凉引起。

6. 关于原发性三叉神经痛初期的临床表现中，以下哪项说法是错误的

A. 以三叉神经第Ⅰ、Ⅱ支单独受累最常见
B. 周期性发作
C. 患者常不敢洗脸、刷牙等
D. 有痛性抽搐
E. 疼痛常为电击、针刺、刀割样

【答案】A

【解析】第Ⅱ、Ⅲ支常见。

7. 关于原发性三叉神经痛的治疗方法，适合于疼痛长达数年且反复多次复发的患者的是
   A. 酒精注射疗法　　　　　　B. 三叉神经撕脱术　　　　　　C. 理疗
   D. 封闭疗法　　　　　　　　E. 半月神经节射频温控热凝术
【答案】B
【解析】三叉神经痛患者的治疗应遵循循序渐进的原则。此患者患病时间数年，且反复发作，一般治疗已不能缓解症状，应用三叉神经撕脱术。

8. 关于贝尔征的定义，哪项是正确的
   A. 面瘫患者患侧表情肌瘫痪，口眼歪斜
   B. 面瘫患者用力闭眼时，患侧眼睑不能闭合，眼球转向外上方
   C. 面瘫患者前额皱纹消失，不能蹙眉
   D. 面瘫患者不能鼓腮、吹气
   E. 面瘫患者合并发生痛性抽搐
【答案】B
【解析】A、C、D为贝尔面瘫的症状，E为三叉神经的临床表现。

9. 贝尔面瘫2～4个月不全恢复者，后期可因瘫痪的面肌挛缩常表现为
   A. 鼻唇沟加深，睑裂缩小，口角向患侧牵引　　　　B. 鼻唇沟变浅，口角向健侧歪斜，睑裂变大
   C. 睑裂缩小，口角歪斜　　　　　　　　　　　　　D. 鼻唇沟变深，口角歪斜
   E. 口角歪向患侧，睑裂变小
【答案】A
【解析】瘫痪肌的挛缩表现为患侧鼻唇沟加深，睑裂缩小，口角反向患侧牵引，使健侧面肌出现假性瘫痪现象，此时切不可将健侧误认为患侧。

10. 对三叉神经痛"扳机点"的检查方法不包括
    A. 拂诊　　　　　　　　　　B. 压诊　　　　　　　　　　C. 叩诊
    D. 揉诊　　　　　　　　　　E. 触诊
【答案】C
【解析】三叉神经痛"扳机点"的检查方法有：拂诊、触诊、压诊、揉诊。

11. 治疗三叉神经痛的首选药物是
    A. 氯硝西泮　　　　　　　　B. 地塞米松　　　　　　　　C. 苯妥英钠
    D. 维生素B_1　　　　　　　E. 酰胺咪嗪
【答案】E
【解析】三叉神经痛的首选药物为卡马西平，又名酰胺咪嗪。

12. 三叉神经痛的患者的疼痛部位在左上腭区和左眶下区，如果采取手术治疗，应撕脱三叉神经的
    A. 第Ⅰ支　　　　　　　　　B. 第Ⅱ支　　　　　　　　　C. 第Ⅲ支
    D. 第Ⅰ、Ⅱ支　　　　　　　E. 第Ⅱ、Ⅲ支
【答案】B
【解析】此题需重点区分眼支包含眶上孔，上颌支包括眶下孔。

13. 三叉神经功能检查项目中不包括
    A. 三叉神经分布区皮肤与黏膜的触、温、痛觉　　　B. 角膜反射
    C. 腭反射　　　　　　　　　　　　　　　　　　　D. 施墨试验
    E. 咀嚼肌运动功能检查
【答案】D
【解析】三叉神经功能检查包括感觉功能、角膜反射、腭反射、运动功能。施墨（Schirmer）试验即泪液检查，目的在于观察膝状神经节是否受损。施墨试验同时也是舍格伦综合征的诊断方式，但是具体操作不同，考生需具体区分。

14. 关于面神经麻痹的叙述，哪项是错误的
    A. 分为原发性和继发性两种
    B. 贝尔麻痹指临床上不能肯定病因的、不伴有其他症状或体征的单纯型周围面神经麻痹

C. 面神经损害如发生在茎乳孔外,一般不发生味觉、泪液、唾液等方面的变化
D. 贝尔面瘫急性期不宜应用强的刺激疗法
E. 预后主要取决于病情严重程度和治疗是否及时

【答案】A

【解析】面神经麻痹根据损害部位不同分为中枢性面神经麻痹和周围性面神经麻痹,三叉神经痛分为原发性和继发性。

15. 三叉神经痛患者在疼痛发作时上颌的痛性抽搐不包括
A. 痛区潮红　　　　　　B. 眼结膜充血　　　　　　C. 出汗流涎
D. 流泪　　　　　　　　E. 患侧鼻腔黏液减少

【答案】E

【解析】此题需考生掌握痛性抽搐的概念,是指三叉神经痛发作时常常伴有颜面表情肌的痉挛性抽搐,口角被牵向患侧。有时还可出现痛区潮红、结膜充血,或流泪,出汗,流涎以及患侧鼻腔黏膜增多等症状,称为痛性抽搐。

16. 确定面瘫患者是否有膝状神经节受损,应做
A. 定分支检查　　　　　B. 听觉检查　　　　　　　C. 味觉检查
D. 泪液检查　　　　　　E. 唾液检查

【答案】D

【解析】施墨(Schirmer)试验即泪液检查,目的在于观察膝状神经节是否受损。施墨试验同时也是舍格伦综合征的诊断方式,但是具体操作不同,考生需具体区分。

17. 有关治疗三叉神经痛的药物封闭疗法,错误的是
A. 适用于疼痛重的患者　　　　　　　　B. 适用于口服药物无效者
C. 是短期治疗方法　　　　　　　　　　D. 封闭药物的浓度要高于阻滞麻醉
E. 注射时应注意无菌操作

【答案】D

18. 典型的三叉神经痛疼痛的性质是
A. 持续性隐痛　　　　　B. 阵发性剧痛　　　　　　C. 间歇性隐痛
D. 持续性剧痛　　　　　E. 持续性刀割样疼痛

【答案】B

【解析】三叉神经痛的特点:阵发性疼痛,疼痛如电击、针刺、刀割或撕裂样剧痛。故选B。勿选E,非持续性。

19. 关于三叉神经痛的治疗方法中,哪种复发率高,且可重复应用
A. 药物治疗　　　　　　B. 封闭疗法　　　　　　　C. 无水酒精注射疗法
D. 三叉神经撕脱术　　　E. 半月神经节射频控温热凝术

【答案】E

【解析】药物治疗为原发性三叉神经痛首选治疗,无效时再考虑封闭疗法封闭神经干或穴位。无水酒精注射疗法促使局部纤维变性从而阻断神经的传导。三叉神经撕脱术主要适应于下牙槽神经痛和眶下神经痛。半月神经节控温热凝术射频是目前治疗三叉神经痛的方法中较好的,其止痛效果好,复发率高,可重复治疗,故选E。

20. 贝尔面瘫患者急性期最恰当的治疗方法是
A. 大剂量激素+阿司匹林+神经营养药　　　　B. 立即行面神经管减压术
C. 尽快给予强电流刺激,促进肌运动　　　　　D. 大剂量激素+肌兴奋剂
E. 阿司匹林+神经营养药

【答案】A

【解析】贝尔面瘫患者急性期最恰当的治疗方法是大剂量激素+阿司匹林+神经营养药。主要目的是控制炎症水肿,改善局部血液循环,减少神经受压。

21. 三叉神经第三支属于
A. 运动神经　　　　　　B. 交感神经　　　　　　　C. 感觉神经
D. 混合神经　　　　　　E. 分泌神经

【答案】D

【解析】三叉神经的三条神经干分别称为眼神经、上颌神经和下颌神经，前二支为感觉神经，后者（第三支）为混合性神经。

22. 男，56岁。近1个月来左侧舌根、软腭及咽部阵发性剧烈疼痛，并向外耳道放射。吞咽、说话均可引起疼痛，甚至夜间有痛醒现象，临床检查以上部位未见明显肿胀，黏膜色泽正常，无溃疡，服用卡马西平有效。最有可能的原因是
   A. 非典型性口炎   B. 三叉神经痛   C. 蝶腭神经痛
   D. 舌咽神经痛   E. 鼻咽癌

【答案】D
【解析】根据吞咽、说话均可引起疼痛，甚至夜间有痛醒现象。最有可能的原因是舌咽神经痛。此题考生需掌握舌咽神经痛临床表现。部位为舌根、扁桃体区及咽部，累及耳内及下颌角的内侧者，为侵及迷走神经的耳支和咽支。扳机区位于舌根、扁桃体窝等处，吞咽、咳嗽、打呵欠和咀嚼等动作可以诱发疼痛。发作患者情绪不良，严重影响患者的进食及饮水，常有体重的明显下降，情绪焦虑、恐惧，甚至有自杀倾向。

23. 关于三叉神经痛的治疗，描述正确的是
   A. 药物治疗应该相对积极，一次性控制疼痛，避免波折
   B. 药物治疗3个月以后如果稳定，可以停药
   C. 如果效果不佳，增加止痛剂后2周逐渐减量
   D. 疼痛消失达4周，可逐渐减少药量
   E. 早期积极手术治疗

【答案】D
【解析】对三叉神经痛选择治疗方法时，应本着循序渐进的原则，一般应先从药物治疗或封闭、理疗等开始，如无效时再依次选择半月神经节射频控温热凝术、注射疗法、神经撕脱术等。只有当这些方法均无效时才考虑做颅内手术。用药方法是从小剂量开始，并逐渐增加至理想剂量，达到既能控制疼痛又不引起不良反应，如不能止痛，以后每日增加剂量，直到能控制疼痛为止，但不能超过最大剂量，找出其最小有效量作为维持剂量服用。故选D。

24. 女，45岁。晨起发现右侧口角歪斜，初步诊断为贝尔面瘫，正确的治疗方法是
   A. 大剂量使用抗生素及神经营养药   B. 早期配合针灸治疗，有利于恢复
   C. 发病3个月后仍未恢复，可行静态悬吊手术   D. 尽早予以激素冲击疗法，配合使用神经营养药
   E. 早期面肌功能训练

【答案】D

25. 原发性三叉神经痛的临床表现，错误的是
   A. 骤然发作的闪电式剧痛   B. 疼痛可自发或刺激"扳机点"引起   C. 周期性发作
   D. 一般有其他脑神经损害症状   E. 常有疑牙痛而拔牙史

【答案】D
【解析】三叉神经痛分为原发性和继发性两种：原发性三叉神经痛无神经系统阳性体征；继发性三叉神经痛除有疼痛症状外，尚有神经系统阳性体征。

26. 贝尔面瘫急性期的治疗方法不包括
   A. 治疗原则以改善局部血液循环为主   B. 给予维生素B_1肌内注射
   C. 应用糖皮质激素联合抗病毒药物治疗   D. 急性期时间较短时，可不予治疗
   E. 不宜用强刺激疗法

【答案】D
【解析】急性期应以控制组织水肿、改善局部血液循环为主。

第十一单元　先天性唇裂和腭裂

1. 在腭裂修复过程中，造成软腭张力最大的肌肉是
   A. 咽上缩肌   B. 舌腭肌   C. 咽腭肌
   D. 腭帆张肌   E. 腭帆提肌

【答案】D

2. 一岁半患儿行腭裂整复术时，所采用的麻醉为
A. 局麻　　　　　　　　B. 氯胺酮分离麻醉　　　　　C. 丁卡因表面麻醉
D. 气管插管全麻　　　　E. 针刺麻醉
【答案】D
【解析】唇裂整复术的麻醉方法：除成人可在局部麻醉下进行外，都应在气管内插管后全麻。

3. 在预防唇腭裂发生的措施中，哪项是错误的
A. 妊娠期可不忌烟，但要忌酒　　　　B. 妊娠期保持愉快心情，避免精神刺激和情绪波动
C. 尽量少接触放射线和微波　　　　　D. 避免不全人工流产
E. 禁用可能致畸的药物
【答案】A
【解析】妊娠期烟酒都应远离。

4. 以下与推迟唇裂患儿手术时间相关的因素中，哪项是错误的
A. 血红蛋白过低　　　　B. 发育欠佳　　　　　　　　C. 先天性心脏病
D. 胸腺肥大者　　　　　E. 伴有附耳畸形
【答案】E
【解析】附耳畸形不影响手术，A、B、C、D则都对唇裂手术有影响。附耳畸形仅仅是耳部畸形而已。

5. 关于腭裂引起的畸形和功能障碍，错误的是
A. 可单独发生，也可与唇裂伴发　　　　B. 主要是软组织畸形，其次是骨组织畸形
C. 对患者吸吮、进食及语言等功能的影响严重　　D. 常因颌骨发育不良导致面中部凹陷和咬合错乱
E. 不仅影响患者生活、学习和工作，还易造成心理障碍
【答案】B
【解析】腭裂引起的畸形和功能障碍主要是骨组织畸形引起的。

6. 单侧唇裂采用旋转推进法修复的缺点是
A. 切除组织过多　　　　B. 鼻底封闭较差　　　　　　C. 鼻小柱不易矫正
D. 患侧唇高不足　　　　E. 患侧术后瘢痕多显
【答案】D
【解析】旋转推进法修复的缺点：灵活性较大，初学者不易掌握，但修复后患侧唇高常不足，特别是完全性唇裂。

7. 关于腭裂整复手术的基本原则，以下哪项是错误的
A. 最大程度延长两侧松弛切口　　　　B. 延长软腭长度
C. 封闭裂隙　　　　　　　　　　　　D. 尽可能地将移位的组织结构复位
E. 保留与腭部的营养和运动有关的血管、神经和肌的附着点
【答案】A
【解析】原则之一：尽量减小手术创伤，避免术后瘢痕对上颌骨生长发育的影响。腭裂整复手术的基本原则：封闭裂隙，延伸软腭长度，尽可能将移位组织结构复位，减少手术创伤，保留与腭部的营养与运动有关的血管、神经和肌肉的附着点，已改善软腭的生理功能，达到重建良好的腭咽闭合功能之目的。同时应尽量减少因手术对颌骨发育的干扰，确保患儿安全。

8. 少见的腭裂类型不包括
A. 腭隐裂　　　　　　　B. 腭垂裂　　　　　　　　　C. 硬腭裂孔
D. 腭垂缺失　　　　　　E. 混合型双侧腭裂
【答案】B
【解析】腭垂裂临床上较多见，而腭隐裂、硬腭裂孔、腭垂缺失和混合型双侧腭裂临床上均较少见。

9. 一般情况下，以下哪项不属于腭裂术后并发症
A. 咽喉部水肿　　　　　B. 组织瓣坏死　　　　　　　C. 窒息
D. 穿孔　　　　　　　　E. 出血
【答案】B
【解析】组织瓣坏死常为术中操作手术不当造成。腭裂术后并发症有：①咽喉部水肿；②出血；③窒息；④感

染；⑤打鼾及睡眠时暂时性呼吸困难；⑥创口裂开或穿孔（腭瘘）。

10. 单侧唇裂采用三角瓣法修复的优点是
   A. 裂隙两侧前庭沟不需做松弛切口
   B. 鼻底封闭好
   C. 切除组织少
   D. 不切断患侧人中嵴下部
   E. 能恢复患侧唇应有的高度

【答案】E
【解析】下三角瓣法修复的优点是：定点明确，初学者易掌握，能恢复患侧上唇应有的高度。

11. 腭裂术后发生创口穿孔（腭瘘）的最主要原因是
   A. 饮食   B. 张力过大   C. 出血
   D. 感染   E. 患儿哭闹

【答案】B
【解析】术中折断翼钩，减小腭帆肌张力，避免后期发生穿孔。

12. 进行双侧唇裂整复术最适合的年龄为
   A. 出生后即刻   B. 1～2个月   C. 3～6个月
   D. 6～12个月   E. 1～2岁

【答案】D

13. 不符合隐性唇裂表现的是
   A. 唇峰分离   B. 黏膜亦出现裂隙   C. 皮肤完好无裂开
   D. 裂侧皮肤浅沟状凹陷   E. 皮肤下方的肌层未能联合

【答案】B
【解析】黏膜出现裂隙时显然能在表面看到，则不属于隐形唇裂的范围。考生需重点掌握隐性唇裂的概念：隐性唇裂，即皮肤和黏膜无裂开，但其下方的肌层未能联合，致患侧出现浅沟状凹陷及唇峰分离等畸形。

14. 幼儿，11个月。双上唇裂开求治。检查：整个上唇至鼻底完全裂开，前唇特别短小。拟手术治疗，最佳手术方法是
   A. 前唇原长整复术   B. 前唇加长整复术   C. 下三角瓣法唇裂整复术
   D. 旋转推进法唇裂整复术   E. 以上方法均很合适

【答案】B

15. 患者，女，6个月。出生后即发现双侧上唇裂开。诊断为"先天性双侧唇裂，混合型"，其临床表现应该是双侧唇裂
   A. 合并双侧腭裂   B. 合并单侧腭裂   C. 合并其他面裂
   D. 合并双侧牙槽突裂   E. 一侧完全，一侧不完全唇裂

【答案】E
【解析】先天性唇裂一般可分为单侧唇裂、双侧唇裂及正中裂。单侧唇裂又可分为完全型与不完全型；双侧唇裂又分为完全型、不完全型与混合型；混合型指的是一侧完全，另一侧不完全唇裂。

16. 在可能导致儿童发生唇腭裂畸形的药物中，<u>不包括</u>
   A. 强心药物   B. 抗肿瘤药物   C. 抗惊厥药物
   D. 抗组胺药物   E. 安眠药物

【答案】A
【解析】可导致唇腭裂的药物有环磷酰胺、甲氨蝶呤、苯妥英钠、抗组胺药物、美克洛嗪、沙利度安（反应停，海豹婴儿）。

17. Ⅰ度腭裂是
   A. 腭垂裂   B. 软腭裂开   C. 硬腭裂开
   D. 软硬腭裂开   E. 包括牙槽突的全腭裂开

【答案】A
【解析】Ⅰ度腭裂限于腭垂裂。

18. 腭裂发生于
   A. 胚胎第3周   B. 胚胎第6周   C. 胚胎第7周
   D. 胚胎第8周   E. 胚胎第9周以后

【答案】E

【解析】腭裂为胚胎第9周以后,侧腭突和鼻中隔未融合或部分融合的结果。

19. 可影响胚胎发育,成为唇腭裂发生的可能诱因中母亲罹患的病毒感染是
   A. 水痘
   B. 风疹
   C. 麻疹
   D. 流行性腮腺炎
   E. 流行性乙型脑炎

【答案】B

20. 双侧唇裂整复术之前,唇原长整复术适用于
   A. 两侧唇发育较好时
   B. 前唇适中的
   C. 前唇较长的成人和幼儿
   D. 前唇较短的成人
   E. 前唇特小的幼儿

【答案】C

【解析】前唇原长整复术的缺点是术后前唇过短,所以适用于前唇较长的成人和幼儿。

21. 婴儿唇裂术后饮食方法为
   A. 小汤匙喂饲流食
   B. 吮吸母乳
   C. 普通奶瓶喂流食
   D. 半流食
   E. 术后24h禁食

【答案】A

【解析】婴儿唇裂术全麻患儿清醒后4h,可给予少量流食和母乳;应用滴管或小汤匙喂食。故本题答案为A。

22. 腭裂术后的饮食要求为
   A. 术后半流
   B. 术后流食,1周后改半流
   C. 术后流食,半月后改半流
   D. 术后1周可进普食
   E. 术后1周禁食,静脉补给能量

【答案】C

【解析】腭裂术患儿完全清醒2～4 h后,可喂少量糖水;观察0.5 h,没有呕吐时可进流质饮食,但每次不要过多。流质饮食应维持至术后1～2周,半流质1周,2～3周后可进普食。故选C。

(23～25共用题干)

男,9个月。先天性左侧完全性唇腭裂。

23. 因唇裂形成畸形的因素中不包括
   A. 口轮匝肌的分离
   B. 异常的吸吮和表情习惯
   C. 口轮匝肌的异常走行与附着
   D. 正常解剖标志的移位和消失
   E. 健患侧上唇生长发育的差异

【答案】B

【解析】唇裂上唇解剖形态为基本掌握,结合唇正常解剖生理形态方便理解。主要因为唇一侧连续性中断,两侧口轮匝肌不再围绕口周形成环状,因此引起正常解剖标志的移位和消失及健、患侧上唇生长发育的差异。故本题应选B。

24. 根据唇腭裂序列治疗的原则,行腭成形术的年龄应在
   A. 3～6个月
   B. 12～18个月
   C. 2～3岁
   D. 4～5岁
   E. 6～7岁

【答案】B

25. 对于这类患者,除手术治疗以外最易忽视的治疗是
   A. 心理治疗
   B. 缺牙修复
   C. 语音训练
   D. 牙正畸治疗
   E. 颌骨畸形矫正

【答案】A

【解析】由于自身外观、语言上存在的缺陷,在进入学龄期后受到周围小伙伴的嘲笑,会让孩子形成自卑感,从而引起心理严重障碍。而这项也是常常被忽视的。故本题应选A。

第十二单元 牙颌面畸形

1. 正确的正颌外科治疗程序是
   A. 制订手术计划 + 术前正畸 + 正确施术 + 术后正畸 + 追踪观察
   B. 术前正畸 + 制订手术计划 + 正确施术 + 术后正畸 + 追踪观察

C. 术前正畸 + 制订手术计划 + 正确施术 + 术后正畸
D. 制订手术计划 + 术前正畸 + 正确施术 + 术后正畸
E. 术前正畸 + 制订手术计划 + 正确施术 + 追踪观察
【答案】B

2. 行牙槽嵴植骨术的最佳年龄是
A. 3～5岁　　　　　　　　B. 6～8岁　　　　　　　　C. 9～11岁
D. 12～14岁　　　　　　　E. 15～17岁
【答案】C

3. 正颌外科采用以颅、颌、咬合三维空间关系异常为基础的牙颌面畸形分类法中不包括
A. 不对称牙颌面畸形　　　B. 复合性牙颌面畸形　　　C. 牙源性𬌗畸形
D. 短面畸形　　　　　　　E. 长面畸形
【答案】C
【解析】单纯牙源性𬌗畸形不需要正颌外科手术。

4. 牙颌面畸形的临床分类中，不包括
A. 颌骨发育过度　　　　　B. 颌骨发育不足　　　　　C. 长面畸形
D. 不对称畸形　　　　　　E. 后天性畸形
【答案】E

5. 正颌外科手术骨切开线设计时，为避免牙髓坏死，切骨线应距根尖
A. 1mm　　　　　　　　　B. 2mm　　　　　　　　　C. 3mm
D. 4mm　　　　　　　　　E. 5mm
【答案】E

6. 牵张成骨术中适当的牵张速率非常重要，在颌面骨的牵张过程中，目前认为较适宜的牵张速率为
A. 0.5mm/d　　　　　　　B. 1.0mm/d　　　　　　　C. 1.5mm/d
D. 2.0mm/d　　　　　　　E. 2.5mm/d
【答案】B

7. 下列关于牙颌面畸形的叙述哪项是错误的
A. 牙颌面畸形患者必然存在错𬌗
B. 正颌外科是以研究和诊治牙颌面畸形为主要内容的学科
C. 常见的颌骨发育畸形包括发育过度与发育不足两大类
D. 畸形可以是对称的或不对称的
E. 错𬌗完全可以反映和代表牙颌面畸形基本的病变特征
【答案】E
【解析】不能说完全反映和代表。

第十三单元　口腔颌面部后天畸形和缺损

1. 中厚皮片包括
A. 表皮层　　　　　　　　B. 表皮 + 部分真皮层　　　C. 表皮 + 真皮全层
D. 表皮 + 真皮 + 部分皮下组织　　E. 表皮 + 真皮 + 皮下组织
【答案】B
【解析】中厚皮片由表皮和部分真皮层组成，故B正确。表层皮片由表皮层和很薄一层真皮最上层的乳头层组成。全厚皮片由表皮和真皮全层组成。皮瓣是由表皮、真皮和皮下组织构成。

2. 表层皮片的厚度，在成年人为
A. 0.1～0.15mm　　　　　B. 0.2～0.25mm　　　　　C. 0.35～0.62mm
D. 0.75～0.80mm　　　　 E. 1.0～1.2mm
【答案】B

3. 在面部植皮,宜选用
   A. 表层皮片　　　　　　　　　B. 全厚皮片　　　　　　　　　C. 薄中厚皮片
   D. 厚中厚皮片　　　　　　　　E. 保存真皮下血管网的全厚皮片
【答案】B

4. 有关皮瓣的叙述中,哪项是错误的
   A. 皮瓣感觉的恢复首先为温度觉,最后是痛觉
   B. 术后72h内是游离皮瓣最容易发生血管危象的时候
   C. 皮瓣设计应比缺损处稍大,以预防皮瓣转移后发生收缩
   D. 原则上组织畸形和缺损能用带蒂皮瓣修复就不用游离皮瓣
   E. 轴型皮瓣只要在血管的长轴内设计,一般可不受长宽比例的限制
【答案】A

5. 游离皮片移植皮片越厚,则
   A. 越容易成活　　　　　　　　B. 越能耐受摩擦　　　　　　　C. 色泽变化越大
   D. 收缩越大　　　　　　　　　E. 质地越脆
【答案】B

6. 手术后应加压包扎的是
   A. 游离皮瓣移植术　　　　　　B. 中厚断层皮片移植术　　　　C. 皮管形成术后
   D. 旋转推进皮瓣术后　　　　　E. 隧道式皮瓣转移术
【答案】B

7. 患者,女,34岁。右侧眉因外伤缺失,拟采用皮肤移植方法行眉再造手术。应选用的是
   A. 表层皮片　　　　　　　　　B. 薄中厚皮片　　　　　　　　C. 厚中厚皮片
   D. 全厚皮片　　　　　　　　　E. 轴型皮瓣
【答案】D
【解析】全厚皮片成活后柔软而富有弹性,活动度大,能耐受摩擦及负重,收缩小,色泽变化亦小,特别适合于面部植皮;而轴型皮瓣适用于颌面部整复较深层或洞穿性组织缺损。

8. 患者,女,9岁。因上唇外伤性缺损行下唇组织瓣转移修复上唇缺损,其组织瓣成活后断蒂的时间为
   A. 术后1周　　　　　　　　　　B. 术后3周　　　　　　　　　　C. 术后10天
   D. 术后1个月　　　　　　　　　E. 术后2个月
【答案】B
【解析】带蒂皮瓣移植后有许多注意事项,带蒂皮瓣术前要考虑皮瓣及缺损部位,指血液循环情况,取皮瓣时,应按需要厚度注意始终保持在同一水平面上切取,不可损伤面神经;如需断蒂者,一般在术后14～21天。故本题选B。

9. 男,50岁。因左上颌骨切除后需行游离植皮,在左大腿切取中厚皮片后,供区创面的处理是
   A. 伤口暴露,任其自然恢复　　B. 严密缝合,敷料覆盖　　　　C. 采用邻近组织瓣滑行修复创面
   D. 创面涂抹甲紫液后绷带包扎　E. 覆盖油纱布及敷料,再以绷带加压包扎
【答案】E
【解析】覆盖油纱布及敷料,再以绷带加压包扎无感染发生可在2～3周愈合。

10. 对偶三角瓣主要适用于
    A. 整复邻近组织缺损　　　　　B. 松解条索状瘢痕挛缩　　　　C. 覆盖感染创面
    D. 毛发移植　　　　　　　　　E. 器官再造
【答案】B

11. 显微血管外科手术后患者宜保暖,室温最好保持在
    A. 10℃左右　　　　　　　　　B. 15℃左右　　　　　　　　　C. 20℃左右
    D. 25℃左右　　　　　　　　　E. 30℃左右
【答案】D
【解析】在手术过程中或血管吻合完毕后,若出现血管痉挛现象,可局部滴以1%～2%利多卡因或用温热水纱布覆盖片刻,可解除痉挛。如上法无效,也可用液压扩张法。显微血管外科术后,宜保暖,室温最好在25℃左右。要注意头部制动以免因体位移动而致血管扭曲,压迫血液回流。故本题答案为D。

12. 轴型皮瓣的长宽比例为

A. 1.5∶1　　　　　　　　B. 2∶1　　　　　　　　C. 3∶1

D. 4∶1　　　　　　　　E. 无限制

【答案】E

【解析】轴型皮瓣有一对知名血管供血，皮瓣长宽比例不受限制。

13. 通常颌面部随意皮瓣的长宽比例为

A. 1∶1　　　　　　　　B. 1.5∶1　　　　　　　C.（2～3）∶1

D.（4～5）∶1　　　　　E. 6∶1

【答案】C

【解析】随意皮瓣亦称皮肤皮瓣，其特点是由于没有知名血管供血，故在设计皮瓣时，其长宽比例要受到一定限制。在肢体及躯干部位长宽之比1.5∶1最安全，最好不超过2∶1，在面部由于血液循环丰富长宽之比可（2～3）∶1，因此C正确。如果比例较小，则损害过大，如果比例过大，则皮瓣不易存活。

14. 有关游离皮片移植的下列描述，正确的是

A. 皮片愈薄，生长能力愈差　　　　　　B. 全厚皮片较刃厚皮片移植后易收缩

C. 全厚皮片耐磨及负重，但色泽变化也大　　D. 有感染的肉芽创面，只能采用全厚皮片移植

E. 口腔内植皮，多采用中厚皮片

【答案】E

15. 下面关于皮瓣的说法哪个是错误的

A. 皮瓣移植抗感染力强、愈合快

B. 皮瓣包括皮下脂肪层，可用于凹陷缺损畸形整复

C. 皮瓣不适合于移植在肌腱、关节面、骨面等暴露的创面上

D. 皮瓣移植后收缩性小

E. 皮瓣可对重要血管，脑膜等起保护作用

【答案】C

第九章 口腔修复学

第一单元 口腔检查与修复前准备

1. 颞下颌关节区检查不包括
   A. 下颌侧方运动
   B. 外耳道前壁检查
   C. 颞下颌关节活动度的检查
   D. 开口度及开口型
   E. 𬌗关系检查

【答案】E

【解析】颞下颌关节检查内容包括：颞下颌关节活动度检查；关节弹响的检查；外耳道前壁检查；开口度及开口型；下颌侧方运动。因此正确答案为E。

2. 下列哪项不是𬌗关系检查的内容
   A. 上下颌牙列中线是否一致
   B. 上下第一磨牙是否是中性𬌗关系
   C. 息止颌位的检查
   D. 牙列检查
   E. 𬌗干扰检查

【答案】D

【解析】𬌗关系检查包括①正中𬌗位的检查：上下第一磨牙是否是中性关系、上下牙列中线是否一致、前牙覆𬌗覆盖是否在正常范围内、左右侧𬌗平面是否匀称、上下牙列是否有广泛的𬌗接触关系；②息止颌位的检查：比较息止颌位与正中𬌗位，下牙列中线是否有变化、𬌗间隙的大小有无异常；③𬌗干扰检查。牙列检查是口腔内检查的一部分，不包括在𬌗关系检查内，故本题答案为D。

3. 义齿修复前，对口腔软组织的处理措施中不包括
   A. 松软牙槽嵴的修整
   B. 义齿性口炎治疗
   C. 黏膜扁平苔藓治疗
   D. 咀嚼肌功能训练
   E. 唇系带修整

【答案】D

【解析】修复前口腔软组织处理包括：治疗口腔黏膜疾病、唇颊舌系带的修整、瘢痕组织的修整以及对松动软组织的修整。

4. 上颌侧切牙牙冠缺损，在初诊时无须问诊的内容为
   A. 就诊主要原因
   B. 是否影响进食
   C. 缺损原因
   D. 已接受过的治疗
   E. 有无不适症状

【答案】B

【解析】上颌前牙冠折需要了解的内容包括①主诉：患者就诊的主要原因和迫切要求解决的主要问题；②现病史：一般包括主诉疾病、开始发病的时间、原因发展进程和曾经接受过的检查和治疗；③既往史：系统病史和口腔专科病史；④家族史。

5. 关于修复前外科处理的内容下列哪项是错误的
   A. 重度伸长牙的处理
   B. 骨性隆突修整术
   C. 前庭沟加深术
   D. 牙槽嵴重建术
   E. 牙槽嵴修整术

【答案】A

【解析】修复前外科处理内容唇舌系带的矫正术，瘢痕或松动软组织的切除修整术，牙槽嵴修整术，骨性隆突修整术，前庭沟加深术，牙槽嵴重建术。而重度伸长牙的处理是咬合调整与选磨中的一项。

6. 下列不会影响面部外形的对称性的是
   A. 偏侧咀嚼
   B. 牙列缺失
   C. 后牙早失
   D. 牙列缺损
   E. 单个牙牙体缺损

【答案】E

【解析】单个牙牙体缺损只会造成口腔咀嚼功能的影响，但不能造成颌面部外形的影响。故选E。

7. 制作固定义齿需要等待伤口愈合的适合时间是在拔牙后
   A. 1个月
   B. 2个月
   C. 3个月
   D. 3～6个月
   E. 1年以上

【答案】C

【解析】本题目考查的主要是固定义齿的适应证，在适应证中明确表述：缺牙区牙槽嵴在拔牙或者手术后3个月左右牙槽嵴的吸收趋于稳定，可以制作固定桥。

8. 正常人的开口度为
   A. 2.5～2.9cm　　　　　　B. 3.0～3.5cm　　　　　　C. 3.7～4.5cm
   D. 4.6～5.0cm　　　　　　E. 5.1～5.4cm
【答案】C

9. 修复前口腔的一般处理不包括
   A. 拆除不良修复体　　　　B. 处理急症　　　　　　　C. 治疗和控制龋病和牙周病
   D. 拔除松动牙　　　　　　E. 保持良好的口腔卫生
【答案】D

10. 对于先天无牙患者，在了解病史时应进一步询问患者
    A. 营养饮食情况　　　　　B. 全身健康条件　　　　　C. 是否曾患慢性消耗性疾病
    D. 家族史　　　　　　　　E. 是否曾患过感染性疾病
【答案】D

第二单元　牙体缺损

1. 发生在轴面的牙体缺损，可能造成的不良后果为
   A. 咀嚼效率明显降低　　　B. 形成偏侧咀嚼　　　　　C. 降低垂直距离
   D. 引起牙龈损伤及炎症　　E. 导致对𬌗牙伸长
【答案】D

【解析】牙体缺损发生在轴面，破坏正常轴面外形，改变食物流向，可引起牙龈损伤和炎症。牙体缺损发生在𬌗面时，可导致对𬌗牙因缺乏正常的咬合关系而伸长，大范围的𬌗面缺损不但影响到咀嚼效率，还会形成偏侧咀嚼习惯，严重者会影响垂直距离。所以，只有D选项为牙体缺损发生在轴面的不良后果。

2. 活髓牙牙体缺损修复时，制作暂时冠的作用不包括
   A. 保护牙髓，减少外界环境对牙髓的温度、机械及化学刺激
   B. 根据暂时冠的戴用情况，对最终修复设计进行评估和修改
   C. 恢复缺损牙的边缘，可刺激牙龈组织的生长
   D. 在能一定程度上恢复缺损牙的美观和功能
   E. 维持正常的咬合和邻接关系，避免牙齿移位
【答案】C

3. 应将全冠的边缘设计到龈上，适当增加全冠轴面凸度，并增加与邻牙的接触面积的是
   A. 患牙临床冠长　　　　　B. 牙体小、轴壁缺损大　　C. 金合金全冠修复
   D. 患𬌗力大　　　　　　　E. 患𬌗龈距离短
【答案】A

4. 不是铸造金属全冠的适应证的是
   A. 后牙活髓牙牙体缺损，对𬌗牙为银汞充填者　　　　B. 后牙低𬌗、邻接不良
   C. 后牙可摘局部义齿基牙缺损　　　　　　　　　　　D. 后牙牙本质过敏严重伴牙体缺损
   E. 后牙牙体缺损，固位形、抗力形较差者
【答案】A

【解析】后牙低或邻接关系不良，需要以全冠恢复正常解剖外形、咬合及邻接关系；后牙可摘局部义齿基牙的缺损也需要用强度较高的铸造金属全冠保护、改形；牙本质过敏和牙体缺损固位、抗力形差的后牙也需要铸造金属全冠的保护。但后牙活髓牙，如果对𬌗牙为银汞充填，银汞与铸造全冠会发生异种金属微电流刺激作用引起症状。所以这种情况下不宜进行铸造金属全冠修复。

5. 以下情况的患牙可以进行桩核冠修复的是
   A. 根尖周感染，经完善的根管治疗术后，瘘管口未闭

B. 根尖吸收，牙槽骨吸收超过根长的1/2
C. 牙槽以下1mm的斜形根折，牙折后牙根较长，无松动
D. 18岁以下的严重龋坏或缺损的年轻恒牙
E. 根管钙化无法完成根管治疗者

【答案】C

【解析】根尖周炎症有瘘管形成的，必须等瘘管口闭合后才能进行桩核冠修复。根尖、牙槽骨吸收超过根长1/2的牙齿以及18岁以下的严重龋坏或缺损的年轻恒牙都是桩核冠修复的禁忌证；而牙槽嵴以下的根折，牙根有足够长度且稳固者，可以通过龈切术、牙冠延长术或根牵引术暴露出缺损面，进行桩核冠修复。

6. 为避免粘固时邻接正常，使用一段时间后出现的邻接异常和食物嵌塞，应注意
A. 修复体轴面外形
B. 调磨对颌充填式牙尖
C. 修复时控制𬌗力大小及方向
D. 磨出食物排溢沟
E. 修改过锐边缘嵴

【答案】C

【解析】对上颌磨牙，与缺隙相邻的患牙及𬌗平面受力不平衡的患牙做修复体时，使用一段时间后，由于患牙移位，容易出现邻接异常和食物嵌塞，修复时应注意𬌗力、牙尖斜面在牙移位中的导向作用，控制𬌗力大小及方向。而调磨对颌充填式牙尖、控制良好修复体轴面外形、磨出食物排溢沟及修改过锐边缘嵴都不能解决由于基牙移位导致食物嵌塞的问题。

7. 下列可能导致修复体粘固后产生龈缘炎的情况，除外
A. 修复体轴壁突度不良
B. 嵌塞食物压迫
C. 倾斜牙、异位牙修复体未能恢复正常排列和外形
D. 试冠、戴冠时对牙龈损伤
E. 创伤𬌗，𬌗力过大

【答案】E

【解析】修复体轴壁突度不良、嵌塞食物压迫、倾斜牙和异位牙修复体未能恢复正常排列和外形以及试冠、戴冠时对牙龈损伤都有可能造成修复体周围龈缘炎。而创伤𬌗、𬌗力过大及侧向力过大可能导致修复体松动脱落及咬合痛。

8. 铸造金属全冠使用一段时间后，发现对修复体𬌗面加压时边缘有液体溢出，引起这种情况的原因可能是
A. 修复体𬌗形态不良，食物排溢不畅
B. 修复体邻面接触关系不良
C. 牙龈退缩
D. 修复体𬌗龈距离过短导致固位不足
E. 继发龋

【答案】D

【解析】修复体𬌗面形态不良，食物排溢不畅以及修复体邻面接触关系不良可引起食物嵌入牙或修复体邻面的现象；牙龈退缩可导致修复体边缘与牙龈之间不密合，患牙出现过敏性疼痛；而继发龋可导致过敏性疼痛或自发痛。这些原因都不会导致对修复体𬌗面加压时边缘有液体溢出，该现象的产生说明出现修复体对牙体的相对运动，即修复体的松动。导致修复体松动的原因可能是修复体固位力不足、创伤𬌗及粘固失败。

9. 牙冠修复体的邻面与邻牙紧密接触的目的不是为了
A. 防止食物嵌塞
B. 维持牙位、牙弓形态的稳定
C. 与邻牙相互支持、分散𬌗力
D. 保持每个牙各区的生理运动
E. 防止对𬌗牙伸长

【答案】E

【解析】对𬌗牙是否过长与咬合的设计有关，与接触点无关。故本题答案是E。

10. 𬌗面嵌体洞型的洞深应为
A. 大于2mm
B. 2mm
C. 1.75mm
D. 1.5mm
E. 1.25mm

【答案】A

【解析】嵌体洞的深度至少为2mm，越深固位越好，但剩余牙体组织抗力下降。故本题答案是A。

11. 牙体缺损的定义是
A. 牙体组织龋损
B. 接触点丧失
C. 牙体硬组织破损
D. 牙体组织磨耗
E. 牙冠隐裂

【答案】C

【解析】牙体缺损的定义是牙体硬组织破损。牙体缺损是牙体硬组织的破损，龋、磨损、隐裂都是牙体缺

损病因之一。故本题答案是C。

12. 牙体缺损修复中增强修复体抗力型的措施不包括
A. 避免应力集中　　　　　　B. 增大牙尖斜度　　　　　　C. 选用强度高的材料
D. 金瓷衔接区远离咬合接触点　　E. 充足的修复空间
【答案】B
【解析】牙体缺损修复中增强修复体抗力型的措施不包括增大牙尖斜度。牙尖斜度大，会使修复体受较大的侧向力，降低修复体的抗力。故本题答案是B。

13. 关于铸造3/4冠牙体预备的说法中，不正确的是
A. 消除邻面倒凹　　　　　　B. 切缘预备使修复体在前伸𬌗时无干扰
C. 邻沟的主要作用是防止修复体舌向脱位　　D. 𬌗沟预备是为了防止修复体𬌗向脱位
E. 切沟预备可增强固位作用
【答案】D
【解析】𬌗面沟的预备是为了防止舌向脱位。故本题答案是D（该项的叙述是错误的）。

14. 后牙3/4冠的牙体预备，不正确的是
A. 𬌗面预备出1mm的间隙　　　　B. 冠𬌗边缘终止于𬌗缘嵴稍下
C. 𬌗沟深1mm　　　　　　　　　D. 邻沟在邻面舌侧1/3与中1/3交界处
E. 邻面有缺损，可预备成箱形
【答案】D
【解析】邻沟应该在邻面颊侧1/3与中1/3交界处。故本题答案是D（该项的叙述是错误的）。

15. 活髓牙修复体粘固后患牙长时间持续疼痛，最可能
A. 已发展为牙髓炎　　　　　B. 存在牙龈炎或牙周炎　　　　C. 已发展为根尖周炎
D. 牙本质过敏　　　　　　　E. 已有继发龋，但未发展为牙髓炎
【答案】A

16. 基牙形态正常，固位力最大的固位体是
A. 嵌体　　　　　　　　　　B. 全冠　　　　　　　　　　C. 根内固位体
D. 部分冠　　　　　　　　　E. 桩核冠
【答案】B
【解析】所有固位体中，全冠的固位力最大。故本题答案是B。易误选C。

17. 金属的熔点高于瓷烧结温度是为了
A. 有利于金瓷的化学结合　　B. 有利于瓷粉的冷却　　　　C. 防止瓷粉烧结后崩裂
D. 防止金属基底变形　　　　E. 使瓷烧结后产生压力
【答案】D
【解析】金属的熔点高于瓷烧结温度是为了防止金属基底变形。故本题答案是D。

18. 金属烤瓷冠的适应证是
A. 青少年恒牙　　　　　　　B. 冠部短小的磨牙　　　　　C. 轻度腭向错位的上前牙
D. 重度深覆𬌗　　　　　　　E. 乳牙
【答案】C
【解析】金属烤瓷冠的适应证是轻度腭向错位的上前牙。轻度腭侧错位的上前牙可以利用烤瓷冠进行矫正。烤瓷冠预备量大，青少年恒牙可能会露髓，冠部短小、重度深覆𬌗难以达到预备要求。故本题答案是C。

19. 金属烤瓷全冠舌侧颈缘如以金属为冠边缘者，可预备成以下形状，除了
A. 羽状　　　　　　　　　　B. 凹槽形　　　　　　　　　C. 较宽的肩台
D. 直角斜面形　　　　　　　E. 与金属全冠边缘相同
【答案】C
【解析】从修复治疗原则判断：全冠修复对患牙预备时，应尽可能保存、保护牙体、牙髓组织健康，争取保留足够的牙体组织，减少患牙破坏，获得修复体远期疗效。答案C预备成较宽的肩台显然违反了上述原则。从金属全冠边缘要求判断：刃状、羽状、凹状或带斜面的肩台形边缘形式适合修复材料强度大的金属修复体。由此推断答案C符合该题。

20. 金属-烤瓷结合中，最重要的结合力是
A. 机械结合　　　　　　　B. 范德华力　　　　　　　C. 倒凹固位
D. 化学结合　　　　　　　E. 压力结合
【答案】D
【解析】金属-烤瓷结合中，最重要的结合力是化学结合。

21. 抗力和固位力最佳的修复体类型为
A. 复面嵌体　　　　　　　B. 3/4冠　　　　　　　　C. 烤瓷冠
D. 铸造全冠　　　　　　　E. 桩核冠
【答案】D
【解析】抗力和固位力最佳的修复体类型为铸造全冠。故本题答案是D。易误选A。

22. 一患者上中切牙因冠折1/4（未露髓），行金属烤瓷冠修复，但粘固已一个月，自诉遇冷热刺激后疼痛明显，其原因最可能是
A. 创伤性咬合　　　　　　B. 根尖周炎　　　　　　　C. 牙髓炎
D. 牙周炎　　　　　　　　E. 牙本质过敏
【答案】C
【解析】患者上中切牙因冠折1/4(未露髓)，行金属烤瓷冠修复。这一修复过程中，由于牙体预备时的损伤、粘固时，消毒药物的刺激、戴冠时的机械刺激以及粘固剂中的游离酸刺激，会引起患牙牙本质过敏症，出现短时疼痛，但此种疼痛数日内可自行消失，所以，不能选答案E。若粘固已一个多月，自诉遇冷热刺激的疼痛明显，说明牙髓受激惹严重，或已发展为牙髓炎，应选答案C。

23. 藻酸盐类印模材料的凝固原理是
A. 离子交换变化　　　　　B. 物理变化　　　　　　　C. 化学变化
D. 室温变化　　　　　　　E. 聚合变化
【答案】C
【解析】藻酸盐类在水中发生化学反应生成不溶性藻酸钙凝胶，所以藻酸盐类印模材料的凝固应为化学变化，故正确答案选C。

24. 金属烤瓷冠唇面龈边缘肩台宽度一般为
A. 0.5mm　　　　　　　　B. 1.0mm　　　　　　　　C. 1.8mm
D. 1.5mm　　　　　　　　E. 2.0mm
【答案】B
【解析】肩台宽度过窄，美观和强度均差；肩台宽度过宽，牙体预备量过大，甚至可能影响预备体抗力。为了获得良好的美观和足够的强度，金属烤瓷冠唇面龈边缘一般为1mm肩台。

25. 全冠龈上边缘的缺点是
A. 容易造成菌斑附着　　　B. 边缘不易密合　　　　　C. 易产生继发龋
D. 在前牙区不美观　　　　E. 易形成肩台
【答案】D
【解析】龈上边缘位于牙龈缘以上，牙体预备容易，不易损伤牙龈，容易保证修复体边缘的密合性，因此不易附着菌斑，不易发生继发龋。但是前牙的金属烤瓷冠的唇侧如果选择龈上边缘容易暴露基底冠金属，影响美观。与题意相符的只有选项D。修复体边缘的位置可分为龈上边缘、平龈边缘和龈下边缘三类。

26. 不宜用作嵌体修复的材料是
A. 复合树脂　　　　　　　B. 自凝塑料　　　　　　　C. 烤瓷
D. 铸造陶瓷　　　　　　　E. 金属
【答案】B
【解析】嵌体是一种嵌入牙体内部，用于恢复牙体缺损的形态和功能的修复体或冠内固位体。制作嵌体的材料应使用机械性能优良的金属材料和耐磨性能较好的瓷材料与复合树脂。自凝塑料耐磨性能差，不宜用作嵌体修复的材料，故本题选答案B。

27. 钉洞固位形一般设在
A. 牙的 面　　　　　　　　　　　　　　　　　B. 前牙牙尖处
C. 后牙牙尖之间的沟窝处　　　　　　　　　　D. 后牙舌面的切嵴与近远中边缘嵴的交界处

E. 前牙舌面窝近舌隆突处

【答案】C

【解析】钉洞固位形应穿过釉牙本质界到达牙本质，深度2mm，死髓牙可以加深。所以要避开髓角或易损伤牙髓的部位。前牙应位于舌面窝近舌隆突处及舌面切嵴与近远中边缘嵴的交界处。后牙应置于牙尖之间的沟窝处。后牙牙尖处有髓角，不可以放置钉洞。故本题答案是C。

28. 对烤瓷合金的性能要求，不正确的是
A. 弹性模量低　　　　　B. 机械强度好　　　　　C. 铸造性能好
D. 收缩变形小　　　　　E. 湿润性好

【答案】A

【解析】烤瓷合金的弹性模量应该较高，不能过低。故本题答案是A（该项的叙述是错误的），而B、C、D、E的叙述正确。

29. 女，37岁。固定义齿修复，取印模时最好采用
A. 藻酸盐印模材料　　　B. 硅橡胶印模材料　　　C. 琼脂印模材料
D. 印模膏　　　　　　　E. 印模石膏

【答案】B

【解析】固定义齿修复，取印模时最好采用硅橡胶印模材料。硅橡胶印模材表面精细度高，尺寸稳定性好，使用于对精度要求高的固定义齿印模。

30. 男，35岁，自诉右上后牙近一个月来进食时有时有疼痛感，经口腔内科诊断为16近中舌尖处牙隐裂，温度测同对照牙，首先采用的治疗方案是
A. 铸造金属全冠诊断性暂时修复　　B. 塑料全冠　　　C. 烤瓷全冠诊断性暂时修复
D. 不作任何处理　　　　　　　　　E. 调𬌗

【答案】E

【解析】对于16隐裂牙，尚未涉及牙髓，首先采用的治疗方案是保守性治疗，并减少患者所受的𬌗力，以避免该牙发生牙本质过敏、牙本质充血，甚至发生牙髓炎。所以调𬌗处理以观察该牙的进展为最佳选择，故选答案E。对隐裂牙进行牙体预备后全冠修复，都会对牙髓造成不同程度的刺激，所以不能选A、B、C。若不作任何处理，该牙受力后有发生纵裂的可能，因此不能选D。

31. 男，38岁。制作金属烤瓷冠，在试戴时出现翘动现象的可能原因中不包括
A. 石膏代型磨损　　　　B. 组织面有铸瘤　　　　C. 邻面接触过紧
D. 基牙预备轴面聚合度过大　　E. 修复体未完全就位

【答案】D

【解析】石膏代型磨损，修复体组织面会形成支点，影响就位；组织面有铸造蜡型蠕变变形导致全冠变形，也会影响就位；邻面接触过紧间隙涂料涂得过厚可能会导致冠固位力差；基牙预备轴面聚合度过大导致牙颈部肩台不整齐；修复体未完全就位导致铸造缘过长，可能在冠边缘形成支点，影响就位。

32. 男，40岁，死髓牙，经根管治疗后以PFM全冠修复，经牙体制备取模后，在全冠初戴之前，尚需作的处理是
A. 不需作任何处理　　　　B. 用塑料全冠作暂时保护性修复　　　C. 用金属全冠作保护性修复
D. 制作活动义齿保持间隙　　E. 制作间隙保持器

【答案】B

33. 男，50岁，41为桩冠修复。戴用1年发生桩冠折断，最可能的原因是根桩
A. 长度不够　　　　　　B. 过细　　　　　　　　C. 松动
D. 与根管壁不密合　　　E. 锥度过小

【答案】B

【解析】戴用1年发生桩冠折断，最可能的原因是根桩过细。下前牙根管细窄，一般容易预备不足导致桩过细。故本题答案是B。

34. 女，25岁。远中邻𬌗面深龋，已充填。局麻下进行全冠牙体预备。戴冠时因摩擦产生酸痛。为避免牙髓受刺激，应采用的永久粘固剂是
A. 丁香油氧化锌　　　　B. 磷酸锌粘固剂　　　　C. 玻璃离子粘固剂
D. 牙釉质粘结剂　　　　E. 牙本质粘结剂

【答案】E

【解析】在牙体预备过程中多数已预备到牙本质，因此应该用牙本质粘结剂封闭牙本质小管进而减少牙髓刺激。

35. 女，30岁。左上颌第一双尖牙邻𬌗面银汞充填物部分脱落，X线片显示根充完善。最佳修复设计方案是
A. 塑料全冠　　　　　　　　B. 贵金属全冠　　　　　　　　C. 桩核+PFM
D. 树脂MOD嵌体　　　　　　E. 贵金属MOD嵌体

【答案】C

【解析】左上颌第一双尖牙邻𬌗面银汞充填物部分脱落，X线片显示根充完善。最佳修复设计方案是桩核+PFM。死髓牙一般不做嵌体，第一前磨牙出于美观要做烤瓷冠，由于牙体缺损大，所以要桩核+PFM。故本题答案是C。易误选D。

36. 所谓的"临床牙冠"是指
A. 发挥咀嚼功能的牙体部分　　B. 被牙龈覆盖的牙体部分　　C. 暴露于口腔的牙体部分
D. 被牙本质所覆盖的牙体部分　E. 被牙釉质所覆盖的牙体部分

【答案】C

【解析】在牙体外层由牙釉质覆盖的部分称牙冠，暴露于口腔的牙体部分为"临床牙冠"，以牙颈为界的牙冠称为解剖牙冠。

37. 患者，男，30岁。11冠折2/3，已行根管治疗，无松动，患牙咬合紧，适宜的桩冠修复是
A. 成品桩桩冠　　　　　　　　B. 弯制冠桩桩冠　　　　　　　C. 多桩桩冠
D. 金属舌面板桩冠　　　　　　E. 1.2mm不锈钢丝弯制桩冠

【答案】D

【解析】缺损较大的牙齿最好是选用强度高的铸造桩，又因咬合紧桩核冠难以取得良好的空间，故选用桩冠一体的金属舌面板桩冠。

38. 以下关于全冠牙体预备的描述错误的是
A. 要消除轴壁倒凹　　　　　　B. 要去净腐质　　　　　　　　C. 要去除无基釉
D. 线角应清晰锐利　　　　　　E. 必要时加固位沟

【答案】D

【解析】全冠牙体预备点线角要清晰圆钝，锐利的容易造成应力集中，且在制作修复体中容易损伤锐利的边角，造成难以就位。

39. 为达到审美要求，可选择以下方式除了
A. 适当磨除基牙近缺隙侧邻面　B. 将桥体与邻牙重叠　　　　　C. 桥体的𬌗面形态
D. 将桥体适当扭转　　　　　　E. 改变颊嵴的位置

【答案】C

【解析】为达到审美要求，若双尖牙缺隙小于同名牙，可将颊面颊嵴向远中移动。若前牙缺牙间隙小于同名牙，有时可将桥体适当扭转或与邻牙重叠，使桥体牙的形态、大小接近同名牙。若前牙缺牙间隙大于同名牙，可通过扩大唇面近远中邻间隙，利用视觉误差以达到改善美观的目的。故A、B、D、E均可以。桥体的𬌗面形态直接关系到固位体的咀嚼功能，与美观无关。故选C。

40. 患者，女，30岁。右上第一前磨牙全冠粘固后发生龈缘炎，其可能的原因，除了
A. 冠边缘过长　　　　　　　　B. 冠边缘不密合　　　　　　　C. 轴壁突度不良
D. 龈沟内粘固剂残留　　　　　E. 咬合早接触

【答案】E

【解析】咬合早接触会出现牙周膜损伤造成咬合疼痛而不会造成龈缘炎。

41. 患者，男，40岁。左下第一恒磨牙全冠粘固3天后出现疼痛。其可能的原因，除了
A. 牙体预备时的热刺激　　　　B. 消毒剂刺激　　　　　　　　C. 粘固剂刺激
D. 继发龋　　　　　　　　　　E. 咬合早接触

【答案】D

【解析】继发龋形成要有一个过程，一般是粘固一段时间后出现的，不会出现在粘固后3天。选D。

42. 患者，男，40岁。左下颌第一前磨牙，活髓，MOD嵌体修复。水门汀粘固后第二天出现自发痛，最可能的原因是

A. 创伤 B. 牙髓充血 C. 牙髓炎
D. 根尖周炎 E. 修复体松动

【答案】C

【解析】牙齿为活髓，第二天自发疼最可能是在牙体预备中损伤了牙髓从而导致牙髓炎的出现，故选C。

43. 患者，女，20岁。要求修复上颌前牙缝隙，检查上颌侧切牙为过小牙，两中切牙之间有大于1mm的间隙，最好的治疗方法是

A. 行烤瓷冠修复 B. 行桩核＋烤瓷冠修复 C. 行3/4冠修复
D. 正畸治疗 E. 正畸后再行烤瓷冠修复过小牙

【答案】E

【解析】对于牙齿天然缝隙首选正畸治疗，只有在没有正畸条件者再考虑其他修复方式，所以先正畸关闭缝隙，过小牙用全冠修复。

44. 牙体缺损修复后具有稳定而协调的𬌗关系的叙述，不正确的是

A. 正中𬌗时，𬌗面有广泛的接触
B. 正中𬌗、前伸𬌗和侧方𬌗无早接触
C. 前伸𬌗时，上、下前牙呈组牙接触，后牙无接触
D. 侧方𬌗时，上、下颌牙呈组牙接触，非工作侧不接触
E. 侧方𬌗时，上、下颌牙呈组牙接触，非工作侧有接触

【答案】E

【解析】自然牙列在侧方𬌗时工作侧应有组牙接触，发挥咬合功能，有更多的牙分担𬌗力，这样可以避免个别牙受力过大，造成创伤𬌗，同时在平衡侧不应有接触，否则也同样是创伤性的。

45. 增强基牙与修复体抗力形的措施不包含

A. 为了保护牙体组织，尽可能保留健康牙体结构与组织
B. 根据缺损及牙体组织情况，合理选择设计修复体类型
C. 采用适当的辅助增强固位措施
D. 修复体有适当的厚度与体积
E. 保证修复体的制作质量

【答案】C

【解析】采用适当的辅助增强固位措施是增加固位的措施，不能增加抗力形。

46. 患者，女，40岁。右上颌第一磨牙𬌗面纵向隐裂且累及牙髓，临床牙冠较短，咬合紧，根管治疗已完成。该病例的最适修复体设计是

A. 锤造全冠 B. 铸造全冠 C. 邻𬌗嵌体
D. 瓷全冠 E. 嵌体

【答案】B

【解析】锤造冠现在一般不作为常规修复体，因隐裂不易嵌体修复，因牙冠短不易瓷全冠，因此铸造全冠最适合。

47. 符合桩冠的适应证的是

A. 根管壁侧穿 B. 已做根管治疗，瘘管口未闭 C. 可做固定义齿基牙的残冠残根
D. 前牙斜折达根中1/3者 E. 根管弯曲细小

【答案】C

【解析】符合桩冠的适应证的是可做固定义齿基牙的残冠残根。根管壁侧穿者要先进行修补，之后条件允许方可修复；有慢性根尖炎者，根管治疗后要观察3个月复查，病变愈合或有好转趋势方可修复；前牙斜折达根中1/3者已经不能保留，根管弯曲细小，不宜行桩冠修复，容易造成器械折断、根管侧穿。故本题答案是C。

48. 根管治疗完成后，一般多长时间可行桩冠修复

A. 1天后 B. 1周后 C. 2周后
D. 3周后 E. 1月后

【答案】B

49. 根管预备时，容易出现的错误中不包括

A. 根管口预备成喇叭口状 B. 根管长度预备不足 C. 伤及邻牙牙根

D. 根管壁有倒凹　　　　　　　　　　　E. 根管壁侧穿

【答案】C

【解析】根管预备时，容易出现的错误中不包括伤及邻牙牙根。根管预备不可能伤及邻牙牙根。故本题答案是C。

50. 关于金属烤瓷冠的制作，错误的做法是

A. 全冠舌侧颈缘全用金属　　　　　　B. 金瓷结合处应避开咬合功能区
C. 金瓷结合处呈斜面搭接　　　　　　D. 瓷覆盖区底层冠厚度至少0.5mm
E. 瓷覆盖区瓷层空间不超过2mm

【答案】C

【解析】金瓷结合处必须端对端对接，即金属基底在金瓷交界处的外形呈直角，内角圆钝，这是因为斜面搭接的边缘瓷层太薄，不能保证强度。故本题答案是C（该项的叙述是错误的）。

51. 牙体修复预备过程中适当的预防性扩展的主要目的是

A. 自洁和防止继发龋　　　B. 提供良好的固位形和抗力形　　　C. 去除龋坏牙体组织
D. 增进修复体的美学效果　　E. 促进牙周组织的健康

【答案】A

【解析】牙体修复预备过程中适当的预防性扩展的主要目的是自洁和防止继发龋。预防性扩展的主要目的是消除深窝沟，将边缘线放在自洁区，从而利于自洁和防止继发龋。故本题答案是A。易误选B。

52. 有根尖瘘管的患牙，根充后桩冠修复开始的时间一般为

A. 三天后　　　　　　　　B. 一周后　　　　　　　　C. 两周后
D. 瘘管闭合后　　　　　　E. 无自觉症状后

【答案】D

【解析】有瘘管的患牙必须待根尖病变愈合，瘘管消失以后才能够进行桩冠修复。故本题答案是D。

53. 右上后牙于5天前结束金属烤瓷冠治疗，患者持续地对冷热刺激敏感，最可能的原因是

A. 戴冠时机械刺激　　　　B. 邻面接触紧密　　　　　C. 游离磷酸的刺激
D. 龋坏组织未去净　　　　E. 有咬合高点

【答案】C

【解析】患者持续地对冷热刺激敏感，这个症状由不适当的刺激造成，因此只有选项A、C有此可能，而选项A戴冠时的机械刺激一般戴冠后较快消失，不会5天后仍存在，故只有C是最可能的原因。冷热刺激是牙髓问题，只有C是。其他的选项B、E出现的症状不同，而选项D一般不大可能龋坏未去净就做全冠修复。

54. 与正常牙冠轴面突度的生理意义无关的是

A. 维持牙颈部龈组织的张力　　B. 维持牙弓形态，分散𬌗力　　C. 保证食物正常排溢
D. 保证食物流对牙龈的生理刺激　　E. 有利于提高自洁作用

【答案】B

55. 预备嵌体洞缘斜面的目的中不包括

A. 增加嵌体的边缘密合性　　　B. 增强嵌体的耐摩擦性　　　C. 减少微渗漏
D. 预防釉质折断　　　　　　　E. 增加嵌体与边缘的封闭作用

【答案】B

【解析】预备嵌体洞缘斜面的目的中不包括增强嵌体的耐摩擦性。嵌体洞斜面的作用：增加边缘密合性，减少微渗漏，消除预备体的锐角，防止釉质折裂。嵌体的耐摩擦性与材料的选择有关。故本题答案是B（该项"不包括"）。

56. 暂时冠的目的不是

A. 避免牙髓再度受刺激　　　　B. 保持患牙的牙位　　　　C. 避免𬌗面磨损
D. 保持近、远中间隙　　　　　E. 为戴冠提供便利

【答案】C

【解析】此题用排除法，暂时冠的目的是暂时保护性修复，暂时恢复患者的美观及保持预备后的间隙，即保持了患牙的牙位，所以，便于以后全冠的戴用。而预备体的𬌗面经磨除后，已留出了修复间隙，即预备体与对𬌗牙无接触，不存在暂时冠避免𬌗面磨损问题，故该题选C。

57. 不属于双面嵌体的是
   A. 远中𬌗嵌体　　　　　　　B. 颊𬌗嵌体　　　　　　　C. 近中𬌗远中嵌体
   D. 舌𬌗嵌体　　　　　　　　E. 近中𬌗嵌体
   【答案】C

58. 金属烤瓷冠就位后色泽、形态与各牙协调，颈长达设计要求，颈部探针可探入，邻接处牙线勉强通过，正中𬌗时31切端位于21烤瓷区，你认为此冠
   A. 为合格修复体　　　　　　B. 邻接过紧　　　　　　　C. 邻接过松
   D. 金-瓷结合区设计不当　　　E. 颈部与牙体间隙过大
   【答案】E
   【解析】本题中已描述到"颈部探针可探入"表示该修复体颈部边缘与牙体组织不密合，即颈部与牙体间隙过大，故选E，不能选A。金-瓷结合区要求避开咬合功能区，该患者修复体正中𬌗时31切端位于21烤瓷区，即金-瓷结合区不在咬合功能区内，所以不选D，而邻接处牙线勉强通过，说明邻接不紧不松，因此也不能选B、C。

59. 男，30岁。两年前全冠修复左下后牙，一直使用良好，近1周感该牙痛，昨日开始出现夜间疼痛。查：铸造全冠修复，远中颈缘探诊空虚，探痛明显，余未见异常。引起夜间痛的主要原因是
   A. 冠边缘粘固剂溶解　　　　B. 牙龈萎缩至颈部暴露　　　C. 咬合创伤
   D. 继发龋引起牙髓炎　　　　E. 水平食物嵌塞引起龈乳头炎
   【答案】D
   【解析】牙髓炎的特点是自发痛、夜间痛、冷热刺激痛，临床检查也符合，可见深大龋洞、探痛，可能是由于继发龋引起的牙髓炎；咬合创伤一般不会有自发痛，多是咬合痛；冠边缘粘固剂溶解可能是继发龋的原因，而不是夜间痛的原因；牙龈萎缩至颈部暴露可能是因其牙本质敏感，不会有夜间痛；水平食物嵌塞引起的龈乳突炎应看到明显的龈乳头红肿，且有触痛。故本题答案是D。易误选C。

60. 以下均是增强桩冠固位的方法，除了
   A. 尽可能利用牙冠长度　　　　　　B. 尽可能多保留残留牙冠组织
   C. 根管口预备成一个小肩台　　　　D. 用铸造桩增加冠桩与根管壁的密合度
   E. 根管预备成喇叭口状
   【答案】E
   【解析】根管预备成喇叭口状，使桩道外展角度过大，而使固位力减弱，桩折断。

61. 在牙体缺损的修复治疗中，关于对牙龈组织的保健，错误的说法是
   A. 修复体要高度磨光　　　　　　　B. 人造冠龈边缘与患牙十分密合
   C. 正确恢复牙冠外形高点　　　　　D. 修复体龈边缘必须位于龈嵴顶以下
   E. 修复体轴面形态有助于对龈组织给予功能性刺激
   【答案】D
   【解析】如下颌后牙可做龈上边缘，此时龈边缘可在龈嵴顶以上，这样可减少对牙龈的刺激。故D错误。

62. 可摘局部义齿人工后牙颊舌径宽度小于天然牙的目的是
   A. 提高咀嚼效率　　　　　　B. 获得平衡　　　　　　　C. 防止咬颊
   D. 减小支持组织负荷　　　　E. 增强固位
   【答案】D
   【解析】可摘局部义齿人工后牙颊舌径、近远中径，或减少人工牙数目，以减小𬌗力，相应减小基牙和牙槽嵴的负荷。故答案为D。

63. 不能作为铸造合金全冠适应证的是
   A. 后牙固定义齿的固位体　　B. 修复磨牙牙尖劈裂　　　　C. 修复后牙残根
   D. 治疗磨牙𬌗面牙本质过敏　 E. 恢复磨牙咬合
   【答案】C
   【解析】修复后牙残根，仅仅用全冠会造成固位和抗力不足，后牙残根是桩核冠的适应证。

64. 用于判断全冠试戴时是否就位的标志中不正确的是
   A. 龈边缘达到位置　　　　　B. 稳定性好　　　　　　　C. 咬合基本合适
   D. 固位良好　　　　　　　　E. 无翘动

【答案】D

【解析】固位力的大小和备牙后基牙的形态等相关，和就位没有必然的关系。牙体预备错误，即使就位，固位力也可能不足。故选 D。

65. 患者，女，28 岁。因龋齿致牙冠大部分缺损，影响美观。要求固定义齿修复。查：1|1 残根，叩痛（-），X 线检查 1|1 已行根管治疗，根充完全。在备牙时，桩冠颈缘设计不正确的做法是
A. 如为金属烤瓷冠，龈缘牙体预备形式可为 135°肩台　　B. 如为全瓷冠，应作 90°肩台
C. 唇侧肩台宽度不少于 1.0mm　　D. 舌面肩台宽度不少于 0.5mm
E. 各轴面肩台不必连续

【答案】E

【解析】牙体预备肩台的预备中必须预备出连续清晰的肩台。

66. 患者上颌前牙因外伤折断就医。查：右上颌中切牙横向折断，断面位于牙槽嵴根面上方，唇侧龈下 2mm 根稳固，X 线片显示根管治疗完善。余牙正常。在修复前还需做的适当处理是
A. 洁治　　B. 刮治　　C. 龈切除
D. 照咬合片　　E. 牙槽骨修整

【答案】C

【解析】根稳固要做桩冠修复，因其在龈下为了做出牙本质肩台，因此要配合做龈切除术。

67. 树脂类粘结剂的优点不包括
A. 难溶于唾液　　B. 粘结力强　　C. 牙髓刺激小
D. 可与牙本质粘结　　E. 可与金属粘结

【答案】C

【解析】树脂粘结剂粘结强度比传统粘固剂高，不溶于水，用于全冠粘固时冠边缘残留的粘结剂不易清除，容易刺激牙龈和牙髓，龈下冠边缘者不宜使用。

68. 试戴铸造全冠时，冠完全就位后，出现哪种状况可不必重做
A. 边缘过短，未到达固位要求　　B. 冠与牙体组织间的缝隙，用探针可探入
C. 冠的邻面与邻牙完全无接触　　D. 非正中𬌗有轻度早接触
E. 冠与对𬌗牙无咬合接触

【答案】D

【解析】边缘过短，未到达固位要求，固位不好，容易脱落，需要重做，故不选 A。冠与牙体组织间的缝隙，用探针可探入，全冠与牙体组织不密合，由于粘结剂的溶解性，易产生继发龋，需重做，故不选 B。冠的邻面与邻牙完全无接触，容易出现食物嵌塞，邻牙可发生龋坏，甚至发生牙齿的邻面倾斜，故需重做，不选 C。非正中𬌗有轻度早接触，可通过调𬌗来解决问题，不必重做，故选 D。冠与对𬌗牙无咬合接触，修复之后无功能，未能达到目的，需重做，故不选 E。所以本题应选 D。

69. 良好的全冠轴面形态有利于保护
A. 基牙的牙周膜　　B. 基牙的牙龈　　C. 基牙的牙槽骨
D. 基牙不破折　　E. 全冠不破折

【答案】B

【解析】良好的全冠轴面形态有利于保护基牙的牙龈。固位体轴面过突，会失去食物对牙龈的按摩作用，导致牙龈萎缩；轴面突度不足，食物会撞击牙龈，导致牙龈红肿、损伤。故本题答案是 B。易误选 C。

70. 可作 3/4 冠修复的情况是
A. 切缘有较小的缺损　　B. 邻面有较大的缺损　　C. 舌面有广泛龋
D. 扭转前牙　　E. 死髓牙

【答案】A

【解析】从 3/4 冠修复的禁忌证判断：3/4 冠的轴沟即邻面沟，对固位有重要意义，凡舌面严重缺损及邻面无法预备出具有足够抗力形和固位形，牙髓病根尖周病未彻底治愈者不能做 3/4 冠修复。另外扭转前牙行 3/4 冠修复美观效果差，所以选项 B、C、D、E 均属于上述 3/4 冠禁忌证，只有选项 A 不包括在内，故选 A。

71. 设计修复体龈缘的位置时不必考虑
A. 患牙的形态　　B. 修复体的固位　　C. 患牙的牙周状况
D. 患者的口腔卫生状况　　E. 咬合力的大小

【答案】E

【解析】修复体的龈缘位置与咬合力无关，患牙冠短、修复体固位不佳考虑龈下边缘；牙周状况、口腔卫生不好，考虑龈上边缘易清洁，对牙龈刺激小。

72. 为后牙铸造金属全冠做牙体预备时，错误的做法是

A. 邻面聚合角以 2°～5° 为宜　　B. 各轴面角的线角磨圆钝　　C. 𬌗面磨除一般为 0.8～1.5mm

D. 上颌牙舌尖斜面不必多磨　　E. 颈部预备凹形肩台

【答案】D

【解析】铸造金属全冠做牙体预备时，一定要预备功能尖斜面，即上颌牙舌尖舌斜面以及下颌牙牙尖颊斜面，功能尖斜面的磨除要比非功能尖斜面多，与牙体长轴成 45°。故本题答案是 D（该项的叙述是错误的）。

73. 患者，男，65 岁。右上后牙充填物反复脱落，需进行全冠修复。查：4| 远中𬌗面大面积银汞充填。无松动，无叩痛，牙根暴露 3mm，临床牙冠长。全冠龈边缘的最佳位置是

A. 平齐龈缘　　　　　　　B. 龈缘以上　　　　　　　C. 达龈沟底

D. 龈沟内 1mm　　　　　　E. 龈沟内 0.5mm

【答案】B

【解析】对于老年人后牙修复一般易选用龈上边缘，以利于其牙周健康。

74. 下列哪项措施不利于增加粘结力

A. 粘结剂厚度减小　　　　B. 粘结表面光滑　　　　　C. 粘结面尽量密合

D. 粘结面积越大越好　　　E. 粘结剂黏度合适

【答案】B

【解析】粘结力与粘着面积成正比，与粘结厚度成反比，粘结剂过稠和过稀都会影响粘结力，适当增加粗糙度可增加粘结力，因此选 B。

75. 金属全冠牙体制备时，将𬌗 1/3 制备成斜面是为了

A. 减少牙尖斜度　　　　　B. 减少牙尖高度　　　　　C. 增加固位力

D. 减少侧向力　　　　　　E. 增强牙尖的厚度

【答案】E

【解析】侧向力是由牙尖高度造成与斜面无关。

(76～78 题共用题干)

患者，男，30 岁，1 个月前后牙曾作烤瓷冠修复，目前损坏，要求重新修复。口腔检查：右下第一磨牙为金属烤瓷冠修复，颊𬌗面部分瓷脱落。

76. 后牙金属烤瓷冠的牙体制备，错误的是

A. 𬌗需磨除 2mm 的厚度　　　　　　　　B. 颈部不作肩台制备

C. 唇面的牙体组织磨除的厚度为 1.2～1.5mm　　D. 各轴壁微向𬌗方聚合 2°～5°

E. 下颌牙的颊𬌗缘处及上颌牙的舌𬌗缘处必须有 2mm 的间隙

【答案】B

【解析】烤瓷牙必须有肩台，以保证边缘的强度和密合度。

77. 在金属烤瓷冠的制作过程中，错误的说法是

A. 为保证修复体的适合性，应制作活动模型　　B. 金属底层冠的蜡型需形成良好的瓷粉覆盖区

C. 需用没有受污染的金刚石磨头打磨底层冠　　D. 上瓷时可反复进行烧制，以得到理想的形态

E. 为补偿瓷粉的收缩，上瓷时应将牙冠形态适当放大

【答案】D

【解析】反复进行烧制会造成金瓷结合不完全，造成烤瓷牙崩瓷现象。

78. 如患牙咬合紧，牙冠短，牙体缺损范围大，则最佳的修复设计是

A. 3/4 冠　　　　　　　　B. 塑料全冠　　　　　　　C. 铸造全冠

D. 金属烤瓷冠　　　　　　E. 嵌体

【答案】C

【解析】金属烤瓷冠需要比铸造全冠有更多的牙体预备量，故在咬合紧、牙冠短的情况下选择铸造全冠，3/4 冠固位不足，塑料全冠不作为常规修复，嵌体抗力不足。

(79～81题共用题干)

女，20岁。1年前因外伤致前牙缺损，有治疗史。口腔检查：左上中切牙切缘及近中切角缺损，牙冠变色，叩痛（-），松动（-），咬合正常。X线片显示根管内有充填物。

79. 下列哪种情况可进行桩冠修复
A. 未经完善根管治疗的患牙　　B. 牙槽骨吸收超过根长的1/3　　C. 牙根有足够长度者
D. 根管弯曲、细小　　E. 根管壁有侧穿

【答案】C

【解析】桩核冠修复的适应证：完善根管治疗；牙周健康；牙根长度根管粗细适宜。

80. 一般要求根桩长度应达到
A. 根长的1/3　　B. 根长的2/3～3/4　　C. 根长的4/5
D. 与牙冠长度相等　　E. 与根长度相等

【答案】B

81. X线片显示的情况与桩冠修复无关的是
A. 患牙牙根长度　　B. 患牙牙根直径　　C. 患牙牙根弯曲程度
D. 患牙根管治疗情况　　E. 邻牙的冠根比例

【答案】E

(82～83题共用题干)

男，30岁。4年前上前牙外伤后颜色逐渐变黑，影响美观，要求做美观效果好的修复。查：11唇向倾斜明显，暗黑色，叩痛（-），稳固，切缘缺损。

82. 针对该患者情况，最主要的检查是
A. 上前牙间隙大小　　B. 咬合关系　　C. 与邻牙的关系
D. 口腔卫生状况　　E. X线牙片

83. 最佳修复体的选择是
A. 塑料全冠　　B. 塑料桩冠　　C. 烤瓷全冠
D. 烤瓷桩冠　　E. 金属塑料联合全冠

【答案】E、D

【解析】外伤牙容易出现外吸收，最重要的是拍X线片，明确患牙牙根及根尖状况。对于前牙应该采取美观效果好的修复体，且患牙唇倾明显，需要改形，选择烤瓷桩核冠。

(84～85题共用题干)

一患者行金属烤瓷冠修复，冠就位后发现冠十分密合，经调𬌗无早接触后选择聚羧酸粘固剂粘固，调拌粘固剂时严格按照粉、液比例，按就位道方向就位。在𬌗面垫一棉卷，让患者紧咬5分钟，粘固完成后再次检查发现咬合过高。

84. 最可能导致咬合过高的原因是
A. 患者咬合过用力　　B. 粘固剂排溢困难　　C. 粘固剂选择不当
D. 粘固剂调拌不当　　E. 棉卷垫置过少

【答案】B

【解析】咬合过高的原因是冠没有完全就位。题干中冠十分密合，故最可能的原因就是没有良好的排溢道，而导致过多的粘固剂无法正常排出，垫高了牙冠。

85. 在粘固前可采取何种预防措施
A. 将冠组织面均匀磨去一小层　　B. 将牙体组织面均匀磨去一小层　　C. 将粘固剂调稀一些
D. 在牙体轴壁上预备一纵向小沟　　E. 在粘固前将冠调至低𬌗

【答案】D

【解析】为让内冠中多余粘固剂排出，在牙体上预备一纵小沟，让多余粘固剂顺小沟流出，可预防粘固剂无法排出而使牙齿无法就位的问题。A、B均会影响冠固位而使烤瓷冠修复失败。C调整粉液比例可能会使粘固失败，E影响基牙抗力。

(86～88题共用题干)

患者，男，30岁。金属全冠粘固1周后脱落，脱落的全冠完整咬合时常有瞬间性疼痛。口腔检查见患者咬合紧，牙冠短，对𬌗牙面有银汞合金充填物。

86. 全冠脱落最可能的原因是
A. 牙体预备聚合度过大　　　B. 修复体不密合　　　C. 殆力过大
D. 粘固面积过小　　　E. 修复体粘结面未清洁干净
【答案】D
【解析】由于患者牙冠短，在进行完牙体预备后所剩牙冠高度会更短，造成基牙短小，表面积小，进而粘固面积小，固位不足脱落。故选D。

87. 出现咬合时瞬间疼痛最可能的原因是
A. 牙髓炎　　　B. 根尖周炎　　　C. 金属微电流刺激
D. 牙周炎　　　E. 龈缘炎
【答案】C
【解析】因修复体对颌有银汞充填体，金属摩擦起电刺激基牙。

88. 铸造金属全冠的修复体设计，可不考虑的因素是
A. 全冠的边缘位置　　　B. 全冠的殆面形态　　　C. 粘固剂的种类
D. 患者的年龄　　　E. 患者的性别
【答案】E

(89～91题共用题干)
患者，男，30岁。2年前右上后牙疼痛，经治疗痊愈，但充填物反复脱落，要求作相对永久的治疗。查：14叩痛（-），稳固，远中邻殆面大面积龋，银汞充填，充填体完整。

89. 除上述检查外，最需要做的检查是
A. 血常规　　　B. 取研究模型　　　C. X线牙片检查
D. X线全景片　　　E. 牙冠高度
【答案】C
【解析】对患牙进行修复前必须检查患牙根管治疗情况和根尖情况，而对于单个牙的检查最佳的方案是X线牙片检查。

90. 若经检查证实根尖有感染，首先应进行的最佳治疗是
A. 牙髓干尸治疗　　　B. 塑化治疗　　　C. 根管治疗
D. 口服抗生素　　　E. 调殆降低咬合
【答案】C
【解析】根管治疗是治疗根尖炎的最佳方案。

91. 患者要求做全冠修复，应推荐生物学性能最佳的修复材料是
A. 树脂　　　B. 镍铬合金　　　C. 钴铬合金
D. 镍钛合金　　　E. 金合金
【答案】E
【解析】金合金具有优良的机械性能和化学稳定性。在加工方面，具有极好的延展性，有利于边缘密合。因此能达到理想的修复效果。

(92～93题共用题干)
患者，女，20岁。1年前因外伤致上前牙缺损。口腔检查：1|1远中切角缺损，牙冠变色，叩痛（-），松动（-），咬合正常。

92. 不宜选择的修复形式有
A. 光固化树脂修复　　　B. 全瓷冠　　　C. 瓷贴面
D. 烤瓷全冠　　　E. 嵌体
【答案】E
【解析】前牙切角缺损如用嵌体修复会因固位力不足而脱落，前牙一般不做嵌体修复，故选E。

93. 最合适该患者修复的类型是
A. 成品桩+树脂牙冠　　　B. 成品桩+树脂桩+树脂牙冠　　　C. 铸造桩核+树脂牙冠
D. 成品桩+树脂核+烤瓷冠　　　E. 铸造桩核+烤瓷冠
【答案】D

(94～98题共用题干)

患者，女性，30岁，诉上颌牙因龋坏拔除两颗，已3个月余，影响美观，要求修复。口腔检查见 5 3| 缺失，缺隙正常，牙槽嵴无明显吸收，余牙未见异常。

94. 选择固定义齿修复的优点是
 A. 美观舒适　　　　　　　　B. 牙体预备量大　　　　　　C. 自洁作用较好
 D. A+C　　　　　　　　　　E. A+B+C

95. 最佳固定义齿修复方案是
 A. 6 4| 复合固定桥　　　　　B. 6 4 2| 复合固定桥　　　　C. 6 4| 粘结桥
 D. 6 4 2| 粘结桥　　　　　　E. 6 4 2 1| 复合固定桥

96. 若 2| 为过小牙，则应选择的修复方案为
 A. 6 4| 复合固定桥　　　　　B. 6 4 2| 复合固定桥　　　　C. 6 4 2 1| 复合固定桥
 D. 6 4| 粘结桥　　　　　　　E. 6 4 2| 粘结桥

97. 固位体 4| 应设计为
 A. 全冠固位体　　　　　　　B. 部分冠固位体　　　　　　C. 三面嵌体
 D. 桩冠固位体　　　　　　　E. 以上均可

98. 若患者 5| 缺牙间隙较大，桥体的设计方法中正确的是
 A. 尽量加大桥体颊面凸度
 B. 加大桥体舌面近远中邻间隙
 C. 桥体颊面的颊嵴向近中移动，使近中面至颊嵴的宽度与 4| 的相应的宽度相等
 D. 桥体颊面的颊嵴向远中移动，使远中面至颊嵴的宽度与 4| 的相应的宽度相等
 E. 桥体舌面的舌嵴向远中移动，使远中面至舌嵴的宽度与 4| 的相应的宽度相等

【答案】D、B、C、A、C

(99～102题共用题干)

患者，男性，65岁，6| 冠部严重缺损，仅余留颊侧及近中壁，远中壁位于龈上，舌侧壁位于龈下1mm，X线显示，已行完善的根管治疗。

99. 选择正确的治疗设计
 A. 核成型再作牙体预备　　　　　　　　B. 切龈，桩核成型再做全冠的牙体预备
 C. 直接行铸造全冠的牙体预备　　　　　D. 直接行烤瓷全冠的牙体预备
 E. 直接行嵌体的牙体预备

100. 如果原来存在水平性食物嵌塞，在设计时应
 A. 选择合适的修复方式　　B. 选择合适的修复材料　　C. 选择合适的边缘位置
 D. 考虑食物流向的控制　　E. 选择合适的就位方向

101. 如果向舌侧倾斜，如何选择就位道
 A. 根据牙体预备的方向确定就位道　　　　B. 根据桩核的方向确定就位道
 C. 根据患牙的方向确定就位道　　　　　　D. 根据患牙的方向及邻牙的情况确定就位道
 E. 根据对殆牙的方向确定就位道

102. 按照牙体缺损的程度，修复方式的选择顺序应是
 A. 全冠桩冠部分冠嵌体高嵌体　　B. 高嵌体全冠桩冠部分冠嵌体　　C. 部分冠全冠桩冠嵌体高嵌体
 D. 高嵌体全冠部分冠嵌体桩冠　　E. 嵌体高嵌体部分冠全冠桩冠

【答案】B、D、D、E

(103～107题共用备选答案)
 A. 印模膏　　　　　　　　　B. 印模石膏　　　　　　　　C. 琼脂印模材
 D. 藻酸盐印模材　　　　　　E. 硅橡胶印模材

103. 常用于翻制耐火材料模型的是
104. 属于弹性体的印模材料是
105. 常用于制作个别托盘的是
106. 临床上常与琼脂印模材料联合使用的印膜材料是
107. 属于非弹性不可逆印模材料的是

【答案】C、E、A、D、B

（108～112题共用备选答案）

A. 自凝塑料　　　　　　　　B. 热凝塑料　　　　　　　　C. 磷酸锌粘固粉
D. 玻璃离子粘固剂　　　　　E. 环氧树脂粘固粉

108. 活髓牙全冠修复应采用的粘固剂是
109. 调合初期酸性较强的是
110. 义齿基托折断修理时最常采用
111. 义齿基托通常采用
112. 对牙髓刺激性小的粘固剂是

【答案】D、C、A、B、D

（113～117题共用备选答案）

A. 功能良好的牙齿牙周膜间隙宽度　　B. 牙本质肩高度颌至少　　C. 铸造金属全冠肩台宽度
D. 烤瓷熔附金属全冠肩台宽度　　　　E. 嵌体箱状洞形洞斜面宽

113. 0.18～0.25mm 为
114. 1.0mm 为
115. 0.5～0.8mm 为
116. 1.5mm 为
117. 0.5mm 为

【答案】A、D、C、B、E

（118～120题共用备选答案）

A. 食物嵌塞　　　　　　　　B. 食物滞留　　　　　　　　C. 龈缘苍白
D. 龈缘变黑　　　　　　　　E. 不易嚼碎食物

118. 全冠轴面外形恢复不良可产生
119. 全冠边缘过长，粘固后可出现
120. 全冠邻面接触点恢复不良可产生

【答案】B、C、A

（121～122题共用备选答案）

A. 外展 2°～5°　　　　　　B. 外展 6°～7°　　　　　　C. 聚合 2°～5°
D. 聚合 6°～7°　　　　　　E. 聚合 8°

121. 嵌体箱状洞形的所有轴壁应向𬌗方
122. 全冠基牙的各轴面向𬌗方

【答案】A、C

（123～128题共用备选答案）

A. 5°　　　　　　　　　　　B. 30°　　　　　　　　　　C. 45°
D. 90°　　　　　　　　　　E. 135°

123. 嵌体洞形洞缘斜面的角度为
124. 全瓷冠龈缘肩台的角度为
125. 金瓷冠的基底冠金瓷衔接处的角度为
126. 倾斜牙作固定桥基牙的最大倾斜度不应超过
127. 全冠预备体的轴面聚合度不宜超过
128. 嵌体箱状洞形轴壁向𬌗面外展的角度不应超过

【答案】C、D、D、B、A、A

（129～131题共用备选答案）

A. 松动脱落　　　　　　　　B. 变色　　　　　　　　　　C. 穿孔破裂
D. 磨损　　　　　　　　　　E. 折断

129. 全冠修复体太薄，𬌗力过于集中可能导致
130. 全冠修复与牙体不密合，侧向力过大可导致
131. 𬌗力大，固定桥连接体薄弱可导致

【答案】C、A、E

（132～133题共用备选答案）
A. 平齐龈缘的直角肩台　　　　B. 龈下 0.5mm 的 135°肩台　　　C. 金属颈环设计
D. 龈上 1.0mm 凹型肩台　　　　E. 龈下刃状肩台

132. 磨牙行铸造全冠修复，基牙的边缘形态一般选用
133. 前牙行烤瓷全冠修复，基牙的边缘形态一般选用

【答案】D、B

（134～135题共用备选答案）
A. 0.3mm　　　　B. 0.4mm　　　　C. 0.5mm
D. 0.9mm　　　　E. 1.0mm

134. 铸造金属全冠颈部肩台宽度通常为
135. 金属烤瓷全冠唇（颊）侧颈部肩台

【答案】C、E

136. 一患者，右上 6 大面积银汞充填。检查 MOD 大面积银汞充填体，牙冠剩余牙体组织少，仅残留颊舌侧壁，无松动，无叩痛，已行完善根管治疗。设计行桩核冠修复，牙体预备首先要
A. 全部磨除牙冠　　　　B. 先按照全冠预备体的要求进行磨除　　　C. 先制备固位沟
D. 先制备箱状洞形　　　　E. 先去除颊舌侧壁

【答案】B

137. 患者女，27岁。右上 1 冠折 2/3，已做完善根管治疗，咬合关系正常。以下哪种修复方案较恰当
A. 金属桩核烤瓷冠　　　　B. 金属舌面桩冠　　　　C. 成品桩桩冠
D. 不锈钢丝弯制桩桩冠　　　　E. 金属桩塑料冠

【答案】A

138. 患者男，22 岁，昨日与人打斗造成冠折，残根位于龈下 2mm，余留牙正常。最佳修复设计为
A. 残根根管治疗后，将牙根牵引至合适位置后再行桩核冠修复
B. 残根拔除后，固定桥修复
C. 残根根管治疗，桩核冠修复
D. 残根根管治疗后，行根上托牙修复
E. 残根拔除后行隐形义齿修复

【答案】A

139. 在恢复牙体缺损患牙𬌗面形态时，必须根据患牙的具体情况而定，除了
A. 患牙所能承受的𬌗力　　　　B. 患牙的固位形和抗力形　　　　C. 患牙在牙列中的位置
D. 患牙缺损的程度　　　　E. 对𬌗牙的𬌗面形态

【答案】C

140. 以下哪条对全冠龈边缘位置设计无影响
A. 固位力大小　　　　B. 美观因素　　　　C. 牙龈的保护
D. 边缘密合　　　　E. 牙体预备操作的难易

【答案】D

141. 藻酸盐属于何种印模材料
A. 弹性可逆性　　　　B. 弹性不可逆　　　　C. 非弹性可逆性
D. 非弹性不可逆性　　　　E. 合成橡胶类

【答案】B

142. 琼脂印模材料由溶胶变为凝胶的温度是
A. 80℃　　　　B. 60～70℃　　　　C. 36～40℃
D. 52～55℃　　　　E. 0℃

【答案】C

143. 目前临床应用的金属烤瓷修复体中，烤瓷材料的热胀系数均与金属的热胀系数的关系是
A. 稍小于　　　　B. 远远小于　　　　C. 稍大于
D. 等于　　　　E. 二者无关系

【答案】A

144. 临床上在灌注石膏模型后多久可利用模型制作修复体
A. 2h B. 4h C. 12h
D. 24h E. 48h
【答案】D

145. 可以增强修复体与制备体固位力的固位形不包括
A. 沟 B. 箱状 C. 鸠尾
D. 针道形 E. 倒凹形
【答案】E

146. 合金嵌体与窝洞不密合主要会发生
A. 边缘继发龋 B. 抗力型下降 C. 粘固力下降
D. 牙釉柱折断 E. 嵌体脱位
【答案】A

147. 固定修复粘固剂膜的最适厚度一般应是
A. <30μm B. 35～40μm C. 45～50μm
D. 55～60μm E. 65～70μm
【答案】A

148. 下列何种情况不属于烤瓷熔附金属全冠的禁忌证
A. 青少年未发育完成的恒牙 B. 未经治疗的牙髓腔宽大的患牙
C. 深覆𬌗咬合紧无足够备牙空间的患牙 D. 四环素牙
E. 患者不配合治疗
【答案】D

149. 对于牙冠长冠根比例大的老年患者，设计错误的是
A. 冠边缘设计在龈上 B. 适当增加轴面突度 C. 增加与邻牙的接触面积
D. 适当减小𬌗面面积 E. 适当减小轴面突度
【答案】E

150. 嵌体洞形与充填洞形共同点是
A. 轴壁外展2°～5° B. 可做辅助固位形 C. 备洞时作预防性扩展
D. 有洞缘斜面 E. 可作邻沟
【答案】C

151. 增强桩冠固位错误的方法是
A. 尽量保存残留牙冠组织 B. 增大根管壁的锥度 C. 颈部做肩台预备
D. 使用铸造冠桩 E. 避免创伤𬌗
【答案】B

152. 患者，男性，右上6邻𬌗银汞充填，剩余颊舌壁牙体组织较多，但牙冠高度较低。若行全冠修复，以下增加固位的措施中错误的是
A. 龈下边缘 B. 颊舌轴面预备轴沟 C. 设计嵌体冠
D. 增加钉洞或箱型辅助固位形 E. 在轴壁上制备倒凹
【答案】E

153. 女，40岁，因上前牙折断，进行完善的根管治疗后进行桩冠修复，根管预备完毕，完成蜡型，至最后粘固前，患者的根管应处于封闭、消毒状态，牙胶暂封前根管内通常放的棉球是
A. 95%乙醇 B. 生理盐水 C. 干棉球
D. 75%乙醇 E. 干醛甲酚
【答案】D

（154～156题共用题干）

男，45岁，上颌后牙食物嵌塞，要求行冠修复。查：右上6MOD大面积银汞合金充填，死髓牙，牙稳固，叩痛（－），近中与右上5接触较差。

154. 该病例的最佳修复设计方案是

A. 行金属全冠修复 B. 行 PFM 全冠修复
C. 根管治疗后嵌体修复 D. 根管治疗后铸造桩核+全冠修复
E. 根管治疗后银汞合金充填+全冠修复
【答案】D

155. 在临床上，造成食物嵌塞现象的常见原因**不包括**
A. 对牙有充填式牙尖　　B. 𬌗面解剖外形不良　　C. 𬌗平面与邻牙一致
D. 牙间龈乳突萎缩　　　E. 邻间接触不良
【答案】C

156. 若采用预制桩核，与铸造桩核比较，其最大优点是
A. 固位好　　　　　　B. 抗力好　　　　　　C. 操作简便
D. 强度合适　　　　　E. 生物相容性佳
【答案】C

（157～159题共用题干）
女，45岁。左上后牙充填体反复脱落。查：6̲ 远中邻𬌗大面积树脂充填体，不松动，叩痛（-）。X线片示根管治疗完善，牙周情况良好。拟金属烤瓷全冠修复。

157. 正确的牙体预备方法是
A. 尽可能保存牙体组织，维持牙冠原有高度　　B. 将最大周径降至中下 1/3
C. 可将髓室制备成箱状固位形　　　　　　　　D. 可尽量磨除牙体组织
E. 保护牙髓不受刺激
【答案】C

158. 如要减小冠修复后所受的𬌗力，可以采用的方法**不包括**
A. 减小颊舌径　　　　B. 加深排溢沟　　　　C. 加大邻间隙
D. 加大外展隙　　　　E. 减小牙尖斜度
【答案】C

159. 如果 6̲ 冠修复 7 个月后牙龈萎缩明显，其最可能的原因是
A. 冠边缘在龈沟内 0.5mm　　B. 牙尖高度过于低平　　C. 轴面突度恢复过小
D. 冠边缘在龈上　　　　　　E. 冠边缘与龈缘平齐
【答案】C

（160～162题共用备选答案）
A. 1/4　　　　　　　B. 1/3　　　　　　　C. 2/3
D. 1/5　　　　　　　E. 1/2
160. 桩在牙槽骨内的长应大于在牙槽骨内息长度的
161. 鸠尾峡的宽度应为前磨牙颊舌尖宽度的
162. 桩的直径一般为根直径的
【答案】E、E、B

第三单元　牙列缺损

1. 哪一个卡环为 Ⅱ 型卡环
A. 隙卡　　　　　　　B. 倒钩卡环　　　　　C. 圈形卡环
D. 三臂卡环　　　　　E. 回力卡环
【答案】B
【解析】倒钩卡环和分臂卡环为 Ⅱ 型卡环。

2. 男，55岁。戴下颌支架式可摘局部义齿3天，感疼痛厉害。查：7̅6̅|6̅7̅ 可摘局部义齿，舌杆连接，前部牙槽嵴舌侧为斜坡型，义齿各部与组织贴合良好。舌杆下缘处黏膜溃疡，舌杆不影响口底软组织活动。造成疼痛的原因是舌杆
A. 与黏膜贴合过紧　　B. 边缘不光滑　　　　C. 位置不当

D. 无弹性　　　　　　　　　　　　　　E. 过厚

【答案】A

【解析】斜坡形者，舌杆应与黏膜之间预留0.3～0.5mm缓冲间隙。故选A。

3. 患者，男，22岁。21|12 缺失，唇侧牙槽骨丰满，余无异常，在设计可摘局部义齿时，模型应做的倾斜方向是

A. 向前　　　　　　　　B. 向后　　　　　　　　C. 向左

D. 向右　　　　　　　　E. 不做倾斜

【答案】B

【解析】前牙缺失，前部倒凹大，模型向后倾斜，义齿从前向后戴入。

4. 下列哪种情况属于Ⅰ型导线

A. 基牙向缺隙方向倾斜时画出的观测线　　　　B. 基牙向缺隙相反方向倾斜时画出的观测线

C. 基牙向舌侧倾斜时画出的观测线　　　　　　D. 基牙向颊侧倾斜时画出的观测线

E. 基牙各轴面外形高点的连线

【答案】B

【解析】Ⅰ型导线是基牙向缺隙相反方向倾斜画出的观测线；Ⅱ型导线是基牙向缺隙方向倾斜时画出的观测线；Ⅲ型导线是基牙向舌侧或者颊侧倾斜画出的观测线。

5. 下列各类固定桥中，对基牙的牙周组织损伤最大的是

A. 双端固定桥　　　　　　B. 单端固定桥　　　　　　C. 半固定桥

D. 粘结固定桥　　　　　　E. 卫生桥

【答案】B

【解析】在咀嚼时，双端固定桥所承受的𬌗力全部通过固位体传递到两端基牙上，且两端基牙承受的𬌗力基本相等，该固定桥形式是较理想的一种。半固定桥一端的固位体和桥体形成不动式连接，另一端形成活动式连接。活动连接体可分散固定桥所承受的部分𬌗力。单端固定桥桥体的一端有固位体，为不动式连接，而另一端无固位体。单端固定桥的桥体受力时，以桥体为力臂，以基牙为旋转轴产生杠杆作用，而使基牙的牙周受到损害或固位体松动脱落。粘结桥和卫生桥也可分为双端固定桥、单端固定桥和半固定桥。故答案选B。

6. 上颌 765321|12345，下颌 6543|123567 缺失，为了在模型上建立正确的𬌗关系，应采用哪种方法

A. 用咬蜡的方法记录余留牙的咬合关系　　　　B. 用𬌗托记录垂直距离

C. 用𬌗托记录正中关系　　　　　　　　　　　D. 用𬌗托记录垂直距离与正中关系

E. 利用模型直接建立𬌗关系

【答案】D

【解析】患者缺失的牙无对𬌗牙相对，且为剩余的牙齿为14、26、27、34和47，这五颗牙齿没有咬合关系，无法确定垂直距离和正中关系。用蜡法记录余留牙的咬合关系适用于口内仍有可以保持𬌗垂直关系的后牙，很显然此患者已经不具备该条件；当缺牙不多，余留牙的上下颌关系正常者，才可以利用模型直接建立𬌗关系。

7. 6521|12356 缺失，余留牙正常，若设计成牙支持式可摘局部义齿，基牙应该选择

A. 743|47　　　　　　　　B. 74|47　　　　　　　　C. 73|47

D. 43|47　　　　　　　　E. 73|7

【答案】B

8. 患者，男，32岁。右上6缺失，对𬌗牙伸长，𬌗龈间隙3mm，患者要求活动修复，以下哪种处理较恰当

A. 义齿用铸造金属面　　　　　　　　　　　　B. 义齿𬌗面和支托整体铸造

C. 义齿支架和支托整体铸造　　　　　　　　　D. 根管治疗后戴冠，常规活动义齿修复

E. 根管治疗后戴冠，常规固定桥修复

【答案】B

【解析】患者𬌗龈间隙仅有3mm，应选用义齿𬌗面和支托整体铸造，强度大，所需空间小。也可采用铸造金属牙或金属牙与𬌗支托卡环及大连接体等整体铸造。

9. 患者，女，56岁。876|678 缺失，余留牙无松动和疼痛。下列叙述不正确的是

A. 一般选择2个基牙，双侧相连　　　　　　　B. 可少排一个人工牙，适当减少人工牙的颊舌径

C. 尽量减少游离端基托范围　　　　　　　　　D. 在前牙区设置间接固位体

E. 邻缺隙基牙上可设计RPA、RPI卡环

【答案】C

【解析】患者下颌为Kennedy第一类牙列缺损，义齿设计要点：一般选择2个基牙，双侧相连，近缺隙基牙上可设计RPA、RPI卡环（基牙条件差者）、在前牙区设置间接固位体，人工牙排列：可少排一个人工牙，适当减少人工牙的颊舌径，减轻基托下组织的负担，尽量伸展游离端基托范围，增加与基托下组织的密合度。C选项减少基托伸展范围，反其道而行之。

10. 患者男，876|678 缺失，余留牙情况良好，活动义齿可采用的设计形式是
   A. 混合支持式　　　　　　　B. 牙支持式　　　　　　　C. 黏膜支持式
   D. 牙支持式或黏膜支持式　　　E. 牙支持式或混合支持式

【答案】A

【解析】Kennedy第一类牙列缺损，余留牙情况良好，设计义齿主要为天然牙与黏膜、牙槽嵴混合支持式。

11. 牙列缺损在哪种情况下应采用𬌗堤记录上下颌关系
   A. 缺牙数目较少　　　　　　B. 对𬌗牙𬌗面严重磨耗　　　C. 前牙缺失
   D. 个别后牙缺失　　　　　　E. 末端游离缺失两个以上

【答案】E

【解析】采用𬌗堤的目的是取得患者的垂直距离。末端游离缺失患者因为后牙丧失，靠模型牙齿咬合不能记录垂直关系。ACD仍然有可能存在稳定的咬合关系的天然牙存在。B对患者稳定的咬合是没有影响的。

12. 黏膜支持式义齿的设计要点是
   A. 减轻基牙𬌗力　　　　　　B. 减小支持组织承受的𬌗力　　　C. 减小基托伸展范围
   D. 增加牙尖高度　　　　　　E. 使用耐磨性好的瓷牙

【答案】B

【解析】黏膜支持式义齿𬌗力通过基托直接传递到黏膜和牙槽骨上。适用于多数牙缺失余留牙条件差或咬合关系差的病例。

13. 关于可摘局部义齿印模托盘的选择，不正确的是
   A. 大小和形状与牙弓的大小和形状一致　　　B. 托盘与牙弓内外侧应有3～4mm间隙
   C. 翼缘应与黏膜皱襞平齐　　　　　　　　　D. 不妨碍唇颊舌的活动
   E. 上颌托盘的远中边缘应盖过上颌结节和颤动线

【答案】C

【解析】可摘局部义齿印模托盘大小和形状应与牙弓的大小和形状一致，托盘内面与牙弓内外侧约有3～4mm间隙以容印模材料，托盘的翼缘应止于距黏膜皱襞2mm处，而不是与黏膜皱襞平齐，且不能妨碍唇、颊、舌及口底软组织的功能活动；上颌托盘的远中边缘应盖过上颌结节和颤动线，下颌托盘应盖过最后一个磨牙或磨牙后垫区。

14. 调节倒凹法其就位道是
   A. 两侧基牙长轴延长线的平分线为就位道
   B. 通过模型倾斜把倒凹集中在一方，与脱位道方向一致的就位道
   C. 通过模型倾斜把倒凹集中在一方，与脱位道方向不一致的就位道
   D. 就位道与基牙长轴一致
   E. 就位道与𬌗力方向一致

【答案】C

【解析】调凹就是使倒凹适当地集中在某些基牙或基牙的某个侧面上。义齿采用斜向就位可利用制锁作用，增强义齿固位，并可缩小前牙缺牙区与邻牙间隙以利美观。调节倒凹后就位道与脱位道不一致，两者之间的夹角为制锁角。

15. 混合支持式义齿的设计要点中，错误的是
   A. 在主要基牙上设计作用良好的卡环　　　B. 设计应力中断式卡环
   C. 取功能性或压力印模　　　　　　　　　D. 增加间接固位
   E. 排硬质牙

【答案】E

【解析】混合支持式义齿尤其适用于游离缺失的牙列缺损，是由余留牙和黏膜起支持作用的混合式义齿，通常有远端游离缺失，所以需要在主要基牙上的卡环，保护近缺隙侧的末端基牙，设计应力中断式卡环正确；

取功能性或压力印模，增加间接固位，所以不选A、B、C、D，而排硬质牙适合牙支持式义齿。

16. 某患者下颌为双侧游离缺牙，基牙及牙槽嵴条件均不理想，为了减小支持组织的负担，设计时以下哪个措施<u>不宜</u>采用

　　A. 减少人工牙数目　　　　B. 减小人工牙的颊舌径　　　　C. 减小人工牙的近远中径

　　D. 选择牙尖斜度稍小的人工牙　　E. 缩小基托面积

【答案】E

【解析】双侧游离缺失，基牙及牙槽嵴条件均不理想，需要减小支持组织的负担，可以通过减少人工牙数目、减小人工牙的颊舌径、减小人工牙的近远中径、选择牙尖斜度稍小的人工牙、增大基托面积减小支持组织的负担。若缩小基托面积，会使支持组织承受的压力增大。

17. 患者男，65岁。左下5678缺失。为减小义齿游离端水平向移动，以下<u>不</u>正确的是

　　A. 采用双侧联合设计　　　　　　　　B. 缺牙区对侧设计间接固位体

　　C. 扩大基托面积　　　　　　　　　　D. 末端基牙设计RPI卡环组，减少基牙扭力

　　E. 选用牙尖斜度大的人工牙

【答案】E

【解析】患者下颌为Kennedy第二类牙列缺损，为减小义齿游离端水平向移动，可以采用双侧联合设计、缺牙区对侧设计间接固位体、扩大基托面积、末端基牙设计RPI卡环组，减少基牙扭力和侧向力、选用牙尖斜度小的人工牙等方法。

18. 患者男，654|4567缺失，戴用可摘局部义齿后，自觉咀嚼无力，可能原因是

　　A. 基托面积过大　　　　B. 基托面积过小　　　　C. 牙尖斜度过大

　　D. 牙尖斜度过小　　　　E. 垂直距离过高

【答案】D

【解析】牙尖斜度恢复较好者，咀嚼效能较高；D会引起咀嚼无力。A、B影响基牙的负荷，但对咀嚼力无影响。E会使咀嚼力过大，提高咀嚼效能，但使得基牙和缺牙区牙槽嵴负荷过重。

19. 一患者缺失右下6，余留牙健康，牙隙正常。可摘局部义齿的支点线可以设计成

　　A. 斜线式　　　　　　B. 直线式　　　　　　C. 横线式

　　D. 纵线式　　　　　　E. 平面式

【答案】D

【解析】义齿为单侧活动桥设计，支点线为纵线式，与牙列方向一致。

20. 患者男，70岁。戴下颌活动义齿半年，昨日咬物时折断。查：76542|24567黏膜支持式可摘局部义齿|4处舌侧基托纵折，两断端约1.5mm厚，咬合接触良好。造成基托折断的原因是

　　A. 基托过薄　　　　B. 咬过硬食物　　　　C. 习惯单侧咀嚼

　　D. 取戴义齿方法不正确　　E. 牙槽嵴吸收，现基托与组织不密合

【答案】A

【解析】可摘局部义齿金属基托厚度要求0.5mm，塑料基托厚度要求为2mm，过薄易折断，过厚患者异物感太强烈。

21. 患者，765|56缺失，基牙条件良好，防止义齿前后翘动最有利的措施是

　　A. 扩大基托面积　　　　B. 设计舌支托　　　　C. 设计间接固位体

　　D. 减少牙尖斜度　　　　E. 设计平衡卡环

【答案】C

【解析】间接固位体是用以辅助直接固位体的固位部件，起到增强义齿的稳定，防止义齿发生翘起、摆动、旋转及下沉的作用。该患者为肯氏一类缺失，利用间接固位体可增加平衡距增加平衡力，故选C。

22. 患者男，64岁。543|678缺失，首次接受可摘局部义齿修复。戴牙后除咬下唇外无不适，其原因是

　　A. 上前牙排向唇侧较多　　　　B. 前牙排列的覆盖过小　　　　C. 前牙排成深覆𬌗

　　D. 垂直距离低，致唇松弛　　　E. 患者下唇肌肉松弛

【答案】B

【解析】咬唇是由于上下前牙的覆盖过小，使唇部软组织向内回陷，造成咬唇，所以B正确。

23. 患者女，58岁。654321|78缺失，余留牙形态及位置正常，欲作可摘局部义齿修复，为了确定正确的正中咬合关系，临床上通常采用的方法是

A. 在模型上利用余留牙确定上下颌牙齿的𬌗关系
B. 用蜡𬌗记录确定上下颌关系
C. 用𬌗堤记录上下颌关系
D. 用𬌗堤记录确定正中𬌗关系，蜡𬌗记录确定非正中𬌗关系
E. 用蜡𬌗记录确定正中𬌗关系，𬌗堤记录确定非正中𬌗关系

【答案】C

【解析】患者缺牙多，游离缺失，右侧丧失垂直关系，故采用𬌗堤记录上下颌关系。

24. 患者男，60岁。戴义齿2天，感上唇向下活动时疼痛，义齿摘戴困难。查：7654321|12 可摘局部义齿，|37 单臂卡环，卡环与基牙贴合，上前弓区基托伸展过长，摘戴义齿阻力较大。余之无异常。造成疼痛及摘戴义齿困难的原因可能是，除了

A. 卡环过紧　　　　　　B. 基托紧贴牙面　　　　　　C. 基托进入倒凹区
D. 义齿基托面积较大　　E. 患者未掌握摘戴义齿的方法

【答案】D

【解析】卡环或基托与牙面接触太紧、基托进入倒凹区、患者摘戴方式错误都会导致疼痛和义齿摘戴困难。基托面积大有利于𬌗力分散，不会造成疼痛，更不会造成摘戴困难。

25. 患者女，30岁。右上义齿戴后7天，咀嚼时易脱落。查：6|缺失，可摘局部义齿，75|三臂卡环，舌侧铸造卡环臂，颊侧为弯制卡环臂，基牙牙冠较短，颊、舌侧基托较厚，固位倒凹尚可，义齿固位差。对该患者的有效处理方法是

A. 调节固位卡环臂进入倒凹区的深度　　　　B. 改变就位道，与基牙产生制锁作用
C. 磨薄基托抛光面　　　　　　　　　　　　D. 减小牙尖斜度
E. 增加卡环

【答案】E

【解析】固位倒凹尚可，故调节卡环臂进入倒凹深度无效。咀嚼时脱落而不是佩戴时脱落，故制锁作用不能增加固位力。基托抛光面厚度与固位无关。减小牙尖斜度会减小侧向力，增强义齿的稳定（而不是固位）。常用固位体数目2～4个，此义齿只设计了两个，可增加固位体数目来增加固位力。

26. 不会造成局部义齿摘戴困难的是

A. 基托进入组织倒凹　　B. 卡环臂过紧　　　　　C. 就位方向不对
D. 卡臂尖进入倒凹过深　E. 基托与黏膜不贴合

【答案】E

【解析】基托与黏膜不密合不会影响义齿的摘戴。

27. 弯制钢丝卡臂进入基牙倒凹的深度为

A. <0.25mm　　　　　B. 0.25～0.5mm　　　　C. 0.5～0.75mm
D. 0.75～1.0mm　　　E. >1.0mm

【答案】C

【解析】铸造支架材料中，钴铬合金最硬，用于0.25mm深的倒凹；钢丝弯制的卡环最有弹性，用于0.75mm深的倒凹；金合金硬度介于二者之间，固位和弹性最好，进入0.5mm深的倒凹。

28. 回力卡环与小连接体相连接的部位是

A. 近中𬌗支托处　　　　B. 远中𬌗支托处　　　　C. 舌𬌗支托处
D. 舌侧卡臂尖处　　　　E. 颊侧卡臂尖处

【答案】D

【解析】回力卡环常用于后牙游离缺失端缺失侧的基牙。基牙多为双尖牙或尖牙，牙冠较短或呈锥形。卡环固位臂尖端位于基牙的唇（颊）面倒凹区，绕过基牙的远中面与支托相连接，再转向舌面的非倒凹区，在基牙近中舌侧通过连接体与腭（舌）杆相连，所以选D。

29. 下颌游离端局部义齿基托后缘应覆盖

A. 末端人工牙远中　　　B. 磨牙后垫前方　　　　C. 磨牙后垫前缘
D. 磨牙后垫的前1/2～2/3　E. 磨牙后垫后缘

【答案】D

【解析】下颌游离端局部义齿的基托后缘应该充分伸展，到达磨牙后垫的1/2～2/3。

30. 延伸卡环适用于
　A. 孤立牙　　　　　　　　　B. 远中孤立的磨牙　　　　　C. 相邻两牙间有间隙者
　D. 倾斜基牙　　　　　　　　E. 松动或牙冠外形差的基牙
【答案】E
【解析】延伸卡环用于松动或牙冠外形差的基牙，从缺隙起，将卡环固位臂延伸到基牙邻牙的倒凹区，以获得固位和夹板固位作用，所以答案为E。圆形卡环用于远中孤立的磨牙上，上颌磨牙向近中颊侧倾斜，下颌磨牙向近中舌侧倾斜者；对半卡环用于前后均有缺隙孤立的双尖牙或磨牙上。联合卡环用于相邻两牙有间隙者。

31. 对活动义齿描述不正确的是
　A. 设计合理的基托伸展范围　　　　　　　　B. 上颌后牙游离端后缘伸展到翼上颌切迹
　C. 边缘伸入组织倒凹区　　　　　　　　　　D. 上颌后缘远中颊侧盖过上颌结节
　E. 下颌后缘覆盖磨牙后垫 1/2～2/3
【答案】C
【解析】在能满足义齿固位和稳定，不影响唇颊舌软组织活动的原则下，尽量减小基托范围，使患者感到轻巧舒适美观；上颌后牙游离端义齿基托一般盖过上颌结节，伸展至翼上颌切迹中部，基托后缘中部则应止于硬软腭交界处稍后的软腭处；下颌义齿的后缘应覆盖磨牙后垫 1/2～2/3，所以不选A、B、D、E。基托边缘一般不进入组织倒凹区，以免影响义齿就位或在就位过程中损伤倒凹以上的软组织，故选C。

32. 在可摘局部义齿中，减小义齿拾力的方法，不包括
　A. 减小人工牙的颊舌径　　　B. 降低牙尖斜度　　　　　　C. 选用塑料牙
　D. 减少人工牙的咬合接触　　E. 在游离端义齿修复中可减少人工牙数目
【答案】D
【解析】减小牙槽嵴承担拾力的方法，包括：①选用塑料牙；②减小人工牙颊舌径；③减少人工牙数目；④减少牙尖斜度。因此选项ABCE均不选。减少人工牙的咬合接触就失去了修复的意义，因此不能选D来减小拾力。

33. 可摘局部义齿戴入口内后，调好的咬合标志是
　A. 患者自述无高点　　　　　　　　　　　　B. 人工牙上显示的染色点多
　C. 人工牙拾面无染色点出现　　　　　　　　D. 天然牙与人工牙拾面均有较多的蓝点
　E. 患者自述咬合高
【答案】D
【解析】可摘局部义齿戴入口内后，天然牙与人工牙拾面均有较多的染色点是调好的咬合标志。

34. 固定桥粘固后不久，患者感到胀痛不适，主要见于
　A. 咬合过高　　　　　　　　B. 基牙负担过重　　　　　　C. 桥体龈端接触过紧
　D. 接触点过紧　　　　　　　E. 粘固剂溢出
【答案】D
【解析】咬合过高及基牙负担过重引起创伤性牙周膜炎或出现创伤性牙周炎或根尖周炎，患者表现为咬合痛，故不选AB。桥体龈端接触过紧，粘固剂溢出常引起龈缘炎牙槽嵴黏膜炎，故不选C、E。接触点过紧，常见于固定桥粘固后不久，患者感到胀痛不适。故选D。

35. 肯氏二类牙列缺损，支点线和牙弓的关系多设计为
　A. 支点线横切牙弓　　　　　B. 支点线纵切牙弓　　　　　C. 支点线斜切牙弓
　D. 支点线构成三角形　　　　E. 支点线构成多边形
【答案】C
【解析】肯氏二类牙列缺损，一般设计为混合支持，多采用斜线式。

36. 下列缺失中，宜于设计成混合支持式义齿（余留基牙均健康，第三磨牙均存在）的是
　A. |4567　　　　　　　　　　B. 7654|4567　　　　　　　　C. 8765|6
　D. 65|7　　　　　　　　　　E. |6
【答案】C
【解析】混合支持式义齿是基牙上设支托，基托适当伸展，由天然牙、黏膜及牙槽嵴共同承担拾力。其适用于各类牙列缺损，尤其是游离端缺失者。A、B、D、E均为非游离端牙列缺损，只有选项C符合。

37. 一般基牙固位倒凹的深度不应大于
   A. 0.6mm   B. 0.7mm   C. 0.8mm
   D. 0.9mm   E. 1.0mm
   【答案】E
   【解析】一般情况下，卡环臂在任何方向上强迫位移超过1mm时，可能会超过材料的弹性限度而发生永久形变（倒凹深度与卡环材料有关，钴铬合金0.25mm，金合金0.5mm，弯制钢丝0.75mm）。

38. 一患者 654|6 缺失，余留牙正常。可摘局部义齿修复时基牙应该选择
   A. 7|57   B. 73|57   C. 73|7
   D. 7|35   E. 7|7
   【答案】B
   【解析】双侧后牙非游离缺失，应选择双侧缺隙前后的天然牙做基牙。故本题答案是B。易误选C（因右侧缺牙多，一颗牙支持力不足）。

39. 以下不符合黏膜支持式可摘局部义齿设计要求的是
   A. 尽量扩大基托伸展范围   B. 采用耐磨的瓷牙   C. 减小人工牙牙尖斜度
   D. 加深食物排溢沟   E. 尽量减轻牙槽嵴负担
   【答案】B
   【解析】黏膜支持式义齿的设计要点是减轻支持组织的负担。ACD均可减轻支持组织的负担。B选项耐磨的瓷牙硬度大，咬合冲击力大，会增加支持组织的负担。应选择塑料人工牙。此题也可使用排除法，黏膜支持式可摘局部义齿应采用塑料牙，因瓷牙硬度大，咬合冲击力大，不适合。

40. 以下改善黏膜支持式可摘局部义齿支持作用的措施中错误的是
   A. 适当加大基托面积   B. 基托与黏膜接触良好   C. 增加间接固位体，以分散殆力
   D. 减少人工牙数目   E. 减少人工牙颊舌径
   【答案】C
   【解析】黏膜支持式义齿的支持组织是黏膜。增加间接固位体会增强义齿的稳定，但与支持作用无关。

41. 理想的印模材料应具备下列条件，除外
   A. 无毒、无刺激、无特殊气味   B. 体积稳定   C. 凝固时间为1～2min
   D. 有适当的流动性、弹性   E. 操作简便
   【答案】C
   【解析】理想的印模材料应具备：良好生物性安全，适当稠度，亲水性，凝固后有适当柔软性，弹性，压缩强度，良好的细节再现性，与模型材料配伍性好，可消毒；适当的凝固时间（常用印模材料中藻酸盐凝固时间，常规型2～4.5min，工作时间不少于80s；快凝型1.5～2.5min，工作时间不少于75s。硅橡胶口内凝固时间为缩合型3～7min、加成型1.5～3min，1～2min太快，来不及操作）。

42. 不可能造成铸造支架式义齿就位困难的是
   A. 琼脂印模质量不好   B. 高温包埋料的热膨胀系数不够   C. 模型有缺损
   D. 开盒时用力过大   E. 戴义齿时磨除过多
   【答案】E
   【解析】A导致印模变形；B、D导致义齿变形；C导致在支架上形成支点；以上因素都会使义齿就位困难。E会降低固位力，不会引起就位困难。

43. 不能消除可摘局部义齿翘动的是
   A 增加间接固位体   B. 增大平衡距   C. 增大游离距
   D. 增加基托面积   E. 骨突处基托组织面缓冲
   【答案】C
   【解析】消除翘动的方法主要有力矩平衡和消除支点，A、B、D有利于力矩平衡，E消除了支点，A、B、D、E都可以消除翘动不稳定。而C选项让力矩更不平衡了，因为游离距越大义齿越容易翘动。

44. 可导致戴上颌义齿后恶心、唾液增多的是
   A. 义齿基托后缘欠密合   B. 颊系带处基托缓冲不够   C. 磨光面形态不佳
   D. 后牙排列偏颊侧   E. 义齿基托后缘过短
   【答案】A

【解析】可导致戴上颌义齿后恶心、唾液增多原因有：后缘伸展过多，过厚或基托后缘与黏膜不密合，初戴者不适应。B、C会导致固位力差；D会导致稳定性差，而且加快牙槽嵴吸收。本题易误选E。

45. 一患者上颌 8765|5678 缺失，主诉可摘局部义齿修复后恶心、唾液多，其原因不可能是
 A. 基托后缘伸展过度　　　　B. 基托后缘不密合　　　　C. 义齿不稳定，后缘翘动
 D. 患者初戴不适应　　　　　E. 基托后缘过短
【答案】E
【解析】可导致戴上颌义齿后恶心、唾液增多原因有：后缘伸展过多，过厚或基托后缘与黏膜不密合，初戴者不适应；E会引起固位不良。

46. 男，56岁，戴上颌义齿一天，摘戴义齿时前牙区牙龈疼痛。查：764321|12367 缺失，黏膜支持式可摘义齿修复。唇、颊侧基托边缘伸展至黏膜转折，前牙区牙槽骨较突。引起疼痛的原因是
 A. 𬌗力大　　　　　　　　　B. 义齿下沉　　　　　　　C. 基托伸展过长
 D. 基托进入倒凹内　　　　　E. 基托过厚
【答案】D
【解析】题干上明示前牙区牙槽骨较突，基托进入组织倒凹中，摘戴时引起疼痛。

47. 女，50岁，戴义齿三天，咀嚼时感义齿翘动明显。查：876|5678 缺失，76|567 为可摘局部义齿。5|4 上分别为三臂卡环，颊舌侧基托位于黏膜转折，远中覆盖磨牙后垫1/3。前伸𬌗及侧方𬌗未见早接触，引起义齿翘动的原因是
 A. 基托伸展过长　　　　　　B. 非正中𬌗无多点接触　　　C. 支托形成了转动轴
 D. 卡环数目不够　　　　　　E. 覆盖的基托游离端黏膜过厚
【答案】C
【解析】双侧远中游离缺失，设计时应形成斜线式支持，增加间接固位体，否则末端基牙上远中支托会形成支点导致义齿翘动。故本题答案是C。

48. 女，62岁，戴下颌义齿一月余，因咬合痛而修改多次，现仍疼痛。查：双侧下后牙缺失，牙槽嵴较低平，可摘局部义齿颊、舌侧基托边缘伸展至黏膜转折处。硬质树脂牙，解剖式牙尖，第二磨牙排至磨牙后垫前缘，对𬌗为天然牙。造成疼痛的主要原因是
 A. 基托过度伸展　　　　　　B. 基托组织面有小结节　　　C. 黏膜承受力差
 D. 𬌗力过大　　　　　　　　E. 人工牙排列不正确
【答案】D
【解析】双侧下后牙缺失、牙槽嵴较低平、组织支持力弱，应该采用半解剖式人工牙，减小侧向力，而题中采取了解剖式牙，𬌗力过大导致了反复压痛。

49. 女，64岁，戴用下颌可摘局部义齿两周，感舌活动受限，时有咬舌。查：双侧磨牙缺失，黏膜支持式义齿，基托与黏膜贴合良好，固位好，双侧人工牙颊尖在牙槽嵴顶连线上。造成咬舌的原因是
 A. 患者的舌体过大　　　　　B. 对义齿未适应　　　　　　C. 选择人工牙过大
 D. 人工牙排列偏颊侧　　　　E. 人工牙排列偏舌侧
【答案】E
【解析】感舌活动受限，咬舌的原因多为初戴不适应、后牙排列偏舌侧或者𬌗平面过低。但初戴不适应导致的咬舌应在两周内逐渐适应，且通过临床检查可以发现人工牙颊尖在牙槽嵴顶连线上，排牙原则应是下颌牙中央窝位于牙槽嵴顶连线上，人工牙偏舌侧，造成咬舌。

50. 一患者 321|35678 和 65|678 缺失，戴用义齿后出现咬舌现象。原因是人工后牙
 A. 覆盖过大　　　　　　　　B. 𬌗平面偏高　　　　　　　C. 舌侧覆盖过小
 D. 舌尖过锐　　　　　　　　E. 牙尖斜度过大
【答案】C
【解析】咬颊咬舌一般是因为后牙覆盖过小。

51. RPI卡环邻面板的主要作用是
 A. 防止基托下沉　　　　　　B. 减少牙槽嵴受力　　　　　C. 有利美观
 D. 增强义齿的固位　　　　　E. 防止食物嵌塞
【答案】D
【解析】PRI卡环邻面板作用：①增加固位，防止脱位；②稳定；③减少倒凹，有利于美观；④防止食物

水平嵌塞；⑤控制义齿就位道；⑥拮抗颊侧卡环臂。其中最主要的作用是增强义齿的固位。

52. 延伸卡环除固位外，还具有
A. 夹板固定作用　　　　B. 防止食物嵌塞作用　　　　C. 保护孤立牙作用
D. 减轻𬌗力作用　　　　E. 美观

【答案】A

【解析】延伸卡环是将卡环固位臂延伸到基牙的邻牙的倒凹区，以获得固位和夹板固定作用，答案为A。

53. 功能性印模主要适用于
A. 黏膜支持式义齿　　　　B. 混合支持式义齿　　　　C. 牙支持式义齿
D. 前磨牙缺失的义齿　　　　E. 少数前牙缺失的义齿

【答案】B

【解析】功能性印模是在一定压力状态下取得的印模，也称选择性压力印模。适用于基牙和黏膜混合支持式义齿，特别是肯氏一类和二类的义齿修复，在功能状态时，由于组织的可让性不同，鞍基远端下沉的程度较基牙端多，这种不同程度的鞍基下沉也使基牙受到向远中牵拉的扭力。

54. 具有支持作用的单臂卡环是
A. 钢丝卡臂　　　　B. 铸造卡臂　　　　C. 隙卡
D. I 杆　　　　E. 对半卡环

【答案】C

【解析】单臂卡环是只有一个卡环臂，位于基牙颊侧，其舌侧则用高基托起对抗臂的作用，可铸造或弯制而成。利用连接体作跨越𬌗外展隙的间隙卡环，位于𬌗外展隙的部分起支持的作用。故选C。

55. 回力卡环有应力中断作用，主要是由于
A. 𬌗支托与基托不直接相连　　　　B. 𬌗力通过基牙长轴传导　　　　C. 连接体位于卡臂尖端
D. 𬌗支托在基牙上的位置正确　　　　E. 颊臂弹性好

【答案】A

【解析】回力卡环由于远中𬌗支托不与基托或连接杆直接相连，𬌗力通过人工牙和基托首先传至基托下组织，再经小连接体、卡环臂传导基牙上，从而大大减小了基牙所承受的𬌗力，起到应力中断的作用。

56. 选择可摘局部义齿基牙的原则中，哪条是错误的
A. 选择健康牙做基牙　　　　B. 虽有牙体疾病，但已经治疗
C. 虽有牙周疾病，但已得到控制　　　　D. 越近缺隙的牙做基牙固位，支持效果越好
E. 选用多个基牙时，彼此越平行越好

【答案】E

【解析】选用多个基牙时，彼此越平行，基牙近远中向、颊舌向倒凹区越小，义齿固位就越差。所以要越分散，且通过调凹法获得有利倒凹。

57. 卡环的卡抱作用所产生的摩擦力与哪个因素无关
A. 卡环形态长短粗细　　　　B. 卡环材料的特性　　　　C. 就位力的大小和方向
D. 卡环进入基牙倒凹深度　　　　E. 基牙倒凹坡度

【答案】C

【解析】卡环的卡抱作用所产生的摩擦力影响因素：①脱位力的大小和方向（存在制锁角时固位力强，且制锁角越大，固位力越强）；②基牙倒凹的深度和坡度（深度＜1mm，坡度＞20°）；③卡环的弹性，一般而言，卡环臂越长，则弹性越大，固位力下降；卡环臂越粗可达到的正压力越大，固位力越大；④卡环材料的刚度和弹性限度。

58. 对下颌双侧游离缺失的可摘局部义齿基托的要求不正确的是
A. 有良好的封闭　　　　B. 边缘圆钝，不刺激黏膜　　　　C. 颊舌侧边缘伸展至黏膜皱襞处
D. 不妨碍颊舌的功能运动　　　　E. 后缘盖过磨牙后垫

【答案】E

【解析】下颌可摘局部义齿基托后缘应覆盖磨牙后垫的1/2～2/3。下颌全口义齿后缘应盖过磨牙后垫1/2或全部。故本题选E。

59. 卡环固位臂尖应位于基牙的
A. 外形高点线上　　　　B. 外形高点线𬌗方　　　　C. 外形高点线龈方

第九章　口腔修复学

D. 导线的𬌗方   E. 导线的龈方

【答案】E

【解析】导线是将模型固定在观测台上，选好就位道后，用带有直边的铅芯沿牙冠轴面最突点所画出的连线。导线的𬌗向部分为基牙的非倒凹区，导线以下龈向部分为基牙的倒凹区。卡环固位臂卡应位于基牙的倒凹区内，故应选E。

60. 杆形卡环与圆环形卡环相比较主要不足之处是

A. 固位作用差   B. 稳定作用差   C. 支持作用差

D. 弹性作用差   E. 对基牙损伤大

【答案】B

【解析】杆形卡环的主要优点是：弹性好，与基牙的接触面积小，故对基牙的损伤小，固位作用强等。其主要缺点是稳定作用不如圆环形卡环，是因为杆形卡环与基牙的接触面积小，故应选B。

61. 杆形卡环适用于

A. 较健康的基牙   B. 近中倒凹大的基牙   C. 远中倒凹大的基牙

D. 颊舌侧倒凹大的基牙   E. 近义齿游离端基牙

【答案】E

【解析】杆形卡环固位作用是由下向上呈推型固位，尤其适合后牙游离端缺失的末端基牙，可以减小对基牙的扭力。故本题选E。

62. 可摘局部义齿基托伸展的范围取决于

A. 黏膜的厚度   B. 基托的种类   C. 𬌗力的大小

D. 缺牙的时间   E. 人工牙的种类

【答案】C

【解析】可摘局部义齿基托伸展与𬌗力大小有关，如果缺牙过多，设计多为混合支持式义齿，所以需要增加义齿基托的伸展，以让黏膜分担缺失牙的力，减少余留牙承受的力，故选C。

63. 铸造卡环进入倒凹的深度一般不宜超过

A. 0.5mm   B. 0.6mm   C. 0.7mm

D. 0.8mm   E. 1.0mm

【答案】A

【解析】铸造支架材料中，钴铬合金最硬，用于0.25mm深的倒凹；钢丝弯制的卡环最有弹性，用于0.75mm深的倒凹；金合金硬度介于二者之间，固位和弹性最好，进入0.5mm深的倒凹。故选A。

64. 在塑料基托中，为增加基托抗折性能，金属网状物应放置在

A. 基托最薄处   B. 基托最厚处   C. 基托应力集中区

D. 基托最窄处   E. 牙槽嵴处

【答案】C

【解析】金属网加强塑料基托兼备金属塑料基托的优点，常与塑料基托呈网状形式联合应用，对基托易发生折裂的应力集中区和薄弱区进行加强，故本题选C。

65. 联合卡环适用于

A. 单个前牙缺失   B. 双侧后牙缺失   C. 前后牙缺失

D. 单侧牙弓缺失   E. 单侧个别缺失

【答案】D

【解析】适用于单侧缺牙的对侧，基牙牙冠短而稳固，或相邻两基牙之间有间隙者，防止食物嵌塞。故本题选D。

66. 对可摘局部义齿固位体的描述不正确的是

A. 有固位作用   B. 对基牙不产生矫治力

C. 摘戴义齿时对基牙有侧方加压作用   D. 不损伤口内的软硬组织

E. 固位体的颊、舌臂有交互对抗作用

【答案】C

【解析】固位体的主要作用是固位、支持、稳定。要求非工作状态时不对基牙产生静压力（矫治力），摘戴时不能有侧向压力。故选C。

67. 对牙槽嵴损害最小的人工牙是
A. 解剖式瓷牙 B. 非解剖式塑料牙 C. 解剖式塑料牙
D. 半解剖式瓷牙 E. 半解剖式金属𬌗面牙
【答案】B
【解析】非解剖式塑料牙，即无尖牙，但𬌗面仍然有沟窝用来排溢食物。咀嚼运动时，无侧向力，对牙槽骨的损害最小。本题选B。

68. 下列哪种情况不适于局部义齿修复
A. 游离端缺牙者 B. 缺牙伴有牙槽骨颌骨或软组织缺损者
C. 基牙或余留牙松动不超过Ⅱ度，牙槽骨吸收不超过1/2者 D. 年老体弱全身健康条件不良者
E. 对丙烯酸树脂过敏者
【答案】E
【解析】可摘局部义齿的适用范围广，禁忌证如下：缺牙间隙过小或𬌗龈距过低，义齿强度不足者，生活不能自理，有误吞义齿的危险患者，有精神疾病，癫痫病者，对丙烯酸树脂过敏或对义齿异物感明显又无法克服者。

69. 可摘局部义齿设计中，临床对基牙倒凹的深度和坡度的要求为
A. 深度>1mm，坡度<20° B. 深度>1mm，坡度>20° C. 深度<1mm，坡度>20°
D. 深度<1mm，坡度<20° E. 深度>1mm，坡度>30°
【答案】C
【解析】深度：铸造卡环不超过0.5mm，弯制卡环不超过0.75mm，总体要求不超过1mm。坡度＞20°。

70. 可摘局部义齿大连接体的作用是
A. 连接义齿各部分成一整体 B. 分散𬌗力传导咀嚼压力 C. 减小基托面积，增加舒适感
D. 增强义齿的强度 E. 以上都是
【答案】E

71. 可摘局部义齿的组成不包括
A. 人工牙 B. 固位体 C. 基牙
D. 连接体 E. 基托
【答案】C
【解析】可摘局部义齿的组成包括人工牙、固位体、连接体、基托。

72. 对模型观测线正确的提法是
A. 观测线即是卡环线 B. 观测线是牙冠解剖外形最突点的连线
C. 观测线不随模型的倾斜而改变 D. 同一牙上可划出不同的观测线
E. 每个牙只能画出一种观测线
【答案】D
【解析】观测线是导线，选好就位道后，通过模型的倾斜，连接基牙的轴面最高点，画出的线。观测线随模型位置变化而变化，所以当牙冠有不同程度的倾斜时，导线的位置亦随之改变。故选D。

73. 患者，男，46岁。|456缺失，余留牙健康。可摘局部义齿的支点线应设计成
A. 斜线式 B. 直线式 C. 横线式
D. 纵线式 E. 平面式
【答案】E
【解析】支点线的形式：横线式、斜线式、平面式。缺失较多，设计到对侧，平面式最稳定。

74. 下列哪项不属于塑料基托的优点
A. 色泽美观 B. 操作简易经济 C. 不易折断，基托薄小，感觉舒适
D. 制作设备简单 E. 便于义齿修补和加添
【答案】C
【解析】塑料基托的优点为色泽美观，制作设备简单，操作简易经济，便于义齿修补和加添。缺点为强度差，故稍厚，为2mm，不如金属基托舒服，材料易老化，温度传导作用差，不易自洁等。

75. 倒钩卡环适用于下列何种情况
A. 前后均有缺隙的孤立前磨牙或磨牙 B. 缺隙侧松动天然牙的邻近基牙

C. 基牙牙冠短而稳固，相邻两牙之间有间隙或有食物嵌塞   D. 倒凹区在𬌗支托同侧下方的基牙

E. 最后孤立的磨牙

【答案】D

【解析】倒钩卡环，常用于倒凹区在𬌗支托同侧下方的基牙，属Ⅱ型卡环。

76. 设计隙卡制备牙体时，不能预备成楔形，也不能破坏两相邻牙的接触点，这样做的原因是

A. 提供足够的隙卡空间，方便制作   B. 防止基牙间食物嵌塞

C. 减少牙体磨出量   D. 防止基牙龋坏

E. 避免形成楔力，使基牙移位

【答案】E

77. Ⅲ型卡环（适用于Ⅲ型观测线）的特点是

A. 固位、稳定作用好，支持作用差   B. 固位、稳定、支持作用均好

C. 固位、稳定、支持作用均差   D. 固位、支持作用好，稳定性差

E. 稳定、支持作用好，固位差

【答案】D

【解析】Ⅲ型观测线是基牙向颊舌侧倾斜所画出的观测线。卡臂最好用弹性较大的合金丝或不锈钢丝弯制而成，Ⅲ型卡环的固位、支持作用较好，稳定作用差，故选D。

78. RPA卡环组固位臂的坚硬部分仅应

A. 与观测线平齐   B. 在观测线重合   C. 在观测线上方0.1mm

D. 在观测线下方0.1mm   E. 在观测线下方0.2mm

【答案】B

【解析】RPA卡环组由近中𬌗支托、远中邻面板、圆形卡环臂组成。圆形卡环在观测线重合，是坚硬部分，故B正确。

79. 在可摘局部义齿基牙选择的原则中，哪项是错误的

A. 后牙靠近缺牙区的基牙   B. 牙根多且根长的基牙   C. 牙体无缺损、牙周正常的基牙

D. 多个基牙应相对集中   E. 多个基牙彼此应合理分散

【答案】D

【解析】多个基牙应合理分布，越分散越好。

80. Kennedy Ⅰ类牙列缺失者，当余留牙情况较差时，通常设计为

A. 牙支持式   B. 黏膜支持式   C. 混合支持式

D. 牙支持式或混合支持式   E. 天然牙支持

【答案】B

【解析】该类型的牙列缺失修复时，多设计成混合支持式，但当余留牙情况较差时，为减少基牙的负担，需由黏膜以及其下的牙槽骨支持。故选B。

81. 当一侧基牙明显倾斜时应当选择

A. 双端固定桥   B. 半固定桥   C. 单端固定桥

D. 复合固定桥   E. 特殊固定桥

【答案】B

【解析】半固定桥多用于牙间隔缺失中间基牙的远中部分或某基牙倾斜较大时。故本题答案是B。易误选C。

82. 固定义齿中恢复缺牙间隙的结构称

A. 冠内固位体   B. 冠外固位体   C. 固定连接体

D. 活动连接体   E. 桥体

【答案】E

【解析】桥体是固定义齿中恢复缺牙间隙的结构。故本题答案是E。

83. 固位力最大的固定桥固位体是

A. 嵌体   B. 全冠   C. 根内固位体

D. 部分冠   E. 桩核冠

【答案】B

【解析】全冠是固位力最大的固位体。故本题答案是B。易误选A。

84. 关于复合固定桥的说法中，错误的是
    A. 包括四个或四个以上的牙单位
    B. 整个固定桥中含有两个以上的基牙
    C. 承受外力时，各基牙受力反应一致
    D. 获得共同就位道比较困难
    E. 复合固定桥常包括前牙和后牙

【答案】C

【解析】复合固定桥涉及前牙和后牙，所以各基牙承受外力的时候反应一般不一致。故本题答案是C（该项的叙述是错误的）。

85. 后牙固定桥发生挠曲变形主要是由于
    A. 基牙数选择不当
    B. 基牙固位力不够
    C. 连接体设计不当
    D. 桥体刚性不够
    E. 殆力过于集中

【答案】E

【解析】发生挠曲变形的重要原因殆力。

86. 后牙区双端固定桥的主要整体运动方式是
    A. 近中向运动
    B. 远中向运动
    C. 唇舌向运动
    D. 颊舌向运动
    E. 垂直向运动

【答案】D

【解析】冠类修复体受到的脱位力主要是颊舌向，而桥类除了颊舌向还受到近远中向脱位力的影响，但是由于近远中邻牙的作用，主要的整体运动方式是颊舌向运动。故本题答案是D。易误选E。

87. 需采用复合固定桥的情况是
    A. 两侧侧切牙缺失
    B. 两中切牙缺失
    C. 一侧单个后牙缺失
    D. 第一前磨牙和第一磨牙缺失
    E. 全部磨牙游离缺失

【答案】D

【解析】需采用复合固定桥的情况是第一前磨牙和第一磨牙缺失。故本题答案是D。间隔缺失采用复合固定桥。

88. 与固定义齿桥体的龈面自洁性无关的是龈面
    A. 材料强度
    B. 接触方式
    C. 接触形态
    D. 接触面积
    E. 材料光洁度

【答案】A

【解析】与固定义齿桥体的龈面自洁性无关的是龈面材料强度。与桥体龈面自洁有关的因素包括：接触方式，球形和改良盖嵴式自洁能力好，而鞍式和盖嵴式自洁能力差；接触形态，突形接触的桥体龈面比凹形接触的桥体龈面自洁能力好；横截面积，接触面积越大，自洁能力越差；材料光洁度，材料表面越光洁，自洁能力越好，瓷的桥体与高度抛光的金属桥体自洁能力好，树脂桥体自洁能力差。故本题答案是A。易误选B。

89. 与固定义齿桥体龈面自洁性有关的最重要因素是
    A. 牙槽嵴吸收程度
    B. 牙槽嵴宽窄度
    C. 桥体龈面横截面积
    D. 桥体龈面接触形态
    E. 龈面采用的材料

【答案】D

【解析】①盖嵴式桥体：桥体龈端与牙槽嵴唇颊侧黏膜的一小部分呈线性接触。与牙槽嵴接触面积小，自洁作用好适用于上前牙牙槽嵴吸收较多者。②改良盖嵴式桥体：将盖嵴式桥体龈端向舌侧延伸，使唇颊侧接触区扩展至牙槽嵴顶。可防止食物进入龈端，自洁作用好，患者感觉舒适，上下颌固定桥均可使用。③鞍式桥体：桥体龈端骑跨在牙槽嵴顶上，与牙槽嵴接触面积大，自洁作用差。④改良鞍式桥体：桥体唇颊侧龈端与牙槽嵴顶接触，颈缘线位置与邻牙协调一致，符合美观要求。桥体龈端舌侧部分缩窄，尽量扩大舌侧邻间隙，减小龈端舌侧与牙槽嵴顶的接触面积。外形近似天然牙，美观，舒适，自洁作用好。是一种应用较多的较理想的桥体形式。⑤船底式桥体：桥体龈端呈船底式与牙槽嵴顶接触，接触面积最小，容易清洁。但桥体下部唇颊舌侧与牙槽间的三角间隙很容易滞留食物。只用于下颌牙槽嵴狭窄的病例。

90. 男，43岁。两年前行固定义齿修复，目前牙齿酸痛。查：6̄缺失，7̄5̄固定桥基牙，7̄全冠，5̄为3/4冠，已松动，牙体无龋坏，其原因是
    A. 桥体过长
    B. 咬合力过大
    C. 基牙松动
    D. 固位力不等
    E. 边缘不密合

【答案】D

【解析】当固定桥两端固位力不等的时候，固位力小的一侧固位体会在反复的拾力循环作用下松动。故本题答案是D。易误选C。

91. 固定义齿桥体长而刚性不够时会产生
A. 基牙下沉　　　　　　B. 桥体挠曲变形　　　　　C. 连接部位断裂
D. 固定义齿移动　　　　E. 固定义齿下沉

【答案】B

【解析】固定义齿桥体长而刚性不够时会产生桥体挠曲变形。故本题答案是B。易误选E。

92. 固定义齿修复时，一端基牙若有倾斜可设计
A. 一端为活动连接　　　B. 两端为活动连接　　　　C. 两端为固定连接
D. 增加一端基牙数　　　E. 增加两端基牙数

【答案】A

【解析】固定义齿修复时，一端基牙若有倾斜可设计一端为活动连接。故本题答案是A。易误选C。

93. 为减小基牙的负担，桥体设计时应考虑
A. 降低桥体牙尖斜度　　B. 降低桥体𬌗面高度　　　C. 采用金属与树脂材料
D. 设计悬空龈面形态　　E. 尽量扩大邻间隙

【答案】A

【解析】为减小基牙的负担，桥体设计时应考虑降低桥体牙尖斜度。进而减少基牙所承受的侧向力。故本题答案是A。易误选C。

94. 下颌牙列根据牙周膜面积大小排列顺序正确的是
A. 76543　　　　　　　B. 67543　　　　　　　　C. 67354
D. 76534　　　　　　　E. 67534

【答案】C

【解析】下颌牙列根据牙周膜面积大小排列顺序正确的是67354，上颌6>7>3>4>5>1>2，下颌6>7>3>5>4>1>2。故本题答案是C。易误选E。

95. 固定局部义齿制作时必须考虑的因素是
A. 缺失牙数目和部位　　B. 基牙条件　　　　　　　C. 咬合关系
D. 年龄　　　　　　　　E. 所有选项均是

【答案】E

96. 设计固定义齿时，增加基牙主要目的是
A. 为了分担Ⅱ度以上松动基牙的负担
B. 为了分担Ⅲ度以上松动基牙的负担
C. 为了减轻弱侧基牙的负荷（以分散𬌗力）
D. 为了对称美观
E. 为了尽量分散𬌗力，把基牙负担降到最小限度

【答案】C

【解析】固定义齿的基牙支持作用不足时，可以增加基牙的数目，以分散𬌗力，减轻某个基牙的负担。增加的基牙应放在比较弱的桥基牙侧，才能够起到保护弱基牙的作用。答案选择C。

97. 属于固定桥冠内固位体的是
A. 金属全冠　　　　　　B. 烤瓷全冠　　　　　　　C. 3/4冠
D. 针型固位高嵌体　　　E. 桩冠

【答案】D

【解析】固位体一般分为三种类型，即冠外固位体、冠内固位体与根内固位体。冠内固位体包括邻𬌗嵌体和高嵌体。故本题选D。冠外固位体包括部分冠与全冠，传统的部分冠包括金属铸造3/4冠及锤造𬌗面冠，全冠固位体包括铸造金属全冠、锤造金属全冠、金属-塑料全冠、金属-烤瓷全冠、全瓷冠。桩冠属于根内固位体。因此本题选D。

98. 需要考虑增加固定桥基牙数目的情况是
A. 基牙为单根牙　　　　B. 基牙轻度倾斜　　　　　C. 基牙牙周膜增宽

D. 基牙牙槽骨吸收 1/3 以上　　　E. 无对殆功能的基牙

【答案】D

【解析】基牙条件是牙根粗长，稳固，以多根牙的支持最好，不应存在病理性松动。牙根周围牙槽骨吸收，最多不超过根长 1/3。必要时需增加基牙数目以支持固定桥，牙槽骨吸收 1/3 会导致支持力不足，需要增加基牙数目，所以 D 正确。其他条件，如单根牙、倾斜牙、牙周膜增宽、无对殆牙，对基牙的抗力影响不大，故选 D。

99. 基牙临床牙根与固定义齿功能直接有关的是
A. 支持力　　　　　　　　B. 连接强度　　　　　　　　C. 固位力
D. 美观性　　　　　　　　E. 舒适度

【答案】A

【解析】基牙临床牙根与固定义齿功能直接有关的是支持力。

100. 当双端固定桥两端固位力不相等时首先会引起
A. 一端基牙松动　　　　　B. 一端基牙下沉　　　　　　C. 一端固位体磨耗
D. 一端固位体松动　　　　E. 整个固定桥变形

【答案】D

【解析】基牙两端的固位体固位力应基本相等，若相差悬殊，固位力较弱的一端固位体与基牙易松动，应增加基牙数。固位力大小应与牙殆力的大小、桥体的跨度和曲度相适应。桥体长，曲度大，牙殆力大，固位力弱，应增加基牙数，所以 D 正确。其他不稳固的情况与固位力不相等无关，排除 A、B、C、E，故选 D。

101. 与减少桥体殆力相关的是
A. 颊舌向径　　　　　　　B. 轴面形态　　　　　　　　C. 龈面形态
D. 自洁形态　　　　　　　E. 桥体强度

【答案】A

【解析】减少殆力的方法包括：减小颊舌经、扩大舌侧外展隙、增加食物排溢沟、降低牙尖斜度。

102. 关于上颌牙牙周面积的大小排序，正确的是
A. 6754321　　　　　　　B. 7645312　　　　　　　　C. 6745321
D. 6734512　　　　　　　E. 7634512

【答案】D

【解析】牙周膜面积测量，第一磨牙最大，第二磨牙其次，尖牙次之，上侧切牙和下中切牙最小。所以，上颌牙周面积的大小排序 6734512，所以 D 正确，故选 D。

103. 某患者 $\overline{2|1}$ 缺失，邻牙正常，其固定义齿设计应采用
A. 半固定桥　　　　　　　B. 单端固定桥　　　　　　　C. 双端固定桥
D. 特殊固定桥　　　　　　E. 复合固定桥

【答案】C

104. 患者女，左上第一磨牙缺失 3 个月，要求固定修复。如果左上第二磨牙近中倾斜，倾斜牙作固定桥基牙的最大障碍是
A. 倾斜度过大　　　　　　B. 共同就位道的获得　　　　C. 牙周组织承受能力
D. 牙髓失活治疗　　　　　E. 缺牙间隙过小

【答案】B

【解析】因患者邻缺隙的基牙近中倾斜，而缺失的牙又是殆力要求比较大的牙，故应设计双端固定桥，这样两端固位体在取得共同就位道上存在困难，故本题选 B。

105. 某患者，右上第一磨牙缺失，行双端固定桥修复，固定桥试戴时桥体黏膜发白，最可能的原因是
A. 就位道不一致　　　　　B. 邻面接触点过紧　　　　　C. 有早接触
D. 制作的桥体龈端过长　　E. 固位体边缘过长

【答案】D

【解析】桥体组织面龈端与黏膜的接触情况应进行仔细检查，既不能有缝隙，也不能压迫牙龈黏膜，牙龈受压可表现为黏膜的明显发白，此时需要进行适当调改，故本题选 D。就位道不一致会导致基牙疼痛；邻面接触过紧，会导致邻牙疼痛；早接触会导致咬合痛；固位体边缘过长或边缘不密合会有悬突、食物渣和菌斑集聚。

106. 某患者，男。右上 5 行双端固定桥修复，固定桥试戴时用力戴入，基牙出现胀痛不适。最可能的原

因是

    A. 就位道稍不一致　　　　　B. 有早接触点　　　　　　　C. 基牙牙髓炎

    D. 邻接关系过紧　　　　　　E. 邻牙根尖病变

【答案】A

【解析】固定桥试戴时用力戴入，基牙出现胀痛不适，是由于就位道稍不一致所导致；如邻牙出现胀痛，则由于连接关系过紧；有早接触点，则为咬合痛；基牙牙髓炎，初期可为冷、热、酸、甜刺激性疼痛，逐渐发展为自发痛；邻牙根尖周病，表现为自发痛、叩痛或咬合痛。故本题选 A。

（107～108题共用备选答案）

    A. 支持尖相对的中央窝　　　B. 支持尖上的干扰点　　　　C. 非支持尖形成的干扰点

    D. 上尖牙的舌斜面　　　　　E. 以调磨下尖牙的唇斜面为主

107. 全口义齿选磨侧方殆的干扰时，后牙应选磨

108. 在调磨尖牙殆干扰时，通常选磨

【答案】C、E

（109～110题共用备选答案）

    A. 牙冠形态　　　　　　　　B. 牙根形态　　　　　　　　C. 桥体殆面形态

    D. 连接体形态　　　　　　　E. 桥体龈面形态

109. 与固定义齿自洁作用有关的形态是

110. 与固定义齿咀嚼功能有关的形态是

【答案】E、C

（111～113题共用题干）

男，62岁，$\overline{765|4567}$、$\overline{765|67}$缺失，可摘局部义齿初戴后一个月，咀嚼时常咬颊黏膜，下颌舌侧第一磨牙至磨牙后垫区压痛，来院复诊。

111. 咬颊黏膜可能原因

    A. 殆平面过低　　　　　　　B. 下颌后牙偏向舌侧　　　　C. 后牙覆殆过小

    D. 后牙覆盖过小　　　　　　E. 上颌后牙颊尖过高

112. 消除咬颊黏膜方法可采用

    A. 加大前牙覆殆　　　　　　B. 加大后牙覆盖　　　　　　C. 升高殆平面

    D. 调改上颌后牙颊尖　　　　E. 调改下颌后牙舌尖

113. 压痛区检查时应注意

    A. 下颌隆突区　　　　　　　B. 上颌结节区　　　　　　　C. 内斜嵴

    D. 舌侧系带区　　　　　　　E. 磨牙后垫区

【答案】D、B、C

（114～116题共用题干）

女，45岁，$\overline{321|123}$缺失，前牙区Ⅰ度深覆殆，余留牙无异常。

114. 可摘局部义齿卡环可放置在

    A. $\underline{4|4}$　　　　　　　　　　B. $\underline{4|3}$　　　　　　　　　　C. $\underline{64|3}$

    D. $\underline{4|36}$　　　　　　　　　E. $\underline{64|46}$

115. 义齿的基托最好选用

    A. 铸造基托　　　　　　　　B. 塑料基托　　　　　　　　C. 金属网状基托

    D. 锤造基托　　　　　　　　E. 树脂基托

116. 人工牙可选择

    A. 瓷牙　　　　　　　　　　B. 铸造牙　　　　　　　　　C. 锤造牙

    D. 金属舌面牙　　　　　　　E. 金属殆面牙

【答案】E、A、D

【解析】肯式四类可摘局部义齿设计时，卡环首先应尽量避免放到前牙影响美观，且因此患者缺牙较多，应设计为混合支持式，故第一小题选 E。前牙缺失，前牙区Ⅰ度深覆殆，此时上前牙腭侧间隙小，而深覆殆患者前牙殆力相对较大，无足够空间容纳塑料基托厚度，且塑料基托易折裂，而金属基托强度大且较薄，故第二小题选 A。人工牙只有金属舌面牙所需空间最小。

(117～118题共用备选答案)
A. 圈形卡环　　　　　　　　B. 回力卡环　　　　　　　　C. 对半卡环
D. RPA 卡环　　　　　　　　E. 三臂卡环

117. 适合于近远中均有缺隙的孤立磨牙或前磨牙
118. 远中游离缺失者，末端基牙支持条件较差，基牙颊侧组织倒凹明显

【答案】C、D

(119～121题共用备选答案)
A. 1/4　　　　　　　　　　B. 1/3　　　　　　　　　　C. 1/2
D. 2/3　　　　　　　　　　E. 3/4

119. 需要拔除的牙，牙槽骨需要吸收超过
120. 磨牙支托长度是磨牙近远中长度的
121. 桩的直径是根径的

【答案】D、A、B

(122～123题共用题干)

男，45岁。4年前上下义齿修复，现咀嚼不烂食物，且疼痛。查：$\overline{74}|4567$ 缺失，可摘局部义齿修复，基托与黏膜贴合，边缘伸展稍长。义齿𬌗面磨损。右前弓区黏膜返折处及右远中颊角处有溃疡。

122. 必须进行的一项重要检查是
　　A. 卡环与基牙是否贴合　　　B. 垂直距离是否降低　　　C. 基牙有无龋坏
　　D. 牙槽嵴健康状况　　　　　E. 基牙牙周健康状况
123. 对该患者的最佳治疗方案是
　　A. 加深义齿𬌗面窝沟　　　　B. 压痛处缓冲　　　　　　C. 上下义齿重衬
　　D. 重新制作义齿，排列硬质牙　　E. 用自凝塑料恢复磨损的𬌗面

【答案】B、D

【解析】修复体使用时间长，会出现人工牙𬌗面磨耗和牙槽嵴吸收，义齿整体下沉的问题。两者都会导致垂直距离降低，咀嚼不烂食物（主诉），后者同时也会导致前庭沟变浅，义齿基托边缘相对变长，黏膜转折处溃疡疼痛。因此应该重检查垂直距离是否降低。垂直距离低的解决方案是重新制作义齿，同时题干提示𬌗面磨损，为了避免同样情况出现，可选用硬质牙。

(124～125题共用题干)

女，32岁。缺牙6年余，2周前做可摘局部义齿修复，诉进食稍硬食物即感疼痛。查：$|678$ 缺失，修复体为单侧设计混合支持式义齿，$|5$ 为PRI卡环，基托组织面广泛红肿，有基托压痕，对𬌗牙伸长，𬌗龈间隙3mm。

124. 导致疼痛的最主要原因是
　　A. 制作上的问题　　　　　　B. 设计错误　　　　　　　C. 黏膜过薄
　　D. 牙尖斜度过大　　　　　　E. 咬合压力大
125. 解决该问题的有效办法是
　　A. 调𬌗以减小义齿承受的𬌗力　　　　　B. 降低义齿𬌗面以减小𬌗力
　　C. 用软衬材料垫底以减轻𬌗力对牙槽嵴的压力　　D. 调整对𬌗牙，改变𬌗曲线
　　E. 改变义齿设计

【答案】B、E

【解析】患者单侧游离缺失，应双侧设计混合共支持义齿，用大面积的大连接体或基托分散𬌗力。由于设计错误，导致组织受𬌗力过大，引起压痛。设计缺陷必须重新设计修复。

(126～128题共用题干)

一患者，$\overline{8765}|5678$ 缺失，牙槽嵴丰满，余留牙牙槽骨吸收1/2，口底至舌侧龈缘的距离为9mm。设计铸造支架可摘局部义齿修复。

126. 如果末端基牙颊侧倒凹正常，前庭沟深，患者要求尽量少暴露金属，固位体应选择
　　A. 三臂卡环　　　　　　　　B. RPI 卡环　　　　　　　C. 回力卡环
　　D. 间隙卡环　　　　　　　　E. 联合卡环

127. 可摘局部义齿支架设计中除舌杆和末端基牙固位体外，间接固位体最好采用
A. 前牙舌隆突上的连续卡环   B. 舌支托   C. 附加卡环
D. 唇杆   E. 切牙支托

128. 如果口底至舌侧龈缘的距离为 5mm，大连接体应该采用
A. 舌杆   B. 舌板   C. 唇杆
D. 舌杆 + 前牙舌隆突上连续卡环   E. 前牙舌隆突上连续卡环

【答案】B、A、B

【解析】口底到舌侧龈缘的距离大于 7~9mm 才能使用舌杆，否则要使用舌板。

（129~131 题共用题干）

患者，女，62 岁，8764|8 缺失。上颌牙基本正常。活动义齿戴用 1 周后出现右下牙疼痛，进食时义齿翘动。检查：|6 三臂卡，|5 远中𬌗支托、三臂卡。|3 舌支托，舌杆大连接体连接；义齿各部分密合，咬合不高；|5 叩痛，咀嚼时义齿翘动。

129. |5 叩痛的原因是
A. 患者使用不当   B. 卡环设计不合理，产生扭力，牙周膜损伤
C. 基托边缘过长，压迫牙龈   D. 基托下组织提供的支持力不够
E. 咬合不平衡

【答案】B

【解析】远中游离缺失，近中基牙应设计成基牙的卡环，如回力卡环、RPI 卡环，该题设计成三臂卡环，增加了基牙的负担，故出现叩痛，为设计不合理。

130. |5 上较为合理的卡环设计为
A. RPI 卡环   B. 近中𬌗支托，三臂卡   C. 回力卡环
D. RPA 卡环   E. 对半卡环

【答案】E

【解析】对半卡环适用于前后有缺隙的、孤立的前磨牙或磨牙上。

131. 解决义齿翘动的方法是
A. 人工牙减径   B. 调磨对𬌗牙   C. 加大基托面积
D. 在 |4 上加隙卡   E. 在 |4 上加近中𬌗支托作为间接固位体

【答案】E

【解析】可摘义齿戴入后出现翘动的原因是有支点存在，为义齿不稳定的表现之一，故应在平衡侧下 4 加间接固位体，防止义齿翘动。故选 E。

（132~134 题共用备选答案）
A. 3/4 冠   B. 金属烤瓷全冠   C. 铸造开面冠
D. 塑料全冠   E. 铸造金属全冠

132. 前牙固定桥固位体应选择
133. 后牙临时固定桥固位体可选择
134. 后牙固定桥咬合较紧，第二磨牙固位体可选择

【答案】B、D、E

【解析】前牙固定桥固位体应选金属烤瓷全冠，因前牙固位体既要求固位力好又要求美观。后牙临时固定桥固位体可选择塑料全冠，作为临时牙，塑料材料方便又经济，起临时保护作用。后牙固定桥咬合较紧，第二磨牙固位体可选择铸造金属全冠，固位力好且牙体预备量少，咬合紧时其间隙小可采用。

（135~136 题共用备选答案）
A. 双端固定桥   B. 种植体固定桥   C. 应力中断式固定桥
D. 复合固定桥   E. 粘结固定桥

135. 有中间基牙的多单位固定桥，为
136. 缺隙两端各有一基牙，且两侧均为不动连接体的固定桥称为

【答案】D、A

【解析】应力中断式固定桥的两端有不同的连接体，桥体的一端为固定连接体，与固位体固定连接；另一端为活动连接体，多为栓体栓道式结构，通常栓体位于桥体一侧，栓道位于固位体一侧。单端固定桥又称为悬

臂固定桥。单端固定桥仅一端有固位体和基牙，桥体与固位体之间由固定连接体连接，另一端是完全游离的悬臂，无基牙支持。复合固定桥是包含上述3种基本类型中的两种，或者同时具备3种的复合组成形式。对于中间有基牙的多单位固定桥，使用的是复合固定桥。粘结固定桥是主要靠酸蚀及粘结材料粘结力固位的固定桥。双端固定桥是其两端都有固位体，固位体和桥体之间的连接形式为固定连接。

（137～140题共用题干）

某女，59岁，上颌 6|7，下颌 7|7 缺失，智齿未萌，右上7近中颊侧倾斜，未见其他异常，牙槽嵴丰满，上颌散在骨尖，颌间距离正常。

137 修复前首先应处理的是

A. 拔除右上7　　　　　　B. 右上7根管治疗后改变就位道　　C. 唇颊沟加深术

D. 去除上颌散在骨尖　　　E. 口腔卫生宣教

【答案】D

138. 制取印模的方式为

A. 上下颌均取解剖式印模　　　　　　B. 上下颌均取功能性印模

C. 上颌取解剖式印模，下颌取功能性印模　　D. 上颌取功能性印模，下颌取解剖式印模

E. 以上均可

【答案】B

139. 右上7最宜用的卡环是

A. 回力卡　　　　　　B. 联合卡　　　　　　C. 对半卡

D. 圈形卡　　　　　　E. 杆形卡

【答案】D

140. 下列区域不需要进行缓冲的是

A. 骨尖　　　　　　B. 上颌结节的颊侧　　　　　　C. 下牙舌骨嵴

D. 磨牙后区　　　　E. 上颌颊系带

【答案】D

（141～144题共用题干）

一患者 8-6|5-8 缺失，|4 不松动，无龋，牙槽嵴丰满，铸造支架式义齿，5|4 远中𬌗支托，三臂卡固位体，舌杆大连接体。义齿戴用1周后，患者主诉基托压痛，基牙咬合痛。口腔内检查：舌系带根部小溃疡，左侧下颌隆突处黏膜红肿，|4 叩痛（+），义齿各部分密合，咬合不高。

141. 系带根部有小溃疡的原因是

A. 义齿下沉　　　　　　B. 舌杆未缓冲　　　　　　C. 舌杆位置过低

D. 义齿摘戴困难　　　　E. 义齿前后翘动

【答案】C

142. 左侧下颌隆突压痛的处理方法是

A. 调𬌗　　　　　　B. 义齿基托边缘磨除　　　　　　C. 义齿基托组织面相应处缓冲

D. 义齿基托组织面重衬　　E. 调整34卡环的固位力

【答案】C

143. 基牙疼痛的原因是

A. 咬合干扰　　　　　　B. 牙周病　　　　　　C. 根尖周病

D. 受力过大　　　　　　E. 牙本质过敏

【答案】D

144. 为了减轻 |4 的所受的扭力，可以采取以下措施，除了

A. 人工牙减数减径　　　　　　B. 增加间接固位体　　　　　　C. 改用回力卡环

D. 减小游离端基托面积　　　　E. 改用RPI卡环

【答案】D

（145～147题共用题干）

患者，男，45岁。在某诊所做左下后牙固定修复体3年，近来义齿松动，口臭，左下后牙自发性疼痛，夜间明显。查：|6 缺失，|57 为桥基牙，金属全冠固位体颈缘下方可探及龋，未见破损。

145. 口腔检查的重点是
A. 口腔卫生状况　　　　　　B. 牙周组织状况　　　　　　C. 牙槽嵴
D. 殆关系　　　　　　　　　E. 原修复体及基牙
【答案】E
【解析】此患者在固定修复后发生义齿松动，后牙自发性疼痛，桥基牙缺失，金属全冠固位体颈缘下方可探及龋，这些症状都是原不良修复体所致，所以需要对原修复体及基牙进行重点的检查，对修复体的边缘封闭，固位力进行判断，以及基牙状况进行评估，以便进行进一步的修复，所以此题选E。

146. 引起疼痛最可能的原因是
A. 咬合不平衡　　　　　　　B. 固位体松动　　　　　　　C. 继发龋引起牙髓炎
D. 牙周炎　　　　　　　　　E. 邻接关系不良
【答案】C
【解析】此患者在固定修复后发生义齿松动，后牙自发性疼痛，夜间加重，此为急性牙髓炎症状，检查发现金属全冠固位体颈缘下方可探及龋，可怀疑是修复后由于松动导致边缘渗漏，细菌入侵引起继发龋，导致急性牙髓炎，所以C正确，所以此题选C。

147. 对该患者的首要治疗是
A. 拆除固定桥后，针对情况进一步治疗　　　　B. 牙周洁治
C. X线检查基牙有无继发龋　　　　　　　　　D. 服镇痛药观察
E. 在固位体殆面开窗观察
【答案】A
【解析】此患者的口腔症状是由于不良修复体引起，所以治疗的第一步首先是去除不良修复体，然后根据症状牙髓炎的需要开髓根管充填等进一步治疗，所以A正确。牙周洁治针对牙龈炎和慢性牙周炎，不是引起此患者疼痛的原因，所以排除B。X线片检查基牙有无继发龋是检查，不是治疗，所以排除C。服止痛药观察，在固位体殆面开窗观察没有去除导致疼痛的根本原因牙髓炎，所以排除D、E，故此题选A。

（148～150题共用题干）
某男，27岁，要求固定修复6｜。检查：6｜缺失，缺隙较大，7｜不松，叩（-）；｜5松Ⅰ度，叩（-）；余牙无异常。

148. 此时临床上最常用，最有效的辅助检查是
A. 殆力检测　　　　　　　　B. 咀嚼效率测定　　　　　　C. 肌电图检查
D. X线平片　　　　　　　　E. 制取研究模
【答案】D

149. 若设计双端固定桥修复6｜，此时应重点考虑
A. 5｜选用固位力较弱的固位体　　B. 增选4｜和5｜联合做基牙　　C. 增加桥体的机械强度
D. 增加桥体的牙尖高度　　　　　　E. 增加桥体的颊舌径
【答案】B

150. 基牙预备完成后制取下颌工作模时，操作者应站在患者的
A. 左前方　　　　　　　　　B. 左后方　　　　　　　　　C. 右前方
D. 右后方　　　　　　　　　E. 任意位置
【答案】C

（151～153题共用备选答案）
A. 直径为1.2mm的不锈钢丝　　B. 直径为1.0mm的不锈钢丝　　C. 直径为0.9mm的不锈钢丝
D. 直径为0.8mm的不锈钢丝　　E. 直径为0.7mm的不锈钢丝

151. 制作殆支托宜选用
【答案】A

152. 制作磨牙或前磨牙卡环宜选用
【答案】C

153. 制作矫治器的唇弓及附件宜选用
【答案】E
【解析】A制作殆支托宜选用，B不宜选用；C制作磨牙或前磨牙卡环宜选用，磨牙卡环用直径0.9～1.0mm

的不锈钢丝，前磨牙卡环用直径0.8～0.9mm的不锈钢丝；D制作磨牙前磨牙和尖牙卡环选用；E制作矫治器的唇弓及附件宜选用。

（154～156题共用备选答案）

A. 基牙牙冠形态　　　　　　B. 基牙牙根形态　　　　　　C. 桥体殆面形态
D. 桥体龈面形态　　　　　　E. 固位体轴面形态

154. 对固定义齿基牙牙周健康有影响的是

155. 对固定义齿咀嚼功能有影响的是

156. 对固定义齿固位有影响的是

【答案】E、C、A

【解析】固定义齿基牙牙冠形态佳，则其提供的固位力大；牙根形态佳，则其提供的支持力大；桥体殆面应恢复合适的牙尖斜度，则咀嚼效能高；桥体龈面形态恢复得好，则自洁作用佳，不易积存食物，有利于保持良好的口腔卫生状况；固位体轴面形态恢复佳，则咀嚼时食物流溢顺畅，且对牙龈有良好的按摩作用，有利于保持良好的牙周状况。

（157～160题共用备选答案）

A. 卡臂尖未进入倒凹区　　　B. 基托与黏膜不密合　　　　C. 卡环过紧
D. 殆支托凹过深　　　　　　E. 有早接触

157. 基牙过敏

【答案】D

158. 食物碎屑易进入基托组织面

【答案】B

159. 食物嵌塞

【答案】B

160. 义齿松动

【答案】A

（161～163题共用备选答案）

A. 对半卡环　　　　　　　　B. 圈形卡环　　　　　　　　C. 三臂卡环
D. 回力卡环　　　　　　　　E. 联合卡环

161. 前后均有缺牙间隙的孤立后牙上的卡环宜采用

【答案】A

162. 单侧牙缺失较多，需对侧辅助固位的卡环是

【答案】E

163. 用于最后孤立磨牙且向近中舌侧或近中颊侧倾斜牙上的卡环是

【答案】B

（164～168题共用备选答案）

A. 被称为完全固定桥的是
B. 一端的固位体为固定连接，另一端的固位体为活动连接的固定桥
C. 仅一端有固位体，桥体与固位体之间为固定连接的固定桥
D. 以各种骨内种植体作为固定桥的支持和固位端制成的固定桥
E. 可以自行摘戴的固定桥

164. 双端固定桥

【答案】A

165. 种植体固定桥

【答案】D

166. 固定-可摘联合桥

【答案】E

167. 单端固定桥

【答案】C

168. 半固定桥

【答案】B

(169～173题共用备选答案)

A. 0.3mm　　　　　　　　　B. 0.5mm　　　　　　　　　C. 1.0mm
D. 1.5mm　　　　　　　　　E. 2.0mm

169. 贵金属金瓷冠基底冠厚度不低于
【答案】B

170. 非贵金属金瓷冠基底冠厚度不低于
【答案】A

171. 金瓷冠唇面肩台的厚度为
【答案】C

172. 3/4冠邻轴沟的深度为
【答案】C

173. 洞固位形的深度应大于
【答案】E

(174～179题共用备选答案)

A. 嵌体　　　　　　　　　　B. 3/4冠　　　　　　　　　C. 金属全冠
D. 烤瓷全冠　　　　　　　　E. 甲冠

174. 强度最差的是
【答案】E

175. 常作为临时修复体的是
【答案】E

176. 边缘线最长的是
【答案】A

177. 最美观的修复体是
【答案】D

178. 固位力最差的是
【答案】A

179. 磨牙量最大的是
【答案】D

(180～187题共用备选答案)

A. 0.1mm　　　　　　　　　B. 0.2mm　　　　　　　　　C. 0.3mm
D. 0.5mm　　　　　　　　　E. 1.0mm

180. 铸造金属全冠𬌗面磨除的厚度最少为
【答案】D

181. 3/4冠邻轴沟的深度一般为
【答案】E

182. 金瓷冠不透明瓷厚度一般为
【答案】B

183. 金瓷冠的基底冠厚度至少为
【答案】C

184. 钉洞固位形的直径一般为
【答案】E

185. 铸造金属全冠凹形边缘的宽度为
【答案】D

186. PFM唇侧肩台宽度
【答案】E

187. 金瓷冠金属舌侧龈边缘的宽度一般为
【答案】D

（188～191题共用备选答案）
A. 固定修复的最佳时机是拔牙后
B. 前牙创伤牙折伴牙周膜撕裂伤，根管治疗后到桩冠修复时需时
C. 上颌种植修复时最佳时间是拔牙后
D. 进行可摘义齿修复至少应在拔牙后
E. 下颌种植修复的最佳时间是在拔牙后

188. 1周
【答案】B

189. 1个月
【答案】D

190. 5～6个月
【答案】C

191. 3个月
【答案】A

（192～193题共用备选答案）
A. 前牙残根
B. 较大范围的牙列缺损
C. 少量牙槽嵴缺损的牙列缺损
D. 后牙残根
E. 大范围的牙槽嵴缺损或颌骨缺损

192. 可摘局部义齿适于修复
【答案】B

193. 颌面赝复体适于修复
【答案】E

（194～197题共用备选答案）
A. 肯氏一类，第一亚类
B. 肯氏二类，第三亚类
C. 肯氏一类，第二亚类
D. 肯氏四类
E. 以上均不是

194. 余留牙为 7432 | 23567，按照肯氏分类法应属
【答案】C

195. 缺失牙为 87654 | 125678，按照肯氏分类法应属
【答案】A

196. 余留牙为 87654 | 45678，按照肯氏分类法应属
【答案】D

197. 缺失牙为 87652 | 1256，按照肯氏分类法应属
【答案】B

（198～199题共用备选答案）
A. 基牙的远近缺隙侧均有明显的倒凹
B. 基牙向缺隙方向倾斜时所画出的观测线
C. 基牙向缺隙相反方向倾斜时所画出的观测线
D. 基牙向颊侧倾斜时所形成的观测线
E. 基牙向舌侧倾斜时所形成的观测线

198. Ⅰ型观测线是
【答案】C

199. Ⅱ型观测线是
【答案】B

（200～203题共用备选答案）
A. 卡臂尖
B. 卡环臂
C. 𬌗支托
D. 连接体
E. 基托

200. 可摘局部义齿主要起稳定作用的是
【答案】B

201. 可摘局部义齿主要起固位作用的是
【答案】A

202. 可摘局部义齿主要起支持作用的是

【答案】C

203. 必须部分放入基牙倒凹内的部分是

【答案】A

(204～205题共用备选答案)

A. 单臂卡环　　　　　　B. 双臂卡环　　　　　　C. 间隙卡环
D. Ⅰ杆卡环　　　　　　E. T形卡环

204. 具有支持作用的卡环是

【答案】C

205. 与基牙接触面积最小的卡环是

【答案】D

(206～210题共用备选答案)

A. 连续卡环　　　　　　B. 回力卡环　　　　　　C. 对半卡环
D. 杆型卡环　　　　　　E. 联合卡环

206. 具有弹性卡环之称的是

【答案】B

207. 可用作牙周固定的是

【答案】A

208. 可以防止食物嵌塞的是

【答案】E

209. 用于前后有缺隙的孤立前磨牙或磨牙的是

【答案】C

210. 美观致龋率低的是

【答案】D

(211～215题共用备选答案)

A. 两个相互接触而又相互运动的物体间所产生的作用力
B. 粘结剂与被粘结物体界面上分子间的结合力
C. 要求在完成修复后修复体和患牙具有能抵抗𬌗力而不致破坏或折裂的外形
D. 修复体在行使功能时，能够抵御各种作用力而不发生位移或脱落的能力
E. 物体位移是受到一定的限制，加给物体的这种限制的力叫

211. 粘结力

【答案】B

212. 约束力

【答案】E

213. 抗力形

【答案】C

214. 摩擦力

【答案】A

215. 固位力

【答案】D

(216～219题共用备选答案)

A. 息止颌位　　　　　　B. 息止𬌗间隙　　　　　　C. 垂直距离
D. 牙尖交错位　　　　　E. 颌间距离

216. 上下牙达到最广泛最紧密的接触，下颌相对上颌的位置

【答案】D

217. 下颌处于安静状态下的，上下颌不接触的位置

【答案】A

218. 下颌处于安静状态下时，上下牙列之间的距离称

【答案】B

219. 牙列缺失者上下牙槽嵴在正中颌位时的距离
【答案】E

(220～221题共用备选答案)
A. 从前向后就位   B. 从后向前就位   C. 左侧先就位
D. 右侧先就位   E. 垂直就位

220. 前后牙均有缺失，义齿应
【答案】A

221. 倒凹集中在左侧，义齿应
【答案】C

(222～223题共用备选答案)
A. 由前向后   B. 由后向前   C. 垂直向
D. 旋转   E. 侧向

222. 肯氏四类牙列缺损，义齿最佳就位方向
【答案】A

223. 6̄缺失，7̄松动Ⅰ度，以5̄7̄为基牙，活动义齿修复，就位方向为
【答案】B

(224～225共用备选答案)
A. 三臂卡环   B. RPI卡环   C. 圈形卡环
D. 联合卡环   E. RPA卡环

224. 单侧缺牙非缺失侧基牙牙冠短而稳固，应设计
【答案】D

225. 肯氏Ⅱ类缺失，基牙条件差，牙槽嵴条件好，游离缺失末端基牙应设
【答案】B

(226～227题共用备选答案)
A. 64|235 缺失   B. 8765|1278 缺失   C. |6 缺失
D. 4+4 缺失   E. 87654321|1234 缺失

226. 需要用𬌗托确定正中位关系和中线的是
【答案】E

227. 需要用𬌗堤确定正中𬌗关系及垂直距离的是
【答案】B

228. 以下哪项不是固定义齿的优点
A. 固位作用好   B. 咀嚼效能高   C. 磨切牙体组织少
D. 近似真牙   E. 异物感小
【答案】C

229. 悬空式桥体与黏膜的关系是
A. 与黏膜面状接触   B. 离开黏膜1mm   C. 离开黏膜2mm
D. 离开黏膜3mm   E. 离开黏膜3mm以上
【答案】E

230. 塑料义齿磨光时，不正确的操作是
A. 打磨从粗到细   B. 从磨光面到组织面   C. 不要破坏基托外形
D. 随时变换打磨部位   E. 间断打磨以免产热过多
【答案】B

231. 对大连接体的要求，哪项不正确
A. 扁平形或板条形   B. 不压迫骨性突起   C. 边缘圆钝
D. 不妨碍唇颊舌活动   E. 尽量增加宽度，可保证足够强度
【答案】E

232. 肯氏一类缺失的后腭杆应
A. 与黏膜密合   B. 离开黏膜0.5～1mm   C. 离开黏膜1.5～2mm

D. 离开黏膜 2～2.5mm E. 离开黏膜 3～4mm
【答案】B

233. 固定义齿采用冠外固体位时，与义齿固位最直接相关的组织结构是
A. 基牙临床牙冠 B. 基牙临床牙根 C. 缺牙间隙
D. 缺牙区牙槽嵴 E. 缺失牙对颌牙
【答案】A

234. 多用于远中孤立的磨牙上，上颌磨牙向近中颊侧倾斜下颌磨牙向近中舌侧倾斜者的卡环是
A. 回力卡环 B. 延伸卡环 C. 三臂卡环
D. 圈形卡环 E. 对半卡环
【答案】D

235. 可摘局部义齿初戴困难的原因哪项不正确
A. 义齿基托进入组织倒凹 B. 卡环过紧 C. 卡环进入基牙倒凹区
D. 金属附件进入倒凹区 E. 基牙牙冠过大
【答案】E

236. 近中基牙向缺隙侧倾斜所画出的观测线
A. 近中倒凹大 B. 远中倒凹大 C. 颊侧倒凹大
D. 舌侧倒凹大 E. 颊舌近远中倒凹都大
【答案】B

237. 以下关于局部义齿基托的表述中正确的是
A. 磨牙后垫处应作缓冲 B. 黏膜支持式义齿的基托可适当缩小
C. 塑料基托的温度传导作用好于金属基托 D. 前牙缺失的义齿均须有唇侧基托
E. 基托与天然牙轴面非倒凹区接触，可起卡环对抗臂作用
【答案】E

238. 杆形卡环不具备的优点是
A. 弹性好 B. 固位作用好 C. 对基牙损伤小
D. 不易存积食物 E. 基牙可保持生理运动
【答案】B

239. 以下表述错误的是
A. 联合卡环有防止食物嵌塞的作用
B. 延伸卡环的卡臂在邻近缺隙的基牙上，位于倒凹区，起固位作用
C. RPI 卡环可减少基牙扭力
D. 孤立磨牙上的圈形卡环的卡臂尖向近中
E. 对半卡环有两个殆支托
【答案】B

240. 胶联式可摘局部义齿制作时，填胶应在材料调和后的哪一期进行
A. 湿砂期 B. 粥样期 C. 黏胶期
D. 面团期 E. 橡皮期
【答案】D

241. 支架式义齿的网状小连接体与缺牙区牙槽嵴的关系是
A. 紧密压迫牙龈，在模型上要将牙槽嵴刮除 1.0mm B. 紧密压迫牙龈，在模型上要将牙槽嵴刮除 0.5mm
C. 轻轻接触 D. 离开 0.5～1.0mm
E. 离开 1.5～2.0mm
【答案】D

242. 义齿基托的功能不包括
A. 连接义齿各部件成一整体 B. 承担传递分散殆力 C. 修复缺损的软硬组织
D. 直接有效的固位作用 E. 间接固位作用
【答案】D

243. 杆形卡环的固位臂进入基牙倒凹的方向是
A. 从近中方向　　　　　B. 从远中方向　　　　　C. 从牙龈方向
D. 从𬌗面方向　　　　　E. 从侧面方向
【答案】C

244. 可摘局部义齿人工后牙减径的目的是
A. 减轻𬌗力　　　　　　B. 获得咬𬌗平衡　　　　C. 提高咀嚼效率
D. 利于发音　　　　　　E. 增强固位
【答案】A

245. RPD 三种支持形式中，哪一描述是错误的
A. 主要由天然牙来承担𬌗力的称牙支持式
B. 牙支持式多用于缺牙数目不多，非游离缺失而基牙健康者
C. 黏膜支持式义齿多用三臂卡增加固位，减轻黏膜负担
D. 混合支持式义齿尤其适用于游离缺失的牙列缺损
E. 混合支持式义齿是由天然牙和黏膜牙槽嵴共同承担𬌗力
【答案】C

246. 铸造𬌗支托在基牙缘处的厚度为
A. 0.5～1.0mm　　　　　B. 1.0～1.5mm　　　　　C. 1.5～2.0mm
D. 2.0～2.5mm　　　　　E. 2.5～3.0mm
【答案】B

247. 属于特殊结构的固定桥是
A. 单端固定桥　　　　　B. 双端固定桥　　　　　C. 半固定桥
D. 复合固定桥　　　　　E. 粘结固定桥
【答案】E

248. RPI 卡环采用近中𬌗支托的主要目的是
A. 防止基托下沉　　　　B. 减少牙槽嵴受力　　　C. 减少基牙所受扭力
D. 增强义齿稳定　　　　E. 防止食物嵌塞
【答案】C

249. 关于𬌗支托的描述，错误的是
A. 厚度为 1.0～1.5mm　　B. 前磨牙颊舌径的 1/2　　C. 磨牙颊舌径的 1/3
D. 前磨牙近远中径的 1/2　E. 磨牙近远中径的 1/4
【答案】D

250. 铸造𬌗支托凹制备时，其宽度应为前磨牙𬌗面颊舌径的
A. 1/2　　　　　　　　　B. 1/3　　　　　　　　　C. 1/4
D. 3/4　　　　　　　　　E. 2/3
【答案】A

251. 在可摘局部义齿就位方式的选择中，使缺隙两端基牙位于缺隙侧的倒凹相近，应采用的方法是
A. 均凹法　　　　　　　B. 调凹法　　　　　　　C. 填凹法
D. 减凹法　　　　　　　E. 增凹法
【答案】A

252. 可摘局部义齿间接固位体的主要作用不包括
A. 防止义齿𬌗向脱位　　B. 对抗侧向力，防止义齿摆动　C. 平衡作用，防止义齿下沉
D. 支持作用，防止义齿下沉　E. 分散𬌗力，减轻负荷
【答案】C

253. 缺失向近中倾斜 30°时，一般不宜做固定桥的原因是
A. 不易寻求共同就位道　B. 受力时基牙承受非轴向力　C. 不易选择合适的固位体
D. 备牙时切割牙体组织过多　E. 容易引起基牙龋坏
【答案】A

254. 年轻患者，上前牙缺失，下前牙咬于腭黏膜时，哪种设计为好
 A. 磨除下前牙切端使有 2mm 空隙　　　　　B. 在义齿上前牙区基托附平面导板，择期再行修复
 C. 在义齿的上磨牙区作𬌗垫　　　　　　　　D. 拔除下前牙后，上下前牙义齿修复
 E. 在义齿上前牙区加斜面导板
【答案】E

255. 在排列可摘局部义齿人工后牙的要求中，错误的是
 A. 尽可能减小覆盖　　　　　　　　　　　　B. 前磨牙的排列兼顾美观
 C. 尽量排列在牙槽嵴顶上　　　　　　　　　D. 与对𬌗牙排成尖窝相对的咬合关系
 E. 上下颌双侧后牙缺失，𬌗平面平分𬌗间距离
【答案】A

256. 肯氏一类牙列缺损设计中，不能减小牙槽嵴𬌗力负担的措施是
 A. 排列瓷牙　　　　　　　　　　　　　　　B. 减小人工牙颊舌径
 C. 扩大基托面积　　　　　　　　　　　　　D. 减少人工牙数目，通常可少排第一前磨牙
 E. 加深𬌗面沟窝形态
【答案】A

257. 关于铸造卡环的描述，错误的是
 A. 卡环臂呈内扁外圆的半圆形　　　　　　　B. 卡环臂尖有固位支持稳定作用
 C. 卡环臂起𬌗部分宽厚，越向尖端越窄薄　　D. 卡环体位于基牙非倒凹区
 E. 卡环尖位于基牙倒凹区
【答案】B

258. 充填塑料时，应注意下列各项，除外
 A. 用量要合适　　　　B. 塑料调和后，静置桌上　　　C. 用具手和桌面应清洁
 D. 修整好牙冠与基托的分界线　　E. 在压盒器上加压时，逐渐加大力量
【答案】B

259. 患者，女，61岁。戴上颌义齿一天，摘戴义齿时摘戴困难。查：876521|125678 缺失黏膜支持式可摘义齿。唇颊侧基托边缘伸展至黏膜转折，前牙区牙槽骨较突。引起摘戴困难的原因是
 A. 𬌗力大，义齿下沉　　B. 义齿支持不足，压迫黏膜　　C. 基托伸展过长，刺激黏膜转折处
 D. 基托进入倒凹区　　E. 基托不密合，翘动引起
【答案】D

260. 患者，女，45岁。可摘局部义齿初戴1周，主诉恶心，特别在行使功能时尤为厉害。查：76|567 远中游离可摘局部义齿后腭杆位于颤动线处。义齿各部与组织贴合良好。正中𬌗非正中𬌗均无早接触。引起恶心的原因是
 A. 后腭杆位置偏后　　B. 初戴不适应　　C. 腭杆不光滑
 D. 基托过大　　E. 两侧基托过厚
【答案】A

261. 患者，女，30岁，右下义齿戴后7天，咀嚼时易脱落。查：6|缺失，可摘局部义齿修复，75|三臂卡环，舌侧铸造卡环臂，颊侧为弯制卡环臂，基牙牙冠较短，颊舌侧基托较厚，固位倒凹尚可，义齿固位差。对该患者的有效处理方法是
 A. 调节固位卡环臂进入倒凹区的深度　　　　B. 改变就位道，与基牙产生制锁作用
 C. 磨薄基托抛光面　　　　　　　　　　　　D. 减小牙尖斜度
 E. 增加卡环
【答案】E

262. 患者，男，30岁。1|缺失，2|残根短，32|1 为固定义齿基牙。此设计的主要理由是
 A. 增加抗力型　　　　B. 增加义齿支持　　　　C. 增加前牙美观
 D. 增加义齿固位　　　E. 提高义齿切割能力
【答案】B

263. 男，70岁。戴下颌活动义齿半年，昨日咬物时折断。查：76542|24567 黏膜支托式可摘局部义齿，3|处舌侧基托纵折，两断端约1.5mm厚，咬合接触良好。造成基托折断的原因是

A. 基托过薄　　　　　　　　B. 咬过硬食物　　　　　　　　C. 习惯单侧咀嚼
D. 取戴义齿方法不正确　　　E. 牙槽嵴吸收，现基托与组织不密合
【答案】A

264. 患者，女，50岁。右上后牙固定修复近1年。查 76│缺失，7654│固定义齿，松动。其松动的主要原因为
A. 设计不合理　　　　　　　B. 咬合力过大　　　　　　　　C. 基牙数目少
D. 末端侧下沉　　　　　　　E. 牙周膜损伤
【答案】A

265. 黏膜支持式可摘局部义齿和牙支持可摘局部义齿的主要区别是
A. 卡环的多少　　　　　　　B. 有无间接固位体　　　　　　C. 有无直接固位体
D. 缺牙的多少　　　　　　　E. 基托面积的大小
【答案】C

266. 关于固定桥特点的描述，错误的是
A. 基牙的数量由缺牙间隙大小决定　　　　B. 𬌗力主要由基牙承担
C. 基牙牙根必须有足够的支持力　　　　　D. 基牙牙冠固位形必须有良好的固位力
E. 可以正确恢复缺失牙𬌗面的解剖形态
【答案】A

267. 前牙缺失，缺牙区牙槽嵴唇侧有倒凹，拟行可摘局部义齿修复，观测仪上模型的倾斜方向应该是
A. 向前倾斜　　　　　　　　B. 向后倾斜　　　　　　　　　C. 向左倾斜
D. 向右倾斜　　　　　　　　E. 不倾斜
【答案】B

268. 上颌基托的哪个部分适宜做薄，以减少发音影响
A. 前腭2/3部分　　　　　　B. 前腭1/2部分　　　　　　　C. 前腭1/3部分
D. 后腭2/3部分　　　　　　E. 后腭1/3部分
【答案】C

269. RPA卡环组与RPI卡环组不同点是用圆环形卡环的固位臂代替Ⅰ杆。可用于
A. 基牙舌向倾斜，颊侧无倒凹者　　　　　B. 基牙向远中倾斜，颊侧近中无倒凹者
C. 基牙向近中倾斜，颊侧远中无倒凹者　　D. 前庭沟过浅或存在颊侧组织倒凹者
E. 口底过浅者
【答案】D

270. 铸造圈形卡环远中𬌗支托的作用是
A. 恢复咬合接触　　　　　　B. 防止食物嵌塞　　　　　　　C. 防止基牙倾斜
D. 防止𬌗向脱位　　　　　　E. 间接固位作用
【答案】C

271. 固定桥倾斜牙做基牙，其倾斜度的最低限度是
A. 10°　　　　　　　　　　B. 20°　　　　　　　　　　　C. 30°
D. 40°　　　　　　　　　　E. 45°
【答案】C

272. 在减小牙槽嵴𬌗力负担的措施中不可取的是
A. 运用塑料人工牙　　　　　B. 减小人工牙颊舌径　　　　　C. 适当降低人工咬合接触
D. 减少人工牙数目　　　　　E. 扩大基托面积
【答案】C

273. 跨牙弓的混合支持式可摘局部义齿和牙支持式可摘局部义齿的主要区别是
A. 卡环的多少　　　　　　　B. 有无转动轴　　　　　　　　C. 有无支托
D. 缺牙的多少　　　　　　　E. 基托面积的大小
【答案】B

274. Kennedy第二类牙列缺损，支点线和牙弓的关系是
A. 支点线横切牙弓　　　　　B. 支点线纵切牙弓　　　　　　C. 支点线斜切牙弓

D. 支点线构成三角形　　　　　　　E. 支点线构成多边形

【答案】C

275. 造成局部义齿塑料基托内存在大量微小气泡的原因是

A. 塑料调合时单体过多　　B. 塑料调合时单体过少　　C. 填塞塑料过早
D. 填塞塑料过迟　　　　　E. 热处理升温过快

【答案】E

276. Kennedy 第一类牙列缺损设计混合支持式义齿，为减小鞍基受侧向𬌗力引起的摆动，设计时采取的措施<u>不包括</u>

A. 设计间接固位体　　　　B. 双侧联合设计　　　　C. 设计弹性连接杆
D. 减小牙尖斜度　　　　　E. 扩大基托面积

【答案】：C

277. 关于活动义齿中侧腭杆的描述，正确的是

A. 与牙龈接触，并与牙弓并行，宽度为 3～3.5mm，厚度为 1～1.5mm
B. 离开牙龈 1～3mm，宽度为 4～6mm，厚度为 2～3mm
C. 离开牙龈 4～6mm，宽度为 3～3.5mm，厚度为 1～1.5mm
D. 离开牙龈 6～10mm，宽度为 4～6mm，厚度为 2～3mm
E. 离开牙龈 11～15mm，宽度为 3～3.5mm，厚度为 1～1.5mm

【答案】C

【解析】侧腭杆一般位于上腭硬区的两侧，离开龈缘 4～6mm，宽度为 3～3.5mm，厚度为 1～1.5mm，与牙弓并行，用于连接一侧或者两侧的前、后腭杆。侧腭杆对于增加腭杆的强度和抗变能力有很大的作用。

278. 关于活动义齿大连接体中的腭板，下列叙述正确的是

A. 全腭板是由前、后腭杆与两侧的侧腭杆相连接而成
B. 为保证有一定的边缘封闭作用，全腭板是不能够进行缓冲的
C. 关闭型马蹄状腭板的支持力较强，游离端不易变形
D. 变异腭板应尽可能避开上颌硬区，并进行适当的缓冲
E. 与腭板相连接的小连接体应垂直通过龈缘，并与龈缘紧密接触，以防止食物嵌塞

【答案】C

【解析】全腭板为覆盖全腭区的腭板，在龈缘、切牙乳头及上颌硬区应进行缓冲。前、后腭杆与两侧的侧腭杆相连形成关闭型马蹄状腭板。其支持力较强，游离端不容易变形。变异腭板不同程度地覆盖上颌硬区，因而应注意缓冲。小连接体垂直通过龈缘，但应进行缓冲，不能压迫牙龈。

279. 缺牙区前后都有基牙，就位道采用基牙长轴平分角线的目的是

A. 模型向后倾斜，增加远中倒凹　　　　　B. 模型向前倾斜，增加近中倒凹
C. 减少前牙基牙的倒凹　　　　　　　　　D. 平均前后基牙的倒凹
E. 使模型能够斜向就位

【答案】D

【解析】确定活动义齿就位道的方法有平均倒凹法和调节倒凹法。平均倒凹法将模型方向调节在各基牙的近远中向和颊舌向倒凹比较平均的位置，使两端和两侧基牙都有一定程度的倒凹，其共同就位道方向为两端基牙长轴交角的平分线方向，义齿多为垂直向戴入。

280. 下颌 Kennedy 第一类牙列缺损的设计中，正确的是

A. 基牙条件差而牙槽嵴条件好时设计近中𬌗支托　　B. 基牙条件好而牙槽嵴条件差时设计近中𬌗支托
C. 基牙条件差而牙槽嵴条件好时设计远中𬌗支托　　D. 基牙条件好而牙槽嵴条件差时不设计𬌗支托
E. 基牙条件差且牙槽嵴条件差时设计远中𬌗支托

【答案】A

281. 下列关于杆形卡环的描述，正确的是

A. 适用于严重颊向或舌向倾斜的基牙
B. 多用于 Kennedy 第一、第二类，邻近义齿游离端的基牙
C. 具有独立的颊侧臂和舌侧臂，包绕基牙的 2/3
D. 卡环臂从基托中伸出，卡环臂尖从牙齿的𬌗方进入倒凹区

E. 用于近、远中均有缺隙的孤立前磨牙和磨牙

【答案】B

【解析】杆形卡环的卡臂从基托中伸出，卡环臂尖从牙龈方向进入倒凹区。有相对独立的颊侧臂和舌侧臂，包绕基牙的1/4。适用于邻近义齿游离端的基牙。

282. 女，50岁。因牙周病拔除 876|34，3个月余，5| 无可利用倒凹，Ⅰ～Ⅱ度松动，余牙正常。可摘局部义齿修复时，右侧固位体应采用

A. 倒钩卡环　　　　　　B. 对半卡环　　　　　　C. 延伸卡环
D. RPI 卡环　　　　　　E. RPA 卡环

【答案】C

283. 磨除基牙牙体组织最少的固定桥是

A. 金属烤瓷冠固定桥　　B. 铸造金属冠固定桥　　C. 全瓷冠固定桥
D. 桩核冠固定桥　　　　E. 粘结固定桥

【答案】E

284. 男，50岁。上前牙固定义齿4个月后修复体与邻牙间出现间隙。查：1|1 缺失，2|2 烤瓷固定桥修复，32|23 间隙0.5mm，2|2 叩诊（+）；不松动。余留牙正常，出现间隙。最可能的原因是

A. 基牙折断　　　　　　B. 基牙负荷过大　　　　C. 基牙牙周炎
D. 修复体制作问题　　　E. 固位体固位力不够

【答案】B

285. 女，62岁。戴下义齿一月余，因咬合痛而修改多次，现仍疼痛。查：双侧下后牙缺失，牙槽嵴较低平，托式可摘局部义齿，颊舌侧基托边缘伸展至黏膜转折处。硬质树脂牙，解剖式牙尖，第二磨牙排至磨牙后垫前缘，对𬌗为天然牙。造成疼痛的主要原因

A. 基托过度伸展　　　　B. 基托组织面有小结节　C. 黏膜承受力差
D. 𬌗力过大　　　　　　E. 人工牙排列不正确

【答案】D

（286～289题共用题干）

某男，55岁，下颌左1245和下颌右1678缺失。右下2疼痛，松动Ⅲ度。左上3近中邻面浅龋。全口牙石（+）其余牙均健康。𬌗关系正常。

286. 修复前的准备中最不重要的是

A. 拔除右下2　　　　　B. 左上3充填治疗　　　　C. 全口洁治
D. 口腔卫生宣教　　　　E. 余留牙调𬌗

【答案】E

287. 在右下2拔除后，下颌缺失的Kennedy分类

A. 第一分类第二亚类　　B. 第一分类第三亚类　　C. 第二分类第一亚类
D. 第二分类第二亚类　　E. 第四亚类第二亚类

【答案】D

288. 右下5的卡环应设计成

A. 圈形卡环　　　　　　B. 对半卡环　　　　　　C. RPI 卡环
D. 回力卡环　　　　　　E. 单臂卡环

【答案】C

289. 如果右下5颊侧口腔前庭浅，约3mm，应选择

A. 圈形卡环　　　　　　B. 对半卡环　　　　　　C. RPI 卡环
D. 回力卡环　　　　　　E. RPA 卡环

【答案】E

（290～292题共用题干）

患者男，8765|5678 缺失，4|4 余留牙正常，口底距舌侧龈缘的距离为4mm。如果设计铸造支架可摘局部义齿，设计PRI卡环组。

290. 取本例患者下颌模型时应采用何种印模方法

A. 解剖式印模　　　　　B. 静态印模　　　　　　C. 无压力印模

D. 功能性印模　　　　　　　　E. 一次印模

【答案】D

291. 大连接体可采用
A. 舌杆　　　　　　B. 连续杆　　　　　　C. 带连续杆的舌杆
D. 舌板　　　　　　E. 唇杆

【答案】D

292. 为减小游离端牙槽嵴负担的措施中错误的是
A. 选用塑料牙　　　B. 减小人工牙颊舌径　　C. 减少人工牙数目
D. 减小基托面积　　E. 减低人工牙牙尖高度

【答案】D

(293～296题共用题干)

男性，65岁，76|567缺失，其余牙健康状况良好，无松动。上下颌咬合紧。义齿以5|4作为基牙，预备远中殆支托。2个月后，腭侧树脂基托折断，患者自述异物感重。

293. 金属基托的优点不包括
A. 外形精确恒定　　B. 组织反应小　　　　C. 温度传导性好
D. 增加基托丰满度　E. 异物感小

【答案】D

294. 该患者最理想的设计应为
A. 金属腭板　　　　B. 金属腭杆　　　　　C. 树脂腭板
D. 树脂腭杆　　　　E. 金属全腭板

【答案】B

295. 下列哪项不符合一般腭杆的要求
A. 距牙龈缘3mm　　B. 位于龈缘与舌系带黏膜皱褶之间　C. 宽5mm
D. 厚2mm　　　　　E. 上腭硬区缓冲

【答案】C

296. 下列哪项不符合一般舌板的要求
A. 覆盖在下前牙的舌隆突之上　B. 舌侧倒凹小，不宜使用舌板　C. 上缘呈扇形波浪状
D. 适用于口底浅者。　　　　　E. 前牙松动需夹板固定

【答案】B

(297～298题共用备选答案)
A. 圈形卡环　　　　B. 回力卡环　　　　　C. 对半卡环
D. RPI卡环　　　　E. 三臂卡环

297. 颊舌侧卡臂尖均可进入倒凹区，适合于近远中均有缺隙的孤立磨牙或前磨牙

【答案】C

298. 远中游离缺失者，末端基牙支持条件较差，基牙颊侧组织倒凹不明显

【答案】D

第四单元　牙列缺失

1. 后牙全部缺失后主要会引起
A. 前牙向缺牙间隙倾斜　　B. 上前牙间隙增宽　　　　C. 唇部内陷影响美观
D. 影响唇齿音的发音　　　E. 颞下颌关节功能紊乱

【答案】E

【解析】后牙全部缺失，失去了稳定的牙尖交错位，打破殆-关节-肌肉之间的平衡，可能会引起TMD。

2. 记录全口义齿颌位关系时，关于殆托的错误说法是
A. 殆托是由基托和殆堤组成　　　　　B. 基托有暂基托和恒基托之分
C. 用基托蜡片做的基托称为暂基托　　D. 用自凝塑料做的基托称为恒基托

E. 暂基托最后为加热成型塑料所代替

【答案】D

【解析】自凝塑料做的基托也是暂基托，暂基托用于制作𬌗托，恒基托是由热凝树脂提前制作好的基托。故本题答案是D（该项的叙述是错误的）。

3. 全口义齿修复时垂直距离是指

A. 息止𬌗间隙　　　　　　　　B. 面中三分之一高度　　　　　　　　C. 颌间距离

D. 息止颌位鼻底至颏底距离　　E. 息止颌位鼻底至颏底距离减去2～3mm

【答案】E

【解析】全口义齿修复时，垂直距离是指息止颌位鼻底至颏底距离减去2～3mm。故本题答案是E。

4. 全口义齿修复中软硬腭交界处是

A. 基托后缘的位置　　　　　　B. 基托应缓冲的区域　　　　　　　　C. 主承托区域

D. 副承托区域　　　　　　　　E. 基托封闭区域

【答案】E

【解析】硬软腭交界处是前颤动线，是上颌总义齿的后缘封闭区的前界。故本题答案是E。

5. 全口义齿重衬的目的是

A. 取压力印模　　　　　　　　B. 升高垂直距离　　　　　　　　　　C. 使义齿组织面与组织更贴合

D. 增加基托强度　　　　　　　E. 增加义齿丰满度

【答案】C

【解析】全口义齿重衬的目的是使义齿组织面与组织更贴合。故本题答案是C。

6. 容易导致咀嚼食物时全口义齿脱位的是

A. 义齿基托过薄　　　　　　　B. 垂直距离过低　　　　　　　　　　C. 牙槽嵴有压痛

D. 咬合接触不平衡　　　　　　E. 义齿初戴后恶心

【答案】D

【解析】前伸、侧方𬌗干扰会导致咀嚼状态下义齿脱位。故本题答案是D。易误选E。

7. 上颌切牙唇面至切牙乳突中点的正常距离范围一般是

A. 4～10mm　　　　　　　　　B. 5～10mm　　　　　　　　　　　　C. 6～10mm

D. 7～10mm　　　　　　　　　E. 8～10mm

【答案】E

【解析】上颌切牙唇面至切牙乳突中点的正常距离范围一般是8～10mm。故本题答案是E。

8. 上颌全口义齿的后缘应在腭小凹后

A. 0.5mm　　　　　　　　　　B. 1.0mm　　　　　　　　　　　　　C. 1.5mm

D. 2.0mm　　　　　　　　　　E. 2.5mm

【答案】D

【解析】上颌全口义齿后缘应在腭小凹后2.0mm。故本题答案是D。数据要牢记。

9. 上颌无牙颌的解剖标志不包括

A. 颧突　　　　　　　　　　　B. 切牙乳突　　　　　　　　　　　　C. 腭皱

D. "P"切迹　　　　　　　　　E. 颤动线

【答案】D

【解析】上颌无牙颌的解剖标志不包括"P"切迹。"P"切迹位于下颌舌侧近磨牙区。故本题答案是D。

10. 上颌总义齿牙槽嵴与硬区之间的区域是

A. 主承托区　　　　　　　　　B. 副承托区　　　　　　　　　　　　C. 缓冲区

D. 边缘伸展区　　　　　　　　E. 边缘封闭区

【答案】B

【解析】无牙颌依据其生理特点分主承托区、副承托区、边缘封闭区和缓冲区。主承托区是指上下牙槽嵴顶区。副承托区指上下颌牙槽嵴的唇颊和舌腭侧（不包括上颌硬区）。边缘封闭区是指牙槽嵴黏膜与唇颊舌黏膜的反折线区和上颌后堤区、下颌磨牙后垫区。缓冲区是指上颌硬区和下颌隆突区。答案B。

11. 使用面弓的目的是

A. 确定前伸髁导斜度　　　　　　　　　　　　　　B. 将上下颌骨之间的位置关系转移到𬌗架上

第九章　口腔修复学

C. 将上颌骨与颞下颌关节的位置关系转到𬌗架上   D. 转移𬌗关系到𬌗架上
E. 保持上下颌骨之间的位置关系

【答案】C

【解析】面弓的作用是转移上颌骨与颞下颌关节的位置关系。故本题答案是C。

12. 不属于无牙颌缓冲区的是
A. 切牙乳突   B. 上颌硬区   C. 颧突
D. 远中颊角区   E. 下颌骨骨嵴

【答案】D

【解析】不属于无牙颌缓冲区的是远中颊角区，但远中颊角区处基托不能过度伸展。故本题答案是D。易误选A。

13. 初戴全口义齿恶心的原因不可能是
A. 上颌义齿基托后缘伸展过度   B. 义齿磨光面外形不好   C. 敏感，对义齿不适应
D. 组织面不平整   E. 咬合不平衡

【答案】D

【解析】初戴全口义齿恶心的原因不可能是未形成后堤区。上颌义齿基托后缘过度伸展刺激软腭是导致恶心最常见的原因；义齿磨光面外形不好，过厚也可导致恶心；初戴时患者不适应，敏感可以导致患者恶心；咬合不平衡，前伸𬌗干扰，义齿后端翘动刺激黏膜可以引起恶心。而后堤是否制作与恶心与否无关。故本题答案是D。易误选A。

14. 大气压力参与全口义齿固位的条件是
A. 基托与黏膜吸附   B. 黏膜受压变形   C. 边缘封闭完整
D. 基托磨光面高度磨光   E. 义齿发挥功能

【答案】C

【解析】大气压力参与全口义齿固位的条件是边缘封闭完整。当义齿受到脱位力的作用时，只有基托边缘与黏膜密合，周围软组织将基托边缘包裹严密，空气不能进入基托和黏膜之间，在基托黏膜之间形成负压，大气压力才能发挥作用。故本题答案是C。易误选D。

15. 戴全口义齿后患者出现恶心的原因不包括
A. 义齿基托后缘伸展过长   B. 义齿基托与组织面不密合   C. 咬合不平衡
D. 垂直距离过高   E. 咬合力过大

【答案】E

【解析】戴全口义齿后患者出现恶心的原因不包括咬合力过大。上颌义齿基托后缘过度伸展刺激软腭是导致恶心最常见的原因；义齿基托与组织不贴合、有唾液刺激黏膜、咬合不平衡、前伸𬌗干扰、义齿后端翘动刺激黏膜可以引起恶心；垂直距离过高也会有恶心。恶心与咬合力大小无关。故本题答案是E。易误选B。

16. 导致上颌全口义齿在静止状态时固位良好，但说话、大张口时易脱落的原因是
A. 基托不密合   B. 基托边缘封闭差   C. 基托边缘伸展不足
D. 基托边缘伸展过长   E. 患者不适应或使用不当

【答案】D

【解析】但说话、大张口时易脱落的原因是基托边缘伸展过长。全口义齿在静止状态固位良好说明边缘封闭正常，说话大张口的时候脱落，说明功能运动会破坏边缘封闭，可能的原因包括：边缘过长或过厚；系带区缓冲不足；人工牙排列位置不当；义齿磨光面外形不好。故本题答案是D。易误选A。

17. 对全口义齿固位有利的口腔黏膜是
A. 黏膜厚、弹性大、湿润度大   B. 黏膜较薄、弹性大、湿润度大
C. 黏膜厚、弹性适中、湿润度小   D. 黏膜厚度及弹性适中、湿润度小
E. 黏膜厚度、弹性、湿润度适中

【答案】E

【解析】对全口义齿固位有利的口腔黏膜是黏膜厚度、弹性、湿润度适中。口腔黏膜的质地和湿润度直接影响全口义齿的固位，黏膜厚度应适宜，有一定的弹性和韧性，唾液应有一定的分泌量和黏稠度。黏膜过于肥厚松软，移动度大，不利于固位，反之黏膜过薄没有弹性，不利于基托与黏膜的贴合，唾液过稀过少会降低吸附力，而过多过稠，不能发挥界面作用力也会影响固位。故本题答案是E。易误选C。

18. 关于全口义齿颌位记录的正确描述是
   A. 下颌骨对颅骨的位置关系　　B. 上下颌骨的垂直关系　　C. 上下颌骨的水平关系
   D. 记录上颌骨的位置关系　　E. 颌位记录是记录下颌骨的位置关系
   【答案】A
   【解析】全口义齿颌位记录正确的是下颌骨对颅骨的位置关系。故本题答案是 A。易误选 C。

19. 关于全口义齿主承托区的组织结构特点描述中正确的是：牙槽嵴顶区黏膜表面为
   A. 上皮无角化，黏膜下层致密　　B. 高度角化的单层上皮，黏膜下层致密
   C. 高度角化的复层鳞状上皮，黏膜下层肥厚　　D. 高度角化的复层鳞状上皮，黏膜下层致密
   E. 高度角化的复层鳞状上皮，黏膜下层菲薄
   【答案】D
   【解析】全口义齿主承托区的组织结构特点是：牙槽嵴顶区黏膜表面为高度角化的复层鳞状上皮，黏膜下层致密。故本题答案是 D。易误选 A。

20. 颌位关系的确定是指
   A. 恢复面部适宜的垂直距离　　B. 确定正确的颌间距离
   C. 恢复面部生理形态　　D. 恢复髁突的生理后位和面部下 1/3 高度
   E. 确定正中关系
   【答案】D
   【解析】面部下 1/3 高度。恢复水平关系一般是确定在水平方向唯一稳定的，可重复的正中关系。故本题答案是 D。

21. 排列全口义齿上颌第一人工磨牙时，错误的是
   A. 颈部微向腭侧倾斜　　B. 近中舌尖与𬌗平面接触　　C. 近中颊尖离开𬌗平面 1.0mm
   D. 远中颊尖离开𬌗平面 1.5mm　　E. 远中舌尖离开𬌗平面 2.0mm
   【答案】E
   【解析】排列全口义齿上颌第一人工磨牙时，远中舌尖离开𬌗平面 1.0mm。舌尖对应牙槽嵴连线，颈部微向近中腭侧倾斜，近中舌尖与𬌗平面接触，近中颊尖和远中舌尖高于𬌗平面 1mm，远中颊尖离开𬌗平面 1.5mm。故本题答案是 E。易误选 C。

22. 切牙乳突为排列上前牙的解剖标志的原因是
   A. 切牙乳突与上颌中切牙之间有较稳定的关系　　B. 切牙乳突位于上颌腭中缝的前端
   C. 切牙乳突下方为切牙孔，排牙时要防止此处压迫　　D. 切牙乳突的位置变化较小
   E. 两个上中切牙的交界线应以切牙乳突为准
   【答案】A
   【解析】切牙乳突与上颌中切牙之间有较稳定的位置关系，通常上中切牙唇面位于切牙乳突中点前 8～10mm，两侧上颌尖牙的牙尖顶的连线通过切牙乳突的中点。因此可以作为排列人工前牙的重要参考标志。故本题答案是 A。易误选 C。

23. 切牙乳突在全口义齿修复中的作用是
   A. 确定𬌗平面的标志　　B. 确定后堤区的标志　　C. 确定牙槽嵴顶的标志
   D. 确定基托伸展范围的标志　　E. 排列上颌中切牙的参考标准
   【答案】E
   【解析】切牙乳突在全口义齿修复中的作用是排列上颌中切牙的参考标准。切牙乳突与上颌中切牙之间有较稳定的位置关系，通常上中切牙唇面位于切牙乳突中点前 8～10mm，两侧上颌尖牙的牙尖顶的连线通过切牙乳突的中点。故本题答案是 E。易误选 B。

24. 取前伸颌位关系记录是为了确定
   A. 切导斜度　　B. 牙尖斜度　　C. 前伸髁导斜度
   D. 定位平面斜度　　E. 补偿曲线曲度
   【答案】C
   【解析】取前伸颌位关系记录是为了确定髁导斜度。故本题答案是 C。易误选 D。

25. 全口义齿后堤区后缘应位于
   A. 翼上颌切迹　　B. 磨牙后垫　　C. 下颌舌骨嵴

D. 腭小凹　　　　　　　　　　　　E. 颤动线

【答案】E

【解析】全口义齿后堤区后缘应位于颤动线。即全口义齿后堤区的后缘应该位于翼上颌切迹至腭小凹后 2mm 的连线。故本题答案是 E。易误选 B。

26. 全口义齿修复时，用半可调𬌗架排牙的目的是
A. 保持上下颌模型的水平位置关系不变
B. 保持上下颌模型的垂直高度不变
C. 模拟下颌运动
D. 在𬌗架上调整前伸和侧方𬌗平衡
E. 达到完善非正中𬌗平衡

【答案】D

【解析】全口义齿修复时，用半可调𬌗架排牙的目的是在𬌗架上调整前伸和侧方𬌗平衡。故本题答案是 D。易误选 A。

27. 全口义齿印模边缘整塑的目的是确定
A. 托盘边缘位置
B. 托盘边缘长度
C. 印模密合程度
D. 印模边缘位置与厚度
E. 托盘与牙槽嵴的间隙

【答案】D

【解析】全口义齿印模边缘整塑的目的是确定印模边缘位置与厚度。故本题答案是 D。易误选 A。

28. 全口义齿印模和模型的制作中，以下不正确的是
A. 在印模膏印模的组织面和边缘均匀地刮除 2mm 左右
B. 灌注的模型厚度不超过 10mm
C. 用铅笔画出两侧翼上颌切迹和腭小凹后 2mm 的连线
D. 用刀沿上述连线刻一深 1～1.5mm 的沟
E. 沿上述的沟向前逐渐变浅刮除石膏，最宽处约 5mm

【答案】B

【解析】灌注全口义齿的模型厚度至少 10mm，以保证强度。故本题答案是 B。易误选 E。

29. 全口义齿重衬适用于
A. 基托与黏膜不密合
B. 垂直距离过低
C. 正中𬌗接触不良
D. 人工牙过度磨耗
E. 基托边缘伸展不够

【答案】A

【解析】全口义齿重衬适用于基托与黏膜不密合。故本题答案是 A。易误选 B。

30. 确定无牙颌患者正中关系的方法中错误的是
A. 卷舌后舔法
B. 息止颌位法
C. 肌肉疲劳法
D. 吞咽咬合法
E. 哥特弓描记法

【答案】B

【解析】确定无牙颌患者正中关系的方法中错误的是息止颌位法。息止颌位法是确定垂直距离的方法。故本题答案是 B。

31. 全口义齿基托与唾液或黏膜与唾液之间产生的吸力称为
A. 大气压力
B. 黏着力
C. 附着力
D. 摩擦力
E. 内阻力

【答案】C

【解析】总义齿修复中，义齿的固位因素之一是基托与黏膜间的大气压力和吸附力。其中吸附力是两个物体分子之间的吸引力，它包括黏着力和附着力，黏着力是指相同分子之间的凝聚力，附着力是指不同分子间的引力。基托和唾液以及黏膜与唾液之间是不同的分子，所以它们之间的引力应属于附着力。故选答案 C。

32. 全口义齿排牙后在𬌗架上做前伸𬌗运动时，若仅有前牙接触，后牙无接触，此时应该
A. 降低髁导斜度
B. 降低定位平面斜度
C. 增加切导斜度
D. 增大横𬌗曲线曲度
E. 增大补偿曲线曲度

【答案】E

【解析】平衡𬌗=（髁导斜度×切导斜度）/（牙尖斜度×补偿曲线曲度×定位平面斜度），其中髁导斜度不能变。前牙接触、后牙无接触说明切导斜度过大，所以可以通过加大牙尖斜度、加大补偿曲线曲度或者加大定位平面斜度来实现。故本题答案是 E。

33. 全口义齿取印模时功能整塑的目的是确定
   A. 人工牙排列位置　　　　B. 基托边缘位置与形态　　　　C. 基托与黏膜密合程度
   D. 基托磨光面形态　　　　E. 基托组织面形态

【答案】B

【解析】全口义齿取印模时功能整塑的目的是确定基托边缘位置与形态。故本题答案是B。易误选A。

34. 全口义齿戴入后，如果垂直距离过高可出现
   A. 唇颊部软组织凹陷　　　　B. 颊部前突　　　　C. 咀嚼无力
   D. 咀嚼肌酸痛　　　　E. 面下部高度不足

【答案】D

【解析】垂直距离过高患者戴义齿后，感到下颌牙槽嵴普遍疼痛或压痛，不能坚持较长时间戴义齿，面颊部肌肉酸痛，上腭部有烧灼感。检查口腔黏膜无异常表现，这种情况多由于𬌗的垂直距离过高或夜磨牙所致。

35. 下列哪项一般不会引起全口义齿基托折裂
   A. 𬌗力不平衡　　　　B. 基托较薄　　　　C. 牙槽骨有继续吸收
   D. 基托和黏膜不贴合　　　　E. 垂直距离恢复不够

【答案】E

【解析】故不慎将义齿掉到地上造成唇侧或颊侧基托折断。由于𬌗力不平衡造成义齿折断。

36. 关于全口义齿重衬的描述，不正确的是
   A. 适用于全口义齿戴用一段时间后，由于组织的吸收所致固位不好
   B. 在义齿初戴时发现的基托不密合，需要重衬
   C. 义齿折断修理后如基托不密合也需要进行重衬
   D. 全口重衬的方法有直接重衬法、间接重衬法和自凝软衬材料重衬法
   E. 义齿咬合不稳定时重衬

【答案】E

【解析】全口义齿重衬的目的是使义齿组织面与组织更贴合。故本题答案是E。

37. 无尖人工牙的特点不包括
   A. 无牙尖外展隙及食物溢出沟　　　　B. 可减小侧自向力　　　　C. 垂直方向传递力至牙槽嵴
   D. 增强义齿的稳定性　　　　E. 咀嚼效率不如解剖式人工牙

【答案】A

【解析】无尖牙的牙尖斜度是0°，但是𬌗面上有食物溢出沟。故本题答案是A。

38. 全口义齿前牙的个性化排列的参考因素不包括患者的
   A. 面部形态　　　　B. 年龄大小　　　　C. 皮肤颜色
   D. 唇部形态　　　　E. 牙槽嵴吸收程度

【答案】E

【解析】人工牙的个性排列目的是体现患者的年龄、个性、性别特征，与牙槽嵴吸收程度无关。故本题答案是E（该项"不包括"）。

39. 即刻全口义齿的主要优点不包括
   A. 减少牙槽嵴的吸收　　　　B. 易于颌位关系的准确记录
   C. 减轻患者缺牙的痛苦　　　　D. 可参考余留天然牙的情况排列人工牙
   E. 义齿的制作方法简便

【答案】E

40. 非解剖式牙不具备的特点是
   A. 上下颌牙具有一定的尖凹锁结关系　　　　B. 颌面有溢出沟　　　　C. 咀嚼功能较差
   D. 侧向𬌗力小　　　　E. 对牙槽嵴损害小

【答案】A

【解析】非解剖式牙不具备的特点是上下颌牙具有一定的尖凹锁结关系。人工牙分解剖式牙：牙尖斜度33°或30°，上下颌牙锁结关系好，功能强，侧向力大；半解剖式牙：牙尖斜度20°，上下颌牙有一定锁结关系；非解剖式牙，牙尖斜度为0°，𬌗面有溢出沟，咀嚼效能差，侧向力小。故本题答案是A。易误选C。

第九章　口腔修复学

41. 上颌全口义齿的后缘应位于
    A. 腭小凹稍前　　　　　　　B. 腭小凹处　　　　　　　　C. 腭小凹后 1mm
    D. 腭小凹后 2mm　　　　　　E. 腭小凹后 3mm
【答案】D
【解析】上颌全口义齿的后缘应位于腭小凹后 2mm。故本题答案是 D。

42. 上颌全口义齿基托后堤主要的作用是
    A. 避免患者恶心　　　　　　B. 增加基托厚度　　　　　　C. 增加基托强度
    D. 减小基托强度　　　　　　E. 增强后缘封闭
【答案】E
【解析】上颌后堤区是边缘封闭区，是义齿接触的软组织部分，黏膜有较大弹性。为了增加上颌义齿后缘封闭作用，借组织可让性，对组织稍加压力，制作后堤，形成完整的边缘封闭。

43. 选择全口义齿人工前牙的宽度时应参照
    A. 面中线　　　　　　　　　B. 口角线　　　　　　　　　C. 笑线
    D. 颌间距离　　　　　　　　E. 垂直距离
【答案】B
【解析】选择全口义齿人工前牙的宽度时应参照口角线。上颌蜡堤唇面上两侧口角线之间的距离为 6 个上前牙的总宽度。故本题答案是 B。

44. 选择人工前牙时不必考虑的因素是
    A. 剩余牙的颜色，形状和大小　　B. 患者是否戴过义齿　　　　C. 患者的面型
    D. 患者的肤色　　　　　　　　　E. 患者的年龄
【答案】B
【解析】选择人工前牙时不必考虑的因素是患者是否戴过义齿。故本题答案是 B。易误选 E。

45. 义齿重衬的目的是
    A. 取压力印模　　　　　　　B. 升高垂直距离　　　　　　C. 使义齿组织面与黏膜更贴合
    D. 减少牙槽嵴吸收　　　　　E. 增加义齿丰满度
【答案】C
【解析】义齿重衬的目的是使义齿组织面与黏膜更贴合。故本题答案是 C。易误选 D。

46. 与全口义齿基托后缘无关的解剖标志是
    A. 颧突　　　　　　　　　　B. 腭小凹　　　　　　　　　C. 颤动线
    D. 磨牙后垫　　　　　　　　E. 翼上颌切迹
【答案】A
【解析】与全口义齿基托后缘无关的解剖标志是颧突。总义齿上颌后缘位于翼上颌切迹至腭小凹后 2mm 的连线也就是颤动线的位置；下颌后缘位于磨牙后垫 1/2～2/3。故本题答案是 A。易误选 B。

47. 与牙槽嵴吸收速度和量无关的因素是
    A. 骨质的疏密程度　　　　　B. 颌弓的大小　　　　　　　C. 缺牙的原因
    D. 全身健康状况　　　　　　E. 戴义齿的适合性
【答案】B
【解析】牙槽嵴吸收相关的因素包括：①骨质疏密程度，疏松的较易吸收；②缺牙原因也有关，如牙周病患者吸收的相对快一些；③全身健康状况；④义齿如不适合牙槽嵴，会给牙槽嵴带来创伤，造成吸收速度加快。故选 B。

48. 与牙列缺失后的颌骨改变无关的是
    A. 颌弓形态　　　　　　　　B. 全身健康状况　　　　　　C. 缺牙的原因
    D. 骨质疏松程度　　　　　　E. 所戴义齿适合情况
【答案】A
【解析】与牙列缺失后的颌骨改变无关的是颌弓形态。患有系统性疾病的患者，如糖尿病、代谢性疾病、牙槽嵴吸收速度快，因牙周炎拔除患牙较因龋拔除患牙牙槽嵴吸收速度快；骨质疏松的牙槽骨吸收速度相对快；戴用不适合的义齿会加快剩余牙槽嵴的吸收。故本题答案是 A。易误选 C。

49. 在全口义齿人工牙排列的原则中不正确的是
A. 平分颌间隙　　　　　　　　B. 切导斜度应大　　　　　　　　C. 切忌排成深覆𬌗
D. 人工牙应排在牙槽嵴顶上　　　E. 人工牙有良好接触
【答案】B
【解析】在全口义齿人工牙排列的原则中不正确的是切导斜度应大。全口义齿排牙应做到浅覆𬌗浅覆盖，切导斜度要小。故本题答案是 B。

50. 为了保持前伸咬合平衡，当髁导斜度不变时，若牙尖斜度增加，则切导斜度应
A. 减小　　　　　　　　　B. 加大　　　　　　　　　C. 不变
D. 与牙尖斜度同角度　　　E. 与髁导斜度同角度
【答案】B
【解析】为了保持前伸咬合平衡，当髁导斜度不变时，若牙尖斜度增加，则切导斜度应加大。根据五因素十定律：平衡＝（髁导斜度×切导斜度）/（牙尖斜度×补偿曲线曲度×定位平面斜度）。易误选 A。

51. 与牙列缺失修复前颌面部检查无关的是
A. 检查𬌗面部两侧是否对称　　　　　　　　B. 上唇长度及丰满度
C. 面中 1/3 高度　　　　　　　　　　　　　　D. 下颌开闭口运动有否习惯性前伸及偏斜
E. 颞下颌关节有否疼痛弹响张口困难等
【答案】C
【解析】牙列缺失修复前颌面部检查通常是检查面下 1/3 高度，而不是面中 1/3 高度（C 符合题意）。还需检查面部是否对称，下颌开闭口运动有否习惯性前伸及偏斜，颞下颌关节有否疼痛弹响张口困难等，上唇长度及丰满度。

52. 牙列缺失后，牙槽骨吸收速度的规律是
A. 健康者吸收慢　　　　　　　B. 牙周病较龋病吸收快　　　　　　　C. 外伤较牙周病吸收快
D. 骨密质较骨松质吸收快　　　E. 缺牙时间越长，吸收越不明显
【答案】A
【解析】由牙周病引起的牙列缺失往往在初期牙槽嵴就明显吸收，因为牙周病是以根周骨组织持续破坏导致牙松动脱落为疾病特点的。由龋病根尖病引起的牙缺失，由于病变不同造成缺牙区牙槽嵴萎缩程度不同。单纯拔牙引起的骨吸收显著少于拔牙后又行牙槽嵴修整术者。骨密质较骨松质吸收慢。缺牙时间越长，吸收越明显。故选 A。

53. 采用外耳道触诊法验证颌位关系是为了确定
A. 髁突是否退回生理后位　　　B. 垂直距离是否正常　　　　C. 关节是否有疼痛
D. 开口型是否正常　　　　　　E. 关节是否有弹响
【答案】A
【解析】外耳道指诊法：用两手小指末端伸进两侧外耳道内，贴外耳道前壁进行触诊，请患者做开闭口运动和侧向运动，以了解髁突的活动度及冲击感。可确定髁突是否退回生理后位，所以 A 正确。

54. 咬合位垂直距离是指
A. 瞳孔连线到口裂间的距离　　　　　　　　B. 天然牙列上下牙接触时，鼻底到颏底的距离
C. 上下颌牙槽嵴顶之间的距离　　　　　　　D. 天然牙列位于正中𬌗位时鼻底至颏底的距离
E. 无牙颌上下颌之间的距离
【答案】D
【解析】垂直距离：天然牙列呈正中𬌗时，鼻底至颏底的距离，也就是面部下 1/3 的距离。

55. 患者，男，55 岁。初戴全口义齿，前伸𬌗时，左上 5 左下 6 有𬌗干扰，此时应调磨
A. 上第一前磨牙颊尖近中斜面　　　　　　　B. 下第二前磨牙颊尖近中斜面
C. 上第二前磨牙颊尖远中斜面　　　　　　　D. 下第二前磨牙颊尖远中斜面
E. 上第二前磨牙颊尖远中斜面或第二前磨牙颊尖近中斜面
【答案】C
【解析】若正中𬌗关系正常，而非正中𬌗有早接触，说明该牙牙尖沿对𬌗牙的斜面滑行时有早接触，但正中𬌗的尖窝关系协调。此时只能调磨斜面上的早接触区，而不能磨改牙尖，否则会破坏正中𬌗关系，故调磨上第二前磨牙颊尖远中斜面或下第一磨牙颊尖近中斜面，故选 C。

56. 下列戴牙指导中，错误的是
   A. 增强义齿的使用信心　　　　B. 纠正不良的咬合习惯　　　　C. 可以先练习咀嚼小块食物
   D. 使用时要保护口腔组织健康　E. 睡觉时将义齿摘下，浸泡于消毒药水中

【答案】E

【解析】全口义齿初戴时，应对患者做出以下医嘱：①增强使用义齿的信心，树立信心去练习，事先让患者知晓异物感等现象，做好心理准备；②纠正不正确的咬合习惯；③进食问题，先从软的食物开始，咀嚼慢，双侧后牙咀嚼，锻炼一段时间后再吃一般食物；④保护口腔软硬组织健康，饭后清洗义齿，睡前将义齿浸泡于冷水中，义齿刺激黏膜时及时复诊；⑤保护义齿，每天清洁，避免摔坏，避免强酸强碱热水浸泡。

57. 若患者感义齿摘戴时疼痛，可能的原因是
   A. 基托边缘过长　　　　B. 咬合不均衡　　　　C. 剩余牙槽嵴存在较大倒凹区
   D. 取模时压力不均匀　　E. 垂直距离过低

【答案】C

【解析】义齿在戴上或取下时，基托边缘会造成倒凹区黏膜的擦伤，故选C。

58. 男，70岁。戴全口义齿数周，由于疼痛来院复诊，检查：全口义齿固位良好，患者无法准确指出疼痛部位，口腔黏膜未见明显压痛点。本病最有可能造成原因是
   A. 义齿的印模不准确　　B. 咬合有早接触　　C. 牙槽骨骨尖
   D. 义齿基托边缘过长　　E. 垂直距离偏低

【答案】B

【解析】义齿的印模不准确，常出现义齿固位差，义齿松动或脱落，故A错误。咬合有早接触，会出现口腔黏膜不定位疼痛，故B正确。牙槽骨骨尖，可出现明显的压痛点，故C错误。义齿基托边缘过长，出现义齿在口腔功能运动中松动，脱落，故D错误。垂直距离偏低，主要表现为咀嚼无力，面部苍老等症状，故E错误。因此本题应选B。

59. 全口义齿初戴时，患者感觉就位时疼痛，戴入后缓解，原因是
   A. 义齿边缘过长　　　B. 组织面有瘤子　　C. 系带附丽接近牙槽嵴顶
   D. 有唇颊侧倒凹　　　E. 腭部硬区未缓冲

【答案】D

【解析】全口义齿就位时疼痛，戴入后缓解，表明义齿就位时就位道有阻力，即组织倒凹，义齿基托摩擦组织产生疼痛，一旦越过倒凹区就位后疼痛即缓解。而如果组织面有瘤子、义齿边缘过长及腭部硬区未缓冲等引起的疼痛，义齿就位后应更加疼痛。

60. 排列全口义齿人工牙的美观原则不包括
   A. 牙弓弧度要与颌弓型一致　　B. 上前牙的位置要衬托出上唇丰满度　　C. 前牙排成浅覆𬌗、浅覆盖
   D. 要体现患者的个性　　　　　E. 上前牙的排列要参考患者的意见

【答案】C

【解析】全口义齿的美观原则主要体现在上前牙的排列上：①牙弓弧度要与颌弓型一致；②上前牙的位置要衬托出上唇丰满度；③要体现患者的个性；④上前牙的排列要参考患者的意见。前牙排成浅覆𬌗、浅覆盖是组织保健原则。故本题答案是C。

61. 为使上前牙的位置衬托出上唇的丰满度，可参考下列制作，除了
   A. 上前牙唇面至切牙乳突中点一般8～10mm　　B. 年轻人，上尖牙顶连线通过切牙乳突前缘
   C. 老年人，上尖牙顶连线与切牙乳突后缘平齐　　D. 上尖牙唇面与腭皱的侧面相距10.5mm
   E. 上前牙切缘在唇下露出2mm

【答案】B

【解析】使上前牙的位置衬托出上唇的丰满度，有以下4个参考点：①上前牙唇面至切牙乳突中点一般8～10mm；②年轻人，上尖牙顶连线通过切牙乳突中点。老年人，上尖牙顶连线与切牙乳突后缘平齐；③上尖牙唇面与腭皱的侧面相距10.5mm；④上前牙切缘在唇下露出2mm，年老者露的较少。

62. 关于后堤区的描述，错误的是
   A. 该区组织柔软，有一定可让性
   B. 后堤区的后界中部位于腭小凹后
   C. 后堤区的外端后缘应覆盖两侧翼上颌切迹

D. 当义齿受压后，该区组织可随义齿移动，达到良好的封闭作用
E. 后堤区只能在工作模型上形成

【答案】E

【解析】前后颤动线之间可稍加压力，作为上颌义齿后缘的封闭区，称后堤区。宽2～12mm，平均8.2mm，有一定的弹性，能起到边缘封闭作用。后堤呈弓形，后堤区外端为覆盖翼上颌切迹的黏膜凹陷，后界中部约位于腭小凹处。按压患者后堤区，以确定后堤区的范围和深度。

63. 全口义齿的前牙要排成浅覆𬌗和浅覆盖的主要目的是
A. 美观　　　　　　　　B. 排牙方便　　　　　　C. 发音清晰
D. 与天然牙一致　　　　E. 易于取得前伸平衡

【答案】E

【解析】人工牙的覆盖要合适，前牙要排成深覆盖、浅覆𬌗形成较小的切导斜度，有利于取得前伸平衡，也有利于义齿的切割功能、固位功能、牙槽嵴的组织保健，所以E正确。

64. 选择全口义齿人工后牙𬌗面形态时，主要应考虑
A. 人工牙的质地　　　　B. 患者的要求　　　　　C. 支持组织的条件
D. 旧义齿情况　　　　　E. 价格

【答案】C

【解析】全口义齿排牙选牙时，𬌗面形态的选择主要考虑两个因素：①支持组织的健康；②义齿的功能。所以此题选C。

65. 全口义齿解剖式人工牙常规排列时，与𬌗平面不接触的是
A. 1|1 切缘　　　　　　B. 3|3 牙尖　　　　　　C. 4|4 舌尖
D. 5|5 颊尖　　　　　　E. 6|6 舌尖

【答案】C

【解析】全口义齿解剖式人工牙排列时，中切牙的切缘，尖牙牙尖，4颊尖、5颊尖和第一磨牙的舌尖在𬌗平面上，所以A、B、D、E正确，所以排除选项。第一前磨牙舌尖在𬌗平面上1mm，所以C符合题意，故选C。

66. 磨牙后垫在排列人工牙时的标志作用如下，除了
A. 下颌第一磨牙的𬌗面应与磨牙后垫的1/2等高
B. 下颌第二磨牙应位于磨牙后垫前缘
C. 后牙的舌尖应位于磨牙后垫颊、舌面向前与下颌尖牙远中面形成的三角形内
D. 后牙的舌尖应位于磨牙后垫颊、舌面向前与下颌尖牙近中面形成的三角形内
E. 下颌义齿后缘应盖过磨牙后垫1/2或全部

【答案】C

【解析】磨牙后垫在排列人工牙时具有重要标志作用，下颌义齿后缘应盖过磨牙后垫1/2或2/3，后牙的舌尖应位于磨牙后垫颊、舌面向前与下颌尖牙近中面形成的三角形内，下颌第一磨牙的𬌗面应与磨牙后垫的1/2等高，下颌第二磨牙应位于磨牙后垫前缘，故选C。

67. 当下颌弓明显大于上颌弓时，全口义齿人造牙排成反𬌗关系的主要目的
A. 增进美观　　　　　　B. 改善发音　　　　　　C. 增加义齿稳定性
D. 提高咀嚼效率　　　　E. 增加𬌗接触面积

【答案】C

【解析】当上下牙槽嵴的连线与𬌗平面的交角明显小于80°，即下牙弓明显宽于上牙弓时需要排成反𬌗，第一前磨牙仍位于正常位置，第二前磨牙呈过渡关系，即上颌第二前磨牙颊舌尖都为支持尖，将下颌第二前磨牙舌窝向远中扩展，容纳2个功能尖，上磨牙颊尖和下磨牙舌尖为支持尖，增强义齿的稳定性，故本题答案为C。

68. 全口义齿人工后牙需要排成反𬌗关系的指征是上下颌牙槽嵴顶连线与水平面夹角小于
A. 50°　　　　　　　　B. 60°　　　　　　　　C. 70°
D. 80°　　　　　　　　E. 90°

【答案】D

【解析】上下颌牙槽嵴顶连线与水平面夹角大于80°时，认为上下颌骨的关系正常，可以排列正常的尖窝接触关系；夹角为80°或略小，仍可排成正常，但要减小后牙覆盖；夹角明显小于80°，即下牙弓宽于上牙弓，则后牙需排成反𬌗关系，故选D。

69. 全口义齿人工牙排列成平衡𬌗主要是为了
    A. 提高咀嚼效率　　　　　B. 增强义齿固位　　　　　C. 增强义齿稳定
    D. 有利于美观　　　　　　E. 防止咬舌
【答案】C
【解析】全口义齿的平衡是指下颌作前伸、后退或侧方运动时，上下颌相关的牙都能同时接触。全口义齿的平衡可防止义齿基托翘动和防止无牙颌组织产生压痛，延缓牙槽骨吸收，因此C正确；而提高咀嚼效率与上下牙齿的接触面积和颌位关系的正确与否等有关，故A错误；义齿的固位与基托的大小及与黏膜的密合程度等有关，故B错误；美观与人工牙的大小颜色及𬌗排列有关，故D错误；咬舌与后牙的排列及𬌗平面的高低等有关，故E错误。因此本题应选C。

70. 全口义齿戴牙后，下颌髁突明显向后上位移，主要由于
    A. 正中𬌗错位　　　　　　B. 垂直距离过低　　　　　C. 垂直距离过高
    D. 义齿咬合关系不佳　　　E. 义齿变形
【答案】B
【解析】天然牙列存在时，上下颌的关系依赖于上下牙列尖窝交错的接触而得到保持。此时患者两侧髁突处于关节凹中的生理后位。若全口义齿的垂直距离过低时，患者戴入义齿并咬合时，下颌髁突会明显向后上方移位，而垂直距离过高时，下颌髁突会向前下方移位，故B正确，C错误。正中错位应该会造成下颌偏斜，故A错误。咬合关系不佳没有垂直距离的不调，不会出现髁突移位，故D错误。E选项不明确是怎样变形，也错误。本题应选B。

71. 单侧咀嚼食物时，全口义齿对侧翘起的原因
    A. 前伸𬌗不平衡　　　　　B. 基托边缘伸展不够　　　C. 系带区基托缓冲不够
    D. 侧方𬌗不平衡　　　　　E. 义齿磨光面外形不良
【答案】D
【解析】固位尚好，但在咀嚼食物时，义齿容易脱位。这是由于牙𬌗不平衡，牙尖有干扰，使义齿翘动，破坏了边缘封闭造成的。侧方平衡𬌗：下颌侧方运动时，上下颌相关的人工牙能接触而无𬌗干扰。意义是保证义齿侧向运动时义齿稳定无翘动。故选D。

72. 牙列缺失后，颌骨的改变主要表现为
    A. 颌骨的增生　　　　　　B. 颌骨的吸收　　　　　　C. 颌骨的移位
    D. 牙槽骨的增生　　　　　E. 牙槽骨的吸收
【答案】E
【解析】牙缺失后，牙槽骨逐渐吸收形成牙槽嵴，上下颌骨逐渐失去原有形状和大小。

73. 某患者戴用全口义齿后，休息时义齿稳固，但说话及张口时易脱位，最不可能的原因是
    A. 基托边缘过短　　　　　B. 基托边缘过长　　　　　C. 系带区基托未缓冲
    D. 人工牙排列位置不当　　E. 基托磨光面外形不好
【答案】A
【解析】当口腔处于休息状态时，义齿固位尚好，但张口、说话、打呵欠时义齿易脱位。这是由于基托边缘过长、过厚，唇、颊、舌系带区基托边缘缓冲不够，影响系带活动；人工牙排列的位置不当，排列在牙槽嵴顶的唇颊或舌侧，影响周围肌肉的活动；义齿磨光面外形不好等原因造成的。应采用磨改基托过长或过厚的边缘，缓冲系带部位的基托，形成基托磨光面应有的外形，或适当磨去部分人工牙的颊舌面，减小人工牙的宽度等对症方法处理。

74. 一无牙颌患者戴用全口义齿1个月，主诉在大张口说话时义齿均不掉，但进食时易脱落，正确的处理方法是
    A. 基托边缘调整　　　　　B. 重衬　　　　　　　　　C. 调𬌗
    D. 重做义齿　　　　　　　E. 缓冲系带
【答案】C

75. 女，63岁。戴全口义齿月余，义齿仅在功能状态下易脱落。旧全口义齿无此现象。可能造成义齿固位的原因是
    A. 咬合不平衡　　　　　　B. 基托边缘伸展过长　　　C. 后堤区处理不当
    D. 基托边缘伸展不足　　　E. 基托与黏膜不密合

【答案】A

【解析】B造成的问题是口腔休息状态时，固位尚好，但张口、说话、打哈欠时义齿易脱位；C、D、E造成的问题是口腔休息状态时，义齿易发生松动脱落。故选A。

76. 牙列缺失后，下颌骨的改变中错误的是
 A. 唇颊侧骨板较舌侧薄而疏松　　B. 牙槽骨顺牙根方向吸收　　C. 颌弓前段向下向前吸收
 D. 颌弓后段向下向外吸收　　E. 严重者下颌舌骨嵴可接近牙槽嵴顶

【答案】A

77. 可导致戴上颌义齿后恶心唾液增多的是
 A. 义齿基托后缘欠密合　　B. 颊侧系带处基托缓冲不够　　C. 磨光面形态不佳
 D. 后牙排列偏颊侧　　E. 义齿基托后缘过短

【答案】A

【解析】恶心唾液增多的常见原因：上颌义齿基托后缘欠密合，导致唾液增多，唾液刺激黏膜可引起恶心；上下前牙接触后牙不接触，义齿后端翘动而刺激黏膜，引起恶心基托过厚；上颌义齿基托后缘过厚，下颌义齿远中舌侧基托过厚而挤压舌，围绝经期患者往往也容易产生恶心。

78. 一患者戴用全口义齿1周，主诉咬合疼痛，定位不明确。检查：黏膜未见红肿或溃疡部位，基托边缘伸展合适，做正中𬌗咬合时，上颌义齿有明显扭转，问题是
 A. 基托不密合　　B. 基托翘动　　C. 侧方𬌗早接触
 D. 前伸𬌗干扰　　E. 正中关系有误

【答案】E

【解析】患者出现咬合痛：义齿在正中咬合和侧合时有早接触或𬌗干扰，𬌗力分布不均匀，会在牙槽嵴顶上或嵴的斜面上，产生弥散性发红的刺激区域。患者义齿不稳定，在口内形成很多处压痛点和破溃处。咀嚼时义齿发生明显移位说明义齿不稳定。基托不密合时患者在张口说话时就易脱落，会发出牙齿相撞声。根据题干，做正中𬌗咬合时，上颌义齿有明显扭转，说明正中关系有误。故选E。

79. 全口义齿戴用一段时间后出现颞下颌关节病症状和髁突后移的原因是
 A. 确定垂直距离过低　　B. 确定垂直距离过高　　C. 义齿固位不良反应
 D. 咬合力过大　　E. 前伸𬌗或侧向𬌗平衡不良

【答案】A

【解析】由于垂直距离低，患者感到在进食时用不上力，进食慢出现颞下颌关节病症状等。

80. 下颌前伸𬌗位记录的目的是
 A. 确定切导斜度　　B. 确定前伸髁导斜度　　C. 确定侧方髁导斜度
 D. 确定上下𬌗间的距离　　E. 使上下𬌗堤均匀地接触

【答案】B

【解析】髁导是指下颌运动过程中髁突在关节凹内运动的道路。下颌在做前伸运动时，髁突在关节凹内向前下方运动的道路叫前伸髁导。髁导与眶耳平面的夹角称髁导斜度。转移髁导斜度时要借用前伸𬌗关系记录，故该题选答案B。切导斜度可在排列上下前牙中确定，或先在𬌗架上定，后使前牙切导斜度依之而定，两种做法均可。

81. 牙槽骨修整的最佳时间为拔牙后
 A. 即刻修整　　B. 2～3个月　　C. 4个月
 D. 5个月　　E. 6个月

【答案】B

82. 排列全口义齿上颌后牙时，牙尖高于𬌗平面1mm的是
 A. 4|4 颊尖　　B. 5|5 颊、舌尖　　C. 6|6 近中舌尖
 D. 6|6 近中颊尖　　E. 7|7 近中颊尖

【答案】D

【解析】双侧上4颊尖在𬌗平面上，舌尖高于𬌗平面1mm；双侧上5颊舌尖在𬌗平面上；双侧上6近中颊尖、远中舌尖高于𬌗平面1mm，近中舌尖在𬌗平面上，远中颊尖高于𬌗平面1.5mm；双侧上7近中舌尖高于𬌗平面1.5mm，近中颊尖高于𬌗平面2mm，远中颊尖高于𬌗平面2.5mm。易误选A。

83. 全口义齿垂直距离恢复过高的表现**不包括**
   A. 息止𬌗间隙过小　　　　　　　B. 说话时有义齿撞击音　　　　　C. 开口度过大
   D. 咀嚼效率低下　　　　　　　　E. 面部表情僵硬
   【答案】C
   【解析】全口义齿垂直距离恢复过高的表现不包括开口度过大。垂直距离恢复过高，会导致面部下1/3距离增大、软组织紧张、鼻唇沟变浅、开口度变小、咀嚼困难、面部酸痛、说话时义齿撞击音、易脱位。故本题答案是C。

84. 男，62岁。上颌全口义齿修复11个月发生义齿纵裂，**不正确**的处理措施是
   A. 上前牙区、基托区加金属加强物　　B. 后牙排列偏颊　　　　C. 调整正中及侧方𬌗平衡
   D. 加厚义齿基托　　　　　　　　　　E. 使基托与黏膜密合
   【答案】D
   【解析】上颌全口义齿修复11个月发生义齿纵裂，不正确的处理措施是加厚齿基托。有支点不密合要注意使基托与黏膜密合，如果因为咬合不平衡则要调整前伸及侧方𬌗平衡。故本题答案是D。

85. 男，67岁。全口义齿修复后一周，固位情况良好，咀嚼时上颌义齿容易脱落。其主要原因为
   A. 唇系带附丽过高　　　　　　　B. 硬腭区无缓冲　　　　　　　C. 基托边缘过短
   D. 后堤区封闭不良　　　　　　　E. 咬合不平衡
   【答案】E
   【解析】全口义齿修复后，固位情况良好，咀嚼时上颌义齿容易脱落。其主要原因为咬合不平衡。咬合不平衡会导致咀嚼时义齿翘动，破坏边缘封闭，而义齿脱位。故本题答案是E。易误选B。

86. 男，70岁。戴下颌活动义齿半年，昨日咬物时折断。查：$\overline{76542|24567}$黏膜支持式可摘局部义齿，三处舌侧基托纵折，两断端约1.5mm厚，咬合接触良好。造成基托折断的原因是
   A. 基托过薄　　　　　　　　　　B. 咬过硬食物　　　　　　　　C. 习惯单侧咀嚼
   D. 取戴义齿方法不正确　　　　　E. 牙槽嵴吸收，现基托与组织不密合
   【答案】A
   【解析】造成基托折断的原因是基托过薄。厚度应该是2mm，1.5mm的基托过薄，所以多处断裂。故本题答案是A。

87. 男，72岁。全口义齿修复后两周，其他情况良好，咳嗽时上颌义齿容易脱落。其主要原因为
   A. 垂直距离过高　　　　　　　　B. 硬腭区无缓冲　　　　　　　C. 基托边缘过长
   D. 后堤区封闭不良　　　　　　　E. 牙槽嵴发生吸收
   【答案】D
   【解析】全口义齿修复后两周，其他情况良好，咳嗽时上颌义齿容易脱落。其主要原因为后堤区封闭不良。后堤区如果封闭性不好，咳嗽的时候边缘封闭破坏，会导致义齿脱出。故本题答案是D。易误选A。

88. 男，75岁。全口义齿初戴后，咬合时上腭部疼痛。查：上颌硬腭区黏膜红肿。首选的处理方法是
   A. 调整咬合　　　　　　　　　　B. 硬腭区重衬　　　　　　　　C. 重新制作义齿
   D. 基托组织面重衬　　　　　　　E. 基托组织面相应处缓冲
   【答案】E
   【解析】全口义齿初戴后，咬合时上腭部疼痛。查：上颌硬区黏膜红肿。首选的处理方法是基托组织面相应处缓冲。组织受压，上颌硬区是缓冲区，应该充分缓冲。故本题答案是E。易误选B。

89. 女，25岁。全冠戴入后半月出现龈组织红肿、疼痛，其原因**不包括**
   A. 垂直性食物嵌塞　　　　　　　B. 水平性食物嵌塞　　　　　　C. 修复体龈边缘过长
   D. 修复体牙尖斜度较大　　　　　E. 粘接材料残留
   【答案】D
   【解析】全冠戴入后半月出现龈组织红肿、疼痛，其原因不包括修复体牙尖斜度较大。修复体牙尖斜度大会导致承受大的侧向力，但是与牙龈的红肿无关；食物嵌塞，龈缘过长刺激，轴面突度过小食物撞击牙龈，都会导致牙龈红肿。故本题答案是D。易误选A。

90. 女，63岁。戴全口义齿月余，义齿仅在功能状态下易脱落。旧全口义齿无此现象。可能造成义齿固位差的原因是
   A. 咬合不平衡　　　　　　　　　B. 基托边缘伸展过长　　　　　C. 后堤区处理不当

D. 基托边缘伸展不足　　　　　E. 基托与黏膜不密合

【答案】A

【解析】功能状态下脱落主要由咬合不平衡所致。

91. 无牙颌患者，戴全口义齿半月。每天戴义齿时间较长后感觉面颊部酸胀。检查：患者鼻唇沟变浅，说话时人工牙有撞击声。导致上述问题的原因是

A. 息止𬌗间隙过大　　　　　B. 垂直距离过高　　　　　C. 垂直距离过低
D. 颌间距离过大　　　　　　E. 颌间距离过小

【答案】B

【解析】导致问题的原因是垂直距离过高。垂直距离过高会导致面下1/3软组织紧张，鼻唇沟变浅，开口度变小；咀嚼困难，面部酸痛，说话时义齿撞击音。故本题答案是B。易误选D。

92. 一患者，$\overline{876|56}$ 缺失，舌侧前部牙槽骨为斜坡型，口底深，设计舌杆与舌侧黏膜的关系是

A. 轻轻接触　　　　　　　　B. 密切接触　　　　　　　C. 离开黏膜 0.3～0.4mm
D. 离开黏膜 0.5～1.0mm　　　E. 离开黏膜 1.5mm

【答案】C

【解析】垂直型舌杆适用于舌侧组织垂直下降，舌杆与黏膜平行接触；舌侧组织斜行成斜坡形，舌杆应与黏膜离开 0.3～0.4mm；如果舌侧有不利倒凹则要填倒的。故本题答案是C。易误选D。

93. 一无牙颌患者，全口义齿初戴时发现，上颌义齿在休息状态不松动，但说话和大张口时易脱落。其原因是

A. 基托边缘封闭差　　　　　B. 基托不密合　　　　　　C. 基托边缘过短
D. 基托边缘过度伸展　　　　E. 人工牙咬合不平衡

【答案】D

【解析】上颌义齿在休息状态不松动，但说话和大张口时易脱落。其原因是基托边缘过度伸展。功能状态下会由于黏膜的运动脱位；咬合不平衡会导致咀嚼时义齿翘动，破坏边缘封闭，而义齿脱位。故本题答案是D。

94. 一无牙颌患者，全口义齿修复后一个月。主诉咀嚼费力，咀嚼肌易酸痛。最可能的原因是

A. 初戴不适应　　　　　　　B. 义齿固位差　　　　　　C. 咬合不平衡
D. 垂直距离过高　　　　　　E. 基托边缘过长

【答案】D

【解析】咀嚼费力，咀嚼肌易酸痛。最可能的原因是垂直距离过高。总义齿垂直距离恢复过高，会导致面下1/3软组织紧张，鼻唇沟变浅，开口度变小，咀嚼困难，面部酸痛，说话时义齿撞击音。故本题答案是D。

95. 后堤区的作用

A. 基托后缘定位　　　　　　B. 边缘封闭作用　　　　　C. 支持作用
D. 排牙标志　　　　　　　　E. 缓冲作用

【答案】B

【解析】上颌义齿基托后缘是盖过腭小凹后2mm，排除A。后堤区没有起到支持作用，排除C。上颌切牙乳突为排牙标志，排除D。切牙乳头、上颌硬区、上颌结节、上颌隆突需要做缓冲，排除E。前后颤动线之间称后堤区。此区宽 2～12mm，平均 8.2mm，有一定的弹性，上颌全口义齿组织面与此区相应的部位可形成后堤，能起到边缘封闭作用，故此题选B。

96. 临床一般调整下列哪两项因素来达到前伸𬌗平衡

A. 切导斜度、补偿曲线曲度　　　B. 髁导斜度、补偿曲线曲度　　　C. 切导斜度、髁导斜度
D. 牙尖斜度、定位平面斜度　　　E. 切导斜度、定位平面斜度

【答案】A

【解析】切导与切导斜度：切导指下颌从正中咬合作前伸运动时，下前牙切缘沿上前牙舌面向前下方运动的道路。切导斜度是指切导与眶耳平面的夹角。切导斜度是切导盘与水平面的夹角。髁导斜度：为髁槽与水平面的交角，是用前伸𬌗关系记录将髁导斜度转移到𬌗架上的。当作前伸运动时，前牙接触而后牙不接触时，通常采用加大补偿曲线曲度（将后牙牙长轴向前倾）或将切导斜度减小，同时下降下前牙以减小切导斜度的方法解决。因此选A。

97. 戴全口义齿出现咬舌现象，需磨改

A. 上后牙舌尖舌斜面和下后牙舌尖颊斜面　　　　B. 上后牙舌尖颊斜面和下后牙舌尖颊斜面

C. 上后牙颊尖颊斜面和下后牙颊尖颊斜面 D. 上后牙颊尖舌斜面和下后牙颊尖颊斜面
E. 上后牙颊尖舌斜面和下后牙舌尖颊斜面

【答案】A

【解析】如果由于后牙排列覆盖过小，出现咬颊，可磨改上颌后牙颊尖舌侧斜面和下后牙颊尖的颊侧斜面，加大覆盖，解决咬颊现象。咬舌，可磨改上颌后牙舌尖舌侧斜面和下后牙舌尖颊侧斜面。故选A。

98. 全口义齿的印模确切的提法是
  A. 压力印模   B. 初步印模   C. 功能性印模
  D. 解剖式印模   E. 开口式印模

【答案】C

【解析】全口义齿采取的是功能性印模，此种印模是在一定压力状态下取得的印模，也称选择性压力印模。取印模时，在印模料可塑期内进行肌肉功能整塑，由患者自行进行或者在医生的帮助下，唇颊舌做各种动作，塑造出印模的唇颊舌侧边缘，与系带功能运动时的黏膜皱襞和系带吻合。故本题答案为C。

99. 对全口义齿固位和支持有利的黏膜是
  A. 厚、松软   B. 适中、韧   C. 薄
  D. 薄、干燥   E. 薄、松软

【答案】B

【解析】口腔黏膜的性质与义齿固位有关：如黏膜的厚度适宜，有一定的弹性和韧性，则基托组织面与黏膜易于密合，边缘也易于获得良好封闭，反之如黏膜过薄，没有弹性，则基托组织面不易贴合，边缘封闭差，义齿固位差，并容易产生压痛。故本题选B。

100. 牙列缺失15年，牙槽嵴严重吸收，修复宜选用哪种人工牙
  A. 解剖式牙   B. 半解剖式牙   C. 非解剖式牙
  D. 金属𬌗面牙   E. 瓷牙

【答案】C

【解析】解剖式牙不适用于义齿固位差或对𬌗牙已有明显磨损的患者，排除A。半解剖式牙临床应用较广，但不适用于牙列缺失15年，牙槽嵴吸收严重的患者，排除B。金属𬌗面牙适用于缺牙间隙过窄小、龈距离过低者，排除D。瓷牙适用于缺隙较大及多个后牙连续缺失、缺牙间隙的近远中距离及龈距离正常、缺牙区牙槽嵴丰满、对𬌗牙牙周健康者，排除E。此题选C。

101. 半解剖式人工牙的牙尖斜度为
  A. 0°   B. 10°   C. 20°
  D. 30°   E. 40°

【答案】C

【解析】半解剖式牙：其面有牙尖斜坡，牙尖斜度为20°左右，上下颌牙齿间有一定尖凹扣锁关系，咀嚼效能较好，比解剖式牙的侧向力小，临床应用较广。此题选C。

(102～103题共用题干)

男，56岁。戴全口义齿两周后复查主诉咬颊。

102. 分析引起咬颊的原因
  A. 基托磨光面形态不好   B. 后牙覆盖过小   C. 后牙覆盖过大
  D. 后缘伸展过长   E. 基托组织面与黏膜不密合

【答案】B

【解析】由于后牙缺失时间过久，两颊部向内凹陷，或舌体变大而造成咬颊或咬舌现象，经过戴用一段时间后，常可自行改善。必要时可加厚颊侧基托，将颊部组织推向外侧。由于后牙排列覆盖过小，出现咬颊或咬舌现象，故选B。

103. 处理方法是
  A. 调磨相应牙齿加大覆盖   B. 调磨相应牙齿减小覆盖   C. 修改基托磨光面外形
  D. 重衬   E. 将基托磨短

【答案】A

【解析】可磨改上颌后牙颊尖的舌侧斜面和下颌后牙颊尖的颊侧斜面，加大覆盖，解决咬颊现象咬舌，故本题选A。

（104～106题共用题干）

男，58岁。因工作需要，拔牙后半个月即做了全口义齿修复。戴牙后半年，因进食时食物塞入基托组织面无法忍受而就诊。

104. 做全口义齿修复最适宜的时机是在拔牙后
A. 1个月　　　　　　　　　B. 3个月　　　　　　　　　C. 5个月
D. 7个月　　　　　　　　　E. 9个月

【答案】B

【解析】缺牙区的牙槽嵴在拔牙或手术后3个月完全愈合。故选B。

105. 进食时食物塞入基托与黏膜间的原因是
A. 人工牙颊舌径过小　　　　B. 基托伸展过度　　　　　C. 基托过厚
D. 基托过薄　　　　　　　　E. 牙槽骨吸收，使基托与黏膜不密贴

【答案】E

【解析】题述患者58岁。因工作需要，拔牙后半个月即做了全口义齿修复。当牙缺失后，上下颌骨的改变主要是牙槽峰的萎缩，牙槽嵴的吸收速度在牙缺失后前3个月即骨愈合期最快，大约6个月后吸收速率显著下降，拔牙后2年吸收速度趋于稳定牙槽骨吸收，使基托与黏膜不密贴导致进食时食物塞入基托与黏膜间，故选E。

106. 基托与黏膜不密贴，最佳处理方法是
A. 自凝塑料垫底　　　　　　B. 自凝塑料加厚基托　　　C. 热凝塑料垫底
D. 热凝塑料加厚基托　　　　E. 热凝塑料加大基托

【答案】C

【解析】间接法重衬，适用于义齿基托边缘短，组织面和组织之间不吻合而重衬的面积较大的患者，是用热凝塑料充满牙槽嵴及周围组织被吸收部分的间隙，使基托组织面与周围的组织紧密贴合，增加义齿的固位力。题中要选最佳处理方法，故选C。适用于全口义齿戴用一段时间后，由于组织的吸收所致固位不好。

（107～109题共用备选答案）
A. 支托移位形成支点　　　　B. 基托边缘过长或过锐　　　C. 基托过厚过大
D. 卡环尖进入基牙倒凹区过深　　E. 咬合过高，基牙负担过重

107. 戴用义齿后发音不清的原因是
108. 义齿撬动或摆动的原因是
109. 摘戴困难的原因是

【答案】C、A、D

【解析】发音不清楚的主要原因是义齿阻碍了舌头的正常运动范围或者义齿与舌头之间关系不协调，基托过厚就会出现义齿阻碍舌运动的情况。撬动或摆动主要是因为形成了支点。摘戴困难是因为倒凹过深，摘戴过程中义齿与倒凹下的组织发生接触，增大摩擦力，故而义齿摘戴困难。

（110～111题共用题干）

患者，男，56岁。初戴全口义齿时，发现总义齿左右翘动，用力时患者有痛感。

110. 可能引起翘动的原因中不包括
A. 基托伸展过长　　　　　　B. 印模不准确　　　　　　C. 进入倒凹区基托未缓冲
D. 基托变形　　　　　　　　E. 与硬区相应的基托组织面未做缓冲

【答案】C

【解析】全口义齿如有左右翘动，上颌义齿常因硬区相应的基托组织面未做缓冲引起，下颌义齿引起翘动的原因多是与外斜嵴、下颌隆突区相应的基托组织面未做缓冲引起。经过适当的缓冲，翘动会消失。如果经过缓冲仍有翘动，要考虑基托变形，或印模、模型不准，常需重做。由上述内容，能引起基托左右翘动的原因有：基托组织面未做缓冲；基托变形；印模不准。基托进入倒凹区引起的是就位困难，故选C。

111. 在下述造成义齿翘动的原因中，首先考虑的原因应是
A. 基托伸展过长　　　　　　B. 基托变形　　　　　　　　C. 印模不准确
D. 模型不准确　　　　　　　E. 与硬区相应的基托组织面未做缓冲

【答案】E

【解析】义齿初戴引起翘动应首先考虑是与外斜嵴、下颌隆突区相应的基托组织面未做缓冲引起。故选E。

(112～113题共用题干)

女,60岁。无牙颌患者,牙槽嵴欠丰满,上下颌弓后部宽度不协调,下颌弓明显宽于上颌弓。

112. 人工后牙排成反𬌗的目的是

A. 美观
B. 避免咬颊
C. 提高咀嚼效率
D. 易于达到平衡𬌗
E. 使人工牙排在牙槽嵴顶

【答案】D

113. 全口义齿人工后牙需要排成反𬌗关系的指征是上下颌牙槽嵴顶连线与水平面夹角小于

A. 50°
B. 60°
C. 70°
D. 80°
E. 90°

【答案】D

(114～117题共用题干)

患者,男性,戴用全口义齿1周后,复诊自诉义齿易脱落。

114. 询问病史时,最需要了解的是

A. 过去是否戴义齿
B. 是否有压痛
C. 每天戴义齿多长时间
D. 什么情况下义齿脱落
E. 是否有偏侧咀嚼习惯

【答案】D

115. 若患者说明口腔不运动时,义齿易脱落,可能的原因是

A. 义齿边缘过度伸展
B. 系带处未缓冲
C. 义齿咬合不平衡
D. 基托与边缘不密合或边缘伸展不足
E. 垂直距离过高

【答案】D

116. 在行口腔检查时,发现患者牙槽嵴低平,导致义齿易松脱。若经济条件允许,应

A. 重新制作义齿
B. 改行种植全口义齿修复
C. 在义齿基托组织面进行缓冲处理
D. 义齿重衬
E. 调整基托长度

【答案】B

117. 若患者说明,大张口或下颌左右晃动时义齿脱落,检查时喙突有压痛,可能的原因是

A. 系带缓冲不足
B. 基托边缘过长
C. 边缘伸展不足
D. 上颌义齿后颊侧基托太厚
E. 义齿磨光面抛光不够

【答案】D

【解析】此种情况是由于上颌义齿后颊侧基托太厚影响喙突运动造成的。

(118～120题共用备选答案)

A. 主承托区
B. 副承托区
C. 唇颊沟区
D. 上颌后堤区
E. 下颌隆突区

118. 无牙颌牙槽嵴顶属于
119. 全口义齿基托组织面需缓冲的区域是
120. 软硬腭交界处属于

【答案】A、E、D

【解析】主承托区包括上下牙槽嵴顶以及除了上颌硬区的硬腭水平部分;副承托区包括上下牙槽嵴唇颊侧和舌腭侧斜面;缓冲区包括骨性隆突部位。

(121～122题共用备选答案)

A. 髁导
B. 髁导斜度
C. 前伸髁导
D. 前伸髁导斜度
E. 侧方髁导斜度

121. 髁导与眶耳平面的夹角是

【答案】B

122. 下颌在做前伸运动时,髁突在关节凹内向前下方运动的道路是

【答案】C

(123～124题共用备选答案)

A. 息止颌位法
B. 吞咽咬合法
C. 卷舌后舔法
D. 哥特弓描记法
E. 前伸颌位记录

123. 确定前伸髁导斜度采用
【答案】E

124. 确定垂直距离采用
【答案】A

（125～127题共用备选答案）
A. 上颌前部牙槽嵴顶　　B. 磨牙后垫　　C. 切牙乳突
D. 腭小凹　　E. 上颌后部牙槽嵴顶

125. 属于主承托区的是
【答案】E

126. 属于副承托区的是
【答案】A

127. 属于边缘封闭区的是
【答案】B

（128～130题共用备选答案）
A. 主承托区　　B. 副承托区　　C. 边缘封闭区
D. 缓冲区　　E. 翼缘区

128. 上颌全口义齿的腭隆突切牙乳突区属于
【答案】D

129. 下颌全口义齿的内外斜嵴及牙槽嵴上的一切骨突区属于
【答案】D

130. 全口义齿覆盖的上下牙槽嵴顶区属于
【答案】A

（131～133题共用备选答案）
A. 颧突　　B. 舌侧翼缘区　　C. 边缘封闭区
D. 牙槽嵴　　E. 远中颊角区

131. 义齿在此处不能较多伸展的是
【答案】E

132. 属于缓冲区的是
【答案】A

133. 全口义齿覆盖的牙槽嵴与唇颊沟、舌沟、上颌后堤区及下颌磨牙后垫区之间的区域属于
【答案】C

（134～135题共用备选答案）
A. 垂直距离恢复过大　　B. 垂直距离恢复过小　　C. 水平颌位关系记录错误
D. 下颌前伸　　E. 下颌后缩

134. 患者肌肉疲劳，义齿容易脱位且咀嚼功能下降的原因是
【答案】A

135. 患者鼻唇沟变深，颏部前突的原因是
【答案】B

（136～138题共用备选答案）
A. 下颌后退　　B. 下颌偏向一侧　　C. 前牙开𬌗
D. 前伸时脱落　　E. 侧向𬌗非功能侧无接触

136. 患者长期使用陈旧全口义齿，养成习惯性前伸，戴牙时易出现
【答案】A

137. 全口义齿𬌗平面倾斜会出现戴牙后
【答案】B

138. 全口义齿排牙时前牙覆𬌗过深，而Spee曲线曲度过平，则常会导致
【答案】D

(139～140题共用备选答案)
A. 前伸𬌗不平衡	B. 基托边缘伸展不够	C. 系带区基托缓冲不够
D. 侧方𬌗不平衡	E. 义齿磨光面外形不良

139. 切咬食物时，全口义齿容易松动脱落的原因是
【答案】A

140. 单侧咀嚼食物时，全口义齿对侧翘起的原因
【答案】D

(141～143题共用备选答案)
A. 哨音	B. 恶心	C. 咬颊
D. 咬舌	E. 弹响

141. 上颌义齿基托后缘伸展过长
【答案】B

142. 下颌前牙排列过于向舌侧倾斜
【答案】D

143. 后牙排列覆盖过小
【答案】C

(144～146题共用备选答案)
A. 上颌前后颤动线之间	B. 上颌牙槽嵴	C. 远中颊角区
D. 下颌牙槽嵴	E. 下颌舌骨嵴

144. 全口义齿基托需缓冲的区域是
【答案】E

145. 全口义齿基托边缘不能过度伸展的区域是
【答案】C

146. 全口义齿基托的边缘封闭区是
【答案】A

(147～152题共用备选答案)
A. 0mm	B. 0.5mm	C. 1.0mm
D. 1.5mm	E. 2.0mm

147. 上颌第一磨牙近中颊尖离开𬌗平面
【答案】C

148. 下前牙切缘高于𬌗平面
【答案】C

149. 上颌第一磨牙远中舌尖离开𬌗面
【答案】C

150. 上颌侧切牙切缘离开𬌗面
【答案】C

151. 上颌第一磨牙近中舌尖离开𬌗面
【答案】A

152. 上颌第二磨牙近中颊尖离开𬌗平面
【答案】E

(153～158题共用备选答案)
A. 全口义齿静止情况下脱落	B. 全口义齿在说话时脱落
C. 全口义齿在咀嚼时脱落	D. 固定义齿粘固后短时间咬合痛的原因是
E. 固定义齿粘固后长时间以后咬合痛的原因是

153. 义齿基托延伸过长过厚可导致
【答案】B

154. 全口印模取的不准确可导致
【答案】A

155. 殆创伤
【答案】D
156. 根尖炎
【答案】E
157. 全口义齿未达到平衡殆可导致
【答案】C
158. 唇颊系带未避让可导致
【答案】B

(159～163题共用备选答案)
戴用全口义齿出现一些症状，可能由于下列原因引起
A. 垂直距离过高　　　　B. 垂直距离过低　　　　C. 边缘伸展过长
D. 咬合不平衡　　　　　E. 覆盖过小

159. 张口说话时上颌义齿脱落
【答案】C
160. 进食常咬伤下唇
【答案】E
161. 平时义齿不掉，进食时义齿易脱位
【答案】D
162. 患者常感耳鸣，听力减退
【答案】B
163. 咀嚼时一侧翘起
【答案】D

164. 取全口义齿印模时，制作个别托盘的目的主要是
A. 便于操作　　　　　　B. 可使印模边缘清晰　　C. 可使边缘伸展适度
D. 使组织能受压均匀　　E. 能获得解剖形态的印模
【答案】C

165. 下颌后部牙槽嵴的吸收方向是
A. 向下向后　　　　　　B. 向下向外　　　　　　C. 向下向内
D. 向后向外　　　　　　E. 向下向前
【答案】B

166. 全口义齿修复的目的不包括
A. 恢复咀嚼功能　　　　B. 保护颌骨　　　　　　C. 改善发音
D. 增强心理适应能力　　E. 恢复原有的咀嚼效率
【答案】E

167. 下列哪项不属于无牙颌口腔前庭的解剖标志
A. 远中颊角区　　　　　B. 翼上颌切迹　　　　　C. 上颌结节
D. 颧突　　　　　　　　E. 颊侧翼缘区
【答案】B

168. 上颌全口义齿后缘的封闭区为
A. 腭小凹稍前方　　　　B. 软腭黏膜部分　　　　C. 软腭与硬腭交界处
D. 前颤动线与后颤动线之间的区域　　　　　　　E. 翼上颌切迹
【答案】D

169. 全口义齿合适的凹形磨光面形态可以
A. 降低咀嚼效能　　　　B. 使发音清晰　　　　　C. 辅义齿固位
D. 避免咬颊咬舌　　　　E. 增加面部丰满度
【答案】C

170. 下面哪个因素不属于颌位关系记录的内容
A. 唇侧丰满度　　　　　B. 殆平面　　　　　　　C. 垂直颌位关系

D. 前伸髁导斜度　　　　　　　　E. 水平颌位关系
【答案】D

171. 以下关于颌位记录错误的说法是
A. 用面托确定和记录患者面下 1/3 的适宜高度　　B. 颌位关系记录包括垂直关系和水平关系记录两部分
C. 所确定的颌位上下颌关系是息止𬌗关系　　　　D. 恢复两侧髁突在下颌关节凹生理后位的上下颌关系
E. 便于在上下颌骨的位置关系重建患者的正中𬌗关系
【答案】C

172. 为使戴用全口义齿后上唇有较理想的丰满度，排牙时应做到的内容不包括
A. 上尖牙唇面距腭皱侧面约 10.5mm　　　　　　B. 老年患者上尖牙顶连线与切牙乳突后缘平齐
C. 老年患者上前牙切缘在上唇下露出 1～1.5mm　D. 排成浅覆𬌗浅覆盖
E. 上前牙唇面距切牙乳突中点 8～10mm
【答案】D

173. 患者全口义齿戴牙后疼痛，经检查发现在牙槽嵴上有连续性压痛点，疼痛不明显。应考虑最可能原因是
A. 正中位有早接触　　B. 基托组织面有倒凹　　　C. 基托组织面有瘤子
D. 取印模时有托盘压痕　　E. 牙槽嵴上有骨突
【答案】A

174. 全口义齿初戴而未咀嚼时固位不良，最可能的原因是
A. 印模是否准确　　B. 颌位记录是否准确　　　C. 颌弓关系是否正常
D. 排牙位置是否正确　　E. 基托边缘伸展是否合适
【答案】A

175. 不具有适当恢复垂直距离的作用的是
A. 协调面部比例　　B. 提高咀嚼效能　　　　　C. 增大咀嚼力
D. 有益于颞下颌关节的健康　　E. 避免牙槽嵴过度受压
【答案】C

176. 在确定颌位关系的方法中，哪项是可以客观观察下颌后退程度的方法
A. 哥特式弓　　　　B. 卷舌后舔法　　　　　　C. 吞咽咬合法
D. 后牙咬合法　　　E. 面部外形观察法
【答案】A

177. 全口义齿初戴，与义齿稳定无关的因素是
A. 良好的咬合关系　　B. 适当的基托伸展　　　C. 理想的磨光面形态
D. 合理的人工牙排列　　E. 具有平衡𬌗
【答案】B

178. 全口义齿排牙后试戴前，在可调式𬌗架和模型上观察，哪一项说法不正确
A. 边缘伸展是否恰当　　　　　　B. 后牙排列在牙槽嵴顶连线
C. 两侧对称　　　　　　　　　　D. 上下颌前牙与后牙均有紧密接触
E. 有前伸𬌗和侧方𬌗平衡
【答案】D

179. 完善的全口义齿制作至少需要使用的𬌗架为
A. 简单𬌗架　　　　B. 平均值𬌗架　　　　　　C. 半可调𬌗架
D. 全可调𬌗架　　　E. 简单𬌗架和全可调𬌗架
【答案】C

180. 总义齿修复中，作用于唾液与基托之间的力应称之为
A. 粘固力　　　　　B. 吸引力　　　　　　　　C. 黏着力
D. 黏附力　　　　　E. 附着力
【答案】E

181. 采用哥特氏弓描记法确定颌位关系时，下颌位于哥特氏弓描记轨迹顶点时的颌位是
A. 正中𬌗位　　　　B. 侧方𬌗位　　　　　　　C. 息止颌位
D. 前伸𬌗位　　　　E. 正中关系位

【答案】E

182. 下列哪项不属于选择解剖式牙的特点
A. 咀嚼效能高
B. 美观效果好
C. 适用于牙槽嵴高而宽者
D. 侧向力小，有利于义齿稳定
E. 牙尖斜度为30°～33°
【答案】D

183. 全口义齿人工牙排列时，为什么要有平衡𬌗
A. 利于义齿的稳定
B. 发音清楚
C. 增强美感
D. 提高接触面积
E. 纠正不良习惯
【答案】A

184. 根据全口义齿平衡理论，前伸髁突斜度大者应
A. 减小牙尖斜面斜度
B. 减小定位平面斜度
C. 减小补偿曲线曲度
D. 增大补偿曲线曲度
E. 增大前伸切导斜度
【答案】D

185. 关于牙列缺失导致的软组织改变，错误的是
A. 肌肉张力平衡破坏
B. 肌肉失去正常弹性
C. 软组织萎缩
D. 黏膜感觉迟钝
E. 黏膜变平
【答案】D

186. 全口义齿排牙时，上中切牙唇面距离切牙乳突中点的距离为
A. 8～10mm
B. 6～8mm
C. 7～9mm
D. 9～11mm
E. 10～12mm
【答案】A

187. 一无牙颌患者，全口义齿戴用7年，人工牙磨耗严重，咀嚼不利。最好的处理方法是
A. 旧义齿重衬
B. 取印模，重新修复
C. 停戴旧义齿，1周后修复
D. 停戴旧义齿，1个月后修复
E. 停戴旧义齿，2个月后修复
【答案】B

188. 全口义齿初戴时，需向患者说明的内容不包括
A. 增强使用义齿的信心
B. 睡觉时将义齿浸在冷水中
C. 感觉不适，应怎样自行修改
D. 进食后应及时清理义齿
E. 纠正不正确的咬合习惯
【答案】C

189. 适度扩大全口义齿基托面积可以达到以下目的，除外
A. 减小单位面积受力
B. 增加义齿强度
C. 增大义齿吸附力
D. 增大大气压力的作用
E. 利于组织保健
【答案】B

190. 选择种植全口义齿一般不必考虑患者的
A. 脸型
B. 颌弓关系
C. 颌骨的骨量
D. 颌骨骨密度
E. 全身情况
【答案】：A

191. 义齿间隙的"中性区"是指
A. 𬌗面中线两侧
B. 牙槽嵴顶
C. 义齿与周围组织处于平衡的区域
D. 牙槽嵴顶颊侧一点
E. 牙槽嵴顶舌侧一点
【答案】C

192. 不利于全口义齿稳定的因素是
A. 人工牙排在中性区
B. 侧方平衡𬌗
C. 三点接触前伸平衡𬌗
D. 多点接触前伸平衡𬌗
E. 尖牙保护𬌗
【答案】E
【解析】平衡合是全口义齿咬合形式与天然牙咬合形式的主要区别。全口义齿平衡𬌗有利于义齿的稳定。如人工牙排成天然牙的尖牙保护𬌗形式，在侧方运动时将会因尖牙早接触导致义齿翘动。

193. 根据全口义齿固位原理，义齿基托边缘有合适的形状、厚薄与伸展范围，主要是为了
  A. 尽量扩大基托面积　　　　B. 恢复组织缺损　　　　C. 减少异物感
  D. 获得良好边缘封闭　　　　E. 保护与之接触的软组织
【答案】D
【解析】大气压力在全口义齿固位中起重要作用，没有良好的边缘封闭就无大气压力可言。基托边缘合适的形状、厚薄与伸展范围是与周围软组织始终保持紧密接触，获得边缘封闭的前提。

194. 根据全口义齿固位原理，有利于固位的因素是
  A. 唾液黏稠度高，流动性小　　B. 唾液黏度低，流动性大　　C. 唾液过于黏稠
  D. 唾液分泌量少　　　　E. 口腔内积存大量唾液
【答案】A
【解析】根据全口义齿的固位原理，吸附力包括附着力和内聚力。义齿基托组织面与黏膜紧密贴合，其间有薄层唾液。不同物体间产生附着力，唾液本身分子之间产生内聚力。吸附力的大小与唾液的质和量有关。唾液黏稠度高，流动性小，可加强附着力和内聚力，有利于义齿固位。

195. 全口义齿前伸平衡𬌗理论的"五因素十定律"中，牙尖高度指
  A. 后牙牙尖顶向牙尖底所做的垂线　　　　B. 后牙牙尖顶至中央窝最低点的垂线
  C. 后牙牙尖顶至颈缘线间的垂线　　　　D. 后牙𬌗面边缘嵴至颈缘线间的垂线
  E. 后牙𬌗面中央窝至颈缘线间的垂线
【答案】A

196. 关于全口义齿的重衬，不正确的是
  A. 初戴时固位不好可选用　　　　B. 基托修理后不密合需重衬
  C. 重衬不能改变垂直距离及正中关系　　D. 直接法重衬应询问过敏史
  E. 软衬材料适用于黏膜较薄的无牙颌患者
【答案】C
【解析】重衬是在全口义齿的组织面加一层材料，除了A、B、D、E选项所述，需要改变垂直距离及正中关系时也可选用，这时建议用间接法重衬。

197. 有关制作上颌单颌全口义齿应注意的要点，不正确的叙述是
  A. 当下颌后牙由于磨损形成反横𬌗曲线时，应减低舌尖的高度
  B. 为义齿的固位和稳定，要取得良好的功能性印模
  C. 要减小前牙的覆盖，适当增大覆𬌗
  D. 如下颌后牙两侧𬌗平面一高一低，可调磨降低牙尖高度
  E. 可在基托内增加金属网，必要时用金属腭侧基托
【答案】C

198. 男，无牙颌患者。全口义齿戴用一周。主诉黏膜压痛且位置不确定，咀嚼时义齿易脱位。检查发现，面部形态自然，义齿固位良好，基托边缘伸展适度，但咬合时下颌义齿轻度移位。其原因是
  A. 初戴不适应　　　B. 基托变形　　　C. 基托翘动
  D. 咬合干扰　　　E. 垂直距离过高
【答案】D

199. 女，59岁。初戴全口义齿时正中𬌗关系正常，但在前伸𬌗前牙有轻度早接触，此时应调磨
  A. 上切牙切缘　　　B. 上切牙切缘𬌗面　　　C. 上切牙切缘唇斜面
  D. 上切牙切缘舌斜面　　　E. 上切牙舌窝
【答案】D

(200～204题共用题干)
患者，男性，88岁，戴用全口义齿2周后复诊，自诉义齿易松动。

200. 询问病史时，最重要的是应了解患者
  A. 每天带义齿多长时间　　　B. 什么情况下义齿松动　　　C. 过去是否曾戴过义齿
  D. 是否能够吃饭和喝汤　　　E. 是否有偏侧咀嚼习惯

201. 首先应做的检查是
  A. 正中关系是否正确　　　B. 垂直距离是否正常　　　C. 义齿的固位力如何

D. 让患者进食，看有无疼痛   E. 重新制作义齿

202. 若患者说明在大张口或打哈欠时义齿易松动，可能的原因是
A. 义齿边缘过度伸展   B. 义齿排列不整齐   C. 义齿咬合不平衡
D. 正中关系不正确   E. 患者未适应义齿

203. 进食时义齿亦容易松动，可能的原因是
A. 义齿边缘过度伸展   B. 系带处缓冲不足   C. 垂直距离恢复过低
D. 义齿磨光面抛光不足   E. 咬合不平衡

204. 修改后，患者仍然坚持要求重衬，以下哪种情况需重衬处理
A. 正中关系不正确   B. 垂直距离过低   C. 义齿咬合不平衡
D. 义齿边缘封闭差，不密合   E. 患者要求

【答案】B、C、A、E、D

（205～209题共用备答案）
A. 切牙乳突   B. 腭皱   C. 上颌硬区
D. 翼上颌切迹   E. 舌系带

205. 上颌全口义齿两侧后缘的边界是
【答案】D

206. 又称上颌隆突，表面覆盖黏膜甚薄，受压后易产生疼痛的是
【答案】C

207. 位于口底的中线部，连接口底与舌腹的黏膜皱襞的是
【答案】E

208. 位于上颌腭中缝的前端，可作为排列上颌前牙的标志的是
【答案】A

209. 有辅助发音作用的是
【答案】B

第十章 口腔颌面部影像诊断学

1. 许勒位片可显示颞下颌关节
   A. 顶部影像　　　　　　　　B. 后前位影像　　　　　　　　C. 内侧 1/3 影像
   D. 中部 1/3 影像　　　　　　E. 外侧 1/3 影像
   【答案】E
   【解析】许勒位片仅可较清晰显示关节外侧 1/3 的病变，但不能显示关节内侧骨质病变。所以 E 正确。

2. 关于唾液腺造影，下列描述不正确的为
   A. 一般只适用于腮腺及颌下腺　　　　　　　　B. 适用于唾液腺急、慢性炎症
   C. 应做碘过敏试验，碘过敏试验阳性者禁忌　　D. 造影剂选用 60% 泛影葡胺
   E. 造影剂选用 40% 碘化油
   【答案】B
   【解析】唾液腺急性炎症期间为唾液腺造影的禁忌证。造影剂的选择很重要。

3. 能够真实地反映牙根根尖病变程度最佳的影像学检查方法是
   A. 根尖片　　　　　　　　B. 殆翼片　　　　　　　　C. 曲面体层片
   D. 殆片　　　　　　　　　E. 根尖片数字减影技术
   【答案】A

4. 颞下颌关节双重造影是指用
   A. 生理盐水和碘化油作为造影剂　　　　　　B. 碘化油和泛影葡胺作为造影剂
   C. 无菌空气和 30% 泛影葡胺作为造影剂　　　D. 生理盐水和 60% 泛影葡胺作为造影剂
   E. 利多卡因和 60% 泛影葡胺作为造影剂
   【答案】C

5. 患者，男，31 岁。左颊部无痛性肿块 30 余年，体检见左颊肿块，质软，边界不清，表面皮肤呈淡蓝色，临床诊断为海绵状血管瘤。为确定其大小和范围，最佳的辅助检查方法是
   A. X 线平片　　　　　　　　B. 上颌全景片　　　　　　　　C. B 超
   D. CT　　　　　　　　　　　E. MRI
   【答案】E
   【解析】X 线片对于软组织显影不如 CT 检查效果明显；CT 分辨率高，低辐射剂量，后处理软件灵活；MRI 可以更清晰、直接地显示出所欲检查部位的组织影响，且对人体无放射性损害。故选 E。

6. 某 51 岁女性，左上颌牙槽部肿大 3 月余，无压痛及其他不适，临床检查触及左上颌结节区骨质明显膨隆，质地硬，无压痛，不活动，左上颌牙无松动，牙龈色泽正常；曲面体层片显示：左上颌结节区可见一骨质结构破坏区，范围约 3.0cm×3.5cm，边界清楚，病变密度均匀，稍高于邻近正常骨质，呈"磨砂玻璃"样，结合以上表现，考虑以下哪种疾病
   A. 骨纤维异常增殖症　　　　B. 骨化性纤维瘤　　　　C. 成骨型骨肉瘤
   D. 良性成牙骨质细胞瘤　　　E. 骨瘤
   【答案】A

7. 不适合用作牙周病影像学检查方法的是
   A. 根尖片　　　　　　　　B. 殆翼片　　　　　　　　C. 下颌骨侧位片
   D. 曲面体层片　　　　　　E. 根尖片数字减影技术
   【答案】C
   【解析】下颌骨侧位片用于检查下颌骨体部、升支及髁突的病变。

8. 右侧上颌第二磨牙根尖片显示，在 X 线片右下角一圆钝三角形高密度影，有可能是以下哪一种正常颌骨解剖结构
   A. 上颌窦　　　　　　　　B. 翼钩　　　　　　　　C. 颧骨
   D. 下颌骨喙突　　　　　　E. 下颌骨外斜线

【答案】D

9. 在唾液腺造影中造影剂外溢呈片状，可见于下列哪种疾病
   A. 慢性复发性腮腺炎　　　B. 慢性阻塞性唾液腺炎　　　C. 唾液腺良性肿瘤
   D. 唾液腺良性肥大　　　　E. 唾液腺恶性肿瘤

【答案】E

【解析】注意题干中造影剂外溢一般是恶性肿瘤的表现。

10. 超声检查在口腔颌面部适用于
    A. 确定有无占位性病变　　　　　B. 确定囊性或实性肿物
    C. 为评价肿瘤性质提供信息　　　D. 确定深部肿物与邻近重要血管的关系
    E. 以上均适用

【答案】E

【解析】超声检查在口腔颌面部主要用于唾液腺、下颌下和颈部肿块的检查，以明确是否有占位性病变，是囊性还是实性。

11. 采用根尖片分角线投照技术显示被检查牙齿邻面影像重叠的原因
    A. 投照垂直角度过大　　　　　　B. 投照垂直角度过小
    C. X线与被检查牙齿的邻面不平行　D. X线与被检查牙齿的邻面不垂直
    E. X线中心线位置不正确

【答案】C

【解析】需掌握根尖片分角线投照技术原理。

12. 男孩，13岁。正畸治疗前拍曲面体层片发现右下颌第二磨牙远中圆形低密度影，周缘有骨白线，其中可见小三角形致密影。该影像为
    A. 根尖周囊肿　　　B. 含牙囊肿　　　C. 牙源性角化囊性瘤
    D. 成釉细胞瘤　　　E. 第三磨牙牙囊

【答案】E

【解析】13岁时第二磨牙釉质发育完成，牙根还未发育，曲面体层片见右下颌第二磨牙远中圆形低密度影，周缘有骨白线，其中可见小三角形致密影，因此选E。此题注意患者年龄段。

13. 𬌗翼片的优点是能清晰显示
    A. 牙槽嵴顶　　　B. 下颌管位置　　　C. 根折部位
    D. 根尖病变类型　　E. 上颌窦分隔

【答案】A

【解析】𬌗翼片可以显示上、下颌多个牙的牙冠部影像，还可较清晰地显示牙槽嵴顶，用于观察牙槽嵴顶有无骨质破坏。

14. 上颌骨骨折首选的主要X线投照位置是
    A. 颅底位（颏顶位）　　B. 华特位（鼻颏位）　　C. 柯氏位（鼻额位）
    D. 上颌正中65°咬合片　E. 曲面体层

【答案】B

【解析】华特位（鼻颏位）用于上颌骨肿瘤、炎症及颌面部骨折。

15. 关于根尖片所示正常影像，不正确的
    A. 牙骨质与牙本质有明显区别　B. 年轻人牙髓腔宽大　　C. 髓腔为低密度影像
    D. 密度最高的组织是釉质　　　E. 牙槽突高度应达到牙颈部

【答案】A

16. 要观察儿童第三磨牙牙胚情况时最好采用
    A. 下颌横断𬌗片　　B. 口内根尖片　　C. 上下颌第三磨牙口外投照片
    D. 𬌗翼片　　　　　E. 下颌前部片

【答案】C

【解析】第三磨牙X线片，一般采用口内投照法，胶片必须放置于口内被照牙区域。常引起患者恶心、呕吐，儿童表现更为明显，故上下颌第三磨牙口外投照片可用于观察第三磨牙的形态及萌出情况、阻力方向等，也可用于观察确定儿童第三磨牙牙胚发育情况。

17. 能够真实地反映牙槽嵴顶骨吸收程度，适用于早期牙周炎的影像学检查方法是
    A. 根尖片　　　　　　　　　　B. 殆翼片　　　　　　　　　　C. 曲面体层片
    D. 殆片　　　　　　　　　　　E. 根尖片数字减影技术
    【答案】B
    【解析】殆翼片可以显示上、下颌多个牙的牙冠部影像，还可较清晰地显示牙槽嵴顶，用于观察牙槽嵴顶有无骨质破坏。

18. 以下描述与颌骨原发性骨内鳞状细胞癌不相符的一项是
    A. 好发于下颌骨磨牙区　　　　　　　　　　B. 可以出现下唇麻木、疼痛，牙齿酸痛
    C. 影像学表现为颌骨溶骨性骨破坏，边缘虫蚀状　　D. 溶骨型骨破坏周围骨质轻微增生硬化
    E. 可引起病理性骨折
    【答案】D
    【解析】颌骨原发性骨内鳞状细胞癌病变周围骨质无增生硬化。原发性骨内鳞状细胞癌应与牙源性颌骨骨髓炎鉴别：后者病程长，有病源牙可寻，病变破坏颌骨多以病原牙为中心，可有不同程度的骨增生表现，并可见死骨形成；原发性骨内鳞状细胞癌的内部和边缘一般无新骨反应性增生和死骨形成。

19. 颌骨内一多房囊状透亮影，可以排除以下哪种疾病
    A. 根尖周囊肿　　　　　　　　　　B. 含牙囊肿　　　　　　　　　　C. 牙源性钙化囊性瘤
    D. 牙源性角化囊性瘤　　　　　　　E. 颌骨中心性血管瘤
    【答案】A
    【解析】根尖周囊肿仅见单房型，其余几项均可有多房型。

20. 唾液腺造影显示，主导管边缘呈"羽毛状"，可见于下列哪种疾病
    A. 唾液腺良性肿瘤　　　　　　　　B. 舍格伦综合征　　　　　　　　C. 涎瘘
    D. 慢性阻塞性唾液腺炎　　　　　　E. 慢性阻塞性腮腺炎
    【答案】B
    【解析】舍格伦综合征主导管变粗呈腊肠状，有的边缘不整齐，呈羽毛状，也可花边样、葱皮状。

21. 成年人进行全口牙齿检查时，一般需用牙片数目为
    A. 14张　　　　　　　　　　　　B. 8张　　　　　　　　　　　　C. 10张
    D. 6张　　　　　　　　　　　　E. 9张
    【答案】A

（22～24题共用题干）
患者，男，因车祸颌面部外伤10小时后急诊。检查：患者右面部肿胀明显，眶周眼睑及结膜下瘀斑，压痛，张口受限，张口度半指，咬合关系正常。

22. 常规行X线检查时，最好拍摄
    A. 头颅正位片　　　　　　　　　　B. 头颅侧位片　　　　　　　　　　C. 鼻颏位和颧弓位
    D. 下颌曲面体层片　　　　　　　　E. 颅底片

23. 可能的诊断是
    A. 面部软组织挫伤　　　　　　　　B. 下颌髁状突骨折　　　　　　　　C. 颧骨及颧弓骨折
    D. 上颌骨骨折　　　　　　　　　　E. 下颌骨体部骨折

24. 有效的治疗措施是
    A. 局部冷敷　　　　　　　　　　　B. 抗感染治疗　　　　　　　　　　C. 颌间牵引固定
    D. 颅颌固定　　　　　　　　　　　E. 手术复位

【答案】C、C、E
【解析】眶周眼睑及结膜下瘀斑，压痛，张口受限的体征都提示很可能存在颧骨颧弓骨折，而咬合关系正常可以基本排除明显的颌骨骨折。所以要拍摄鼻颏位和颧弓位片明确是否存在颧骨、颧弓骨折。其他几种方法不利于显示颧骨、颧弓。最有效的治疗措施是手术复位，若存在颧骨骨折，最好还要进行坚强内固定。颌间牵引固定和颅颌固定都是针对颌骨骨折的。

（25～26题共用题干）
女，51岁 3年前无意中发现左耳下肿块逐渐增大，检查：左耳后肿物2cm×2cm，界限清楚，结节状，质地中等硬度，活动，无压痛，表面皮肤无异常。

25. 首选的影像学检查方法是
A. 普通腮腺造影　　　　　　　B. 数字减影腮腺造影　　　　　C. B 超
D. CT　　　　　　　　　　　　E. MRI

26. 经初步影像学检查，考虑为腮腺恶性肿瘤，进一步的影像学检查方法为
A. 普通腮腺造影　　　　　　　B. 数字减影腮腺造影　　　　　C. B 超
D. CT　　　　　　　　　　　　E. MRI
【答案】C、E

(27～29题共用备选答案)
A. 牙釉质　　　　　　　　　　B. 牙骨质　　　　　　　　　　C. 牙槽骨
D. 牙周膜　　　　　　　　　　E. 骨硬板

27. X 线片上显示为包绕牙根的，连续不断的高密度线条状影像
28. X 线片上显示为包绕牙根的，连续不断的低密度线条状影像
29. 在牙体 X 线片上影像密度最高的是
【答案】E、D、A

(30～31题共用题干)
男，36岁。左下智齿冠周组织反复肿痛 3 年余，加重 1 周，伴张口受限，检查：双侧面部不对称，左侧咬合区弥漫性肿胀，局部压痛明显，开口度仅一指，左侧上颌智牙完全萌出。同侧颈上部可触及多个肿大、压痛的淋巴结。

30. 为明确诊断，首选的影像学检查是
A. B 超　　　　　　　　　　　B. 曲面体层片　　　　　　　　C. 三维螺旋 CT
D. 增强 CT　　　　　　　　　E. MRI
【答案】B
【解析】牙源性边缘性颌骨骨髓炎主要起源于第三磨牙智齿冠周炎，一类以骨质破坏为主，一类以骨质增生硬化为主。边缘性颌骨骨髓炎慢性期 X 线见骨质疏松脱钙及骨质增生硬化，或有小死骨块，与周围骨质无明显分开。颌骨骨髓炎影像学检查首选 X 线，故本题选 B。

31. 影像学检查在左下颌角咬肌附着最不可能出现
A. 骨皮质增厚　　　　　　　　　　　　　B. 明显骨膜反应
C. 骨质从中央向外周呈"蚕食样"破坏　　　D. 骨髓腔内局限性破坏
E. 骨皮质表现凹坑样改变
【答案】C
【解析】边缘性颌骨骨髓炎影像学表现下颌升支切线位可见骨膜成骨，也可有骨膜溶解破坏，绝大多数病变表现为骨质破坏较局限，骨质从中央向外周呈"蚕食样"破坏为颌骨放射性骨坏死的表现，故选 C。

第十一章 生物化学

1. 糖异生的关键酶是
   A. 3-磷酸甘油醛脱氢酶　　　　B. 丙酮酸脱氢酶　　　　C. 葡萄糖-6-磷酸酶
   D. 柠檬酸合酶　　　　　　　　E. 乳酸脱氢酶
   【答案】C
   【解析】糖异生指的是非糖化合物（乳酸、丙酮酸、甘油、生糖氨基酸等）转变为葡萄糖或糖原的过程。它是糖酵解的逆过程。糖异生保证了机体的血糖水平处于正常水平。糖异生的主要器官是肝。糖异生的限速酶主要有以下4个酶：丙酮酸羧化酶、磷酸烯醇式丙酮酸羧激酶、果糖二磷酸酶-1和葡萄糖-6-磷酸酶。

2. 不能补充血糖的生化过程是
   A. 食物中糖类的消化吸收　　　B. 肌糖原分解　　　　　C. 糖异生
   D. 肝糖原分解　　　　　　　　E. 葡萄糖在肾小管的重吸收
   【答案】B
   【解析】体内肝糖原和肌糖原是糖储存的主要形式，当血糖降低时，肝糖原可迅速释放出来维持血糖的稳定，但肌细胞中缺乏葡萄糖-6-磷酸酶，故肌细胞只能合成肌糖原，但不能利用糖原维持血糖的稳定。故正确答案为B。

3. 下列激酶（葡萄糖激酶、己糖激酶、果糖磷酸激酶、丙酮酸激酶）中哪些参与了EMP途径，分别催化途径中三个不可逆反应
   A. 葡萄糖激酶、己糖激酶、果糖磷酸激酶　　　B. 葡萄糖激酶、果糖磷酸激酶、丙酮酸激酶
   C. 葡萄糖激酶、己糖激酶、丙酮酸激酶　　　　D. 己糖激酶、果糖磷酸激酶、丙酮酸激酶
   E. 以上都不对
   【答案】D
   【解析】葡萄糖激酶对葡萄糖的专一性强，但亲和力低，只有在进食以后，肝细胞内葡萄糖浓度增加时才起作用，主要在肝脏用于糖原合成。

4. 下列途径中哪个主要发生在线粒体中
   A. 糖酵解途径　　　　　　　　B. 三羧酸循环　　　　　C. 戊糖磷酸途径
   D. 脂肪酸合成（从头合成）　　E. C_3 循环
   【答案】B
   【解析】糖酵解途径、戊糖磷酸途径和脂肪酸的从头合成途径均在细胞质中进行，C_3循环在植物细胞的叶绿体中进行，只有三羧酸循环在线粒体中进行。

5. 下列化合物中除哪个外，均可抑制三羧酸循环
   A. 亚砷酸盐　　　　　　　　　B. 丙二酸　　　　　　　C. 氟乙酸
   D. 乙酰CoA　　　　　　　　　E. 琥珀酰CoA
   【答案】D
   【解析】亚砷酸盐抑制α-酮戊二酸脱氢酶，氟乙酸抑制顺乌头酸酶，丙二酸抑制琥珀酸脱氢酶。琥珀酰CoA可与乙酰CoA竞争，因此可以抑制柠檬酸合成酶及α-酮戊二酸脱氢酶。

6. 生命活动中能量的直接供体是
   A. 三磷酸腺苷　　　　　　　　B. 脂肪酸　　　　　　　C. 氨基酸
   D. 磷酸肌酸　　　　　　　　　E. 葡萄糖
   【答案】A
   【解析】葡萄糖、氨基酸、脂肪酸、磷酸肌酸经代谢后均可产生能源物质ATP（三磷酸腺苷）为机体供能，故生命活动中能量的直接供体是ATP。故正确答案为A。

7. 呼吸链中细胞色素的排列顺序是
   A. b → c → c1 → aa3 → O_2　　　B. c → b → c1 → aa3 → O_2　　　C. c1 → c → b → aa3 → O_2
   D. b → c1 → c → aa3 → O_2　　　E. c → c1 → b → aa3 → O_2

【答案】D

【解析】本题考核呼吸链中细胞色素的排列顺序。呼吸链中细胞色素的排列顺序为：b → c1 → c → aa3 → O_2。故正确答案为 D。

8. 下列属于营养必需脂肪酸的是

A. 软脂酸　　　　　　　　　B. 亚麻酸　　　　　　　　　C. 硬脂酸

D. 油酸　　　　　　　　　　E. 月桂酸

【答案】B

【解析】多不饱和酸如亚油酸（十八碳二烯酸）、亚麻酸（十八碳三烯酸）和花生四烯酸（二十碳四烯酸）不能在体内合成，必须由食物提供，称为营养必需脂肪酸。故选 B。

9. 通常生物氧化是指生物体内

A. 脱氢反应　　　　　　　　B. 营养物氧化成 H_2O 和 CO_2 的过程　　　C. 加氧反应

D. 与氧分子结合的反应　　　E. 释出电子的反应

【答案】B

【解析】生物氧化是指营养物质在生物体内进行氧化，产生 CO_2 和 H_2O 及能量 ATP 的过程，生物氧化的方式包括：加氧、脱氢、失电子等。故正确答案为 B。

10. 嘌呤碱在体内分解的终产物是

A. 次黄嘌呤　　　　　　　　B. 黄嘌呤　　　　　　　　　C. 别嘌呤醇

D. 氨、CO_2 和有机酸　　　　E. 尿酸

【答案】E

【解析】腺嘌呤、鸟嘌呤可能转变为黄嘌呤，黄嘌呤再经黄嘌呤氧化酶催化生成尿酸，是嘌呤的终产物。故选 E。

11. 镰状红细胞贫血患者，其血红蛋白 β 链 N 端第六个氨基酸残基谷氨酸被下列哪种氨基酸代替

A. 缬氨酸　　　　　　　　　B. 丙氨酸　　　　　　　　　C. 丝氨酸

D. 酪氨酸　　　　　　　　　E. 色氨酸

【答案】A

【解析】镰状红细胞贫血是一种常染色体先行遗传性血红蛋白病，因其血红蛋白 β 链 N 端第六个氨基酸残基谷氨酸被缬氨酸替代，构成链状血红蛋白，从而引起贫血的发生。故正确答案为 A。

12. 反密码子 UAG 识别的 mRNA 上的密码子是

A. GTC　　　　　　　　　　B. ATC　　　　　　　　　　C. AUC

D. CUA　　　　　　　　　　E. CTA

【答案】D

【解析】在 RNA 分子中，遵循碱基配对规律，[A] = [U]；[C] = [G]，反密码子 UAG 识别的 mRNA 上的密码子是 CUA。故正确答案为 D。

13. 蛋白质的二级结构是指

A. 肽链中某一区段氨基酸残基的相对空间位置　　　B. 多肽链中氨基酸的排列顺序

C. 整条多肽链中全部氨基酸残基的相对空间位置　　D. 主要靠肽键形成的结构

E. 多肽链的主链结构

【答案】A

【解析】蛋白质的一级结构是指蛋白质分子中从 N 端到 C 端的氨基酸残基的排列顺序，即多肽链的主链结构，氨基酸残基间以肽键相连接；蛋白质的二级结构是指蛋白中分子中某一段肽链的空间结构；蛋白质的三级结构是指蛋白中分子中整条肽链中全部氨基酸残基的空间结构；蛋白质的四级结构是指蛋白中分子中各亚基的空间排布及亚基接触部位的布局和相互作用，每一条具有完整三级结构的多肽链称为蛋白质亚基。故正确答案为 A。

14. 蛋白质功能中可被糖或脂肪代替的是

A. 维持组织的生长、更新和修复　　B. 参与细胞各级膜结构组成　　C. 维持体液胶体渗透压

D. 维持运输及储存功能　　　　　　E. 氧化供能

【答案】E

【解析】蛋白质具有多种生理功能，有些功能与糖、脂类共同具有，有些是糖、脂类所不具有，或不能被

糖、脂类所取代的。例如，维持体液胶体渗透压、运输或储存功能是某些蛋白质独自具有的功能，糖、脂类不能取代；参与各级膜组成，维持生长、更新和修复应是糖、脂类和蛋白质共同属性，但所起角色或作用不同，也不能相互取代。在三类物质间所执行功能相同，作为蛋白质功能之一，能被糖、脂类代替的就是氧化供能，所以选择 E。

15. 发生在肝生化转化第二阶段的是
    A. 葡糖醛酸结合反应　　　　　B. 氧化反应　　　　　　　　　C. 还原反应
    D. 水解反应　　　　　　　　　E. 脂化反应
【答案】A
【解析】肝生物转化分为两个阶段，第一阶段包括：氧化、还原、水解、脂化反应等，第二阶段为葡糖醛酸结合反应。故正确答案为 A。

16. DNA 在加热变性时，其分子的变化是
    A. 磷酸二酯键断裂　　　　　　B. 形成超螺旋　　　　　　　　C. 碱基丢失，螺旋减少
    D. 形成左手螺旋　　　　　　　E. 双螺旋解链
【答案】E
【解析】在某些理化因素（如加热、酸、碱）作用下，DNA 互补双链上碱基之间的氢键断裂，使双螺旋解开，分离为单链，称 DNA 变性。加热引起 DNA 变性称 DNA 热变性。与蛋白质变性雷同，DNA 变性只涉及空间结构变化，"解链"是最重要特征，但无一级结构（磷酸二酯键）破坏。因此，选项 A 应首先被排除，C 叙述有"碱基丢失"，即一级结构破坏，自然也不是 DNA 热变性的表现。

17. DNA 变性时其结构变化表现为
    A. 磷酸二酯键断裂　　　　　　B. N-C 糖苷键断裂　　　　　　C. 戊糖内 C-C 键断裂
    D. 碱基内 C-C 键断裂　　　　　E. 对应碱基间氢键断裂
【答案】E
【解析】DNA 变性是双链 DNA 间碱基的氢键断开，变单链。在极端的 pH（加酸或碱）和受热条件下，DNA 分子中双链间的氢键断裂，双螺旋结构解开，这就是 DNA 的变性。依变性因素不同，有 DNA 的酸、碱变性，或 DNA 的热变性之分。因为变性时碱基对之间的氢键断开，相邻碱基对之间的堆积力也受到破坏（但不伴有共价键断裂），所以变性后的 DNA 在 260nm 的紫外光吸收增强，称为高色效应。在 DNA 变性中以 DNA 的热变性意义最大。DNA 的热变性又称 DNA 的解链或融解作用：在 DMA 热变性过程中，使紫外吸收达到最大增值 50% 时的温度称为解链温度，又称融解温度。Tm 与 DNA 分子 G+C 量有关。故本题答案是 E。易错选 A 或者 D。

18. 在底物足量时，生理条件下决定酶促反应速度的因素是
    A. 酶含量　　　　　　　　　　B. 钠离子浓度　　　　　　　　C. 温度
    D. 酸碱度　　　　　　　　　　E. 辅酶含量
【答案】A
【解析】当底物浓度远大于酶浓度时，随着酶浓度的增加，酶促反应速率增大，两者呈现正比关系。酶的本质是蛋白质，酸碱度、温度、离子浓度过高都可能使酶发生变性而影响反应速度，但底物足量时，决定酶促反应速度的是酶含量。故正确答案为 A。

19. 丙酮酸氧化脱羧生成的物质是
    A. 丙酰-CoA　　　　　　　　　B. 乙酰-CoA　　　　　　　　　C. 羟甲戊二酰-CoA
    D. 乙酰乙酰-CoA　　　　　　　E. 琥珀酸-CoA
【答案】B
【解析】酵解途径产生的丙酮酸在缺氧状态下还原为乳糖。在有氧状态下，酵解产生 NADH$^+$H$^+$ 进入线粒体，经电子传递链的氧化作用生成 H_2O，并生成 ATP，同时丙酮酸也进入线粒体经氧化脱羧生成乙酰-CoA。后者进入三羧酸循环彻底氧化成 CO_2、水并释放能量。

20. 正常细胞糖酵解途径中，利于丙酮酸生成乳酸的条件是
    A. 缺氧状态　　　　　　　　　B. 酮体产生过多　　　　　　　C. 缺少辅酶
    D. 糖原分解过快　　　　　　　E. 酶活性降低
【答案】A
【解析】酵解途径产生的丙酮酸在缺氧状态下还原为乳酸，在有氧的条件下进入线粒体进行三羧酸循环，

最终经生物氧化成为CO_2和H_2O。故正确答案为A。

21. 体内脂肪大量动员时，肝内生成的乙酰辅酶A主要生成
   A. 葡萄糖　　　　　　　　　B. 二氧化碳和水　　　　　　C. 胆固醇
   D. 酮体　　　　　　　　　　E. 草酰乙酸
   【答案】D
   【解析】体内脂肪大量动员时，肝内生成的乙酰辅酶A生成酮体，酮体是肝为肝外组织提供能量的能源物质，酮体分子量小，易溶于水能透过血脑屏障、毛细血管壁，是肌肉，尤其是脑组织的重要供能物质。故正确答案为D。

22. 合成脂肪酸的乙酰CoA主要来自
   A. 糖的分解代谢　　　　　　B. 脂肪酸的分解代谢　　　　C. 胆固醇的分解代谢
   D. 生糖氨基酸的分解代谢　　E. 生酮氨基酸的分解代谢
   【答案】A
   【解析】脂肪酸合成原料主要为乙酰辅酶A和NADPH，合成时需要ATP提供能量。乙酰辅酶A来自糖的分解代谢，NADPH主要由磷酸戊糖途径生成。故选A。

23. 下列是含有B族维生素的辅酶，例外的是
   A. 细胞色素b　　　　　　　B. 磷酸吡哆醛　　　　　　　C. NADH
   D. 四氢叶酸　　　　　　　　E. 硫胺素焦磷酸
   【答案】A
   【解析】细胞色素b含铁卟啉而不含B族维生素。故本题答案是A而B、C、D、E为含有B族维生素的辅酶。

24. 胆固醇不能转化成
   A. 维生素D　　　　　　　　B. 雄激素　　　　　　　　　C. 雌激素
   D. 醛固酮　　　　　　　　　E. 胆色素
   【答案】E
   【解析】胆固醇在体内转化和去路有三条途径：①转化为胆汁酸盐（最主要的去路）；②转化为类固醇激素，即在肾上腺皮质转化为皮质醇、醛固酮、雄激素；在睾丸间质细胞转化为睾酮；在卵巢及黄体转化为雌激素；③转化为7-脱氢胆固醇，后者在紫外线的照射下转化为维生素D_3，调节钙磷代谢。胆色素为衰老红细胞的代谢产物。故正确答案为E。

25. 胆固醇合成的关键酶是
   A. 柠檬酸裂解酶　　　　　　B. HMG-CoA合酶　　　　　　C. HMG-CoA裂解酶
   D. HMG-CoA还原酶　　　　　E. 鲨烯合酶
   【答案】D
   【解析】HMG-CoA还原酶为胆固醇合成的限速酶，HMG-CoA合酶为酮体合成的限速酶。其余酶均不是限速酶。故正确答案为D。

26. 胆汁酸合成的关键酶是
   A. 3α羟化酶　　　　　　　　B. 6α羟化酶　　　　　　　　C. 5α羟化酶
   D. 4α羟化酶　　　　　　　　E. 7α羟化酶
   【答案】E

27. 下列哪一项不是辅酶的功能
   A. 转移基团　　　　　　　　B. 传递氢　　　　　　　　　C. 传递电子
   D. 某些物质分解代谢时的载体　E. 决定酶的专一性
   【答案】E
   【解析】酶是由酶蛋白与辅酶组成，它们以非共价键疏松结合，可用透析或超滤的方法去除。酶的专一性是由酶蛋白决定的，余选项均为辅酶的功能。故正确答案为E。

28. 关于体内酶促反应特点的叙述，错误的是
   A. 具有高催化效率　　　　　　　　　　　B. 温度对酶促反应速度没有影响
   C. 可大幅降低反应活化能　　　　　　　　D. 只能催化热力学上允许进行的反应
   E. 具有可调节性
   【答案】B

【解析】酶的化学本质主要是蛋白质，在某些理化因素如高温、高压、强酸、强碱等，都会使酶丧失活性。

29. 酶原激活的实质是

A. 激活剂与酶结合使酶激活
B. 酶蛋白的变构效应
C. 酶原分子一级结构发生改变从而形成或暴露出酶的活性中心
D. 酶原分子的空间构象发生了变化而一级结构不变
E. 改变酶的生理功能

【答案】C
【解析】酶原激活的实质是酶原分子一级结构发生改变从而形成或暴露出酶的活性中心。故正确答案为C。

30. 一碳单位的载体是

A. 二氢叶酸　　　　　B. 四氢叶酸　　　　　C. 生物素
D. 焦磷酸硫胺素　　　E. 硫辛酸

【答案】B
【解析】一碳单位的载体是四氢叶酸。故正确答案为B。

31. 转氨酶的辅酶是

A. 磷酸吡哆醛　　　　B. 焦磷酸硫胺素　　　C. 生物素
D. 四氢叶酸　　　　　E. 泛酸

【答案】A
【解析】转氨酶转氨基时，辅酶磷酸吡哆醛从α-氨基酸上接受氨基转变为磷酸吡哆胺，后者将其氨基转给α-酮酸，辅酶又恢复为磷酸吡哆醛，在催化中起着传递氨基的作用。故选A。

32. 合成血红素的原料是

A. 乙酰CoA、甘氨酸、Fe^{2+}　　B. 琥珀酰CoA、甘氨酸、Fe^{2+}　　C. 乙酰CoA、甘氨酸、Fe^{2+}
D. 丙氨酰CoA、组氨酸、Fe^{2+}　　E. 草酰CoA、丙氨酸、Fe^{2+}

【答案】B
【解析】合成血红素的主要原料为：琥珀酰辅酶A、Fe^{2+}、甘氨酸。故正确答案为B。

33. 嘌呤从头合成的氨基酸是

A. 鸟氨酸　　　　　　B. 谷氨酸　　　　　　C. 天冬酰胺
D. 天冬氨酸　　　　　E. 丙氨酸

【答案】D
【解析】嘌呤从头合成的氨基酸为天冬氨酸、谷氨酰胺、甘氨酸、CO_2、甲酰基（来自FH_4）故正确答案为D。

34. 属于顺式作用元件的是

A. 转录抑制因子　　　B. 转录激活因子　　　C. 外显子
D. 内含子　　　　　　E. 增强子

【答案】E
【解析】顺式作用元件是指那些与结构基因表达调控相关、能够被基因调控蛋白特异性识别和结合的DNA序列，包括启动子、上游启动子元件、增强子和沉默子等。故选E。

35. 天然蛋白质中不存在的氨基酸是

A. 胱氨酸　　　　　　B. 谷氨酸　　　　　　C. 瓜氨酸
D. 蛋氨酸　　　　　　E. 丝氨酸

【答案】C
【解析】瓜氨酸是在鸟氨酸循环过程中，由氨基甲酰磷酸与鸟氨酸反应生成，其余选项均为天然存在的氨基酸。故正确答案为C。

36. 蛋白质变性后将会产生下列后果

A. 大量氨基酸游离出来　　B. 大量肽碎片游离出来　　C. 等电点变为零
D. 一级结构破坏　　　　　E. 空间结构改变

【答案】E
【解析】蛋白质变性是指在理化因素的作用下维持蛋白质稳定的氢键发生断裂，蛋白质的空间构象被破坏，导致其理化性质的改变和生物活性的丧失。但并不涉及一级结构中氨基酸的排列顺序的改变。故正确答案为E。

37. 下列哪种氨基酸为非编码氨基酸
   A. 半胱氨酸 B. 组氨酸 C. 鸟氨酸
   D. 丝氨酸 E. 亮氨酸

【答案】C

【解析】鸟氨酸是在鸟氨酸循环过程中，由精氨酸水解生成的，生成的鸟氨酸再次参与生成瓜氨酸。其余选项均为天然存在的氨基酸，由遗传密码编码。故正确答案为C。

38. 天然蛋白质中有遗传密码的氨基酸有
   A. 8种 B. 61种 C. 12种
   D. 20种 E. 64种

【答案】D

【解析】天然蛋白质中有20种氨基酸，均由遗传密码编码。遗传密码共有64个，其中有61个密码子为20种氨基酸编码，其余3个为终止密码。故正确答案为D。

39. 蛋白质分子中的肽键
   A. 是一个氨基酸的α-氨基和另一个氨基酸的α-羧基形成的
   B. 是由谷氨酸的γ-羧基与另一个氨基酸的α-氨基形成的
   C. 氨基酸的各种氨基和各种羧基均可形成肽键
   D. 是由赖氨酸的ε-氨基与另一分子氨基酸的α-羧基形成的
   E. 以上都不是

【答案】A

【解析】蛋白质分子中，一个氨基酸的α-氨基和另一个氨基酸的α-羧基脱水缩合形成肽键（酰胺键）。故正确答案为A。

40. 蛋白质的一级结构是指下面的哪一种情况
   A. 氨基酸种类的数量 B. 分子中的各种化学键 C. 多肽链的形态和大小
   D. 氨基酸的排列顺序 E. 分子中的共价键

【答案】D

【解析】蛋白质有4种结构，蛋白质的一级结构是指蛋白质分子中氨基酸残基的排列顺序，即多肽链的主链结构；蛋白质的二级结构是指蛋白中分子中某一段肽链的空间结构；蛋白质的三级结构是指蛋白中分子中整条肽链中全部氨基酸残基的空间结构；蛋白质的四级结构是指蛋白中分子中各亚基的空间排布及亚基接触部位的布局和相互作用，每一条具有完整的三级结构的多肽链称为蛋白质亚基。故正确答案为D。

41. 维持蛋白质分子一级结构的主要化学键是
   A. 盐键 B. 氢键 C. 疏水键
   D. 二硫键 E. 肽键

【答案】E

【解析】肽键（酰胺键）是维持蛋白质分子一级结构的主要化学键；氢键是维持蛋白质分子二级结构的主要化学键；疏水键、二硫键、氢键等是维持蛋白质分子三级结构的主要化学键；氢键、离子键维持蛋白质的四级结构。故正确答案为E。

42. 蛋白质分子中氨基酸的排列顺序的决定因素是
   A. 氨基酸的种类 B. tRNA
   C. 转肽酶 D. mRNA分子中单核苷酸的排列顺序
   E. 核糖体

【答案】D

【解析】蛋白质的生物合成是以mRNA为模板，按照mRNA分子中由核苷酸组成的密码信息合成的。故正确答案为D。

43. 呼吸链电子传递过程中可直接被磷酸化的物质是
   A. CDP B. ADP C. GDP
   D. TDP E. UDP

【答案】B

【解析】电子传递过程中释放的能量使ADP磷酸化是ATP生成的主要方式。呼吸链电子传递的氧化过程与 ADP 磷酸化，生成 ATP 相偶联的过程称氧化磷酸化。

44. 体内细胞色素 C 直接参与的反应是
    A. 生物氧化　　　　　　　　B. 脂肪酸合成　　　　　　　　C. 糖酵解
    D. 肽键形成　　　　　　　　E. 叶酸还原
    【答案】A
    【解析】细胞色素（Cyt）是一类含铁卟啉辅基的色蛋白，广泛出现于细胞内。细胞色素可分为 a、b 和 c 三类。体内有两条电子传递链，一条是以 NADH 为起始的，另一条以 FAD 起始的电子传递链。两条电子传递链的顺序分别为：NADH→FMN→辅酶 Q→Cyt b→Cyt c→Cytaa3→O_2 和 $FADH_2$→辅酶 Q→Cyt b→Cyt c→Cytaa3→O_2。参与生物氧化。

45. 体内脂肪大量动员时，肝内乙酰-CoA 主要生成的物质是
    A. 葡萄糖　　　　　　　　　B. 酮体　　　　　　　　　　　C. 胆固醇
    D. 脂肪酸　　　　　　　　　E. 二氧化碳和水
    【答案】B
    【解析】正常情况下，血中酮体含量很少，约为 0.03～0.5mmol/L（0.5～5mg/dL）。在饥饿、高脂低糖膳食及糖尿病时，葡萄糖利用减少，脂肪动员加强，脂肪酸分解增多，乙酰-CoA 大量生成而逐渐堆积，造成肝中酮体生成过多。

46. DNA 和 RNA 彻底水解后的产物
    A. 戊糖相同，碱基不完全相同　　B. 戊糖不同，碱基相同　　　　C. 戊糖相同，碱基也相同
    D. 戊糖不同，部分碱基不同　　　E. 部分戊糖、部分碱基不同
    【答案】D
    【解析】RNA 含核糖和尿嘧啶。DNA 含脱氧核糖和胸腺嘧啶。几个或十几个核苷酸通过磷酸二酯键连接而成的分子称寡核苷酸，由更多的核苷酸连接而成的聚合物就是多聚核苷酸。多聚核苷酸链是有方向的（5′-3′）。DNA 分子中出现的碱基有 A、T、C 和 G，糖为脱氧核糖。RNA 分子中所含的碱基是 A、U、C 和 G，糖为核糖。DNA 分子由 2 条脱氧核糖核苷酸链组成，RNA 分子由 1 条核糖核苷酸链组成。故本题答案是 D。易误选 E。

47. 机体可以降低外源性毒物毒性的反应是
    A. 肝生物转化　　　　　　　B. 肌糖原磷酸化　　　　　　　C. 三羧酸循环
    D. 乳酸循环　　　　　　　　E. 三酰甘油分解
    【答案】A
    【解析】非营养物质，如物质代谢过程所产生的终产物、生物活性物质（如激素）、外界进入机体的各种异物（如药物及其他化学物质）、毒物或从肠道吸收的腐败产物等在肝脏经代谢转变，使极性弱的脂溶性物质变为极性强的水溶性物质，使易于经胆汁或尿液排出体外，这一过程称肝脏的生物转化作用。

48. 生物转化作用的正确论述是
    A. 营养物质在体内的代谢过程　　B. 氧化供能　　　　　　　　　C. 机体的解毒反应
    D. 清除自由基　　　　　　　　　E. 增强非营养物质的极性有利于排泄
    【答案】E
    【解析】此题测试"生物转化"相关知识。各种非营养物质，如物质代谢中产生的各种活性物质、代谢终产物以及药物、异物等在体内（主要是肝）经代谢转变为极性强、易溶于水，以利排泄的物质，这过程称（肝）生物转化。生物转化不是氧化供能途径，同时具有"解毒""致毒"双重作用。可见，5 个选项中只有 E 符合生物转化概念，A 叙述的是"营养物质在体内的代谢过程"，不属肝生物转化范畴。

49. 维系 DNA 双链间碱基配对的化学键是
    A. 氢键　　　　　　　　　　B. 磷酸二酯键　　　　　　　　C. 肽键
    D. 疏水键　　　　　　　　　E. 糖苷键
    【答案】A
    【解析】DNA 双链间形成氢键，使两条链的碱基相互配对，从而起到稳定螺旋的作用。故维系 DNA 双链间碱基配对的化学键是氢键。

50. 不存在于人体蛋白质分子中的氨基酸是
    A. 鸟氨酸　　　　　　　　　B. 丙氨酸　　　　　　　　　　C. 谷氨酸
    D. 甘氨酸　　　　　　　　　E. 亮氨酸

【答案】A

【解析】鸟氨酸是一种碱性氨基酸。虽在蛋白质中不能找到，但存在于短杆菌酪肽、短杆菌肽 S 等的抗菌性肽中，是由精氨酸碱或精氨酸酶作用分解生成。

51. 下列哪种核酸的二级结构具有"三叶草"型

A. mRNA B. 质粒 DNA C. tRNA

D. 线粒体 DNA E. rRNA

【答案】C

【解析】核酸分为 DNA 和 RNA，DNA 的二级结构为反相平行的双螺旋结构，RNA 包括 mRNA、tRNA、rRNA，其中 tRNA 二级结构为"三叶草"型，三级结构为"倒 L"型。故正确答案为 C。

52. DNA 分子中不包括

A. 磷酸二酯键 B. 糖苷键 C. 氢键

D. 二硫键 E. 范德华力

【答案】D

【解析】除二硫键外，其余均为 DNA 分子中的化学键。核糖与碱基之间为糖苷键，核苷与磷酸之间的结合键为磷脂键，核苷酸之间的结合键为 3',5'-磷酸二酯键，碱基之间以氢键连接。故正确答案为 D。

53. 嘌呤核苷酸与嘧啶核苷酸合成的共同原料是

A. 丙氨酸 B. 谷氨酸 C. 甘氨酸

D. 天冬酰胺 E. 天冬氨酸

【答案】E

【解析】嘌呤的合成有两条途径，①从头合成，主要原料为：甘氨酸、天冬氨酸、谷氨酰胺、CO_2、磷酸戊糖、一碳单位；②补救合成，游离的嘌呤碱基、磷酸核糖焦磷酸；嘧啶合成有两条途径，①从头合成，主要原料为：天冬氨酸、谷氨酰胺、CO_2、磷酸戊糖；谷氨酰胺 +HCO_3^- 合成氨基甲酰磷酸；②补救合成，嘧啶碱基和嘧啶核糖焦磷酸。故正确答案为 E。

54. 可承载生物遗传信息的分子结构是

A. 多不饱和脂肪酸的双键位置 B. 氨基酸的侧链基团 C. 脂蛋白的脂质组成

D. 核酸的核苷酸序列 E. 胆固醇的侧链碳原子

【答案】D

【解析】DNA 的一级结构是核酸中核苷酸的排列顺序，而遗传信息记录在碱基排列顺序里面。

55. 竞争性抑制剂的作用特点是

A. 与酶的底物竞争激活剂 B. 与酶的底物竞争酶的活性中心 C. 与酶的底物竞争酶的辅基

D. 与酶的底物竞争酶的必需基团 E. 与酶的底物竞争酶的变构剂

【答案】B

【解析】抑制剂与底物的结构相似，在酶促反应中，抑制剂与底物相互竞争酶的活性中心，阻碍酶与底物结合，这种抑制称为竞争性抑制。故正确答案为 B。

56. 下列哪一项不是 Km 值的功能

A. Km 值是酶的特征性物理常数 B. Km 值可以表示酶和底物之间的亲和力

C. Km 值可以预见系列反应中哪一步是限速反应 D. 用 Km 值可以选择酶的最适底物

E. 比较 Km 值可以估计不同酶促反应速度

【答案】E

【解析】Km 值：①是酶的特征性常数之一，只与酶的结构、底物、温度、pH、离子强度有关，与酶浓度无关；②一种酶有多种底物时，每种底物的 Km 值各不相同，所以 Km 与底物、pH 等有关；③如有几种底物时，Km 最小的一种底物叫天然底物；④对于同一底物，不同的酶有不同的 Km 值；⑤Km 表示酶的亲和力，Km 值越小，表示亲和力越大。酶促反应的速度由温度、pH、离子强度等多种因素决定。故正确答案为 E。

57. 正常情况下，肝获得能量的主要途径是

A. 葡萄糖进行糖酵解氧化 B. 脂肪酸氧化 C. 葡萄糖的有氧氧化

D. 磷酸戊糖途径 E. 以上都是

【答案】B

【解析】肝细胞的线粒体富含营养物质代谢所需的酶。在正常情况下，肝获得能量的主要途径是脂肪酸氧

化供能；葡萄糖的有氧氧化是机体正常情况下获能的主要方式；糖酵解是在缺氧或剧烈运动时获能的主要方式，也是红细胞的主要获能方式；在长期饥饿或糖供应不足时，脑等组织可利用酮体氧化供能；磷酸戊糖途径是体内获得磷酸戊糖，为核酸的合成提供原料，生成的NADPH为胆固醇的合成提供供氢体。故正确答案为B。

58. 不能经糖异生合成葡萄糖的物质是
    A. α-磷酸甘油   B. 丙酮酸   C. 乳酸
    D. 乙酰 CoA   E. 生糖氨基酸
    【答案】D
    【解析】糖异生指的是非糖化合物（乳酸、丙酮酸、甘油、生糖氨基酸等）转变为葡萄糖或糖原的过程。它是糖酵解的逆过程，乙酰 CoA 是糖、脂肪、蛋白质的共同的中间代谢产物，通过生物氧化生成 ATP、CO_2 和 H_2O。故正确答案为 D。

59. 丙酮酸羧化酶是哪一个途径的关键酶
    A. 糖异生   B. 磷酸戊糖途径   C. 胆固醇合成
    D. 血红素合成   E. 脂肪酸合成
    【答案】A
    【解析】糖异生是糖酵解的逆过程，糖异生的限速酶主要有以下3个酶：丙酮酸羧化酶、磷酸烯醇式丙酮酸羧激酶、果糖二磷酸酶-1、葡萄糖-6-磷酸酶。丙酮酸激酶是糖酵解的限速酶之一。故正确答案为 A。

60. 下列哪一个酶与丙酮酸生成糖无关
    A. 果糖二磷酸酶   B. 丙酮酸激酶   C. 丙酮酸羧化酶
    D. 醛缩酶   E. 磷酸烯醇式丙酮酸羧激酶
    【答案】B
    【解析】丙酮酸可通过糖异生途径合成葡萄糖，糖异生是糖酵解的逆过程，糖异生的限速酶主要有以下3个酶：丙酮酸羧化酶、磷酸烯醇式丙酮酸羧激酶、果糖二磷酸酶-1、葡萄糖-6-磷酸酶，醛缩酶也是糖异生过程中的酶，但不是限速酶。丙酮酸激酶是糖酵解的限速酶之一。故正确答案为 B。

61. 动物饥饿后摄食，其肝细胞的主要糖代谢途径是
    A. 糖异生   B. 糖有氧氧化   C. 糖酵解
    D. 糖原分解   E. 磷酸戊糖途径
    【答案】A
    【解析】糖异生是指将非糖物质转变为葡萄糖或糖原的过程，其最重要的生理意义就是维持血糖的稳定。当机体饥饿后摄食，可将非糖物质快速转变为糖，供机体利用。故正确答案为 A。

(62～63题共用备选答案)
    A. 增大   B. 不变   C. 减小
    D. 无规律   E. 先增大，后减小

62. 非竞争性抑制时，酶促反应表现 Km 值的变化是
    【答案】B

63. 反竞争性抑制时，酶促反应表现 Vm 值的变化是
    【答案】C
    【解析】竞争性抑制，Km 增大，Vm 不变。非竞争性抑制，Km 不变，Vm 减小。反竞争性抑制 Km 减小，Vm 减小。

第十二章 药理学

1. 何种原因所致的心力衰竭，强心苷治疗效果好
   A. 高血压
   B. 肺源性心脏病
   C. 甲状腺功能亢进症
   D. 维生素 B_1 缺乏症
   E. 严重贫血

   【答案】A

2. 对水肿患者能利尿而对尿崩症患者能抗利尿的药物是
   A. 呋塞米
   B. 布美他尼
   C. 螺内酯
   D. 氢苯蝶啶
   E. 氢氯噻嗪

   【答案】E

   【解析】噻嗪类利尿药通过抑制远曲小管对 NaCl 的重吸收而产生利尿作用，同时因排 Na^+ 使血浆渗透压降低而减轻口渴感，减少尿崩症患者的尿量和口渴症状。

3. 头孢氨苄的抗菌特点是
   A. 对 G^+ 菌作用强
   B. 对 G^- 菌作用强
   C. 对 β-内酰胺酶稳定
   D. 对肾脏基本无毒性
   E. 半衰期长

   【答案】A

4. β-内酰胺类药物的抗菌作用机制是其抑制了细菌的
   A. DNA 螺旋酶
   B. 细胞壁合成
   C. 二氢叶酸合成酶
   D. 核酸合成
   E. 蛋白质合成

   【答案】B

   【解析】β-内酰胺类药物抑制了细菌细胞壁的合成，造成胞壁缺损，使菌体在渗透压和自溶酶的作用下破裂、死亡，而产生了抗菌作用。故本题答案是 B。

5. 治疗溺水、药物中毒引起的心搏骤停的首选药是
   A. 去甲肾上腺素
   B. 肾上腺素
   C. 多巴胺
   D. 尼可刹米
   E. 山梗菜碱

   【答案】B

   【解析】五个选项的药物分为两类，一类是兴奋延髓呼吸中枢药物（尼可刹米和洛贝林），主要用于传染病、中枢抑制、药物中毒等引起呼吸中枢抑制的辅助治疗；另一类是拟肾上腺素药，有肾上腺素、多巴胺和去甲肾上腺素。肾上腺素主要激动 α 和 β 受体，激动心脏 $β_1$ 受体可加强心肌收缩力，心率加快，输出量增加，还可扩张冠脉增加心肌供血等。可用心内注射同时配合人工呼吸及心脏按压用于治疗溺水、药物中毒引起的心搏骤停。多巴胺主要激动 α、β 和多巴胺受体，主要用于抗休克，尤伴有心肌收缩力减弱、输出量降低和尿量减少的休克。去甲肾上腺素主要激动 α 受体，对 β 作用较弱，主要用于血管扩张性休克和药物中毒引起的低血压。

6. 主要用于预防Ⅰ型变态反应所致哮喘的药物是
   A. 氨茶碱
   B. 肾上腺素
   C. 特布他林
   D. 色甘酸钠
   E. 异丙肾上腺素

   【答案】D

   【解析】色甘酸钠稳定肥大细胞膜、阻止肥大细胞释放过敏介质，主要用于预防Ⅰ型变态反应所致的哮喘。故本题答案是 D。容易错选 A。

7. 吗啡对哪种疼痛的适应证最有效
   A. 分娩阵痛
   B. 颅脑外伤剧痛
   C. 诊断未明的急腹症疼痛
   D. 癌症剧痛
   E. 感冒头痛

   【答案】D

   【解析】吗啡较其他镇痛剂易成瘾，临床上除癌症剧痛外，一般仅短期应用于其他镇痛药无效时。故选 D。

8. 阿司匹林的镇痛适应证是
   A. 内脏绞痛
   B. 外伤所致急性锐痛
   C. 分娩阵痛

D. 炎症所致慢性钝痛　　　　　　　　E. 胃肠道溃疡所致慢性钝痛

【答案】D

【解析】阿司匹林属于解热镇痛抗炎药，主要用于炎症引起的疼痛。故选D。

9. 与吗啡相比，哌替啶可用于分娩止痛是由于它

A. 不抑制呼吸　　　　　　　　B. 无成瘾性　　　　　　　　C. 镇痛作用较吗啡强10倍

D. 不影响子宫收缩，不延缓产程　　E. 镇痛时间比吗啡持久

【答案】D

10. 吗啡治疗心源性哮喘与其哪些作用相关

A. 镇静、镇痛、镇咳　　　　　　B. 镇痛、强心、扩张支气管　　　　C. 镇静、抑制呼吸、扩张外周血管

D. 镇静、镇痛、兴奋呼吸中枢　　E. 扩张血管、强心、兴奋呼吸中枢

【答案】C

11. 强心苷治疗心房颤动的机制是

A. 缩短心房的有效不应期　　　　B. 降低浦肯野纤维自律性　　　　C. 抑制心房的异位起搏点

D. 减慢房室传导　　　　　　　　E. 抑制窦房结

【答案】D

【解析】心房颤动的主要危害是心室率过快、心室充盈不足，不能有效地射出血液，强心苷通过抑制房室传导而减慢心室率，从而缓解心功能不全的症状。

12. 治疗甲状腺功能亢进引起的窦性心动过速应首选

A. 奎尼丁　　　　　　　　　　　B. 普萘洛尔　　　　　　　　　　C. 胺碘酮

D. 苯妥英钠　　　　　　　　　　E. 维拉帕米

【答案】B

【解析】甲状腺功能亢进引起的窦性心动过速的临床治疗。普萘洛尔主要用于室上性心律失常。对于窦性心动过速，尤其是由于交感神经过度兴奋有关的窦性心动过速效果较好。一般认为甲状腺功能亢进引起的窦性心动过速常与体内交感神经活性过高有关。

13. 糖皮质激素类药物可明显减少

A. 中性粒细胞　　　　　　　　　B. 淋巴细胞　　　　　　　　　　C. 血小板

D. 红细胞　　　　　　　　　　　E. 纤维蛋白原

【答案】B

【解析】糖皮质激素类药物对血细胞的影响较为复杂，包括增加中性粒细胞、血小板、红细胞和纤维蛋白原等水平，而对淋巴细胞则表现为数目的下降。

14. 属于Ic类的抗心律失常的药物是

A. 奎尼丁　　　　　　　　　　　B. 利多卡因　　　　　　　　　　C. 普罗帕酮

D. 胺碘酮　　　　　　　　　　　E. 维拉帕米

【答案】C

【解析】普罗帕酮属于Ic类的抗心律失常药物，明显阻滞钠通道。故本题答案是C。A属于Ia类，B属于Ib类。

15. 某一高血压伴充血性心力衰竭患者，同时患有肾上腺嗜铬细胞瘤和外周血管痉挛性疾病，应选用治疗的药物是

A. 强心苷　　　　　　　　　　　B. 糖皮质激素　　　　　　　　　C. 血管紧张素转换酶抑制剂（ACEI）

D. 酚妥拉明　　　　　　　　　　E. 哌唑嗪

【答案】D

【解析】患者病情较复杂，高血压患者伴心衰肾上腺嗜铬细胞瘤和外周血管痉挛性疾病。嗜铬细胞瘤因分泌大量肾上腺素而引起高血压，又可加重心衰和外周血管痉挛性疾病。五个选项中，血管紧张素转换酶抑制剂（ACEI）、酚妥拉明和哌唑嗪等三个药物可用于高血压和充血性心力衰竭。血管紧张素转换酶抑制剂可使血管紧张素Ⅱ和醛固酮生成减少，使血管扩张、血压下降；而对嗜铬细胞瘤分泌肾上腺素引起高血压，显然不妥。酚妥拉明和哌唑嗪同属α受体阻滞药。酚妥拉明是非选择性$α_1$受体阻滞药，可直接使血管舒张，并阻断肾上腺素和去甲肾上腺素对α受体激动作用，也可引起心肌收缩力加强，心率加快，输出量增多。心脏兴奋部分是因血管舒张血压下降，反射性引起，部分是阻断突触前膜$α_2$受体，促进去甲肾上腺素释放的结果。临床用于

治疗外周血管痉挛性疾病，缓解嗜铬细胞瘤引起高血压和充血性心力衰竭（舒张小动脉、小静脉，降低心前、后负荷，使心输出量增加，肺充血、肺水肿改善）。因为要分析疾病的多种矛盾，还须比较酚妥拉明、哌唑嗪和血管紧张素转换酶抑制剂作用和应用，才能选择正确答案。

16. 以下不属于第三代头孢菌素特点的是
 A. 对革兰阴性菌有较强的作用　　　　　　　B. 对革兰阳性菌的作用不如第一、第二代
 C. 对多种β-内酰胺酶的稳定性弱　　　　　　D. 对肾基本无毒性
 E. 作用时间长、体内分布广
【答案】C
【解析】第三代头孢菌素对革兰阳性菌的作用较第一、二代弱，对革兰阴性菌的作用更强，对多种β-内酰胺酶高度稳定，对肾基本无毒性，作用时间长，体内分布广。故本题答案是C。

17. 既有较强平喘作用，又具有强心利尿作用，并可用于心源性哮喘的药物是
 A. 吗啡　　　　　　　　　B. 氨茶碱　　　　　　　　　C. 异丙肾上腺素
 D. 肾上腺素　　　　　　　E. 特布他林
【答案】B
【解析】此题考查学生对氨茶碱药理作用和临床应用的了解。氨茶碱使支气管平滑肌舒张。主要用于慢性哮喘的维持治疗及预防急性发作，此外，由于其具有强心作用和利尿作用，故尚可用于治疗心源性哮喘与心源性水肿。

18. 糖尿病酮症酸中毒宜选用
 A. 甲苯磺丁脲　　　　　　B. 苯乙双胍　　　　　　　　C. 阿卡波糖
 D. 胰岛素　　　　　　　　E. 珠蛋白锌胰岛素
【答案】D

19. 心绞痛急性发作时，硝酸甘油常用的给药方法是
 A. 口服　　　　　　　　　B. 气雾吸入　　　　　　　　C. 舌下含化
 D. 皮下注射　　　　　　　E. 静脉滴注
【答案】C

20. 氨基糖苷类抗生素的抗菌机制是
 A. 抑制细菌细胞壁合成　　　B. 抑制菌体蛋白质合成　　　C. 影响细菌胞浆膜通透性
 D. 抑制核酸代谢　　　　　　E. 抑制叶酸代谢
【答案】B

21. 对室上性心律失常无效的药物是
 A. 奎尼丁　　　　　　　　B. 利多卡因　　　　　　　　C. 普萘洛尔
 D. 维拉帕米　　　　　　　E. 胺碘酮
【答案】B

22. 下列疾病首选青霉素，但除外
 A. 咽炎　　　　　　　　　B. 鼠咬热　　　　　　　　　C. 气性坏疽
 D. 钩端螺旋体病　　　　　E. 伤寒
【答案】E
【解析】青霉素的抗菌活性包括大多数 G⁺ 球菌、G⁺ 杆菌、G⁻ 球菌、少数 G⁻ 杆菌、螺旋体和放线菌等。对大多数 G⁻ 杆菌（如伤寒沙门菌）作用较弱，对真菌、原虫、立克次体、病毒等无作用。

23. 阿托品抢救有机磷酯类中毒时能
 A. 复活 AchE　　　　　　　B. 促进 Ach 的排泄　　　　　C. 阻断 M 受体，解除 M 样作用
 D. 阻断 M 受体和 N_2 受体　E. 与有机磷结合成无毒产物而解毒
【答案】C
【解析】阿托品为 M 胆碱受体阻断剂，当有机磷中毒时，可阻断 M 受体，对抗 M 样作用，从而缓解有机磷中毒的症状。故正确答案为 C。

24. 关于异丙肾上腺素的作用描述正确的是
 A. 收缩血管、舒张支气管、增加组织耗氧量　　B. 舒张血管、舒张支气管、降低组织耗氧量
 C. 舒张血管、舒张支气管、增加组织耗氧量　　D. 收缩血管、舒张支气管、降低组织耗氧量

E. 舒张血管、收缩支气管、降低组织耗氧量

【答案】C

25. 使用过量氯丙嗪的精神病患者，在使用肾上腺素后，主要表现为

A. 升压　　　　　　　　　B. 降压　　　　　　　　　C. 血压不变
D. 心率不变　　　　　　　E. 心率减慢

【答案】B

【解析】氯丙嗪具有α阻断作用，能使肾上腺素升压作用翻转为降压。

26. 关于多巴胺的药理作用描述错误的是

A. 激动心脏β受体　　　　B. 激动血管α受体　　　　C. 大剂量可使肾血管舒张
D. 促进去甲肾上腺素的释放　　E. 激动血管多巴胺受体

【答案】C

【解析】小剂量多巴胺激动多巴胺受体，使血管扩张。大剂量多巴胺激动血管α受体，使血管收缩。

27. 对各型癫痫都有一定疗效的药物是

A. 乙琥胺　　　　　　　　B. 苯妥英钠　　　　　　　C. 卡马西平
D. 丙戊酸钠　　　　　　　E. 苯巴比妥

【答案】D

【解析】丙戊酸钠为一种不含氮的广谱抗癫痫药。本品对多种方法引起的惊厥，均有不同程度的对抗作用。对各型癫痫如对各型小发作、肌阵挛性癫痫、局限性发作、大发作和混合型癫痫均有效。口服吸收快而完全，主要分布在细胞外液，在血中大部分与血浆蛋白结合。多用于其他抗癫痫药无效的各型癫痫病人，尤以小发作为最佳。故选D。

28. 可用于治疗尿崩症的利尿药为

A. 呋塞米　　　　　　　　B. 依他尼酸　　　　　　　C. 氨苯蝶啶
D. 氢氯噻嗪　　　　　　　E. 螺内酯

【答案】D

【解析】尿崩症是由于抗利尿激素缺乏、肾小管重吸收水的功能障碍，从而引起以多尿、烦渴、多饮与低比重尿为主要表现的一种疾病。氯噻嗪增加NaCl和水的排出的同时对磷酸二酯酶有抑制作用，增加了远曲小管和集合管细胞内cAMP的含量，而增加了水的通透性；NaCl排出增加，导致血浆渗透压下降，口渴感和饮水量减少。故选D。

29. 患者，男，34岁，建筑工人。一次事故严重外伤，大量出血，血压下降少尿，经抢救低血压和血容量已纠正后，尿量仍很少，为避免肾衰竭的进展，应给哪种药物

A. 氢氯噻嗪　　　　　　　B. 呋塞米　　　　　　　　C. 螺内酯
D. 氨苯蝶啶　　　　　　　E. 卡托普利

【答案】B

【解析】呋塞米属于袢利尿剂，临床上可用于：①急性肺水肿和脑水肿；②其他严重水肿，如治疗心、肝、肾性水肿等各类水肿；③急慢性肾衰，袢利尿剂可增加尿量和K⁺排出，冲洗肾小管，减少肾小管的萎缩和坏死，但不延缓肾衰竭的进程。大剂量呋塞米可治疗慢性肾衰竭，增加尿量；④高钙血症；⑤加速某些毒物的排泄。故本题最佳选项为B。

30. 有关糖皮质激素的叙述正确的是

A. 小剂量抑制体液免疫，大剂量抑制细胞免疫　　B. 可直接中和细菌内毒素和细菌外毒素
C. 抑制胃酸分泌，促进胃黏液分泌　　D. 能兴奋中枢，出现欣快、激动等，甚至可诱发精神病
E. 能明显增加血液中性粒细胞数，增强其游走吞噬功能

【答案】D

【解析】糖皮质激素的药理作用包括：①抗炎作用，在炎症早期可减轻渗出、水肿，从而改善红、肿、热、痛。在炎症后期防止粘连和瘢痕形成，减轻后遗症，并不是直接中和细菌内毒素和细菌外毒素（故B错误）；②免疫抑制与抗过敏作用，小剂量时可抑制细胞免疫，大剂量时才能抑制体液免疫（A错误）；③抗休克；④其他作用，能刺激骨髓造血功能，使红细胞和血红蛋白含量增加，增加中性粒细胞数，但游走、吞噬、消化及糖酵解等功能被降低（E错误）；中枢神经系统：能提高中枢神经系统的兴奋性，出现欣快、激动、失眠等，偶可诱发精神病。故本题选D。

31. 环丙沙星抗菌作用不包括
A. 铜绿假单胞菌	B. 肺炎球菌	C. 肠球菌
D. 沙眼衣原体	E. 金黄色葡萄球菌
【答案】D
【解析】环丙沙星具有较强的抗菌作用，其对多种细菌均具有明显的作用，如铜绿假单胞菌、肺炎球菌、肠球菌和金黄色葡萄球菌等，但对沙眼衣原体则没有作用。

32. 氯丙嗪对何种原因所致呕吐无效
A. 急性胃肠炎	B. 放射病	C. 恶性肿瘤
D. 药物	E. 晕动病
【答案】E
【解析】氯丙嗪为抗精神病药物，主要作用为：①抗精神病；②体温调节；③镇吐作用，氯丙嗪具有较强的镇吐作用，除对前庭刺激引起的晕动病呕吐无效外，对于其他呕吐均有效。故正确答案为E。

33. 治疗胆绞痛宜选用
A. 阿托品＋哌替啶	B. 吗啡＋氯丙嗪	C. 阿托品＋氯丙嗪
D. 阿托品＋阿司匹林	E. 哌替啶＋氯丙嗪
【答案】A
【解析】胆绞痛是由于胆囊或胆道痉挛引起的疼痛，治疗上应对症治疗给予止痛剂（吗啡或哌替啶），同时应对因治疗给予M受体阻断剂（阿托品、山莨菪碱等）舒张胆道和胆囊。不能单独应用哌替啶等止痛剂，因单独使用可引起胆道括约肌的收缩而加重胆绞痛。

34. 氨基糖苷类抗生素对哪种细菌具有高度抗菌活性
A. 大肠杆菌	B. 伤寒杆菌	C. 淋球菌
D. 肺炎球菌	E. 支原体
【答案】A

35. 奥美拉唑抑制胃酸分泌的机制是
A. 阻断H_2受体	B. 抑制胃壁细胞质子泵的功能	C. 阻断M受体
D. 阻断胃泌素受体	E. 直接抑制胃酸分泌
【答案】B

36. 杀灭继发性红外期裂殖体，主要用于抗复发的药物是
A. 氯喹	B. 青蒿素	C. 奎宁
D. 乙胺嘧啶	E. 伯氨喹
【答案】E

37. 喹诺酮类的抗菌作用机制是
A. 抑制细菌细胞壁合成	B. 抑制菌体蛋白质合成	C. 影响胞浆膜通透性
D. 抑制细菌DNA回旋酶	E. 抑制二氢叶酸合成酶
【答案】D
【解析】喹诺酮类药物抗革兰氏阴性菌的靶点是DNA回旋酶，抗革兰氏阳性菌的靶点是拓扑异构酶Ⅳ。

38. 弥散性血管内凝血早期可用
A. 华法林	B. 氨甲苯酸	C. 肝素
D. 尿激酶	E. 阿司匹林
【答案】C
【解析】肝素在DIC早期应用可以防止因纤维蛋白和凝血因子的消耗而引起的继发性出血。

39. 四环素对8岁以下儿童禁用是因其
A. 胃肠道反应	B. 二重感染	C. 肝损害
D. 对骨骼和牙齿生长的影响	E. 过敏反应
【答案】D

40. 长期大量使用可致视神经炎的药物是
A. 异烟肼	B. 链霉素	C. 利福平
D. 乙胺丁醇	E. 吡嗪酰胺

【答案】D

41. 胰岛素的药理作用是
A. 促进葡萄糖氧化分解　　B. 促进脂肪分解　　C. 促进蛋白质分解
D. 提高血钾　　E. 保钠排钾
【答案】A

42. 关于药物的副反应描述正确的是
A. 是难以避免的　　B. 较严重的药物不良反应　　C. 药物作用选择性高所致
D. 与药物治疗目的有关的效应　　E. 剂量过大时产生的不良反应
【答案】A
【解析】副作用是指在治疗剂量时出现的一种反应，多数轻微，这是因为药物选择性低，是一种难以避免的反应。

43. 下列有关药物的副作用描述错误的是
A. 为治疗剂量时所产生的药物反应　　B. 为一种难以避免的药物反应
C. 为不太严重的药物反应　　D. 为与治疗目的有关的药物反应
E. 为药物作用选择性低时所产生的反应
【答案】D

44. 长期应用氢化可的松突然停药可发生上述哪种反应
A. 高敏性　　B. 耐药性　　C. 成瘾性
D. 反跳现象　　E. 快速耐受性
【答案】D

45. 下列关于药物依赖的叙述，正确的是
A. 个体对药物产生精神依赖　　B. 个体对药物产生躯体依赖　　C. 个体对药物产生耐受性增加
D. 个体对药物产生耐受性降低　　E. 个体对药物产生精神和躯体依赖
【答案】E
【解析】传统上将依赖分为躯体依赖和心理依赖。躯体依赖也称为生理依赖，它是由于反复用药所造成的一种病理适应状态，表现为耐受性增加和戒断状态。心理依赖又称精神依赖，它使使用者产生一种愉快满足或欣快的感觉，驱使使用者为寻求这种感觉而反复使用药物，表现所谓的渴求状态。

46. 下列关于药物毒性反应的叙述，正确的是
A. 与药物剂量无关　　B. 与机体高敏性有关　　C. 与药物的使用时间无关
D. 大多为难以预知的反应　　E. 一般不造成机体的病理性损害
【答案】B

47. 治疗指数是指
A. ED50/LD50　　B. ED50/TD50　　C. LD50/ED50
D. 比值越大越不安全　　E. 比值越大，药物毒性越大
【答案】C

48. 用药的间隔时间主要取决于下列哪项指标
A. 药物的排泄速度　　B. 药物的吸收速度　　C. 药物的分布速度
D. 药物的消除速度　　E. 药物与血浆蛋白的结合率
【答案】D

49. 下列有关按一级动力学消除的药物特点描述正确的是
A. 药物的半衰期与剂量有关　　B. 为绝大多数药物的消除方式
C. 单位时间内实际消除的药量递增　　D. 单位时间内实际消除的药量不变
E. 体内药物经 $2 \sim 3$ 个 $t_{1/2}$ 后，可基本清除干净
【答案】B

50. 下列哪种给药途径可引起首关消除
A. 皮下注射　　B. 舌下给药　　C. 口服给药
D. 直肠给药　　E. 吸入给药
【答案】C

51. 下列哪种受体支配虹膜环形肌
A. M受体 B. α受体 C. β受体
D. N受体 E. 多巴胺受体
【答案】A

52. 关于β受体阻断药的描述正确的是
A. 可使心率加快、心排出量增加 B. 有时可诱发或加重哮喘发作 C. 升高眼内压作用
D. 促进肾素分泌 E. 促进脂肪分解
【答案】B
【解析】β受体阻断作用：心血管系统：减慢心率，减少心排出量，抑制心肌收缩力。支气管平滑肌作用：收缩平滑肌，增加呼吸道阻力。

53. 具有明显舒张肾血管，增加肾血流的药物是
A. 肾上腺素 B. 异丙肾上腺素 C. 麻黄碱
D. 多巴胺 E. 去甲肾上腺素
【答案】D

54. 外周血管痉挛性疾病可选用何药治疗
A. 山莨菪碱 B. 异丙肾上腺素 C. 间羟胺
D. 普萘洛尔 E. 酚妥拉明
【答案】E

55. 局麻药的作用机制是
A. 阻滞 Na^+ 内流 B. 阻滞 K^+ 外流 C. 阻滞 Cl^- 内流
D. 阻滞 Ca^{2+} 内流 E. 降低静息电位
【答案】A

56. 下列主要用于表面麻醉的药物是
A. 丁卡因 B. 奎尼丁 C. 普鲁卡因
D. 利多卡因 E. 苯妥英钠
【答案】A

57. 关于丁卡因的作用说法正确的是
A. 可用于浸润麻醉 B. 脂溶性低 C. 穿透力弱
D. 作用较普鲁卡因弱 E. 可用于表面麻醉
【答案】E
【解析】丁卡因最常用于黏膜表面麻醉，其局麻作用比普鲁卡因强约10倍，吸收后毒性也相应增加，能穿透黏膜，作用迅速，1～3min显效，持续2h以上。

(58～59题共用备选答案)
A. 普萘洛尔 B. 去甲肾上腺素 C. 左旋多巴
D. 酚妥拉明 E. 肾上腺素

58. 临床上常用的升压药物是
【答案】B

59. 能减弱心肌收缩力并减慢心率的药物是
【答案】A

第十三章 医学免疫学

1. 属于 B 细胞的表面标志为
   A. CD3
   B. CD19
   C. CD8
   D. CD4
   E. CD56
   【答案】B

2. 属于天然血型抗体并不能通过胎盘的是
   A. IgA
   B. IgE
   C. IgG
   D. IgM
   E. IgD
   【答案】D

3. 可导致输血反应的天然抗体类型是
   A. IgM
   B. IgG
   C. IgD
   D. IgE
   E. IgA
   【答案】A

4. 只有 T 细胞才具有的表面标记为
   A. CD3 分子
   B. C3 受体
   C. 细胞因子受体
   D. 识别抗原受体
   E. 有丝分裂原受体
   【答案】A

5. 有特异性抗原受体的细胞是
   A. B 淋巴细胞
   B. 浆细胞
   C. 巨噬细胞
   D. NK 细胞
   E. 单核细胞
   【答案】A
   【解析】骨髓中未成熟的 B 细胞表达由 sIgM 和 Iga/Igp 共同组成的 BCR，具有抗原识别能力。故本题答案是 A。

6. 与蛋白质载体结合后才具有免疫原性的物质是
   A. 完全抗原
   B. 胸腺依赖性抗原
   C. 不完全抗原
   D. 胸腺非依赖性抗原
   E. 同种异型抗原
   【答案】C
   【解析】本题考核完全抗原和不完全抗原的基本概念。根据抗原的免疫原性和免疫反应性，可将其分为完全抗原和不完全抗原两种类型。完全抗原是指既有免疫原性又有免疫反应性的抗原物质；不完全抗原是指本身具有免疫反应性而无免疫原性的抗原物质，但与蛋白质载体结合后它们可获得免疫原性。本题正确答案为 C。选项 B、D、E 所提及的抗原与 A 相同均为完全抗原，因此均可排除。

7. 可产生和分泌抗体的细胞是
   A. 浆细胞
   B. 中性粒细胞
   C. 巨噬细胞
   D. NK 细胞
   E. CTL
   【答案】A
   【解析】浆细胞专门合成和分泌抗体分子。故本题答案是 A。

8. 下列属器官非特异性自身免疫性疾病的是
   A. 类风湿关节炎
   B. 慢性甲状腺炎（桥本病）
   C. 格雷夫斯病（Graves 病）
   D. 重症肌无力
   E. 胰岛素依赖型糖尿病（1 型糖尿病）
   【答案】A
   【解析】自身免疫性疾病可分为器官特异性和器官非特异性两类。器官特异性自身免疫病患者病变属局限于某一特定器官，由对器官特异性抗原的免疫应答引起。选项 B、C、D、E 所列疾病均为器官特异性自身免疫性疾病，其中慢性甲状腺炎是由于隐蔽自身抗原（甲状腺球蛋白）释放所致；格雷夫斯病是由于体内产生针对甲状腺刺激素受体的自由抗体所致，重症肌无力是由于体内产生针对神经肌肉接头处乙酰胆碱受体的自身抗体引起；1型糖尿病则是由于体内产生针对胰岛素受体的自身抗体引起。器官非特异性自身免疫性疾病，又称全身性或系统性自身免疫性疾病，患者病变发生于多种器官和结缔组织，类风湿关节炎和系统性红斑狼疮是典型的器官非特异性疾病。本题正确答案是A。

9. 免疫反应性是指
A. 抗原能够刺激机体发生免疫应答的性能
B. 抗原能够刺激机体产生抗体的性能
C. 抗原能够与相应抗体特异性结合，发生免疫反应的性能
D. 抗原能够与致敏淋巴细胞特异性结合，发生免疫反应的性能
E. 抗原能够与相应免疫应答产物特异性结合，发生免疫反应的性能
【答案】E

10. 激活B细胞产生抗体过程中依赖T细胞的辅助抗原称为
A. 完全抗原　　　　　　　　B. 半抗原　　　　　　　　C. TI-Ag
D. TD-Ag　　　　　　　　　E. 共同抗原
【答案】D

11. 产生IL-2的细胞是
A. B细胞　　　　　　　　　B. 肥大细胞　　　　　　　C. T淋巴细胞
D. 嗜酸性粒细胞　　　　　　E. 巨噬细胞
【答案】C

12. 决定免疫球蛋白类别的是哪项
A. 铰链区　　　　　　　　　B. 轻链恒定区　　　　　　C. 重链恒定区
D. 轻链可变区　　　　　　　E. 重链可变区
【答案】C

13. 参与黏膜免疫的免疫球蛋白是
A. IgM　　　　　　　　　　B. IgE　　　　　　　　　　C. IgG
D. IgA　　　　　　　　　　E. IgD
【答案】D

14. 免疫系统的三大功能是
A. 免疫防御、免疫应答、免疫记忆　　　　　　B. 免疫应答、免疫记忆、免疫监视
C. 免疫防御、免疫记忆、免疫监视　　　　　　D. 免疫防御、免疫自身稳定、免疫监视
E. 免疫应答、免疫自身稳定、免疫监视
【答案】D

15. 抗原性是指抗原
A. 刺激机体发生免疫应答的性能
B. 与相应抗体特异性结合，发生免疫反应的性能
C. 刺激机体产生抗体的性能
D. 与相应免疫应答产物特异性结合，发生免疫反应的性能
E. 与致敏淋巴细胞特异性结合，发生免疫反应的性能
【答案】D

16. 完全抗原
A. 只有免疫原性，无抗原性　　B. 只有抗原性，无免疫原性　　C. 既无免疫原性，又无抗原性
D. 既有免疫原性，又有抗原性　E. 不能激发细胞免疫应答
【答案】D

17. 动物新生期切除胸腺的后果是
A. 细胞免疫功能缺陷，体液免疫功能正常　　　B. 细胞免疫功能正常，体液免疫功能缺陷
C. 细胞和体液免疫功能均不受影响　　　　　　D. 细胞免疫功能缺陷，体液免疫功能受损
E. 机体造血和免疫功能均有损害
【答案】D

18. DiGeorge 综合征的免疫学表现是
A. 吞噬细胞缺陷　　　　B. B 细胞缺陷　　　　C. 补体缺陷
D. T 细胞缺陷　　　　　E. 联合免疫缺陷
【答案】D
【解析】胸腺发育不全或缺失，可导致 T 细胞缺乏和细胞免疫功能缺陷，如 DiGeorge 综合征。B 细胞缺陷引起 Bruton 综合征。

19. Ⅱ型超敏反应性疾病是
A. 过敏性休克　　　　　B. 溶血　　　　　　　C. 过敏性鼻炎
D. 血清病　　　　　　　E. 荨麻疹
【答案】B
【解析】输血反应是Ⅱ型超敏反应。荨麻疹、过敏性鼻炎和过敏性休克属于Ⅰ型，血清病属于Ⅲ型反应。故本题答案是 B。容易错选 A、C 或者 E。

20. 注射破伤风抗毒素（TAT）的目的是
A. 对易感人群进行预防接种　　　B. 对可疑或确诊的破伤风患者进行紧急预防或治疗
C. 杀灭伤口中繁殖的破伤风梭菌　D. 主要用于儿童的预防接种
E. 中和与神经细胞结合的毒素
【答案】B

21. 介导Ⅳ型超敏反应的免疫细胞是
A. T 细胞　　　　　　　B. B 细胞　　　　　　C. 嗜酸性粒细胞
D. 嗜碱性粒细胞　　　　E. 中性粒细胞
【答案】A

22. 关于Ⅳ型超敏反应的特性正确的是
A. 由抗体介导　　　　　B. 发生进程迅速　　　C. 有单个核细胞浸润
D. 需激活补体　　　　　E. 一般不引起炎性坏死
【答案】C

23. 适应性免疫的三大主要特点
A. 稳定性、耐受性、活化性　　　B. 获得性、特异性、记忆性　　　C. 免疫性、耐受性、获得性
D. 特异性、活化性、记忆性　　　E. 特异性、耐受性、记忆性
【答案】E

24. 关于不完全抗原（半抗原）描述正确的是
A. 有免疫原性　　　　　B. 有免疫反应性　　　C. 是蛋白质大分子
D. 与抗原决定簇无关　　E. 与载体的含义相似
【答案】B

25. 引起Ⅰ型超敏反应的抗体是
A. IgM　　　　　　　　B. IgD　　　　　　　　C. IgE
D. IgG　　　　　　　　E. IgA
【答案】C
【解析】IgE 介导Ⅰ型超敏反应。故本题答案是 C。不要误选 D。

26. 属于黏膜免疫系统的免疫器官是
A. 胸腺　　　　　　　　B. 脾脏　　　　　　　C. 扁桃体
D. 骨髓　　　　　　　　E. 肝脏
【答案】C

27. 含 T 细胞百分率最高的部位是
A. 脾脏　　　　　　　　B. 扁桃体　　　　　　C. 胸腺
D. 骨髓　　　　　　　　E. 肝脏
【答案】A

28. Th2 细胞主要分泌
A. IFN-α　　　　　　　B. IL-4　　　　　　　C. IFN-γ

D. TNF-α E. IL-2

【答案】B

【解析】Th2 分泌 IL-4、IL-5、IL-6、IL-10、IL-13。Th1 细胞产生 IL-2、IFN-γ、TFN-α。故本题答案是 B。

29. T 淋巴细胞阴性选择的部位是

A. 骨髓 B. 淋巴结 C. 胸腺
D. 肝 E. 外周血

【答案】C

【解析】三阴细胞（不表达 CD4、CD8、TCR 分子的 T 细胞）进入胸腺。所以，T 淋巴细胞阴性选择的部位是胸腺。故本题答案是 C。不要误选 A，骨髓为 B 细胞成熟的场所。

30. 介导固有免疫的细胞是

A. B 淋巴细胞 B. NK 细胞 C. 浆细胞
D. 辅助性 T 淋巴细胞 E. 细胞毒性 T 淋巴细胞

【答案】B

【解析】固有免疫细胞包括 NK 细胞、吞噬细胞、NKT 细胞、B 细胞等。故本题答案是 B。

31. 免疫球蛋白分类的主要依据是

A. L 链 B. H 链 C. 二硫键数目
D. 单体数 E. 分子量大小

【答案】B

【解析】根据重链（H 链）恒定区的氨基酸组成和排列顺序，免疫球蛋白可分为五类或五个同种型，即 IgM、IgD、IgG、IgA 和 IgE。

32. 能杀伤细胞的细胞因子是

A. IL-2 B. TNF-α C. 干扰素
D. IL-4 E. IL-1

【答案】B

33. 关于免疫耐受的叙述，错误的是

A. 免疫耐受是抗原特异性的 B. 免疫耐受可在新生动物中诱导形成
C. 协同刺激因子可促进免疫耐受形成 D. 免疫抑制措施可促进免疫耐受形成
E. 免疫耐受也是一种免疫应答

【答案】E

34. 诱导免疫耐受形成的最佳时期是

A. 成年期 B. 幼年期 C. 老年期
D. 胚胎期 E. 青年期

【答案】D

【解析】因为胚胎期免疫系统尚未发育成熟，所以诱导免疫耐受形成的最佳时期是胚胎期，幼年期易形成耐受，青年期、成年期不易形成耐受，要达到耐受，抗原的剂量需提高 30 倍以上。

35. 参与 II 型超敏反应的免疫球蛋白是

A. IgM/IgD B. IgM/IgG C. IgA/IgE
D. IgM/IgA E. IgE/IgD

【答案】B

【解析】II 型超敏反应是由 IgG/IgM 抗体与靶细胞表面相应抗原结合后，在补体、吞噬细胞和 NK 细胞参与下，引起的以细胞溶解和组织损伤为主的病理性免疫反应。

36. 在 I 型超敏反应中具有重要负反馈调节作用的细胞是

A. 嗜中性粒细胞 B. 嗜碱性粒细胞 C. 嗜酸性粒细胞
D. 单核吞噬细胞 E. 肥大细胞

【答案】C

37. 属于 III 型超敏反应性疾病的是

A. 过敏性鼻炎 B. 新生儿溶血症 C. 类风湿性关节炎
D. 接触性皮炎 E. 支气管哮喘

第十三章 医学免疫学

【答案】C

38. 下列关于Ⅱ型超敏反应的叙述，正确的是
A. 由 IgG 或 IgM 介导　　　　B. 属于迟发型超敏反应　　　　C. 与 NK 细胞无关
D. 与吞噬细胞无关　　　　　　E. 不破坏细胞

【答案】A

(39～42题共用备选答案)
A. 抗原决定簇　　　　　　B. 胸腺依赖性抗原　　　　　　C. 胸腺非依赖性抗原
D. 完全抗原　　　　　　　E. 共同抗原

39. 既有免疫原性又有抗原性的物质是

【答案】D

【解析】完全抗原又称免疫原，是指同时具有免疫原性和抗原性的物质。

40. 可引起交叉反应的抗原是

【答案】E

【解析】在两种不同的抗原之间可以存在相同或相似的抗原表位，称为共同抗原表位。抗体或致敏淋巴细胞对具有相同或相似表位的不同抗原的反应称为交叉反应。

41. 决定抗原特异性的是

【答案】A

42. 直接刺激 B 细胞产生抗体的是

【答案】C

【解析】胸腺非依赖性抗原刺激机体产生抗体时无需 T 细胞的辅助，又称 T 细胞非依赖性抗原。少数 Ag 属于此类，如细菌脂多糖、聚合鞭毛蛋白等。

(43～45题共用备选答案)
A. CD3　　　　　　B. CD19　　　　　　C. KIR
D. MHC Ⅱ　　　　　E. IL-2

43. T 细胞的表面分子为
44. 树突状细胞的表面分子为
45. NK 细胞的表面分子

【答案】A、D、C

第十四章 医学微生物学

1. 某患者,突然出现高热、乏力,伴有腓肠肌疼痛,眼结膜出血以及淋巴结肿大,临床诊断是钩体病。该病原体的主要传染源和储存宿主是
    A. 鼠和犬
    B. 猪和犬
    C. 鼠和猪
    D. 牛和马
    E. 羊和牛

【答案】C
【解析】钩端体所致的钩体病为人畜共患病,鼠类和猪为主要的传染源和储存宿主。故正确答案为C。

2. 艾滋病女患者,出现严重的肺炎,痰涂片发现有孢子存在,试问最有可能的病原体是
    A. 曲霉菌
    B. 新生隐球菌
    C. 毛霉菌
    D. 卡氏肺孢子菌
    E. 小孢子癣菌

【答案】D
【解析】艾滋病导致患者抵抗力下降,易引起卡氏肺孢子菌的感染,也可引起卡波及瘤的发生。故正确答案为D。

3. 患儿,女,2岁。突然因高热、上呼吸道卡他症状,继而出现全身红色皮疹而入院。印象诊断是麻疹。试问对接触过的幼儿应注射
    A. 麻疹疫苗
    B. 丙种球蛋白
    C. 干扰素
    D. 青霉素
    E. 类毒素

【答案】B
【解析】预防麻疹的主要措施是隔离患者,其次为保护易感人群:进行人工主动免疫,提高儿童免疫力,主要使用麻疹减毒活疫苗进行免疫接种。对于麻疹患者有密切接触的,但又未注射过疫苗的易感儿童,可在接触5天后肌内注射丙种球蛋白。故正确答案为B。

4. 引起尖锐湿疣的病原体是
    A. 人类免疫缺陷病毒
    B. 人乳头瘤病毒
    C. EB病毒
    D. 水痘带状疱疹病毒
    E. 巨细胞病毒

【答案】B
【解析】人乳头瘤病毒(HPV)属于乳多空病毒科乳头瘤病毒属,为双股DNA病毒,特异性感染人体的不同部位皮肤和黏膜上皮细胞,仅停留于皮肤和黏膜中。HPV感染可引发皮肤疣、外生殖器尖锐湿疣等,并与宫颈癌的发生密切相关。故正确答案为B。

5. G^+细菌不具备的成分是
    A. 肽聚糖
    B. 脂多糖
    C. 磷壁酸
    D. N-乙酰胞壁酸
    E. N-乙酰葡糖胺

【答案】B
【解析】G^+因不具有细胞膜,细胞膜的主要成分为脂多糖,故G^+不具备脂多糖。故正确答案为B。

6. 关于噬菌体生物活性叙述错误的是
    A. 能通过细菌滤器
    B. 不具有抗原性
    C. 主要成分是核酸和蛋白质
    D. 形态多呈蝌蚪状
    E. 具有严格的宿主特异性

【答案】B

7. 患者,女,因咳嗽发热就诊。拍胸片发现右肺有片状阴影,结核菌素试验红肿直径大于2.0cm,试问该患者可能是
    A. 机体对结核无免疫能力
    B. 结核病恢复期
    C. 结核病活动期
    D. 注射过卡介苗
    E. 结核病早期

【答案】C
【解析】结核菌素试验(PPD试验)于前臂皮内注射,48~72小时后观察结果。①PPD试验阴性,红肿硬结节<5mm,表示机体未感染结核分枝杆菌、未接种卡介苗、原发感染早期、免疫功能低下;②PPD试验

阳性，红肿硬结节≥5mm，表示机体已感染过结核分枝杆菌、卡介苗接种成功；③PPD试验强阳性≥5mm，表示有活动性肺结核病，尤其是婴儿。该患者结核菌素试验红肿直径大于2.0cm，可判断患者处于结核病活动期。故正确答案为C。

8. 患者有输血史，近日体检发现血液HCV-RNA（+）和抗HCV-IgM（+），最积极有效的处置方法是
   A. 卧床休息　　　　　　　　B. 注射抗生素　　　　　　　　C. 注射丙种球蛋白
   D. 注射干扰素　　　　　　　E. 接种疫苗

【答案】D

【解析】应用干扰素，能阻断病毒的感染，限制病毒的扩散；丙种球蛋白可增强机体抵抗力，补充抗体和免疫调节，从而提高机体对多种细菌、病毒的抵抗力；HCV-RNA（+）和抗HCV-IgM（+），说明患者已经感染了丙肝病毒，故选用干扰素最有效。抗生素对病毒无效。故正确答案为D。

9. 患者，男。手术时曾输血800mL，1个月后出现恶心、呕吐、黄疸等症状，怀疑为输血后肝炎，进行实验室确诊首先应检查的是
   A. 抗-HAV　　　　　　　　B. 抗-HCV　　　　　　　　C. 抗-HDV
   D. 抗-HEV　　　　　　　　E. 抗-CMV

【答案】B

【解析】HCV病毒主要经过输血、器官移植、血液透析、血液制品、污染注射器等传播。该患者有输血史，故可判断HCV病毒感染。故正确答案为B。

10. 一新生儿室暴发脓毒血症，脓汁标本经涂片革兰染色镜检发现葡萄球菌。确定该菌是否有致病力，应检查哪一种酶
    A. 血浆凝固酶　　　　　　　B. 触酶　　　　　　　　　　C. DNA酶
    D. 尿素酶　　　　　　　　　E. 卵磷脂酶

【答案】A

【解析】葡萄球菌通过产生各种酶和毒素而发挥作用。血浆凝固酶是鉴定致病性葡萄球菌的重要指标。故正确答案为A。

11. 患者，女，70岁。因尿路感染于10天前开始服用氨苄青霉素，现出现腹泻，取便标本，培养出大量革兰阳性葡萄球菌。试问腹泻的发生机制是
    A. 菌群失调　　　　　B. 肠毒素使腺苷环化酶活性增加　　　C. 细菌侵袭肠黏膜所致
    D. 内毒素作用于肠黏膜　　　　E. 肠蠕动加快

【答案】A

【解析】菌群失调是指机体的某部位正常菌群中各种菌间的比例发生较大幅度变化而超出正常范围的状态，由此产生的病症。临床上长期大量应用广谱抗生素后，可引起菌群失调。从该患者的服药史及症状可判断发生了菌群失调。故正确答案为A。

12. 患者，男，24岁。有不洁性交史，近2日尿急、尿频、排尿刺痛来院就诊。查体尿道有白色脓性分泌物。分泌物涂片染色，镜下见G⁻成双排列的球菌，该患者感染可能是由下列哪种细菌引起
    A. 肺炎链球菌　　　　　　　B. 淋病奈瑟球菌　　　　　　C. 葡萄球菌
    D. 链球菌　　　　　　　　　E. 脑膜炎奈瑟菌

【答案】B

【解析】淋病奈瑟球菌为G⁻球菌，常成双排列，人是唯一的宿主，为化脓菌，引起化脓性炎。根据患者有不洁性交史，结合尿道脓性分泌物、分泌物涂片等，可诊断患者为淋病奈瑟球菌感染。故正确答案为B。

13. 从东南亚入境一男子，3天前因突然剧烈呕吐、腹泻而入院。腹泻物呈米泔水样，便检发现穿梭状运动的细菌，请问致病菌可能是
    A. 副溶血弧菌　　　　　　　B. 肠炎杆菌　　　　　　　　C. 鼠伤寒沙门菌
    D. 产气荚膜梭菌　　　　　　E. 霍乱弧菌

【答案】E

【解析】霍乱弧菌为逗点状或弧形G⁻菌，有菌毛和单鞭毛，运动活泼，适合在碱性培养基中生长，其致病物质为菌毛、鞭毛、霍乱肠毒素，霍乱肠毒素作用于腺苷酸环化酶，使细胞内cAMP浓度增高，肠黏膜细胞分泌增多，致水样便。常引起剧烈腹泻（米泔水样腹泻物）、呕吐、严重脱水、电解质紊乱等。故正确答案为E。

14. 48岁建筑工人，因牙关紧闭、四肢痉挛入院。8天前，右脚被铁钉扎伤，伤口深，但几日后自愈。5日

后，右腿有些麻木和疼痛，咀嚼不便，吞咽困难，最后全身抽搐，四肢痉挛，入院诊断为破伤风。请问下述哪项是最佳治疗原则

A. 注射青霉素　　　　　　B. 注射破伤风抗毒素和青霉素　　　C. 注射破伤风抗毒素和百白破疫苗
D. 注射破伤风抗毒素　　　E. 注射百白破疫苗和青霉素

【答案】B

【解析】对破伤风患者正确的处理措施是：局部或全身应用抗生素（如青霉素）防止伤口局部细菌的生长繁殖；同时注射破伤风抗毒素中和游离的破伤风外毒素，对患者进行紧急预防和对症治疗。

15. 某幼儿园小班发现一患白喉的小朋友，试问对同班小朋友应采取什么紧急预防措施

A. 注射白喉类毒素　　　　B. 注射百白破三联疫苗　　　C. 注射白喉抗毒素
D. 注射丙种球蛋白　　　　E. 注射抗生素

【答案】C

【解析】注射白喉类毒素是预防白喉的主要措施。应用白喉类毒素或百白破（DPT）三联疫苗进行主动免疫预防。对白喉密切接触者给予肌内注射白喉抗毒素进行紧急预防，同时注射白喉类毒素以延长免疫力。对白喉患者的治疗采取尽早、足量注射白喉抗毒素血清以直接中和体内的毒素，并配合选用敏感抗生素和青霉素、红霉素等进行抗菌治疗。故正确答案为C。

16. 20岁男性患者，咳嗽数周。1个月前开始感到疲劳，食欲减少，发热2周后咳痰中带血丝，体重减轻。体温38℃，非急性面容，右上肺有啰音，WBC $11×10^9$/L，多形核63%，临床怀疑患肺结核，取痰做下列处置，哪项是错误的

A. 做结核菌素试验　　　　B. 痰浓缩集菌涂片进行抗酸染色　　　C. PCR查结核分枝杆菌核酸
D. 痰结核分枝杆菌培养　　E. 痰培养物接种豚鼠进行动物实验

【答案】A

【解析】结核菌素试验（OT试验）原理是测定机体对结核分枝杆菌的迟发性超敏反应，以此判断机体有无抗结核免疫力，结核菌素试验可用于：①诊断婴幼儿的结核病；②测定接种卡介苗后的免疫效果；③在未接种卡介苗人群中进行结核分枝杆菌感染的流行病学调查；④用于测定肿瘤患者的传播免疫功能。该患者已经感染结核分枝杆菌引起临床症状，故做结核菌素试验无实际意义。故正确答案为A。

17. 与细菌运动有关的结构是

A. 荚膜　　　　　　　　　B. 菌毛　　　　　　　　　　C. 性菌毛
D. 鞭毛　　　　　　　　　E. 轴丝

【答案】D

【解析】鞭毛是有鞭毛菌的菌体表面由蛋白质构成的细而长的运动器官，分为单鞭毛、双鞭毛、丛鞭毛和周鞭毛，均与细菌能运动有关。菌毛和性菌毛也位于菌体表面，但较短，无运动功能。荚膜是某些有荚膜菌胞壁外的黏液层，亦无运动功能。故本题答案是D。容易错选A。

18. 27岁男性患者，因发热可疑伤寒3日前入院。入院时血液细菌培养阴性，肥达反应TO 1∶80，TH 1∶80。为确诊应进一步检验的最佳方案是

A. 骨髓细菌培养及再次肥达反应　B. 荧光抗体检测粪便中沙门菌　　C. 协同凝集反应检测尿中沙门菌
D. 检验血清中Vi抗体　　　　　　E. 进行粪便沙门菌培养

【答案】A

【解析】本题为应用题，考核肥达反应的诊断价值和以病原学诊断伤寒时，不同标本的取材时机，正确答案为"A"。肥达反应系应用已知伤寒沙门菌的菌体（O）抗原和鞭毛（H）抗原，与患者血清中相应抗体进行半定量凝集试验。在一般地区人群中，O凝集滴度（TO）多1∶80，H凝集滴度（TH）多1∶160有诊断意义。伤寒发病2周后，血清滴度明显增高，如在发病后期或恢复期TO和TH滴度较发病初期达4倍增高者亦有诊断意义。伤寒于发病1～3周时取骨髓液标本或发病1周内取血清标本，进行伤寒沙门菌培养的检出率高。于发病2周后进行粪便及尿液的伤寒沙门菌培养，检出率较高。检验血清Vi抗体，是对伤寒慢性带菌者的辅助诊断手段。因此，本例处于发病初期的可疑伤寒患者，首次肥达反应滴度不高，宜复查肥达反应，观察是否有滴度增高，尤其是否有4倍增高，同时，应进行骨髓液或血液细菌培养，以便确诊。容易错选B。

19. 大肠埃希菌O157∶H7引起的腹泻特点是

A. 脓性便　　　　　　　　B. 血样便　　　　　　　　　C. 米泔水样便
D. 蛋花样便　　　　　　　E. 黏液便

【答案】B

【解析】肠出血性大肠埃希氏菌（EHEC）O157∶H7血清型引起以反复出血性腹泻和严重腹痛为特征的出血性结肠炎，表现为大量血样便腹泻。在5岁以下的患儿中，易并发溶血性尿毒综合征（HUS），表现为溶血性贫血，继而发展为急性肾衰竭。容易混淆的米泔水样便是霍乱的腹泻特点。

20. 与EB病毒感染无关的疾病是

A. 鼻咽癌　　　　　　　　　　B. 淋巴组织增生性疾病　　　　　　C. 宫颈癌

D. 非洲儿童恶性淋巴瘤　　　　E. 传染性单核细胞增多症

【答案】C

【解析】与EBV感染有关的疾病主要有4种：①传染性单核细胞增多症；②非洲儿童恶性淋巴瘤即Burkitt淋巴瘤；③鼻咽癌；④淋巴增生性疾病，如AIDS患者极易机会性感染EBV，导致弥漫性多克隆淋巴瘤等并可致死。HPV感染是宫颈癌高危因素。

21. 成年男性患者，被确诊为HIV感染者，在对其已妊娠3个月的妻子进行说明的过程中不正确的是

A. 此病可经性交传播　　　　　B. 应该立即终止妊娠　　　　　　C. 此病具有较长潜伏期

D. 应配合患者积极治疗　　　　E. 避免与患者共用餐具

【答案】E

【解析】HIV主要经性传播、血液传播、垂直传播，不经粪口途径传播，故可以与患者共用餐具。其余选项都需向患者家属交代。故正确答案为E。

22. 某HIV感染者，近日出现继发感染、衰竭、免疫缺陷等AIDS症状，入院治疗。目前认为最有效的治疗方案是

A. 蛋白酶抑制剂　　　　　　　　　　　　B. 核苷类逆转录酶抑制剂

C. 鸡尾酒疗法　　　　　　　　　　　　　D. 阿糖胞苷非核苷类逆转录酶抑制剂

E. 脱氧鸟苷单一用药疗法

【答案】C

【解析】艾滋病患者的治疗原则是鸡尾酒疗法（联合用药疗法），服用两种逆转录酶抑制剂与一种蛋白酶抑制剂。

23. 某成年男性患者，被确诊为HIV感染者，消瘦衰竭且经常发生肺感染，造成免疫低下机制的主要是

A. 神经胶质细胞减少　　　　　B. 树突状细胞减少　　　　　　　C. 吞噬细胞被破坏

D. 中和抗体保护作用低　　　　E. $CD4^+$ T细胞大量被破坏

【答案】E

【解析】HIV感染常引起$CD4^+$淋巴细胞大量被破坏，导致机体免疫力低下，引起感染和肿瘤的发生。故正确答案为E。

24. 一开放性外伤患者，急需注射破伤风抗毒素血清，皮试发现过敏，需采用的主要防治措施是

A. 色甘酸钠阻止肥大细胞脱颗粒　　　　　B. 生物活性介质拮抗剂-苯海拉明

C. 肾上腺素　　　　　　　　　　　　　　D. 脱敏疗法

E. 减敏疗法

【答案】D

【解析】该患者注射破伤风抗毒素引起过敏，应立即进行脱敏治疗。故正确答案为D。

25. 患者，男。有不洁性交史，2个月前出现生殖器皮肤无痛性溃疡，1个月后自然愈合，近日出现全身皮肤红疹，伴有淋巴结肿大。该患者可能患有

A. 猩红热　　　　　　　　　　B. 麻疹　　　　　　　　　　　　C. 性病淋巴肉芽肿

D. 风疹　　　　　　　　　　　E. 梅毒

【答案】E

【解析】梅毒是一种性传播疾病，由梅毒螺旋体引起，硬下疳、梅毒疹、梅毒瘤为其主要特征，表现为反复发作的特点。故正确答案为E。

26. 一男性静脉吸毒者，10年前检查HBsAg（+），近日突发重症肝炎，并于10日内死亡。该患者可能是合并了哪种病毒感染

A. HAV　　　　　　　　　　　B. HCV　　　　　　　　　　　　C. HDV

D. HEV　　　　　　　　　　　E. CMV

【答案】C

【解析】HDV为缺陷病毒，必须有HBV的辅助才能传播疾病，二者可联合感染或重叠感染。重叠感染是在HBV慢性感染的基础上重叠感染HDV，一般会使病情加重。

27. 属于非细胞型微生物的是
 A. 钩端螺旋体　　　　　　　B. 人类免疫缺陷病毒　　　　　C. 沙眼衣原体
 D. 霍乱弧菌　　　　　　　　E. 白假丝酵母菌

【答案】B

【解析】微生物分为三大类：原核生物（包括细菌、支原体、衣原体、螺旋体、立克次体）、真核生物（念珠菌、隐球菌、酵母菌等）、非细胞型微生物（病毒）。故正确答案为B。

28. 与内毒素有关的细菌结构是
 A. 外膜蛋白　　　　　　　　B. 脂多糖　　　　　　　　　　C. 脂蛋白
 D. 磷壁酸　　　　　　　　　E. 肽聚糖

【答案】B

【解析】内毒素是革兰氏阴性菌死亡裂解后所释放的产物，其成分是脂多糖，耐热，抗原性弱，经甲醛处理不形成类毒素，毒性作用较弱，对组织无选择性，常引起发热、休克等全身反应。

29. 下列哪项不属于细菌人工培养的实际应用范围
 A. 感染性疾病病原学诊断　　B. 细菌的鉴定　　　　　　　　C. 基因工程中应用
 D. 生物制品的制备　　　　　E. 传染病的治疗

【答案】E

【解析】细菌培养对疾病的诊断、预防、治疗、科研都具有重要作用，如①感染性疾病的病原学诊断，指导临床用药；②细菌学研究，细菌生理、遗传变异、致病性、耐药性等的研究；③生物制品的制备，可用于制备疫苗、类毒素、抗毒素、免疫血清、共诊断用的菌液。故正确答案为E。

30. 在细菌生长过程中，细菌生长最快，生物学性状最典型的阶段是
 A. 迟缓期　　　　　　　　　B. 对数期　　　　　　　　　　C. 减数期
 D. 稳定期　　　　　　　　　E. 衰亡期

【答案】B

【解析】细菌的生长曲线包括迟缓期、对数期、稳定期和衰亡期。对数期的细菌繁殖最快，生物学性状典型，对外界环境敏感；稳定期的细菌形态常有改变，会产生芽孢、抗生素、外毒素等。

31. 关于外毒素的叙述，哪一项是错误的
 A. 化学成分是蛋白质　　　　B. 毒性作用强，对组织有选择性　　C. 受甲醛处理形成类毒素
 D. 毒性部分是类脂A　　　　E. 多由G⁺菌产生，不耐热

【答案】D

【解析】外毒素是由革兰氏阳性菌和少数革兰氏阴性菌在细菌生活状态下释放的蛋白质，不耐热，抗原性强，经甲醛处理脱毒成类毒素，毒性作用强，具有选择性特异毒性作用。

32. 对内毒素叙述错误的是
 A. G^-菌裂解后释放出　　　B. 化学成分是脂多糖　　　　　C. 不耐热，60℃ 30分钟可被破坏
 D. 引起发热、休克、DIC等症状　E. 甲醛处理不能形成类毒素

【答案】C

【解析】内毒素的特点：①为G^-菌；②是由菌体死亡裂解释放；③主要成分为脂多糖；④毒性较弱，引起发热、休克等全身反应；⑤耐热，160℃，2～4小时才可被破坏；⑥抗原性弱，经甲醛处理不形成类毒素。故正确答案为C。

33. 噬菌体在分类上属于
 A. 细菌　　　　　　　　　　B. 病毒　　　　　　　　　　　C. 原虫
 D. 支原体　　　　　　　　　E. 真菌

【答案】B

【解析】噬菌体是感染细菌、真菌、螺旋体、支原体等微生物的病毒，无细胞结构，主要有蛋白质构成的衣壳和包含于其中的核酸组成。故正确答案为B。

34. 白喉杆菌具有
    A. 荚膜 B. 芽孢 C. 鞭毛
    D. 菌毛 E. 异染颗粒
【答案】E
【解析】白喉杆菌无鞭毛、荚膜、芽孢，G⁺，应用亚甲蓝染色或奈瑟氏染色，可见深染色异染颗粒。故正确答案为 E。

35. 朊粒引起的主要疾病是
    A. 狂犬病 B. 克雅病与库鲁病 C. 艾滋病
    D. 莱姆病 E. 恙虫病
【答案】B
【解析】朊粒是一种亚病毒，为一种潜伏期长，中枢神经系统致死性慢性退化性疾病，主要包括库鲁病、雅-克病、疯牛病、致死性家族性失眠症等。故正确答案为 B。

36. 有完整细胞核的微生物是
    A. 立克次体 B. 放线菌 C. 细菌
    D. 真菌 E. 衣原体
【答案】D
【解析】真核细胞型微生物：为多细胞或单细胞微生物（真菌），其细胞分化完善，有细胞核和各种细胞器，故易在体外生长繁殖。

37. Dane 颗粒是
    A. 丁型肝炎病毒 B. 乙型肝炎病毒 C. 甲型肝炎病毒
    D. 戊型肝炎病毒 E. 丙型肝炎病毒
【答案】B
【解析】Dane 颗粒为具有双层外壳的完整乙型肝炎（HBV）病毒颗粒，HBV 含有环状双链 DNA（dsDNA），属于嗜肝 DNA 病毒科正嗜肝病毒属。故本题答案是 B。

38. HIV 与感染细胞膜上 CD4 分子结合的病毒刺突是
    A. gp120 B. gp41 C. P24
    D. P17 E. gp160
【答案】A
【解析】人类免疫缺陷病毒（HIV）编码的病毒蛋白有：由 env 基因编码包膜糖蛋白前体即 gp160 前体蛋白，然后再裂解为跨膜糖蛋白 gp41 和包膜表面刺突糖蛋白 gp120，其中 gp120 与感染宿主细胞膜上病毒受体（21）4 分子结合，使病毒进入细胞内。p24 为病毒衣壳蛋白，P17 为基质蛋白，两者均由 gag 基因编码。故本题答案是 A。容易错选 E。

39. 白念珠菌（白假丝酵母菌）常引起的疾病是
    A. 癣病 B. 皮下组织感染 C. 皮肤、黏膜及内脏感染
    D. 毒血症 E. 真菌中毒症
【答案】C
【解析】白念珠菌为机会性致病菌，当机体免疫受损或滥用广谱抗生素时可引起白念珠菌性皮肤、黏膜感染如鹅口疮等，内脏及中枢神经系统感染如白念珠菌，肺炎、肠炎、肾炎、脑膜炎及脑膜脑炎等。引起癣病的真菌是皮肤癣菌等浅部真菌。引起皮下组织感染的真菌为经皮肤创伤侵入皮下的双相真菌等。真菌感染一般不引起毒血症或真菌中毒症。故本题答案是 C。容易错选 A。

40. 不能被噬菌体感染的微生物是
    A. 念珠菌 B. 螺旋体 C. 病毒
    D. 支原体 E. 隐球菌
【答案】C
【解析】噬菌体为寄生于细菌的病毒，除细菌有多种噬菌体外，已发现真菌（念珠菌、隐球菌等）、螺旋体和支原体等，均可被相应的噬菌体感染。病毒为非细胞型微生物，结构简单，不具备被噬菌体感染所需要的细胞结构。

41. **不能**通过垂直传播的病原体为
   A. 艾滋病病毒（HIV）　　　　　B. 乙型肝炎病毒（HBV）　　　　　C. 梅毒螺旋体
   D. 流行性乙型脑炎病毒　　　　　E. 风疹病毒

【答案】D

【解析】垂直传播为经母体的胎盘或围生期经产道等将病原体传染给胎儿或新生儿，称为先天性感染。能通过垂直传播的病原体有艾滋病病毒、乙型肝炎病毒、风疹病毒以及梅毒螺旋体等。流行性乙型脑炎病毒属于黄病毒属病毒，为只能经蚊子叮咬传播的虫媒传播（属于水平传播）病毒。故本题答案是D。

42. **不**属于原核细胞型的微生物是
   A. 螺旋体　　　　　　　　　　　B. 放线菌　　　　　　　　　　　C. 衣原体
   D. 真菌　　　　　　　　　　　　E. 立克次体

【答案】D

【解析】A、B、C、E属于原核细胞型微生物，均为仅有含DNA和RNA的核质（或称拟核），无核膜与核仁，细胞器亦不完善，仅有核糖体（亦称核蛋白体）。真菌属于真核细胞型微生物，具有完整的细胞核、核膜及核仁，且细胞器完整。故本题答案是D（该项"不属于"）。容易错选B。

43. 抵抗力最强的细胞特殊结构是
   A. 鞭毛　　　　　　　　　　　　B. 荚膜　　　　　　　　　　　　C. 芽孢
   D. 普通菌毛　　　　　　　　　　E. 性菌毛

【答案】C

【解析】芽孢是某些细菌在恶劣的外界环境中，所形成的休眠状态的特殊结构。由芽孢壁包裹细菌的基本结构成分，其中芽孢壳为类角蛋白层，厚而致密，抵抗力极强，使细菌芽孢能长期耐受干燥环境，并可耐受湿热100℃，2小时以上。因此，杀灭芽孢作为灭菌的标志。细菌荚膜为某些细菌细胞壁外的黏液层，具有一定的抗干燥功能，但荚膜菌与一般细菌对热均十分敏感。

44. 对病毒生物学性状的描述，**不正确**的是
   A. 测量大小的单位为纳米（nm）　B. 含有DNA和RNA两种核酸　　　C. 以复制方式增殖
   D. 必须寄生于活细胞内　　　　　E. 属于非细胞型微生物

【答案】B

【解析】病毒属于非细胞型微生物，必须寄生于活细胞内才能复制。其结构中仅含有DNA或RNA一种核酸。其形体最小，测量大小的单位为nm。故本题答案是B。

45. 肺炎链球菌可引起
   A. 支气管肺炎　　　　　　　　　B. 肺脓肿　　　　　　　　　　　C. 大叶性肺炎（即典型肺炎）
   D. 支气管哮喘　　　　　　　　　E. 胸膜炎

【答案】C

【解析】肺炎链球菌一般不引起支气管肺炎和其他呼吸系统疾病。主要引起大叶性肺炎、脑膜炎及支气管炎。故本题答案是C。

46. 乙型脑炎病毒的传播媒介是
   A. 螨　　　　　　　　　　　　　B. 蚤　　　　　　　　　　　　　C. 蚊
   D. 蛾　　　　　　　　　　　　　E. 蜱

【答案】C

【解析】虫媒传播的疾病多为人畜共患疾病或自然疫源性疾病。例如：蚊子可传播乙型脑炎（病毒）、登革热（病毒）、黄热病（病毒）等，虱可传播流行性斑疹伤寒（立克次体）等，蚤可传播鼠疫（耶尔森菌）、地方性斑疹伤寒（立克次体）等，螨可传播恙虫病（立克次体）等，蜱可传播森林脑炎（病毒）等。故本题答案是C。

47. 引起菌群失调症的原因是
   A. 大量使用生态制剂　　　　　　B. 正常菌群的组成和数量明显改变　C. 正常菌群的耐药性明显改变
   D. 正常菌群的增殖方式明显改变　E. 正常菌群的遗传特性明显改变

【答案】B

【解析】当长期滥用广谱抗生素或正常菌群的寄生部位发生改变时，出现正常菌群的组成和数量明显改变即微生态平衡失调状态而致病，称为菌群失调症。使用生态制剂是指服用双歧杆菌、乳杆菌等益生菌，不会导致菌群失调症。故本题答案是B。

48. 有关干扰素的叙述错误的是
A. 干扰素有广谱抗病毒作用　　B. 干扰素的抗病毒作用具有相对的种属特异性
C. 干扰素对正常细胞几乎无作用　D. 干扰素有抗肿瘤细胞分裂作用
E. 使用干扰素无副作用
【答案】E
【解析】干扰素是属于非特异性免疫。干扰素具有广谱抗病毒、抗肿瘤细胞分裂及免疫调节作用，其抗病毒作用具有相对的种属特异性，且对正常细胞几乎无作用。使用干扰素的患者可出现多种副作用，如类感冒样反应、胃肠道反应、骨髓抑制现象、精神神经症状、肝功能异常及过敏反应等。故本题答案是E。

49. 关于干扰素的特性，哪项是错误的
A. 具有抗肿瘤、免疫调节作用　　B. 具有种属特异性　　C. 具有直接杀灭病毒作用
D. 具有广谱抗病毒作用　　E. 属于非特异性免疫因素
【答案】C
【解析】干扰素不是直接作用于病毒，而是作用于邻近细胞的干扰素受体，诱导其产生抗病毒蛋白。

（50～56题共用备选答案）
A. 荚膜　　　　　　　　B. 芽孢　　　　　　　　C. 鞭毛
D. 菌毛　　　　　　　　E. 异染颗粒

50. 与细菌运动有关的是

51. 肺炎链球菌可形成

52. 志贺菌具有

53. 作为消毒灭菌是否彻底的指标是

54. 与细菌黏附宿主细胞有关的是

55. 与细菌抵抗吞噬有关的是

56. 对外界抵抗力最强的是

【答案】C、A、D、B、D、A、B
【解析】①鞭毛是细菌的运动器官，可使鞭毛菌趋向营养物质，逃离有害物质，且具有抗原性，与致病性有关；②普通菌毛与细菌的致病性密切相关，细菌的毒力、耐药性等性状可通过性菌毛的接合作用传递，性菌毛也是某些噬菌体吸附于菌细胞的受体；③芽孢与细菌的抵抗力有关，是否被杀灭可作为灭菌效果的指标；④荚膜能增强细菌的侵袭力，具有抗吞噬作用、黏附作用、抗有害物质的损伤作用，鉴别细菌，如肺炎链球菌就具有荚膜；⑤白喉杆菌无鞭毛、荚膜、芽孢，G⁺，应用亚甲蓝染色或奈瑟氏染色，可见深染色异染颗粒；⑥志贺菌的菌毛与其侵袭力有关。

第十五章 医学心理学

1. 智力发展的关键期在

A. 3 岁前　　　　　　　　　B. 4 岁前　　　　　　　　　C. 5 岁前
D. 6 岁前　　　　　　　　　E. 7 岁前

【答案】E

【解析】考核儿童智力发展特点。出生后 4~5 个月是婴儿辨别生人和熟人的关键期，2~3 岁是口头语言发展的关键期，4~5 岁是儿童学习书面语言的最佳期，儿童掌握词汇能力在 5~6 岁时发展最快，儿童掌握数字概念的最佳年龄是 5 岁至 5 岁半，总之 7 岁以前是人生最重要的一个时期，其习惯、知识、技能、言语、思想、情绪等都在此期打下基础，这个时期是决定将来人格、体格的重要因素。所以本题应选 E。

2. 行为主义治疗常用的方法是

A. 移情　　　　　　　　　　B. 系统脱敏　　　　　　　　C. 宣泄
D. 自由联想　　　　　　　　E. 询者中心疗法

【答案】B

【解析】考核行为主义治疗的方法根据学习理论和条件反射的原理，对患者行为进行训练，以矫正适应不良行为的一类心理治疗方法。最常用的有暴露疗法、系统脱敏法、厌恶疗法、自我控制疗法等。故正确答案为 B。

3. 患者，女性，50 岁。10 年来因丈夫有外遇，夫妻感情不佳，总想离婚，但又舍不得孩子，又怕丢面子，来到心理咨询门诊，想问心理咨询师，离婚好还是不离婚好，此时心理咨询师最应注意采用的原则是

A. 回避原则　　　　　　　　B. 中立原则　　　　　　　　C. 耐心原则
D. 综合原则　　　　　　　　E. 灵活原则

【答案】B

【解析】考核心理治疗的原则。中立原则的目的是要帮助患者自我成长，心理治疗师不是"救世主"，因此在心理治疗过程中，不能替患者作任何选择，而应保持某种程度的"中立"。例如当遇到来访者来询问"我该与谁结婚？""我应该离婚吗？"等问题时，要让来访者自己做决定。故正确答案为 B。

4. 共同参与型的医患关系模式最适合于

A. 急性病患者　　　　　　　B. 绝症患者　　　　　　　　C. 慢性病患者
D. 重症患者　　　　　　　　E. 精神病患者

【答案】C

【解析】考核医患关系模式。共同参与性是一种生物心理社会医学模式为指导思想而建立起来的医患关系，是医生帮助患者自我恢复，尊重患者的自主选择权，适用于慢性病患者且有一定的知识的患者。故正确答案为 C。

5. 某职工，竞争意识强，总想胜过他人；老觉时间不够用，说话快、走路快；脾气暴躁，容易激动；常与他人意见不一致。其行为类型属于

A. A 型行为　　　　　　　　B. B 型行为　　　　　　　　C. C 型行为
D. AB 混合型行为　　　　　　E. BC 混合型行为

【答案】A

【解析】考核各型行为的行为特点。A 型行为的基本行为特征为竞争意识强，对他人敌意，过分抱负，易紧张和冲动等。B 型行为表现为没有大志，随波逐流、小心谨慎、甘居下游，在人群中最不爱发言、不爱出头露面。C 型行为的特征在气质上好压抑自己的情绪，特别是压抑怒，怒而不发，也不善于发泄自己的情绪；在性格上好克服自己，忍让，过分谦虚，过分依从社会，回避矛盾，好调和矛盾。D 型行为则表现为个性孤僻、不爱与人交往，但也容易一时冲动。所以本题应选 A。

6. 患者，男性，40 岁。经常盲目行动，处理问题优柔寡断，办事虎头蛇尾，半途而废，这种一贯行为特征为

A. 行为特征　　　　　　　　B. 理智特征　　　　　　　　C. 情绪特征
D. 态度特征　　　　　　　　E. 意志特征

【答案】E

【解析】考核不良意志品质。有些人决策判断优柔寡断，工作计划杂乱无章，行为举止简单粗暴，情绪爆发难以自控，生活作风贪图享受，工作业绩不思进取，这些既不完全是认知方面的问题，也不完全是情感方面的问题，而是意志方面的问题。意志是一种特殊的、针对行为活动方面的情感，是人类独有的心理活动形式，它使人类具有高度的主动性和创造性，从而在根本上区别于其他低等动物。意志的品质特性就是意志在对人的行为驱动过程中所表现出的动力特性，它主要取决于主体的行为价值关系变化的动力特性，反映了人的行为价值的目的性、层次性、强度性、外在稳定性、内在稳定性、效能性、细致性等。故正确答案为E。

7. 某人，因工作压力大，多年来经常反复出现心烦、心跳过速、胸部不适、出汗，经心电图、血压、血脂、心脏多普勒检查均正常。这个患者的反应有可能为
   A. 躯体疾病　　　　　　B. 心身障碍　　　　　　C. 心理症状
   D. 神经衰弱　　　　　　E. 精神疾病
【答案】B
【解析】考核心身疾病。心身障碍是由于心理因素而导致的躯体疾病为表现形式的心理疾病，包括高血压、冠心病、消化性溃疡，神经性厌食等，症状以躯体疾病为主，但是与心理因素密切相关；与患者的性格特征有关；有自知力。故本题答案为B。

8. 某冠心病患者想接受冠状动脉旁路移植术治疗，但又担心术中出现意外，这属于
   A. 双趋冲突　　　　　　B. 双避冲突　　　　　　C. 趋避冲突
   D. 双重趋避冲突　　　　E. 多重趋避冲突
【答案】C
【解析】考核动机冲突的类型。趋避冲突为一个人对同一个事物产生两种动机，既向往得到它，同时又想拒绝和避开它。患者既想接受冠状动脉旁路移植术，又担心术中意外，为趋避冲突。故正确答案为C。

9. 心理社会因素在发病过程中起重要作用的躯体疾病称为
   A. 心理障碍　　　　　　B. 精神疾病　　　　　　C. 躯体障碍
   D. 心身疾病　　　　　　E. 人格障碍
【答案】D
【解析】本题考核心身疾病的定义。心身疾病是指心理社会因素在疾病的发生、发展过程中起重要作用的躯体性疾病和躯体功能性障碍。故正确答案为D。

10. 按照心身医学的观点，下列中属于心身疾病的是
    A. 精神分裂症　　　　　B. 抑郁症　　　　　　　C. 消化性溃疡
    D. 大叶性肺炎　　　　　E. 精神发育迟滞
【答案】C
【解析】本题考核心身疾病的诊断。消化性溃疡是身心疾病，因为应激会导致消化性溃疡的发生，而精神分裂症、抑郁症、精神发育迟滞仅为心理疾病而无躯体障碍，大叶性肺炎仅有躯体障碍。故正确答案为C。

11. 心身疾病的诊断标准不包括
    A. 根据临床症状、体征和特殊检查明确器质性改变　　　B. 疾病的发生有相平行的心理社会因素
    C. 排除神经症和精神疾病　　　　　　　　　　　　　　D. 单纯的生物医学疗法收效甚微
    E. 由某种躯体疾病引发心理障碍
【答案】E
【解析】考核心身疾病的诊断。诊断标准为：①有明确的临床症状、体征和病理学改变。②有明确的心理社会因素，与上述改变构成因果关系，且疾病的发生、发展与心理社会因素相平行。③排除神经症、精神病和理化、生物学因素引起的疾病。④用单纯的生物医学的治疗措施收效甚微。故正确答案为E。

12. 关于心理应激，错误的说法是
    A. 可引起生理反应　　　B. 可引起心理和行为反应　　　C. 对身心健康产生不利影响
    D. 经过认知评价　　　　E. 可能提高工作效率
【答案】C
【解析】考核心理应激对健康的影响。心理应激对健康的影响既有积极意义，也会产生消极作用。①积极意义：适度的心理应激是人成长和发展的必要条件。适度的心理应激是维持人正常功能活动的必要条件。缺乏适当的环境刺激会损害人的心身功能，心理应激可以消除厌烦情绪，激励人们投入行动，克服前进道路上的困难。②消极作用：长期的或强烈的应激反应会引起心身疾病和心理障碍。心理应激下的心理和生理反应，特别

是较强烈的消极反应，可加重一个人已有的疾病，或造成复发。心理应激会产生积极和消极作用，不能直接判断为对身心健康产生不利影响。故正确答案为C。

13. 提出治疗过程要信任和依靠来访者自身的潜力，而不是依靠治疗师的指导性工作的心理学派观点是
A. 精神分析　　　　　　　B. 行为主义　　　　　　　C. 人本主义
D. 认知心理　　　　　　　E. 折中主义
【答案】C
【解析】考核医学心理学主要理论。人本主义学派强调"患者中心疗法"要求对来访者无条件地进行积极关注，反对采取生硬和强制态度对待患者，主张医师要真诚关注自己的感情，通过认真的"听"达到真正的理解，在真诚和谐关系中启发患者运用自我指导能力促进本身内在的健康成长。题中强调患者的自身潜力，属于人本主义的观点。故正确答案为C。

14. 动机产生的两个条件是
A. 需要和目的　　　　　　B. 需求和目标　　　　　　C. 诱因和目的
D. 意志与目的　　　　　　E. 需要与刺激
【答案】E
【解析】本题考核动机产生条件。动机是引起和维持个体的活动，并使活动朝着一定的目标内部心理动力。引起动机的两个条件是：内在条件和外在条件。个体的内在条件——需要，个体的外在条件——刺激，是产生动机的主要因素。故正确答案为E。

15. A型人格的人易患
A. 过敏性紫癜　　　　　　B. 支气管哮喘　　　　　　C. 癌症
D. 糖尿病　　　　　　　　E. 冠心病
【答案】E
【解析】考核人格的类型和特点。A型人格的人易患冠心病，并对临床的预测心脏病具有很高的准确性。故正确答案为E。

16. 情感对于情绪来说具有的特点是
A. 强烈而冲动　　　　　　B. 伴有明显的行为变化　　　C. 伴有明显的生理变化
D. 稳定而深刻　　　　　　E. 带有明显的情境性
【答案】D
【解析】考核情绪和情感的区别。情绪和情感是彼此依存的、相互交融的，稳定的情感是在情绪的基础上发展起来的，同时又经过情绪反应以表达；情绪的变化往往反映情感的深度。情绪指感情过程，具有较大的情景性、激动性和暂时性。情感指具有稳定的、深刻的社会意义的感情，具有较大的稳定性、深刻性和持久性。故正确答案为D。

17. 患儿，8岁。言语发音不清，词汇贫乏，不能完整表达意思，能做简单加法，但不会减法，简单活动难以完成。对该患儿首选的心理测验为
A. 情绪测验　　　　　　　B. 智力测验　　　　　　　C. 精神评定量表
D. 人格测验　　　　　　　E. 投射测验
【答案】B
【解析】考核智力测验。患者表现为智力低下，需要做智力测验来判断患者智力水平，从而对智力落后的患者采取特殊的教育和训练。故正确答案为B。

18. 患者，女性，40岁。在心理治疗过程中，医生让该患者打消顾虑，想到什么就说什么，按照原始的想法讲出来。这种方法属于
A. 支持疗法　　　　　　　B. 认知疗法　　　　　　　C. 行为主义
D. 精神分析　　　　　　　E. 人本主义
【答案】D
【解析】考核精神分析的治疗方法。精神分析的治疗中需要"节制"和"自由联想"，是指医生的节制和患者的自由联想。治疗者少说话更多地听从患者内心的真实想法。故正确答案为D。

19. 医学心理学的研究对象为
A. 心理活动的规律的学科　　　　　　　　　B. 人类行为的科学发展
C. 疾病的发生发展的规律　　　　　　　　　D. 影响健康的有关心理问题和行为

E. 疾病的预防和治疗的原则

【答案】D

【解析】医学心理学研究的是"医学领域中的心理学问题，侧重于心理因素对人类健康与疾病的影响以及在它们相互转化过程中的作用和规律"。

20. 医学心理学研究任务不包括
    A. 研究心理因素对人体健康的影响及其机制
    B. 研究个性的形成和发展
    C. 研究自我调节对防病、治病和康复的作用
    D. 研究疾病过程中的心理反应
    E. 研究心理因素在疾病发展过程中的作用

【答案】B

21. 将人的心理活动分为潜意识、前意识和意识的理论是
    A. 行为主义理论   B. 心理生理理论   C. 认知学派理论
    D. 精神分析理论   E. 人本主义理论

【答案】D

【解析】本题考核主要心理活动。学派及理论观点如下：①精神分析理论：将人的心理活动分为潜意识、前意识和意识。②行为主义理论：强调后天的学习作用及环境对人的心理发展的影响。③心理生理医学：主要研究心身疾病的发病原因和机制、分类、治疗、预防等。④认知理论：强调人的理性和认知对情绪产生的影响及对行为的支配作用。⑤人本主义理论：强调自我实现，为心理健康的概念及"询者中心疗法"提供依据。故正确答案为D。

22. 依据心理学的理论和方法对人的心理品质及水平作出的鉴定称为
    A. 心理调查   B. 心理测量   C. 心理评估
    D. 心理测验   E. 心理分析

【答案】C

【解析】考核心理评估的概念。心理评估时，依据心理学的理论和方法对人的心理品质和水平作出的鉴定。故正确答案为C。

23. 使用明尼苏达多项人格调查表（MM-PI）对某人的人格特征进行测查、分析和评价，属于心理评估的
    A. 调查法   B. 观察法   C. 会谈法
    D. 心理测验法   E. 作品分析法

【答案】D

【解析】考核心理评估方法。心理测验法是根据已标准化的实验工具如量表，引发和刺激被测试者的反应，所引发的反应结果由被测试者自己或他人记录，然后通过一定的方法进行处理，予以量化，描绘行为的轨迹，并对其结果进行分析，避免了主观因素的影响，使结果更加客观。故正确答案为D。

24. 一位心理学专家为了对一位3岁幼儿作心理评估，去孩子所在的幼儿园观看该幼儿在游戏中的表现，这种心理评估的方法是
    A. 现状调查法   B. 自由式会谈法   C. 控制观察法
    D. 自然观察法   E. 心理测验法

【答案】D

【解析】考核自然观察法。研究者在自然条件下对个体的言谈、举止行动和表情等进行有目的、有计划的观察，以了解其心理活动的方法。心理学中自然观察的主要目的是描述行为，提供"类别"及"数量"信息。它的种类很多：从观察形式来分，可分直接观察和间接观察；从观察时间来分，可分长期观察和定期观察；从观察内容来分，可分全面观察和重点观察。观察法较方便易行，所得结果较真实。故正确答案为D。

25. 心理评估的常用方法，不包括
    A. 观察法   B. 会谈法   C. 前瞻法
    D. 作品分析法   E. 心理测验法

【答案】C

【解析】考核心理评估的几种常用方法。心理评估的常用方法有调查法、观察法、会谈法、作品分析法、心理测验法。故本题正确答案为C。

26. 与情绪相联系的需要是
    A. 生理需要   B. 安全需要   C. 交际需要

D. 认知需要　　　　　　　　　　E. 尊重需要

【答案】A

【解析】考核需要的分级。生理的需要是个体生存必不可少的需要，具有自我和种族保存的意义。生理的需要在人类各种需要中占有最强的优势，当一个人被生理需要所控制时，其他的需要都被推到次要的位置。情绪是当时所处情况对自己需要的满足情况，首先考虑的就是生理需要。故正确答案为 A。

27. 知觉是人脑对客观事物
A. 个别属性的反映　　　　B. 整体属性的反映　　　　C. 本质属性的反映
D. 特殊属性的反映　　　　E. 发展属性的反映

【答案】B

【解析】感觉和知觉都是客观事物作用于感觉器官而被认知的初级阶段，前者为人脑对客观事物个别属性的反映，知觉则是人脑对客观事物整体属性的反映。两者常合称为感知觉。本题选 B。

28. "入芝兰之室，久闻而不知其香"说明的是
A. 感觉过敏　　　　　　　B. 感觉适应　　　　　　C. 感觉相互作用
D. 感觉减退　　　　　　　E. 感受性补偿

【答案】B

【解析】考核感受变化规律。感觉过敏，即感觉增强，感觉阈值降低或强烈的情绪因素造成。感觉适应是指对持续的同一刺激所产生的应激性形态，特别是感受器的适应。感觉相互作用，是指在一定条件下，各种不同的感觉都可能发生相互作用，从而使感受性发生变化的现象。感觉减退是对事物个别属性的感受减退，即大刺激引起小感受，严重时不引起任何感受。感觉补偿是指人的某种感觉能力丧失后，为适应生活的需要，使其他感觉的能力获得突出的发展，以资补偿。故正确答案为 B。

29. 一种比较持久微弱、具有渲染性的情绪状态是
A. 心境　　　　　　　　　B. 激情　　　　　　　　C. 心情
D. 热情　　　　　　　　　E. 应激

【答案】A

【解析】考核情绪状态。激情是一种猛烈、迅疾和短暂的情绪。心情是心神、情绪、兴致、情趣或精神状态。热情是一种强而有力、稳定、持久和深刻的情绪状态。应激是在出乎意料的紧迫与危险情况下引起的高速而高度紧张的情绪状态。心境是一种微弱、平静而持久的情绪状态。故本题答案为 A。

30. 某单位职工，男性，48 岁，平时和同事相处甚难，某同事想让其就诊心理咨询，但该职工坚决反对，心理医师也不主张这样的人来门诊治疗，是因为心理治疗的性质有
A. 学习性　　　　　　　　B. 自主性　　　　　　　C. 实效性
D. 应用性　　　　　　　　E. 操作性

【答案】B

【解析】考核心理治疗的性质。心理治疗与一般的医学治疗有许多不同，其中患者的自主性是一个重要区别。尽管该职工可能存在着一定的心理问题，需要心理咨询，但如果他自己并不认可自己存在心理问题，即便来咨询也会有很强的抵触情绪，对咨询效果也会带来很大的负面影响，因此没有自主性的人是不宜作心理咨询和治疗的。故本题答案为 B。

31. 在为一名强迫症患者治疗中，医生鼓励患者回忆从童年起所遭受的精神创伤与挫折，帮助他重新认识，建立起现实性的健康心理，这种疗法是
A. 梦的分析　　　　　　　B. 移情　　　　　　　　C. 自由联想
D. 系统脱敏　　　　　　　E. 自我调节

【答案】C

【解析】考核自由联想的概念。自由联想要求受治疗者讲出他所有的想法：正在想什么，包括突然出现的念头，完全不考虑是否有逻辑关系，是否合乎道德伦理，是否有意义或恰当。在自由联想时，要以患者为主，医生不要随意打断，只做适当的引导即可。一般来说，医生往往鼓励患者回忆从童年起所遭遇到的一切经历或精神创伤与挫折，从中发现那些与病情有关的心理因素。自由联想法的最终目的，是发掘患者压抑在潜意识内的致病情结或矛盾冲突，把他们带入意识域，使患者对此有所领悟，并重新建立现实性的健康心理。故正确答案为 C。

32. 某患者，13 岁。在生活中养成不良的抽烟习惯，父母非常恼火，心理医生建议其采取的较有效的行为

治疗是

A. 条件刺激和非条件刺激相结合　　B. 环境因素和操作动作相结合　　C. 厌恶刺激与不良行为相结合

D. 通过对不良行为的认识来矫正　　E. 用转变注意力的方法来矫正

【答案】C

【解析】考核厌恶疗法的适应证。厌恶疗法属于行为治疗的一种，厌恶疗法是一种通过轻微的惩罚来适应消除不良行为的治疗方法。当某种适当不良行为即将出现或正在出现时，当即给予一定的痛苦刺激，如轻微的电击、针刺或催吐剂，使其产生厌恶的主观体验。主要适用于露阴癖、恋物癖、戒烟、戒酒及强迫症治疗，故正确答案为C。

33. 女性，19岁。大学一年级新生，从山区来到城市上学，自述不能见马路上的汽车，当汽车经过时，总感觉汽车很可能撞上自己，因此十分恐惧，来心理门诊就诊。最好采用的方法是

A. 自由联想　　B. 厌恶疗法　　C. 生物反馈

D. 系统脱敏　　E. 梦的分析

【答案】D

【解析】考核心理治疗方法。系统脱敏主要是诱导求治者缓慢地暴露出导致神经症焦虑、恐惧的情境，并通过心理的放松状态来对抗这种焦虑情绪，从而达到消除焦虑或恐惧的目的。故本题答案为D。

34. 男性，19岁，无业青年，父亲是生意人。该青年5年来一直在购买收藏女性的高跟鞋而感到满足，而且晚上要抱着高跟鞋睡觉，在心理咨询门诊诊断为"恋物癖"，对此类患者的治疗方法的最好选择是

A. 人本主义　　B. 厌恶治疗　　C. 自由联想

D. 系统脱敏　　E. 梦的分析

【答案】B

【解析】考核心理治疗方法。厌恶疗法是一种帮助人们（包括患者）将所要戒除的靶行为（或症状）同某种使人厌恶的或惩罚性的刺激结合起来，通过厌恶性条件作用，从而达到戒除或减少靶行为出现的目的。故本题答案为B。

35. 男性，55岁，机关干部。患胃溃疡多年，本次因胃出血入院，手术治疗后，病情平稳。此时，医患关系模式为

A. 共同参与型　　B. 指导-合作型　　C. 被动-主动型

D. 主动-主动型　　E. 主动-被动型

【答案】B

【解析】考核医患关系模式。指导-合作型医患关系医生仍起决定性的作用，但患者向医生提供自己有关疾病的信息，也向医生提供有关疾病治疗的建议和观点。适用于急性病人的治疗过程中。故正确答案为B。

36. 某患者经某三级医院5周正规治疗，确认明显好转出院。出院后在家仍不敢活动，吃饭、穿衣都需要他妻子帮助。这是患者角色的哪种变化

A. 角色行为冲突　　B. 角色行为缺如　　C. 角色行为减退

D. 角色行为强化　　E. 角色行为异常

【答案】D

【解析】考核患者角色行为变化。角色行为强化：安于患者角色的现状，期望继续享有患者角色所获得的利益。由于依赖性加强和自信心减弱，患者对自己的能力表示怀疑，对承担原来的社会角色恐慌不安，安心于已适应的患者角色现状。或者自觉病情严重程度超过实际情况。小病大养。例中患者为典型的角色行为强化。故正确答案为D。

(37～39题共用题干)

患者，女性，55岁。丧偶八年，现独居，嗜烟酒，不爱运动。平时性情抑郁，过分容忍，办事无主见，常顺从于别人。1个月前行胃癌切除，术中及术后情绪低落，兴趣下降，独自流泪，有轻生之念。

37. 患者病前的行为特征为

A. A型　　B. B型　　C. C型

D. 混合型　　E. AB混合型

【答案】C

【解析】考核行为特征的理解。C型行为是一种容易发生癌症的行为模式。C型行为的特征在气质上好压抑自己的情绪，特别是压抑怒，怒而不发，也不善于发泄自己的情绪；在性格上好克服自己，忍让，过分谦

虚，过分依从社会，回避矛盾，好调和矛盾。研究发现，C型行为的人肿瘤发生率比一般人高3倍以上，并可促进癌的转移，使癌症病性恶化。故正确答案为C。

38. 患者术后的情绪反应属于
A. 焦虑　　　　　　　　B. 抑郁　　　　　　　　C. 恐惧
D. 痛苦　　　　　　　　E. 内疚
【答案】B
【解析】考核抑郁的概念。抑郁是一种常见的心境障碍，可由各种原因引起，以显著而持久的心境低落为主要临床特征，且心境低落与其处境不相称，严重者可出现自杀念头和行为。抑郁临床症状典型的表现包括三个维度活动的降低：情绪低落、思维迟缓、意志活动减退，另外一些患者会以躯体症状表现出为主。患者情绪低落，有轻生之念为抑郁的表现。故正确答案为B。

39. 患者患胃癌的主要原因不包括
A. 生活事件　　　　　　B. 易感性人格特征　　　C. 情绪因素
D. 不良生活习惯　　　　E. 精神失常
【答案】E
【解析】本题考核气质的类型的理解。该患者属于C型，其特征在气质上好压抑自己的情绪，特别是压抑怒，怒而不发，也不善于发泄自己的情绪；在性格上好克服自己，忍让，过分谦虚，过分依从社会，回避矛盾，好调和矛盾。再加上该患者嗜烟酒，不爱运动生活习惯不好，这些综合因素导致患者罹患胃癌。故正确答案为E。

(40～41题共用备选答案)
A. 选择性　　　　　　　B. 整体性　　　　　　　C. 理解性
D. 个别性　　　　　　　E. 恒常性

40. 一名幼儿去动物园游玩，能说出很多动物的名字，这是知觉的
41. 一个有经验的医生，能够从X线片上看到并不为一般人所觉察的病灶，这是知觉的
【答案】C、C
【解析】考核知觉的理解性。知觉是一系列组织并解释外界客体和事件的产生的感觉信息的加工过程。人在感知某一事物时，总是依据既往经验力图解释它究竟是什么，这就是知觉的理解性。人的知觉是一个积极主动的过程，知觉的理解性正是这种积极主动的表现。人们的知识经验不同，需要不同、期望不同，对同一知觉对象的理解也不同。

(42～43题共用备选答案)
A. 自觉性　　　　　　　B. 果断性　　　　　　　C. 坚韧性
D. 自制性　　　　　　　E. 独立性

42. 意志行动中善于控制自己的行动，约束自己言行的心理品质是意志的
43. 办事见异思迁，虎头蛇尾的人，其意志活动缺乏
【答案】D、C
【解析】考核意志的特点。意志，是人自觉地确定目的，并根据目的调节支配自身的行动，克服困难，实现预定目标的心理过程。意志的自制性是指人善于有效地控制和支配自己的情感和思维，严格约束自己的行动，它反映了意志的强度性。意志的强度越高，它对人的各种活动的激发力、引导力和约束力就越强大，就越能有效地抵抗外部和内部的干扰，表现出较强的情绪克制力和忍耐心，就能够集中精力、忘我工作。意志的坚韧性是指人能够坚持不懈、百折不挠、勇往直前地完成工作任务的能力，它反映了意志的外在稳定性。意志的外在稳定性越高，意志对人的行为活动的控制约束力就越持久，人就会表现出顽强的毅力和持久的耐心。

(44～46题共用备选答案)
A. 双趋冲突　　　　　　B. 双避冲突　　　　　　C. 趋避冲突
D. 双重趋避冲突　　　　E. 双趋双避冲突

44. "前有狼，后有虎"，这种动机冲突是
45. "鱼与熊掌不可兼得"，这种动机冲突是
46. "想吃糖，又怕胖"，这种动机冲突是
【答案】B、A、C
【解析】考核冲突类型的理解。双避冲突又称负负冲突，指同时有两个可能对个体具有威胁性、不利的事发生，两种都想躲避，但受条件限制，只能避开一种，接受一种，在作抉择时内心产生矛盾和痛苦。如前有狼

后有虎的两难境地。双趋冲突，是指两种对个体都具有吸引力的需要目标同时出现，而由于条件限制，个体无法同时采取两种行动所表现的动机冲突。趋避冲突又称正负冲突，指同一目标对于个体同时具有趋近和逃避的心态。这一目标可以满足人的某些需求，但同时又会构成某些威胁，既有吸引力又有排斥力，使人陷入进退两难的心理困境。如想吃糖，又怕胖的这种两难选择。

（47～48题共用备选答案）

A. 良好的人际关系　　　　B. 恰当的自我评价　　　　C. 情绪乐观稳定
D. 行为和生活方式健康　　E. 智力正常

47. "知人者智，自知者明"属于
48. "天时地利不如人和"属于

【答案】B、A

【解析】本题考核心理健康的标准。"知人者智，自知者明"是心理健康中的能正确地了解自己，并能恰当估计自己的能力。"天时地利不如人和"为能保持良好的人际关系。

（49～50题共用备选答案）

A. 应激的行为反应　　　　B. 应激的情绪反应　　　　C. 应激的生理反应
D. 应激的防御反应　　　　E. 应激的行为生理反应

49. 一个家庭关系紧张的人，尽可能缩短在家逗留的时间，变成一个"工作迷"，这一现象是
50. 一位外科手术前的患者，坐卧不安，眉头紧锁，小动作多，这一现象是

【答案】A、B

【解析】考核应激的反应。①应激的行为反应：应激状态下个体的行为表现为"战"或"逃"两种类型。"战"在人表现为接近应激源，分析现实，研究问题，寻找解决问题的途径；"逃"则是远离应激原的防御行为。第一小题患者属于行为反应中的"逃"行为类型。②应激的情绪反应：应激源作用于机体后，会引起紧张性心身反应，经由个体的认识评价过程，引起焦虑。此外，处于应激状态下的人也可能产生愤怒、恐惧、抑郁、悲哀和失助的情绪反应。

（51～52题共用备选答案）

A. WAIS　　　　　　　　B. MMPI　　　　　　　　C. SCL-90
D. SAS　　　　　　　　　E. SDS

51. 常用的智力测验量表是
52. 常用的人格测验量表是

【答案】A、B

【解析】考核心理评估。在心理评估中，心理测验是常用的方法。在心理测验中，智力测验、人格测验等评定量表是临床上常用的方法。韦克斯勒于1939年编制了成人智力量表（WAIS），现已在各国广泛地使用。人格测验中，常用的有明尼苏达多相人格调查表（MMPI）。评定量表中常用的有90项症状自评量（SCL-90）、抑郁量表（SDS）和焦虑自评量表（SAS）。故58题选A，59题选B。

（53～55题共用备选答案）

A. 自由联想疗法　　　　　B. 森田疗法　　　　　　　C. 询者中心疗法
D. 系统脱敏疗法　　　　　E. 支持疗法

53. 以精神分析理论为基础的疗法是
54. 以行为主义理论为基础的疗法是
55. 以人本主义理论为基础的疗法是

【答案】A、D、C

（56～57题共用备选答案）

A. 主动-被动型　　　　　B. 指导-合作型　　　　　C. 共同参与型
D. 强制-被动型　　　　　E. 指导-参与型

56. 一个昏迷患者被送到医院，医生对他进行处理，这种医患关系属于
57. 医生劝患者"你应该参加一些晨间锻炼"，这种医患关系属于

【答案】A、B

【解析】考核医患关系。主动-被动模式也可称为支配-服从模式。在这类模式中，医师处于主动或支配地位，患者完全是被动的。一般地说，对于昏迷、手术、婴幼儿或精神患者适用于这一模式。由于患者此时没有

主动性，完全听任医务人员的处置，医务人员务必以高度的责任感、高尚的道德和娴熟的技术诊治患者，不得给他们以损害。故第一小题选 A。指导-合作模式是一种以生物-心理-社会医学模式及疾病治疗为指导思想而建立的医患关系。这种医患关系的特点是"医生告诉患者做什么和怎么做"，医生的权威性在医患关系中起主导作用。这是目前最常见的医患关系模式。主要适用于急性疾病和外科手术恢复期。故第二小题选 B。

(58～59题共用备选答案)

A. 角色行为缺如　　　　　B. 角色行为冲突　　　　　C. 角色行为减退
D. 角色行为强化　　　　　E. 角色行为异常

58. 期望继续享有患者角色所获得的利益，是患者角色的
59. 否认自己有病，不及时就医是患者角色的

【答案】D、A

【解析】考核患者角色。患者角色变化的特点：①角色行为缺如。否认自己有病，未能进入角色。虽然医生诊断为有病，但本人否认自己有病，根本没有或不愿意识到自己是患者。②角色行为冲突。患者角色与其他角色发生心理冲突。同一个体常常承担着多种社会角色。当患病并需要从其他角色转化为患者角色时，患者一时难以实现角色适应。③角色行为减退。因其他角色冲击患者角色，从事了不应承担的活动。已进入角色的患者，由于更强烈的情感需要，不顾病情而从事力所不及的活动，表现出对病、伤的考虑不充分或不够重视，而影响到疾病的治疗。④角色行为强化。安于患者角色的现状，期望继续享有患者角色所获得的利益。由于依赖性加强和自信心减弱，患者对自己的能力表示怀疑，对承担原来的社会角色恐慌不安，安心已适应的患者角色现状，或者自觉病情严重程度超过实际情况，小病大养。⑤角色行为异常。患者受病痛折磨感到悲观、失望等不良心境的影响导致行为异常，如对医务人员的攻击性言行，病态固执、抑郁、厌世以至自杀等。

第十六章 医学伦理学

1. 构成医患信托关系的根本前提是
   A. 患者求医行为中包含对医师的信任
   B. 患者在医患交往中处于被动地位
   C. 医师是"仁者"
   D. 现代医学服务是完全可以信赖的
   E. 医患交往中加入一些特殊因素

   【答案】A
   【解析】医患关系的本质是一种信托关系。信任在先，托付在后。患者看病求医，本身就隐含着对医生的信任，相信医生会把患者的利益放在优先地位。在此前提下，患者才敢放心地把生命托付给医生。故正确答案为 A。

2. 医患之间的契约关系取决于
   A. 双方是陌生人
   B. 双方是熟人
   C. 双方地位有差别
   D. 双方都有独立人格
   E. 双方构成供求关系

   【答案】D
   【解析】本题考核医患关系。契约关系强调的是医患之间平等的道德和法律地位。医患双方都拥有独立的人格都有尊重与被尊重的权利、义务才有了医患之间的契约关系。故正确答案为 D。

3. 在慢性病诊治过程中，医患关系最理想的模式是
   A. 主动-被动型
   B. 共同参与型
   C. 指导-合作型
   D. 主动-主动型
   E. 被动-主动型

   【答案】B

4. 临终关怀的根本目的是
   A. 节约卫生资源
   B. 减轻家庭的经济负担
   C. 提高临终患者的生存质量
   D. 缩短患者的生存时间
   E. 防止患者自杀

   【答案】C
   【解析】考核临终关怀的目的。临终关怀的目的在于提高临终患者的生存质量，使其在舒适、安宁与无憾中走完人生的最后旅途，并使家属得到慰藉和居丧照护，减轻他们失去亲人的痛苦和悲伤。故正确答案为 C。

5. 下述临终关怀的特点中，正确的是
   A. 临终关怀的主要对象为临床患者
   B. 临终关怀应积极治疗，不惜一切代价挽救生命
   C. 临终关怀应积极治疗，努力延长患者生存时间
   D. 临终关怀应提供家庭式的爱抚与关怀
   E. 临终关怀由临床医务人员实施，不应吸纳非专业人员参与

   【答案】D
   【解析】临终关怀不仅对患者采取积极的治疗和护理，而且给患者和家属精神上的支持，使他们能够正视和承受现实，同时也关心家属的身心健康，使患者和家属都感受到家庭般的温暖。故 D 正确。

6. 医德修养的根本途径是
   A. 不断地学习医德理论知识
   B. 创造一个良好的医德修养氛围
   C. 向医德高尚的医务人员学习
   D. 坚持在医疗卫生保健实践中修养
   E. 坚持有的放矢的医德修养

   【答案】D
   【解析】考核医德修养的根本途径。医德修养源于医疗卫生保健实践，又服务于医疗卫生保健实践。因此，坚持医疗卫生保健实践是医德修养的根本途径和方法。故正确答案为 D。

7. 一因车祸受重伤的男子被送去医院急救，因没带押金，医生拒绝为患者办理住院手续，当患者家属拿来钱时，已错过了抢救最佳时机，患者死亡。本案例违背了患者权利的哪一点
   A. 享有自主权
   B. 享有知情同意权
   C. 享有保密和隐私权
   D. 享有基本的医疗权
   E. 享有参与治疗权

   【答案】D

【解析】本题考核公民医疗权：①患者有获得为治疗他的疾病所必需的医疗服务的权利。②患者有获得尊重人的医疗服务的权利。③患者有获得公正的医疗服务的权利。④患者有获得费用节省的医疗服务的权利。题干中医生的做法违反了患者的基本的医疗权。故正确答案为D。

8. 一名糖尿病患者，足部有严重溃疡，经治疗病情未减轻，并且有发生败血症的危险。根据会诊意见，主管医生在征得患者同意的前提下，对患者实施了截肢术。术后，患者情况良好。这种处置符合
　　A. 公益原则　　　　　　　B. 公正原则　　　　　　　C. 有利原则
　　D. 不伤害原则　　　　　　E. 经济价值原则
【答案】C
【解析】本题考核医学伦理学的基本原则的理解。有利原则是指医务人员的诊治行为以保护患者的利益、促进患者健康、增进其幸福为目的。故正确答案为C。

9. 患者，男，34岁。因患不育症到某医院泌尿科诊治。为使医生更加了解病情，患者将自己曾有过不检点的性行为告诉了医生，希望医生能结合病史确定不育症的原因。然而，该医生不知出于何种动机，将此话传播到患者妻子的耳中，致使患者妻子不能谅解丈夫而离婚，以致发生患者始终不能谅解医生的纠纷案。从医生伦理学的角度分析，在该纠纷中医生违背了下列医德范畴
　　A. 权利　　　　　　　　　B. 情感　　　　　　　　　C. 良心
　　D. 保密　　　　　　　　　E. 荣誉
【答案】D
【解析】本题考核医学伦理学的基本范畴。医学伦理学的基本范畴主要有权利、义务、情感、良心、审慎、保密等。医疗活动中的保密是指医务人员保守在为患者诊治疾病的医疗活动中获得的医疗秘密，它通常包括患者及其家庭隐私、独特的体征或畸形、患者不愿让别人知晓的病情以及不良诊断和预后等任何患者不想让他人知道的事情。故正确答案为D。

10. 患者，女，26岁。因右侧乳腺癌行右侧乳房全切和周围淋巴结廓清术。术中经检查证实，患者左侧乳房有腺瘤，伴有腺体增生活跃，在未征求患者及家属意见的情况下，医生又切除了患者的左侧乳房。那么，医生违背了患者的
　　A. 基本医疗权　　　　　　B. 监督自己医疗权利的实现　　　　　　C. 知情同意权
　　D. 保密和隐私权　　　　　E. 平等医疗权
【答案】C
【解析】本题考核医学伦理学的基本原则的理解。知情同意权：患者有权知晓自己的病情，并可以对医务人员所采取的防治医疗措施决定取舍；知情同意权是由知情、理解、同意三个要素所构成的。医生切除患者腺瘤的行为对患者是有利的，但却违背了患者的知情同意权。

11. 某患者要做腰穿检查，患者有恐惧感，从医德要求考虑，临床医生应向患者做的主要工作是
　　A. 要征得患者知情同意　　　　　　　　　B. 告其做腰穿的必要性，嘱患者配合
　　C. 告其做腰穿时应注意的事项　　　　　　D. 因诊断需要，先动员，后检查
　　E. 动员家属做患者思想工作
【答案】A
【解析】考核辅助检查对临床医生的道德要求。知情同意、尽职尽责。有些患者对某些检查，如腰穿、骨穿、内镜等，因惧怕痛苦而拒绝检查，只要这些检查是必要的，医生应尽职尽责地向患者解释和规劝，以便尽早确定诊断和进行治疗，不能听其自然而不负责任，也不能强制检查而剥夺患者的自主权。故正确答案为A。

12. "医乃仁术"指医学道德是
　　A. 医学的本质特征　　　　B. 医学活动中的一般现象　　　　　　C. 医学的非本质要求
　　D. 医学的个别性质　　　　E. 个别医务人员的追求
【答案】A
【解析】本题考核医学道德是医学的本质特征。"医乃仁术"是中国传统医德宝贵财富中的精华，它揭示了医学的核心和特质。探究其内涵和现代价值，对于弘扬国粹、继承优秀传统、提高当今中国医学道德水平具有积极意义。道德是医学的本质，是医疗卫生工作的目的。故正确答案为A。

13. 目前我国医学伦理学主要的研究方向是
　　A. 公民道德问题　　　　　B. 临床医学问题　　　　　　C. 公共道德的学说和体系
　　D. 生命科学的发展　　　　E. 医学实践中的道德问题

【答案】E

【解析】医学伦理学是运用一般伦理学原则解决医疗卫生实践和医学发展过程中的医学道德问题和医学道德现象的学科，它是医学的一个重要组成部分，又是伦理学的一个分支。故正确答案为E。

14. 医学伦理学的研究对象，除外
   A. 医际之间的关系　　　　　　　　　　　B. 医务人员和社会的关系
   C. 政府行政部门之间的关系　　　　　　　D. 医务人员和医学科学发展之间的关系
   E. 医务人员和患者的关系

【答案】C

【解析】医学伦理学的研究对象有：①医患关系；②医务人员相互之间的关系；③医务人员和社会的关系；④医务人员与医学科学发展的关系。故应除外政府行政部门之间的关系。故正确答案为C。

15. 规范全世界精神科医生行为准则的文献是
   A.《东京宣言》　　　　B.《赫尔辛基宣言》　　　　C.《夏威夷宣言》
   D.《纽伦堡法典》　　　E.《希波克拉底誓言》

【答案】C

【解析】本题考核世界精神科医生行为的准则。《东京宣言》是关于对拘留犯和囚犯给予折磨、虐待、非人道的对待和惩罚时，医师的行为准则。《赫尔辛基宣言》是一份包括以人作为受试对象的生物医学研究的伦理原则和限制条件，也是关于人体试验的第二个国际文件。《夏威夷宣言》除了重申医学良心和慎独外，还为精神科医生制定了在医疗、教学和科研实践中应遵循的道德准则，以规范全世界精神科医生的行为。《纽伦堡法典》还制定了人体试验的基本原则，是国际上进行人体试验的第一个行为规范。《希波克拉底誓言》中提出不伤害原则、为患者利益原则和保密原则，成为西方医学道德的传统和规范，对后世具有广泛影响，也成为后来学医者宣誓的誓词。故正确答案为C。

16. 治疗要获得患者的知情同意，其道德价值应除外
   A. 维持社会公正　　　　B. 保护患者自主权　　　　C. 解脱医生责任
   D. 协调医患关系　　　　E. 保证医疗质量

【答案】C

【解析】本题考核医学伦理学的基本原则。治疗获得患者知情同意是为了维护社会公正，保护患者自主权，协调医患关系，保证医患关系，绝对不是解脱医生责任的做法。故正确答案为C。

17. 在卫生资源分配上，形式公正是根据每个人
   A. 都享有公平分配的权利　　B. 实际的需要　　　　C. 能力的大小
   D. 社会贡献的多少　　　　　E. 在家庭中的角色地位

【答案】A

【解析】考核卫生资源分配。在卫生资源分配上，形式公正是有关个案以同样的准则加以处理，是根据每个人都享有公平分配的权利。其他是内容公正的根据。故正确答案为A。

18. 为了切实做到尊重患者自主性或决定，医生向患者提供信息时要避免
   A. 理解　　　　　　　B. 诱导　　　　　　　C. 适量
   D. 适度　　　　　　　E. 开导

【答案】B

【解析】本题考核医学伦理学的基本规范的理解。要维护患者的自主权，应避免出现诱导性的词语。故正确答案为B。

19. 最能反映医患关系性质的是医务人员与患者之间的
   A. 信托关系　　　　　　　B. 陌生人之间的关系　　　　C. 主动-被动关系
   D. 类似父（母）子间的关系　　E. 商品关系

【答案】A

【解析】考核医患关系。医患关系实质是一种信托关系，即在医疗活动中，医患双方都因为和必须遵守一定的道德原则和规范。故正确答案为A。

20. 对患有不治之症且濒临死亡而又极度痛苦的患者，停止采用人工干预方式抢救而缩短患者痛苦的死亡过程称为
   A. 医生助死　　　　　　B. 积极安乐死　　　　　　C. 消极安乐死

D. 自愿安乐死　　　　　　　　　E. 非自愿安乐死

【答案】C

【解析】考核安乐死的概念和类型的理解。①积极的（主动的）安乐死，指采取促使患者死亡的措施，结束其生命，如当患者无法忍受疾病终末期的折磨时。②消极的（被动的）安乐死，即对抢救中的患者如垂危患者不给予或撤销治疗措施，任其死亡。故正确答案为C。

21. 在临床医学研究中必须尊重受试者的知情同意权，下面做法中错误的是

A. 必须获得受试者的知情同意

B. 无行为能力者需获得代理同意

C. 获得同意前需要用受试者能够理解的语言向受试者提供基本的信息

D. 禁止用欺骗的手法获得受试者同意

E. 可以利诱受试者，让他同意

【答案】E

【解析】任何人体实验都必须得到被试的知情同意。知情同意在人体实验中有严格的要求：信息公开，信息的理解，自主的同意。不可以出现利诱。故正确答案为E。

22. 在临床医学研究中应切实保护受试者的利益，下列选项中不正确的是

A. 实验研究前必须经过动物实验　　　　B. 实验研究前必须制订严密科学的计划

C. 实验研究前必须有严格的审批监督程序　　D. 实验研究前必须详细了解患者身心情况

E. 实验研究结束后必须作出科学报告

【答案】E

【解析】在临床医学研究中，为切实保护受试者的利益实验研究前，必须经过动物实验、必须制订严密科学的计划、必须有严格的审批监督程序、必须详细了解患者身心情况，故本题答案为E。

23. 对参加器官移植的医师，应该特别强调的道德责任可除外

A. 对本人供职的医院，大力宣传器官移植优势，塑造医院良好形象

B. 对活体器官捐赠者，必须在严格坚持各项标准的情况下摘取器官

C. 对尸体器官捐赠者，坚持亲属知情同意、死亡判断准确无误

D. 对器官分配，尽量体现社会公正

E. 对接受者，坚持正确的医疗动机并尽量保证手术成功

【答案】A

【解析】我国医师在器官移植问题上的道德责任：不能参与任何商业形式的器官移植活动；对尸体捐赠需要亲属的知情同意，死者生前已经知情同意，则不用考虑家属的意见；尊重和保护提供者，在器官移植中，应对提供者给予足够的尊重和必要的保护；在器官移植中应该公平合理地对待器官移植的接受者和捐赠者。故正确答案为A。

24. 世界上第一个安乐死合法化的国家是

A. 澳大利　　　　　　B. 挪威　　　　　　C. 比利时

D. 新西兰　　　　　　E. 荷兰

【答案】E

【解析】荷兰是世界上第一个安乐死合法化的国家，本题选E。

25. 某患者，因医生开药少而且便宜，所以对医生有意见，诊治医生在对患者作解释时，以下哪一点是不当的

A. 对症下药　　　　　　B. 合理配伍　　　　　　C. 节约费用

D. 医生权力有限　　　　E. 遵守医疗报销制度

【答案】D

【解析】考核药物诊疗原理的理解。医生应遵循：①对症下药、剂量安全；②合理配伍、细致观察；③节约费用、公正分配。医生开药少而便宜是与医生的权力有限无关的。故正确答案为D。

26. 医生在询问病史时应遵循的道德要求是

A. 举止热情、态度亲如兄弟　　　　　　B. 全神贯注、语言得当

C. 医生在询问病史过程中，能发出惊叹、惋惜等语言　　D. 主导谈话，引导患者说出自己想听的内容

E. 反复提问，尽量使用专业性术语

第十六章　医学伦理学

【答案】B

【解析】考核医生询问病史的伦理要求。询问病史的伦理要求有举止端庄、态度热情；全神贯注、语言得当；耐心倾听，正确引导。医生在询问病史过程中，不能发出惊叹、惋惜等语言，会增加患者的心理负担。谈话过程中，医生可以引导患者说出相关的资料，但不是主导谈话。故正确答案为B。

27. 某医院夜遇上腹部剧痛患者，初诊为急性胆囊炎，诊断医生年轻怕担风险，未作任何处理，即嘱患者向20里外的中心医院转诊，延误治疗时间，致使患者胆囊穿孔，中毒性休克，虽经抢救挽救了生命，但医药费用花去2万多元。患者要求初诊医院要求赔偿经济损失，其理由是该医院医生违背了抢救工作中的道德，诊治医生对患者所提的理由不完全信服，请评议在下列几点理由中哪一点是最不能使患者信服的

A. 缺乏勇担风险的道德品质
B. 遇疑难病症，不找上级医生，缺乏团结协作精神
C. 病情不作任何处理，一推了之，对患者缺乏满腔热情精神
D. 因为业务经验不足，向中心医院转诊是为了对患者负责
E. 对急诊患者缺乏积极抢救的道德意识

【答案】D

【解析】考核急危重患者的抢救原则。急危重患者的抢救原则为争分夺秒、积极抢救病人；要团结协作、勇担风险；要满腔热忱、重视心理治疗；要全面考虑、维护社会利益；要加强业务学习，提高抢救成功率。例中医生怕承担责任，建议转院是对患者负责是不能被患者信服的。故本题答案为D。

28. 李某（殁年73岁）与邓某是母子关系。二十年来邓某赡养母亲一贯孝顺。2011年，长期卧病在床、不堪病痛折磨的李某请求邓某为其购买农药服食以结束自己的生命，后被告人邓某同意，到一农药店购得农药两瓶，将农药勾兑后给李某饮用。李某喝下农药后即中毒身亡。法院判决认为，被告人明知农药具有毒性，仍帮助母亲饮用导致其死亡，构成故意杀人罪，依法应予惩处。但考虑到被告人的犯罪行为发生于家庭直系亲属之间，且是被害人在患病情况下请求而造成，念及被告人二十年来赡养母亲的一贯孝顺表现，其犯罪动机有值得宽容之处，决定对被告人从轻处罚，判处有期徒刑三年，缓刑四年。法院的"缓刑四年"的判决可能主要基于以下考虑

A. 邓某的行为是变相杀人
B. 人有生的权利，任何情况下都不能主动促其死亡
C. 只有法律部门才能依法结束一个人的生命
D. 邓某的行为可能使李某错过继续治疗得以恢复的机会
E. 邓某的行为在某种程度上有利于李某的自身利益

【答案】E

【解析】考核安乐死的伦理。法院的"缓刑四年"的判决是因为考虑到安乐死对患者本人的尊严和安详死亡，在某种方面符合李某的利益。故正确答案为E。

29. 一位医生在为其患者进行角膜移植手术的前一夜，发现备用的眼球已经失效，于是到太平间看是否有尸体能供角膜移植之用，恰巧有一尸体。考虑到征得死者家属意见很可能会遭到拒绝，而且时间也紧迫，于是便取出了死者的一侧眼球，然后用义眼代替。尸体火化前，死者家属发现此事，便把医生告上法庭。经调查，医生完全是为了患者的利益，并没有任何与治疗无关的动机。对此案例的分析，哪个是最恰当的。

A. 此案例说明我国器官来源的缺乏
B. 此案例说明我国在器官捐赠上观念的陈旧
C. 此案例说明医生为了患者的利益而摘取眼球在伦理学上是可以得到辩护的
D. 此案例说明首先征得家属的知情同意是一个最基本的伦理原则
E. 此案例说明医院对尸体的管理有问题

【答案】D

【解析】本题考核器官移植的基本伦理原则。凡病理解剖或法医解剖的尸体，可以留取部分组织或器官作为诊断及研究之用，但应以尽量保持外形完整为原则。如有损害外形的必要时，应征得死者家属的同意。本题也反映了首先征得家属的知情同意是一个最基本的伦理原则。故正确答案为D。

30. 下列说法符合我国人类辅助生殖技术伦理原则的是

A. 对已婚女性可以实施商业性代孕技术
B. 对离异单身女性可以实施商业性代孕技术
C. 对任何女性都不得实施代孕技术
D. 对自愿的单身女性可以实施代孕技术

E. 对已婚女性可以实施亲属间的代孕技术

【答案】C

【解析】保护后代的原则：①医务人员有义务告知受者通过人类辅助生殖技术出生的后代与自然受孕分娩的后代享有同样的法律权利和义务，包括后代的继承权、受教育权、赡养父母的义务、父母离异时对孩子监护权的裁定等；②医务人员有义务告知接受人类辅助生殖技术治疗的夫妇，他们通过对该技术出生的孩子（包括对有出生缺陷的孩子）负有伦理、道德和法律上的权利和义务；③如果有证据表明实施人类辅助生殖技术将会对后代产生严重的生理、心理和社会损害，医务人员有义务停止该技术的实施；④医务人员不得对近亲间及任何不符合伦理、道德原则的精子和卵子实施人类辅助生殖技术；⑤医务人员不得实施代孕技术；⑥医务人员不得实施胚胎赠送助孕技术；⑦在尚未解决人卵胞浆移植和人卵核移植技术安全性问题之前，医务人员不得实施以治疗不育为目的的人卵胞浆移植和人卵核移植技术；⑧同一供者的精子、卵子最多只能使5名妇女受孕；⑨医务人员不得实施以生育为目的的嵌合体胚胎技术。故正确答案为C。

(31～33题共用备选答案)

A. 知情同意　　　　　B. 支持医学发展　　　　　C. 患者利益至上
D. 医德境界　　　　　E. 内心信念

31. 属于患者和受试者权利的是
32. 属于患者义务的是
33. 属于医德评价方式的是

【答案】A、B、E

【解析】医学伦理学的几个方面解析。知情同意权是属于患者和受试者共同的权利。患者的义务：①有如实陈述病情的义务；②有配合医疗机构和医务人员进行一切检查治疗的义务（遵守医嘱的义务）；③支付医疗费用及其他服务费用的义务；④尊重医务人员的劳动及人格尊严的义务；⑤有遵守医疗机构规章制度的义务；⑥有不影响他人治疗，不将疾病传染给他人的义务；⑦有爱护公共财物的义务；⑧有接受强制性治疗的义务（急危患者、戒毒、传染病、精神病等）；⑨支持医学发展的义务。医德评价最一般的方式为社会舆论、内心信念和传统习俗这3种无形而深刻的伦理力量。

(34～36题共用备选答案)

A. 医生为患者做检查时，由于消毒观念不强造成交叉感染
B. 医生的行为使某个患者受益，但却损害了别的患者的利益
C. 医生对患者的呼叫或提问给予应答
D. 妊娠危及孕妇的生命时，医生给予引产
E. 医生满足患者的一切保密要求

34. 上述各项中属于医生违背尊重原则的是
35. 上述各项中属于医生违背不伤害原则的是
36. 上述各项中属于医生违背有利原则的是

【答案】E、A、B

【解析】医学伦理学的基本原则：①不伤害原则；②有利原则；③尊重原则；④公正原则。"医生为患者做检查时，由于消毒观念不强造成交叉感染"违背了不伤害原则。"医生的行为使某个患者受益，但却损害了别的患者的利益"违背了有利原则。

(37～39题共用备选答案)

A. 以健康人或患者作为受试对象　　　　　B. 实验时使用对照和双盲法
C. 不选择弱势人群作为受试者　　　　　　D. 实验中受试者得到专家的允许后才可退出实验
E. 弱势人群若参加实验，需要监护人的签字

37. 能体现人体实验知情同意的是
38. 不能体现知情同意的是
39. 能体现人体实验科学原则的是

【答案】E、D、B

【解析】在人体实验开始以前，让预备参加实验的人员知情同意是前提。为此，首先必须让其知情，即将实验的目的、方法、预期的好处、潜在的危险等信息公开，并让其理解和回答他们的质疑。在知情的基础上，又表示自愿同意参加并履行承诺手续，然后才能在其身体上进行人体实验。对缺乏或丧失自主能力的受试者，

由家属、监护人或代理人代表。已参加人体实验的受试者，有随时撤销其承诺的权利，并且如果退出的受试者是患者，不能因此影响其正常的治疗和护理。人体实验的全过程应遵循医学科学研究的原理，采用实验对照和双盲的方法，以确保实验结果的科学性，经得起重复的验证。同时，人体实验结束后，必须作出实事求是的科学报告，任何篡改数据、编造假象的行为都是不道德的。

第十七章 卫生法规

1. 患者有损害，不是推定医疗机构有过错的法定情形的是
   A. 违反法律、行政法规、规章以及其他有关诊疗规范的规定
   B. 隐匿与纠纷有关的病历资料
   C. 拒绝提供与纠纷有关的病历资料
   D. 伪造、篡改、销毁病历资料
   E. 医疗事故造成患者死亡的

【答案】E

【解析】原《侵权责任法》第五十八条规定，患者有损害，因下列情形之一的，推定医疗机构有过错：①违反法律、行政法规、规章以及其他有关诊疗规范的规定；②隐匿或者拒绝提供与纠纷有关的病历资料；③伪造、篡改或者销毁病历资料。故正确答案为E。

2. 对精神障碍患者实施住院治疗须经监护人同意的情形是
   A. 医疗费用需要自理
   B. 没有办理住院手续能力
   C. 发生伤害自身行为
   D. 患者家属提出医学鉴定要求
   E. 有危害他人安全危险

【答案】C

【解析】精神障碍患者发生伤害自身行为或由发生伤害自身的危险情形，经监护人同意医疗机构应当对患者实施住院治疗，未经监护人同意的，不得对患者进行治疗。故正确答案为C。

3. 在下列哪种情况下，医疗机构及其医务人员在没有其他可替代措施的情况下，可以对精神障碍患者实施约束、隔离等保护性医疗措施
   A. 严重抑郁
   B. 双相情感障碍
   C. 精神分裂症
   D. 有伤害自身倾向的
   E. 家属要求住院的

【答案】D

【解析】《精神卫生法》规定：精神障碍患者在医疗机构内发生或者将要发生伤害自身、危害他人安全、扰乱医疗秩序的行为，医疗机构及其义务人员在没有其他可替代措施的情况下，可以对精神障碍患者实施约束、隔离等保护性医疗措施，禁止利用约束、隔离等保护性医疗措施惩罚精神障碍患者。故正确答案为D。

4. 某医疗机构拟开展放射治疗、核医学、X射线影像诊断工作，批准部门为
   A. 设区的市级以上地方人民政府卫生行政部门
   B. 所在地县级人民政府卫生行政部门
   C. 省级人民政府卫生行政部门
   D. 所在地医学会
   E. 所在地职业病防治机构

【答案】C

【解析】《放射诊疗管理规定》第11条规定，医疗机构设置放射诊疗项目，应当按照其开展的放射诊疗工作的类别，分别向相应的卫生行政部门提出建设项目卫生审查、竣工验收和设置放射诊疗项目申请：①开展放射治疗、核医学工作的，向省级卫生行政部门申请办理；②开展介入放射学工作的，向设区的市级卫生行政部门申请办理；③开展X射线影像诊断工作的，向县级卫生行政部门申请办理。故正确答案为C。

5. 医务人员在医疗活动中发生医疗事故争议，应当立即向
   A. 所在科室报告
   B. 所在医院医务部门报告
   C. 所在医疗机构医疗质量监控部门报告
   D. 所在医疗机构的主管负责人报告
   E. 当地卫生行政机关报告

【答案】A

【解析】根据《医疗事故处理条例》第二章第十三条，医务人员在医疗活动中发生或者发现医疗事故、可能引起医疗事故的医疗过失行为或者发生医疗事故争议的，应当立即向所在科室负责人报告。故正确答案为A。

6. 《医疗事故处理条例》规定，造成患者中度残疾，器官组织损伤，导致严重功能障碍的，属于几级医疗事故
   A. 一级甲等
   B. 一级乙等
   C. 二级

D. 三级   E. 四级

【答案】C

【解析】一级系指造成患者死亡或重度残疾。二级系指造成患者中度残疾、器官组织损伤导致严重功能障碍。三级系指造成患者轻度残疾、器官组织损伤导致一般功能障碍。四级系指造成患者明显人身损害的其他后果的医疗事故。故正确答案为C。

7. 某内科医生，在春节探家的火车上遇到一位产妇临产，因车上无其他医务人员，该医师遂协助产妇分娩，在分娩过程中，因牵拉过度，导致新生儿左上肢臂丛神经损伤，该医师行为的性质为

A. 属于违规操作，构成医疗事故
B. 属于非法行医，不属医疗事故
C. 属于超范围执业，构成医疗事故
D. 属于见义勇为，不构成医疗事故
E. 属于采取紧急医疗措施，虽造成不良后果，但不属医疗事故

【答案】E

【解析】考核《医疗事故处理条例》。医疗事故是指医疗机构及其医务人员在医疗活动中，违反医疗卫生管理法律、行政法规、部门规章和诊疗护理规范、常规，过失造成患者人身损害的事故。该医生的行为属于采取紧急医疗措施，虽造成不良后果，但不属医疗事故。故正确答案为E。

8. 某地级市医院于2001年10月对患者李某行胃大部切除、胃空肠吻合术。手术操作无误，术后恢复良好。第5天李某感到张口、下咽困难，第6天出现角弓反张、抽搐，诊断为破伤风，经医院抢救无效，于10月11日死亡。患者家属找到市卫生行政部门申诉。经市医学会10月31日鉴定，不属于医疗事故，并在当日将通知书交与家属，家属对此有异议。家属可以向市卫生行政部门申请再鉴定的有效期限是

A. 11月5日前   B. 11月7日前   C. 11月10日前
D. 11月15日前   E. 11月30日前

【答案】D

【解析】《医疗事故处理条例》第二十二条：当事人对首次医疗事故技术鉴定结论不服的，可以自收到首次鉴定结论之日起15日内，向医疗机构所在地卫生行政部门提出再次鉴定的申请。故正确答案为D。

9. 一名女性患者因不孕症、闭经，伴厌食、消瘦到妇科就诊。妇科医生对其做了各种常规检查后，决定行腹腔镜检查，通知患者准备。患者不知该检查如何做，便随医生进入处置室检查，检查中发现作了切口。患者及家属均不满意开刀，遂向院方提出了赔偿要求。该案例行腹腔镜检查应如何决定为合理

A. 必须征得患者同意
B. 可以征得患者同意
C. 可以由医生决定
D. 必须由医院决定
E. 可以由医院或科室决定

【答案】A

【解析】《医疗事故处理条例》第十一条：在医疗活动中，医疗机构及其医务人员应当将患者的病情、医疗措施、医疗风险等如实告知患者，及时解答其咨询；但是，应当避免对患者产生不利后果。故正确答案为A。

10. 产妇郑某住院分娩，分娩过程中由于医护人员操作错误，造成郑某大出血死亡。此后其家属进行的下列哪项行为是<u>不恰当的</u>

A. 要求医院方就患者死亡给出合理解释
B. 要求在死者家属在场的情况下封存病历
C. 要求将死者尸体冻存在医院停尸房，待5天后进行尸检
D. 要求死者生前的主治医生先行赔付
E. 要求进行医疗事故鉴定

【答案】D

【解析】《医疗事故处理条例》第十六条：发生医疗事故争议时，死亡病例讨论记录、疑难病例讨论记录、上级医师查房记录、会诊意见、病程记录应当在医患双方在场的情况下封存和启封。第十八条：患者死亡，医患双方当事人不能确定死因或者对死因有异议的，应当在患者死亡后48小时内进行尸检；具备尸体冻存条件的，可以延长至7日。尸检应当经死者近亲属同意并签字。故正确答案为D。

11. 冯医生最近被任命为医务科的科长，其工作中的一个重要方面是处理医疗事故，对于处理医疗事故他有自己的理解，下列他的理解中哪项是正确的

A. 因为要求病历书写要及时，所以如遇抢救危急患者未能及时书写病历时，不能根据回忆补记，仅写7份抢救患者未能记载病历的报告上交医院管理部门即可

B. 患者要求复印病历的时候，医疗机构自行将相关内容复印之后交给患者即可
C. 医院为患者复印病历不能向患者收取任何费用
D. 医院方可以单独委托相关医学会对医疗事故进行鉴定
E. 医院发生了患者死亡的医疗事故应该在12小时之内上报所在地卫生行政部门

【答案】E

12. 5岁男孩李某，玩耍时将一小跳棋子误吸卡于喉部，出现严重窒息。其父速将其送至邻居周某开设的中医诊所就诊。周某即刻用桌上的一把水果刀将男孩李某的气管切开，并用手伸入切口将棋子捅出。李某的生命虽得救，但伤口感染。经抗感染治疗后，伤口愈合，瘢痕形成，气管狭窄。周某行为属于

A. 违规操作，构成医疗事故　　B. 非法行医，不属于医疗事故　　C. 超范围执业，构成医疗事故
D. 超范围执业，不构成医疗事故　　E. 虽造成不良后果，但不属于医疗事故。

【答案】E

【解析】《医疗事故处理条例》规定：医疗事故是指医疗机构及其医务人员在医疗活动中，违反医疗卫生管理法律、行政法规、部门规章和诊疗护理规范、常规，过失造成患者人身损害的事故。该医生的行为属于采取紧急医疗措施，虽造成不良后果，但不属医疗事故。故正确答案为E。

13. 医疗保健管理人员未按规定报告传染病疫情，造成传染病传播、流行或者其他严重后果，尚未构成犯罪的，由卫生行政部门给予的行政处分是

A. 警告、记过或记大过　　B. 记过、记大过或降级　　C. 记大过、降级或撤职
D. 降级、撤职或开除　　E. 撤职、开除或拘留

【答案】D

【解析】《中华人民共和国传染病防治法》规定未按照规定报告传染病疫情，或者隐瞒、谎报、缓报传染病疫情的，造成传染病传播、流行或者其他严重后果的，对负有责任的主管人员和其他直接责任人员，依法给予降级、撤职、开除的处分。故正确答案为D。

14. 下列乙类传染病应按甲类传染病处理的是

A. 流行性出血热　　B. 流行性乙型脑炎　　C. 肺炭疽
D. 流行性脑脊髓膜炎　　E. 布鲁氏菌病

【答案】C

【解析】《中华人民共和国传染病防治法》第四条，对乙类传染病中传染性非典型肺炎、炭疽中的肺炭疽和人感染高致病性禽流感，采取乙类甲管的预防、控制措施。故正确答案为C。

15. 未经有关部门批准，医师擅自开办诊所，卫生行政部门可采取的措施不包括

A. 没收违法所得　　B. 责令赔偿患者损失　　C. 没收药品、器械
D. 吊销执业证书　　E. 取缔

【答案】B

【解析】根据原《中华人民共和国执业医师法》第三十九条：未经批准擅自开办医疗机构行医，或者非医师行医的，由县级以上人民政府卫生行政部门予以取缔，没收其违法所得及其药品、器械，并处十万元以下的罚款；对医师吊销其执业证书；给患者造成损害的，依法承担赔偿责任；构成犯罪的，依法追究刑事责任。本题没有涉及造成损害，故正确答案为B。

16. 医师在执业活动中享有的权利之一是

A. 宣传普及卫生保健知识　　B. 尊重患者隐私权　　C. 人格尊严、人身安全不受侵犯
D. 努力钻研业务，及时更新知识　　E. 爱岗敬业，努力工作

【答案】C

【解析】医师在执业活动中享有下列权利：①在注册的执业范围内，进行医学诊查，疾病调查、医学处置、出具相应的医学证明文件，选择合理的医疗、预防、保健方案；②按照国务院卫生行政部门规定的标准，获得与本人执业活动相当的医疗设备基本条件；③从事医学研究、学术交流，参加专业学术团体；④参加专业培训，接受继续医学教育；⑤在执业活动中，人格尊严、人身安全不受侵犯；⑥获取工资报酬和津贴，享受国家规定的福利待遇；⑦对所在机构的医疗、预防、保健工作和卫生行政部门的工作提出意见和建议，依法参与所在机构的民主管理。故正确答案为C。

17. 《中华人民共和国执业医师法》规定，在医疗、预防、保健机构中试用期满一年，具有以下学历者，可以参加执业医师资格考试

A. 高等学校医学专业本科以上学历
B. 高等学校医学专业专科学历
C. 取得助理执业医师执业证书后，具有高等学校医学专科学历
D. 中等专业学校医学专业学历
E. 取得助理执业医师执业证书后，具有中等专业学校医学专业学历

【答案】A

【解析】具有中等专业学校医学专科学历，在执业医师指导下，在医疗、预防、保健机构中试用期满一年的，可以参加执业助理医师资格考试。参加执业医师考试的具体条件有：①具有高等学校医学专业本科以上学历，在执业医师指导下，在医疗、预防、保健机构中试用期满一年的；②取得执业助理医师执业证书后，具有高等学校医学专业学历，在医疗、预防、保健机构中工作满二年的；具有中等专业学校医学专业学历，在医疗、预防、保健机构中工作满五年的。故正确答案为A。

18.《中华人民共和国执业医师法》规定对考核不合格的医师，卫生行政部门可以责令其暂停执业活动，并接受培训和继续医学教育，暂停期限是3个月至

A. 5个月 B. 6个月 C. 7个月
D. 8个月 E. 9个月

【答案】B

【解析】根据原《中华人民共和国执业医师法》第三十一条，受县级以上人民政府卫生行政部门委托的机构或者组织应当按照医师执业标准，对医师的业务水平、工作成绩和职业道德状况进行定期考核。对考核不合格的医师，县级以上人民政府卫生行政部门可以责令其暂停执业活动3个月至6个月，并接受培训和继续医学教育，暂停执业活动期满，再次进行考核，如考核合格的，允许其继续执业；对考核还不合格的，由县级以上人民政府卫生行政部门注销注册，收回医师执业证书。

19. 发生医疗事故争议时，关于病历资料和现场实物的处理，做法不正确的是
A. 疑似输液引起不良后果的，医患双方应当共同对现场实物进行封存
B. 封存的病历资料必须是原件
C. 封存的病历资料和实物由医疗机构保管
D. 封存的现场实物需要检验的，由医患双方共同指定的依法具有检验资格的检验机构进行检验
E. 医疗机构应妥善保管病历资料

【答案】B

【解析】疑似输液、输血、注射、药物等引起不良后果的，医患双方应当共同对现场实物进行封存和启封，封存的现场实物由医疗机构保管；需要检验的，应当由双方共同指定的、依法具有检验资格的检验机构进行检验；双方无法共同指定时，由卫生行政部门指定。疑似输血引起不良后果，需要对血液进行封存保留的，医疗机构应当通知提供该血液的采供血机构派员到场。发生医疗事故争议时，死亡病例讨论记录、疑难病例讨论记录、上级医师查房记录、会诊意见、病程记录应当在医患双方在场的情况下封存和启封。封存的病历资料可以是复印件，由医疗机构保管。故封存的资料不一定非要是原件。故正确答案为B。

20. 精神障碍患者合法权益保护说法有误的是
A. 精神障碍患者的人格尊严、人身和财产安全不受侵犯
B. 精神障碍患者的教育、劳动、医疗以及从国家和社会获得物质帮助等方面的合法权益受法律保护
C. 有关单位和个人应当对精神障碍患者的姓名、肖像、住址、工作单位、病历资料以及其他可能推断出其身份的信息完全保密，不得泄露
D. 全社会应当尊重、理解、关爱精神障碍患者
E. 精神障碍患者的监护人应当履行监护职责，维护精神障碍患者的合法权益

【答案】C

【解析】《中华人民共和国精神卫生法》第4条规定：有关单位和个人应当对精神障碍患者的姓名、肖像、住址、工作单位、病历资料以及其他可能推断出其身份的信息予以保密；但是依法履行职责需要公开的除外。故正确答案为C。

21. 精神卫生工作的方针、原则和管理机制说法有误的是
A. 精神卫生工作实行预防为主的方针
B. 坚持预防和治疗相结合的原则
C. 实行政府组织领导、部门各负其责
D. 实行家庭和单位尽力尽责、全社会共同参与

E. 实行综合管理机制

【答案】B

【解析】《中华人民共和国精神卫生法》第3条规定：精神卫生工作实行预防为主的方针，坚持预防、治疗和康复相结合的原则。故正确答案为B。

22. 关于下列抗菌药处方权的授予，正确的说法是
   A. 具有中级专业技术职务任职资格的医师，才可授予特殊使用级抗菌药物处方权
   B. 具有中级以上专业技术职务任职资格的医师，才可授予限制使用级抗菌药物处方权
   C. 具有高级以上专业技术职务任职资格的医师，才可授予限制使用级抗菌药物处方权
   D. 具有初级以上专业技术职务任职资格的医师，才可授予限制使用级抗菌药物处方权
   E. 具有初级专业技术职务任职资格的医师，才可授予特殊使用级抗菌药物处方权

【答案】B

【解析】《抗菌药物临床应用管理办法》规定：（1）非限制使用级：长期临床应用证明安全、有效，对细菌耐药性影响较小，价格相对较低的抗菌药物；非限普通医师均可开具；（2）限制使用级：长期临床应用证明安全、有效，耐药性影响较大，或价格相对较高，必须中级职称以上才可开具；（3）特殊使用级：具有以下情形之一的抗菌药物①具有明显或者严重不良反应，不宜随意使用的药物；②需要严格控制使用，避免细菌过快产生耐药的抗菌药物；③疗效、安全性方面的临床资料较少；④价格昂贵，如四代头孢等，特殊使用级必须高级职称以上医师开具。故本题答案为B。

23. 卫生行政部门收到医疗事故争议处理，申请进行审查并做出是否受理决定的期限是
   A. 5日   B. 7日   C. 10日
   D. 15日   E. 30日

【答案】C

【解析】卫生行政部门应当自收到医疗事故争议处理申请之日起10日内进行审查，作出是否受理的决定。故正确答案为C。

24. 在下列各项中，对患者不会造成伤害的是
   A. 医务人员的知识和技能低下   B. 医务人员的行为疏忽和粗枝大叶
   C. 医务人员强迫患者接受检查和治疗   D. 医务人员对患者呼叫或提问置之不理
   E. 医务人员为治疗疾病适当地限制或约束患者的自由

【答案】E

【解析】对患者不会造成伤害的是，医务人员为治疗疾病适当地限制或约束患者的自由。其余选项均可对患者造成伤害。故正确答案是E。

25. 根据《医疗事故处理条例》规定，关于医疗事故技术鉴定专家组产生的说法错误的是
   A. 专家库的专家应具有良好的业务素质和执业品德
   B. 专家库的专家应担任相应专业高级技术职务三年以上
   C. 参加医疗事故技术鉴定的专家与医疗事故争议有利害关系的须回避
   D. 专家库的专家只能是本行政区域的
   E. 参加医疗事故技术鉴定的专家是医疗事故争议当事人的须回避

【答案】D

【解析】现有专家库成员不能满足鉴定工作需要时，医学会向双方当事人说明，并经双方当事人同意，可以从本省、自治区、直辖市其他医学会专家库中抽取相关学科专业组的专家参加专家鉴定组；本省、自治区、直辖市医学会专家库成员不能满足鉴定工作需要时，也可以从其他省、自治区、直辖市医学会专家库中抽取相关学科专业组的专家参加专家鉴定组。不会有地域的限制。故正确答案为D。

26. 《医疗事故处理条例》规定患者在发生医疗纠纷的时候可以封存和复印病历，下列资料中哪项属于可以封存但不能复印的病历资料
   A. 会诊记录   B. 门诊病历   C. 手术及麻醉记录单
   D. 病理报告单   E. 化验报告单

【答案】A

【解析】《医疗事故处理条例》第十条：患者有权复印或者复制其门诊病历、住院志、体温单、医嘱单、化验单（检验报告）、医学影像检查资料、特殊检查同意书、手术同意书、手术及麻醉记录单、病理资料、护理

记录以及国务院卫生行政部门规定的其他病历资料。故本题答案为A。

27. 对患者死因有异议的，应在48小时内进行尸检，具备冷冻条件的可以延长至

A. 3天　　　　　　　　　　B. 4天　　　　　　　　　　C. 5天
D. 6天　　　　　　　　　　E. 7天

【答案】E

【解析】参见《医疗事故处理条例》第十八条：患者死亡，医患双方当事人不能确定死因或者对死因有异议的，应当在患者死亡后48小时内进行尸检，具备尸体冻存条件的，可以延长至7日。故正确答案为E。

28. 医师在执业活动中不属于应当履行的义务是

A. 宣传普及卫生保健知识　　B. 尊重患者隐私权　　C. 人格尊严、人身安全不受侵犯
D. 努力钻研业务，及时更新知识　E. 爱岗敬业，努力工作

【答案】C

【解析】原《中华人民共和国执业医师法》规定，医师在执业活动中应负有的义务：①遵守法律、法规及技术操作规范；②敬业精神、职业道德、履行职责、服务患者；③关心、爱护、尊重患者，保护患者隐私；④钻研业务、更新知识、提高水平；⑤宣传卫生知识，对患者进行健康教育。C选项属于执业医师享有的权利。故正确答案为C。

29. 《医师定期考核管理办法》已经明确规定，国家将对医师施行定期考核的内容是

A. 业务水平，工作成绩，外语水平　　　　　B. 业务水平，工作效益，职业道德
C. 业务水平，工作成绩，职业道德　　　　　D. 业务水平，工作成绩，人际关系
E. 业务水平，外语水平，职业道德

【答案】C

【解析】从2007年5月1起开始执行的《医师定期考核管理办法》已经明确规定，国家将对医师的业务水平，工作成绩，职业道德施行定期考核（每3年），其中工作成绩、职业道德由所在医疗机构考核，业务水平施行全国统考。考核不合格者责令暂停执业3～6个月，培训后再考核；合格者继续执业，再次考核不合格者注销注册，收回证书。故正确答案为C。

30. 2004年，某地农村产妇在无证个体医生王某开办的诊所分娩。由于第三产程子宫收缩无力，产妇的胎盘迟迟未娩出。此时，王某在一不消毒，二不戴消毒手套的情况下，将手伸进子宫，误认为还有一胎儿未娩出而向外猛拉子宫，当场造成产妇大出血死亡。根据《执业医师法》的规定，应依照该法追究王某的法律责任，其承担的法律责任为

A. 责令改正　　　　　B. 予以取缔　　　　　C. 没收违法所得及其药品、器械
D. 赔偿责任　　　　　E. 刑事责任

【答案】E

【解析】根据原《中华人民共和国执业医师法》第三十九条：未经批准擅自开办医疗机构行医或者非医师行医的，由县级以上人民政府卫生行政部门予以取缔，没收其违法所得及其药品、器械，并处十万元以下的罚款；对医师吊销其执业证书；给患者造成损害的，依法承担赔偿责任；构成犯罪的，依法追究刑事责任。王某属于非法行医，并造成了患者死亡，应承担刑事责任并带民事责任。故正确答案为E。

31. 林某，中等卫校毕业生，2001年取得执业助理医师执业证书。他要参加执业医师资格考试，根据《执业医师法》规定，应取得执业助理医师执业证书后，在医疗机构中工作满

A. 6年　　　　　　　　　　B. 5年　　　　　　　　　　C. 4年
D. 3年　　　　　　　　　　E. 2年

【答案】B

【解析】原《中华人民共和国执业医师法》规定：取得执业助理医师执业证书后，具有高等学校医学专业学历，在医疗、预防、保健机构中工作满2年的；具有中等专业学校医学专业学历，在医疗、预防、保健机构中工作满5年的，可以参加执业医师资格考试。故正确答案为B。

32. 某学生因要报考研究生，欲向单位请假复习，遂找到其中学同学、县医院的某执业医师，请该医师为其开具病假条。该医师为其开出了"病毒性心肌炎，全休1个月"的诊断证明书。对于该医师的行为，县卫生局可以给予

A. 吊销其医师执业证书
B. 警告或责令其暂停执业活动3个月至6个月，并接受培训和继续教育

C. 警告或责令其暂停执业活动6个月至1年
D. 调离医师岗位
E. 给予行政或纪律处分

【答案】C

【解析】根据原《中华人民共和国执业医师法》第三十七条，医师在执业活动中，隐匿、伪造或者擅自销毁医学文书及有关资料的，由县级以上人民政府卫生行政部门给予警告或者责令暂停6个月以上1年以下执业活动；情节严重的，吊销其执业证书；构成犯罪的依法追究法律责任。本题中王某的行为属于此类，故正确答案为C。

33. 黄某，2010年10月因医疗事故受到吊销医师执业证书的行政处罚，2011年9月向当地卫生行政部门申请重新注册。卫生行政部门经过审查决定对黄某不予注册，理由是黄某的行政处罚自决定之日起至申请注册之日止不满

A. 1年 B. 2年 C. 3年
D. 4年 E. 5年

【答案】B

【解析】《医师执业注册暂行办法》的内容规定：执业医师不予注册的情形有：①不具有完全民事行为能力的；②因受刑事处罚，自刑罚执行完毕之日起至申请注册之日不满2年的；③受吊销医师执业证书行政处罚，自处罚决定之日起至申请注册之日止不满2年的；④有国务院卫生行政部门规定不宜从事医疗、预防、保健业务的其他情形的。本题黄某属于第三种情形。故正确答案为B。

34. 王某经执业医师考试合格并进行注册后，开办了一家牙科诊所，同时因为其对妇产科知识和操作较为熟悉，所以平时也会诊治一些妇科和产科的患者，其进行的妇产科诊疗活动属于

A. 法律允许的行为 B. 医师执业规定所允许的行为 C. 只要不发生差错，法律即允许
D. 超出执业范围的违法行为 E. 只要是患者自愿，就是法律允许的行为

【答案】D

【解析】《执业医师法》第十四条：医师经注册后，可以在医疗、预防、保健机构中按照注册的执业地点、执业类别、执业范围执业，从事相应的医疗、预防、保健业务。该医生超出了他的执业范围，故本题答案为D。

35. 在传染病疫情控制时，医疗机构的职责中错误的是

A. 对本单位内被传染病病原体污染的场所，依法实施消毒和无害化处理
B. 对甲类传染病患者的密切接触者，在指定场所进行医学观察
C. 对所有传染病患者给予隔离治疗
D. 对拒绝隔离治疗的甲类传染病患者，由公安部门协助医疗机构采取强制隔离措施
E. 对甲类传染病患者，确诊前在指定场所单独隔离治疗

【答案】C

【解析】医疗机构发现甲类传染病时，应当及时采取下列措施：①对患者、病原携带者，予以隔离治疗，隔离期限根据医学检查结果确定；②对疑似患者，确诊前在指定场所单独隔离治疗；③对医疗机构内的患者、病原携带者、疑似患者的密切接触者，在指定场所进行医学观察和采取其他必要的预防措施。拒绝隔离治疗或者隔离期未满擅自脱离隔离治疗的，可以由公安机关协助医疗机构采取强制隔离治疗措施。医疗机构发现乙类或者丙类传染病患者，应当根据病情采取必要的治疗和控制传播措施。医疗机构对本单位内被传染病病原体污染的场所、物品以及医疗废物，必须依照法律、法规的规定实施消毒和无害化处置。并不是所有的传染病患者都要控制。故正确答案为C。

36. 疾病预防控制机构在传染病的预防与控制中，不具有的职责是

A. 组织实施免疫规划 B. 开展健康教育、咨询 C. 进行流行病学调查
D. 疫区的宣布 E. 进入现场采样

【答案】D

【解析】疾病预防控制机构的职责：①实施传染病预防控制规划、计划和方案；②收集、分析和报告传染病监测信息，预测传染病的发生、流行趋势；③开展对传染病疫情和突发公共卫生事件的流行病学调查、现场处理及其效果评价；④开展传染病实验室检测、诊断、病原学鉴定；⑤实施免疫规划，负责预防性生物制品的使用管理；⑥开展健康教育、咨询，普及传染病防治知识；⑦指导、培训下级疾病预防控制机构及其工作人员开展传染病监测工作；⑧开展传染病防治应用性研究和卫生评价，提供技术咨询。疫区的宣布是由县及县以上人民政府或者国务院宣布。故正确答案为D。

37. 国家对艾滋病进行一系列行为干预措施，下列属于《艾滋病防治条例》规定的干预措施的是

   A. 强制咨询和强制检测制度　　B. 强制咨询和自愿检测制度　　C. 自愿咨询和强制检测制度
   D. 自愿咨询和自愿检测制度　　E. 强制检测制度

【答案】D

【解析】《艾滋病防治法》第三章第二十三条规定，国家实行艾滋病自愿咨询和自愿检测制度。县级以上地方人民政府卫生主管部门指定的医疗卫生机构，应当按照国务院卫生主管部门会同国务院其他有关部门制定的艾滋病自愿咨询和检测办法，为自愿接受艾滋病咨询、检测的人员免费提供咨询和初筛检测。故正确答案为D。

38. 王某，35岁，有长期的吸毒史。因为和他人共用同一针头注射而感染了艾滋病。王某住所地的疾病预防控制机构欲以真实姓名公布他的相关病情和有关资料，以引起社会对艾滋病防治工作的关注，此时，应当得到谁的同意

   A. 王某本人　　B. 王某的父母　　C. 王某的配偶
   D. 王某的单位　　E. 王某所在地的卫生行政部门

【答案】A

【解析】《艾滋病防治法》第三章第三十九条规定，未经本人或者其监护人同意，任何单位或者个人不得公开艾滋病病毒感染者、艾滋病患者及其家属的姓名、住址、工作单位、肖像、病史资料以及其他可能推断出其具体身份的信息。故正确答案为A。

39. 李某，怀疑自己因为输血感染了艾滋病，现在王某到其所在县的人民政府卫生主管部门指定的医疗卫生机构进行咨询和检测，则

   A. 王某应当交咨询费和检测费　　B. 王某可以不交咨询费但是应交检测费
   C. 王某不需要交咨询费和检测费　　D. 王某可以不交检测费但是应交咨询费
   E. 王某是否交费应当根据具体情况由负责咨询和检测的机构决定

【答案】C

【解析】《艾滋病防治条例》第二十三条规定：县级以上人民政府卫生行政部门指定的医疗卫生机构，应当为自愿接受艾滋病咨询、检查的人员免费提供咨询和初筛检测。故正确答案为C。

40. 李某是某医疗机构的医师，某日其在值班过程中，接诊了一名急诊车祸患者，由于情况紧急，急需大量血液，所以李某对临时应急采集的血液未进行艾滋病检测，所幸未造成严重后果，则对李某应给予的处罚是

   A. 通报批评，给予警告　　B. 降级　　C. 撤职
   D. 开除　　E. 吊销张某的执业证书

【答案】A

【解析】《艾滋病防治条例》第五十五条规定，医疗卫生机构未依照本条例规定履行职责，对临时应急采集的血液未进行艾滋病检测，对临床用血艾滋病检测结果未进行核查，或者将艾滋病检测阳性的血液用于临床的，由县级以上人民政府卫生主管部门责令限期改正，通报批评，给予警告。故正确答案为A。

41. 每张中成药处方可以开具的药品种类最多的是

   A. 2种　　B. 3种　　C. 5种
   D. 6种　　E. 7种

【答案】C

【解析】《处方管理办法》第六条（七）规定：开具西药、中成药处方，每一种药品应当另起一行，每张处方不得超过5种药品。故正确答案为C。

42. 处方的有效期限为开具当日有效，特殊情况下需延长有效期的，由开具处方的医师注明有效期限，时间最长不超过

   A. 1天　　B. 3天　　C. 5天
   D. 7天　　E. 9天

【答案】B

【解析】《处方管理办法》规定：处方开具当日有效，特殊情况下需要延长有效期的，由开具处方的医师注明有效期限，最长不得超过3天。故正确答案为B。

43. 下列符合处方书写规则的是

   A. 西药和中成药不可以开具一张处方
   B. 中药饮片处方的书写，一般应当按照"君、臣、佐、使"的顺序排列

C. 处方不得有任何涂改
D. 患者年龄填写的是虚岁
E. 西药和中药饮片可以开具一张处方

【答案】B

44. 医院管理中强调的"三查七对"制度，其中的三查是指
   A. 门诊查、住院查、家访查
   B. 开方查、取药查、发药查
   C. 操作前查、操作中查、操作后查
   D. 开方查、配药查、输液查
   E. 门诊查、住院查、出院查

【答案】C

【解析】"三查"是指操作前查、操作中查、操作后查。故正确答案选C。

45. 《处方管理办法》规定的处方应当是谁开具的
   A. 执业医师
   B. 执业助理医师
   C. 注册的执业医师和执业助理医师
   D. 注册的执业药师
   E. 执业医师

【答案】C

【解析】《处方管理办法》第二条规定，本办法所称处方，是指由注册的执业医师和执业助理医师（以下简称医师）在诊疗活动中为患者开具的。故正确答案为C。

46. 关于医师出现下列情形医疗机构可取消其处方权，说法错误的是
   A. 抗菌药物考核不合格的
   B. 限制处方权后，仍出现超常处方且无正当理由的
   C. 未按照规定开具抗菌药物处方，造成严重后果的
   D. 开具抗菌药物处方未获得良好临床效果的
   E. 未按照规定使用抗菌药物，造成严重后果的

【答案】D

【解析】《抗菌药物临床应用管理办法》规定：①抗菌药物考核不合格的；②限制处方权后，仍出现超常处方且无正当理由的；③未按照规定开具抗菌药物处方，造成严重后果的；④未按照规定使用抗菌药物，造成严重后果的；⑤开具处方牟取不正当利益的；⑥医师处方和药师处方调剂资格取消后，在6个月内不得恢复期处方权和药物调剂资格。故本题答案为D。

47. 某村卫生室私自从"不法药贩"处购入药品用于患者的治疗，险些造成患者的死亡，事发后，经有关部门检查、检测，认定该药品为假药。该认定依据的事实是
   A. 药品标签未标明有效期
   B. 药品超过有效期
   C. 直接接触药品的包装材料未经批准
   D. 药品所含成分与国家药品标准规定成分不符
   E. 药品擅自添加着色素

【答案】D

【解析】《中华人民共和国药品管理法》第四十八条规定：禁止生产（包括配制，下同）、销售假药。有以下情形之一的为假药：①药品所含成分与国家药品标准规定的成分不符的；②以非药品冒充药品或者以他种药品冒充此种药品的，A、B、C、E选项为按劣药论处情形。本题答案为D。

48. 某医师与某药厂达成协议，在开处方时使用了该厂生产的药品，并收受了该厂给予的提成。对于该医师的违法行为，有权决定给予行政处分并没收其违法所得的部门是
   A. 消费者权益保护协会
   B. 工商行政管理部门
   C. 药品监督管理部门
   D. 卫生行政部门
   E. 监察部门

【答案】D

【解析】根据《中华人民共和国药品管理法》第九十一条，医疗机构的负责人、药品采购人员、医师等有关人员收受药品生产企业、药品经营企业或者其代理人给予的财物或者其他利益的，由卫生行政部门或者本单位给予处分，没收违法所得；对违法行为情节严重的执业医师，由卫生行政部门吊销其执业证书；构成犯罪的，依法追究刑事责任。胡某的行为应由卫生行政部门处罚。故正确答案为D。

49. 《中华人民共和国药品管理法》对医疗机构配制的制剂有一系列规定，下列哪项不符合上述规定
   A. 应当是本单位临床需要而市场上没有供应的品种
   B. 可以部分在市场销售
   C. 必须按照规定进行质量检验
   D. 凭医师处方在本医疗机构使用
   E. 不得在市场销售

【答案】B

【解析】《中华人民共和国药品管理法》第二十五条：医疗机构配制的制剂，应当是本单位临床需要而市场上没有供应的品种，并须经所在省、自治区、直辖市人民政府药品监督管理部门批准后方可配制。配制的制剂必须按照规定进行质量检验；合格的，凭医师处方在本医疗机构使用。特殊情况下，经国务院或者省、自治区、直辖市人民政府的药品监督管理部门批准，医疗机构配制的制剂可以在指定的医疗机构之间调剂使用。医疗机构配制的制剂不得在市场销售。故本题答案为B。

50. 甲药厂销售代表和某医院多名医师约定，医师在处方时使用甲药厂生产的药品，并按使用量的多少给予提成。事情曝光以后，按《药品管理法》的规定，对甲药厂可以作出行政处罚的部门是

A. 药品监督管理部门　　　B. 工商行政管理部门　　　C. 税务管理部门
D. 医疗保险部门　　　　　E. 卫生行政部门

【答案】A

【解析】《中华人民共和国药品管理法》第九十一条药品的生产企业、经营企业的负责人、采购人员等有关人员在药品购销中收受其他生产企业、经营企业或者其代理人给予的财物或者其他利益的，依法给予处分，没收违法所得；构成犯罪的，依法追究刑事责任。医疗机构的负责人、药品采购人员、医师等有关人员收受药品生产企业、药品经营企业或者其代理人给予的财物或者其他利益的由卫生行政部门或本单位给予处分，没收违法所得；对违法行为情节严重的执业医师，由卫生行政部门吊销其执业证书；构成犯罪的，依法追究刑事责任。故本题答案是A。

51. 医疗机构应当对麻醉药品处方进行专册登记，加强管理。按照《麻醉药品和精神药品管理条例》的规定，麻醉药品处方至少保存

A. 1年　　　　　　　　B. 2年　　　　　　　　C. 3年
D. 4年　　　　　　　　E. 5年

【答案】C

【解析】根据《麻醉药品和精神药品管理条例》：医疗机构应当对麻醉药品和精神药品处方进行专册登记，加强管理。麻醉药品处方至少保存3年，精神药品处方至少保存2年，普通、急诊、儿科处方保存1年。

52. 吉林省长春市某医疗机构欲取得麻醉药品的购用印鉴卡，如果要获得长春市人民政府卫生主管部门的批准，应当具备以下条件，除外

A. 有获得麻醉药品处方资格的执业医师　　　B. 有专职的麻醉药品管理人员
C. 有保证麻醉药品安全储存的设施　　　　　D. 有保证麻醉药品和安全储存的管理制度
E. 有获得麻醉药品处方资格的执业助理医师

【答案】E

【解析】申请《麻醉药品和第一类精神药品印鉴卡》的医疗机构应当符合下列条件：①有与使用麻醉药品和第一类精神药品相关的诊疗科目；②具有经过麻醉药品和第一类精神药品培训的、专职从事麻醉药品和第一类精神药品管理的药学专业技术人员；③有获得麻醉药品和第一类精神药品处方资格的执业医师；④有保证麻醉药品和第一类精神药品安全储存的设施和管理制度。故正确答案为E。

53.《临床输血技术规范》的立法宗旨是规范、指导医疗机构

A. 科学、合理用血　　　B. 安全、科学用血　　　C. 合理、安全用血
D. 合理、卫生用血　　　E. 科学、卫生用血

【答案】A

【解析】医疗机构临床用血应当遵照合理、科学的原则，制定用血计划，不得浪费和滥用血液。故正确答案为A。

54.《中华人民共和国献血法》规定，国家提倡健康公民自愿献血的年龄是

A. 18～40周岁　　　　　B. 18～45周岁　　　　　C. 18～50周岁
D. 18～55周岁　　　　　E. 18～60周岁

【答案】D

【解析】我国提倡无偿献血制度，国家提倡18周岁至55周岁的健康公民自愿献血。故正确答案为D。

55.《中华人民共和国献血法》规定，对献血者采集血液两次采集间隔期不少于

A. 7个月　　　　　　　B. 6个月　　　　　　　C. 5个月
D. 4个月　　　　　　　E. 3个月

【答案】B

【解析】血站对献血者每次采集血液量一般为200mL,最多不得超过400mL,两次采集间隔期不少于6个月。故正确答案为B。

56.医务人员将<u>不符合</u>国家规定标准的血液用于患者,造成患者死亡或者严重损害患者身体健康的,由司法机关追究的法律责任是

A. 违宪责任　　　　　　　B. 行政责任　　　　　　　C. 民事责任
D. 刑事责任　　　　　　　E. 经济责任

【答案】D

【解析】根据《中华人民共和国献血法》第二十二条,医疗机构的医务人员违反本法规定,将不符合国家规定标准的血液用于患者的,由县级以上地方人民政府卫生行政部门责令改正;给患者健康造成损害的,应当依法赔偿,对直接负责的主管人员和其他直接责任人员,依法给予行政处分。构成犯罪的,依法追究刑事责任。造成患者死亡或者严重损害患者身体健康的,需要追究刑事责任。故正确答案为D。

57.公民临床用血时,<u>交付用于血液的费用不包括</u>

A. 血液采集费用　　　　　B. 血液购买费用　　　　　C. 血液储存费用
D. 血液分离费用　　　　　E. 血液检验费用

【答案】B

【解析】根据《中华人民共和国献血法》第十四条,公民临床用血时只交付用于血液的采集、储存、分离、检验等费用;具体收费标准由国务院卫生行政部门会同国务院价格主管部门制定。无偿献血者临床需要用血时,免交前款规定的费用;无偿献血者的配偶和直系亲属临床需要用血时,可以按照省、市、自治区、直辖市人民政府的规定免交或者减交前款规定的费用。不包括血液购买费用。故正确答案为B。

58.《母婴保健法》规定的孕产期保健服务<u>不包括</u>

A. 母婴保健指导　　　　　B. 孕妇、产妇保健　　　　C. 胎儿保健
D. 胎儿性别诊断　　　　　E. 新生儿保健

【答案】D

【解析】《母婴保健法》第十四条规定孕产期保健包括:①母婴保健指导,对孕育健康后代以及严重遗传性疾病和碘缺乏病等地方病的发病原因、治疗和预防方法提供医学意见。②孕妇、产妇保健,为孕妇、产妇提供卫生营养、心理等方面的咨询和指导,以及产前定期检查等医疗保健服务。③胎儿保健,为胎儿生产发育进行监护,提供咨询和医学指导。④新生儿保健,为新生儿生产发育哺乳和护理提供医疗保健服务。胎儿性别诊断是非法的。故正确答案为D。

59.医疗保健机构依法开展产前诊断的,必须符合国务院卫生行政部门规定的条件和技术标准,并经县级以上地方人民政府卫生行政部门

A. 审查　　　　　　　　　B. 审核　　　　　　　　　C. 认可
D. 许可　　　　　　　　　E. 确认

【答案】D

【解析】根据《母婴保健法》规定:医疗保健机构依法开展产前诊断的,必须符合国务院卫生行政部门规定的条件和技术标准,并经县级以上地方人民政府卫生行政部门许可。故正确答案为D。

60.婚前医学检查服务的内容是指

A. 进行性卫生知识、生育知识的教育　　　　B. 进行遗传病知识的教育
C. 对有关婚配问题提供医学意见　　　　　　D. 对有关生育保健问题提供医学意见
E. 对严重遗传疾病、指定传染病和有关精神病的检查

【答案】E

【解析】根据《中华人民共和国母婴保健法》的规定,婚前医学检查主要对以下疾病的检查:①严重的遗传性疾病;②指定传染病,是指艾滋病、淋病、梅毒、麻风病等传染病;③有关精神病,是指精神分裂症、狂躁抑郁型精神病以及其他重型精神病。故正确答案为E。

61.婚前医学检查,对确诊患有严重遗传病不宜生育者正确的处理方法是

A. 不能结婚
B. 可以结婚,但需要采取长效避孕措施或者实施结扎手术
C. 可以结婚,但需提交书面声明,保证不生育

第十七章　卫生法规

D. 可以结婚，但必须符合晚婚规定

E. 《婚姻法》未明确规定禁止结婚的，可以结婚

【答案】B

【解析】经婚前医学检查，对诊断患医学上认为不宜生育的严重遗传性疾病的，医师应当向男女双方说明情况，提出医学意见；经男女双方同意，采取长效避孕措施或者施行结扎手术后不生育的，可以结婚。但《中华人民共和国婚姻法》（简称《婚姻法》）规定禁止结婚的除外。故正确答案为B。

62. 李某怀孕期间到医院进行产前检查，此时医生如果发现一些情况存在，就会提出终止妊娠的医学意见，这些情况中不包括

A. 李某有致畸物质接触史　　　　　　　B. 胎儿有严重缺陷

C. 胎儿患严重遗传性疾病　　　　　　　D. 李某患严重高血压，继续妊娠会危及其生命

E. 李某患严重糖尿病，继续妊娠会严重危害其健康

【答案】A

【解析】《母婴保健法》第十八条：经产前诊断，有下列情形之一的，医师应当向夫妻双方说明情况，并提出终止妊娠的医学意见：①胎儿患严重遗传性疾病的；②胎儿有严重缺陷的；③因患严重疾病，继续妊娠可能危及孕妇生命安全或者严重危害孕妇健康的。A选项中所述曾经接触过致畸物质，但未具体说明接触时间、接触剂量以及后果，所以并非一定需要终止妊娠。故正确答案为A。

63. 医务人员在诊疗活动中应当向患者说明病情和医疗措施。需要实施手术、特殊检查、特殊治疗的，医务人员不宜向患者说明时，应当

A. 向患者的近亲属说明，并取得其书面同意

B. 向医疗机构负责人说明情况，并取得其书面同意

C. 向医疗机构科室负责人说明情况，并取得其书面同意

D. 向保险机构说明情况，并取得其书面同意

E. 医务人员自行决定

【答案】A

【解析】原《中华人民共和国侵权责任法》（简称《侵权责任法》）第五十五条规定：医务人员在诊疗活动中应当向患者说明病情和医疗措施。需要实施手术、特殊检查、特殊治疗的，医务人员应当及时向患者说明医疗风险、替代医疗方案等情况，并取得其书面同意；不宜向患者说明的，应当向患者的近亲属说明，并取得其书面同意。故正确答案为A。

64. 医疗机构应当设置电离辐射醒目警示标志的场所是

A. 放射性工作人员办公室　　　B. 放射性检查报告单发放处　　　C. 接受放射诊疗患者的病房

D. 医学影像科候诊区　　　　　E. 放射性废物储存场所

【答案】E

【解析】医疗机构应当对下列设备和场所设置醒目的警示标志：①装有放射性同位素和放射性废物的设备、容器，设有电离辐射标志。②放射性同位素和放射性废物储存场所，设有电离辐射警告标志及必要的文字说明。③放射诊疗工作场所的入口处，设有电离辐射警告标志。④放射诊疗工作场所应当按照有关标准的要求分为控制区、监督区，在控制区进出口及其他适当位置，设有电离辐射警告标志和工作指示灯。

(65～67题共用备选答案)

A. 从事医师执业活动　　　B. 中止医师执业活动　　　C. 申请执业医师注册

D. 不予医师执业注册　　　E. 注销执业医师注册

65. 不具有完全民事行为能力的

66. 受吊销医师执业证书行政处罚，自处罚之日起不满二年的

67. 医师注册后受吊销医师执业证书行政处罚的

【答案】D、D、E

(68～70题共用备选答案)

A. 1小时内　　　B. 2小时内　　　C. 3小时内

D. 4小时内　　　E. 立即

68. 省、自治区、直辖市人民政府应当在接到发生或可能发生重大职业中毒事件的报告后，何时向国务院卫生行政部门报告

69. 县级人民政府应当在接到发生传染病流行的报告后，何时向市级人民政府或者上一级人民政府报告
70. 国务院卫生行政部门对可能造成重大社会影响的突发事件，应当何时向国务院报告

【答案】A、B、E

【解析】《突发公共卫生事件应急条例》第三章第十九条规定，有下列情形之一的，省、自治区、直辖市人民政府应当在接到报告1小时内，向国务院卫生行政主管部门报告：①发生或者可能发生传染病暴发、流行的；②发生或者发现不明原因的群体性疾病的；③发生传染病菌种、毒种丢失的；④发生或者可能发生重大食物和职业中毒事件的。国务院卫生行政主管部门对可能造成重大社会影响的突发事件，应当立即向国务院报告。第二十条规定县级人民政府应当在接到报告后2小时内向设区的市级人民政府或者上一级人民政府报告；设区的市级人民政府应当在接到报告后2小时内向省、自治区、直辖市人民政府报告。

第十八章 预防医学

1. 在整理分析资料时，欲知道一组观察值的变异程度常计算
   A. 平均值　　　　　　　　B. 标准差　　　　　　　　C. 构成比
   D. 百分率　　　　　　　　E. 标准误
   【答案】B
   【解析】本题考核常用统计指标的概念。说明一组观察值的变异程度应计算标准差，故B正确。平均值不适用于表示观察值的变异程度，因此A错误。标准误是用以说明抽样误差的大小，因此E错误。构成比和百分率显然都不能表示观察值的变异程度，因此C、D错误。

2. 用于描述变异程度的指标是
   A. 总体均数　　　　　　　B. 样本均数　　　　　　　C. 中位数
   D. 标准差　　　　　　　　E. 相对数
   【答案】D
   【解析】本题考核计量资料的离散趋势的指标。描述数据变异大小的常用的统计指标有极差、四分位数间距、方差、标准差和变异系数。故正确答案为D。

3. 从一个呈正态分布的总体中随机抽样，该差别被称为
   A. 系统误差　　　　　　　B. 个体差异　　　　　　　C. 过失误差
   D. 抽样误差　　　　　　　E. 测量误差
   【答案】D
   【解析】本题考核几种误差的类型。①系统误差：由于纳入观察对象的方法、标准不正确导致的选择偏倚；仪器未校正、观察者的主观因素导致观察值的偏差。②抽样误差：由随机抽样引起的统计量与总体参数间的差异引起的误差。③过失误差：观察过程中由于错误的判断、记录或录入计算机所致的观察值与实际值之差导致的差异。故正确答案为D。

4. 男性，55岁。自述头痛、乏力，声音嘶哑，吞咽困难。查体：视力下降，眼睑下垂，瞳孔散大，对光反射迟钝。据悉近两周以来，进食过自制的臭豆腐及鱼制品，该患者最可能的诊断是
   A. 致病性大肠杆菌中毒　　B. 沙门菌属食物中毒　　　C. 毒蕈中毒
   D. 肉毒毒素中毒　　　　　E. 副溶血性弧菌中毒
   【答案】D
   【解析】本题考核肉毒毒素引起的食物中毒。肉毒毒素中毒是肉毒梭菌产生毒素引起，引起中毒的食物以家庭自制发酵品多见，如臭豆腐、豆酱、面酱等，肉毒毒素为嗜神经毒物，经消化道入血后，主要作用于中枢神经系统。由患者症状和食用的食物可诊断为肉毒毒素中毒。故正确答案为D。

5. 甲类传染病是指
   A. 鼠疫狂犬病　　　　　　B. 黑热病炭疽　　　　　　C. 鼠疫霍乱
   D. 鼠疫炭疽　　　　　　　E. 炭疽霍乱
   【答案】C
   【解析】本题考核传染病分类。甲类传染病包括：鼠疫、霍乱。故本题选C。

6. 某市冬季取暖，大量燃烧富含硫的煤炭，受到二氧化硫严重污染地区的居民何种疾病发病率升高
   A. 血液系统疾病发病率升高　　B. 上呼吸道感染发病率升高　　C. 高血压发病率升高
   D. 泌尿系统疾病发病率升高　　E. 心血管系统疾病发病率升高
   【答案】B
   【解析】本题考核环境污染物的慢性损伤。上呼吸道感染发病率升高。因为二氧化硫遇水可产生酸性物质，长期对上呼吸道刺激，造成上呼吸道抵抗力下降。因此，在冬季上呼吸道感染发病率明显升高。故正确答案为B。

7. 在炎热的夏季，下列何种化学物经日光照射，可发生光化学烟雾
   A. 二氧化碳和氯化氢　　　B. 二硫化碳和硫化氢　　　C. 氮氧化物和烃类
   D. 氰化物和一氧化碳　　　E. 二氧化碳和二氧化硫

【答案】C

【解析】本题考核光化学烟雾形成原因。排入大气中的氮氧化物和烃类在强烈太阳紫外线作用下,发生光化学反应,产生具有很强刺激性的浅蓝色烟雾。故正确答案为C。

8. 亚硝酸盐食物中毒的机制是
A. 与胺作用形成亚硝酸胺
B. 使亚铁血红蛋白氧化为高铁血红蛋白
C. 转化为硝酸盐
D. 抵制乙酰胆碱酯酶
E. 溶血

【答案】B

【解析】亚硝酸盐为强氧化剂,发生中毒时,亚硝酸盐将机体中的氧合血红蛋白即亚铁血红蛋白氧化为高铁血红蛋白,使机体失去携带氧气的能力而缺氧。故正确答案为B。

9. 引起副溶血弧菌食物中毒的主要食物是
A. 罐头食品
B. 剩米饭、凉糕
C. 奶及奶制品
D. 家庭自制豆制品
E. 海产品及盐腌制类食品

【答案】E

【解析】本题考核引起食物中毒的病菌存在的食物。副溶血弧菌主要来自海产品或盐腌制食品,常见者为蟹类、乌贼、海蜇、鱼、黄泥螺等。故正确答案为E。

10. 预防医学是研究
A. 人体健康与环境的关系
B. 个体与群体的健康
C. 人群的健康
D. 社会环境与健康的关系
E. 健康和无症状患者

【答案】A

【解析】本题考核预防医学定义。预防医学是以人群为主要研究对象,应用宏观与微观的技术手段,研究健康影响因素及其作用规律,阐明外界环境因素与人群健康的相互关系,制定公共卫生策略与措施以达到预防疾病的发生,控制疾病的发展及促进健康的一门科学。故正确答案为A。

11. 反映一组正态分布计量资料离散趋势的指标是
A. 变异系数
B. 标准误
C. 标准差
D. 均数
E. 全距

【答案】C

【解析】本题考核表示离散趋势的指标。离散趋势的指标包括:极差、四分位间距、标准差、变异系数等。标准差是用来说明一组观察值之间的变异程度,即离散度,故其反映一组正态分布计量资料离散趋势。标准误是用来表示抽样误差的大小,均数是反映一组性质相同的观察值的平均水平或集中趋势的统计指标,标准差与平均数的比值称为变异系数。全距是一组描述数据变动范围大小的度量。故正确答案为C。

12. 可以全面描述正态分布资料特征的两个指标是
A. 均数和中位数
B. 均数和标准差
C. 均数和极差
D. 中位数和方差
E. 几何均数和标准差

【答案】B

【解析】本题考核全面描述正态分布资料特征的指标。正态分布资料特征的两个指标是均数和标准差。中位数一般用于偏态分布或分布类型未知的数据;几何均数一般用于指数资料,取对数后资料近似呈对称分布;极差是最大值和最小值的差值,极差稳定性差,提供的信息少,一般不直接用极差描述数据的离散程度;方差的算术平方根是标准差,标准差的单位与原变量的单位一致,直接表示资料特征。故正确答案为B。

13. 平均数是用于表示一组同质观察值的
A. 集中趋势
B. 分布情况
C. 离散趋势
D. 抽样误差
E. 个体间变化水平

【答案】A

【解析】本题考核平均数概念的理解。平均数即均数,用于反映一组同质观察值的平均水平,适用于正态或近似正态分布的定量资料,是集中趋势指标。故正确答案为A。

14. 正态分布的数值变量资料,描述离散趋势的指标最好选用
A. 全距
B. 百分位数
C. 方差
D. 标准差
E. 变异系数

【答案】D

【解析】本题考核正态分布的数值变量资料离散趋势的指标。标准差、变异系数都是描述计量资料离散趋势或变异程度大小的指标。标准差应用于正态分布资料，描述离散趋势。变异指数主要应用于所比较各组资料单位不同，或均数相差较大的情况。故正确答案为 D。

15. 等距离抽样或机械抽样方法又称为

A. 单纯抽样　　　　　　　B. 系统抽样　　　　　　　C. 分层抽样

D. 整群抽样　　　　　　　E. 多阶段抽样

【答案】B

【解析】本题考核对几种抽样方法概念的理解。①系统抽样是按照一定顺序，机械地每隔一定数量的单位抽取一个单位，又称间隔抽样或机械抽样；②单纯随机抽样是将研究对象编号，再用随机数字表或抽签、摸球、计算机抽取等进行同等概率的抽样（但只适用于样本数目小的情况下）；③分层抽样是将总体按主要特征（性别、年龄、职业、教育程度）分成若干层，再在各层内进行随机抽样的方法；④整群抽样是将总体分为若干"群"之后调查群体内全部观察对象；⑤多级抽样是把抽样过程分阶段进行，将几种方法综合运用。故正确答案 B。

16. 小概率事件 P 的取值一般认为是

A. $P \leqslant 0.005$　　　　　B. $P \leqslant 0.001$　　　　　C. $P \leqslant 0.05$

D. $P=0$　　　　　　　　　E. $|P|<0.05$

【答案】C

【解析】本题考核概率（P）。概率：描述随机事件发生可能性大小的度量，常用 P 表示。P 值的范围在 0～1 之间，必然发生的时间概率为 1，事件发生的可能性越大，P 越接近 1。习惯上把 $P \leqslant 0.05$ 的随机事件称小概率事件。故正确答案为 C。

17. 碘缺乏病是碘缺乏时机体产生的一种疾病，例如甲状腺肿及以痴呆、矮小等为特征的机体异常表现。预防其发生最方便和最有效的方法是

A. 碘盐　　　　　　　　　B. 碘化钾　　　　　　　　C. 碘酸钾

D. 碘油　　　　　　　　　E. 碘油＋碘化钾

【答案】A

【解析】本题考核地方病。食盐加碘是预防碘缺乏病的首选方法。食盐加碘是最生活化、最易坚持的有效措施。正确答案为 A。

18. 调查食物中毒时一般询问进餐时某时间范围内的食谱，这个时间范围应为

A. 6 小时　　　　　　　　B. 12 小时　　　　　　　C. 24 小时

D. 48 小时　　　　　　　E. 72 小时

【答案】C

【解析】本题考核食物中毒潜伏期的时间。食物中毒潜伏期一般在 24 小时之内，所以一般调查进餐者 24 小时范围内的食谱。故正确答案是 C。

19. 关于对称分布资料，理论算术均数和中位数大小是

A. 相等　　　　　　　　　B. 算术均数大于中位数　　C. 算术均数小于中位数

D. 不能确定谁大谁小　　　E. 两者之间无可比性

【答案】A

【解析】本题考核正态分布资料中算数均数与中位数的关系。正态分布资料中算数均数与中位数是相等的。故正确答案为 A。

20. 某市流行性乙型脑炎逐年病死率（1949～1955 年）为 48.9‰、43.1‰、27.3‰、21.5‰、20.0‰、18.2‰、12.7‰，据此资料画图，应选用

A. 直条图　　　　　　　　B. 构成图　　　　　　　　C. 直方图

D. 半对数线图　　　　　　E. 线图

【答案】E

【解析】本题考核统计图的适用资料。①直条：适用于按质分组或量分组资料比较大小。②圆形图或百分条图：适用于按质分组或量分组资料比较各部分构成比。③线图：适用于连续性资料，表示某现象随另一现象的变动趋势。④半对数线图：用于表示事物的发展速度。⑤直方图：适用于连续性资料，表示频数分布情况。⑥散点图：表示两种事物变化的相关性和趋势。故正确答案为 E。

21. 健康咨询的 5A 模式的第一步是
   A. 咨询者对咨询对象的诊断　　B. 咨询对象倾诉自己的感受　　C. 咨询者评估咨询对象的问题
   D. 咨询者明确咨询目标　　E. 咨询者制定咨询方案
   【答案】C
   【解析】本题考核临床行为干预 5A 模式。健康咨询的基本模式是由医务人员在临床场所为患者提供健康咨询的五个步骤：评估、劝告、达成共识、协助、安排随访。故正确答案为 C。

22. 对健康影响作用越来越大的因素是
   A. 卫生服务　　B. 自然环境　　C. 生物学
   D. 行为与生活方式　　E. 社会环境
   【答案】D
   【解析】影响健康的众多因素归纳为 4 大类：人类生物学、生活方式、环境以及卫生服务的可得性，其中，对健康影响作用越来越大的因素是行为与生活方式，故正确答案为 D。

23. 对正态分布曲线的描述有误的是
   A. 正态分布曲线以均数为中心　　B. 正态分布曲线上下完全对称
   C. 正态分布曲线是左右完全对称的钟形曲线　　D. 正态分布曲线由两个参数固定
   E. 正态分布曲线在横轴均数上方所在处曲线为最高点
   【答案】B
   【解析】本题考核正态分布曲线的特点。正态分布曲线又名高斯分布，因形态也称钟型曲线，有以下特征：①正态曲线在横轴上方均数处最高。②正态分布以均数为中心，左右对称，而非上下对称。③正态分布有两个参数固定，即均数和标准差，均数决定曲线的位置，标准差决定曲线的形状。④正态曲线下面积的分布有一定规律。故正确答案为 B。

24. 疾病的三间分布是指
   A. 国家、地区和城市分布　　B. 职业、家庭和环境分布　　C. 短期波动、季节性和周期性分布
   D. 年龄、性别和种族分布　　E. 时间、地区和人群分布
   【答案】D
   【解析】本题考核疾病的三间分布。疾病的三间分布：时间、地区和人群分布，故正确答案为 D。

25. 百分条图表示各组成部分各百分比构成，其作用同于
   A. 直条图　　B. 线图　　C. 圆图
   D. 直方图　　E. 散点图
   【答案】C
   【解析】圆形图适用于事物内部各部分的百分比构成资料，面积大小表达各部分所占的比重。故正确答案为 C。

26. 我们日常所说的"疾病监测"指的是流行病学研究中
   A. 横断面研究　　B. 常规资料分析　　C. 纵向研究
   D. 群组研究　　E. 病例对照研究
   【答案】A
   【解析】本题考核横断面研究。横断面研究又称现况调查，调查目标人群中某种疾病或现象在某一特定时间点上的情况。常规资料分析（历史资料分析）：对已有的资料或疾病监测记录做分析或总结。病例对照研究是选择一定数量的某病病例作为病例组，另选一定数量的未患该病的健康人群中发现早期病例的工作。它是一种初步检查，不是对所患疾病作出诊断。故正确答案为 A。

27. 某医师欲采用横断面调查研究的方法，调查高血压病在人群中的分布情况，选择最合适的指标为
   A. 病死率　　B. 发病率　　C. 死亡率
   D. 患病率　　E. 二代发病率
   【答案】D
   【解析】本题考核疾病分布常用指标。①病死率是指一定时期内，患某病的全部患者中因该病死亡者所占的比例，即该病死亡人数 / 患该病人数，主要用于说明疾病的严重程度，也可用来反应医疗水平和诊断能力。②发病率是表示特定人群在一定时间内（一般为一年）发生某病新病例出现的频率。③患病率指某特定时间内总人口中某病新旧病例所占的比值，适用于病程长的慢性病，患病率＝新旧病例 / 平均人口数。④死亡率是指在一定时间内（一般为一年），某人群中死于某病（或死于所有原因）的频率。⑤继发率又称"二代发病率"，

指某传染病易感接触者中，在最短潜伏期最长潜伏期之间发病的人数占所有易感人群者总数的百分率。故正确答案为D。

28. 要想了解某种疾病在某一地区的危害情况，最初进行现况调查时，宜选用下列何种方法
   A. 个案调查　　　　　　　　B. 抽样调查　　　　　　　　C. 普查
   D. 典型病例调整　　　　　　E. 住院病例调查

【答案】B

【解析】本题考核流行病学调查方法。要了解某种疾病在某地区的危害现况，首选采取抽样调查方法，以便推测对整个地区的危害现状。这种方法较为经济和有效。正确答案为B。

29. 现况调查的目的是通过调查研究了解一个地区人群当前
   A. 患病情况　　　　　　　　B. 发病情况　　　　　　　　C. 死亡情况
   D. 病死情况　　　　　　　　E. 罹患情况

【答案】A

【解析】本题考核现况调查。现况调查是由于所收集的有关特征与疾病或健康状态的资料都是当时的情况而得名，又称为患病率调查。其最基本的内容是调查对象有无某种疾病或特征，并尽可能分级或定量，故现况调查目的是针对人群的患病情况进行的。故正确答案为A。

30. 一种筛检乳腺癌的试验用于研究经病理检查证实患有乳腺癌的400例妇女和未患乳腺癌的400名妇女，结果患癌组有100例阳性，未患癌组有50例阳性，该试验能将实际无病判定为阴性的能力是
   A. 100/300=0.33　　　　　　B. 100/400=0.25　　　　　　C. 100/150=0.67
   D. 50/400=0.125　　　　　　E. 350/400=0.87

【答案】E

【解析】本题考核诊断或筛检试验的评价指标。试验中实际无病的是400人，被该实验准确判断为阴性的是350。故正确答案是E。

31. 某地区某种疾病的发病率明显超过历年的散发发病率水平，则认为该病
   A. 大流行　　　　　　　　　B. 散发　　　　　　　　　　C. 有季节性
   D. 暴发　　　　　　　　　　E. 流行

【答案】E

【解析】本题考核疾病流行强度的特点。①流行是指某病在某地区发病率显著超过该病历年的散发发病率水平；②散发是指某病发病率维持历年的一般水平，各病例间无明显的时、空联系；③大流行指起病急，涉及地域广，短时间可跨省界、国界、洲界的流行；④爆发是指在一个局部地区或集体单位中，短时间内突然出现了大量相同患者的现象。故本题答案是E。

32. 分析胎儿不同出生体重和围产儿死亡率之间是否有关，可以选用的统计方法是
   A. t检验　　　　　　　　　B. F检验　　　　　　　　　C. χ^2检验
   D. 相关分析　　　　　　　　E. 秩和检验

【答案】C

【解析】本题考核统计学假设检验方法的选择。χ^2检验又称卡方检验。它是处理测试数据的一种常用方法，在分类变量资料的统计推断中的应用，包括：两个率或两个构成比比较的卡方检验；多个率或多个构成比的比较的卡方检验，以及分类资料的相关分析等。题干中说胎儿不同出生体重和围产儿死亡率之间是否有关，属于分类变量资料两个率的比较，故用χ^2检验。故正确答案为C。

33. 已知某病患者8人的潜伏期（天）分别为：6、8、8、10、12、15、16、17，其平均潜伏期（天）为
   A. 8　　　　　　　　　　　　B. 10　　　　　　　　　　　C. 11
   D. 12　　　　　　　　　　　E. 15

【答案】C

【解析】常采用计算中位数的方法统计患者的潜伏期。统计样本个数为偶数单位，计算居中的两个样本的平均数，如果统计样本个数为奇数单位，直接取居中间位置的样本。故正确答案为C。

34. 欲用统计图比较1994～2003年城市和农村3岁以下儿童贫血患病率的变化趋势，选用何种统计图最为合适
   A. 条图　　　　　　　　　　B. 线图　　　　　　　　　　C. 圆图
   D. 直方图　　　　　　　　　E. 散点图

【答案】B

【解析】本题考核统计图的适用资料。①直条图：适用于按质分组或量分组资料比较大小。②圆形图或百分条图：适用于按质分组或量分组资料比较各部分构成比。③线图：适用于连续性资料，表示某现象随另一现象的变动趋势。④散点图：表示两种事物变化的相关性和趋势。⑤直方图：适用于连续性资料，表示频数分布情况。故正确答案为B。

35. 关于队列研究，下列哪项是错误的
 A. 属于观察法 B. 是分析性研究 C. 预测疾病发生的危害因素
 D. 由果及因 E. 可以直接获得研究人群的发病率

【答案】D

【解析】本题考核队列研究的特点。队列研究是分别选择接触与未接触某种危险因素的人群，观察分析危险因素与发病的关系，是由"因"至"果"的方法，前瞻性的研究方法；论证因果的关系能力较强。故正确答案为D。

36. 评价社区冠心病干预措施效果最有意义的指标是
 A. 患病率 B. 罹患率 C. 发病率
 D. 死亡率 E. 病死率

【答案】C

【解析】本题考核对干预研究和各种指标的理解。发病率是评价预防措施效果的指标。罹患率是范围小、时间短的发病频率指标；患病率受发病率和病程的影响；死亡率和病死率是描述死亡频率的指标。故正确答案为C。

37. 在一项队列研究中，非暴露组150人中15人患高血压，暴露组200人中30人患高血压，归因危险度为
 A. 0.15 B. 0.1 C. 1.5
 D. 0.05 E. 0.25

【答案】D

【解析】本题考核归因危险度。归因危险度为暴露组发病率与非暴露组发病率的差，此题为30/200−15/150=（0.15−0.10）=0.05。故正确答案为D。

38. 某医生观察某新药对预防流感的效果如下

分组	观察人数	未发病人数	发病率（%）
未服药组	180	130	27.78
服药组	230	190	17.39

下列说法最合适的是
A. 服药组的发病率低于未发病率，可以认为该药有效
B. 由于两组发病率相差不大，不能认为该药预防流感有效
C. 由于未设对照组，不能认为该药预防流感有效
D. 本资料应作假设检验后再作结论
E. 因为有抽样误差存在，不能作出结论

【答案】D

【解析】本题考核对流行病学实验性研究和假设检验的概念理解和应用能力。评价临床试验的效果时，首先应将试验组和对照组的发病率等指标进行统计学检验，差异有显著性后再评价其临床意义。故正确答案为D。

39. 对脑梗死的危险因素进行了病例对照研究，脑梗死患者100人，其中A型性格45人，非脑血管梗死患者100人，A型性格25人，A型性格的OR值为
 A. 0.25 B. 0.45 C. 2.45
 D. 1.8 E. 0.2

【答案】C

【解析】考核OR值的计算。病例对照研究采用比值比（OR）或优势比来估计暴露组与疾病之间的关联强度。比值是某事发生的可能性与不发生可能性之比。OR值等于病例组的暴露比值与对照组的暴露比值之比。本题病例组暴露比值为45/55，对照组暴露比值为25/75，所以OR=（45÷55)/(25÷75）=2.45。故正确答案是C。

40. 假定吸烟者心血管疾病的死亡率为249/10万人每年，非吸烟者心血管疾病死亡率为83/10万人每年，吸烟者死于心血管疾病的相对危险度是

　　A. 1.5　　　　　　　　　　B. 2.0　　　　　　　　　　C. 2.5
　　D. 3.0　　　　　　　　　　E. 3.5

【答案】D

【解析】本题考核相对危险度的计算。根据相对危险度的定义可得吸烟者死于心血管疾病的相对危险度 $RR=Ie/Io$，即249/83=3.0。故正确答案为D。

41. 为探索吸烟是否为慢性阻塞性肺病的主要危险因素，对40岁以上的男性5000人连续观察了20年，吸烟是否与慢性阻塞性肺病发病的关系，该研究为

　　A. 病例对照研究　　　　　　B. 现况研究　　　　　　　　C. 队列研究
　　D. 临床随访研究　　　　　　E. 实验研究

【答案】C

【解析】本题考核流行病学研究方法的应用。队列研究和实验研究均为前瞻性研究，但临床试验研究要采取干预措施，而队列研究只关注暴露因素与疾病之间的关联，没有干预措施，因此只能用队列研究的方法。注本题干中主要强调的是吸烟与慢性阻塞性肺疾发病的关系，故选队列研究。故正确答案为C。

42. 一名8岁男童，长期挑食，不吃动物性食物，生长迟缓，味觉异常，分析其缺乏的营养素为

　　A. 钙　　　　　　　　　　　B. 铁　　　　　　　　　　　C. 锌
　　D. 铜　　　　　　　　　　　E. 硒

【答案】C

【解析】此题是基本知识试题，考核对人体需要的营养素中微量元素锌缺乏症状的认识。生长迟缓、味觉异常是缺锌的典型症状。钙缺乏主要影响骨骼发育；铁缺乏造成贫血；铜缺乏表现为中性粒细胞减少，情绪易激动、生长迟缓；硒缺乏与心肌坏死、某些肿瘤有关。故正确答案是C。

43. 某石棉厂工人，工作30年。近期频繁出现心慌、气短等症状，经X线检查发现该工人肺部有团块状阴影。确诊为硅肺。该病属于

　　A. 职业性伤害　　　　　　　B. 职业性工伤　　　　　　　C. 职业病
　　D. 职业性损伤　　　　　　　E. 工作有关疾病

【答案】C

【解析】本题考核职业病。职业病是指企业、事业单位和个体经济组织的劳动者在职业活动中，因接触有毒、有害物质、粉尘、放射性物质等因素而引起的疾病。石棉厂工人，工作30年。近期频繁出现心慌、气短等症状，经X线检查发现该工人肺部有团块状阴影，确诊为硅肺，为职业病。故正确答案为C。

44. 某一家4口，晨起先后出现恶心、呕吐、腹痛、腹泻，大便呈黄绿色水样便，有恶臭，4人伴有体温升高，其中3人为38℃左右，1人为40℃。据了解发病的前晚，晚餐进食米饭、肉炖蛋、炒青菜、肉丝榨菜蛋汤，可能引起食物中毒的细菌是

　　A. 沙门菌　　　　　　　　　B. 变形杆菌　　　　　　　　C. 肉毒梭状芽孢杆菌
　　D. 副溶血性弧菌　　　　　　E. 葡萄球菌

【答案】A

【解析】本题考核沙门菌引起的食物中毒。沙门菌食物中毒发病表现为典型的胃肠道症状和黄绿色水样便、高热、进食肉蛋类食物等；变形杆菌食物中毒起病急骤，有恶臭的稀水便，含黏液，里急后重；肉毒杆菌食物中毒的食品多为发酵制品，且临床表现以神经系统受损为主；副溶血性弧菌主要见于食用海产品；葡萄球菌食物中毒以呕吐最为显著，呕吐物可呈胆汁性含血及黏液，细菌主要存在于剩饭中。故正确答案为A。

45. 男，35岁。温度计厂工人。主诉：易激动，易怒（示情感障碍），2年前有唇、手指等细小震颤，现发展到全身娴颤，并出现书写震颤。有口腔炎反复发作。该患者的可能诊断为

　　A. 汞中毒　　　　　　　　　B. 铅中毒　　　　　　　　　C. 苯中毒
　　D. 镉中毒　　　　　　　　　E. 砷中毒

【答案】A

【解析】本题考核金属中毒。汞主要以蒸气形式经呼吸道进入体内，不易通过消化道吸收。长期接触汞蒸气，可产生慢性汞中毒。早期可有头昏、头痛、失眠、记忆力减退、乏力等神经衰弱症状以及精神改变如胆怯、害羞、易怒等；此外，流涎、口腔炎和牙龈炎也是慢性汞中毒的早期表现。肌肉震颤是汞中毒的特征性症

状，初期表现为手指、眼睑和舌细微震颤，严重时，可发展到上下肢。故正确答案为A。

46.某校学生食堂数十人进食海虾后6小时，陆续出现上腹部绞痛，大便为水样或血水样，体温37～39℃，你认为最可能是

A. 肉毒梭菌食物中毒　　　　B. 葡萄球菌肠毒素食物中毒　　　　C. 副溶血性弧菌食物中毒
D. 变形杆菌食物中毒　　　　E. 沙门菌食物中毒

【答案】C

【解析】本题考核细菌性食物中毒。由患者症状上腹部绞痛，大便为水样或血水样，体温37～39℃，可知是副溶血性弧菌感染引起中毒，而此类细菌主要存在于海产品中。正确答案为C。

(47～49题共用备选答案)

某研究人员将统计资料按研究指标的类型整理实验数据。

A. 尿蛋白　　　　B. 白细胞分类　　　　C. 就诊人员
D. 职业　　　　　E. 血压

47.属计量资料的是
48.属计数资料的是
49.属等级资料的是

【答案】E、D、A

【解析】本题考核变量资料的类型。定量资料又称计量资料，是定量的，表现为数值的大小，有度量衡单位，重点强调数值，如身高、体重、血压等。定性资料是指变量值是定性的，为不相容的类别或属性，性别、民族、职业和ABO血型都是定性资料。半定量资料也称有序资料或等级资料，变量的观察值是定性的，但各类别（属性）之间有程度或顺序上的差别。如药物治疗效果按照显效、有效、好转、无效分类等，重点强调顺序。

(50～51题共用备选答案)

A. 直条图　　　　B. 圆图　　　　C. 线图
D. 直方图　　　　E. 散点图

50.表达一组分列数据的内部构成比的图是
51.表达某连续型变量各组段的数或频度的图是

【答案】B、C

【解析】本题考核统计图的适用资料。①直条图：适用于按质分组或量分组资料比较大小。②圆图或百分条图：适用于按质分组或量分组资料比较各部分构成比。③线图：适用于连续性资料，表示某现象随另一现象的变动趋势。④半对数线图：用于表示事物的发展速度。⑤直方图：适用于连续性资料，表示频数分布情况。⑥散点图：表示两种事物变化的相关性和趋势。彼此相互独立的现象间相同指标的比较用直条图。

(52～56题共用备选答案)

A. 平均数　　　　B. 标准差　　　　C. 标准误
D. 率　　　　　　E. 构成比

52.表示在抽样调查中，样本均数与总体均数之间抽样误差的大小
53.在抽样调查中一组样本的变异程度，即对均数离散度
54.计量资料的平均水平
55.某种现象发生的频率
56.某事物内各种构成部分所占的比重

【答案】C、B、A、D、E

(57～59题共用备选答案)

A. 双盲　　　　B. 单盲　　　　C. 样本含量
D. 三盲　　　　E. 随机分组

57.目的是平衡实验组和对照组混杂因素的是
58.研究者和研究对象均不知分组情况的是
59.包括连续变量和非连续变量样本大小的估计是

【答案】E、A、C

(60～61题共用备选答案)

A. 鼠疫　　　　B. 风疹　　　　C. 流行性感冒

D. 流行性腮腺炎　　　　　　　E. 肺结核

60. 上列疾病中，属于甲类传染病的是
61. 上列疾病中，属于乙类传染病的是

【答案】A、E

【解析】本题考核传染病的分类。甲类传染病包括鼠疫、霍乱。乙类传染病包括传染性非典型肺炎、艾滋病、病毒性肝炎、脊髓灰质炎、麻疹、流行性出血热、狂犬病、流行性乙型脑炎、登革热、炭疽、细菌性和阿米巴性痢疾、肺结核、伤寒和副伤寒、流行性脑脊髓膜炎、百日咳、白喉、新生儿破伤风、猩红热、布鲁菌病、淋病、梅毒、钩端螺旋体病、血吸虫病、疟疾、人感染高致病性禽流感、甲型H1N1流感、新冠病毒感染等27种疾病。

第十九章 临床医学综合

第一单元 呼吸系统

1. 男，68岁。反复咳嗽、咳痰、气促41年，心悸、水肿5年，近1周来症状加重入院。查体：呼吸急促，双肺可闻及干湿啰音，P2亢进，三尖瓣区闻及3/6级收缩期杂音。肝右肋下4cm，压痛(+)，肝颈回流征阳性，下肢水肿。此时首选的治疗是使用

   A. 强心剂　　　　　　　　B. 利尿剂　　　　　　　　C. 心血管扩张剂
   D. 抗生素　　　　　　　　E. 祛痰剂

   【答案】D

   【解析】患者"反复咳嗽咳痰41年"，应考虑为COPD。"近1周症状加重，双肺干湿啰音"，应考虑为急性加重期。P2亢进为肺动脉高压的表现，"三尖瓣区闻及收缩期杂音"为右心室肥大导致的相对性三尖瓣关闭不全。"肝大，肝颈回流征阳性，下肢水肿"为右心衰竭的表现。故该患者为慢性肺心病急性加重期。肺心病急性加重期的治疗原则是控制感染、畅通呼吸道、改善呼吸功能、纠正缺氧、控制呼衰和心力衰竭，其中最重要的首要措施是控制感染，答案为D。

2. 男，54岁。因"进行性呼吸困难1年"就诊，既往体健。查体：口唇轻度发绀，双肺呼吸音清晰，未闻及干湿啰音。心界无扩大，P2亢进、分裂，三尖瓣区可闻及2/6级收缩期杂音。左下肢轻度凹陷性水肿，并可见浅静脉曲张。该患者最可能的诊断是

   A. 慢性肺源性心脏病　　　　B. 冠心病　　　　　　　　C. 扩张型心肌病
   D. 先天性心脏病　　　　　　E. 风湿性心脏病

   【答案】A

   【解析】患者呼吸困难1年，唇绀，说明存在慢性缺氧。患者P2亢进、分裂，说明有肺动脉高压。三尖瓣区可闻及2/6级收缩期杂音，此为右心室肥大导致的相对性三尖瓣关闭不全。下肢水肿，说明右心室功能失代偿。因此本例应诊断为慢性肺源性心脏病。故选A。

3. 支气管哮喘发作时，最有诊断意义的体征是

   A. 胸廓饱满　　　　　　　　B. 肋间隙增宽　　　　　　C. 触诊胸部语颤减弱
   D. 叩诊胸部过清音　　　　　E. 听诊两肺广泛哮鸣音

   【答案】E

   【解析】哮喘发作时，最具诊断意义的是双肺可闻及呼气相为主的广泛哮鸣音，故（选E）。A、B、C、D项均为肺气肿的体征。应掌握二者体征的鉴别。

4. 支气管哮喘最有意义的临床表现特点是

   A. 有哮鸣音　　　　　　　　B. 有肺气肿体征　　　　　C. 呈进行性加重
   D. 呈发作性，可缓解　　　　E. 呈反复发作，持续不能缓解

   【答案】D

   【解析】支气管哮喘表现为发作性呼气性呼吸困难、胸闷或咳嗽，其特点是可自行缓解或经药物治疗后缓解（D对E错）。由于该病的气流受限是可逆的，故缓解后无任何症状和体征（C错）。在轻度哮喘或重度哮喘发作，哮鸣音可不出现（A错）。哮喘的长期发作可导致肺气肿，但并非所有哮喘患者都有肺气肿的体征（B错）。

5. 女，31岁。反复发作性干咳伴胸闷3年，多于春季发作，无发热、咯血及夜间阵发性呼吸困难，多次胸片检查无异常，常用抗生素治疗效果不明显。无高血压病史。全身体检无阳性体征。为明确诊断首选的检查是

   A. 胸部CT　　　　　　　　B. 心脏超声波　　　　　　C. 支气管激发试验
   D. 动脉血气分析　　　　　　E. 纤维支气管镜

   【答案】C

   【解析】哮喘表现为发作性喘息、胸闷、咳嗽，多数患者可自行缓解或经支气管舒张剂治疗后缓解，发作间隙期检查阴性。本例多次胸片检查无异常，常用抗生素治疗效果不明显，应考虑哮喘。为明确诊断，应首选

支气管舒张试验或激发试验（选C）。胸部CT为影像学检查，在哮喘者无异常发现。心脏超声对确诊哮喘无意义。动脉血气分析可用于了解哮喘患者的酸碱失调情况。纤维支气管镜主要用于检查气管、大支气管病变。

（6～7题共用备选答案）

A. 支原体肺炎　　　　　　B. 肺炎链球菌肺炎　　　　　C. 慢性支气管炎急性发作期
D. 支气管哮喘　　　　　　E. 支气管扩张症

6. 病变肺部叩诊浊音，语颤增强，闻及支气管呼吸音，常见于

【答案】B

7. 发作时两肺广泛哮鸣音，缓解后哮鸣音消失，常见于

【答案】D

【解析】①肺炎链球菌肺炎常表现为大叶性肺炎，当出现肺实变时，则肺部叩诊浊音，触觉语颤增强，并可闻及支气管呼吸音（选B）。②支气管哮喘常表现为反复发作性呼气性喘息、气急，可自行缓解或经治疗后缓解，发作时可有双肺广泛哮鸣音，由于哮喘存在气道可逆性，因此缓解后哮鸣音消失，恢复正常（选D）。

8. 支气管扩张症最有意义的体征是

A. 贫血　　　　　　　　　B. 杵状指　　　　　　　　　C. 固定的局限性湿啰音
D. 消瘦　　　　　　　　　E. 多变的哮鸣音

【答案】C

【解析】①支气管扩张症最有意义的体征可于肺底部闻及固定而持久的局限性粗湿啰音，一定要牢牢掌握（选C）。②其余体征均非支气管扩张症具有的特征性的体征。

9. 慢性咳嗽，大量脓痰，反复咯血最多见于

A. 慢性支气管炎　　　　　B. 支气管肺癌　　　　　　　C. 支气管扩张症
D. 肺结核　　　　　　　　E. 肺炎

【答案】C

【解析】支气管扩张病的典型临床表现是慢性咳嗽、咳大量脓痰、反复咯血（选C）。慢性支气管炎的典型症状是咳、痰、喘。支气管肺癌的典型表现为刺激性干咳、血痰。肺结核常表现为低热盗汗、咳嗽咳痰、咯血。肺炎病程较短，不会反复发作。

10. 支气管扩张症的典型痰液表现为

A. 大量白色泡沫样痰　　　B. 大量脓性痰，有分层　　　C. 大量粉红色泡沫样痰
D. 大量乳状痰　　　　　　E. 大量白色黏液状痰

【答案】B

【解析】支气管扩张症的典型症状为慢性咳嗽、咳痰、咯血，其痰量较大，可达每日数百毫升。痰液呈脓性、黄绿色，常带臭味，放置后痰液分为3层（选B）。这里一定要和肺脓肿注意区分，肺脓肿的痰液也分为3层。

11. 较常出现杵状指（趾）的呼吸系统疾病是

A. 慢性支气管炎　　　　　B. 阻塞性肺气肿　　　　　　C. 支气管哮喘
D. 支气管扩张症　　　　　E. 支原体肺炎

【答案】D

【解析】杵状指简单来讲是机体缺氧所致，见于多种系统中的疾病。在呼吸系统疾病中，杵状指主要见于慢性肺脓肿、支气管扩张症、支气管肺癌，不常见于慢性支气管炎、阻塞性肺气肿、支气管哮喘。根据题意，本题选D。

12. 男，43岁。反复咳嗽、咳脓痰10年，加重5天入院。吸烟史15年，已戒10年。查体：右下肺可闻及较多湿啰音及少量哮鸣音，可见杵状指。胸部X线片示右下肺纹理增粗、紊乱。该患者应首先考虑的诊断是

A. 支气管结核　　　　　　B. 慢性阻塞性肺疾病　　　　C. 支气管肺癌
D. 支气管哮喘　　　　　　E. 支气管扩张

【答案】E

【解析】①中年患者长期咳嗽、咳脓痰，右下肺湿啰音，杵状指，伴长期吸烟史，右下肺纹理增粗、紊乱，应诊断为支气管扩张症（E）。②肺结核的好发部位是肺尖，本例在右下肺，故不答A。COPD一般都是双肺对称性病变，不是局限性右肺湿啰音，故不答B。本例病程长达10年，不可能为肺癌，故不答C。支气管哮喘反复发作性喘息、气急、呼吸困难，满肺的哮鸣音，故不答D。

13. 女，46岁。今晨咯血约100mL，无发热。幼年起反复咳嗽咳痰。查体 T 36.8℃，BP 120/70mmHg，左肺可闻及湿啰音，该患者最可能的诊断是
   A. 肺结核　　　　　　　　　B. 支气管扩张　　　　　　　　C. 支气管肺癌
   D. 慢性支气管炎　　　　　　E. 肺炎链球菌肺炎

【答案】B

【解析】①本例中年女性的咯血，有慢性咳嗽、咳痰、反复咯血的既往表现，加上左肺固定的湿啰音，可诊断为支气管扩张症（选B）。②肺结核表现为低热盗汗等结核中毒症状，可少量咯血，大咯血少见。支气管肺癌表现为刺激性干咳、血痰、很少大咯血，病程较短。慢性支气管炎表现为咳、痰、喘，很少大咯血。肺炎链球菌肺炎一般于受凉后急性起病，伴畏寒高热，大咯血罕见。本题的幼年起病作为题眼，只有支气管扩张症长期慢性。

14. 女，60岁。反复咳嗽、咳脓痰、咯血30年，再发伴发热3天。近天来静脉滴注"头孢菌素"，仍有较多脓痰及痰中带血。查体：T 37.5℃，左下肺可闻及湿啰音，杵状指。该患者最可能的诊断是
   A. 慢性支气管炎　　　　　　B. 支气管扩张　　　　　　　　C. 肺结核
   D. 肺脓肿　　　　　　　　　E. 支气管肺癌

【答案】B

【解析】①老年女性，长期反复咳嗽、咳痰，咯血，痰中带血，首先应考虑支气管扩张症。肺部固定性湿啰音、杵状指为支气管扩张的解题关键。故答B。②慢性支气管炎可有慢性咳嗽、咳痰，但咯血少见，一般不会出现杵状指。肺结核常见于青年人，伴低热盗汗的症状，病变多位于肺尖。肺脓肿多表现为高热、咳嗽，咳大量臭脓痰，长期咯血者少见。患者病程长达30年，排除肺癌。

15. 男，34岁。咯鲜血半小时。就诊时仍有鲜血咯出。咳嗽不显著，无咳痰及呼吸困难。既往有类似情况出现，可自行停止。否认慢性心肺疾病史。查体：双肺呼吸音清晰。胸部X线片未见异常。为明确诊断，首先应进行的检查是
   A. 支气管动脉造影　　　　　B. 支气管镜　　　　　　　　　C. 肺动脉造影
   D. 上呼吸道检查　　　　　　E. 胸部CT

【答案】E

【解析】中年患者，反复咯血，肺部听诊及胸片正常，伴既往病史，排除了肺心病，应考虑支气管扩张。为明确诊断，当然首选HRCT检查（E）。对于支扩的首选检查，一定要牢牢掌握。

16. 肺炎球菌肺炎的典型症状是
   A. 寒战和高热　　　　　　　B. 气急和发绀　　　　　　　　C. 咳黏液脓性痰
   D. 咳铁锈色痰　　　　　　　E. 患侧胸部疼痛

【答案】D

【解析】肺炎球菌肺炎典型症状为发热、胸痛、咳铁锈色痰（选D），症状特点变化有①发病前常有受凉淋雨、疲劳、醉酒、病毒感染等诱因；②起病多急骤，高热、寒战（A）；③胸痛（E）；④咳嗽、咳痰，痰少。咳黏液脓性痰是葡萄球菌肺炎的临床表现。故本题选D。

17. 肺炎链球菌可引起
   A. 支气管肺炎　　　　　　　B. 肺脓肿　　　　　　　　　　C. 大叶性肺炎（即典型肺炎）
   D. 支气管哮喘　　　　　　　E. 胸膜炎

【答案】C

【解析】肺炎链球菌肺炎又称为大叶性肺炎。故本题选C。

18. 肺炎链球菌肺炎治疗的首选抗生素是
   A. 红霉素　　　　　　　　　B. 庆大霉素　　　　　　　　　C. 氧氟沙星
   D. 青霉素G　　　　　　　　E. 林可霉素

【答案】D

【解析】肺炎链球菌肺炎首选抗生素为青霉素G，对青霉素过敏者可用呼吸喹诺酮类左氧氟沙星等，对高水平耐药选择万古霉素。

19. 下列哪项描述不符合大叶性肺炎
   A. 大多数是肺炎双球菌引起的　　B. 常伴有急性支气管炎　　　　C. 可以合并肺脓肿
   D. 是纤维素性炎　　　　　　　　E. 自然病程可以分期

【答案】B

【解析】大叶性肺炎一般无急性支气管炎。故本题选B。

20. 患者，男性，56岁。高热2天，咳嗽，咳铁锈色痰，白细胞增高，胸片呈左上肺片状阴影。最有可能的诊断是

A. 军团菌肺炎　　　　　　B. 肺曲菌肺炎　　　　　　C. 肺炎链球菌肺炎
D. 卡式囊虫肺炎　　　　　E. 肺孢子菌肺炎

【答案】C

【解析】肺炎链球菌肺炎咳痰的特点是咳铁锈色痰。故本题选C。

21. 患者，女性，20岁。劳累后畏寒高热，右胸痛，查体：急性病容，口周疱疹，右肺中下部闻及管性呼吸音，临床诊断右肺炎，最可能的病原体是

A. 肺炎支原体　　　　　　B. 肺炎克雷伯菌　　　　　C. 肺炎链球菌
D. 肺炎衣原体　　　　　　E. 金黄色葡萄球菌

【答案】C

【解析】①支原体肺炎多见于儿童和青少年，病程较长，突出表现为发热，刺激性干咳，X线可呈间质性改变。②肺炎克雷伯菌肺炎是由肺炎克雷伯菌引起的急性肺部炎症，多见于老年人，典型痰为砖红色胶冻样痰，易有空洞或多发性脓肿形成，好发于右上叶，由于渗出物稠厚，常使水平叶间裂呈弧形下坠。③肺炎链球菌肺炎多见于青壮年，典型症状为咳铁锈色痰，发病前有受凉淋雨劳累等诱因，查体呈急性热病容，口角及鼻周可有单纯疱疹，肺实变时叩诊呈浊音，语音震颤增强并可闻及支气管呼吸音，故本题选C。④金黄色葡萄球菌肺炎的典型痰为黄色脓痰或粉红色乳状脓性，表现为高热、寒战，胸部X线表现为多发肺段、肺叶密度影及气囊肿。

（22～23题共用题干）

男性，20岁，平素健康，经淋雨后，突发寒战、高热、头痛，第2天出现右侧胸痛、咳嗽、咳痰。胸片：右上肺大片实变影。

22. 体检不会出现的体征是

A. 右上肺叩诊浊音　　　　B. 气管向左侧偏移　　　　C. 右上肺语颤增强
D. 急性病容　　　　　　　E. 脉率增快

23. 最可能诊断为

A. 胸膜增厚　　　　　　　B. 肺脓肿　　　　　　　　C. 肺结核
D. 大叶性肺炎　　　　　　E. 肺梗死

【答案】B、D

【解析】①该患者为青壮年，淋雨后发病，且为突发寒战、高热，第二天出现胸痛、咳嗽、咳痰，影像学检查示右上肺大片实变影，故诊断为大叶性肺炎。胸膜增厚见于慢性胸膜炎症性疾病。肺脓肿以高热、咳嗽、咳大量脓臭痰为主要特征。肺结核常表现为低热、乏力、盗汗等结核中毒症状，伴有咳嗽、咳痰。肺梗死同时出现呼吸困难、胸痛及咯血，即肺梗死三联征。②大叶性肺炎不会引起气管移位，而肺不张则会引起纵隔、气管向患侧移位，是与大叶性肺炎不同之处。

24. 早期发现肺结核的最主要方法是

A. 询问病史　　　　　　　B. X线检查　　　　　　　C. 痰菌检查
D. 血沉检查　　　　　　　E. 结核变态反应

【答案】B

【解析】胸部X线检查是诊断肺结核的重要方法，正侧位胸片可以发现早期轻微的结核病变，确定病变范围、部位、形态、密度、与周围组织的关系、病变阴影的伴随影像。肺结核病病变多发生在上叶的尖后段和下叶的背段。故本题选B。

25. 浸润型肺结核好发于

A. 上叶尖后段　　　　　　B. 肺门　　　　　　　　　C. 中下肺
D. 背部　　　　　　　　　E. 下叶

【答案】A

【解析】浸润型肺结核多发生在肺尖和锁骨下。故本题选A。

26. 关于结核病化疗原则，下列哪项不正确

A. 应坚持早期、联用、大量、规律、全程用药

B. 临床有结核中毒症状，X线病灶有炎性成分，需用化疗
C. 对病灶部分硬结，痰菌阴性者，可先观察，暂不用化疗
D. 利福平对杀灭被吞噬在细胞内的结核菌有效
E. 初治病例如条件允许，尽量采用短程化疗（6个月）

【答案】A

【解析】①合理化疗是指对活动性结核病坚持早期、联用、适量、规律和全程使用敏感药物的原则。②临床上有结核病毒症状，痰菌阳性，X线病灶具有炎症成分，或是病灶正在进展或好转阶段，均属活动性肺结核，是化疗适应证。③对部分硬结，痰菌阴性者，可观察一段时间，暂不用化疗，对硬结已久的病灶不需化疗。④对于初治病例，如条件允许，可以用异烟肼、利福平、吡嗪酰胺组合为基础的短程化疗方案（6个月）。故本题选A。

27. COPD患者的预防措施中，**不宜**采用的是
A. 接种流感疫苗　　　　　　B. 戒烟　　　　　　　　C. 接种肺炎链球菌疫苗
D. 预防性使用抗生素　　　　E. 脱离变应原

【答案】D

【解析】感染只是COPD加重的诱因，COPD患者并非感染，因此不能预防性应用抗生素（选D）。长期吸烟会导致COPD，故戒烟是预防COPD的重要措施。接种流感疫苗、肺炎链球菌疫苗等对预防COPD患者反复感染可能有益处。部分COPD可能伴有过敏因素，因此脱离变应原可能有预防疾病的作用。

28. 目前用于判断慢性阻塞性肺疾病严重程度的肺功能指标是
A. 用力肺活量（FVC）占预计值百分比　　　　B. 最大通气量（MVV）占预计值百分比
C. 一秒率（FEV_1/FVC）　　　　　　　　　　D. 残总比（RV/TLC）
E. 一秒量（FEV_1）占预计值百分比

【答案】E

【解析】慢支或肺气肿的患者吸入支气管扩张剂后，$FEV_1/FVC<0.70$可诊断为慢性阻塞性肺疾病；然后根据FEV_1占预计值的百分比，判断严重程度的分级。轻度：$FEV_1\%\ pred \geqslant 80\%$；中度：$50\% \leqslant FEV_1\%\ pred < 80\%$；重度：$30\% \leqslant FEV_1\%\ pred < 50\%$；极重度：$FEV_1\%\ pred < 30\%$。故E对。

29. 慢性阻塞性肺疾病最主要的发病危险因素是
A. 空气污染　　　　　　　　B. 呼吸道感染　　　　　C. 寒冷气候
D. 吸烟　　　　　　　　　　E. 过敏

【答案】D

【解析】吸烟是慢性阻塞性肺疾病（COPD）最重要的发病因素，吸烟者COPD的患病率是不吸烟者的2～8倍（D）。选项ABCE都是COPD的病因，但不是最主要的。而慢性阻塞性疾病急性加重期（AECOPD）的最常见病因才是B选项，需要区分。

30. 男，65岁。间断咳嗽、咳痰5年。吸烟35年，1～2包/日。胸部X线片示双肺透亮度略增加。为明确诊断，宜首选的检查是
A. 动脉血气分析　　　　　　B. 胸部高分辨CT　　　　C. 肺通气扫描
D. 肺功能　　　　　　　　　E. 支气管镜

【答案】D

【解析】患者长期咳嗽、咳痰，胸片示双肺透亮度略增加，考虑为慢性阻塞性肺疾病。为明确诊断，应首选肺功能检查（D对）。动脉血气分析主要用于诊断呼吸衰竭（A错）。胸部高分辨CT可诊断支气管扩张症（B错）。肺通气扫描常用于诊断肺血栓栓塞症（C错）。支气管镜常用于诊断中央型肺癌（E错）。

31. 男，68岁。反复咳嗽、咳痰20年，气短10年，喘息加重2天。吸烟30年，每日约1包。查体：神志清楚，呼吸急促，端坐位，口唇发绀，桶状胸，左下肺呼吸音明显减弱，右肺可闻及哮鸣音和湿啰音。WBC 6.3×10^9/L，N 0.85。为进一步诊治，首选的检查是
A. 心电图　　　　　　　　　B. 痰培养　　　　　　　C. 肺功能
D. 胸部X线片　　　　　　　E. 血气分析

【答案】D

【解析】患者反复咳痰喘20年，应诊断为COPD。患者端坐位，口唇发绀，左下肺呼吸音明显减弱，应考虑COPD并发自发性气胸，这是COPD常见的并发症，故应首选胸片检查（D）。其余均不是首选的检查。

(32～33题共用题干)

男，66岁。活动后突发左侧胸痛伴呼吸困难1天。既往慢性阻塞性肺疾病病史10余年。查体：R 26次/分 BP 95/60mmHg。口唇发绀，左肺呼吸音明显减弱，心率102次/分，律齐。

32. 该患者最可能的诊断是
 A. 急性心肌梗死　　　　　B. 自发性气胸　　　　　C. 阻塞性肺不张
 D. 胸腔积液　　　　　　　E. 肺栓塞

33. 为明确诊断，应先采取的检查措施是
 A. CT肺动脉造影　　　　　B. 胸腔穿刺　　　　　　C. 支气管镜
 D. 胸部X线片　　　　　　 E. 心电图

【答案】B、D

【解析】①自发性气胸是COPD最常见的并发症，表现为呼吸困难的突然加重，伴明显发绀，听诊呼吸音减弱或消失。故本例应诊断为COPD并发自发性气胸。急性心梗很少造成呼吸困难及呼吸音减低，故不答A。阻塞性肺不张、胸腔积液、肺栓塞均不属于COPD的并发症，故不选C、D、E。②为明确气胸的诊断，当然首选胸片检查。CT肺动脉造影（CTPA）主要用于确诊肺血栓栓塞症。胸腔穿刺主要用于明确胸腔积液的性质。支气管镜主要用于诊断气管、大支气管占位。心电图常用于诊断冠心病及心律失常。

34. 提示肺动脉高压最主要的临床表现是
 A. 肺气肿　　　　　　　　B. 呼吸衰竭　　　　　　C. P2亢进
 D. 剑突下异常搏动　　　　E. 三尖瓣区收缩期杂音

【答案】C

【解析】第二心音（S2）由主动脉瓣和肺动脉瓣关闭引起，因此S2包括两个部分，即主动脉瓣部分（A2）和肺动脉瓣部分（P2）。一般情况下，青少年P2>A2，成年人P2=A2，老年人P2<A2。当肺动脉高压时，肺循环阻力增高，导致S2的肺动脉瓣部分（P2）亢进，此为肺动脉高压的主要临床表现（选C）。

35. 判断PPD试验的结果是依据
 A. 24～72小时测量皮肤红斑直径　　　　B. 12～24小时测量皮肤硬结直径
 C. 48～72小时测量皮肤红斑直径　　　　D. 24～48小时测量皮肤红斑直径
 E. 48～72小时测量皮肤硬结直径

【答案】E

【解析】PPD试验时通常用PPD 0.1mL稀释液（5U）在左或右前臂内侧作皮内注射，注射后48～72小时测皮肤硬结的直径。故本题选E。

36. 关于原发性肺结核，下列哪项正确
 A. 好发于双肺锁骨上、下　　　　　　　B. 多发生明显结核中毒症状
 C. 极少发生血行播散　　　　　　　　　D. 原发灶及淋巴结不会发生干酪性坏死
 E. 肺门或纵隔淋巴结结核较原发复合征更为常见

【答案】E

37. 患者，男，28岁，吸烟患者。因低热、咳嗽2个月，痰中带血1周来院门诊。查体：T 37.5℃，双侧颈后可触及多个可活动淋巴结，右上肺可闻及支气管肺泡音，胸片示右上肺云雾状阴影。最可能的诊断是
 A. 原发型肺结核　　　　　B. 血行播散型肺结核　　C. 浸润型肺结核
 D. 支气管肺癌　　　　　　E. 慢性纤维空洞型肺结核

【答案】C

【解析】①吸烟患者，长期低热、咳嗽，伴痰中带血，考虑肺结核，胸片示右上肺云雾状阴影，考虑浸润型肺结核。故本题选C。②原发型肺结核胸部X线片呈现哑铃形阴影，即原发病灶、引流淋巴管炎和肿大的肺门淋巴结，形成典型的原发复合征。③浸润型肺结核多发生在肺尖和锁骨下，胸片示小片状或斑点状阴影。④支气管肺癌多有长期吸烟史，表现为刺激性咳嗽，痰中带血、胸痛和消瘦等症状，胸部X线表现为肺癌肿块常呈分叶状，有毛刺、切迹，形成偏心厚壁空洞。⑤慢性纤维空洞型肺结核胸片示纤维厚壁空洞、肺门抬高和肺纹理呈垂柳样，纵隔向患侧移位。

38. 男，25岁。因肺结核咯血入院，2小时前又咯血约100mL，现在患者感胸闷气促、咯血不畅，继之两手乱抓、不能说话、张口瞪目。急救措施是
 A. 对口人工呼吸　　　　　B. 高压氧　　　　　　　C. 垂体后叶激素静脉推注

D. 胸外按压 E. 使呈头低足高位，拍背

【答案】E

【解析】肺结核咯血患者，出现咯血不畅，并伴有胸闷气促，烦躁不安，不能说话，张口瞪目等症状时，常为咯血窒息，应及时抢救。置患者头低足高45°的俯卧位，同时拍击健侧背部，保持充分体位引流，尽快使积血和血块由气管排出，或直接刺激咽部以咳出血块。

39. 女，62岁。反复咳嗽、痰中带血伴低热1个月余。查体：气管向左移位，左肺可闻及细湿啰音。为明确诊断，首选的检查是
A. 结核抗体检测   B. 胸部X线   C. 支气管镜
D. 痰结核分枝杆菌培养   E. 结核菌素试验

【答案】B

【解析】①患者反复咳嗽、痰中带血、低热，考虑为肺结核，首选胸部X线检查。②胸部X线检查是早期发现肺结核的主要方法，可以发现早期轻微的结核病变，是诊断肺结核临床类型的主要依据，判断肺结核活动性与疗效的重要依据。故本题选B。

40. 预后最差的肺癌是
A. 鳞形细胞癌   B. 小细胞癌   C. 腺癌
D. 大细胞癌   E. 细支气管肺泡癌

【答案】B

【解析】预后最好的肺癌是肺类癌，预后最差的肺癌是小细胞肺癌。故本题选B。

41. 早期中心型肺癌的常见症状是
A. 高热、胸痛   B. 声嘶   C. 上肢及颜面部肿胀
D. 咳嗽、血痰   E. 胸闷、呼吸困难

【答案】D

【解析】①中心型肺癌：肿瘤位于肺门区，发生于段或段以上支气管，早期即可出现刺激性咳嗽；另一常见症状是血痰，通常为痰中带血点、血丝，大咯血少见（选D）。②高热为肺癌合并感染所致；胸痛为癌肿侵犯胸膜所致；声音嘶哑为癌肿压迫喉返神经所致；上肢及颜面部肿胀为癌肿压迫上腔静脉所致，这些均属于晚期肺癌压迫、侵犯邻近器官、组织或发生远处转移时产生的症状，胸闷、呼吸困难，为癌肿造成较大的支气管堵塞所致，为中晚期症状。

42. 肺癌患者出现声音嘶哑提示肿瘤侵犯
A. 上腔静脉   B. 喉返神经   C. 颈交感神经节
D. 膈神经   E. 隆突

【答案】B

【解析】①肺癌侵犯喉返神经，可引起声带麻痹，导致声音嘶哑。②肺癌压迫上腔静脉，可引起上腔静脉梗阻综合征，表现为面部、颈部、上肢、上胸部静脉怒张，皮下组织水肿；肺癌侵犯颈交感神经节，可引起Homer综合征，表现为同侧上眼睑下垂、瞳孔缩小、眼球内陷、面部无汗。晚期肺癌很少侵犯膈神经。肺癌侵犯气管隆嵴，可引起刺激性咳嗽。故本题选B。

43. 鉴别中心型肺癌和周围型肺癌最有价值的检查是
A. 血肿瘤标志物   B. 胸部正侧位X线片   C. 胸部CT
D. 胸部核磁共振   E. 痰细胞学

【答案】C

【解析】①中心型肺癌是指起源于肺段支气管开口以近，位置靠近肺门的肺癌。周围型肺癌是指起源于肺段支气管开口以远，位于肺周围部分的肺癌。胸部CT分辨率高，为区分和诊断中心型和周围型最有价值的影像学检查方法。②痰细胞学检查为确诊肺癌的方法，不能区分中央型和周围型肺癌。目前尚未发现特异性很高的肺癌肿瘤标志物，胸部X线片为肺癌普查的首选方法。胸部核磁共振并非肺癌的常用检查手段。故本题选C。

44. 肺癌普查首选的检查方法是
A. 胸部B超   B. 胸部CT   C. 支气管镜
D. 胸部X线片   E. 肿瘤标志物检测

【答案】D

【解析】①胸部X线片是诊断肺癌的一个重要手段,对于40岁以上的成人,应定期进行胸部X线普查。②胸部B超是诊断胸腔积液的首选检查。胸部CT价格昂贵,不作为肺癌的普查方法。支气管镜为有创检查,仅用于中心型肺癌的诊断。肺癌的肿瘤标志物特异性及敏感性均不理想,不能作为普查方法,故本题选D。

45. 下列X线征象是周围型肺癌的特征是
   A. 肺段或肺叶的局限性肺气肿　　B. 圆形或类圆形肿块呈分叶状,有脐样切迹会有毛刺
   C. 阻塞性肺炎　　D. 出现囊状空洞或斑片状浸润
   E. 可有"S"形的肺不张和密度较高的片状阴影

【答案】B

【解析】中央型肺癌,肺段或肺叶的局限性肺气肿。周围型肺癌,圆形或类圆形肿块呈分叶状,有脐样切迹会有毛刺。故本题选B。

46. 对放疗最敏感的肺癌是
   A. 小细胞未分化癌　　B. 鳞癌　　C. 腺癌
   D. 肺泡细胞癌　　E. 以上均不敏感

【答案】A

【解析】小细胞癌恶性程度高,生长快,较早出现淋巴和血行广泛转移,对放射和化学疗法最敏感。故本题选A。

47. 肺癌较常见的类型是
   A. 腺癌　　B. 未分化癌　　C. 肺泡细胞癌
   D. 鳞状细胞癌　　E. 小细胞肺癌

【答案】D

【解析】肺癌较常见的类型是鳞状细胞癌,年龄大多在50岁以上,男性占绝大多数,多有吸烟史,大多起源于肺段以上大的支气管,故为中央型肺癌。腺癌:发病年龄较小,女性相对多见,多数起源于肺段以下支气管上皮,故又称周围型腺癌。小细胞癌(小细胞未分化癌)是一种高度恶性的肿瘤,生长迅速,转移较早,形如燕麦穗粒,故又称燕麦细胞癌。故本题选D。

48. 男,62岁。胸痛2个月。胸部X线片检查发现右上肺外周3.0cm×2.5cm阴影。下述检查对确定诊断最有价值的是
   A. 肿瘤标志物检测　　B. 胸部MRI　　C. 支气管动脉造影
   D. 胸部CT　　E. CT或超声引导下经胸壁活检

【答案】E

【解析】患者老年男性,胸片示肺外周占位性病变,应考虑周围型肺癌。为明确诊断,最有价值的检查是CT或超声引导下经胸壁活检(E);目前尚未发现肺癌的特异性肿瘤标志物(A),B、C、D均属于影像学检查,不能确诊肺癌,故本题选E。

49. 男性,62岁。慢性咳嗽10年,近半月来出现阵发性干咳,持续痰中带血。X线胸片显示左肺下叶不张。为明确诊断最有意义的检查方法为
   A. 纤维支气管镜检查　　B. 痰细菌培养　　C. 结核菌素试验
   D. 肺功能测定　　E. 血清癌胚抗原测定

【答案】A

【解析】老年患者阵发性干咳,痰中带血,胸片提示肺不张,应诊断为中央型肺癌。纤维支气管镜可直视下观察肿瘤生长情况,且可取活组织行病理检查确诊,为最有意义的检查方法。痰细菌培养常用于肺部感染的诊断。结核菌素试验常用于肺结核的诊断。肺功能检查常用于COPD的诊断。血清癌胚抗原测定常用于结直肠癌的辅助诊断。故本题选A。

50. 以下哪项不是肺血栓栓塞症的常见症状
   A. 不明原因呼吸困难　　B. 晕厥　　C. 咳嗽
   D. 心绞痛　　E. 胸痛

【答案】D

【解析】肺血栓栓塞症的常见症状有:①不明原因的呼吸困难和气促;②胸痛;③晕厥,为唯一或首发症状;④咳嗽;⑤烦躁不安。故本题选D。

51. 以下哪项不是肺血栓栓塞症的体征
    A. 发绀　　　　　　　　B. 肺部湿啰音　　　　　　　C. 心动过速
    D. 颈静脉充盈或异常波动　E. 频发提前收缩
【答案】E
【解析】①呼吸系统体征：呼吸急促（最常见）、发绀、可闻及肺部细湿啰音；②循环体征：心率增快、血压下降、颈静脉充盈或异常搏动。故本题选E。

52. 我国肺动脉栓塞最常见病因是
    A. 血栓　　　　　　　　B. 心脏病　　　　　　　　　C. 肿瘤
    D. 妊娠分娩　　　　　　E. 免疫疾病
【答案】B
【解析】心脏病是我国肺栓塞的最常见原因，占40%，可遍及各种心脏病，合并心房颤动、心力衰竭和亚急性细菌性心内膜炎者发病率较高，以右心腔血栓最多见。

53. 目前确诊肺血栓栓塞症最常用的手段是
    A. CT肺动脉造影　　　　B. 肺通气/灌注核素扫描　　C. 磁共振显影
    D. 心脏彩超　　　　　　E. MRI肺动脉造影
【答案】A
【解析】诊断肺栓塞的金标准是肺血管造影。CT肺动脉造影是肺血栓栓塞症的一线确诊手段，采用特殊操作技术进行CT肺动脉造影，准确发现段以上肺动脉内的血栓。

54. 静脉血栓合并肺栓塞的栓子通常来源于
    A. 下肢和骨盆深静脉　　B. 心脏附壁血栓　　　　　　C. 上肢静脉
    D. 头颈部血管　　　　　E. 动脉粥样斑块脱落
【答案】A
【解析】肺栓塞的血栓主要来源于下肢深静脉血栓形成，故本题选A。

55. 男，38岁。因车祸致骨盆、股骨骨折急诊手术。术后1天逐渐出现憋气，烦躁不安，经皮血氧饱和度（SpO_2）监测示：由98%逐渐下降至87%，经面罩给氧（5L/min）后SpO_2增加至89%，但症状缓解不明显。查体：T 37.2℃，P 103次/分，R 32次/分，BP 90/60mmHg，意识清楚，口唇发绀，双肺呼吸音对称，双肺闻及少许湿啰音。该患者最可能的诊断是
    A. 气胸　　　　　　　　B. 肺血栓栓塞　　　　　　　C. 腹腔内出血
    D. 急性左心衰竭　　　　E. 急性呼吸窘迫综合征
【答案】B
【解析】患者青年男性，车祸致股骨骨折，术后出现呼吸困难、烦躁不安、口唇发绀。双肺闻及少许湿啰音，可考虑为肺血栓栓塞。故本题选B。

56. 患者，女性，36岁。左乳腺癌术后14天，卧床休息为主，解大便时突然大叫，意识丧失。初步诊断为肺动脉栓塞，栓子最可能来源于
    A. 下肢深静脉　　　　　B. 冠脉　　　　　　　　　　C. 肱动脉
    D. 足背动脉　　　　　　E. 下肢动脉
【答案】A
【解析】肺血栓栓塞症是指由来自静脉系统或右心的血栓阻塞肺动脉或其分支而引起的疾病，引起肺血栓栓塞症的血栓主要来源于深静脉血栓形成。故本题选A。

57. 引起Ⅰ型呼吸衰竭的常见病因是
    A. 肺部广泛炎症　　　　B. 慢性支气管炎　　　　　　C. 慢性阻塞性肺病
    D. 肺源性心脏病　　　　E. 上呼吸道阻塞
【答案】A
【解析】①Ⅰ型呼吸衰竭是指低氧血症型呼吸衰竭，血气分析特点是PaO_2<60mmHg，$PaCO_2$降低或正常，主要见于肺换气障碍（通气/血流比例失调、弥散功能损害和肺动-静脉分流）疾病，如严重肺部感染性疾病、间质性肺疾病、急性肺栓塞等。②慢性支气管炎、慢性阻塞性肺病、肺源性心脏病、上呼吸道阻塞可导致Ⅱ型呼吸衰竭。故本题选A。

58. 引起Ⅰ型呼吸衰竭最常见的疾病是
A. 慢性支气管炎　　　　　　B. 阻塞性肺气肿　　　　　　C. 气管异物
D. 膈肌麻痹　　　　　　　　E. ARDS

【答案】E

【解析】①Ⅰ型呼吸衰竭是指低氧血症型呼吸衰竭，即 $PaO_2<60mmHg+PaCO_2$ 降低或正常，主要见于肺换气功能障碍，如严重肺部感染性疾病（ARDS）、间质性肺炎、急性肺栓塞等。②COPD、上呼吸道阻塞、呼吸肌功能障碍等常导致Ⅱ型呼吸衰竭。故本题选 E。

59. 呼吸衰竭最主要的临床表现是
A. 呼吸费力伴呼气相延长　　B. 呼吸频率增快　　　　　　C. 呼吸困难与发绀
D. 神经精神症状　　　　　　E. 双肺有大量湿啰音

【答案】C

【解析】①呼吸困难是呼吸衰竭最早出现的症状，发绀是缺氧的典型表现。②呼吸费力伴呼气延长为呼气性呼吸困难的表现，常见于支气管哮喘。③呼吸频率增快为呼吸衰竭较早期的表现。④神经精神症状为脑组织呼吸衰竭脑组织急性缺氧的表现。⑤双肺有大量湿啰音为肺部感染或急性左心衰竭的表现。故本题选 C。

60. Ⅱ型呼吸衰竭是指
A. $PaO_2<60mmHg$，$PaCO_2<50mmHg$　　　　　　B. $PaO_2<55mmHg$，$PaCO_2>50mmHg$
C. $PaO_2<50mmHg$，$PaCO_2>50mmHg$　　　　　　D. $PaO_2<60mmHg$，$PaCO_2>50mmHg$
E. $PaO_2>60mmHg$，$PaCO_2<50mmHg$

【答案】D

【解析】Ⅱ型呼吸衰竭，血气分析特点是：$PaO_2<60mmHg$，同时伴有 $PaCO_2≥50mmHg$，故本题选 D。

（61～62题共用备选答案）
A. PaO_2 为 70mmHg，$PaCO_2$ 为 45mmHg　　　　　B. PaO_2 为 70mmHg，$PaCO_2$ 为 40mmHg
C. PaO_2 为 55mmHg，$PaCO_2$ 为 50mmHg　　　　　D. PaO_2 为 50mmHg，$PaCO_2$ 为 40mmHg
E. PaO_2 为 65mmHg，$PaCO_2$ 为 40mmHg

61. 符合Ⅰ型呼吸衰竭的动脉血气标准是
62. 符合Ⅱ型呼吸衰竭的动脉血气标准是

【答案】D、C

【解析】Ⅰ型呼吸衰竭是指低氧血症型呼吸衰竭，系肺换气功能障碍引起，其诊断标准为 $PaO_2<60mmHg$，$PaCO_2$ 降低或正常。Ⅱ型呼吸衰竭是指高碳酸血症型呼吸衰竭，系肺泡通气不足所致，其诊断标准为 $PaO_2<60mmHg$，$PaCO_2>50mmHg$。注意：严格来说 C 项不属于Ⅱ型呼吸衰竭，因Ⅱ型呼吸衰竭的诊断标准为 $PaCO_2>50mmHg$，而不是等于 50mmHg。

63. 治疗成人呼吸窘迫综合征最有效的措施是
A. 低浓度持续吸氧　　　　　B. 高浓度吸氧　　　　　　　C. 正压机械通气
D. 呼气末正压通气　　　　　E. 应用糖皮质激素

【答案】D

【解析】①氧疗是纠正急性呼吸窘迫综合征（ARDS）顽固性低氧血症的基本手段，宜早期使用；②呼气末正压给氧（PEEP）可使萎缩的小气道和肺泡重新开放，防止肺泡随呼吸周期反复开闭，使呼气末肺容量增加，并可减轻肺损伤和肺泡水肿，从而改善肺泡弥散功能和通气／血流比值，减少肺内分流，达到改善氧合和肺顺应性的目的。③糖皮质激素对 ARDS 效果不肯定，故本题选 D。

64. 急性呼吸窘迫综合征（ARDS）最重要的诊断依据是
A. 肺内分流量减少　　　　　　　　　　　　　　　B. 肺泡气-动脉血氧分压差降低
C. 氧合指数（PaO_2/FiO_2）<300mmHg　　　　　　D. 呼吸频率增加，每分钟大于 28 次
E. 血气分析显示为低氧伴轻度二氧化碳潴留

【答案】C

【解析】同时符合以下 5 项者，可诊断为急性呼吸窘迫综合征（AHDS）：①有急性肺损伤／急性呼吸窘迫综合征（ALV/ARDS）的高危因素；②急性起病、呼吸频数和（或）呼吸窘迫；③氧合指数（PaO_2/FiO_2）≤300（正常值为 400～500）；④胸部 X 线检查显示两肺浸润阴影；⑤肺动脉楔压（PAWP）≤18mmHg，或临床上能除外心源性肺水肿。在上述 5 项指标中，氧合指数降低是诊断 ARDS 的必要条件。故本题选 C。

65. 急性肺损伤/急性呼吸窘迫综合征最早出现的症状是
A. 代谢性酸中毒　　　　　　B. X 线大片状浸润阴影　　　　　C. 低氧血症
D. 呼吸加快，并呈进行性加重　　E. 粉红色泡沫样痰
【答案】D
【解析】急性肺损伤/急性呼吸窘迫综合征多于原发病起病后 5 天内发生，最早出现的症状是呼吸加快，并呈进行性加重的呼吸困难、发绀，其呼吸困难的特点是呼吸深快、费力，患者常感到胸廓紧束、严重憋气，即呼吸窘迫，不能用通常的吸氧疗法改善。故本题选 D。

66. 急性呼吸窘迫综合征最重要的临床特征是
A. 双肺渗出性病变　　　　　B. 呼吸困难和体位无关　　　　　C. 呼吸频率显著增加
D. 顽固性低氧血症　　　　　E. 混合性呼吸困难
【答案】D
【解析】① ARDS 最重要的临床特征是顽固性低氧血症，且这种低氧血症不能被普通的吸氧方法所改善，② ABCE 项无特异性，因为普通肺炎也可有这些表现。故本题选 D。

67. 患者胸部外伤 3 小时。查体：P 120 次/分，BP 90/60mmHg，右胸可触到骨擦感和皮下气肿，叩诊鼓音，呼吸音消失，急救处理是
A. 输血，补液，抗休克　　　B. 立即胸腔排气　　　　　　　　C. 胶布固定
D. 应用升压药　　　　　　　E. 氧气吸入
【答案】B
【解析】患者胸部外伤，右胸可触到骨擦感和皮下气肿，叩诊鼓音，呼吸音消失，考虑为张力性气胸，其急救措施是需立即胸腔穿刺排气，使张力性气胸变为开放性气胸，已达到暂时减压的目的，故本题选 B。

68. 急性呼吸窘迫综合征的早期临床表现是
A. 发绀　　　　　　　　　　B. 呼吸道分泌物增多　　　　　　C. 意识障碍
D. 呼吸窘迫　　　　　　　　E. 体温高
【答案】D
【解析】除原发病的相应症状和体征外，最早出现的症状是呼吸加快，并呈进行性加重的呼吸困难，即呼吸窘迫，不能用通常的吸氧疗法改善；ABCE 项症状均为较晚期的表现。故本题选 D。

69. 男，38 岁。因车祸致骨盆、股骨骨折急诊手术。术后 1 天逐渐出现憋气，烦躁不安。经皮血氧饱和度（SaO_2）监测示：由 98% 逐渐下降至 87%，经面罩给氧（5 升/分）后，SaO_2 增加至 89%，但症状缓解不明显。查体：T 37.3℃，P 103 次/分，R 32 次/分，BP 90/80mmHg。意识清楚，口唇发绀，双肺呼吸音对称，双肺闻及少许湿啰音。该患者最可能的诊断是
A. 气胸　　　　　　　　　　B. 肺血栓栓塞　　　　　　　　　C. 腹腔内出血
D. 急性左心衰竭　　　　　　E. 急性呼吸窘迫综合征
【答案】E
【解析】①患者外伤术后第 1 天出现呼吸困难，血氧饱和度降低，且经高流量吸氧后不能缓解，双肺湿啰音，应考虑为急性呼吸窘迫综合征（ARDS）。②气胸常有胸部外伤史，患肺呼吸音消失；肺血栓栓塞常表现为胸痛、呼吸困难、咯血三联征；腹腔内出血常有腹部外伤史，血压降低，脉搏增快，腹部刺激征；急性左心衰常表现为突发性呼吸困难，端坐位，咳粉红色泡沫样痰。故本题选 E。

70. 血胸活动性出血的征象不包括
A. 脉快、血压下降，补液后血压不升或回升后又下降　　B. 血红蛋白、血细胞比容持续降低
C. 胸片阴影逐渐增大　　　　　　　　　　　　　　　　D. 穿刺液涂片红细胞与白细胞之比为 100∶1
E. 闭式引流量连续 3 小时，每小时超过 200mL
【答案】D
【解析】具备下列表现应考虑进行性出血：①脉搏逐渐增快，血压持续下降；②经输血补液后，血压不回升或升高后又迅速下降；③血红蛋白、红细胞计数和血细胞比容等重复测定持续降低；④胸膜腔穿刺因血液凝固抽不出血液，但连续 X 线检查显示胸膜腔阴影继续增大；⑤闭式胸腔引流后，引流血量连续 3 小时，每小时超过 200mL。故本题选 D。

71. 根据症状和体征提示有胸腔积液时，需确定是否有胸腔积液应首选的检查是
A. 胸片　　　　　　　　　　B. B 超　　　　　　　　　　　　C. 胸部 CT

D. 胸部MRI　　　　　　　　　　E. 血常规

【答案】B

【解析】B超是探查胸腔积液灵敏度最高的无创诊断方法，且定位准确，为首选检查方法。X线胸片是原来老的首选检查方法。CT、MRI由于昂贵，不作为常规检查。血常规对胸腔积液无确诊价值，故本题选B。

72. 胸腔穿刺的指征不正确的是
   A. 穿刺胸膜腔给药　　　　　　B. 检查胸腔积液的性质　　　　C. 抽液减压
   D. 疑为恶性胸腔积液者　　　　E. 常在CT引导下穿刺

【答案】E

【解析】①B超对于胸腔积液定位准确，故常在B超引导下穿刺，本题选E。②胸腔积液行穿刺抽液一般用来诊断和治疗，检查胸腔积液的性质有助于诊断，同时可以行抽液减压治疗，并同时穿刺胸膜腔给药并进一步治疗。

73. 血胸欲行胸腔闭式引流术的最佳引流位置是
   A. 腋前线第6～8肋间　　　　　B. 腋前线与腋中线第6～8肋间　　　C. 腋中线第6～8肋间
   D. 腋后线第6～8肋间　　　　　E. 腋中线与腋后线之间第6～8肋间

【答案】E

【解析】血胸闭式引流应在低点，一般选取腋中线与腋后线之间第6～8肋间隙。气胸闭式引流应在高点，一般选取前胸壁锁骨中线第2肋间，故本题选E。

74. 诊断急性脓胸最可靠的依据是
   A. 高热、胸痛　　　　　　　　B. X线所见胸部致密影　　　　　C. 白细胞增多
   D. 胸穿抽出脓液　　　　　　　E. 抗生素治疗有效

【答案】D

【解析】胸腔穿刺抽的脓液是最确切的诊断措施，故本题选D。

75. 张力性气胸造成呼吸、循环障碍的机制是
   A. 胸壁软化，反常呼吸　　　　B. 肺组织挫伤，通气受阻　　　　C. 肺泡间质水肿，换气受阻
   D. 患侧肺萎陷，纵隔向健侧移位　E. 严重皮下气肿，肺内气体流失

【答案】D

【解析】①张力性气胸也称高压性气胸，胸膜腔内压力高于大气压，使肺脏迅速受压，纵隔向健侧移位，迅速出现严重呼吸循环障碍。②多根多处肋骨骨折造成呼吸循环障碍的机制为胸壁软化，反常呼吸运动。③肺挫伤的病理机制为肺组织挫伤，通气受阻，损伤肺组织水肿，大面积肺间质水肿和肺泡水肿引起换气障碍。④张力性气胸可有严重皮下气肿，但不是主要发病机制。故本题选D。

76. 可致纵隔扑动的疾病是
   A. 闭合性气胸　　　　　　　　B. 张力性气胸　　　　　　　　　C. 开放性气胸
   D. 血气胸　　　　　　　　　　E. 脓胸

【答案】C

【解析】①开放性气胸患者在呼吸时，两侧胸膜腔压力不均衡，出现周期性变化，使纵隔在呼气时移向伤侧，吸气时移向健侧，称为纵隔扑动。纵隔扑动见于开放性气胸、多根多处肋骨骨折。②闭合性气胸、张力性气胸、血气胸，都没有胸膜腔压力的周期性变化，因此都不会出现纵隔扑动，而是纵隔向健侧移位。急性脓胸纵隔向健侧移位，慢性脓胸纵隔向患侧移位，故本题选C。

77. 开放性气胸是指
   A. 肺裂伤　　　　　　　　　　B. 支气管破裂　　　　　　　　　C. 胸部存在伤口
   D. 胸部伤口深达肌层　　　　　E. 胸部伤口与胸膜腔相通

【答案】E

【解析】开放性气胸是指胸部伤口与胸膜腔相通，外界空气经胸壁伤口，随呼吸自由进出胸膜腔。故本题选E。

78. 患者，男，25岁，活动时突感右胸部撕裂样痛。查体：大汗淋漓惊恐状，气促，气管左偏，叩诊右胸空瓮音，右侧呼吸音消失。该患者最可能的诊断为
   A. 胸腔积液　　　　　　　　　B. 大叶性肺炎　　　　　　　　　C. 干性胸膜炎
   D. 右侧张力性气胸　　　　　　E. 肺气肿

【答案】D

【解析】患者青年男性，活动时突感右胸痛，伴大汗淋漓，气促，气管左偏，叩诊右胸鼓音，右侧呼吸音消失，考虑气胸的可能性，故本题选 D。

79. 患者，男性，22 岁。闭合性胸外伤 6 小时。查体：口唇发绀，端坐呼吸，右侧胸壁触及皮下气肿，气管左偏，右侧呼吸音消失。正确的急救措施是

　A. 开胸探查　　　　　　　　B. 心包穿刺　　　　　　　　C. 右胸腔穿刺排气
　D. 加压吸氧　　　　　　　　E. 气管插管

【答案】C

【解析】患者为张力性气胸，治疗首选穿刺排气缓解症状。

80. 患者，男性，35 岁。左胸车祸伤 1 小时。呼吸困难，发绀。查体：P 130 次/分，BP 76/50mmHg，左前胸可及皮下气肿，左胸叩鼓音，右肺呼吸音消失。最可能的诊断是

　A. 张力性气胸　　　　　　　B. 闭合性气胸　　　　　　　C. 创伤性血胸
　D. 创伤性休克　　　　　　　E. 多发性肋骨骨折

【答案】A

【解析】患者男性，外伤后出现呼吸困难，发绀，休克，左前胸可及皮下气肿，叩鼓音，考虑张力性气胸，故本题选 A。

（81～82 题共用备选答案）

　A. 吸氧、输血、补液　　　　B. 清创缝合伤口　　　　　　C. 胸腔穿刺抽气
　D. 胸腔闭式引流　　　　　　E. 用厚敷料封闭包扎伤口

81. 开放性气胸急救处理，首先要
82. 张力性气胸急救处理，首先是

【答案】E、C

【解析】①开放性气胸急救处理原则，尽快做胸腔闭式引流，避免发生张力性气胸，促进肺尽快复张，故 81 题选 E。②张力性气胸急救处理原则，紧急时需立即胸腔穿刺排气，使张力性气胸转换为开放性气胸，以达到暂时减压的目的，故 82 题选 C。

第二单元　心血管系统

1. 急性心肌梗死后最晚恢复正常的心肌坏死标志物是

　A. 肌红蛋白　　　　　　　　B. 肌酸激酶　　　　　　　　C. 肌酸激酶同工酶 MB
　D. 天门冬酸氨基转移酶　　　E. 肌钙蛋白

【答案】E

【解析】肌红蛋白（升得早、降得快）心肌梗死后 2 小时内升高，12 小时达高峰，24～48 小时内恢复正常。结合上题解析数据可知，急性心梗后最晚恢复正常的指标为也就是本题中持续时间最长的，即肌钙蛋白。

2. 有关急性心肌梗死心肌损伤标记物的描述，不正确的是

A. 肌红蛋白起病后 2 小时内升高，12 小时内达到高峰，24～48 小时恢复正常

B. 肌钙蛋白起病后 6 小时内升高，5～6 天恢复正常

C. CK-MB 起病后 4 小时内增高，16～24 小时达高峰，3～4 天恢复正常

D. AST 在起病 6～10 小时开始升高，3～6 天恢复正常

E. LDH 在起病 6～10 小时后升高，1～2 周内恢复正常

【答案】B

【解析】肌钙蛋白 I（cTnI）于急性心肌梗死 3～4 小时后升高，11～24 小时达高峰，7～10 天恢复正常。肌钙蛋白 T（cTnT）于急性心肌梗死 3～4 小时后升高，24～48 小时达高峰，10～14 天后恢复正常。因此，选项 B 错。其他各项均正确。

（3～5 共用题干）

　男，52 岁。2 年来每于剧烈活动时发作剑突下疼痛，向咽部放射，持续数分钟可自行缓解。2 周来发作频繁且有夜间睡眠中发作。2 小时前出现剑突下剧烈疼痛，向胸部放射，伴憋闷、大汗，症状持续不缓解，急诊

平车入院。既往有高血压病史 10 年，糖尿病病史 5 年，有吸烟史。查体：T 36.2℃ BP 160/80mmHg。急性病容，口唇无发绀，双肺呼吸音清，心率 103 次 / 分，律不齐，早搏 15 次 / 分，A2>P2，腹软，无压痛。

3. 接诊时首先需考虑的诊断是
  A. 急性胰腺炎 B. 急性心肌梗死 C. 消化性溃疡
  D. 急性胆囊炎 E. 急性肺栓塞

4. 最可能引起该患者死亡的原因是
  A. 上消化道出血 B. 弥漫性血管内凝血 C. 急性腹膜炎
  D. 恶性心律失常 E. 感染中毒性休克

5. 接诊时该患者需首先完善的检查是
  A. 血气分析 B. 急诊胃镜 C. 血和尿淀粉酶测定
  D. 心电图 E. 急诊腹部 B 超

【答案】B、D、D

【解析】①患者有高血压、糖尿病以及吸烟史，此三者都是冠心病的高危因素。结合临床表现：老年患者 2 年来于剧烈活动后出现剑突下疼痛，持续数分钟可自行缓解，应考虑稳定型心绞痛。2 周来发作频繁，应考虑稳定型心绞痛已恶化，目前属于不稳定型心绞痛。2 小时前出现剑突下剧痛，持续不缓解，可诊断为急性心肌梗死。患者腹软，无压痛，无腹膜刺激征，故可首先排除选项 A、C、D。急性肺栓塞常表现为呼吸困难、胸痛、咯血、P2 亢进（P2>A2）。②急性心肌梗死患者早期可发生各种类型的心律失常，以室性心律失常最多见，易恶化为室颤，成为最重要的死亡原因。③为确诊急性心肌梗死，首选检查当然是心电图。

6. 单纯二尖瓣狭窄时，心脏首先发生代偿性肥大和扩张的是
  A. 左心房 B. 左心室 C. 左心房与左心室同时发生
  D. 右心房与右心室同时发生 E. 右心室

【答案】A

【解析】①正常情况下血液流经的部位依次是：由右心房—三尖瓣—右心室—肺动脉—肺—肺静脉—左心房—二尖瓣—左心室—主动脉瓣—主动脉。因此，当二尖瓣狭窄时，血液从左心房流入左心室受阻，血液淤积在左心房内，出现左心房高压，久之，导致左心房代偿性肥大和扩张。②升高的左心房压力被动向后传递，导致肺静脉压力增高—肺动脉压增高—右心室压力增高—右心房压力增高。因此相应引起右心室肥大，右心房肥大。可见二尖瓣狭窄时，各心腔的代偿性肥大的先后顺序为：左心房肥大—右心室肥大—右心房肥大。第一个代偿性肥大和扩张的心腔是左心房。

7. 单纯二尖瓣狭窄患者可有
  A. 左心房扩大，右心房缩小 B. 右心房扩大，左心房缩小
  C. 右心室缩小，左心房扩大 D. 左心室缩小或正常，左心房扩大
  E. 左心房扩大，左心室扩大

【答案】D

【解析】①严重二尖瓣狭窄时，首先出现左心房扩大。②二尖瓣狭窄时，由于血液从左心房流入左心室受阻，导致左心室充盈量减少，左心室内压力降低，晚期导致左心室失用性萎缩。故答案为 D。

8. 以下心血管疾病中，最易引起咯血的是
  A. 二尖瓣狭窄 B. 肺动脉瓣狭窄 C. 急性心包炎
  D. 三尖瓣狭窄 E. 主动脉瓣狭窄

【答案】A

【解析】严重二尖瓣狭窄患者，左心房血液进入左心室受阻，导致左心房压力增高，肺静脉高压，支气管静脉压力增高甚至破裂出血，引起咯血。风湿性心脏病最易引起咯血的是二尖瓣狭窄。

9. 自体瓣膜感染性心内膜炎的主要致病菌是
  A. 淋球菌 B. 草绿色链球菌 C. 肺炎链球菌
  D. 葡萄球菌 E. 流感嗜血杆菌

【答案】B

【解析】自体瓣膜感染性心内膜炎的主要致病菌为链球菌（占 65%）和葡萄球菌（占 25%）。急性感染性心内膜炎主要致病菌为毒力较高的金黄色葡萄球菌。亚急性感染性心内膜炎主要致病菌为毒力较低的草绿色链球菌。又由于临床上亚急性感染性心内膜炎占感染性心内膜炎总数的 2/3，故感染性心内膜炎的致病菌以草绿色

链球菌多见。故选 B。

10. 亚急性感染性心内膜炎最常见的致病菌是
A. 白念珠菌　　　　　　　　B. 草绿色链球菌　　　　　　　　C. 白色葡萄球菌
D. 甲族乙型溶血性链球菌　　　E. 革兰阴性杆菌
【答案】B
【解析】自体瓣膜感染性心内膜炎的主要致病菌为链球菌（占65%）和葡萄球菌（占25%）。急性感染性心内膜炎主要由毒力较高的金黄色葡萄球菌引起。亚急性感染性心内膜炎主要由毒力较低的草绿色链球菌引起。

11. 左心功能不全最主要的临床表现是
A. 疲倦乏力　　　　　　　　B. 咯血　　　　　　　　C. 咳嗽
D. 呼吸困难　　　　　　　　E. 腹泻
【答案】D
【解析】左心功能不全时，左心房压力升高，致使肺静脉和毛细血管淤血、毛细血管内压力过度升高可使毛细血管破裂，出现痰内带血丝，罕有咯血；支气管扩张症时肺微小动脉常因炎症等原因而破裂出血，且出血量较大，即咯血（B错）。左心功能不全时最早出现的症状就是劳力性呼吸困难，休息即缓解。左心功能不全加重，会导致夜间阵发性呼吸困难（D对，为本题正确答案），重者可有哮鸣音，称为"心源性哮喘"，其发生机制除睡眠平卧血液重新分配使肺血量增加外，有夜间迷走神经张力增加、小支气管收缩、横膈抬高、肺活量减少等因素，表现为广泛的湿啰音和哮鸣音，易与支气管哮喘混淆。

12. 急性心肌梗死发生后，最早升高的血清心肌酶是
A. 肌酸磷酸激酶　　　　　　B. 天门冬酸氨雄转移酶　　　　C. 乳酸脱氢酶
D. 肌酸磷酸激酶同工酶　　　E. 肌钙蛋白 I
【答案】E
【解析】①肌酸磷酸激酶（CPK）于心肌梗死6小时内升高，48～72小时恢复正常。②天门冬酸氨基转移酶（AST）于发病后6～10小时开始升高，3～6天恢复正常。③乳酸脱氢酶（LDH）于发病后6～10小时开始升高，2天达高峰，1～2周恢复正常。④肌酸磷酸激酶同工酶（CPK-MB）起病4小时内升高，16～24小时达高峰，3～4天恢复正常。⑤肌钙蛋白 I 起病3～4小时后升高，11～24小时达高峰，7～10天后正常。在所给5项指标中，急性心肌梗死后最早升高的是肌钙蛋白 I。

13. 单纯左心衰竭的典型体征是
A. 双下肢水肿　　　　　　　　B. 双肺底湿啰音　　　　　　　　C. 移动性浊音阳性
D. 肝压痛　　　　　　　　　　E. 颈静脉怒张
【答案】B
【解析】①单纯左心衰主要引起肺淤血症状，双肺底可闻及湿啰音（B对）。②ACDE选项都是体循环淤血的体征，为右心衰的临床表现。

14. 目前慢性心力衰竭的最常见病因是
A. 心房颤动　　　　　　　　B. 冠心病　　　　　　　　C. 风湿性心脏病
D. 扩张型心肌病　　　　　　E. 甲状腺功能亢进致心肌损害
【答案】B
【解析】慢性心力衰竭的病因以冠心病最常见（占57%），其次为高血压（占30%），其他包括风湿性心脏病、慢性肺源性心脏病等。

15. 心力衰竭患者水肿通常首先出现在
A. 眼睑　　　　　　　　　　B. 双手　　　　　　　　C. 颜面
D. 身体最低部位　　　　　　E. 腹部
【答案】D
【解析】①心力衰竭患者水肿是由于体静脉压力升高所致，其特征是首先出现于身体最低垂的部位（D）。②"首先从眼睑、颜面开始，然后波及全身的水肿"是肾源性水肿。双手、腹部水肿往往是水肿的晚期表现。

16. 右心衰竭体循环淤血的表现是
A. 劳力性呼吸困难　　　　　　B. 心源性哮喘　　　　　　　　C. 心前区疼痛
D. 阵发性夜间呼吸困难　　　　E. 肝颈回流征阳性
【答案】E

【解析】右心衰竭时有以下体征：发绀明显。颈静脉怒张，心率增快，可出现心律失常，剑突下可闻及收缩期杂音，甚至出现舒张期杂音，但无心前区疼痛（C错）。肝大且有压痛，肝颈静脉回流征（+），下肢水肿，重者可有腹水。颈静脉征：颈静脉搏动增强、充盈、怒张是右心衰时的主要体征，肝颈静脉反流征阳性则更具特征性（E对）。左心功能不全时最早出现的症状就是劳力性呼吸困难，休息即缓解（A错）。左心功能不全加重，会导致夜间阵发性呼吸困难（D错），重者可有哮鸣音，称为"心源性哮喘"（B错），其发生机制除睡眠平卧血液重新分配使肺血量增加外，有夜间迷走神经张力增加、小支气管收缩、横膈抬高、肺活量减少等因素，表现为广泛的湿啰音和哮鸣音，易与支气管哮喘混淆。

17. 男，46岁。活动耐力进行性下降5年。近半年来平地步行50米左右即感呼吸急促，并出现双下肢水肿。1周前上呼吸道感染后症状加重，伴夜间阵发性呼吸困难。查体：平卧位，颈静脉怒张，肝颈静脉回流征阳性，双肺可闻及细湿啰音，双下肢凹陷性水肿。目前该患者的心衰类型为

A. 急性右心衰竭　　　　B. 急性左心衰竭　　　　C. 慢性右心衰竭
D. 全心衰竭　　　　　　E. 慢性左心衰竭

【答案】D

【解析】患者活动耐力下降，夜间阵发性呼吸困难，双肺闻及湿啰音，提示左心衰竭。患者颈静脉怒张，肝颈静脉回流征阳性，双下肢凹陷性水肿，提示右心衰竭。故本例应诊断为全心衰竭。

18. 不符合急性心肌梗死胸痛特点的是

A. 在体力活动或情绪激动当时发作，休息数分钟可缓解　　　B. 胸痛比心绞痛更严重
C. 持续时间长，含服硝酸甘油不缓解　　　　　　　　　　　D. 可伴休克
E. 可伴心力衰竭或心律失常

【答案】A

【解析】在体力活动或情绪激动当时发作，休息数分钟可缓解，是稳定型心绞痛的特点。

19. 感染性心内膜炎最好发的心脏部位是

A. 乳头肌　　　　　　　B. 心脏瓣膜　　　　　　C. 室间隔
D. 心室内膜　　　　　　E. 心房内膜

【答案】B

【解析】感染性心内膜炎（IE）为心脏内膜表面的微生物感染，伴赘生物形成。瓣膜为最常受累部位，也可发生在间隔缺损部位、腱索或心壁内膜。

20. 男，38岁。发热半个月，弛张热型，伴恶寒、关节痛。体检：皮肤瘀点、Osler结节，心脏有杂音，考虑为感染性心内膜炎。确诊的直接证据来自

A. 超声心动图　　　　　B. 心电图检查　　　　　C. 血液学检查
D. 免疫学检查　　　　　E. 细菌学检查

【答案】E

【解析】血培养是确诊感染性心内膜炎的最重要方法。在抗生素应用前，在24小时中，于畏寒发热时间隔采血3次，每次采集静脉血10～20mL作需氧和厌氧菌培养，至少应培养3周。

21. 女，55岁。拔牙后间断发热2个月。既往有室间隔缺损病史。实验室检查：血培养为草绿色链球菌。最有助于明确发热病因的检查是

A. 血类风湿因子　　　　B. 经食管超声心动图　　　C. 血清补体
D. 血涂片　　　　　　　E. 眼底检查

【答案】B

【解析】①亚急性感染性心内膜炎最常见的致病菌是草绿色链球菌，患者几乎均有发热。亚急性感染性心内膜的常见基础病变为室间隔缺损。根据题意，应诊断为亚急性感染性心内膜炎。为明确诊断，经食管超声心动图是最有价值的检查，可检出<5mm的赘生物，敏感性高（95%以上），故B对。②类风湿关节炎常有类风湿因子阳性。血清补体常用于诊断急性肾球肾炎。血涂片常用于疟疾的诊断。眼底检查常用于高血压、糖尿病、妊娠期高血压等疾病的诊断。

（22～24题共用题干）

男，54岁。发热2周余，体温37.5～38.2℃，未使用抗生素治疗。风湿性二尖瓣狭窄合并关闭不全病史。超声心动图提示二尖瓣上有赘生物。

22. 入院第1天应为该患者做血培养

A. 1次   B. 2次   C. 3次
D. 4次   E. 5次

23. 该患者最可能的血培养结果是
   A. 金黄色葡萄球菌   B. 草绿色链球菌   C. 肺炎链球菌
   D. 肠球菌   E. 淋球菌

24. 该患者首选的抗生素是
   A. 青霉素   B. 萘夫西林   C. 苯唑西林
   D. 庆大霉素   E. 万古霉素

【答案】C、B、A

【解析】①患者有二尖瓣关闭不全这种感染性心内膜炎的基础病变，长期低热，超声心动图示二尖瓣赘生物，应诊断为亚急性感染性心内膜炎。亚急性感染性心内膜炎患者未经治疗时，应在第1日采血3次，每次间隔1小时，作细菌培养。②草绿色链球菌是亚急性感染性心内膜炎最常见的致病菌。金黄色葡萄球菌为急性感染性心内膜炎的常见致病菌。③草绿色链球菌对青霉素敏感，且耐药少见，故亚急性感染性心内膜炎应首选青霉素治疗。

25. 各类型休克的根本变化是
   A. 代谢性酸中毒   B. 脉搏快   C. 尿量减少
   D. 组织灌注不足   E. 低血压

【答案】D

【解析】休克的病理过程是机体有效循环血量减少、组织灌注不足，导致细胞代谢紊乱和功能受损，因此，组织灌注不足是休克的主要特征，故各型休克治疗的基本措施是补充血容量，故答案为D。

26. 休克在微循环衰竭期最突出的情况是
   A. 血管内高凝状态   B. 后括约肌收缩状态   C. 代谢性碱中毒
   D. 前括约肌收缩状态   E. 毛细血管内"可进可出"

【答案】A

【解析】休克时微循环的变化分期为：①微循环收缩期：有效血容量减少，交感神经兴奋，儿茶酚胺的大量释放，使心率加快、心排出量增加，外周及内脏小动脉收缩，以优先保证重要脏器如心、脑的血液供应，此时毛细血管前括约肌收缩，微循环"只出不进"。②微循环扩张期：随着休克的发展，微循环因动-静脉短路及直捷通道大量开放，毛细血管前括约肌扩张、后括约肌收缩，此时微循环"只进不出"，大量血液滞留。因微循环广泛扩张，患者出现血压进行性下降、酸中毒。③微循环衰竭期：微循环中滞留的黏稠血液在酸性环境中处于高凝状态，红细胞和血小板容易聚集，形成微血栓，严重者引起DIC，故选A。

27. 休克代偿期表现不包括
   A. 舒张压升高   B. 兴奋   C. 过度通气
   D. 烦躁   E. 血压下降

【答案】E

【解析】根据休克的发病过程，可将其分为休克代偿期和休克抑制期。休克代偿期时，中枢神经系统兴奋性提高，交感-肾上腺轴兴奋，释放大量儿茶酚胺，导致精神紧张、兴奋、烦躁不安、皮肤苍白、四肢厥冷、心率加快、收缩压正常或稍增高、舒张压增高、脉压减小、呼吸加快（过度通气）、尿量减少。故选E。

28. 休克期反映器官血流灌注最简单可靠的指标是
   A. 收缩压   B. 舒张压   C. 脉压
   D. 脉率   E. 尿量

【答案】E

【解析】患者的精神状态、皮肤温度色泽、血压、脉率和尿量是监测休克的五项常用指标，其中，尿量是反映肾血液灌注情况的最简单可靠的指标。若尿量<25mL/h、比重增加，表明肾血管收缩、灌注不足。若尿量>30mL/h则提示休克已纠正。

29. 休克监测中最常用的项目是
   A. 心脏指数   B. 血气分析   C. 肺动脉楔压
   D. 中心静脉压   E. 心排出量

【答案】D

【解析】中心静脉压代表右心房或腔静脉压力的变化，可反映全身血容量与右心功能之间的关系，其较动脉压变化早且敏感，故中心静脉压为最常用的监测指标。

30. 男性，因交通事故致脾破裂，入院时血压80/60mmHg，脉搏120次/分，神志尚清，口渴，肤色苍白，尿少，估计失血量

    A. 100～300mL   B. 400～600mL   C. 800～1600mL
    D. 1800～2000mL   E. 大于2000mL

【答案】C

【解析】休克的临床分度和失血量的估计是考试热点，需重点掌握。休克分为轻、中、重三度。①轻度休克：脉搏＜100次/分，收缩压正常或稍高，舒张压增高，脉压减小，估计失血量20%以下（＜800mL）；②中度休克：脉搏100～200次/分，收缩压90～70mmHg，脉压减小，估计失血量20%～40%（800～1600mL）；③重度休克：脉搏细弱或不易摸清，收缩压＜70mmHg或测不到，估计失血量40%以上（＞1600mL）。本例中脉搏120次/分，收缩压80mmHg，为中度休克，估计失血量800～1600mL。

31. 男性，50岁。车祸后6小时入院，神志淡漠，四肢冰冷，血压70/50mmHg，诊断为

    A. 轻度低血容量性休克   B. 中度低血容量性休克   C. 重度低血容量性休克
    D. 中度感染性休克   E. 重度感染性休克

【答案】B

【解析】本例中收缩压70mmHg，为中度休克。结合病史车祸后6小时，只可能为失血性休克（即低血容性休克），B正确。需注意血压的临界值。

32. 男，19岁。被人踢伤腹部，腹痛8小时，尿少2小时。查体：BP 68/50mmHg，意识模糊，面色苍白，四肢厥冷，脉搏细速，全腹压痛，有肌紧张，反跳痛（+），移动性浊音（+）。该患者目前的病情为

    A. 神经性休克   B. 心源性休克   C. 过敏性休克
    D. 感染性休克   E. 低血容量性休克

【答案】E

【解析】①患者被人踢伤腹部，为腹部闭合性损伤，收缩压68mmHg，意识模糊，面色苍白，四肢厥冷，为重度休克。②腹部有移动性浊音，说明腹腔内液体量＞1000mL，患者少尿，表明循环血量不足，故诊断为低血容量性休克（E）。

（33～35题共用题干）

男性，45岁。双侧股骨干骨折3小时，体温36.5℃，脉搏细弱，血压60/40mmHg，四肢冰冷，无尿。

33. 首先考虑的诊断是

    A. 轻度休克   B. 感染性休克   C. 中度休克
    D. 重度休克   E. 高排低阻型休克

34. 首选的治疗措施是

    A. 静脉注射强心药物   B. 立即手术治疗   C. 迅速补充血容量
    D. 利尿剂改善肾功能   E. 应用抗生素

35. 该患者应采取的体位是

    A. 平卧位   B. 下肢抬高10°
    C. 头和躯干提高10°   D. 头和躯干抬高20°～30°，下肢抬高15°～20°
    E. 头和躯干抬高40°～50°，下肢抬高30°～40°

【答案】D、C、D

（36～38题共用题干）

男，25岁，背部刀伤。伤口流血2小时，体查神志尚清楚，诉口渴，皮肤苍白，稍冷，脉搏110次/分，血压12/9.33kPa（90/70mmHg），脉压小，表浅静脉塌陷，尿少。

36. 此患者休克达何种程度

    A. 中度   B. 轻度   C. 重度
    D. 晚期   E. 代偿期

【答案】A

【解析】根据休克的表现可以分为轻度、中度、重度休克。该患者目前意识尚清，有口渴，皮肤苍白，皮温稍冷，脉搏超过100次/分，收缩压大于70mmHg，表浅静脉塌陷，尿量少，考虑患者为中度休克。

37. 估计此患者失血量约占全身血容量的多少
   A. ＜20%　　　　　　　　B. 20%　　　　　　　　C. 20%～40%
   D. 40% 左右　　　　　　　E. 50% 左右
【答案】C
【解析】根据休克的表现可以分为轻度、中度、重度休克，分别对应估计失血量为 20% 以下、20%～40%、40% 以上。该患者目前意识尚清，有口渴，皮肤苍白，皮温稍冷，脉搏超过 100 次 / 分，收缩压大于 70mmHg，表浅静脉塌陷，尿量少，考虑患者为中度休克，估计失血量为 20%～40%。

38. 应采取何种措施
   A. 门诊观察　　　　　　　B. 胸部 X 线摄片　　　　C. 全血细胞计数
   D. 收住院手术治疗　　　　E. 给予抗生素预防感染
【答案】D
【解析】因为患者是背部刀伤引起的不断出血（伤口流血 2 小时），如不手术仍会持续出血，故要进行手术止血。

第三单元　消化系统

1. 十二指肠溃疡的典型症状是
   A. 进食后呕吐　　　　　　B. 疼痛与进食脂肪有关　　C. 进食后疼痛可缓解
   D. 左上腹钝痛　　　　　　E. 右上腹痉挛性疼痛
【答案】C
【解析】①十二指肠溃疡疼痛的节律性为：疼痛—进食—缓解，即餐前痛—进餐后缓解—餐后 3～4 小时再痛（C）。②进食后呕吐为幽门梗阻的典型表现；疼痛与进食脂肪有关是胆道疾病、急性胰腺炎的特点。左上腹钝痛可能为脾、胃、胰腺等疾病引起。右上腹痉挛性疼痛可能为胃痉挛、肠痉挛的表现，无特异性。

2. 消化性溃疡最常见的并发症是
   A. 腹腔脓肿　　　　　　　B. 癌变　　　　　　　　C. 出血
   D. 幽门梗阻　　　　　　　E. 穿孔
【答案】C
【解析】消化性溃疡的并发症有：①出血最常见，占患者总数的 10%～35%（C）；②穿孔约为 5%；③幽门梗阻约为 3%；④癌变：胃溃疡的癌变率＜1%，十二指肠溃疡无恶变。腹腔脓肿不是消化性溃疡的并发症。

3. 不属于十二指肠球部溃疡并发症的是
   A. 急性穿孔　　　　　　　B. 幽门梗阻　　　　　　C. 癌变
   D. 出血　　　　　　　　　E. 慢性穿孔
【答案】C
【解析】十二指肠球部溃疡的并发症有出血、急性穿孔、慢性穿孔、幽门梗阻。十二指肠溃疡无癌变可能（C），只有少数胃溃疡可发生癌变。

4. 男，53 岁。上腹胀痛 10 余年，多于饭后约 30 分钟加重，半年来上腹痛加重，伴反酸，间断呕吐胃内容物。吸烟 15 年，饮白酒 10 年，每日约半斤。患者的病变最可能位于
   A. 十二指肠球部　　　　　B. 胃窦　　　　　　　　C. 胃体
   D. 贲门　　　　　　　　　E. 胃底
【答案】B
【解析】①患者长期反复餐后上腹痛，伴反酸，应考虑胃溃疡。胃溃疡好发于胃角和胃窦小弯，胃大弯和胃底较少见，故答案为 B。②十二指肠溃疡常表现为饥饿痛而不是餐后痛。

5. 我国肝硬化最常见的病因是
   A. 慢性酒精中毒　　　　　B. 乙型病毒性肝炎　　　　C. 自身免疫性肝炎
   D. 丙型病毒性肝炎　　　　E. 药物中毒
【答案】B
【解析】①引起肝硬化的病因很多，在我国以病毒性肝炎最多见，占 60%～80%，其中又以乙肝肝硬化最

第十九章　临床医学综合　　415

多见（B）。②慢性酒精中毒是欧美国家肝硬化最主要的病因（50%以上）。自身免疫性肝炎、药物中毒等都可以引起肝硬化，但少见。

6. 下列不属于肝硬化门静脉高压症表现的是
   A. 腹壁静脉曲张　　　　　B. 食管静脉曲张　　　　　C. 脾大
   D. 腹水　　　　　　　　　E. 肝大
   【答案】E
   【解析】肝硬化失代偿期的临床表现包括肝功能减退和门静脉高压两大类症状。①肝功能减退：有全身症状、消化系统表现、出血倾向及贫血、内分泌紊乱、黄疸、肝掌、蜘蛛痣等。②门静脉高压三联征：门体侧支循环开放、脾大、脾功能亢进（全血细胞减少）和腹水。腹壁静脉和食管静脉曲张，为门静脉高压导致的门-体侧支循环开放的表现。肝大与肝功能减退有关，不属于门静脉高压所致（E）。

7. 肝硬化失代偿期时，肝功能减退的表现是
   A. 脾大　　　　　　　　　B. 肝掌、蜘蛛痣　　　　　C. 腹壁静脉曲张
   D. 腹水　　　　　　　　　E. 食管胃底静脉曲张
   【答案】B
   【解析】肝硬化失代偿期包括肝功能减退和门静脉高压引起的两大症状。①门静脉高压时，脾脏长期淤血可导致脾大；门-体侧支循环开放可导致食管胃底和腹壁静脉曲张；腹水形成。②肝硬化肝功能减退时，雌激素灭活能力降低，雌激素在体内浓度增高，引起小动脉扩张，导致肝掌、蜘蛛痣、男性乳房发育（B）。

8. 肝硬化患者肝功能减退的临床表现不包括
   A. 齿龈出血　　　　　　　B. 脾大　　　　　　　　　C. 黄疸
   D. 水肿　　　　　　　　　E. 肝掌
   【答案】B
   【解析】①肝硬化肝功能减退时凝血因子合成减少，可导致凝血功能障碍而出现牙龈出血。肝功能减退时胆红素的代谢能力降低，导致黄疸。肝功能减退时，蛋白质的合成能力下降，可出现低蛋白血症导致水肿。肝硬化肝功能减退时，雌激素灭活减少，在体内浓度增高，可导致肝掌。②门静脉高压时，可导致脾脏淤血性肿大。脾大是门静脉高压的表现，而不是肝功能减退的表现（B）。

9. 肝硬化门静脉高压患者，出现全血细胞减少最主要的原因是
   A. 营养不良　　　　　　　B. 脾功能亢进　　　　　　C. 溶血
   D. 消化道出血　　　　　　E. 病毒感染
   【答案】B
   【解析】①肝硬化门静脉高压时脾脏因长期淤血而肿大，晚期可发生脾功能亢进，脾脏对血细胞的破坏增强，导致外周全血细胞减少，主要是白细胞和血小板减少（B）。②营养不良常表现为红细胞轻度降低，白细胞和血小板常正常。溶血一般仅表现为红细胞减少，而白细胞和血小板均正常。消化道出血是肝硬化最常见的并发症，消化道出血时主要引起失血性贫血，故不是全血减少的主要原因。肝炎病毒感染与全血减少无相关。

10. 最能说明肝硬化患者已存在门静脉高压的表现是
    A. 腹水　　　　　　　　　B. 门静脉增宽　　　　　　C. 脾大
    D. 痔核形成　　　　　　　E. 食管静脉曲张
    【答案】E
    【解析】①食管胃底静脉曲张是诊断门静脉高压的最可靠指标。B超见门静脉扩张只能提示门静脉高压。因此本题的正确答案应为E。②腹水、脾大都是门静脉高压的一般临床表现。

11. 肝硬化时下列临床表现中与内分泌失调有关的是
    A. 夜盲　　　　　　　　　B. 黄疸　　　　　　　　　C. 全身恶病质
    D. 蜘蛛痣　　　　　　　　E. 出血点或出血斑
    【答案】D
    【解析】①人体多种激素在肝脏代谢，肝硬化肝功能减退时，对雌激素的灭活作用减弱，使体内雌激素浓度增高，导致肝掌、蜘蛛痣、男乳女化等，答案为D。②肝硬化时可引起脂溶性维生素缺乏，维生素A缺乏可导致夜盲症；维生素K缺乏和肝脏合成凝血因子减少，导致出血倾向。黄疸是肝功能减退的结果。全身恶病质是晚期肝硬化导致营养不良的结果。

12. 男性肝硬化患者性欲减退、睾丸萎缩、肝掌的原因是
   A. 雄激素过多
   B. 肾上腺皮质激素过多
   C. 雌激素过多
   D. 甲状腺激素过多
   E. 醛固酮过多

【答案】C

【解析】①正常情况下，雌激素在肝脏灭活。当肝硬化肝功能减退时，雌激素灭活减少，在体内浓度增高，可导致男性患者性欲减退、睾丸萎缩、肝掌、蜘蛛痣。②肝硬化患者雌激素增多，负反馈抑制垂体-性腺轴，致使雄激素分泌减少。③肝硬化时使合成肾上腺皮质激素的重要原料胆固醇酯合成减少，肾上腺皮质激素减少。④肝硬化患者血清总T3、游离T3减低，游离T4正常或偏高，严重者T4也降低，其机制未明。⑤醛固酮在肝脏灭活，肝硬化引起继发性醛固酮增多，导致水钠潴留，腹水形成。

13. 提示肝脏对雌激素灭活功能减退的体征是
   A. 蜘蛛痣
   B. 皮肤紫癜
   C. 腹壁静脉曲张
   D. 脾大
   E. 巩膜黄染

【答案】A

【解析】①蜘蛛痣是由于肝功能减退时，雌激素灭活减少，导致雌激素浓度增高，引起皮肤小动脉扩张所致（选A）。②皮肤紫癜是由于肝脏合成凝血因子减少，导致凝血障碍所致。腹壁静脉曲张、脾大是由于门静脉高压所致。巩膜黄染是由于肝脏对胆红素的代谢功能减退，导致血清总胆红素增高所致。

14. 对降低消化性溃疡复发率最有效的治疗措施是
   A. 抗生素治疗
   B. 根除幽门螺杆菌治疗
   C. 高选择性迷走神经切除术
   D. 抗酸剂治疗
   E. 胃黏膜保护剂治疗

【答案】B

【解析】消化性溃疡最主要的病因是幽门螺杆菌感染，根除幽门螺杆菌不但可促进溃疡愈合，而且可预防溃疡复发，从而彻底治愈溃疡。用常规抑酸治疗愈合的溃疡年复发率为50%～70%，而根除幽门螺杆菌可使溃疡复发率降至5%以下，故选B。

15. 胃十二指肠消化性溃疡穿孔最好发部位是
   A. 十二指肠前壁
   B. 十二指肠球部后壁
   C. 胃小弯
   D. 胃大弯
   E. 胃底

【答案】A

【解析】消化性溃疡的急性穿孔多位于十二指肠前壁或胃前壁，慢性穿孔多位于十二指肠球部后壁或胃后壁。由于临床上急性穿孔比慢性穿孔多见，因此本题的最佳答案为A。

16. 十二指肠后壁溃疡最常发生的并发症是
   A. 穿孔
   B. 幽门梗阻
   C. 胆囊炎
   D. 胰腺炎
   E. 出血

【答案】E

【解析】①十二指肠后壁溃疡常穿透至毗邻的胰十二指肠动脉而致大出血（选E）。虽然十二指肠后壁溃疡也可发生慢性穿孔，但发生率仅5%，远低于出血。②幽门梗阻虽是消化性溃疡的并发症，但并不是十二指肠后壁溃疡的最常见并发症。胆囊炎和胰腺炎不属于消化性溃疡的并发症。

17. 消化性溃疡穿孔的早期临床表现中不包括
   A. 寒战高热
   B. 恶心呕吐
   C. 有局限性压痛和反跳痛
   D. 腹肌紧张
   E. 肠鸣音减弱或消失

【答案】C

【解析】消化性溃疡穿孔的早期表现为突发上腹部剧烈疼痛，疼痛迅速波及全腹，常伴有寒战高热、恶心呕吐，严重时有血压下降。患者腹式呼吸减弱或消失，全腹压痛和反跳痛（而不是局限性压痛和反跳痛，C错），腹肌紧张呈板状腹，肝浊音界缩小或消失，肠鸣音减弱或消失。

18. 关于胃溃疡，不正确的叙述是
   A. 多发生于慢性萎缩性胃炎背景
   B. 好发于胃体大弯侧
   C. 可发生癌变
   D. 根治幽门螺杆菌可降低复发率
   E. 与口服非甾体抗炎药有密切关系

【答案】B

【解析】①胃溃疡多伴有慢性萎缩性胃炎。若胃窦部长期受到十二指肠反流液的损害，易发生慢性胃炎，

而炎症可削弱胃黏膜的抗酸能力，导致胃溃疡的发生。②胃溃疡好发于胃角和胃窦小弯，而不是胃体大弯侧（B错）。③胃溃疡的癌变率约为1%。④常规抑酸治疗消化性溃疡的年复发率为50%～70%，根除幽门螺杆菌后消化性溃疡的复发率可降至5%以下。⑤口服非甾体抗炎药可削弱胃黏膜的防御和修复功能而导致消化性溃疡。

19. 下列各项临床表现中，诊断肝硬化意义最小的是
    A. 厌食、乏力　　　　　　　B. 腹水形成　　　　　　　C. 肝掌及蜘蛛痣
    D. 男乳女化　　　　　　　　E. 腹壁静脉曲张
【答案】A
【解析】①肝硬化的临床表现主要有肝功能减退和门静脉高压两大症状。肝掌及蜘蛛痣、男性乳房发育为肝功能减退所致雌激素增高的临床表现。腹壁静脉曲张为门静脉高压的临床表现。腹水形成是肝功能减退及门静脉高压的共同结果。这些临床表现对肝硬化的诊断价值较大。②厌食乏力可以在很多消化系统疾病中出现，缺乏特异性，对肝硬化的诊断价值不大，答案为A。

20. 肝硬化最常见的并发症是
    A. 门静脉血栓形成　　　　　B. 原发性肝癌　　　　　　C. 肝性脑病
    D. 上消化道大出血　　　　　E. 自发性腹膜炎
【答案】D
【解析】肝硬化最常见的并发症是上消化道出血，多因粗糙食物、胃酸侵蚀、腹压增高等，使曲张的食管胃底静脉破裂出血。最严重的并发症是肝性脑病，也是最常见的死因。

21. 肝硬化最严重的并发症是
    A. 上消化道出血　　　　　　B. 肝肾综合征　　　　　　C. 电解质紊乱
    D. 原发性腹膜炎　　　　　　E. 肝性脑病
【答案】E
【解析】肝性脑病是肝硬化最严重的并发症，也是最常见的死亡原因，主要表现为性格行为改变、意识障碍、昏迷等。

22. 肝硬化最常见的死亡原因是
    A. 肝性脑病　　　　　　　　B. 上消化道出血　　　　　C. 原发性肝癌
    D. 自发性腹膜炎　　　　　　E. 肝肾综合征
【答案】A
【解析】肝硬化最常见的死亡原因是肝性脑病。BCDE都是肝硬化的并发症。

23. 男，45岁。疲乏、贫血4个月入院。既往有乙型肝炎病史10年。查体：睑结膜略苍白，腹软，可见腹壁静脉曲张，肝肋下未触及，脾大，移动性浊音阳性。血 PLT 50×10^9/L。血小板减少最可能的原因是
    A. 营养不良　　　　　　　　B. 溶血　　　　　　　　　C. 骨髓抑制
    D. 脾功能亢进　　　　　　　E. 出血
【答案】D
【解析】①该患者有乙型肝炎病史10年，腹壁静脉曲张，脾大，腹水（移动性浊音是腹水的典型体征），应考虑肝炎后肝硬化失代偿期。由于脾大、脾功能亢进可导致外周血全血减少，尤其是血小板和白细胞减少，故血小板减少最可能的原因是脾功能亢进（选D）。②营养不良时白细胞和血小板常正常。肝硬化患者不会出现骨髓抑制。本例无出血病史，不可能为出血导致血小板减少。

24. 男，58岁。乏力、腹胀伴尿少3个月。慢性肝病史17年。查体：巩膜轻度黄染，肝掌（+），肝肋下未触及，脾肋下4cm，移动性浊音阳性。化验：ALT 50U/L，白蛋白28g/L，甲胎蛋白10μg/L，HBsAg（+），抗HCV-Ab（-）。最可能的诊断是
    A. 慢性乙型肝炎　　　　　　B. 慢性丙型肝炎　　　　　C. 原发性肝癌
    D. 原发性胆汁性肝硬化　　　E. 乙肝肝硬化
【答案】E
【解析】①病毒性肝炎病情发展的一般规律为：肝炎—肝硬化—肝癌—肝性脑病。该患者有慢性肝炎病史，出现脾大、腹水、腹胀，提示已有门静脉高压，应考虑为肝硬化。由于患者HBsAg（+），故应诊断为乙肝肝硬化（选E）。②慢性乙肝不会出现脾大、腹水等门静脉高压的表现。抗HCV-Ab阴性，故不能诊断为慢性丙肝。原发性肝癌时甲胎蛋白常＞400 ng/L，该患者正常（正常值≤25ng/L）。原发性胆汁性肝硬化常有明显黄疸。

25. 男，52岁。乏力、腹胀1年，加重伴腹痛2天。慢性乙型肝炎病史12年。查体：T 38.8℃，前胸可见数个蜘蛛痣，腹部饱满，全腹弥漫压痛及反跳痛，移动性浊音阳性。最可能的诊断是
A. 肝癌破裂　　　　　　　　B. 结核性腹膜炎　　　　　　　C. 自发性腹膜炎
D. 上消化道穿孔　　　　　　E. 腹膜转移癌
【答案】C
【解析】①患者有慢性乙肝病史，前胸见蜘蛛痣，说明合并肝硬化。腹部饱满，移动性浊音阳性，说明存在腹水。故应诊断为乙肝肝硬化合并腹水。患者突然腹胀，腹痛，全腹压痛及反跳痛，说明合并自发性腹膜炎（选C）②肝癌破裂常表现为突发右上腹持续性剧痛，后扩散至全腹部，有明显腹膜刺激征。结核性腹膜炎可有低热盗汗，腹壁柔韧感，无蜘蛛痣等肝硬化征象。上消化道穿孔常有消化性溃疡病史，突发上腹部剧痛，扩散至全腹部，腹膜刺激征阳性，肝浊音界消失。腹膜转移癌可有腹水征，腹水增加迅速，常为血性。

26. 男，38岁。患肝硬化3年。1周来畏寒发热，体温38℃左右，全腹痛，腹部明显膨胀，尿量500mL/日。以下体征中，对目前病情判断最有意义的是
A. 全腹压痛及反跳痛　　　　B. 蜘蛛痣及肝掌　　　　　　C. 腹部移动性浊音阳性
D. 脾大　　　　　　　　　　E. 腹壁静脉曲张呈海蛇头样
【答案】A
【解析】①患者有肝硬化病史，腹部明显膨胀，说明有腹水形成。患者发热，全腹痛，应考虑肝硬化合并自发性腹膜炎。因此对患者病情判断最有意义的体征是全腹压痛反跳痛（选A）。②BCDE项体征均是肝硬化的体征，不能说明合并了自发性腹膜炎。

27. 目前认为，溃疡性结肠炎发病的因素主要是
A. 细菌感染　　　　　　　　B. 精神因素　　　　　　　　C. 变态反应
D. 理化因素刺激　　　　　　E. 免疫和遗传因素
【答案】E
【解析】①溃疡性结肠炎的发病机制为：环境因素作用于遗传易感者，在肠道菌群的参与下，启动了肠道免疫和非免疫系统，最终导致免疫反应和炎症过程。可能由于抗原的持续刺激和/或免疫调节紊乱，这种免疫炎症反应表现为过度亢进和难于自限。答案为E。②精神因素是肠易激综合征的发病机制。

28. 典型溃疡性结肠炎患者的粪便特点是
A. 脂肪泻　　　　　　　　　B. 白陶土样便　　　　　　　C. 含泡沫黄稀便
D. 大量水样便　　　　　　　E. 黏液脓血便
【答案】E
【解析】①溃疡性结肠炎的典型表现是腹痛腹泻，黏液脓血便，系黏膜炎性渗出、糜烂、溃疡所致（选E）。②脂肪泻为慢性胰腺炎的表现。白陶土样便为梗阻性黄疸的表现。含泡沫黄稀便为真菌性肠炎的表现。大量水样便为霍乱的表现。

29. 溃疡性结肠炎的临床表现，错误的是
A. 腹痛—便意—便后缓解　　B. 左下腹有压痛　　　　　　C. 常有腹胀
D. 易形成肠瘘　　　　　　　E. 可有发热
【答案】D
【解析】①溃疡性结肠炎的好发部位为直肠、乙状结肠，因此常表现为左下腹阵发性疼痛，有"疼痛—便意—便后缓解"的规律，常伴里急后重。左下腹常有轻压痛。可有腹胀，严重病例有食欲不振、恶心呕吐。中、重型患者可有低至中度发热。②由于病变一般仅累及黏膜和黏膜下层，很少深入肌层，故很少导致穿孔、形成肠瘘（D错）。易形成肠瘘为克罗恩病的特点。

30. 下列X线钡剂灌肠检查所见不符合溃疡性结肠炎的是
A. 病情轻微者可正常　　　　B. 肠壁呈毛刺状或锯齿状　　C. 结肠袋消失
D. 可呈跳跃征　　　　　　　E. 可见圆形或卵圆形充盈缺损
【答案】D
【解析】溃疡性结肠炎患者若病情较轻，则钡剂灌肠检查可无阳性发现。其阳性X线征象有：①黏膜粗乱和/或颗粒状改变；②多发性浅溃疡，表现为管壁边缘毛糙呈毛刺状或锯齿状，也可因有炎性息肉而表现为多个圆形或椭圆形充盈缺损；③肠管缩短，结肠袋消失，肠壁变硬，可呈铅管状，而不是跳跃征。跳跃征主要见于溃疡型肠结核（选D）。

31. 克罗恩病的最常见并发症是
   A. 中毒性休克　　　　　B. 结肠大出血　　　　　C. 肠梗阻
   D. 急性肠穿孔　　　　　E. 癌变
   【答案】C
   【解析】克罗恩病最常见并发症为肠梗阻（选C），占25%，多为不全肠梗阻；其次为腹腔内脓肿，偶可并发急性穿孔或大量出血。直肠或结肠黏膜受累者可发生癌变。

32. 溃疡性结肠炎病变多发生在
   A. 末端回肠　　　　　　B. 升结肠　　　　　　　C. 降结肠
   D. 全结肠　　　　　　　E. 直肠及乙状结肠
   【答案】E
   【解析】溃疡性结肠炎的病理部位好发于直肠和乙状结肠，病变呈逆行性上行蔓延。

33. 女，55岁。间断腹泻5年，黏液脓血便3～4次/天，伴左下腹部疼痛，口服甲硝唑及利复星治疗无明显好转。查体：左下腹部压痛（+）。最可能的诊断是
   A. 克罗恩病　　　　　　B. 慢性细菌性痢疾　　　C. 溃疡性结肠炎
   D. 结肠癌　　　　　　　E. 缺血性肠病
   【答案】C
   【解析】①"长期间断腹泻，黏液脓血便"为溃疡性结肠炎的典型临床表现，好发于乙状结肠和直肠，故常表现为左下腹痛。由于不是细菌感染所致，故抗生素治疗无效（利复星为甲磺酸左氧氟沙星），答案为C。②克罗恩病好发于回肠末端，故常表现为右下腹痛，无黏液脓血便，故不选A。慢性细菌性痢疾可表现为间断左下腹痛，黏液脓血便，里急后重，抗生素治疗多有效，故不选B。患者病史长达5年，结肠癌的可能性不大，故不选D。缺血性肠病起病急骤，常在数小时发展为危重状态，不可能迁延5年，故不选E。

34. 患者，男性，42岁。半年来反复出现脓血便伴里急后重，抗感染治疗无效，结肠镜检查可见直肠黏膜弥漫性充血、水肿，血管纹理不清，黏膜粗糙质脆，病变间无正常黏膜。最可能的诊断是
   A. 结肠癌　　　　　　　B. 溃疡性结肠炎　　　　C. 细菌性痢疾
   D. 克罗恩病　　　　　　E. 肠结核
   【答案】B
   【解析】此病史特点为：中年男性，半年来反复出现脓血便伴里急后重，抗感染治疗无效，结肠镜检查可见直肠黏膜弥漫性充血、水肿，血管纹理不清，黏膜粗糙质脆，病变间无正常黏膜。根据结肠镜的结果，把病变部位定位在直肠，可以排除结肠癌、肠结核。经抗感染无效可以排除细菌性痢疾。病变间无正常黏膜可以排除克罗恩病。

35. 患者，男性，32岁。反复脓血便伴里急后重1年，抗生素治疗无效。下消化道X线钡剂造影检查发现直肠、乙状结肠多发龛影，黏膜紊乱及颗粒样改变。最可能的诊断是
   A. 克罗恩病　　　　　　B. 溃疡性结肠炎　　　　C. 肠结核
   D. 细菌性痢疾　　　　　E. 结肠癌
   【答案】B
   【解析】患者反复脓血便伴里急后重，下消化道X线钡剂造影检查发现直肠、乙状结肠多发龛影，黏膜紊乱及颗粒样改变，典型溃疡性结肠炎临床和病理表现。

36. 患者，男性，30岁。反复黏液脓血便3年，加重2个月，抗生素治疗无效。肠镜显示较多糜烂及浅表小溃疡。最可能的诊断是
   A. 溃疡性结肠炎　　　　B. 克罗恩病　　　　　　C. 细菌性痢疾
   D. 阿米巴痢疾　　　　　E. 肠结核
   【答案】A

37. 女，40岁。腹泻1年。体检发现一肛瘘，结肠镜示回盲部铺路石样改变，最可能的诊断是
   A. 结肠癌　　　　　　　B. 溃疡性结肠炎　　　　C. 细菌性痢疾
   D. 克罗恩病　　　　　　E. 肠结核
   【答案】D
   【解析】肛瘘为克罗恩病常见的肠外表现，内镜下铺路石样改变为克罗恩病的特征，故答案为D。ABCE项疾病均不会出现这两项特征性改变。

38. 女性，29岁。右下腹疼痛、持续发热4周。查体：右下腹压痛（+），抗生素治疗无效。镜检病变呈节段性、非对称性分布，见鹅卵石样改变。最可能的诊断是

  A. 恶性淋巴瘤   B. 克罗恩病   C. 结肠癌

  D. 溃疡性结肠炎   E. 肠易激综合征

【答案】B

【解析】①病变节段性分布，鹅卵石样改变为克罗恩病的特征性内镜表现，结合病史及临床表现，本例应诊断为克罗恩病（选B）。②恶性淋巴瘤、结肠癌结肠镜检查均可发现肿瘤。溃疡性结肠炎内镜表现为黏膜血管纹理模糊，肠黏膜充血水肿，呈细颗粒状。肠易激综合征为功能性肠病，肠镜检查应为阴性。

39. 男性，35岁。1年来反复出现腹泻，粪便糊状。结肠镜检查发现病变主要位于回肠末端，表现为多发的纵形溃疡，溃疡间黏膜正常，最有可能的诊断是

  A. 结肠癌   B. 溃疡性结肠炎   C. 细菌性痢疾

  D. 克罗恩病   E. 肠结核

【答案】D

【解析】①克罗恩病好发于末段回肠，肠道病变呈节段性分布，溃疡间肠黏膜正常。结肠镜下特点为纵行溃疡、鹅卵石样改变。根据病史和临床表现，本例应诊断为克罗恩病（选D）。②结肠癌内镜检查可发现结肠肿块。溃疡性结肠炎常有黏液脓血便，内镜特点为黏膜充血水肿，呈细颗粒状，血管纹理模糊。细菌性痢疾最常累及直肠和乙状结肠，多表现为发热，腹痛腹泻，黏液脓血便，伴里急后重。肠结核常有肺结核病史，腹泻与便秘交替，内镜可发现回盲部结核病灶，无纵行溃疡。

40. 女，33岁。右下腹痛、便秘1年。X线钡剂灌肠检查发现回肠末段及升结肠起始部纵行溃疡及鹅卵石征，病变呈节段性，PPD试验阴性。最可能的诊断是

  A. 肠结核   B. 克罗恩病   C. 溃疡性结肠炎

  D. 结肠癌   E. 阿米巴肠病

【答案】B

【解析】①患者右下腹痛，钡剂灌肠检查示末段回肠纵行溃疡、鹅卵石征，病变节段性分布，应诊断为克罗恩病（选B）。②肠结核好发于回盲部，多为环形溃疡或肿块。溃疡性结肠炎好发于直肠、乙状结肠，常表现为腹痛腹泻，脓血便，溃疡浅表。结肠癌钡剂灌肠检查可见充盈缺损，无鹅卵石征，病变局限，无节段性分布的特点。阿米巴肠病少见。

41. 阑尾解剖位置的体表投影应当是

  A. 通过脐横线与右锁骨中线的交点   B. 右髂前上棘至脐连线中内1/3处

  C. 右腹股沟中点与脐连线的中外1/3处   D. 右髂前上棘至脐连线的中外1/3处

  E. 位置不定，经常变异

【答案】D

【解析】阑尾的体表投影约在右髂前上棘与脐连线的中外1/3交界处，此处称为麦氏点（Mc Burney点）。

42. 转移性腹痛最常见的疾病是

  A. 急性肠穿孔   B. 急性阑尾炎   C. 急性胃炎

  D. 急性胰腺炎   E. 急性胆囊炎

【答案】B

【解析】转移性右下腹痛是急性阑尾炎的典型表现。腹痛始于脐周或上腹部，待炎症波及阑尾浆膜（脏腹膜）后，腹痛转移并固定于右下腹（选B）。A、C、D、E均不会出现转移性腹痛。

43. 急性阑尾炎患者，当腹痛尚未转移至右下腹时，在诊断上具有重要意义的是

  A. 已出现发热   B. 有白细胞显著升高   C. 已有脐周压痛反跳痛

  D. 压痛已固定在右下腹   E. 脐区及右下腹具有压痛反跳痛

【答案】D

【解析】①虽然转移性腹痛是急性阑尾炎的特征性症状，但在发病早期，腹痛尚未转移至右下腹时，右下腹便可出现固定性压痛，仍然在诊断时具有重要意义（选D）。②发热、白细胞显著升高对诊断阑尾炎无特异性。急性阑尾炎时，脐周痛为牵涉痛，不是阑尾的炎性渗液刺激壁层腹膜所致，因此不会在脐周出现压痛、反跳痛等腹膜刺激征，故不答CE。

44. 不符合急性单纯性阑尾炎表现的是
   A. 白细胞计数轻度升高　　　　B. 右下腹局限性轻度反跳痛　　　　C. 均有局部腹肌紧张
   D. 有低热表现　　　　E. 右下腹局限性压痛

【答案】C

【解析】①急性单纯性阑尾炎临床症状和体征均较轻，可有右下腹局限性压痛及反跳痛，低热，白细胞计数轻度升高。②但并不是所有单纯性阑尾炎的患者均有局部腹肌紧张，如小儿、老人、孕妇、肥胖、盲肠后位阑尾炎时，可无明显局部腹肌紧张（选C）。

45. 急性阑尾炎的体征中最有诊断意义的是
   A. 右腹肌紧张　　　　B. 右下腹部压痛　　　　C. 右腹Murphy征阳性
   D. 腰大肌试验阳性　　　　E. 闭孔内肌试验阳性

【答案】B

【解析】①诊断急性阑尾炎的主要依据是转移性腹痛、右下腹压痛和白细胞增高，故答案为B。②右腹肌紧张表明有继发性腹膜炎。右腹Murphy征阳性常见于急性胆囊炎。腰大肌试验阳性提示阑尾位于腰大肌前方，对诊断阑尾炎无特异性。闭孔内肌试验阳性提示阑尾靠近闭孔内肌。

46. 关于急性阑尾炎临床表现描述正确的是
   A. 都有转移性腹痛　　　　B. 肝下区阑尾炎可刺激泌尿系统引起血尿
   C. 坏疽性阑尾炎呈持续性腹痛　　　　D. 阑尾穿孔后腹痛可暂时减轻，体温下降
   E. 出现轻度黄疸表明同时合并胆管结石

【答案】C

【解析】70%～80%的患者具有典型的转移性腹痛的特点，肝下区阑尾炎可引起右上腹疼痛，穿孔性阑尾炎因阑尾腔压力骤减，腹痛可暂时减轻，但出现腹膜炎后，腹痛又会持续加剧。发生门静脉炎时即可出现寒战、高热和轻度黄疸。

47. 阑尾切除术后最常见的并发症是
   A. 出血　　　　B. 粪瘘　　　　C. 腹腔脓肿
   D. 切口感染　　　　E. 粘连性肠梗阻

【答案】D

【解析】阑尾切除术后并发症包括腹腔内出血、粪瘘、切口感染、粘连性肠梗阻等，但以切口感染最常见，尤其在化脓性或穿孔性阑尾炎中多见。请注意，腹腔脓肿是急性阑尾炎的并发症，而不是阑尾手术之后的并发症。

48. 患者，男性，48岁。转移性右下腹痛3小时，伴恶心、呕吐、发热。最能提示该患者患有阑尾炎的体征是
   A. 腹部呼吸减弱　　　　B. 右下腹固定压痛　　　　C. 肠鸣音消失
   D. 腹胀　　　　E. 肝浊音界缩小

【答案】B

【解析】诊断急性阑尾炎的典型体征是右下腹（麦氏点）有固定压痛。

49. 女，25岁。妊娠5个月，因转移性右下腹痛2小时就诊。经检查诊断为急性阑尾炎。其治疗措施错误的是
   A. 行阑尾切除术　　　　B. 围手术期加用孕酮　　　　C. 手术切口应偏低
   D. 尽量不用腹腔引流　　　　E. 可应用广谱抗生素

【答案】C

【解析】患者为妊娠中期的阑尾炎，宜手术治疗。围手术期加用孕酮。手术切口必须偏高（选C），操作要轻柔，以减少对子宫的刺激。尽量不用腹腔引流。术后使用广谱抗生素。加强术后护理。临产期的急性阑尾炎如并发阑尾穿孔或全身感染症状严重时，可考虑经腹剖宫产术，同时切除病变阑尾。

50. 腹部空腔脏器破裂最主要的临床表现是
   A. 胃肠道症状　　　　B. 腹膜刺激征　　　　C. 全身感染症状
   D. 气腹征　　　　E. 肠麻痹

【答案】B

【解析】胃肠道、胆道、膀胱等空腔脏器破裂的主要临床表现是弥漫性腹膜炎。除胃肠道症状及稍后出现的全身性感染表现外，最为突出的症状是腹膜刺激征（选B），其程度因空腔脏器内容物不同而异。伤者可有

气腹征，而后可有肠麻痹，但都不是最主要的临床表现。

51. 腹腔实质脏器损伤的主要临床表现是

A. 胃肠道症状　　　　　　B. 全身感染变现　　　　　　C. 休克
D. 腹内出血　　　　　　　E. 腹膜炎

【答案】D

【解析】腹腔实质脏器如肝、脾、胰、肾等损伤主要临床表现为腹腔内出血；胃肠道、胆道、膀胱等空腔脏器损伤主要临床表现是弥漫性腹膜炎。

52. 腹部闭合伤，确诊有无内脏伤最简便、最可靠的诊断方法为

A. X线照片　　　　　　　B. CT　　　　　　　　　　C. 白细胞计数
D. B超　　　　　　　　　E. 腹腔穿刺

【答案】E

【解析】①腹部闭合性损伤后，进行诊断性腹腔穿刺阳性率可达90%以上，对于判断腹腔内脏有无损伤和哪一类脏器损伤有很大帮助，为目前确诊有无内脏损伤最简便、最可靠的诊断方法（选E）。②X线摄片主要用于空腔脏器破裂的诊断。B超、CT对实质性脏器损伤的诊断有重要价值，但不是首选检查项目，因为休克患者不宜过多搬动、浪费太多时间作此种检查。白细胞计数无特异性，对腹部闭合性损伤诊断价值不大。

53. 腹部损伤时作诊断性腹腔穿刺，抽出不凝固血液，最可能的诊断为

A. 空腔脏器破裂　　　　　B. 误穿入腹腔血管　　　　　C. 前腹壁血肿
D. 实质性器官破裂　　　　E. 后腹膜间隙血肿

【答案】D

【解析】①腹部闭合性损伤作诊断性腹穿，若抽出不凝血液，提示实质性脏器破裂所致内出血，因腹膜的去纤维作用而使血液不凝固。②空腔脏器破裂出血量少，腹腔穿刺一般不能抽出出血液，有时可抽出少量胃肠内容物。③若误穿入腹腔血管，则抽出的血液多很快凝固；若误入前腹壁血肿、后腹膜间隙血肿，则因出血聚集在血肿内，诊断性腹穿多不能抽出血液。

54. 下列情况禁用诊断性腹腔穿刺术的是

A. 小儿及老人　　　　　　B. 精神状态不正常者　　　　C. 严重腹胀者
D. 昏迷者　　　　　　　　E. 病史不清者

【答案】C

【解析】严重腹胀者进行诊断性腹穿时，穿刺针易进入胀气的肠腔抽出肠内容物引起误诊误判，故属禁忌证。诊断性腹穿的其他禁忌证包括：广泛腹膜粘连者、棘球蚴病、大月份妊娠、巨大卵巢囊肿者、躁动不能配合者。

55. 腹部闭合性外伤患者观察期间，下面哪项是错误的

A. 不随便搬动患者，以免加重伤情　　　　B. 不给饮食，以防胃肠道穿孔而加重腹腔污染
C. 可注射止痛剂，以减轻患者痛苦　　　　D. 积极补充血容量，并防治休克
E. 注射广谱抗生素以预防或治疗可能的腹内感染

【答案】C

【解析】腹部闭合性损伤观察期间：①不能随便搬动伤者，以免加重伤情；②暂时禁食水，以免万一有胃肠道穿孔而加重腹腔污染；③禁用或者慎用止痛剂，以免掩盖伤情。

观察期间应进行下列处理：①积极补充血容量，并防治休克；②注射广谱抗生素，以预防或治疗可能存在的腹内感染；③疑有空腔脏器破裂或有明显腹胀时，应行胃肠减压。

56. 腹部闭合性损伤合并休克的处理原则是

A. 急诊剖腹探查　　　　　B. 输血并止血药　　　　　　C. 积极抗休克同时剖腹探查
D. 输血并给抗生素　　　　E. 积极抗休克，休克纠正后手术探查

【答案】C

【解析】腹部闭合性损伤如肝脾破裂等，常合并出血性休克，由于休克的原因是实质性脏器破裂出血或大血管损伤，因此必须一边抗休克治疗，一边准备手术（选C）。如不经术前补液、抗休克治疗而直接手术治疗，则手术风险很大；如只行补液、输血、止血等保守治疗，有许多患者出血并不能自行停止，从而失去抢救机会。有些患者出血量大、病情凶险，只有手术治疗才能彻底止血，使休克纠正，所以不能等待休克纠正后再手术治疗。

57. 腹部闭合性损伤中最易损伤的实质性器官是

A. 肝脏　　　　　　　　　　B. 脾脏　　　　　　　　　　C. 胰腺
D. 肾脏　　　　　　　　　　E. 肾上腺

【答案】B

【解析】①腹部开放性损伤中最易受损的是肝（约占37%），其次为小肠、胃、结肠、大血管等。②腹部闭合性损伤中最易受损的是脾（占20%～40%），其次为肾、小肠、肝、肠系膜等。请注意区分：腹部损伤最易受损的器官是脾。

58. 诊断脾破裂最有价值的是

A. 左上腹部有外伤史　　　　B. 有休克表现　　　　　　　C. 有进行性贫血
D. 腹部有压痛和反跳痛　　　E. 腹腔穿刺抽出不凝血液

【答案】E

【解析】①脾脏是典型的实质性脏器，损伤后主要表现为腹腔内出血，只要出血量>100mL诊断性腹穿抽出不凝血，即可确诊（选E）。休克、进行性贫血都是脾破裂的晚期表现，其早期诊断价值有限。②左上腹外伤史对脾破裂具有辅助诊断价值。脾破裂腹膜刺激征轻微。

59. 腹部闭合损伤时，最常受到损伤的空腔脏器是

A. 胃　　　　　　　　　　　B. 十二指肠　　　　　　　　C. 小肠
D. 升结肠　　　　　　　　　E. 乙状结肠

【答案】C

【解析】①小肠在腹腔中分布广，容积大，相对表浅，又无骨骼保护，因此腹部闭合性损伤时最易受累（选C）。②胃由于有肋弓保护，且活动度较大，柔韧性较好，壁厚，腹部闭合性损伤时很少受累。十二指肠由于位置深在，且有肋弓保护，故十二指肠外伤少见。结肠损伤的发生率仅次于小肠，多为开放性损伤，闭合性损伤少见。

60. 男，33岁。右上腹外伤2小时。查体：P 120次/分，R 28次/分，BP 90/60mmHg，全腹有压痛、反跳痛，以右上腹为著，移动性浊音（+）。最有意义的辅助检查是

A. 腹部B超　　　　　　　　B. 立位腹部X线平片　　　　C. 腹部CT
D. 诊断性腹腔穿刺　　　　　E. 腹部MRI

【答案】D

【解析】腹部闭合性损伤最有价值的检查是诊断性腹腔穿刺，阳性率可达90%（选D）。

61. 上腹部汽车撞伤4小时，患者面色苍白，四肢厥冷，P 140次/分，BP 60/40mmHg。全腹轻度压痛，肌紧张及反跳痛，首先考虑为

A. 胃破裂　　　　　　　　　B. 十二指肠破裂　　　　　　C. 肝脾破裂
D. 严重的腹壁软组织损伤　　E. 腹膜后血肿

【答案】C

【解析】患者上腹部汽车撞伤，出现血压降低、脉搏加快等休克表现，腹肌紧张及反跳痛，提示腹部脏器损伤引起出血。通常胃液、胆汁、胰液刺激最强，肠液次之，血液最轻。脾是腹部内脏最容易受损的器官占腹部损伤的40%～50%，肝破裂在各种腹部损伤中占15%～20%，因此首先考虑为肝脾破裂。

第四单元　泌尿系统

1. 肾病综合征最重要的诊断依据是

A. 24小时尿蛋白＞3.5g，血浆白蛋白＜30g/L　　　　B. 血浆白蛋白＜30g/L，血胆固醇及三酰甘油升高
C. 24小时尿蛋白＞3.5g，双下肢凹陷性水肿　　　　D. 24小时尿蛋白＞3.5g，血胆固醇及三酰甘油升高
E. 血胆固醇及甘油三酯升高，双下肢凹陷性水肿

【答案】A

【解析】肾病综合征的诊断依据是：尿蛋白＞3.5g/d；血浆白蛋白＜30g/L；水肿；血脂升高。其中前两项为诊断所必需，所以答案是A。

2. 不属于原发性肾病综合征常见的病理类型是
   A. 微小病变型肾病　　　　　B. 系膜增生性肾炎　　　　　C. 毛细血管内增生性肾炎
   D. 膜性肾病　　　　　　　　E. 局灶性节段性肾小球硬化

【答案】C

【解析】毛细血管内增生性肾炎也称急性肾小球肾炎，表现为急性肾炎综合征，并不是肾病综合征的病因。

3. 患者，男性，35岁。镜下血尿伴蛋白尿3年，辅助检查：尿RBC 20～25个/HP，为异形红细胞，尿蛋白定量1.5g/d，血肌酐90μmol/L，B超示双肾大小正常。为明确诊断需要进一步采取的检查是
   A. 肾活检　　　　　　　　　B. 尿培养　　　　　　　　　C. 肾盂造影
   D. ANCA　　　　　　　　　 E. 腹部X线平片

【答案】A

【解析】患者有蛋白尿、变形红细胞尿，考虑肾小球疾病。肾小球疾病的确诊依靠肾穿刺活检。

4. 患者，男性，32岁。反复发作无痛性肉眼血尿4年，多于上呼吸道感染后出现，间歇期尿RBC 3～5/HP，无水肿及高血压，无肾脏病家族史，其血尿最可能的原因是
   A. 肾小球肾炎　　　　　　　B. 尿路结石　　　　　　　　C. 前列腺炎
   D. 泌尿系结核　　　　　　　E. 尿路感染

【答案】A

【解析】反复发作无痛性肉眼血尿，多于上呼吸道感染后出现，无水肿及高血压，无肾脏病家族史，考虑肾小球肾炎可能性大；尿路结石一般为血尿伴疼痛；前列腺炎、泌尿系结核、尿路感染一般都有尿路刺激症状，还可能有发热等表现。

5. 患者，女性，13岁。因水肿3天，剧烈头痛、呕吐2天入院。2周前曾发热，咽痛。查体：P 110次/分，BP 170/120mmHg，双肺无异常，Hb 110g/L。尿常规：蛋白（++），RBC 30～50/HP，尿比重1.020，血尿素氮9.4mmol/L。最可能的诊断是
   A. 急性肾小球肾炎并严重循环充血　　　　　B. 急进性肾小球肾炎
   C. 急性肾小球肾炎并高血压脑病　　　　　　D. 急性肾小球肾炎并急性肾功能不全
   E. 急性肾小球肾炎

【答案】C

【解析】患者2周前有发热、咽痛病史，现有水肿、血尿、蛋白尿、高血压、尿素氮略升高，考虑急性肾炎，同时患者BP 170/120mmHg，且有剧烈头痛，呕吐，考虑高血压脑病可能性大；目前未出现严重循环充血的表现；急进性肾小球肾炎一般在上感后数天内出现症状，肾功能迅速且进行性受损，该患者尿比重正常，肌酐未提供，考虑不符合肾功能不全。

6. 金黄色葡萄球菌所致尿路感染的主要感染途径是
   A. 上行感染　　　　　　　　B. 淋巴道感染　　　　　　　C. 性接触感染
   D. 血行感染　　　　　　　　E. 直接感染

【答案】D

【解析】尿感的感染途径包括上行感染（占95%）、血行感染（占3%）、直接感染、淋巴道感染；上行感染的致病菌以大肠埃希菌最多见，血行感染的致病菌以金黄色葡萄球菌最常见。

7. 诊断急性肾盂肾炎最有意义的是哪项
   A. 尿急、尿频、腰痛　　　　　　　　　　　B. 腰痛、尿中白细胞增多
   C. 发热、寒战、尿白细胞增多、尿沉渣有白细胞管型　　D. 发热、寒战、腰痛
   E. 尿急、尿频、尿白细胞增多

【答案】C

【解析】尿急、尿频、尿白细胞增多可考虑尿路感染；肾区叩击痛、全身感染症状等可考虑急性肾盂肾炎，但白细胞管型是肾盂肾炎最有意义的表现，下尿路感染不会出现。

8. 尿培养的球菌菌落计数不低于多少才有诊断意义
   A. 100/mL　　　　　　　　　B. 300/mL　　　　　　　　　C. 500/mL
   D. 1000/mL　　　　　　　　 E. 2000/mL

【答案】D

【解析】清洁中段尿细菌培养菌落计数对确定菌尿有重要意义：>10⁵/mL为阳性，<10⁴/mL为污染，

$10^4 \sim 10^5$/mL 需复查；因球菌繁殖慢，故 $>10^3$/mL 即有诊断意义。

9. 膀胱刺激征是指
   A. 尿急，尿痛，血尿　　　　B. 尿频，尿痛，排尿困难　　　C. 尿频，尿急，尿痛
   D. 尿急，血尿，排尿困难　　E. 血尿，尿痛，尿失禁
   【答案】C

10. X 线平片绝大多数能显影的结石是
    A. 胆囊结石　　　　　　　　B. 肝内胆管结石　　　　　　　C. 肝外胆管结石
    D. 尿路结石　　　　　　　　E. 胆总管结石
    【答案】D
    【解析】肝胆系统结石多为胆固醇结石或以胆固醇为主的混合结石，X 线下多不显影；尿路结石多为混合结石，草酸钙结石最常见，X 线下易显影。

11. 泌尿系结石血尿特点是
    A. 无痛性全程肉眼血尿　　　B. 终末血尿伴膀胱刺激征　　　C. 初始血尿
    D. 疼痛伴血尿　　　　　　　E. 血红蛋白尿
    【答案】D
    【解析】疼痛伴血尿常见于泌尿系结石；无痛性全程肉眼血尿常见于泌尿系癌；泌尿系结核血尿特点是终末血尿伴膀胱刺激征；初始血尿常见于尿道损伤；血红蛋白尿多见于溶血。

12. 诊断输尿管结石最简便的方法是
    A. 腹部平片　　　　　　　　B. B 超检查　　　　　　　　　C. 膀胱镜检查
    D. 排泄性尿路造影　　　　　E. 逆行尿路造影
    【答案】B
    【解析】B 超是输尿管结石首选辅助检查，能显示结石的声影，评价肾积水引起的肾包块或肾实质萎缩等，可发现平片不能显影的小结石和 X 线透光结石，对造影剂过敏、孕妇、儿童等均可使用；X 线能发现 90% 以上的 X 线阳性结石；IVP 可评价结石所致的肾结构和功能改变，有无引起结石的尿路异常等；逆行肾盂造影在其他方法不能确定结石的部位或结石以下尿路系统病情不明时被采用。

13. 肾绞痛发作时，首选的治疗方法是
    A. 饮水、补液　　　　　　　B. 解痉止痛　　　　　　　　　C. 碱化尿液
    D. 中药排石　　　　　　　　E. 抗感染
    【答案】B
    【解析】尿路结石非手术治疗以解痉、镇痛、排石药物和抗感染为主要手段，其中首选解痉止疼，控制不佳可考虑杜冷丁（哌替啶）镇痛。

14. 女，20 岁。近一年来时有右下腹疼痛伴膀胱刺激症状。体检：腹软、右下腹深压痛，右腰部轻叩痛。尿常规红细胞（++），白细胞（+），肾图检查：右侧呈梗阻型曲线，应考虑为
    A. 慢性膀胱炎　　　　　　　B. 急性阑尾炎　　　　　　　　C. 慢性附件炎
    D. 急性肾盂肾炎　　　　　　E. 右输尿管下段结石
    【答案】E
    【解析】右下腹疼痛伴膀胱刺激症状 1 年，右下腹深压痛，右腰部轻叩痛，尿常规见红白细胞，尤其是肾图检查右侧呈梗阻型曲线，考虑右输尿管下段结石可能性大。

15. 患者，男性，35 岁。右肾疼痛，红细胞镜下满视野，白细胞 2～3 个/HP，尿路平片可见右下段输尿管走行区高密度阴影 0.6cm，IVU 可见右输尿管下段结石，其上输尿管轻度扩张，右肾轻度积水。输尿管结石绞痛发作时应给予的治疗是
    A. 大量饮水，促使结石排出　B. 体外冲击波碎石　　　　　　C. 立即手术取石
    D. 输尿管导管套石　　　　　E. 用药物解除绞痛症状
    【答案】E
    【解析】患者结石在输尿管下段，其上输尿管及右肾仅轻度积水，考虑可非手术治疗，以解痉、镇痛、排石药物和抗感染为主，绞痛发作时给予药物对症处理。

16. 急性肾功能衰竭患者少尿期或无尿期出现水中毒的常见原因是
    A. 钠中毒　　　　　　　　　B. 酸中毒　　　　　　　　　　C. 未严格限制入水量

D. 体内内生水过多 E. 抗利尿激素增加

【答案】C

【解析】急性肾衰竭少尿期，若不严格限制水、钠摄入，再加上体内每天产生的内生水可到450～500mL，极易造成水中毒，无论生理情况下，还是肾衰竭时均可产生内生水，故导致水中毒的主要原因是未严格控制入量；少尿期患者多有低钠血症，而不是钠中毒；酸中毒、抗利尿激素的分泌与水中毒无关。

17. 急性肾衰竭少尿期的主要死因是
    A. 低钾血症 B. 高钾血症 C. DIC
    D. 代谢性酸中毒 E. 氮质血症

【答案】B

【解析】急性肾衰竭少尿期容易出现高钾血症，高钾血症对心肌有毒性作用。

第五单元　女性生殖系统

1. 月经周期的长短由哪个期决定
   A. 分泌中期 B. 分泌晚期 C. 增生期
   D. 分泌早期 E. 月经期

【答案】C

【解析】月经周期的长短取决于增生期。

2. 子宫内膜由增生期转为分泌期的直接原因是
   A. 雌激素 B. 孕激素 C. 雄激素
   D. 雌孕激素共同作用 E. 孕雄激素共同作用

【答案】D

【解析】雌激素作用使子宫内膜发生增生期变化；月经周期的第15～28日，是分泌期，黄体分泌的孕激素、雌激素使增殖期子宫内膜继续增厚，出现分泌期现象。

3. 子宫内膜腺上皮细胞的核下，开始出现含糖原小泡，相当于月经周期的
   A. 增生期早期 B. 分泌期早期 C. 增生期中期
   D. 分泌期中期 E. 增生期晚期

【答案】B

【解析】增生期早期，腺上皮细胞呈立方体或低柱体。增生期中期，腺上皮细胞呈柱状，且有分裂象。分泌期中期，腺体内的分泌上皮细胞顶端胞膜破裂，细胞内的糖原排入腺腔和顶浆分泌。增生期晚期，上皮细胞呈高柱状，腺上皮仍继续生长，核分裂象增多。分泌期早期，腺上皮细胞的核下开始出现含糖原的小泡，称梭下空泡，为分泌早期的组织学特征，故B正确。

4. 关于排卵正确的是
   A. 排卵多发生在下次月经来潮前14天左右　　B. 妇女自青春期开始周期性规律排卵
   C. 在FSH作用下黄体形成　　D. 每一月经周期，每个卵巢排出一个卵子
   E. 卵巢排出卵子直接进入输卵管

【答案】A

【解析】①排卵多发生在下次来潮前的14天左右；A对。②妇女青春期并不一定都有规律排卵；B错。③黄体的形成需要理想的排卵前卵泡发育，特别是FSH刺激，以及一定水平的持续性LH维持。C错。④卵巢排出卵子后，经输卵管伞部捡拾、输卵管壁蠕动、输卵管黏膜纤毛活动等协同作用通过输卵管，才被运送到宫腔。E错。

5. 月经血不凝原因是
   A. 排出的速度过快　　B. 排出的量过多
   C. 月经血内缺乏血小板　　D. 子宫内膜含大量的纤维蛋白溶酶
   E. 以上均不是

【答案】D

【解析】月经血中含有前列腺素及来自子宫内膜的大量纤维蛋白溶酶，由于纤维蛋白溶酶对纤维蛋白的溶解作用，故月经血不凝，只有出血多的情况下出现血凝块。

6. 女，25 岁，月经周期为 30 天，其末次月经是 2002 年 4 月 18 日，其排卵日期大约在 5 月

A. 2 日　　　　　　　　　　B. 4 日　　　　　　　　　　C. 6 日
D. 8 日　　　　　　　　　　E. 10 日

【答案】B

【解析】排卵多发生在两次月经中间，下次月经来潮前 14 日左右，即 5 月 4 日。故 B 正确。

7. 受精卵着床时间是受精后

A. 6～7 天　　　　　　　　B. 7～8 天　　　　　　　　C. 8～9 天
D. 9～10 天　　　　　　　 E. 10～11 天

【答案】A

【解析】受精卵着床一般在受精后 6～7 日左右。

8. 胎盘的组成为

A. 羊膜、叶状绒毛膜和底蜕膜　　　B. 羊膜、平滑绒毛膜和包蜕膜　　　C. 羊膜、叶状绒毛膜和包蜕膜
D. 羊膜、平滑绒毛膜和底蜕膜　　　E. 羊膜、平滑绒毛膜和真蚁膜

【答案】A

【解析】胎盘由羊膜、叶状绒毛膜和底蜕膜组成，故选 A。

9. 孕妇血清绒毛膜促性腺激素（hCG）浓度达高峰是在妊娠

A. 5～7 周　　　　　　　　B. 8～10 周　　　　　　　　C. 11～13 周
D. 14～16 周　　　　　　　E. 17～19 周

【答案】B

【解析】孕妇血清绒毛膜促性腺激素在受精后第 6 日由滋养细胞开始分泌，至妊娠 8～10 周浓度达最高峰，持续 10 日左右迅速下降，至妊娠中晚期血清浓度仅为峰值的 10%，持续至分娩，答案选 B。

10. 正常脐带内含有

A. 一条脐动脉，一条脐静脉　　　B. 一条脐动脉，两条脐静脉　　　C. 两条脐动脉，两条脐静脉
D. 两条脐动脉，一条脐静脉　　　E. 两条脐动脉

【答案】D

【解析】脐带表面有羊膜覆盖呈灰白色，含一条脐静脉，两条脐动脉。

11. 正常妊娠 38 周时的羊水量约为

A. 600mL　　　　　　　　　B. 800mL　　　　　　　　　C. 1000mL
D. 1200mL　　　　　　　　 E. 1500mL

【答案】C

【解析】妊娠期羊水量逐渐增加，妊娠 38 周约 1000mL，此后羊水量逐渐减少，40 周时约 800mL。

12. 关于妊娠期生殖系统的变化，正确的是

A. 子宫各部均匀增大　　　　　　B. 卵泡发育及排卵活跃，可见多个卵细胞形成
C. 阴道皱襞展平　　　　　　　　D. 子宫峡部在妊娠晚期开始变软并延长
E. 宫颈管内的腺体肥大增生并黏液增多

【答案】E

【解析】妊娠期子宫各部不是均匀增大的，A 错。妊娠期排卵和新卵泡发育均停止，B 错；妊娠期阴道皱襞不是展平而是增多的，其伸展性也增加，C 错；子宫峡部在妊娠早期就开始变软并延长，D 错；宫颈管内腺体增生肥大，使宫颈自妊娠早期逐渐变软，妊娠期宫颈黏液增多，形成黏液栓，故选 E。

13. 关于妊娠期母体乳房的变化，正确的是

A. 妊娠晚期开始乳汁分泌　　　B. 大量雌激素刺激乳腺腺泡发育　　　C. 大量孕激素刺激乳腺腺管发育
D. 初乳为白色浓稠液体　　　　E. 乳头增大变黑、乳晕颜色加深

【答案】E

【解析】产后新生儿吸吮乳头时乳汁开始分泌；大量雌激素刺激乳腺腺管发育；大量孕激素刺激乳腺腺泡发育；妊娠末期，尤其在接近分娩期挤压乳房时，有为少量淡黄色稀薄液体分泌为初乳。妊娠乳头增大变黑，易勃起，乳晕颜色加深；E 正确。

14. 心脏病孕妇最容易发生心力衰竭的时期是

A. 妊娠 20～22 周　　　　　　B. 妊娠 24～26 周　　　　　　C. 妊娠 28～30 周

D. 妊娠 32～34 周　　　　　　　E. 妊娠 36～38 周

【答案】D

【解析】心脏病孕妇最容易发生心力衰竭的时期是妊娠 32～34 周。

15. 了解子宫内膜周期性变化最可靠的诊断依据是
A. 血清雌激素测定　　　　B. 宫颈黏液检查　　　　C. 尿雌二醇测定
D. 基础体温测定　　　　　E. 诊断性刮宫

【答案】E

【解析】诊断子宫内膜周期性变化最可靠的依据是诊断性刮宫，刮出物送病检。

16. 雌激素的生理作用不正确的是
A. 使子宫发育　　　　　　B. 促进水与钠排泄　　　　C. 促进输卵管发育
D. 促进骨中钙的沉积　　　E. 促进阴道上皮细胞的增生

【答案】B

【解析】雌激素对代谢的作用是促进水钠潴留，孕激素对代谢的作用是促进水钠排泄。故选 B。

17. 属于孕激素生理作用的是
A. 使阴道上皮细胞脱落加快　　B. 使子宫内膜增生　　　　C. 使子宫肌层增厚
D. 使宫颈黏液变稀薄　　　　　E. 使血液循环中胆固醇水平降低

【答案】A

【解析】孕激素在雌激素的基础上发挥效应，可降低子宫平滑肌兴奋性及其对缩宫素的敏感性，抑制子宫收缩；使增生期子宫内膜转化为分泌期内膜；使宫口闭合，黏液分泌减少，性状变黏稠；对阴道上皮的作用是加快阴道上皮脱落。故 A 正确。

18. 妇女一生各阶段中，哪个阶段历时最长
A. 新生儿期　　　　　　　B. 幼儿期　　　　　　　　C. 青春期
D. 性成熟期　　　　　　　E. 围绝经期

【答案】D

【解析】性成熟期一般自 18 岁左右开始，历时约 30 年，故时间最长。

19. 青春期开始的重要标志是
A. 开始出现第二性征　　　B. 出现体格发育第二高峰　　C. 第一次月经来潮
D. 乳房发育　　　　　　　E. 出现周期性排卵

【答案】C

【解析】青春期第二性征中最早的是乳房发育，月经初潮是青春期开始的标志。

20. 女性第二性征发育最早的标志是
A. 月经来潮　　　　　　　B. 乳房发育　　　　　　　C. 身高增长
D. 阴毛出现　　　　　　　E. 卵巢增大

【答案】B

【解析】女性乳房发育在第二性征中最早发育。

21. 在雌、孕激素作用下，出现周期变化显著的是
A. 卵巢表面上皮　　　　　B. 阴道黏膜　　　　　　　C. 子宫内膜
D. 输卵管黏膜　　　　　　E. 宫颈上皮

【答案】C

【解析】在卵巢雌、孕激素作用下，子宫内膜发生显著的周期性变化，形成月经。

22. 卵子由卵巢排出后未受精，黄体开始萎缩是在排卵后的
A. 5～7 天　　　　　　　　B. 9～10 天　　　　　　　C. 11～12 天
D. 13～14 天　　　　　　　E. 15～16 天

【答案】B

【解析】排卵后，若卵子未受精，黄体在排卵后 9～10 日开始退化，黄体功能限于 14 日，其机制未明。

23. 关于卵巢生理，正确的是
A. 排卵后由于孕激素的中枢性升温作用故基础体温升高
B. 整个月经周期中只出现一次雌激素高峰

C. 排卵后阴道上皮出现大量角化细胞
D. 卵泡成熟度与宫颈黏液分泌量呈平行关系
E. 成熟卵泡的持续时间是一定的

【答案】A

【解析】孕激素可兴奋下丘脑体温调节中枢，排卵后可使基础体温升高0.3～0.5℃。临床上可以此作为判定排卵日期的标志之一。

24. 晚期流产是指流产发生在
A. 12～20周　　　　　　　　B. 12～24周　　　　　　　　C. 12～不足28周
D. 13～27周　　　　　　　　E. 13～不足28周

【答案】C

【解析】发生在妊娠12周前的流产称早期流产，发生在妊娠12周或之后者，称为晚期流产。

25. 关于流产的临床过程，下列哪项是正确的
A. 妊娠8周以前的流产，多为不全流产　　　　　B. 妊娠8周以后的流产，多为完全流产
C. 不全流产易发生失血性休克　　　　　　　　D. 难免流产是由不全流产发展而来
E. 难免流产时，妊娠试验均为阴性

【答案】C

【解析】不全流产因还有部分妊娠组织残留，影响子宫收缩，易导致大量出血，甚至发生休克。

26. 已婚妇女，25岁。停经49天，阵发性下腹痛伴阴道少量出血3天，妇科检查宫口未开，子宫大小与停经天数相符合，最可能的诊断是
A. 异位妊娠流产　　　　　　B. 葡萄胎　　　　　　　　　C. 先兆流产
D. 难免流产　　　　　　　　E. 不全流产

【答案】C

【解析】先兆流产出血少，无妊娠物排出，有阵发性腹痛或腰背痛，妇科检查宫颈口未开，子宫大小与停经天数相符合，该妇女符合先兆流产诊断。

27. 已婚妇女，28岁，妊娠21周。一日前出现少量阴道流血，继而出现阵发性下腹痛。妇科检查宫口未开，胎膜未破。一日来阴道流血量增多，腹痛加剧，妇科检查宫颈口已张开。此时正确诊断为
A. 先兆流产　　　　　　　　B. 难免流产　　　　　　　　C. 不全流产
D. 完全流产　　　　　　　　E. 功能失调性子宫出血

【答案】B

【解析】难免流产：在先兆流产基础上，阴道流血量增多，腹痛加剧，妇科检查宫颈口已张开。该孕妇符合难免流产诊断。

28. 女，28岁。停经68天，阵发腹痛伴多量阴道流血1天。妇科检查：子宫6周妊娠大小，宫口开，有血液不断流出。处理首选的是
A. 立即清宫　　　　　　　　B. 立即抗感染　　　　　　　C. 按摩子宫
D. 输血　　　　　　　　　　E. 剖腹探查

【答案】A

【解析】阴道流血量增多，阵发性下腹痛加剧，妇科检查宫颈口已扩张，有时可见胚胎组织或胎囊堵塞于宫颈口内，子宫大小与停经周数相符或略小，故此病例诊断为难免流产。应尽早使胚胎及胎盘组织完全排出，故选A。

29. 输卵管妊娠典型的临床症状为
A. 停经、阴道流血　　　　　B. 腹痛、阴道流血、发热　　C. 停经、腹痛、阴道流血
D. 腹痛、阴道流血、恶心　　E. 腹痛、阴道流血、晕厥

【答案】C

【解析】输卵管妊娠典型的症状为停经、腹痛、阴道流血。

30. 异位妊娠体征不包括
A. 阴道后穹饱满　　　　　　B. 直肠子宫陷凹有触痛结节　　C. 宫颈举痛
D. 子宫漂浮感　　　　　　　E. 子宫一侧有触痛包块

【答案】B

【解析】异位妊娠流产或破裂者，妇科检查阴道后穹饱满，有触痛；有宫颈举痛；内出血多时，检查子宫漂浮感；妊娠的子宫一侧有触痛包块。直肠子宫陷凹有触痛结节是子宫内膜异位症的体征，不是异位妊娠的体征。

31. 异位妊娠最常见的发生部位是在输卵管的
 A. 伞部　　　　　　　　　B. 壶腹部　　　　　　　　C. 峡部
 D. 壶腹部与峡部连接部　　E. 间质部
【答案】B
【解析】异位妊娠最常见的发生部位是在输卵管的壶腹部，约占78%。

32. 关于输卵管妊娠破裂与流产的鉴别，下列哪项说法不恰当
 A. 输卵管妊娠破裂可于后穹隆穿刺抽出不凝血　　B. 流产表现为下腹阵发性坠痛
 C. 流产出现休克时其程度与外出血不成正比例　　D. 两者尿hCG均可阳性
 E. 宫颈举痛为输卵管妊娠破裂的典型体征
【答案】C
【解析】流产出血越多越快，休克症状出现越迅速越严重，因此流产出现休克时其程度与外出血成正比例。而输卵管妊娠破裂休克与阴道流血量不成正比。

33. 已婚妇女，26岁。月经规律，停经30天，今晨出现一侧下腹痛伴肛门坠胀感，血压90/60mmHg。该患者此时有诊断价值的体征是
 A. 子宫稍大变软　　　　　B. 腹肌紧张　　　　　　　C. 宫颈举痛，后穹隆饱满
 D. 双合诊黑加征（+）　　 E. 腹部移动性浊音（-）
【答案】C
【解析】异位妊娠妇科检查：阴道后穹隆饱满，宫颈举痛阳性，内出血多时子宫有漂浮感；妊娠的子宫一侧有触痛包块。根据题意考虑诊断异位妊娠，故最有价值的诊断是C。

34. 女，28岁。停经40天，阴道少量出血伴右下腹隐痛2天。B超宫腔未见明显妊娠囊，首先考虑的是
 A. 月经　　　　　　　　　B. 月经不调　　　　　　　C. 闭经
 D. 先兆流产　　　　　　　E. 异位妊娠
【答案】E
【解析】异位妊娠的典型症状是停经后阴道出血，腹痛。B超宫腔未见明显妊娠囊支持异位妊娠诊断。

（35～36题共用题干）
　　患者，26岁，女性，停经45天，突感下腹坠痛及肛门坠胀感，少量阴道流血及头晕、呕吐半天。体格检查：面色苍白，血压80/40mmHg，腹肌略紧张，下腹压痛。妇科检查：阴道少量血性物，宫颈举痛（+），后穹窿饱满，子宫稍大，附件区触诊不满意。

35. 首选检查项目应是
 A. 心电图　　　　　　　　B. 后穹隆穿刺　　　　　　C. 血常规及凝血时间
 D. 尿妊娠试验　　　　　　E. 诊断性刮宫
【答案】B
【解析】该患者考虑为异位妊娠破裂出血，为与其他急腹症鉴别，应首选后穹隆穿刺，如穿出不凝血，则异位妊娠可能性大。

36. 本例最可能的诊断是
 A. 急性盆腔炎　　　　　　B. 先兆流产　　　　　　　C. 卵巢囊肿蒂扭转
 D. 异位妊娠　　　　　　　E. 难免流产
【答案】D
【解析】患者有停经史，为突感下腹坠痛及肛门坠胀感，少量阴道流血，查体有休克表现，阴道少量血性物，宫颈举痛（+），后穹隆饱满，子宫稍大，为典型的异位妊娠破裂出血引起的症状。

（37～39题共用题干）
　　患者，女性24岁。已婚，平时月经规律，停经45天，右下腹剧痛3小时伴头晕及肛门坠胀感。查体：BP 80/60mmHg，面色苍白，痛苦病容，下腹部压痛及反跳痛（+），尤以右侧为著，肌紧张不明显，移动性浊音（+）。妇科检查：宫颈举痛，宫体稍大，右附件区触及不规则包块，大小约4cm×3cm×3cm，压痛（+），实验室检查：Hb 103g/L。

37. 该患者简单可靠的辅助检查是

A. 腹部 CT 检查   B. 宫腔镜检查   C. 腹部 X 线检查
D. 阴道后穹隆穿刺   E. 腹腔镜检查
【答案】D
【解析】该患者考虑为异位妊娠破裂出血，而诊断异位妊娠破裂出血最简单可靠的方法就是阴道后穹隆穿刺抽出不凝血。

38. 该患者最可能的诊断是
A. 卵巢脓肿蒂扭转   B. 输卵管妊娠破裂   C. 卵巢滤泡囊肿破裂
D. 卵巢黄体囊肿破裂   E. 卵巢子宫内膜异位囊肿破裂
【答案】B
【解析】该患者有停经，腹痛，及内出血体征，为典型异位妊娠破裂。

39. 该患者正确的处理措施是
A. 口服止血药物   B. 手术治疗   C. 肌内注射甲氨蝶呤
D. 中药活血化瘀   E. 对症处理，严密观察
【答案】B
【解析】停经史，突发下腹痛，肛门坠胀感，移动性浊音阳性，考虑异位妊娠破裂出血，应抗休克同时手术治疗。

40. 前置胎盘即胎盘部分或全部附着于
A. 子宫颈内口   B. 子宫体底部   C. 子宫体前壁
D. 子宫体侧壁   E. 子宫体后壁
【答案】A
【解析】正常妊娠时胎盘附着于子宫体部的前壁、后壁或侧壁。妊娠 28 周后，若胎盘附着于子宫下段，下缘达到或覆盖宫颈内口，位置低于胎先露部，即为前置胎盘。

41. 与前置胎盘的发生无关的是
A. 妊娠高血压综合征   B. 双胎妊娠   C. 多次刮宫
D. 胎盘面积过大   E. 受精卵滋养层发育迟缓
【答案】A
【解析】前置胎盘病因可能与以下因素有关：①子宫内膜病变或损伤；②胎盘面积过大；③胎盘异常；④受精卵滋养层发育迟缓。妊娠高血压综合征不会导致前置胎盘。

42. 前置胎盘阴道流血的特征是
A. 常伴有下腹阵发性疼痛   B. 常发生在妊娠中期
C. 阴道流血量与贫血程度不成正比   D. 妊娠 28 周出现阴道流血多为完全性前置胎盘
E. 妊娠 35 周出现阴道流血多为边缘性前置胎盘
【答案】D
【解析】前置胎盘的典型症状是妊娠晚期或临产时发生无诱因、无痛性反复阴道流血，A、B 不正确。患者一般情况与出血量有关，C 不正确。边缘性前置胎盘出血多发生在妊娠晚期或临产后，出血量较少，E 不正确。完全性前置胎盘初次出血时间早，多在妊娠 28 周左右，故 D 正确。

43. 28 岁经产妇，妊娠 39 周，今晨 5 时突然出现阴道多量流血来院。检查子宫无压痛区，胎头在宫底部，胎心 140 次/分，血压 100/70mmHg。阴道检查宫口开大 2cm，先露部为胎臀，可触及胎胞。本例出血最可能的原因是
A. 前置胎盘   B. 胎盘早剥   C. 子宫破裂
D. 宫颈裂伤   E. 脐带帆状附着前置血管破裂
【答案】A
【解析】前置胎盘典型表现为妊娠晚期或临产时发生无诱因、无痛性，反复性阴道流血，大量出血呈休克表现。

44. 下列不是妊娠期高血压疾病高危因素的是
A. 双胎妊娠   B. 糖尿病   C. 羊水过多
D. 前置胎盘   E. 营养不良
【答案】D

【解析】妊娠期高血压疾病的高危因素有：孕妇年龄大于40岁、子痫前期病史、抗磷脂抗体阳性、高血压、慢性肾炎、糖尿病、子痫前期家族史、妊娠期病史及家族史、多胎妊娠，孕早期收缩压达到130mmHg，或舒张压达到80mmHg及以上等。妊娠期高血压疾病易导致胎盘早剥，但与前置胎盘无关。

45. 与子痫发生无关的是
A. 双胎妊娠　　　　　　　B. 糖尿病　　　　　　　C. 羊水过多
D. 前置胎盘　　　　　　　E. 营养不良
【答案】D
【解析】妊娠期高血压疾病易导致胎盘早剥，但与前置胎盘无关。

46. 子痫发作时孕妇的直接死亡原因是
A. 心脏病　　　　　　　　B. 脑出血　　　　　　　C. Ⅲ度胎盘早剥
D. 急性重型肝炎　　　　　E. 急性肝衰竭
【答案】B
【解析】妊娠期高血压的基本病理生理变化是全身小血管痉挛，子痫前期脑血管阻力和灌注压均增加，引起脑出血是造成孕妇死亡的直接原因，故选B。

47. 治疗重度子痫前期首选的药物是
A. 氯丙嗪　　　　　　　　B. 硫酸镁　　　　　　　C. 氢氯噻嗪
D. 20%的甘露醇　　　　　E. 白蛋白
【答案】B
【解析】硫酸镁是子痫治疗的一线药物，也是重度子痫前期预防子痫发作的预防用药。硫酸镁能降低血管张力，抑制神经肌肉活动，防止抽搐，亦可减轻脑血管痉挛，改善脑缺氧及肾缺氧，是治疗妊高征的首选药物。

48. 初孕妇，28岁。妊娠37+4周，剧烈头痛并呕吐3次。查体：BP 170/110mmHg，尿蛋白（++），双下肢轻度水肿。无宫缩，枕右前位胎心率138次/分，估计胎儿体重2800g。该患者应立即采取的处理措施是
A. 静脉滴注缩宫素　　　　　　　　　B. 人工破膜后静滴缩宫素
C. 静脉滴注硫酸镁及快速静脉滴注甘露醇　　D. 立即行剖宫术
E. 肌内注射哌替啶
【答案】C
【解析】患者诊断为妊娠期高血压疾病重度子痫前期。硫酸镁是子痫治疗的一线药物，也是重度子痫前期预防子痫发作的预防用药，可合用甘露醇快速降颅压。

49. 初孕妇，29岁，妊娠37周。头痛1周，今晨喷射性呕吐1次，1小时前突然抽搐并随即昏迷入院。查体：BP 180/120mmHg。尿蛋白（+++）。该患者最可能的诊断是
A. 子痫　　　　　　　　　B. 脑出血　　　　　　　C. 分离（转换）性障碍
D. 癫痫　　　　　　　　　E. 脑血栓形成
【答案】A
【解析】子痫前期：妊娠20周后出现≥140/90mmHg，且尿蛋白≥300mg/24h或（+），可伴有上腹部不适、头痛、视力模糊等症状。在子痫前期的基础上进而有抽搐发作或伴有昏迷，称为子痫。患者妊娠37周，血压180/120mmHg，尿蛋白（+++），抽搐并昏迷，符合子痫诊断。

（50～51题共用题干）
初产妇，26岁。妊娠39周，近3日头痛、视力模糊，今晨头痛加重，呕吐2次，急诊入院。

50. 假设诊断确定，最有价值的病史是
A. 既往血压正常　　　　　B. 既往无头痛史　　　　C. 有高血压家族史
D. 曾患病毒性肝炎　　　　E. 曾患慢性盆腔炎
【答案】A
【解析】该患者初步怀疑为妊娠高血压疾病，故最有意义的病史为既往血压在正常范围，以便与慢性肾炎合并妊娠等疾病鉴别。

51. 随后若发现胎心184次/分，最恰当的处理应为
A. 肌注地西泮　　　　　　B. 立即剖宫产　　　　　C. 静脉滴注肼屈嗪
D. 立即缩宫素引产　　　　E. 静脉滴注硫酸镁、甘露醇后剖宫产

【答案】E

【解析】妊娠37周后的重度子痫患者应终止妊娠。该患者在妊娠高血压疾病的前提下，胎儿出现胎心加快（>160次/分），提示有胎儿缺氧，胎儿孕周39周，已足月，又因为该产妇出现头痛、视力模糊，今晨开始头痛加重，故应在静脉滴注硫酸镁、甘露醇后立即行剖宫产术。

52. 女性生殖器最常见的良性肿瘤是
   A. 阴道腺病　　　　　　　　B. 子宫肌瘤　　　　　　　　C. 卵巢皮样囊肿
   D. 输卵管内膜异位　　　　　E. 卵巢浆液性囊腺瘤

【答案】B

【解析】子宫肌瘤是女性生殖器最常见的良性肿瘤。因肌瘤多无或很少有症状，临床报道发病率远低于肌瘤世界发病率。本题选B。

53. 子宫肌瘤最常见的类型是
   A. 肌壁间肌瘤　　　　　　　B. 黏膜下肌瘤　　　　　　　C. 浆膜下肌瘤
   D. 阔韧带肌瘤　　　　　　　E. 宫颈肌瘤

【答案】A

【解析】按肌瘤与子宫肌壁的关系分以下三种：肌壁间肌瘤占60%～70%，浆膜下肌瘤占20%，黏膜下肌瘤占10%～15%。按肌瘤生长部位分为宫体肌瘤（90%）和宫颈肌瘤（10%），故本题选A。

54. 子宫肌壁间肌瘤最主要的症状为
   A. 月经不调　　　　　　　　B. 月经过多　　　　　　　　C. 接触性出血
   D. 不规则阴道流血　　　　　E. 绝经后出血

【答案】B

【解析】大的肌壁间肌瘤可使宫腔增大，增大子宫内膜面积；肌瘤可能使肿瘤附近的静脉受挤压充血、扩张，从而延长月经量增多、经期延长。选B。

55. 子宫肌瘤药物治疗原则
   A. 身体虚弱无法手术　　　　B. 有手术禁忌证　　　　　　C. 年轻要求生育
   D. 绝经前肌瘤不大，症状轻者　E. 以上均是

【答案】E

【解析】对于症状轻、绝经前、身体情况不允许手术的患者，可以采用药物治疗。所以，本题答案为E。

56. 由于子宫肌瘤需要行子宫切除术，下列哪项不是手术指征
   A. 子宫肌瘤如孕3个月大小　　B. 经过较长时间药物治疗无效　C. 月经过多，继发贫血
   D. 32岁已婚未生育　　　　　E. 以上均是

【答案】D

【解析】32岁已婚未生育女性，能确定肌瘤是不孕或反复流产的唯一原因可选择手术治疗，但不可盲目行子宫切除术，对于希望保留生育功能的患者可采用肌瘤切除术。故本题答案为D。

57. 女，45岁。不规则阴道流血2个月。性交后出血，宫颈锥切标本显微镜下可见低分化鳞状细胞癌，间质浸润深度2mm，宽度6mm。正确的分期为
   A. ⅠA1期　　　　　　　　　B. ⅠA2期　　　　　　　　　C. ⅠB1期
   D. ⅠB2期　　　　　　　　　E. ⅡB期

【答案】A

【解析】宫颈癌ⅠA1期间质浸润深度≤3mm，宽度≤7mm，故A正确。

58. 年轻女性，已婚未育。曾自然流产2次，B超检查子宫前壁4cm×3cm×5cm大小的强回声光团，双附件正常。该患者最恰当的治疗方法
   A. 药物保守治疗　　　　　　B. 子宫次全切除术　　　　　C. 子宫全切术
   D. 肌瘤切除术　　　　　　　E. 诊断性刮宫

【答案】D

【解析】肿瘤切除术适用于需要保留生育功能的患者。此患者年轻未育，自然流产2次，肌瘤体积大，具有手术适应证，故根据患者情况，答案选择D。

59. 雌、孕激素的周期性变化，正确的是
   A. 雌激素在周期中有一个分泌高峰　　　　　　　B. 孕激素在周期中有两个分泌高峰

C. 雌激素于排卵后 7～8 天出现高峰　　　　　　　D. 月经来潮时孕激素水平开始下降

E. 雌、孕激素出现高峰的时间并不吻合

【答案】C

【解析】雌激素在周期中有两个分泌高峰，排卵后 7～8 天出现的第二个高峰与孕激素出现高峰的时间吻合，孕激素只有一个排卵后高峰，故本题选 C。

60. 属于雌激素作用的是

A. 宫颈黏液增多　　　　　　B. 阴道上皮细胞脱落加快　　　　　　C. 抑制乳腺腺泡发育成熟

D. 促进水钠排泄　　　　　　E. 抑制输卵管肌收缩的振幅

【答案】A

【解析】雌激素使阴道上皮细胞增生和角化；宫颈黏液分泌增加，质变稀薄，易拉成丝状；促进钠与水的潴留；促进输卵管发育，加强输卵管节律性收缩的振幅；促进乳腺管的增生，控制促性腺激素的分泌活性最强、有正负两个反馈调节。故本题选 A。

61. 女，48 岁。接触性出血 1 年，白带多，有臭味。妇科检查：宫颈糜烂状，阴道外观正常，子宫正常大小，双侧附件区无明显增厚。为明确诊断，首选的辅助检查是

A. 宫颈涂片检查　　　　　　B. 宫颈和宫颈管活检　　　　　　C. 阴道镜检

D. 宫颈锥切术　　　　　　　E. 宫颈荧光检查

【答案】B

【解析】子宫颈活组织检查是确诊子宫颈癌的最可靠方法。答案为 B。

62. 关于功能失调性子宫出血，描述正确的是

A. 生育年龄的子宫出血　　　　　　　　　　　　B. 青春期的子宫出血

C. 围绝经期的子宫出血　　　　　　　　　　　　D. 生殖器官无器质性病变的子宫出血

E. 伴轻度内膜非特异性炎症的子宫出血

【答案】D

【解析】由于生殖内分泌轴功能失调导致的子宫异常出血，而无生殖器官的器质性病变，称功能失调性子宫出血。本题选 D。

63. 功能失调性子宫出血最常见于

A. 口服短效避孕药后　　　　B. 人工流产术后　　　　　　C. 急性子宫内膜炎

D. 颗粒细胞瘤　　　　　　　E. 卵巢性激素对下丘脑、垂体失去正常反馈作用

【答案】E

【解析】当机体受到内外界各种因素刺激时，可通过大脑皮层和中枢神经系统，引起下丘脑-垂体-卵巢轴功能调节或靶细胞效应异常而导致月经失调。故本题答案 E。

64. 无排卵性功能失调性子宫出血最常见的症状是

A. 阴道流血伴下腹痛　　　　B. 不规则阴道流血　　　　　　C. 月经周期缩短

D. 经期延长　　　　　　　　E. 贫血及全身不适

【答案】B

【解析】无排卵性功能失调性子宫出血最常见的症状是子宫不规则出血，表现为月经周期紊乱、经期长短不一、经量多少不定，可有大出血。出血时一般无腹痛。出血多可导致继发贫血，根据题意，本题选择 B 答案。

65. 关于无排卵性功能失调性子宫出血的描述恰当的是

A. 月经周期紊乱，经期长短不一　　　　　　　　B. 基础体温双相型，但排卵后体温上升缓慢

C. 继发痛经，进行性加重　　　　　　　　　　　D. 分泌期内膜与增生期内膜并存

E. 血孕激素呈持续高水平

【答案】A

【解析】无排卵性功能失调性子宫出血基础体温单相，一般无腹痛，表现为单一雌激素作用下的增生期内膜，月经周期紊乱，经期长短不一，且出血量多少不一，时多时少。故选 A。

66. 青春期功血调整月经周期的方法首选

A. 雌-孕激素合并法　　　　B. 孕-雄激素合并法　　　　　　C. 雌-孕激素序贯法

D. 雌激素　　　　　　　　　E. 孕激素

【答案】C

【解析】雌-孕激素序贯法即人工周期，适用于青春期即生育年龄功血内源性雌激素水平较低者。

67. 女，28 岁。产后 6 个月，月经周期缩短，妇科检查无异常。基础体温曲线呈双相型，提示为
A. 无排卵性功血　　　　　　　B. 子宫内膜不规则脱落　　　　　　C. 黄体功能不足
D. 早期妊娠　　　　　　　　　E. 不能确定诊断
【答案】C
【解析】双相基础体温提示有排卵，可排除 A 答案。月经周期缩短，妇科检查无异常，提示黄体功能不足，故本题 C 正确。

68. 关于短效口服避孕药作用机制，不正确的是
A. 抑制子宫内膜增殖变化　　　B. 改变宫颈黏液性状　　　　　　　C. 影响精子获能
D. 抑制排卵　　　　　　　　　E. 使子宫内膜分泌不良
【答案】C
【解析】短效口服避孕药主要作用是抑制排卵，其次还可增加宫颈黏液的黏稠度、抑制子宫内膜增殖变化，使子宫内膜分泌不良，不适合受精卵着床。故选 C。

69. 不属于短效口服避孕药禁忌证的为
A. 哺乳期　　　　　　　　　　B. 慢性宫颈炎　　　　　　　　　　C. 乳腺癌根治术后
D. 血栓性静脉炎　　　　　　　E. 乙型病毒性肝炎
【答案】B
【解析】避孕药禁忌证：①严重心血管疾病，血栓性疾病。②急、慢性肝炎或肾炎。③恶性肿瘤或癌前病变。④内分泌疾病，如糖尿病需用胰岛素控制者、甲状腺功能亢进者。⑤哺乳期妇女；⑥年龄 >35 岁的吸烟妇女。⑦精神病患者。⑧反复发作的严重偏头痛。故本题选 B。

70. 关于服用短效口服避孕药的副反应，正确的说法是
A. 类早孕反应系孕激素刺激胃黏膜所致　　　　　　B. 服药期间的阴道流血，多因漏服药物引起
C. 不适用于经量多的妇女　　　　　　　　　　　　D. 体重增加是孕激素引起水钠潴留所致
E. 服药后妇女额面部皮肤出现的色素沉着，是因药物变质所致
【答案】B
【解析】服药期间的阴道流血，多因漏服药物引起，故答案为 B。类早孕反应是因雌激素刺激胃黏膜而引起；月经量多者宜服用短效口服避孕药；月经不规则女性可发生闭经；体重增加可能是因雄激素活性强促使体内合成代谢引起，也可能是雌激素成分致水、钠潴留所致；极少数者颜面部皮肤出现淡褐色色素沉着。

71. 33 岁经产妇，平时月经周期稍缩短，经量多。检查宫颈糜烂Ⅰ度，宫口松，最合适的避孕方法应是
A. 安全期避孕　　　　　　　　B. 阴茎套避孕　　　　　　　　　　C. 阴道隔膜避孕
D. 宫内节育器避孕　　　　　　E. 口服避孕药避孕
【答案】E
【解析】患者平时月经周期稍缩短，经量多，最适宜口服避孕药避孕。宫颈糜烂Ⅰ度，宫口松，禁用宫内节育器。阴道隔膜避孕我国尚未供应，安全期避孕法并不十分可靠。阴茎套可用，但考虑到患者月经多的情况，口服避孕药更适合。故答案选 E。

72. 下列不属于宫颈癌相关危险因素的是
A. 多个性伴侣　　　　　　　　B. 吸烟　　　　　　　　　　　　　C. 未生育
D. 不洁性行为　　　　　　　　E. 过早性生活
【答案】C
【解析】流行病学发现子宫颈癌的相关危险因素与 HPV 感染、多个性伴侣、不洁性行为、性生活过早、多产、吸烟、经济状况低下及免疫抑制等有关。故本题选 C。

73. 与宫颈癌发病最有关系的病毒是
A. 甲型肝炎病毒　　　　　　　B. 人乳头瘤病毒　　　　　　　　　C. 单纯疱疹病毒Ⅰ型
D. 单纯疱疹病毒Ⅱ型　　　　　E. 巨细胞病毒
【答案】B
【解析】人乳头瘤病毒（HPV）与子宫颈癌发病密切相关。99% 以上子宫颈癌组织发现有高危 HPV 感染。其中约 70% 与 HPV16 和 HPV18 型相关，故本题选 B。

74. 子宫颈癌起源于
　　A. 宫颈外口鳞状上皮和柱状上皮交界处　　B. 宫颈内口及其附近黏膜　　C. 宫颈阴道部
　　D. 宫颈管内　　　　　　　　　　　　　　E. 宫颈外口
【答案】A
【解析】子宫颈鳞状上皮和柱状上皮交界处是宫颈癌发病的高危部位。故本题选 A。

75. 绝经期妇女宫颈癌的早期临床症状
　　A. 绝经后阴道出血　　　　　　B. 接触性出血　　　　　　C. 腹痛
　　D. 大量血性腥臭白带　　　　　E. 下肢水肿
【答案】B
【解析】接触性出血是宫颈癌的典型表现。绝经期妇女早期表现为接触性出血，而老年患者常表现为绝经后不规则阴道出血。故本题选 B。

76. 宫颈癌的临床分期依据
　　A. 有无淋巴结转移　　　　　　B. 术中探查结果　　　　　C. 盆腔检查
　　D. 临床表现　　　　　　　　　E. 病理检查
【答案】B
【解析】宫颈癌的临床分期在治疗前进行，治疗后不再更改。主要依据术中观察癌灶大小、深度、侵袭及转移情况来确定，故 B 正确。

77. 关于宫颈原位癌的描述正确的是
　　A. 宫颈上皮内瘤变即为宫颈原位癌　　　　B. 异型细胞侵犯宫颈间质血管和淋巴
　　C. 异型细胞累及上皮全层，未穿透基底膜　　D. 异型细胞侵犯宫颈腺体，穿透基底膜
　　E. 异型细胞侵犯上皮的 1/3～2/3
【答案】C
【解析】宫颈上皮内瘤变是与宫颈浸润癌密切相关的一组癌前病变，包括宫颈不典型增生和宫颈原位癌，故不选 A。异型增生的细胞累及子宫颈黏膜上皮全层，但仅限于上皮内，未突破基底膜，无间质浸润。故选 C。

78. 宫颈癌临床分期ⅡA 指
　　A. 癌累及阴道，未达阴道下 1/3 段，无明显宫旁浸润　　B. 癌累及宫旁，无明显间质浸润
　　C. 肉眼可见癌灶虽位于宫颈，但体积＞4cm　　　　　　　D. 癌累及阴道下 1/3 段，无明显宫旁浸润
　　E. 癌累及宫旁，间质浸润深度 3～5mm
【答案】A
【解析】宫颈癌临床分期：Ⅱ期肿瘤超越子宫，但未达骨盆壁或未达阴道下 1/3，ⅡA 期肿瘤侵犯阴道上 2/3，无明显宫旁浸润；ⅡB 有明显宫旁浸润，但未达到盆壁。故选 A。

79. 不属于宫颈癌临床表现的是
　　A. 绝经后阴道出血　　　　　　B. 接触性阴道出血　　　　C. 血性白带
　　D. 不孕　　　　　　　　　　　E. 阴道排液
【答案】D
【解析】临床表现为：①接触性阴道出血，性生活或妇科检查后阴道流血；②绝经后不规则阴道流血；③多数患者有白色或血性、稀薄如水样、有腥臭味阴道排液，晚期癌组织坏死伴感染，可有大量脓性恶臭白带。故本题选 D。

80. 下列关于宫颈癌"阴道出血"的特点说法错误的
　　A. 一般外生型出血早，量少　　　　　　　　B. 出血量可多可少
　　C. 患者可突然阴道大量流血　　　　　　　　D. 年轻患者常表现为接触性出血
　　E. 年轻患者也可表现为经期延长，周期缩短，经量增多等
【答案】A
【解析】宫颈癌患者常表现为接触性出血，也可表现不规则阴道流血；出血量依据病变大小等情况可多可少，如侵犯大血管可突然发生阴道大量流血；一般外生型癌出血较早，量多；内生型癌出血较晚。故本题选 A。

81. 早期发现宫颈癌的简便、可靠的初筛方法是
　　A. 宫颈刮片细胞学检查　　　　B. 阴道镜　　　　　　　　C. 宫颈活检

D. 碘试验　　　　　　　　E. 宫颈锥形切除术

【答案】A

【解析】子宫颈刮片细胞学是子宫颈癌筛查的基本方法。故本题答案选 A。

82. 适用于各期宫颈癌而疗效较好的是

A. 手术治疗　　　　　　B. 化学治疗　　　　　　C. 放射治疗
D. 手术+放射治疗　　　　E. 放射治疗+化学治疗

【答案】C

【解析】早期宫颈癌（ⅠA～ⅡA期）适合手术治疗；放疗适用于各期宫颈癌，早期病例以局部腔内照射为主，体外照射为辅，晚期以体外照射为主，腔内照射为辅；化疗主要用于晚期或复发转移患者和同期放化疗者。故答案选 C。

第六单元　血液系统

1. 下列属于贮存铁的是

A. 血红蛋白铁　　　　　B. 肌红蛋白铁　　　　　C. 转铁蛋白结合的铁
D. 含铁血黄素　　　　　E. 乳铁蛋白结合的铁

【答案】D

【解析】机体内的铁分为两种，一种是贮存铁，包括铁蛋白和含铁血黄素。另一种为功能铁，包括血红蛋白铁、肌红蛋白铁、转铁蛋白铁以及乳铁蛋白、酶和辅因子结合的铁。

2. 人体铁吸收率最高的部位是

A. 回肠远段及回盲部　　　B. 升结肠及降结肠　　　C. 食管及胃
D. 空肠下段及回肠近段　　E. 十二指肠及空肠上段

【答案】E

【解析】人体铁的吸收部位主要在十二指肠和空肠上段。叶酸在十二指肠和空肠近端被吸收，维生素 B_{12} 在回肠被吸收。食管、胃、结肠都不是人体主要的吸收部位。

3. 重度贫血的血红蛋白浓度是

A. < 30g/L　　　　　　B. > 100g/L　　　　　　C. 60～89g/L
D. 90～100g/L　　　　　E. 30～59g/L

【答案】E

【解析】本题考查贫血的分度：成年男性 Hb < 120g/L，成年女性（非妊娠）Hb < 110g/L，孕妇 Hb < 100g/L 就有贫血。根据外周血红蛋白或红细胞数可将贫血分为轻、中、重、极重四度；血红蛋白从正常下限至 < 90g/L 属轻度，60～90g/L 为中度，30～59g/L 为重度，< 30g/L 为极重度。

4. 关于铁代谢，下列哪项是正确的

A. 正常肠黏膜可吸收三价铁　　　B. 血清铁离子一般是亚铁离子　　　C. 切除空肠可导致缺铁性贫血
D. 铁以 Fe^{2+} 形式运输　　　　　E. 维生素 C 能把食物中铁游离化

【答案】C

【解析】机体铁的吸收部位主要在十二指肠和空肠上部，因此切除空肠将导致铁吸收障碍而引起缺铁性贫血。食物中的铁主要是以 Fe^{2+} 被肠黏膜细胞吸收，而以 Fe^{3+} 形式进行运输；血清铁为 Fe^{3+}；维生素 C 能使食物中的 Fe^{3+} 还原成 Fe^{2+}（并非将铁游离化）。

5. 患者，男，20岁。面色苍白 7 天就诊，血常规：Hb 50g/L。该患者属于

A. 中度贫血　　　　　　B. 极重度贫血　　　　　C. 重度贫血
D. 正常　　　　　　　　E. 轻度贫血

【答案】C

【解析】本题考查贫血的分度：成年男性 Hb < 120g/L，成年女性（非妊娠）Hb < 110g/L，孕妇 Hb < 100g/L 就有贫血。根据外周血红蛋白或红细胞数可将贫血分为轻、中、重、极重四度；血红蛋白从正常下限至 < 90g/L 属轻度，60～90g/L 为中度，30～59g/L 为重度，< 30g/L 为极重度。

6. 贫血的治疗原则首先是
   A. 使用抗贫血药物   B. 补充造血原料   C. 刺激骨髓造血
   D. 去除或纠正病因   E. 使用肾上腺糖皮质激素

【答案】D

【解析】治疗贫血的首要原则是采取适当措施消除病因，目前尚没有对各种贫血均有效的抗贫血药物，答案为D而不是A。选项B、C、E分别适用于缺铁性贫血、再生障碍性贫血、自身免疫溶血性贫血等。

7. 诊断成年女性贫血的标准为血红蛋白浓度低于
   A. 110g/L   B. 130g/L   C. 120g/L
   D. 140g/L   E. 100g/L

【答案】A

【解析】成年女性（非妊娠）Hb＜110g/L为贫血。

(8～9题共用题干)

女性，26岁，未婚，半年来乏力，面色苍白，1周来加重，既往有十二指肠溃疡病5年。化验血 Hb 75g/L，RBC $3.4×10^{12}$/L，WBC $8.6×10^9$/L，Plt $325×10^9$/L，诊断为缺铁性贫血。

8. 下列致病原因中，最不可能的是
   A. 月经过多   B. 消化道失血   C. 需铁量增加
   D. 偏食   E. 溃疡病出血

【答案】C

【解析】该患者诊断为缺铁性贫血，最常见的病因：女性是月经过多，男性是痔出血。而铁需求量增加多见于婴幼儿、青少年、妊娠期和哺乳期妇女，该患者为青年女性，因此贫血的病因最不可能是铁需求量增加。

9. 该患者最不适宜的处理是
   A. 口服琥珀酸亚铁   B. 口服稀盐酸   C. 肌内注射右旋糖酐铁
   D. 浓缩红细胞输注   E. 口服硫酸亚铁

【答案】C

10. 再生障碍性贫血的主要原因是
    A. 骨髓造血功能衰竭   B. 红细胞破坏过多   C. 红细胞寿命缩短
    D. 造血原料缺乏   E. 红细胞内在缺陷

【答案】A

【解析】再生障碍性贫血指原发性骨髓造血功能衰竭综合征。表现为骨髓造血功能低下、全血细胞减少。

(11～13题共用题干)

患者，女，29岁。4个月来乏力，2周来发热伴皮肤紫癜和口腔颊黏膜血疱，浅表淋巴结及肝脾均不大，胸骨无压痛。化验：Hb 64g/L，RBC $2.3×10^{12}$/L，Ret 0.2%，WBC $2.4×10^9$/L，分类：N 24%，L 70%，M 6%，Plt $10×10^9$/L。胸部X线片检查示右下肺炎症。

11. 对该患者最可能的血液病学诊断是
    A. 骨髓增生异常综合征   B. 幼细胞贫血   C. 急性淋巴细胞白血病
    D. 再生障碍性贫血   E. 溶血性贫血

【答案】D

【解析】该患者表现为贫血、出血、感染（发热及右下肺炎）；外周血象示三系（RBC、WBC、Plt）减少，无肝脾大，考虑再生障碍性贫血。骨髓增生异常综合征（MDS）由于骨髓病态造血，也可有全血细胞减少，但外周血一般可出现原始细胞，肝脾常大。

12. 为确定诊断，首选的检查是
    A. 血清铁和铁蛋白   B. 血清叶酸和维生素 B_{12} C. 骨髓穿刺
    D. 骨髓活检   E. 胸腹CT

【答案】C

【解析】为明确再生障碍性贫血诊断，首选的检查是多部位骨髓穿刺，一般提示骨髓增生低下。骨髓活检操作复杂，目前仅用于科研，不是首选检查方法。

13. 根据病史，该患者最急需的治疗是
    A. 抗生素治疗   B. 血小板成分输注   C. 雄激素治疗

第十九章 临床医学综合

D. 补充叶酸和维生素 B_{12}　　　　E. 口服硫酸亚铁

【答案】B

【解析】该患者血小板仅 $10×10^9/L$，且有皮肤紫癜和口腔颊黏膜血疱，所以有颅内出血的可能性，因此最急需的治疗是血小板成分输注。选项 AC 均可用于再障的治疗，但不是急需的治疗。

（14～15题共用备选答案）

A. 发热、贫血、出血　　　　B. 出血　　　　C. 贫血
D. 明显的脾大　　　　E. 发热、贫血、出血、肝脾大

14. 再生障碍性贫血的主要临床表现

【答案】A

【解析】再生障碍性贫血（AA）是由于骨髓造血功能衰竭导致外周血三系减少，表现为贫血、发热、出血。但由于再障不属于恶性肿瘤，因此无肝、脾、淋巴结浸润症状，不会出现肝脾大。

15. 急性白血病的主要临床表现

【答案】E

【解析】白血病是一类造血干细胞的恶性克隆性疾病，由于正常骨髓造血功能受到抑制，可导致外周血三系减少，表现为贫血、发热、出血。由于白血病为恶性疾病，故可有肝、脾、淋巴结浸润症状。

16. 易侵犯中枢神经系统的白血病是

A. 急性粒细胞白血病　　　　B. 急性单核细胞白血病　　　　C. 急性淋巴细胞白血病
D. 急性早幼粒细胞白血病　　　　E. 慢性粒细胞白血病

【答案】C

【解析】中枢神经系统白血病（CNSL）以急性淋巴细胞白血病最常见（约占70%），急性非淋巴细胞白血病在儿童占20%～40%，在成人占5%。急性粒细胞白血病易发生绿色瘤；急性单核细胞白血病易发生牙龈肿胀；急性早幼粒细胞白血病易发生DIC；慢性粒细胞白血病易发生脾大。

（17～18题共用备选答案）

A. 寒战、高热、出血并迅速衰竭　　　　B. 贫血、发热、出血、牙龈增生
C. 低热、贫血、巨脾　　　　D. 低热、乏力、颈部淋巴结肿大，切口不愈合
E. 头痛、呕吐、脑脊液可检出幼稚细胞

17. 中枢神经系统白血病的临床特点为

【答案】E

【解析】中枢神经系统白血病的临床表现为头晕、头痛，重者可有呕吐、颈项强直、抽搐、昏迷，但不发热；脑脊液压力增高，有大量白血病细胞（幼稚细胞），蛋白质增多。

18. 急性单核细胞白血病的临床特点为

【答案】B

【解析】急性单核细胞白血病除了三大表现：贫血、发热、出血外，其还易发生牙龈肿胀。

（19～21题共用备选答案）

A. 急性粒细胞白血病　　　　B. 急性早幼粒细胞白血病　　　　C. 急性单核细胞白血病
D. 红白血病　　　　E. 急性淋巴细胞白血病

19. 易导致肝、脾、淋巴结明显肿大的是

【答案】E

【解析】肝、脾、淋巴结肿大最常见于急性淋巴细胞白血病，初诊时急性淋巴细胞白血病约62%有淋巴结肿大，60%的病例有肝大，48%有脾大。

20. 可导致弥散性血管内凝血（DIC）的是

【答案】B

【解析】急性早幼粒细胞白血病（APL）患者异常早幼粒细胞颗粒增多，可释放促凝因子诱发DIC。

21. 常可导致牙龈肿胀、口腔溃疡的是

【答案】C

【解析】白血病细胞浸润可发生牙龈肿胀、口腔溃疡，多见于急性单核细胞白血病、急性粒-单核细胞白血病。

22. 霍奇金淋巴瘤特征性的热型是
   A. 间歇热　　　　　　　　B. 稽留热　　　　　　　　C. 弛张热
   D. 不规则热　　　　　　　E. 周期性发热
【答案】E
【解析】霍奇金淋巴瘤特征性的热型为 Pel-Ebstein 热（约见于 1/6 患者），表现为周期性发热；间歇热常见于疟疾、急性肾盂肾炎；稽留热常见于大叶性肺炎、斑疹伤寒；弛张热常见于败血症、风湿热等；不规则热常见于结核病、风湿热、支气管炎等。

23. 霍奇金淋巴瘤（HL）最典型的临床表现是
   A. 发热　　　　　　　　　B. 面色苍白　　　　　　　C. 无痛性淋巴结肿大
   D. 肝脾肿大　　　　　　　E. 体重减轻
【答案】C
【解析】淋巴瘤的共同临床表现是无痛性进行性淋巴结肿大，具有诊断意义。选项 ABDE 均不是特异性临床表现。

24. 非霍奇金淋巴瘤（NHL）累及胃肠道的最常见部位是
   A. 回肠　　　　　　　　　B. 胃　　　　　　　　　　C. 食管
   D. 十二指肠　　　　　　　E. 结肠
【答案】A
【解析】非霍奇金淋巴瘤（NHL）有远处转移和结外浸润的倾向，可累及人体各器官及系统。累及胃肠道的最常见部位是回肠（占 50%），其次是胃，结肠较少受累。

25. 男，22 岁。发热伴颈部淋巴结进行性无痛性肿大 4 个月。最高体温 38.8℃。血常规：WBC 8.2×10^9/L，N 0.70，L 0.30。骨髓细胞学检查未见异常。淋巴结活检可见里-斯（R-S）细胞。最可能的诊断是
   A. 霍奇金淋巴瘤　　　　　B. 淋巴结转移癌　　　　　C. 非霍奇金淋巴瘤
   D. 急性淋巴细胞白血病　　E. 急性粒细胞白血病
【答案】A
【解析】里-斯细胞（Reed-Stemberg）也称 R-S 细胞，是霍奇金淋巴瘤"具有诊断意义"的细胞。非霍奇金淋巴瘤无 R-S 细胞。

26. 不符合关节型过敏性紫癜临床表现的是
   A. 关节肿胀　　　　　　　B. 多发生于大关节　　　　C. 呈反复性发作
   D. 部位固定，非游走性　　E. 不遗留关节畸形
【答案】D
【解析】关节型过敏性紫癜除皮肤紫癜外，因关节血管受累出现关节肿胀、疼痛、压痛及功能障碍，多发生于大关节如膝、踝、肘、腕等。特点为呈游走性、反复发作、不遗留关节畸形。

27. 女，30 岁。皮肤反复出现紫癜 2 个月，加重并出现恶心、腹痛 3 天。查体：四肢皮肤散在紫癜，心肺未见异常，腹平软，脐周轻压痛，无反跳痛和肌紧张，肝脾肋下未触及，肠鸣音活跃。

28. 下述情况对明确病因意义不大的是
   A. 有无花粉、尘埃过敏　　B. 皮肤紫癜有无瘙痒　　　C. 有无食用鱼、虾、蟹等
   D. 发病前有无呼吸道感染　E. 应用药物情况
【答案】B
【解析】该患者表现为反复紫癜，查体见四肢皮肤散在紫癜，考虑过敏性紫癜的可能；且有恶心、腹痛，脐周轻压痛，故诊断为腹型过敏性紫癜。过敏性紫癜的病因包括上呼吸道感染、食物过敏（鱼、蟹、蛋等）、药物（青霉素）等；而皮肤紫癜有无瘙痒对诊断意义不大。

29. 特发性血小板减少性紫癜较少出现
   A. 肌肉血肿　　　　　　　B. 鼻出血　　　　　　　　C. 月经过多
   D. 口腔黏膜出血　　　　　E. 皮肤瘀点
【答案】A
【解析】特发性血小板减少性紫癜：多表现为皮肤黏膜出血，而肌肉出血多见于血友病。

30. 诱发 DIC 最常见的病因为
   A. 革兰阴性细菌感染　　　B. 手术及外伤　　　　　　C. 恶性肿瘤

D. 产科意外　　　　　　　　　　　　E. 代谢性酸中毒

【答案】A

【解析】DIC即弥散性血管内凝血，病因包括：感染性疾病最常见，革兰阴性菌感染常见；余下依次为：恶性肿瘤、产科意外、医源性疾病、手术及外伤，全身性疾病少见。

31. 急性型DIC高凝期患者的治疗原则，除消除病因、治疗原发病外，应首先考虑

A. 补充水与电解质　　　　B. 应用抗血小板药物　　　　C. 及早应用肝素

D. 积极抗纤溶治疗　　　　E. 输注全血或血浆

【答案】C

【解析】弥散性血管内凝血（DIC）的本质是微血栓形成，因此抗凝治疗是终止DIC病理过程、减轻器官损伤，重建凝血-抗凝平衡的重要措施。急性型DIC高凝期患者的治疗应尽早使用低分子肝素；抗纤溶治疗主要用于纤溶亢进或DIC晚期。

（32～34题共用备选答案）

A. 肝素　　　　　　　　B. 输新鲜血浆　　　　　　　C. 输新鲜全血

D. 氨基己酸　　　　　　E. 输浓缩血小板

32. DIC 早期首选

33. DIC 消耗性低凝期首选

34. DIC 纤溶亢进期治疗时禁用

【答案】A、E、A

【解析】弥散性血管内凝血（DIC）早期由于凝血酶激活，微血栓形成，机体处于高凝状态，应尽早使用肝素治疗；中期由于大量凝血因子消耗，机体处于消耗性低凝状态，应输新鲜血浆，以补充凝血因子；晚期可发生继发性纤溶亢进，治疗宜采用舒溶抑制剂，严禁使用抗凝药物肝素。

第七单元　代谢、内分泌系统

1. 引起Graves病基本的原因是

A. 长期碘摄入不足　　　　　　　　　　B. 遗传易感性和自身免疫功能异常

C. 各种因素致下丘脑分泌TRH过多　　　D. 各种原因致垂体分泌TSH过多

E. 长期碘摄入过多

【答案】B

【解析】Graves病与组织相容性复合体（MHC）基因有关，有显著的遗传倾向；还是自身免疫性疾病，血清中存在TSH受体抗体（TRAb），包括TSH受体刺激性抗体（TSAb）和TSH受体刺激阻断性抗体（TSBAb）。

2. 甲状腺功能亢进症最常见的病因是

A. 甲状腺腺瘤　　　　　　B. 甲状腺癌　　　　　　C. 弥漫性毒性甲状腺肿

D. 慢性淋巴细胞性甲状腺炎　　E. 结节性毒性甲状腺肿

【答案】C

【解析】弥漫性毒性甲状腺肿即Graves病，是甲状腺功能亢进症最常见的病因，占全部甲亢的80%～85%；而甲状腺腺瘤、慢性淋巴细胞性甲状腺炎（桥本病）不是甲亢的病因。

3. 下列哪项临床表现为Graves病所特有

A. 怕热、多汗、心悸、消瘦　　B. 阳痿、月经量少或闭经　　C. 突眼、胫前黏液性水肿

D. 脉压差增大，早搏　　　　　E. 肌萎缩，骨质疏松

【答案】C

【解析】A选项怕热、多汗、心悸、消瘦为甲亢的典型表现，而非特有表现；BDE选项为甲亢的一般表现。所以正确选项C。

4. 采用静脉补钾治疗外科低钾血症者，<u>不正确</u>的是

A. 每天补K⁺可高达100～200mmol　　　B. 采用分次补钾，边治疗边观察的方法

C. 快速静脉推注kcl溶液　　　　　　　　D. 尿量超过40mL/h后再静脉补钾

E. 静脉补钾时KCl溶液的浓度应＜3g/L

【答案】C

【解析】采用静脉补钾治疗时，临床上通常采取分次补钾，边治疗边观察的方法；而补钾量可参考血钾浓度降低程度，每天补钾40～80mmol不等，应用上述补钾量不能纠正低钾血症，可增加至每天100～200mmol；静脉补充钾有浓度及速度的限制：每次输液中含钾量不宜超过40mmol（相当3g氯化钾），溶液应缓慢滴注，输入钾量应控制在20mmol/h以下。由于细胞外液的钾总量仅60mmol，在血容量不足时，补钾过快将在短时间过度增高血钾浓度，有致命的危险。如果患者有休克的情况，应先输给晶体液及胶体液，尽快恢复血容量，待尿量超过40mL/h后再静脉补钾。

5. 男，56岁，因吞咽、饮水困难2周，现有乏力、尿少、极度口渴来诊，查体：血压正常，唇干，眼窝凹陷，烦躁不安，出现躁狂、幻觉，有时昏迷，该患者应考虑为

  A. 中度等渗性缺水　　　　B. 重度等渗性缺水　　　　C. 重度高渗性缺水
  D. 中度低渗性缺水　　　　E. 中度高渗性缺水

【答案】C

【解析】该患者表现为极度口渴，为高渗性缺水的表现；且表现为眼窝凹陷，烦躁不安，出现躁狂、幻觉，有时昏迷，此为重度缺水的表现。综合考虑为重度高渗性缺水。

6. Graves病最重要的体征是

  A. 皮肤湿润多汗，手颤　　　　B. 眼裂增大，眼球突出　　　　C. 心脏扩大，心律不齐
  D. 收缩压升高，舒张压降低　　E. 弥漫性甲状腺肿大伴血管杂音

【答案】E

【解析】Graves病常有甲状腺弥漫性对称性肿大，质地不等，左右叶上、下极可触及震颤伴血管杂音，为本病的特征之一。

7. 反映甲状腺功能最敏感的实验室检查指标是

  A. TSH　　　　B. FT4　　　　C. FT3
  D. TRAb　　　E. TRH

【答案】A

【解析】下丘脑（TRH）—垂体（TSH）—甲状腺（T3T4）是一个调节轴；甲亢时T3、T4分泌增加，可负反馈抑制垂体TSH的分泌；因此血清TSH浓度的变化是反映甲状腺功能最敏感的指标，如亚临床甲亢患者其FT3、FT4正常，但TSH已经降低。

8. 诊断甲状腺功能亢进最可靠的检查是

  A. 基础代谢率　　　　B. 甲状腺摄 ^{131}I 率　　　　C. 甲状腺刺激免疫球蛋白
  D. 甲状腺激素　　　　E. TSH

【答案】D

【解析】目前检测甲状腺激素（FT3、FT4）是诊断甲亢最可靠的指标；基础代谢率>+20%，为甲亢的诊断标准之一，但不是最可靠的指标；TSH是诊断甲亢最敏感的指标，而不是最可靠的指标。

9. 预测Graves病停用抗甲状腺药物是否易复发的指标是

  A. 甲状腺摄 ^{131}I 率　　　　B. 抗甲状腺抗体　　　　C. TSH、T3、T4及FT3
  D. 甲状腺刺激免疫球蛋白　　E. T4

【答案】D

【解析】甲状腺刺激免疫球蛋白（TSI）是指可引起甲状腺自身免疫疾病的免疫球蛋白，主要用于评价抗甲状腺药物治疗的疗效、确定停药时机、预测复发等，必须TSH明显降低才能停用抗甲状腺药物，否则易复发；抗甲状腺抗体检测主要用于甲亢治疗的选择和预后的判断；因此答案为D。

10. 13岁初中二年级女学生，患Graves病。治疗宜选用

  A. 抗甲状腺药物　　　　B. 立即手术治疗　　　　C. ^{131}I 治疗
  D. 镇静剂　　　　　　　E. 鼓励多食海带

【答案】A

【解析】Graves病主要治疗方法为抗甲状腺药物治疗、手术治疗和放射性核素 ^{131}I 治疗三种。该患者为青少年患者，甲亢初治，所以首选治疗是选用抗甲状腺药物，不宜手术；年龄25岁以下为放射性碘治疗的禁忌证。Graves病应忌食含碘食物和药物。

11. 男，30岁，颈部肿块7天，可随吞咽上下活动，欲确诊病变的性质，应采取的诊断方法

    A. 甲状腺B超　　　　　　　　B. 甲状腺CT　　　　　　　　C. 甲状腺功能测定

    D. 甲状腺同位素测定　　　　　　E. 细针穿刺细胞学检查

【答案】E

【解析】该题目要求确诊病变的性质，所以最好的方法是行病理活检，所以选E。

12. 原发性慢性肾上腺皮质功能减退症的典型体征是

    A. 皮肤紫纹　　　　　　　　　B. 皮肤黏膜色素沉着　　　　　C. 轻度肥胖

    D. 皮肤多汗及低热　　　　　　　E. 脉率增快

【答案】B

【解析】原发性肾上腺皮质功能减退症最具特征性的临床表现为全身皮肤色素加深，系垂体ACTH、黑素细胞刺激素（MSH）分泌增加所致；皮肤紫纹、轻度肥胖见于库欣综合征。

13. 男，46岁，消瘦、乏力、头晕、食欲减退3年，近5个月早晨有时出现精神症状，进食后缓解。查体：BP 80/60mmHg，皮肤色素沉着，心率60次/分，血糖2.7mmol/L，血Na^+ 124mmol/L，血钾5.2mmol/L，最可能的病因是

    A. 原发性慢性肾上腺皮质功能减退症　　　B. 胰岛素瘤　　　　　　　　C. 营养不良

    D. 2型糖尿病　　　　　　　　　　　　E. 自主神经功能紊乱

【答案】A

【解析】原发性慢性肾上腺皮质功能减退症，又称Addison病，由于双侧肾上腺的绝大部分被毁所致。继发性者由下丘脑—垂体病变引起。皮质醇和醛固酮缺乏所致。临床表现为：①明显乏力，休息不能缓解，食欲不振、消瘦，空腹低血糖，不耐饥饿；②低血压；③皮肤黏膜色素沉着（最具特征性症状）；④血浆皮质醇、24小时尿游离皮质醇（UFC）或17羟类固醇（17～OHCS）明显↓；⑤血浆ACTH水平明显↑；⑥ACTH兴奋试验无反应；⑦血液生化：可有低钠血症、高钾血症。

14. 男，22岁。乏力，皮肤色素沉着1年余，经常感冒，食欲差，偶尔恶心、呕吐。查体：P 86次/分，BP 90/60mmHg。体型偏瘦，皮肤黑，掌纹、乳晕、齿龈、颊黏膜等色素沉着明显，余未见异常，最可能的诊断是

    A. 嗜铬细胞瘤　　　　　　　　B. 库欣综合征　　　　　　　　C. 家族性肠息肉病

    D. 原发性慢性肾上腺皮质功能减退症　　　E. 炎症性肠病

【答案】D

【解析】原发性慢性肾上腺皮质功能减退症最特征的表现为全身皮肤色素加深，是由于垂体ACTH、黑素细胞刺激素（MSH）分泌增加所致；黏膜色素沉着见于齿龈、舌部、颊黏膜等处。

15. 1型糖尿病的主要特点是

    A. 多见于40岁以上人群　　　　　　　　B. 与免疫介导的胰岛B细胞增生有关

    C. 表现为胰岛素抵抗　　　　　　　　　D. 早期常不需要胰岛素治疗

    E. 易发生糖尿病酮症酸中毒

【答案】E

【解析】1型糖尿病系自身免疫介导的胰岛B细胞损伤，从而造成胰岛素分泌不足所致，多见于青少年患者，起病急，症状重，易发生糖尿病酮症酸中毒，早期即需要补充胰岛素来控制血糖。

16. 2型糖尿病的特点是

    A. 都有"三多一少"　　　　　B. 少数以酮症酸中毒为首发表现　　　C. 患者空腹血糖都增高

    D. 空腹尿糖均呈阳性　　　　　E. 患者体型均较肥胖

【答案】B

【解析】2型糖尿病多见于（但不是所有）肥胖的成人，症状较轻，半数以上无任何症状；患者空腹血糖、尿糖不一定都增高，易发生高渗性昏迷，但极少数以酮症酸中毒为首发表现；"三多一少"症状为典型1型糖尿病的特点。

17. 胰岛素依赖型糖尿病（1型）与非胰岛素依赖型糖尿病（2型）的最主要区别是

    A. 发病年龄不同　　　　　　　B. 对胰岛素的敏感性不同　　　C. 胰岛素基础水平与释放曲线不同

    D. 发生酮中毒的倾向不同　　　E. 血糖稳定性不同

【答案】C

【解析】胰岛素依赖型糖尿病与非胰岛素依赖型糖尿病的最主要区别是前者胰岛素分泌功能显著减低，葡萄糖负荷后血浆胰岛素浓度也无明显升高，而后者空腹血浆胰岛素水平正常，较低或偏高。两者胰岛素基础值及释放曲线不同，而其他几个方面两者也有区别，但都不是最主要的区别点。故正确选项是 C。

18. 依据糖尿病诊断标准，确诊糖尿病选用
    A. 全血血糖　　　　　　　　B. 尿糖定性　　　　　　　　C. 糖化血红蛋白
    D. 血浆血糖　　　　　　　　E. 24 小时尿糖定量

【答案】D

【解析】依据 WHO 规定糖尿病的诊断标准：血糖是指静脉血浆血糖；一般情况下，血浆血糖比全血血糖高 15%，确诊糖尿病只能用血浆血糖。

19. 糖尿病的诊断是糖尿病症状加上随机血糖
    A. ≥ 7.1mmol/L　　　　　　B. ≥ 11.1mmol/L　　　　　　C. ≥ 10.1mmol/L
    D. ≥ 9.1mmol/L　　　　　　E. ≥ 12.1mmol/L

【答案】B

【解析】WHO 规定糖尿病的诊断标准为：糖尿病症状 + 空腹血糖 ≥ 7.0mmol/L、随机血糖或餐后 2 小时血糖 ≥ 11.1mmol/L。

20. 反映糖尿病病情控制的指标是
    A. 血清胰岛素细胞抗体　　　B. 尿糖定性　　　　　　　　C. 血清胰岛素水平
    D. 口服葡萄糖耐量试验　　　E. 空腹及餐后 2 小时血糖

【答案】E

【解析】确诊糖尿病的指标是空腹血糖及餐后 2 小时血糖，也是反映病情控制的最佳指标；血清胰岛素水平测定主要用于评价胰岛 B 细胞功能，即糖尿病的分型；血清胰岛素细胞抗体是鉴别糖尿病类型的参考依据。

21. 2 型糖尿病控制良好的目标是 HbA1c 小于
    A. 5.5%　　　　　　　　　　B. 6.5%　　　　　　　　　　C. 6.0%
    D. 7.0%　　　　　　　　　　E. 7.5%

【答案】D

【解析】糖化血红蛋白（GHbA1）测定可反映糖尿病患者近 8～12 周平均血糖水平。GHbA1 分为 a、b、c 三种，以 HbA1c 最为重要；2 型糖尿病控制良好的目标是 HbA1c ＜ 7.0%。

22. 糖尿病的高危因素不包括
    A. 共同生活者患有糖尿病　　B. 巨大胎儿分娩者　　　　　C. 曾有糖调节受损
    D. 年龄在 45 岁以上　　　　 E. 肥胖（BMI ≥ 28）

【答案】A

【解析】糖尿病的高危人群包括：糖耐量降低、空腹血糖调节受损、年龄＞ 45 岁、肥胖（BMI ＞ 28）、2 型糖尿病患者的一级家属；有巨大胎儿生产史或妊娠糖尿病史、糖尿病或肥胖家族史、多囊卵巢综合征、长期接受抗抑郁症药物治疗者；糖尿病不是传染病，共同生活者患有糖尿病不是其高危因素。

23. 临床糖尿病肾病最早期的表现是
    A. 高血压　　　　　　　　　B. 水肿　　　　　　　　　　C. 低蛋白血症
    D. 血肌酐、尿素氮增高　　　E. 微量蛋白尿

【答案】E

【解析】糖尿病肾病分 4 期。Ⅰ期，肾增大，GFR 增加 30%～40%，无形态学改变，可恢复。Ⅱ期，毛细血管基底膜增厚，尿微量蛋白排泄间歇性增高。Ⅲ期，出现微量蛋白尿。Ⅳ期，尿蛋白逐渐增多，可伴有浮肿和高血压，呈肾病综合征表现，晚期伴氮质血症，最终发生尿毒症。故最早表现为蛋白尿，选 E。

24. 2 型糖尿病最常见的死亡原因是
    A. 糖尿病高渗状态　　　　　B. 糖尿病神经病变　　　　　C. 心脑血管并发症
    D. 糖尿病酮症酸中毒　　　　E. 糖尿病肾病

【答案】C

【解析】①2 型糖尿病多见于 40 岁以上的中老年人，"三高"发生率较高，冠心病和脑血管意外的患病率较非糖尿病者高 2 倍，是目前糖尿病患者的主要死亡原因，尤其脑血管意外在国人多见。

25. 属于糖尿病微血管病变的是
   A. 脑血管意外　　　　　　　B. 冠心病　　　　　　　C. 肾动脉狭窄
   D. 糖尿病肾病　　　　　　　E. 下肢坏疽
   【答案】D
   【解析】微血管是指微小动脉和微小静脉之间的毛细血管及微血管网；微血管病变是糖尿病的特征性并发症，包括糖尿病肾病、糖尿病性视网膜病变、糖尿病心肌病等；注意：下肢坏疽属于大血管病变，并不属于糖尿病足，只有足坏疽才属于糖尿病足。

26. 糖尿病最常见的神经病变是
   A. 坐骨神经痛　　　　　　　B. 动眼神经麻痹　　　　　C. 周围神经炎
   D. 自主神经病变　　　　　　E. 腕管综合征
   【答案】C
   【解析】糖尿病的神经系统并发症包括中枢神经系统并发症、周围神经病变和自主神经病变，其中以周围神经病变最常见，自主神经病变次常见；动眼神经麻痹、坐骨神经痛、腕管综合征为糖尿病神经系统并发症的局灶性和多灶性神经病，不属于周围神经病变。

27. 对糖尿病检验结果的解释，正确的是
   A. 尿糖阳性可以诊断为糖尿病　　B. 尿糖阴性可以排除糖尿病　　C. 尿酮阳性仅见于糖尿病
   D. 空腹血糖正常可以排除糖尿病　E. 餐后2小时血糖正常可以是糖尿病
   【答案】E
   【解析】诊断糖尿病的指标有空腹血糖、随机血糖或餐后2小时血糖，只要其中1项或2项达标，即可确诊糖尿病，因此空腹血糖正常不能排除糖尿病，餐后2小时血糖正常也可是糖尿病。尿糖阳性只提示血糖超过肾糖阈；尿酮阳性常见于糖尿病，但不仅仅见于糖尿病。

28. 糖尿病患者最基础的治疗措施是
   A. 适当体育锻炼　　　　　　B. 饮食治疗　　　　　　　C. 双胍类降血糖药
   D. 磺脲类降血糖药　　　　　E. 胰岛素
   【答案】B
   【解析】糖尿病病因未明，需终身综合治疗；其中，饮食治疗属于基础治疗，即不论糖尿病类型、病情轻重、有无并发症，也不论是否应用药物治疗，都应严格执行和长期坚持饮食治疗。

29. 双胍类口服降糖药最严重的副作用是
   A. 胃肠道反应，口苦　　　　B. 低血糖　　　　　　　　C. 腹泻
   D. 过敏性皮疹　　　　　　　E. 乳酸酸中毒
   【答案】E
   【解析】双胍类口服降糖药作用机理为增加外周组织对葡萄糖的摄取利用、抑制糖异生及糖原分解、抑制肝糖原的输出。最常见的副作用为胃肠道反应，表现为口内有金属味、厌食、恶心、呕吐、腹泻等；偶尔有过敏反应；由于双胍类口服降糖药促进无氧糖酵解，产生乳酸，易诱发乳酸酸中毒，是最严重的副作用。

30. α-葡萄糖苷酶抑制剂最常见的不良反应是
   A. 乳酸酸中毒　　　　　　　B. 肝功能异常　　　　　　C. 下肢浮肿
   D. 严重低血糖　　　　　　　E. 腹胀和腹泻
   【答案】E
   【解析】α-葡萄糖苷酶抑制剂（AGI）可抑制小肠黏膜细胞的α-葡萄糖苷酶，延缓碳水化合物的吸收，降低餐后高血糖；其常见副作用是胃肠道反应，如腹胀、腹泻、排气增多；严重低血糖为磺酰尿类药物、胰岛素的常见不良反应；乳酸酸中毒为双胍类的常见不良反应。

31. 男，45岁。轻度肥胖，无明显口渴、多饮和多尿现象，空腹血糖6.7mmol/L。为确定是否有糖尿病，应检查
   A. 糖基化血红蛋白　　　　　B. 24小时尿糖定量　　　　C. 餐后2小时血糖
   D. 复查空腹血糖　　　　　　E. 口服葡萄糖耐量试验
   【答案】E
   【解析】糖尿病的诊断标准为空腹血糖≥7.0mmol/L、随机血糖或餐后2小时血糖≥11.1mmol/L；当患者所测血糖高于正常值，但又没有达到糖尿病诊断标准时，应作口服葡萄糖耐量试验（OGTT试验）以确诊或排

除糖尿病；糖化血红蛋白测定主要用于监测糖尿病患者血糖的控制情况。

32. 男，50 岁。健康体检发现空腹血糖偏高。次日上午行 75g 口服葡萄糖耐量试验，血糖结果：服糖前 6.6mmol/L、服糖后 1 小时 12.2mmol/L、2 小时 7.6mmol/L、3 小时 5.8mmol/L。目前该患者的诊断是
    A. 空腹血糖调节受损   B. 糖耐量正常   C. 糖耐量减低
    D. 1 型糖尿病   E. 2 型糖尿病
【答案】A

第八单元　精神、神经系统

1. 思维形式障碍不包括
    A. 思维散漫   B. 赘述症   C. 持续言语
    D. 思维中断   E. 思维化声
【答案】C
【解析】思维形式方面的障碍以联系过程的障碍为主要表现，如思维奔逸、病理性赘述、思维迟缓、思维贫乏、思维松弛、思维破裂、思维不连贯、思维中断、思维云集、强迫观念，也表现为逻辑障碍，如病理性象征思维、语词新作、逻辑倒错性思维、赘述症。

2. 患者体验到思维活跃，脑内概念不断涌现，一个意念接着一个意念。该症状为
    A. 联想散漫   B. 思维插入   C. 思维奔逸
    D. 强制性思维   E. 强迫性思维
【答案】C
【解析】思维奔逸指思维联想速度加快、数量增多和转化加速。患者联想加速，思潮澎湃，新的概念一个接着一个不断地涌现出来，患者说话快、数量多，主题极易随环境而发生改变。

3. 一种虚幻的知觉体验是
    A. 知觉改变   B. 非真实感   C. 幻觉
    D. 感知综合障碍   E. 错觉
【答案】C
【解析】幻觉是指没有现实刺激作用于感觉器官时出现的知觉体验，是一种虚幻的知觉，是一种无中生有的、主观的知觉体验，幻觉是精神科临床上常见的精神症状。

4. 每当电话铃声响起的同时就听到辱骂自己的声音，该症状是
    A. 心因性幻听   B. 元素性幻听   C. 反射性幻听
    D. 假性幻听   E. 功能性幻听
【答案】E
【解析】心因性幻听，是在强烈心理因素影响下出现的幻觉，幻觉内容与心理因素有密切联系，见于心因性精神病、癔症等。反射性幻听，当某感官处于功能活动状态时，涉及另一感官的幻觉。功能性幻听，当某种感觉器官处于功能活动状态时出现涉及该器官的幻觉，正常知觉和幻觉共存。

5. 妄想是指
    A. 对病理信念的坚信不疑   B. 对某事物的虚幻的知觉   C. 对客观事物的错误感知
    D. 对客观事物的正确感知   E. 对某事物的反复思考
【答案】A
【解析】妄想是思维内容障碍，它是在病态推理和判断的基础上形成的一种病理性歪曲信念并且坚信不疑。

6. 不符合妄想特征的是
    A. 内容与客观现实不符合   B. 是一种病理的信念   C. 内容多与患者自身相关
    D. 内容受文化背景影响   E. 受教育程度越高越容易出现妄想
【答案】E
【解析】妄想特征：①患者专心注意，坚信不疑；②判断与推理有明显错误，经验与教育均无法纠正；③内容与现实相违，但与个人利害有密切关系；④与文化背景无关，这一特征足以与迷信、偏见相区别。

7. 不属于思维内容障碍的是
   A. 思维散漫　　　　　　　B. 被监视感　　　　　　　C. 被洞悉感
   D. 被控制感　　　　　　　E. 思维被播散
   【答案】A
   【解析】思维散漫属于思维形式障碍，思维内容障碍主要表现为妄想，最常见的妄想有被害妄想、关系妄想、内心被揭露感。

8. 患者觉得被跟踪，被监视，饭中有人下毒，属于
   A. 夸大妄想　　　　　　　B. 关系妄想　　　　　　　C. 嫉妒妄想
   D. 被控制妄想　　　　　　E. 被害妄想
   【答案】E
   【解析】被害妄想：患者坚信自己被某种人或者某种组织进行迫害，如投毒、跟踪、监视等。患者觉得被跟踪，被监视，饭中有人下毒属于被害妄想。

9. 幻听最常见于
   A. 精神分裂症　　　　　　B. 抑郁症　　　　　　　　C. 躁狂症
   D. 癔症　　　　　　　　　E. 疑病症
   【答案】A
   【解析】幻听是一种虚幻的听觉，即患者听到了并不存在的声音。临床中最常见的幻觉为幻听，最常见于精神分裂症的患者。

10. 不属于思维形式障碍的是
    A. 思维贫乏　　　　　　　B. 思维散漫　　　　　　　C. 病理性赘述
    D. 思维中断　　　　　　　E. 被害妄想
    【答案】E
    【解析】思维形式障碍主要为思维过程的联想和逻辑障碍，包括思维贫乏、思维迟缓、思维散漫、思维中断、病理性赘述、思维化声等。被害妄想属于思维内容障碍。

11. 思维贫乏最常见于
    A. 精神分裂症　　　　　　B. 抑郁症　　　　　　　　C. 反应性精神病
    D. 强迫症　　　　　　　　E. 遗忘综合征
    【答案】A
    【解析】思维贫乏：联想概念与词汇贫乏，患者感觉脑子空荡荡，没有什么思想，回答问题非常简单。多见于精神分裂症或者精神发育迟滞。

12. 思维迟缓最常见于
    A. 强迫症　　　　　　　　B. 精神分裂症　　　　　　C. 抑郁症
    D. 癔症　　　　　　　　　E. 癫痫
    【答案】C
    【解析】思维迟缓：思维联想速度减慢、数量减少和转换困难，表现为数量少，语速慢、反应迟缓。患者感觉脑子像生锈的机器，变笨了，反应变慢了。多见于抑郁发作。

13. 男，24岁。既往健康，某日坐火车出差，出站后感觉有人说自己坏话。该患者属于
    A. 原发性妄想　　　　　　B. 幻觉　　　　　　　　　C. 错觉
    D. 思维奔逸　　　　　　　E. 感知综合障碍
    【答案】B
    【解析】患者出现听到别人说自己的坏话，出现的是精神症状中的幻听，其是幻觉中的一种。

14. 求助者回答心理咨询师的提问时过分详尽地描述事情，内容无意义，心理咨询师很难完成工作，但最终可以完成。这一现象称为
    A. 思维贫乏　　　　　　　B. 思维松弛　　　　　　　C. 思维不连贯
    D. 破裂性思维　　　　　　E. 病理性赘述
    【答案】E
    【解析】病理性赘述指思维联想活动迂回曲折，联想枝节过多。表现为患者对某种事物做不必要的过分详尽的描述，言语啰啰嗦嗦，但最终能够回答出有关问题。如果要求患者简明扼要，患者无法做到。见于癫痫、

脑器质性精神障碍及老年性痴呆。此患者回答心理咨询师的提问时过分详尽地描述事情，内容无意义，言语啰唆，过分详尽，符合病理性赘述的特点。

15. 思维内容空洞，表达内容是缺少联想，语量少、语速慢是

A. 思维迟缓　　　　　　　B. 思维插入　　　　　　　C. 思维强制性
D. 思维中断　　　　　　　E. 思维贫乏

【答案】E

【解析】思维贫乏指联想概念与词汇贫乏，患者感到脑子空空荡荡，没有什么思想。表现为寡言少语，谈话时言语内容空洞单调或词穷句短，回答问题简单，严重者对所有问题都回答"不知道"。多见于精神分裂症、脑器质性精神障碍及精神发育迟滞。题干的描述体现的是思维贫乏的特征。

16. 自知力是指

A. 对所服用药物的认知能力　　B. 对既往身体状况的认知能力　　C. 对躯体疾病的认知能力
D. 对自身精神状况的认知能力　　E. 对未来身体状况的认知能力

【答案】D

【解析】自知力是指患者对自己精神状态的认知能力。不同精神疾病自知力的损害程度是不同的。神经症患者的自知力一般保持完整，重性精神障碍患者的自知力一般是缺乏的，患者往往不承认自己有病，没有主动就医的表现。

17. 女，30岁，工人。医生检查问："你在想什么？"答："详细讲就是细菌问题，细菌在我们脑子里有些冲动力，空气不大新鲜，也不奇怪，冻死苍蝇。"该患者的症状是

A. 思维云集　　　　　　　B. 音联意联　　　　　　　C. 强制性思维
D. 思维插入　　　　　　　E. 思维破裂

【答案】E

【解析】该患者思维联想过程破裂，患者的言语或者书写内容有结构完整的句子，但各句含义互不相干，变成句子的堆积，旁人无法理解其用意所在，选项E正确。思维插入指患者感到有某种思想不是属于自己的，不受他的意志所支配，是别人强行塞入其脑中。强制性思维指患者莫名其妙地体验到强制性的脑内涌现出大量无现实意义、异己的联想，又称思维云集。

18. 男，28岁。以前精神正常，到某地出差刚下火车，突然感到要爆发战争了，因为好多人都往出口处跑。最可能的症状是

A. 错觉　　　　　　　　　B. 幻觉　　　　　　　　　C. 感知综合障碍
D. 原发性妄想　　　　　　E. 继发性妄想

【答案】D

【解析】原发性妄想：是没有发生基础的妄想。表现内容不可理喻，不能用既往的经历、当前处境加以解释。患者既往精神正常，突发出现异常行动，所以考虑原发性妄想。

19. 女，26岁。半年来无原因认为同事指桑骂槐地议论她，街上行人的举动及电视内容都针对她。为之心情烦躁，不敢上班。该患者的精神症状最可能是

A. 被害妄想　　　　　　　B. 情感脆弱　　　　　　　C. 影响妄想
D. 关系妄想　　　　　　　E. 焦虑

【答案】D

【解析】关系妄想：患者认为周围环境中所发生的与自己无关的事情均与自己有关。患者认为同事指桑骂槐地议论她，街上行人的举动及电视内容都针对她很明显属于关系妄想。

20. 男，21岁。近6个月来在家中闭门不出，认为有人在拿自己做实验，用射线照射自己，使自己活不下去了，只有躲在家中才安全。既往体健，无神经病家族史，该患者的主要症状为

A. 关系妄想　　　　　　　B. 被害妄想　　　　　　　C. 夸大妄想
D. 疑病妄想　　　　　　　E. 内心被揭露感

【答案】B

【解析】被害妄想：患者坚信自己被某种人或者某种组织进行迫害，如投毒、跟踪、监视等。患者认为有人在拿自己做实验，用射线照射自己，使自己活不下去了，患者感觉自己被别人迫害，患者既往体健，无神经病家族史，排除器质性精神障碍，所以诊断为被害妄想。

21. 男，20岁，不断出现猛撞汽车轮胎的自伤行为，问其原因，答：我不想做现在的我了，我要"投胎"重新做人。此症状是

A. 自罪妄想 B. 夸大妄想 C. 强迫思维
D. 病理象征性思维 E. 迷信观念

【答案】D

【解析】病理象征性思维：患者以无关的具体概念代替某一抽象概念，不经患者本人解释，他人无法理解，多见于精神分裂症。患者用猛撞汽车轮胎的自伤的具体概念来代替我要"投胎"重新做人的抽象概念。

22. 男，25岁，几天前腹泻时，突然想到是小学时被同学在食物中放毒所致。此症状是

A. 近事遗忘 B. 远事遗忘 C. 错构
D. 虚构 E. 妄想

【答案】E

【解析】妄想是病理性推理和判断的基础上形成的一种病理性的歪曲信念。患者腹泻时，突然想到是小学时被同学在食物中放毒所致，体现的是一种被害妄想，感觉别人给自己投毒。

23. 男，30岁，医生问"你在想什么"，他答："在想线与点的关系，线点结合才能够更好地发展，社会上的人越来越复杂，根本上是要自强自息。"其症状是

A. 思维破裂 B. 思维逻辑障碍 C. 音联意联
D. 强制性思维 E. 思维奔逸

【答案】A

【解析】思维破裂是概念之间联想的断裂，建立联想的各种概念内容之间缺乏内在联系。严重的患者出现说话东拉西扯，以致别人不懂他的意思，此患者很明显的说话东拉西扯，别人无法理解。

24. 女性，31岁，情绪差3月就诊。回答问题时声音低，思考很久才给出答案，问其原因表示"变笨了，脑子好像生锈了"。患者的症状是

A. 思维贫乏 B. 思维迟缓 C. 思维松弛
D. 思维中断 E. 思维插入

【答案】B

【解析】思维迟缓：思维联想速度减慢、数量减少和转换困难，表现为数量少，语速慢、反应迟缓。患者感觉脑子像生锈的机器，变笨了，反应变慢了。多见于抑郁发作。患者感觉"变笨了，脑子好像生锈了"，体现了思维迟缓的症状。

25. 男，21岁，问他其将来有何计划，他答："计划多了，脑子里有很多很多想法，都是非常伟大的，任何一个能实现都能给中国、给全世界带来巨大的改变……"，难以打断其谈话。其思维联想障碍属于

A. 病理性赘述 B. 思维破裂 C. 思维松弛
D. 思维奔逸 E. 思维插入

【答案】D

【解析】患者难以打断其谈话，表现为话多，脑子好用，联想速度快，感觉自己能力很强，完全符合思维奔逸，主要见于躁狂的患者。

26. 男，35岁。近3个月经常感到不明原因的紧张、害怕，对生活中的琐事思虑多，自己不能控制，为此感到苦恼，坐立不安，主动就诊。患者存在的主要症状是

A. 恐惧症状 B. 惊恐发作 C. 强迫症状
D. 焦虑症状 E. 强制思维

【答案】D

【解析】焦虑状态指在缺乏相应的客观刺激情况下出现的内心不安状态。表现为患者紧张不安，严重时可表现为搓手顿足，惶惶不可终日，似有大祸临头的感觉，常伴有心悸、出汗、手抖、尿频等自主神经功能紊乱症状。多见于焦虑症。患者感到不明原因的紧张、害怕，对生活中的琐事思虑多，自己不能控制，为此感到苦恼，坐立不安，体现的是过分担心某些事情，并且出现坐立不能的症状，符合焦虑状态的诊断标准，所以诊断为焦虑状态。

（27～28共用备选答案）

A. 思维奔逸 B. 思维迟缓 C. 思维贫乏
D. 思维中断 E. 思维散漫

27. 患者的言谈缺乏主题,很难让人理解他的用意,属于什么症状

【答案】E

28. 患者谈话言语单调,概念数量减少,属于什么症状

【答案】C

(29～30题共用备选答案)

A. 强迫性思维 B. 思维奔逸 C. 联想散漫
D. 强制性思维 E. 思维贫乏

29. 患者体验到脑内概念不断涌现,一个意念接着一个意念,该症状为

【答案】B

30. 患者反复出现一些想法,明知不必要或不合理,但无法控制,该症状为

【答案】A

31. 蛛网膜下腔出血最可靠的诊断依据是

A. 头痛、呕吐 B. 脑膜刺激征 C. 腰穿时发现血性脑脊液
D. 一侧动眼神经麻痹 E. 偏瘫

【答案】C

【解析】蛛网膜下腔出血最可靠的诊断依据是腰穿时发现血性脑脊液。

32. 关于脑出血,最确切的诊断依据是

A. 60岁以上发病 B. 均有偏瘫 C. 脑脊液血性
D. 突然偏瘫,头部CT见基底节附近高密度影 E. 均有脑膜刺激征

【答案】D

33. 高血压性脑出血最好发的部位是

A. 丘脑 B. 内囊及基底节附近 C. 小脑
D. 脑干 E. 脑叶

【答案】B

34. 急性脑血管病中,发病最快的是

A. 脑出血 B. 脑血栓形成 C. 脑栓塞
D. 蛛网膜下腔出血 E. 高血压脑病

【答案】C

【解析】脑栓塞的临床表现多为急骤发病,多数无前驱症状,一般意识清楚或有短暂性意识障碍,有颈动脉系统和(或)椎-基底动脉系统的症状和体征。腰穿脑脊液一般不含血,若有红细胞则考虑出血性脑梗死。栓子来源可为心源性或非心源性,也可同时伴有其他脏器、皮肤、黏膜等栓塞症状。脑CT或MRI可显示缺血性梗死或出血性梗死变化,出现出血性梗死者更有脑栓塞可能。

35. 脑栓塞的临床表现中,下述哪项是不正确的

A. 起病多急骤 B. 年龄多较轻 C. 多有脑膜刺激征
D. 常见局限性抽搐、偏瘫、失语 E. 多有风湿性心脏病

【答案】C

36. 脑出血的内科治疗最重要的是

A. 控制脑水肿 B. 给予止血剂 C. 降低血压
D. 抗生素治疗 E. 给氧

【答案】A

37. 脑血栓形成发病的重要危险因素是

A. 抽烟史 B. 蛛网膜下腔出血史 C. 脑出血史
D. 短暂性脑缺血发作史 E. 梅毒病史

【答案】D

【解析】短暂性脑缺血是一种短暂的局灶性神经功能障碍,24小时内症状完全消失,其发作者中有1/3可形成血栓,此后反复发作,导致发作时间超过24小时,形成脑血栓,故选D。其他选项,A和E是脑血栓形成的危险因素,B和C与脑血栓形成关系不大,排除。

38. 某老年男性患者，突然右侧偏瘫，偏身感觉障碍，偏盲，伴失语，病变部位很可能在
A. 脑桥 B. 中脑 C. 内囊
D. 顶叶 E. 枕叶
【答案】C

39. 排除颅内占位病变，哪一项是准确的
A. 无视乳头水肿 B. 颅平片无颅内压增高表现 C. 叩诊小儿头颅无破壶音
D. 脑超声中线波无移位 E. CT 扫描无异常改变
【答案】E

第九单元　儿科学

1. 11 岁小儿腕部骨化中心应有
A. 8 个 B. 9 个 C. 10 个
D. 11 个 E. 12 个
【答案】C

2. 新生儿出生时的头围平均为
A. 35cm B. 34cm C. 36cm
D. 32cm E. 31cm
【答案】B

3. 小儿前囟闭合的时间是
A. 25～30 个月 B. 12～24 个月 C. 12～18 个月
D. 9～11 个月 E. 4～8 个月
【答案】B

4. 小儿死亡率最高的时期是
A. 新生儿期 B. 婴儿期 C. 幼儿期
D. 学龄前期 E. 学龄期
【答案】A
【解析】新生儿期是指自胎儿娩出后脐带结扎至生后 28 天，该期不仅发病率高，死亡率也高，故 A 正确。婴儿期为小儿生长发育最迅速的时期。幼儿期应预防发生意外伤害和中毒，预防传染病等。学龄前期应重视眼和口腔卫生。学龄期应预防龋齿，保护视力，选项 B、C、D、E 都不正确。

5. 对于小儿生长发育的一般规律，错误的是
A. 由上到下 B. 由远到近 C. 由粗到细
D. 由低级到高级 E. 由简单到复杂
【答案】B

6. 关于围生期，国内普遍采用的定义是
A. 胎龄 38 周至生后 1 个月 B. 胎龄 28 周至生后 7 天 C. 胎龄 30 周至生后 2 周
D. 胎龄 36 周至生后 4 周 E. 胎龄 27 周至出生时
【答案】B
【解析】围生期国内定义为胎龄满 28 周至出生后 7 天。此期包括了妊娠后期、分娩过程和新生儿早期 3 个阶段，是小儿经历巨大变化、生命受到威胁的重要时期。故选 B。

7. 小儿生长发育最迅速的时期是
A. 婴儿期 B. 幼儿期 C. 学龄前期
D. 学龄期 E. 青春期
【答案】A

8. 小儿机体发育所遵循的规律，正确的是
A. 是一个连续平均的过程 B. 年龄越大发育越快 C. 婴儿期发育最快
D. 各系统发育快慢一致 E. 体格上的个体差异随年龄增长而逐渐减小

【答案】C

9. 青春期生长发育的最大特点是
A. 神经发育成熟　　　　　　　　　　B. 体格生长　　　　　　　　C. 内分泌调节稳定
D. 生殖系统迅速发育，并渐趋成熟　　E. 水和蛋白质的需要量最大
【答案】D

10. 正常小儿后囟闭合的时间一般于生后
A. 3～5周　　　　　　　　　B. 6～8周　　　　　　　　　C. 9～11周
D. 12～14周　　　　　　　　E. 15～18周
【答案】B
【解析】婴儿出生时颅骨缝稍有分开，于3～4个月龄闭合。出生时后囟很小或已闭合，迟至6～8周龄闭合。前囟出生时1～2cm，以后随颅骨发育而增大，6个月龄左右逐渐骨化而变小，最迟于2岁闭合，故选B。

11. 小儿乳牙开始萌出的时间最迟不超过生后
A. 8个月　　　　　　　　　　B. 10个月　　　　　　　　　C. 13个月
D. 14个月　　　　　　　　　E. 16个月
【答案】C
【解析】多数婴儿在6个月（4～10个月）乳牙开始萌出，13个月仍未萌出者为出牙延迟，故选C。

12. 3个月小儿按公式计算其身高、头围约是
A. 55cm，38cm　　　　　　　B. 62.5cm，40cm　　　　　　C. 65cm，42cm
D. 70cm，44cm　　　　　　　E. 75cm，46cm
【答案】B
【解析】正常足月新生儿出生身长约为50cm，1岁时身长75cm，前3个月身长增长11～13cm，约等于后9个月增长；正常新生儿出生时头围约34cm，前3个月和后9个月都增长约6cm，1岁时头围约为46cm，故选B。

13. 下列关于小儿生长发育的规律正确的是
A. 生长发育没有一定的规律　　　　　　B. 各系统发育的速度不一致
C. 生长发育是量先增加后有质的变化　　D. 小儿体格的发育青春期最快
E. 体格发育有绝对的正常值
【答案】B
【解析】小儿生长发育的规律：①生长发育是一连续的过程，又有阶段性；②各系统、器官发育不平衡；③生长发育遵循由上到下，由近到远，由粗到细，由低级到高级，由简单到复杂的规律；④生长发育有个体差异。故选B。

14. 正常足月儿的出生体重是
A. ＜1000g　　　　　　　　　B. ＞1000g　　　　　　　　　C. ＞1500g
D. ＞2000g　　　　　　　　　E. ＞2500g
【答案】E
【解析】足月儿是指孕周为37～42周时出生的婴儿。正常出生体重儿指出生体重等于或大于2500g并等于或小于4000g的新生儿，正常新生儿初生体重平均为3kg。故选E。

15. 恒牙骨化开始于
A. 4岁　　　　　　　　　　　B. 3岁　　　　　　　　　　　C. 2岁
D. 1岁　　　　　　　　　　　E. 新生儿
【答案】E
【解析】新生儿恒牙开始骨化，18～24个月同龄时第三恒磨牙已骨化。

16. 小儿特有的能量需求是
A. 食物热力作用　　　　　　　B. 排泄丢失　　　　　　　　　C. 活动所需
D. 生长发育　　　　　　　　　E. 基础代谢
【答案】D
【解析】儿童总能量消耗包括基础代谢率、食物的热力作用、生长、活动和排泄5个方面。在人体中影响能量代谢的主要因素为：肌肉活动，精神活动，食物的特殊动力学效应，环境温度。所以儿童特有的能量需求

为生长发育。

17. 乳牙出齐的最迟年龄是
A. 2岁 B. 1岁 C. 15个月
D. 3岁 E. 30个月
【答案】D

18. 小儿体格发育正常，体重10kg，头围46cm，身高75cm，其胸围最可能是
A. 32cm B. 34cm C. 46cm
D. 48cm E. 50cm
【答案】C
【解析】胸围出生时为32cm，1岁时44~46cm，与头围相等。

19. 小儿，体重8kg，身长68cm，会抬头，会独坐，会爬，不会站，萌牙2枚。为判断骨骼发育年龄，最有临床意义的X线拍片部位是
A. 膝部 B. 左手指 C. 左手掌
D. 踝部 E. 左手腕
【答案】E
【解析】小儿出生时身高约为50cm，1岁时身高约为75cm。一般3个月会抬头，6个月会独坐，7个月会滚，8个月会爬，11个月可独站片刻。乳牙共20颗，一般6个月起开始出乳牙，2~2.5岁出齐，两岁以内乳牙数目约等于月龄减4~6。由此推算题目中小儿约为8个月。小儿小于6个月，通常通过膝关节X线来判断儿童骨龄，6个月以上拍腕关节。

20. 一小儿，身长76cm，体重9.5kg，头围46cm，胸围46cm，出牙6颗。最可能的年龄是
A. 10个月 B. 5个月 C. 24个月
D. 12个月 E. 18个月
【答案】D

21. 正常小儿身高90cm，前囟已闭，头围48.5cm，乳牙20枚，血压是86/55mmHg。此小儿的年龄最可能是
A. 1岁半 B. 2岁 C. 3岁
D. 4岁 E. 5岁
【答案】C
【解析】前囟应在1~1.5岁闭合，说明应大于1.5岁；头围2岁时约48cm；全副乳牙20个，2.5岁出齐。小儿至少应2岁。正常小儿2岁时的平均身高是87cm，2岁以后到12岁以前平均每年增长6~7cm。所以综合诸多因素，此小儿的年龄应在3岁左右。故选C。

(22~23题共用备选答案)
A. 神经系统 B. 心血管系统 C. 体格
D. 生殖系统 E. 淋巴系统

22. 小儿生长发育先快后慢的是
【答案】E

23. 小儿生长发育由快变慢再变快的是
【答案】C
【解析】小儿淋巴系统发育先快后慢；体格发育第一高峰是婴儿期，第二高峰是青春期，所以小儿体格发育是由快变慢再变快。

(24~25题共用备选答案)
A. 淋巴系统 B. 血液系统 C. 生殖系统
D. 神经系统 E. 内分泌系统

24. 小儿出生以后，发育最早的系统是
25. 小儿出生以后，发育先慢后快的系统是
【答案】D、C
【解析】小儿出生以后，神经系统发育较早，领先于其他系统。7~8岁时脑的重量已接近成人。淋巴系统在儿童期迅速生长，于青春期前达高峰，后逐渐下降到成人水平。生殖系统发育较晚。其他系统如心、肝、肾、肌肉的增长基本与体格生长平行。

(26～27题共用备选答案)
A. 36cm　　　　　　　　　B. 40cm　　　　　　　　　C. 46cm
D. 50cm　　　　　　　　　E. 56cm

26. 出生时新生儿身长平均是
27. 1岁时小儿的头围约是

【答案】D、C

【解析】正常足月新生儿出生时身高为50cm左右，一周岁时为75cm左右，2周岁时为87cm左右。胎儿期脑发育居全身各系统的领先地位，故出生时头围较大，平均34cm，一岁时头围为46cm，2岁时头围为48cm。

28. 小儿乙肝疫苗的接种时间为
　A. 1、2、3个月　　　　　　B. 0、2、3个月　　　　　　C. 0、2、6个月
　D. 0、1、2个月　　　　　　E. 0、1、6个月

【答案】E

【解析】乙肝疫苗初种年龄为出生时、1个月、6个月。

29. 脊髓灰质炎初种的年龄应自什么时候开始
　A. 1个月　　　　　　　　　B. 2个月　　　　　　　　　C. 3个月
　D. 4个月　　　　　　　　　E. 5个月

【答案】B

【解析】我国规定婴儿出生后2个月开始接种脊髓灰质炎疫苗。

30. 2个月以上小儿首次接种卡介苗以下哪点最重要
　A. 皮内注射　　　　　　　B. 接种前应做结核菌素试验　　C. 接种剂量应减半
　D. 应注意避免感染　　　　E. 接种浓度应减低（1∶1000）

【答案】B

31. 初种麻疹减毒活疫苗的时间是
　A. 生后2个月　　　　　　　B. 生后4个月　　　　　　　C. 生后8个月
　D. 4岁时加强一次　　　　　E. 8岁时加强一次

【答案】C

【解析】婴儿8个月龄后接种麻疹减毒活疫苗。

32. 下列何者为卡介苗的初种年龄
　A. 3天～2个月　　　　　　B. 3天～3个月　　　　　　C. 4天～4个月
　D. 5天～5个月　　　　　　E. 6天～6个月

【答案】A

【解析】卡介苗初种年龄为生后至2个月内。

33. 婴儿期计划免疫，正确的接种时间是
　A. 脊髓灰质炎疫苗2个月以上　　B. 卡介苗2～3个月　　　　C. 麻疹疫苗4～5个月
　D. 牛痘6～8个月　　　　　　　　E. 乙型脑炎疫苗9～10个月

【答案】A

【解析】新生儿从母体获得脊髓灰质炎被动免疫抗体很短暂；婴儿可发病，故我国规定生后2个月开始接种，选项A正确。卡介苗初种年龄为生后至2个月内。婴儿8个月龄后接种麻疹减毒活疫苗。随着天花的彻底消灭，全世界已停止接种牛痘。乙型脑炎疫苗应根据流行地区和季节进行接种，在乙脑开始流行前的1个月完成，故选项B、C、D、E不正确。

34. 婴儿期计划免疫不包括
　A. 脊髓灰质炎疫苗　　　　B. 肺炎链球菌疫苗　　　　　C. 麻疹疫苗
　D. 百日咳疫苗　　　　　　E. 乙型肝炎疫苗

【答案】B

【解析】婴儿期计划免疫包括卡介苗，脊髓灰质炎三型混合疫苗，百日咳、白喉、破伤风类毒素混合制剂，麻疹减毒疫苗和乙型肝炎病毒疫苗。脊髓灰质炎疫苗初种年龄为2个月、3个月、4个月。麻疹疫苗初种年龄为8个月。百日咳疫苗初种年龄为3个月、4个月、5个月。乙型肝炎疫苗初种年龄为出生时、1个月、6个月。肺炎链球菌疫苗不是计划免疫。故选B。

第十九章　临床医学综合

(35～36题共用备选答案)
A. 乙型肝炎疫苗　　　　　　B. 流感疫苗　　　　　　C. 麻疹疫苗
D. 脊髓灰质炎疫苗　　　　　E. 百白破疫苗

35. 新生儿期接种的疫苗应是
36. 生后2个月时应接种的疫苗是
【答案】A、D
【解析】小儿1岁以内需要完成的计划免疫包括乙型肝炎疫苗、麻疹疫苗、脊髓灰质炎三型混合疫苗、百白破疫苗及卡介苗。其中新生儿期接种的疫苗是乙型肝炎疫苗；生后2个月时应接种的疫苗是脊髓灰质炎疫苗。流感疫苗不在计划免疫范围之内；麻疹疫苗在8个月时接种；百白破疫苗在生后3个月接种。

37. 关于维生素D缺乏性佝偻病的预防措施，不正确的是
A. 及时添加辅食　　　　　　B. 生后2周即应补充维生素D　　　　　　C. 提倡母乳喂养
D. 增加户外活动　　　　　　E. 每日补充维生素D 1000IU
【答案】E

38. 佝偻病恢复期长骨X线片改善的特点是
A. 临时钙化带重新出现　　　B. 临时钙化带消失　　　　　　C. 干骺端增宽
D. 骨质稀疏，密度减低　　　E. 干骺端呈毛刷状
【答案】A

39. 佝偻病性手足搐搦症与佝偻病发病机理的不同点在于
A. 钙吸收代谢障碍　　　　　B. 磷吸收代谢障碍　　　　　　C. 甲状旁腺功能不足
D. 维生素D缺乏　　　　　　E. 神经系统兴奋性增高
【答案】C

40. 佝偻病性手足搐搦症喉痉挛主要见于
A. 婴儿　　　　　　　　　　B. 幼儿　　　　　　　　　　C. 学龄前儿童
D. 学龄期儿童　　　　　　　E. 以上都不是
【答案】A

41. 母乳与牛乳相比，营养丰富，易于消化，是因为母乳中
A. 蛋白质含量高　　　　　　B. 含酪蛋白多　　　　　　　C. 含白蛋白、球蛋白较多
D. 含饱和脂肪酸多　　　　　E. 含甲型乳糖高
【答案】C
【解析】母乳中含白蛋白、球蛋白相对较多，遇胃酸产生凝块小，容易消化、吸收。

42. 人乳与牛奶的最大区别是
A. 营养齐全　　　　　　　　B. 含优质蛋白质　　　　　　C. 含丰富氨基酸
D. 各种免疫因子丰富　　　　E. 含丰富乳糖
【答案】D
【解析】牛奶的缺点是：①乳糖含量低；②宏量营养素比例不当；③肾负荷重；④缺乏免疫因子。

43. 维生素D缺乏性佝偻病冬春季多见的病因是
A. 皮肤接触日光中紫外线较少　　B. 食物中维生素D含量不足　　C. 婴儿食物中钙磷含量少
D. 婴儿生长快，钙磷需要量大　　E. 疾病的影响
【答案】A

44. 初期佝偻病的主要表现为
A. 骨骼系统改变　　　　　　B. 运动系统改变　　　　　　C. 语言发育落后
D. 非特异性神经精神症状　　E. 反复感染
【答案】D

45. 佝偻病枕秃是由下列哪种情况引起的
A. 多汗、摇头、擦枕　　　　B. 哭闹　　　　　　　　　　C. 结核
D. 血钙降低　　　　　　　　E. 颅骨软化
【答案】A

46. 与牛奶相比较,母乳的优点是
A. 蛋白质总量多
B. 饱和脂肪酸较多
C. 乳糖量多
D. 含钙、磷高
E. 缓冲力大,对胃酸中和作用强

【答案】C

【解析】人乳含必需氨基酸比例适宜,酪蛋白和乳白蛋白的比例为1:4,含不饱和脂肪酸较多;人乳pH为3.6,对酸碱的缓冲力小,不影响胃液酸度,利于酶的发挥;牛乳中的钙和磷高于人乳;人乳中乳糖量多,利于脑发育,促进肠蠕动,可避免钙在肠腔内沉淀,同时乳酸使肠腔内pH下降,有利于小肠钙的吸收。故选C。

47. 维生素D缺乏性佝偻病可靠的早期诊断指标是
A. 干骺端临时钙化带消失
B. 血清钙、磷浓度降低
C. 血清活性维生素D水平明显降低
D. 方颅、鸡胸或漏斗胸
E. 多汗、夜惊、烦躁

【答案】C

【解析】维生素D缺乏性佝偻病早期的多汗、烦躁等神经兴奋性增高症状无特异性,因此仅根据临床表现诊断的准确性较低;活性维生素是维生素D_3在血浆中的主要存在形式,早期表现为明显降低,是诊断早期维生素D缺乏性佝偻病的可靠指标,故选项C正确。在初期选项B变化不明显;选项D、选项A所述并不是早期表现,故不选。

48. 3～6个月婴儿维生素D缺乏性佝偻病激期骨骼改变最常见的表现为
A. 颅骨软化
B. 方颅
C. 前囟增大
D. 腕踝部膨大
E. 串珠肋和肋膈沟

【答案】A

【解析】颅骨软化是佝偻病最早出现的体征,主要见于3～6个月婴儿,故选A。方颅多见于7～8个月以上的婴儿。前囟闭合延迟主要见于1.5岁以上的婴儿,严重者可迟至2～3岁。腕踝部膨大,即佝偻病手、足镯多见于6个月以上婴儿。串珠肋和肋膈沟等胸部改变多见于1岁左右婴儿,故选项B、C、D、E不正确。

49. 维持机体新陈代谢所必需的能量,为小儿所特有的是
A. 基础代谢
B. 生长发育所需
C. 食物特殊动力作用
D. 活动所需
E. 排泄损失能量

【答案】B

【解析】生长发育所需能量为小儿所特需,其需要量与小儿的生长速度成正比,成人维持机体新陈代谢所必需的能量包括基础代谢、食物热效应,活动所需和排泄损失能量,故选B。

50. 1岁以内婴儿每天每千克所需总能量约为
A. 70kcal
B. 90kcal
C. 100kcal
D. 130kcal
E. 150kcal

【答案】C

【解析】小儿对能量的需要包括5个方面:基础代谢率、食物热力作用、活动所需、生长所需、排泄的消耗,上述5项能量总和即是能量需要的总量。一般1岁以内婴儿平均每千克需95～100kcal(397.48～418.40W),以后每增加3岁减去10kcal(41.8kJ),15岁时达到成人需要量,为50～60kcal(209.20～251.04kJ)。故选C。

51. 3个月婴儿,体重5kg,需人工喂养,每日喂8%糖牛奶量应为
A. 300mL
B. 400mL
C. 500mL
D. 600mL
E. 700mL

【答案】C

52. 患儿,男,2岁。因间断性四肢抽搐1周就医。1日内无热惊厥发作十数次,脑电图无异常。发作后神志清醒,无神经系统症状。查体可见"鸡胸样"畸形和"O"形腿。实验室检查示:血钙1.45mmol/L,血镁、尿镁正常。最有可能的诊断是
A. 维生素D缺乏性手足抽搐症
B. 原发性甲状旁腺功能减退
C. 婴儿痉挛症
D. 低血糖症
E. 低镁血症

【答案】A

53. 小儿,10个月。方颅,多汗,胸骨肋膈沟,血钙正常,血磷低,X线可见骨骺软骨增宽,干骺端临时钙化带模糊,并呈毛刷状改变。诊断为
A. 佝偻病初期
B. 佝偻病激期
C. 佝偻病恢复期

D. 佝偻病后遗症期   E. 先天性佝偻病

【答案】B

54. 小儿，1岁。可见胸骨串珠，肋膈沟，手镯及脚镯，前囟为1.5cm×1.5cm，血钙为2.25mmol/L，血磷为1.0mmol/L，X线可见干骺端呈杯口改变，临时钙化带消失。诊断为

 A. 甲状腺功能低下   B. 软骨营养不良   C. 低血磷抗D佝偻病
 D. 维生素D缺乏性佝偻病   E. 维生素D依赖性佝偻病

【答案】D

55. 患儿女，11个月。多汗，烦躁，睡眠不安，可见肋膈沟，下肢轻度"O"形腿。血清钙稍低，血磷降低，碱性磷酸酶增高。其佝偻病应处于

 A. 前驱期   B. 初期   C. 激期
 D. 恢复期   E. 后遗症期

【答案】C

【解析】佝偻病的初期主要表现为神经兴奋性增高；激期主要表现为骨骼改变和运动发育迟缓，实验室检查指标为钙降低，碱性磷酸酶升高显著；恢复期临床症状或特征减轻或消失，血清钙磷浓度恢复正常；后遗症期多见于2岁以后的婴儿，残留不同程度的骨骼畸形或运动功能障碍，故根据题干，患儿为佝偻病激期，故选C。

（56～57题共用题干）

4个月婴儿，体重6kg，母亲因故不能哺乳，改用牛乳喂养。

56. 按能量需要，该婴儿每日需牛奶量（含8%的糖）是

 A. 200～320mL   B. 400～520mL   C. 600～720mL
 D. 800～920mL   E. 1000～1120mL

【答案】C

【解析】6个月以内的婴儿一般按每天所需的总能量和总液量来计算奶量：每100mL牛奶的能量为65kcal（1kcal=4.184kJ），加入8%糖后的能量约为100kcal，如按每日所需能量100kcal/kg计算，故每日哺给8%糖的牛奶100mL/kg即可满足能量需要。该患儿需奶量为6kg×100mL/kg=600mL，故选C。

57. 按添加辅助食品的原则，该婴儿可开始添加

 A. 米糊   B. 蛋黄   C. 肉末
 D. 碎菜   E. 肝泥

【答案】A

【解析】4～6个月时唾液腺才发育完全，此时唾液量显著增加，并富有淀粉酶，并且此时婴儿体内储存铁已经耗尽，因此自4个月即可添加含铁配方米粉或谷类食品。还可加食菜泥，如菠菜、青菜、土豆等，植物油供给丰富的热量，含有不饱和脂肪酸，并可增加食品香味。4～6个月可添加泥状食物，如米糊、稀粥、蛋黄等。故选A。

58. 下列哪一项不是川崎病的常见症状

 A. 眼结合膜充血，无脓性分泌物   B. 化脓性淋巴结炎   C. 口腔黏膜弥漫充血和草莓舌
 D. 持续高热   E. 手足肿胀和脱皮

【答案】D

【解析】川崎病（又称皮肤黏膜淋巴结综合征）表现为发热、皮疹、球结合膜充血、口腔黏膜充血、手足红斑和硬性水肿以及颈部淋巴肿大。本例5岁患儿有相应的皮肤、黏膜、淋巴结损害的表现，故不难推断出川崎病。

59. 疱疹性咽峡炎的病原体为

 A. 腺病毒   B. 柯萨奇A组病毒   C. 金黄色葡萄球菌
 D. 肺炎双球菌   E. 以上都不是

【答案】B

60. 小儿疱疹性咽峡炎的病原体是

 A. 柯萨奇病毒   B. 鼻病毒   C. 腺病毒
 D. 金黄色葡萄球菌   E. 流感嗜血杆菌

【答案】A

【解析】小儿疱疹性咽峡炎是一种急性传染性、发热性疾病，是由许多 A 组柯萨奇病毒，偶尔也有其他肠道病毒所引起，其特点为疱疹性溃疡性黏膜损害。故选 A。

61. 小儿上呼吸道感染的主要病原体是
A. 呼吸道合胞病毒　　　　　　B. 肺炎链球菌　　　　　　C. 肺炎支原体
D. 衣原体　　　　　　　　　　E. 轮状病毒
【答案】A
【解析】各种细菌和病毒均可引起小儿上呼吸道感染，但以病毒多见，主要有鼻病毒、呼吸道合胞病毒、流感病毒、副流感病毒、柯萨奇病毒、腺病毒、埃可病毒、冠状病毒、单纯疱疹病毒和 EB 病毒等。病毒感染后可继发细菌感染，最常见溶血性链球菌，其次为肺炎链球菌、流感嗜血杆菌等，肺炎支原体也可引起。故本题选 A。

62. 患儿女，8 岁。发热伴头痛及肌肉酸痛 4 天。查体：咽充血，扁桃体 I 度肿大。同学中有数人发病，最可能的诊断是
A. 急性上呼吸道感染　　　　　B. 急性扁桃体炎　　　　　C. 疱疹性咽峡炎
D. 流行性感冒　　　　　　　　E. 川崎病
【答案】D

63. 患儿女，3 岁。高热、咽痛、纳差 3 天。查体：咽部充血，眼结膜充血，颈部、耳后淋巴结肿大。心肺无异常。最可能的病原体是
A. 副流感病毒　　　　　　　　B. 腺病毒　　　　　　　　C. 单纯疱疹病毒
D. 柯萨奇病毒　　　　　　　　E. 流感病毒
【答案】B
【解析】患儿高热、咽痛，查体可见咽部充血，眼结膜充血及颈后淋巴结肿大，考虑为咽结膜热。咽结膜热是一种表现为急性滤泡性结膜炎，并伴有上呼吸道感染和发热的病毒性结膜炎，由于病毒感染（腺病毒 3 型、4 型、7 型）引起以发热、咽炎、结膜炎 3 大症状为特点。常流行发病，多见于小儿和年轻人。故选 B。

第十单元　传染病

1. 甲类传染病的法定传染病报告时间为
A. 2 小时内　　　　　　　　　B. 8 小时内　　　　　　　C. 10 小时内
D. 12 小时内　　　　　　　　E. 24 小时内
【答案】A

2. 对于丙型肝炎下列哪项不正确
A. 急性丙型肝炎症状较轻　　　B. 黄疸型患者仅占 25%　　C. 易转为慢性肝炎
D. HCV 感染主要通过输血获得　E. 肝细胞癌和丙肝病毒感染无关
【答案】E
【解析】丙型肝炎是由 HCV 感染引起，主要通过输血获得，急性期症状较轻，黄疸型仅占 25%，容易转变成慢性肝炎，肝细胞癌常与丙肝病毒感染有关。因此选项 E 是不正确的。

3. 病原体侵入人体后能否引起疾病，主要取决于
A. 机体的保护性免疫　　　　　　　　　B. 病原体的侵入途径与特异性定位
C. 病原体的毒力与数量　　　　　　　　D. 机体的天然屏障作用
E. 病原体的致病力与机体的免疫机能
【答案】E

4. 提高人群免疫力起关键作用的是
A. 改善营养　　　　　　　　　B. 锻炼身体　　　　　　　C. 预防接种
D. 防止感染　　　　　　　　　E. 预防服药
【答案】C

5. 下列哪项是乙肝病毒（HBV）复制指标
A. HBsAg　　　　　　　　　　B. 抗-HBe　　　　　　　　C. 抗-HBs

D. HBeAg E. 抗-HBc
【答案】D

6. 根据传染病防治法，对下列疾病应采取强制性隔离治疗措施，除外
    A. 艾滋病患者   B. 狂犬病患者   C. 肺炭疽病患者
    D. 鼠疫患者和病原携带者   E. 霍乱患者和病原携带者
【答案】A

7. 属于乙类传染病但采取甲类传染病预防和控制措施的疾病是
    A. 白喉   B. 梅毒   C. 新生儿破伤风
    D. 百日咳   E. 传染性非典型肺炎
【答案】E
【解析】对乙类传染病中传染性非典型肺炎、炭疽中的肺炭疽，采取甲类传染病的预防、控制措施。其他乙类传染病和突发原因不明的传染病需要采取甲类传染病的预防、控制措施的，由国务院卫生行政部门及时报经国务院批准后予以公布、实施。

8. 属于甲类法定传染病的是
    A. 鼠疫、炭疽   B. 霍乱、炭疽   C. 鼠疫、霍乱
    D. 霍乱、艾滋病   E. 鼠疫、艾滋病
【答案】C

9. 乙型肝炎病毒属于
    A. 单链 RNA 病毒   B. 双链 RNA 病毒   C. 缺陷 RNA 病毒
    D. 单链 DNA 病毒   E. 双链 DNA 病毒
【答案】E
【解析】引起病毒性肝炎的病毒有五种：甲型肝炎病毒（HAV）、乙型肝炎病毒（HBV）、丙型肝炎病毒（HCV）、丁型肝炎病毒（HDV）及戊型肝炎病毒（HEV）。其中，乙型肝炎病毒属于双链 DNA 病毒，其他四种肝炎均为 RNA 病毒。

10. 以下哪个 HBV 标志物不属于"两对半"检测项目
    A. HBsAg   B. HBeAg   C. HBcAg
    D. 抗-HBe   E. 抗-HBc
【答案】C
【解析】"两对半"包括 HBsAg、HBeAg、抗-HBs、抗-HBe、抗-HBc。

11. 下列乙肝病毒标志物中反映 HBV 有活动性复制和传染性的是
    A. 表面抗原（HBsAg）   B. 表面抗体（抗-HBs）   C. e 抗原（HBeAg）
    D. e 抗体（抗-HBe）   E. 核心抗体（抗-HBc）
【答案】C
【解析】e 抗原和 e 抗体：HBeAg 稍后（或同时）于 HBsAg 在血中出现，与 Dane 颗粒及 DNAP 密切相关，为 HBV 活动性复制和传染性强的标志。

12. 下列哪项乙型肝炎检查指标不容易被检测到
    A. HBsAg   B. 抗-HBs   C. HBcAg
    D. 抗-HBe   E. 抗-HBc
【答案】C
【解析】核心抗原（HBcAg）主要存在于受感染的肝细胞内，血中无游离的 HBcAg，血液中的 HBV 颗粒经处理后才可以检测到 HBcAg。

13. 患者，女性，40 岁。体检发现 HBsAg（−），抗-HBs（+），ALT 20U/L。最可能的情况是
    A. 感染过 HBV，已开始恢复   B. 感染过 HBV，已产生免疫力   C. 体内有病毒复制
    D. 有传染性   E. 病毒携带者但无传染性
【答案】B
【解析】HBsAg（+），表示曾经感染过乙肝病毒，抗 HBs（+）也表示曾感染过病毒，但已经产生抗体。

14. 15 岁女孩，近半个月来食欲不振、恶心、呕吐、乏力、尿色黄来院就诊。病前两周注射丙种球蛋白一支。检查：巩膜黄染，肝肋下 4cm，脾未触及。化验：ALT 600U，胆红素 85.5μmol/L，抗 HAV-IgM（+），抗

HAV-IgG（+），HBsAg（+），HBeAg（+），抗 HBc-IgM（+）。应诊断为

A. 急性甲型肝炎，乙肝病毒携带者
B. 急性乙型肝炎，既往感染过甲型肝炎
C. 急性甲型肝炎，乙型肝炎
D. 被动获得甲肝抗体，急性甲型肝炎，乙肝病毒携带者
E. 被动获得甲肝抗体，急性乙型肝炎

【答案】C

【解析】抗 HAV-IgM（+）仅在急性感染时出现，而 HBsAg（+），HBeAg（+），抗 HBc-IgM（+）也提示同时感染了乙型肝炎。

15. 下列哪种是我国细菌性痢疾主要流行菌群

A. 宋内志贺菌　　　　　　B. 痢疾志贺菌　　　　　　C. 福氏志贺菌
D. 鲍氏志贺菌　　　　　　E. 产志贺毒素大肠杆菌

【答案】C

16. 下列关于急性细菌性痢疾的叙述，错误的是

A. 多有发热及毒血症状，腹痛重，常伴里急后重　　B. 多为黏液脓血便，量少
C. 大便培养可有痢疾杆菌生长　　　　　　　　　　D. 肠黏膜弥漫性充血、水肿
E. 疼痛多位于右下腹

【答案】E

【解析】阿米巴痢疾疼痛多位于右下腹。

17. 慢性菌痢是指菌痢的病程超过

A. 1 个月　　　　　　　　B. 2 个月　　　　　　　　C. 3 个月
D. 4 个月　　　　　　　　E. 6 个月

【答案】B

18. 菌痢的确诊依据是

A. 粪培养阳性　　　　　　B. 粪检有巨噬细胞　　　　C. 粪便免疫学检查抗原阳性
D. 粪便镜检有大量脓细胞　E. 典型菌痢临床症状

【答案】A

【解析】急性菌痢诊断：①急性发作之腹泻（除外其他原因之腹泻），伴发热、腹痛、里急后重、脓血便或黏液便，左下腹压痛。②粪便镜检白细胞（或脓细胞）每高倍视野 15 个以上，可看到少量红细胞。③粪便培养痢疾杆菌阳性。

临床诊断：具备①、②项。

实验确认：具备①、③项。

第十一单元　其他系统

1. 痈的治疗正确的是

A. 初期只有红肿时，热敷治疗　　　　　　B. 当表面紫褐色已破溃流脓时，不必切开
C. 切开引流时做"+"形切口　　　　　　　D. 切口应达病变边缘皮肤
E. 切口应深达深筋膜深面

【答案】C

【解析】一般用"+"字或"++"字形切口。切口的长度要超出炎症范围少许，深达筋膜（不是深筋膜），尽量剪去所有坏死组织，伤口内用纱布或碘仿纱布填塞止血。痈不宜热敷，以免感染扩散。已有破溃者，因皮下组织感染的蔓延大于皮肤病变区，引流也不通畅，需及时做切开引流。

2. 上唇部疖或痈的主要危险是导致

A. 颈部蜂窝织炎　　　　　B. 大脑脓肿　　　　　　　C. 眼球感染
D. 上颌骨骨髓炎　　　　　E. 海绵窦静脉炎

【答案】E

【解析】挤压后病菌可经内眦静脉、眼静脉进入颅内海绵状静脉窦，引起海绵窦静脉炎，危及生命。

3. 口底及下颌的急性蜂窝织炎危及生命的并发症是
   A. 颅内化脓性海绵状静脉窦炎　　　　　　　　B. 喉头水肿，压迫气管，呼吸困难，窒息
   C. 纵隔化脓感染　　　　　　　　　　　　　　D. 化脓性心包炎
   E. 脓毒症

【答案】B

【解析】口底及下颌急性蜂窝织炎因可引起咽喉部及喉头水肿，压迫呼吸道而引起呼吸困难，甚至窒息，危及生命。

4. 诊断丹毒最有意义的临床表现是
   A. 局部红肿热痛　　　　B. 局部发生水疱　　　　C. 色鲜红境界较清楚
   D. 所属淋巴结肿大　　　E. 好发部位

【答案】C

【解析】丹毒是皮肤及其网状淋巴管的急性炎症。好发于下肢和面部。其临床表现为起病急，局部出现界限清楚的片状红疹，颜色鲜红，并稍隆起，压之褪色。皮肤表面紧张炽热，迅速向四周蔓延，有烧灼样痛。伴高热畏寒及头痛等。色鲜红界限清楚是其最具特异性的一个表现，故据其诊断。

5. 破伤风处理错误的是
   A. 局部可用3%过氧化氢溶液冲洗　　　　　　　B. 避免骚扰患者
   C. 连续应用破伤风抗毒素　　　　　　　　　　D. 据情可交替使用镇静、解痉药物
   E. 痉挛频繁不易控制者，可用2.5%硫喷妥钠缓慢静注

【答案】C

【解析】破伤风抗毒素的应用，目的是中和游离的毒素。所以只在早期有效，毒素已与神经组织结合，则难收效。连续应用或加大剂量并无意义，且易致过敏反应和血清病。

6. 下列关于破伤风梭菌特点的叙述，错误的是
   A. 厌氧　　　　　　　　　　　　　　　　　　B. 以增殖体状态分布于自然界
   C. 革兰染色阳性　　　　　　　　　　　　　　D. 产生大量内毒素
   E. 特异性感染

【答案】D

【解析】平时存在于人的肠道，随粪便排出体外，以芽孢（增殖体）状态分布于自然界，尤以土壤中常见。在缺氧环境中，破伤风梭菌的芽孢发育为增殖体，迅速繁殖并产生大量外毒素，主要是痉挛毒素，导致患者一系列临床症状和体征。

7. 破伤风的治疗措施中，下列哪项最关键
   A. 彻底清创，引流伤口，消除毒素来源　　　　B. 使用破伤风抗毒素中和游离的毒素
   C. 控制和解除痉挛，预防窒息　　　　　　　　D. 给予大量青霉素，抑制破伤风杆菌
   E. 积极支持治疗

【答案】C

【解析】破伤风是一种极为严重的疾病，死亡率高，尤其是新生儿和吸毒者。应采取综合治疗，包括清除毒素来源，中和游离毒素，控制和解除痉挛，保持呼吸道通畅和防治并发症等。破伤风杆菌产生的外毒素是肌肉痉挛毒素，能引起全身肌肉持续性收缩，最严重的是引起持续性呼吸肌群和膈肌的痉挛，可以造成呼吸停止，以致患者死亡。

8. 破伤风通常最先受影响的肌群是
   A. 咬肌　　　　　　　　B. 面部表情肌　　　　C. 颈项肌
   D. 背腹肌　　　　　　　E. 四肢肌

【答案】A

【解析】破伤风典型症状是在肌紧张性收缩的基础上，阵发性强烈痉挛，通常最先受影响的是咬肌，随后顺序为面部表情肌、颈、背、腹、四肢肌，最后为膈肌。

9. 破伤风发病的主要因素是
   A. 伤口有污染　　　　　B. 有化脓感染　　　　C. 伤口缺氧环境
   D. 尿毒症患者　　　　　E. 糖尿病患者

【答案】C

【解析】破伤风是一种特殊的细菌感染而致病。伤风杆菌是一种厌氧的破伤风梭状芽孢杆菌，存在于各类伤口中，但不都引起发病，其发病的条件就是缺氧环境，而不是伤口的污染或化脓感染。

10. 破伤风患者的临床表现，下列哪项是错误的
   A. 肌收缩最初是咬肌	B. 抽搐时口吐白沫、面色发绀	C. 一般无高热
   D. 常引起尿潴留	E. 抽搐时神志往往不清

【答案】E

【解析】破伤风患者一般无发热；受痉挛毒素的作用，初期就可有咬肌痉挛；抽搐时口吐白沫；呼吸肌痉挛可致面色发绀；膀胱括约肌痉挛使尿潴留；患者发作时神志清楚，表情痛苦，每次发作时间有数秒至数分钟不等。

11. 破伤风患者应用破伤风抗毒素的目的是
   A. 减少毒素的产生物	B. 中和游离毒素	C. 控制和解除痉挛
   D. 防治并发症	E. 抑制破伤风杆菌

【答案】B

【解析】破伤风抗毒素能够中和游离毒素，但不能抑制细菌生长与释放毒素。所以只在早期有效，毒素已与神经组织结合，则难奏效。

12. 诱发破伤风全身肌肉痉挛较少见的因素是
   A. 光线	B. 温度	C. 声音
   D. 震动	E. 碰触

【答案】B

【解析】常由轻微刺激如光、声、接触、饮水等而诱发。而温度比较少见。

13. 关于外科感染的特点，错误的是
   A. 有明显的局部症状	B. 伴器质性病变	C. 多为混合性感染
   D. 常需外科处理感染	E. 不会引起严重的全身感染

【答案】E

【解析】外科感染一般是指发生在组织损伤、空腔器官梗阻和手术后的感染。如果处理不当会引起严重的全身感染，甚至发展为全身多器官功能衰竭。

14. 以下细菌中最常引起医院感染的是
   A. 伤寒沙门菌	B. 结核分枝杆菌	C. 耐药性金黄色葡萄球菌
   D. 乙型溶血性链球菌	E. 变形杆菌

【答案】C

【解析】医院感染的对象包括患者、陪护人员及医务工作人员等。医院感染最多见的致病菌是耐药性金黄色葡萄球菌。

15. 不能引起特异性感染的是
   A. 破伤风杆菌	B. 结核分枝杆菌	C. 乙型溶血性链球菌
   D. 真菌	E. 梭状芽孢杆菌

【答案】C

【解析】特异性感染因致病菌不同可有独特表现，如：破伤风、气性坏疽、肺结核、念珠菌等。

16. 关于深部脓肿，以下哪项是不正确的
   A. 局部有疼痛与压痛	B. 有凹陷性水肿	C. 可扪及波动感
   D. 有明显全身临床表现	E. 穿刺有脓

【答案】C

【解析】可扪及波动感是浅表脓肿的表现，而深部脓肿不易扪及，其余四个选项答案均属深部脓肿的表现。

17 与系统性红斑狼疮发病有关的因素不包括
   A. 遗传	B. 病毒感染	C. 紫外线照射
   D. 雌激素	E. 胰岛素

【答案】E

【解析】研究提示SLE的病因和发病机制与遗传、环境因素（阳光、药物、化学试剂、微生物病原体等）、

雌激素等多种因素有关。

18. 一定与 SLE 的疾病活动性有关的免疫学检测指标是
A. 抗核抗体　　　　　　　　B. 抗双链 DNA 抗体　　　　　　C. 抗 Sm 抗体
D. 抗 SSA 抗体　　　　　　　E. 抗中性粒细胞胞质抗体
【答案】B
【解析】抗双链 DNA 抗体是诊断 SLE 的标记抗体之一，多出现在 SLE 的活动期，抗双链 DNA 抗体的滴度与疾病活动密切相关。

19. SLE 累及器官发生率最高者为
A. 关节　　　　　　　　　　B. 肾　　　　　　　　　　　　C. 中枢神经系统
D. 浆膜　　　　　　　　　　E. 血液系统
【答案】B
【解析】60% 的 SLE 患者的肾脏受累。中国 SLE 患者以肾脏受累为首发表现的仅为 25.8%。

20. SLE 患者最典型的面部表现
A. 痤疮　　　　　　　　　　B. 湿疹　　　　　　　　　　　C. 蝶形红斑
D. 色素沉着　　　　　　　　E. 紫癜
【答案】C
【解析】SLE 患者 80% 在病程中出现皮疹，包括颊部呈蝶形分布的红斑、盘状红斑、指掌部和甲周红斑、指端缺血、面部及躯干皮疹，其中以鼻梁和双颧颊部呈蝶形分布的红斑最具特征性。

21. 系统性红斑狼疮中具有该病标志性意义的抗体是
A. 抗 RNP　　　　　　　　　B. 抗双链 DNA　　　　　　　　C. 抗 Scl-70
D. 抗 Sm　　　　　　　　　　E. 抗 Jo-1
【答案】D
【解析】系统性红斑狼疮（SLE）的血清中有多种自身抗体存在，抗 Sm 抗体的特异性 99%，但敏感性仅 25%；在其他疾病几乎不存在，因此称为该病的标志抗体。抗双链 DNA 抗体可存在于多种弥漫性结缔组织病中，只是在系统性红斑狼疮中阳性率和滴度较其他病为高。抗 RNP 抗体是弥漫结缔组织病的重要抗体，阳性率 40%，无诊断特异性；抗 Scl-70 是系统硬化的标志抗体；抗 Jo-1 则是皮肤炎/多发肌炎的特异性抗体。

22. 女，18 岁。发热 1 个月。近 1 周来两面颊出现对称性红斑、手指关节红肿。化验：血红蛋白 90g/L，白细胞 3.0×10^9/L，尿蛋白（+++），抗 dsDNA 抗体阳性，应首先考虑诊断
A. 缺铁性贫血　　　　　　　B. 慢性肾炎　　　　　　　　　C. 类风湿关节炎
D. 系统性红斑狼疮　　　　　E. 风湿热
【答案】D
【解析】面颊部对称性红斑及手指关节红肿分别为皮肤黏膜和肌肉关节的受累表现；又出现血液系统及肾脏损害等多个系统受累症状，抗 dsDNA 抗体阳性，综合判断为系统性红斑狼疮。

23. 下列有关体表感染的描述错误的是
A. 疖是毛囊与邻近皮脂腺的化脓性感染　　　　　B. 痈是多数散在的、不相关联的疖病
C. 丹毒是皮内网状淋巴管的炎症病变　　　　　　D. 急性蜂窝织炎是皮下结缔组织的感染
E. 脓肿是急性感染后的局限性脓液积聚
【答案】B
【解析】痈是相邻的多个毛囊及其周围软组织的急性化脓性感染，也可由多个疖融合而成。

24. 明确脓肿诊断并确定其致病菌的可靠方法是
A. 抗生素治疗观察　　　　　B. 血液细菌培养　　　　　　　C. 穿刺细菌培养
D. 气味　　　　　　　　　　E. 涂片
【答案】C
【解析】穿刺培养能更精确的直达病灶进行细菌培养，如果细菌不入血血液细菌培养可阴性。

25. 外科感染的局部治疗方法中错误的是
A. 散瘀消肿　　　　　　　　B. 患部适当活动，促进循环　　C. 伴有严重中毒症状时切开减压
D. 必要时切除发炎脏器　　　E. 加强营养支持
【答案】B

【解析】局部感染患者应适当限制活动，避免感染扩散加重。

26. 气性坏疽最关键的治疗措施是
A. 大剂量青霉素 B. 高压氧疗法 C. 输血、输液
D. 紧急手术处理 E. 补充足够的营养
【答案】D
【解析】气性坏疽是厌氧菌感染的一种，即梭状芽孢杆菌所致的肌坏死或肌炎。本病发展急剧，预后严重，一经诊断，需立即积极治疗，其中最关键的措施是紧急手术清创。题中其余几项也是气性坏疽的治疗措施，但不是最关键的。

27. 急性血源性骨髓炎最常见的致病菌为
A. 金黄色葡萄球菌 B. 乙型溶血性链球菌 C. 大肠杆菌
D. 嗜血属流感杆菌 E. 结核分枝杆菌
【答案】A
【解析】金黄色葡萄球菌是最常见的致病菌，乙型溶血性链球菌占第二位。

28. 早期诊断急性血源性骨髓炎最有意义的方法是
A. X 线片 B. CT C. 核素骨扫描
D. 局部分层穿刺 E. MRI
【答案】D
【解析】局部分层穿刺对诊断急性血源性骨髓炎具有重要的诊断价值，即在压痛明显处进行穿刺，边抽吸边深入，不要一次穿入骨内，抽出混浊液体或血性液作涂片检查与细菌培养，涂片中发现大量脓细胞或细菌，即可明确诊断。

29. 下列哪一项对急性血源性骨髓炎最有早期诊断价值
A. 起病急骤、全身中毒症状明显 B. 干骺端持续性剧烈疼痛和深压痛
C. 白细胞、中性粒细胞升高 D. 局部分层穿刺液检查
E. X 线检查
【答案】D
【解析】骨关节疾病中 X 线检查是最常用而有诊断价值的方法之一，发病早期（2 周内）X 线检查多无异常，所以不能作为早期诊断的工具。局部脓肿分层穿刺液检查既能确定病变的部位，又可以确定病变的性质。

30. 男孩，8 岁。高热伴右下肢剧痛、不能活动 2 天。查体：T 39.4℃，P 135 次/分，精神不振，右胫骨上端微肿，有深压痛。WBC $26 \times 10^9/L$，血沉 80mm/h。X 线检查未见明显异常，核素扫描显示右胫骨上端有浓聚区。最可能的诊断是
A. 风湿性关节炎 B. 膝关节结核 C. 急性化脓性骨髓炎
D. 恶性骨肿瘤 E. 急性化脓性关节炎
【答案】C
【解析】急性血源性骨髓炎：儿童多见，多发于胫骨上段和股骨下段，典型症状为寒战、高热、呕吐，呈脓毒症样发作。

31. 患儿，男，6 岁。突发寒战，体温 39℃，右膝部疼痛剧烈，不敢活动，局部无明显肿胀。应首先考虑的是
A. 慢性骨髓炎 B. 化脓性关节炎 C. 类风湿关节炎
D. 急性血源性骨髓炎 E. 风湿性关节炎
【答案】D
【解析】急性血源性骨髓炎：儿童多见，多发于胫骨上段和股骨下段，典型症状为寒战、高热、呕吐，呈脓毒症样发作。

32. 冲击伤
A. 体表一般无伤口 B. 除受伤部位外，无其他损伤 C. 多引起单器官损伤
D. 颅脑损伤应立即行手术治疗 E. 暴露人员应采用俯卧位、头向爆炸中心
【答案】A
【解析】冲击伤是冲击波的超压和负压引起的损伤一般较少造成体表损伤。

33. 属于闭合伤的是
    A. 擦伤　　　　　　　　B. 火器伤　　　　　　　C. 刺伤
    D. 关节脱位　　　　　　E. 撕脱伤
【答案】D
【解析】皮肤完整无伤口为闭合伤，如：挫伤、挤压伤、扭伤、关节脱位和半脱位及闭合性脏器损伤和闭合性骨折等。

34. 下列关于清创的原则中，错误的是
    A. 清除伤口内异物　　　B. 切除失去活力的组织　　C. 彻底止血
    D. 根据情况缝合伤口　　E. 必须放置引流
【答案】E
【解析】清除伤口内异物和切除失去活力的组织是清创术最重要的原则，细菌与异物或坏死组织并存时，感染发生率显著增高；伤口应彻底止血，以免术后继续出血，形成血肿影响愈合；清创完成后应根据情况缝合伤口，若受伤时间已超过8～12小时，伤口污染较重时，可行延期缝合；感染伤口需引流，但并非所有伤口都必须放置引流。

35. 下列哪项因素有利于创伤修复和伤口愈合
    A. 细菌感染　　　　　　B. 血液循环障碍　　　　C. 异物存留
    D. 局部制动　　　　　　E. 服用皮质激素类药物
【答案】D
【解析】创伤性炎症（无菌性炎症）是创伤修复的根本原因，局部制动能促进伤口愈合，而细菌感染、异物存留或失活组织过多、血液循环障碍、局部制动不够、营养不良、使用皮质激素等均不利于创伤修复。

36. 下列损伤中，哪项应优先处理
    A. 张力性气胸　　　　　B. 单根多段肋骨骨折　　C. 下肢开放性骨折
    D. 头皮血肿　　　　　　E. 脑挫裂伤
【答案】A
【解析】应优先抢救的急症主要有心脏、呼吸骤停、窒息、大出血、张力性气胸等。张力性气胸严重影响呼吸功能，造成呼吸、循环障碍，短时间足以致命，故应优先处理张力性气胸。

37. 以下哪一项初期处理火器伤清创后伤口应做一期缝合
    A. 臀部　　　　　　　　B. 腰部　　　　　　　　C. 膝关节腔
    D. 上臂　　　　　　　　E. 手掌
【答案】C
【解析】火器伤局部治疗主要是尽早清创，充分显露伤道，清除坏死和失活的组织，清创后不宜一期缝合。但膝关节腔初期处理火器伤清创后伤口应做一期缝合，否则易导致化脓性关节炎。

38. 小腿中段火器伤初期处理时错误的措施是
    A. 要做全身检查　　　　B. 输血补液　　　　　　C. 清创后缝合伤口
    D. 使用破伤风抗毒素血清　E. 给予有效的抗生素
【答案】C
【解析】火器伤严禁初期缝合，因为初期清创时，挫伤区和震荡区参差交错，不易判断。此时应保持伤口引流通畅3～5天后，酌情延期缝合。

39. 一患者车祸后3小时送至医院，主诉咳嗽、胸部疼痛。查体：T 36.5℃，P 130次/分，R 30次/分，BP 90/60mmHg，神志清，左胸部压痛明显，左肺呼吸音低，下肢有骨折征。胸片示：左侧液气胸。此创伤种类为
    A. 穿透伤　　　　　　　B. 盲管伤　　　　　　　C. 开放伤
    D. 混合伤　　　　　　　E. 闭合伤
【答案】E
【解析】按伤后皮肤完整性分类，皮肤保持完整无开放性伤口者称闭合伤，如挫伤、挤压伤、扭伤、震荡伤、关节脱位和半脱位、闭合性骨折及内脏伤等。

40. 男性，20岁。右大腿刀刺伤18小时，刀口处红肿，有渗出液，目前最适当的治疗措施是
    A. 清创缝合　　　　　　B. 抗生素治疗　　　　　C. 理疗
    D. 清理伤口后换药　　　E. 局部固定

【答案】D

【解析】刀刺伤18小时已超过8小时最佳清创缝合时限，有渗出液，应清创后引流，换药，不作一期缝合。以免引流不畅，加重感染。

41. 患者，女性，32岁。由高处跌落，引起骨盆骨折及股骨开放性骨折，伤口大量出血，现场急救治疗首先应进行

A. 抗休克　　　　　　　　　　B. 有伤下肢临时固定　　　　　　C. 清创缝合
D. 立即给予输血并同时止血　　E. 加压包扎止血

【答案】D

【解析】创伤的急救原则是先救命，后治伤。根据此患者病情评估，应立即给予输血并同时止血，以防休克造成死亡。

42. 女性，25岁，面部刀刺伤12小时，刀口长4cm，深0.7cm，最适当的治疗措施是

A. 清创缝合　　　　　　　　　B. 延期缝合　　　　　　　　　　C. 换药
D. 理疗　　　　　　　　　　　E. 热敷

【答案】A

【解析】面部伤由于血供丰富，有一定的抗感染能力，伤后清创的时间上可适当放宽至12小时。又因其部位特殊，故此时应行初期清创缝合。

43. 男性患者双膝以下烧伤，烧伤面积约占体表面积的

A. 10%　　　　　　　　　　　B. 15%　　　　　　　　　　　　C. 20%
D. 25%　　　　　　　　　　　E. 30%

【答案】C

【解析】男性体表面积（%）：头部3，面部3，颈部3；双手5，双前臂6，双上臂7；躯干前13，躯干后13，会阴1；双臀5，双大腿21，双小腿13，双足7；一般成年女性双臀和双足各占6；所以双膝下面积应为20%。

44. 按照烧伤的严重性分度，属于重度烧伤的是

A. 烧伤总面积10%以内　　　　B. 烧伤总面积11%～20%　　　　C. Ⅱ度烧伤总面积20%以内
D. Ⅲ度烧伤面积5%以内　　　　E. 患者出现休克

【答案】E

【解析】根据烧伤分度方法，轻度烧伤：Ⅱ度烧伤面积9%以下。中度烧伤：Ⅱ度烧伤面积10%～29%，或有Ⅲ度烧伤但面积不足10%。重度烧伤：烧伤总面积30%～49%；或Ⅲ度烧伤面积10%～19%；或Ⅱ、Ⅲ。烧伤面积虽然达不到上述百分比，但已发生休克等并发症，或存在较重的吸入性损伤、复合伤等。特重烧伤：烧伤总面积50%以上；或Ⅲ度烧伤20%以上。

45. 烧伤面积计算的手掌法是指

A. 医生的一侧手掌为1%　　　　　　　　　　　B. 患者的一侧手掌为1%
C. 医生的一侧手指并拢掌面积为1%　　　　　　D. 患者的一侧手指并拢掌面积为1%
E. 儿童烧伤时可用大人手掌估算

【答案】D

【解析】不论性别、年龄，患者并指的掌面约占体表面积的1%。

46. 浅Ⅱ度烧伤创面的临床表现是

A. 轻度发红，轻痛，无水疱　　　　　　　　　B. 痛觉敏感，创面潮红，大水疱
C. 痛觉迟钝，创面红白相间，小水疱　　　　　D. 痛觉迟钝，创面苍白，无水疱
E. 痛觉丧失，创面苍白，无弹性，水疱

【答案】B

【解析】Ⅰ度烧伤表皮浅层，红斑状，烧灼感；浅Ⅱ度表皮生发层，真皮乳头层，大小不一水疱，创面红润潮湿，剧痛；深Ⅱ度真皮层深层，创面红白相间，钝痛；Ⅲ度烧伤，全层皮肤烧伤，创面蜡白或焦黄，甚至碳化，无痛觉。

47. 深度达皮下组织的烧伤是

A. Ⅰ度烧伤　　　　　　　　　B. 浅Ⅱ度烧伤　　　　　　　　　C. 深Ⅱ度烧伤
D. Ⅲ度烧伤　　　　　　　　　E. 轻度烧伤

【答案】D

【解析】Ⅲ度烧伤，全层皮肤烧伤，创面蜡白或焦黄，甚至碳化，无痛觉。

48. 属于成人中度烧伤的是
    A. 烧伤总面积达 31%～50%　　　B. Ⅱ度烧伤面积小于 10%　　　C. Ⅱ度烧伤面积小于 20% 伴休克
    D. Ⅲ度烧伤面积 11%～20%　　　E. Ⅲ度烧伤面积小于 9%

【答案】E

【解析】轻度烧伤，Ⅱ度烧伤面积 9% 以下。中度烧伤，Ⅱ度烧伤面积 10%～29%，或有Ⅲ度烧伤但面积不足 10%。重度烧伤，烧伤总面积 31%～50%，或Ⅲ度烧伤面积 11%～20%，或Ⅱ度、Ⅲ度烧伤面积虽然达不到上述百分比，但已发生休克等并发症，或存在较重的吸入性损伤、复合伤等。特重烧伤，烧伤总面积 50% 以上，或Ⅲ度烧伤 20% 以上。

49. 深Ⅱ度烧伤损伤深度已达
    A. 皮下脂肪层　　　B. 表皮浅层　　　C. 表皮生发层和真皮乳头层
    D. 皮肤全层及肌肉　　　E. 真皮深层

【答案】E

【解析】Ⅰ度烧伤表皮浅层，红斑状，烧灼感；浅Ⅱ度表皮生发层，真皮乳头层，大小不一水疱，创面红润潮湿，剧痛；深Ⅱ度真皮层深层，创面红白相间，钝痛；Ⅲ度烧伤，全层皮肤烧伤，创面蜡白或焦黄，甚至碳化，无痛觉。

50. 女性，躯干部和臀部烧伤，烧伤占全身面积的
    A. 29%　　　B. 31%　　　C. 32%
    D. 33%　　　E. 34%

【答案】D

【解析】考查新九分法。男性体表面积（%）：头部 3，面部 3，颈部 3；双手 5，双前臂 6，双上臂 7；躯干前 13，躯干后 13，会阴 1；双臀 5，双大腿 21，双小腿 13，双足 7。一般成年女性双臀和双足各占 6。所以此题为躯干部 27+ 双臀 6=33。

51. 治疗烧伤休克的主要措施是
    A. 止痛　　　B. 补液　　　C. 吸氧
    D. 抗感染　　　E. 正确处理创面

【答案】B

【解析】烧伤休克可危及生命，液体疗法是防治烧伤休克的主要措施。

52. 男，18 岁。右足和右小腿被开水烫伤，有水疱伴剧痛。创面基底部肿胀发红，该患者烧伤面积和深度的诊断为
    A. 5%，浅Ⅱ度　　　B. 5%，深Ⅱ度　　　C. 10%，浅Ⅱ度
    D. 10%，深Ⅱ度　　　E. 15%，浅Ⅱ度

【答案】C

【解析】该患者为右足和右小腿烫伤，烧伤面积为（双小腿 13%+ 双足 7%）/2=10%。浅Ⅱ度为涉及表皮生发层、真皮乳头层，表现为大小不一水疱，创面红润潮湿，剧痛。

53. 患者，女性，43 岁。烧伤总面积 35%，其中Ⅲ度烧伤面积 10%。该患者属于烧伤的类型是
    A. 轻度烧伤　　　B. 中度烧伤　　　C. 重度烧伤
    D. 特重烧伤　　　E. 小面积烧伤

【答案】C

【解析】轻度烧伤，Ⅱ度烧伤面积 10% 以下。中度烧伤，Ⅱ度烧伤面积 11%～30%，或有Ⅲ度烧伤但面积不足 10%。重度烧伤，烧伤总面积 31%～50%，或Ⅲ度烧伤面积 11%～20%，或Ⅱ、Ⅲ度烧伤面积虽然达不到上述百分比，但已发生休克等并发症，或存在较重的吸入性损伤、复合伤等。特重烧伤，烧伤总面积 50% 以上；或Ⅲ度烧伤面积 20% 以上。

54. 女，29 岁，体重 60kg。烧伤后 2 小时入院。查体：BP 86/63mmHg，P 130 次/分，脉搏细弱，面色苍白，口渴明显。双下肢（包括双足、臀部、双大小腿）及会阴区布满大小不等的水疱，小部分创面呈灰黄色，无水疱。伤后 8 小时内补液应为

A. 3500mL B. 3900mL C. 2700mL
D. 3100mL E. 2300mL

【答案】D

【解析】伤后第一个24小时补液量：成人每1%Ⅱ度、Ⅲ度烧伤面积每公斤体重胶体液0.5mL和电解质液1mL，广泛深度烧伤者与小儿烧伤比例可为1∶1，另加基础水分2000mL。伤后前8小时输入一半，后16个小时输入另一半。[60×47×（0.5+1）+2000]/2=3115≈3000。

55. 男，体重50kg。躯干部、双臀及双大腿Ⅱ度烧伤，双小腿及双足Ⅲ度烧伤。第1个24小时应补充的胶体量约为

A. 1500mL B. 1800mL C. 2700mL
D. 3200mL E. 4000mL

【答案】C

【解析】伤后第一个24小时补液量：成人每1%Ⅱ度、Ⅲ度烧伤面积每公斤体重胶体液0.5mL和电解质液1mL，广泛深度烧伤者与小儿烧伤比例可为1∶1，另加基础水分2000mL。伤后前8小时输入一半，后16个小时输入另一半。

该患者的补液量为50×72×1.5=5400mL，由于患者为广泛深度烧伤，胶体液和电解质液应为1∶1，即第1个24小时应补充胶体为5400/2=2700mL左右。

56. 患者，女性，40岁。体重80kg，躯干背侧全部烧伤，2/3为浅Ⅱ度，1/3为深Ⅱ度，入院后最初8小时的补液量是

A. 1560mL B. 1780mL C. 1872mL
D. 1936mL E. 4000mL

【答案】B

【解析】伤后第一个24小时补液量：成人每1%Ⅱ度、Ⅲ度烧伤面积每公斤体重胶体液0.5mL和电解质液1mL，广泛深度烧伤者与小儿烧伤比例可为1∶1，另加基础水分2000mL。伤后前8小时输入一半，后16个小时输入另一半。[80×（1/3+2/3）×13×（0.5+1）+2000]/2=1780。

57. 患者，男性，35岁。体重50kg，汽油火焰Ⅱ度烧伤面积73%，第1个24小时补液总量为

A. 4000mL B. 6500mL C. 7500mL
D. 8500mL E. 9500mL

【答案】C

【解析】伤后第一个24小时补液量：成人每1%Ⅱ度、Ⅲ度烧伤面积每公斤体重胶体液0.5mL和电解质液（晶体液）1mL，广泛深度烧伤者与小儿烧伤比例可为1∶1，另加基础水分2000mL。伤后前8小时输入一半，后16个小时输入另一半。50×73×（0.5+1）+2000=7475≈7500。

58. 25岁男性，60kg，双上肢全部、躯干前后面Ⅱ度烧伤，第1个24小时补液总量应为

A. 4000mL B. 5000mL C. 6000mL
D. 3000mL E. 9000mL

【答案】C

【解析】首先确定患者烧伤面积，根据中国新九分法成人体表面积躯干27%，双上肢18%。故该患者烧伤面积为45%。伤后第一个24小时补液量：成人每1%Ⅱ度、Ⅲ度烧伤面积每公斤体重胶体液0.5mL和电解质液（晶体液）1mL，广泛深度烧伤者与小儿烧伤比例可为1∶1，另加基础水分2000mL。伤后前8小时输入一半，后16个小时输入另一半。

该患者烧伤面积根据中国新九分法为45%，不属于广泛深度烧伤。因此患者第1个24小时补液总量为60×45×1.5+2000=6050mL，约为6000mL。

(59～62题共用备选答案)

A. Ⅰ度烧伤 B. 浅Ⅱ度烧伤 C. 深Ⅱ度烧伤
D. Ⅲ度烧伤 E. Ⅱ度烧伤

59. 创面不痛，无水疱，蜡白色

60. 薄水疱，疼痛不剧，创底红白相间

61. 水疱明显、痛剧、创底湿润

62. 红斑状、表面干燥

【答案】D、C、B、A

【解析】疼痛程度和创面色泽对判断烧伤深度有重要价值。Ⅰ度烧伤表皮浅层，红斑状，烧灼感；浅Ⅱ度表皮生发层，真皮乳头层，大小不一水疱，创面红润潮湿，剧痛；深Ⅱ度真皮层深层，创面红白相间，钝痛；Ⅲ度烧伤，全层皮肤烧伤，创面蜡白或焦黄，甚至碳化，无痛觉。